普通高等教育"十一五"国家级规划教材
北京大学口腔医学教材
住院医师规范化培训辅导教材

牙体牙髓病学

Cariology，Endodontology and Operative Dentistry

（第 3 版）

U0196559

主　　编　岳　林　王晓燕
副 主 编　董艳梅　王祖华
荣誉主编　高学军
编　　委（以姓名汉语拼音排序）

包旭东（北京大学口腔医学院）　　　　田　华（北京大学口腔医学院）

陈　峰（北京大学口腔医学院）　　　　王晓燕（北京大学口腔医学院）

陈晓播（北京大学口腔医学院）　　　　王泽泗（北京大学口腔医学院）

董艳梅（北京大学口腔医学院）　　　　王祖华（北京大学口腔医学院）

冯　琳（北京大学口腔医学院）　　　　岳　林（北京大学口腔医学院）

高学军（北京大学口腔医学院）　　　　曾　艳（北京大学口腔医学院）

梁宇红（北京大学口腔医学院）　　　　张　杰（北京大学口腔医学院）

刘颖熠（北京大学口腔医学院）　　　　郑春艳（北京大学口腔医学院）

吕　平（北京大学口腔医学院）　　　　邹晓英（北京大学口腔医学院）

聂　杰（北京大学口腔医学院）

秘　　书　邹晓英　田　华　曾　艳

北京大学医学出版社

YATI YASUI BINGXUE

图书在版编目（CIP）数据

牙体牙髓病学：第 3 版 / 岳林，王晓燕主编 . —3
版 . —北京：北京大学医学出版社，2022.7
ISBN 978-7-5659-2519-1

Ⅰ. ①牙…　Ⅱ. ①岳…②王…　Ⅲ. ①牙疾病 – 医学
院校–教材②牙髓病–医学院校–教材　Ⅳ. ① R781

中国版本图书馆 CIP 数据核字（2021）第 223941 号

牙体牙髓病学（第 3 版）

主　　编：岳　林　王晓燕
出版发行：北京大学医学出版社
地　　址：（100191）北京市海淀区学院路 38 号　北京大学医学部院内
电　　话：发行部 010-82802230；图书邮购 010-82802495
网　　址：http://www.pumpress.com.cn
E-mail：booksale@bjmu.edu.cn
印　　刷：北京信彩瑞禾印刷厂
经　　销：新华书店
责任编辑：董采萱　　责任校对：靳新强　　责任印制：李　啸
开　　本：850 mm×1168 mm　1/16　印张：36　字数：1025 千字
版　　次：2022 年 7 月第 3 版　2022 年 7 月第 1 次印刷
书　　号：ISBN 978-7-5659-2519-1
定　　价：120.00 元

北京大学口腔医学教材编委会名单

第 3 轮序

八年制口腔医学教育是培养高素质口腔医学人才的重要途径。2001 年至今，北京大学口腔医学院已招收口腔医学八年制学生 765 名，培养毕业生 445 名。绝大多数毕业生已经扎根祖国大地，成为许多院校和医疗机构口腔医学的重要人才。近 20 年的教学实践证明，口腔医学八年制教育对于我国口腔医学人才培养、口腔医学教育模式探索以及口腔医疗事业的发展做出了重要贡献。

人才培养离不开优秀的教材。第 1 轮北京大学口腔医学长学制教材编撰于 2004 年，于 2014 年再版。两版教材的科学性和实用性已经得到普遍的认可和高度评价。自两轮教材发行以来，印数已逾 50 万册，成为长学制、本科五年制及其他各学制、各层次学生全面系统掌握口腔医学基本理论、基础知识、基本技能的良师益友，也是各基层口腔医院、诊所、口腔科医生的参考书、工具书。

近年来，口腔医学取得了一些有益的进展。数字化口腔医学技术在临床中普遍应用，口腔医学新知识、新技术和新疗法不断涌现并逐步成熟。第 3 轮北京大学口腔医学教材在重点介绍经典理论知识体系的同时，注意结合前沿新理念、新概念和新知识，以培养学生的创新性思维和提升临床实践能力为导向。同时，第 3 轮教材新增加了《口腔药物学》和《口腔设备学》，使整套教材体系更趋完整。在呈现方式上，本轮教材采用了现代图书出版的数字化技术，这使得教材的呈现方式更加多元化和立体化；同时，通过二维码等方式呈现的视频、动画、临床案例等数字化素材极大地丰富了教材内容，并显著提高了教材质量。这些新型编写方式的采用既给编者们提供了更多展示教材内容的手段，也提出了新的挑战，感谢各位编委在繁忙的工作中，适应新的要求，为第 3 轮教材的编写所付出的辛勤劳动和智慧。

八年制口腔医学教材建设是北京大学口腔医学院近八十年来口腔医学教育不断进步、几代口腔人付出巨大辛劳后的丰硕教育成果的体现。教材建设在探索中前进，在曲折中前进，在改革中前进，在前进中不断完善，承载着成熟和先进的教育思想和理念。大学之"大"在于大师，北京大学拥有诸多教育教学大师，他们犹如我国口腔医学史上璀璨的群星。第 1 轮和第 2 轮教材共汇聚了 245 名口腔医学专家的集体智慧。在第 3 轮教材修订过程中，又吸纳 75 名理论扎实、业务过硬、学识丰富的中青年骨干专家参加教材编写，这为今后不断完善教材建设，打造了一支成熟稳定、朝气蓬勃、有开拓进取精神和自我更新能力的创作团队。

教育兴则国家兴，教育强则国家强。高等教育水平是衡量一个国家发展水平和发展潜力的重要标志。党和国家对高等教育人才培养的需要、对科学知识创新和优秀人才的需要就是我们的使命。北京大学口腔医院（口腔医学院）将更加积极地传授已知、更新旧知、开掘新知、探索未知，通过立德树人不断培养党和国家需要的人才，加快一流学科建设，实现口腔医学高等教育内涵式发展，为祖国口腔医学事业进步做出更大的贡献！

在此，向曾为北京大学口腔医学长学制教材建设做出过努力和贡献的全体前辈和同仁致以最崇高的敬意！向长期以来支持口腔医学教材建设的北京大学医学出版社表示最诚挚的感谢！

俞光岩　郭传瑸

2020 年 6 月

第 2 轮序

　　2001 年教育部批准北京大学医学部开设口腔医学（八年制）专业，之后其他兄弟院校也开始培养八年制口腔专业学生。为配合口腔医学八年制学生的专业教学，2004 年第 1 版北京大学口腔医学长学制教材面世，编写内容包括口腔医学的基本概念、基本理论和基本规律，以及当时口腔医学的最新研究成果。近十年来，第 1 版的 14 本教材均多次印刷，在现代中国口腔医学教育中发挥了重要作用，反响良好，应用范围广泛：兄弟院校的长学制教材、5 年制学生的提高教材、考研学生的参考用书、研究生的学习用书，在口腔医学的诸多教材中具有一定的影响力。

　　社会的发展和科技的进步使口腔医学发生着日新月异的变化。第 1 版教材面世已近十年，去年我们组织百余名专家启动了第 2 版教材的编写工作，包括占编委总人数 15% 的院外乃至国外的专家，从一个崭新的视角重新审视长学制教材，并根据学科发展的特点，增加了新的口腔亚专业内容，使本套教材更加全面，保证了教材质量，增强了教材的先进性和适用性。

　　说完教材，我想再说些关于八年制教学，关于大学时光。同学们在高考填报志愿时肯定已对八年制有了一定了解，口腔医学专业八年制教学计划实行"八年一贯，本博融通"的原则，强调"加强基础，注重素质，整体优化，面向临床"的培养模式，目标是培养具有口腔医学博士专业学位的高层次、高素质的临床和科研人才。同学们以优异成绩考入北京大学医学部口腔医学八年制，一定是雄心勃勃、摩拳擦掌，力争顺利毕业获得博士学位，将来成为技艺精湛的口腔医生、桃李天下的口腔专业老师抑或前沿的口腔医学研究者。祝贺你们能有这样的目标和理想，这也正是八年制教育设立的初衷——培养中国乃至世界口腔医学界的精英，引领口腔医学的发展。希望你们能忠于自己的信念，克服困难，奋发向上，脚踏实地地实现自己的梦想，完善人生，升华人性，不虚度每一天，无愧于你们的青春岁月。

　　我以一个过来人的经历告诉你们，并且这也不是我一个人的想法：人生最美好的时光就是大学时代，二十岁上下的年纪，汗水、泪水都可以尽情挥洒，是充实自己的黄金时期。你们是幸运的，因为北京大学这所高等学府拥有一群充满责任感和正义感的老师，传道、授业、解惑。你们所要做的就是发挥自己的主观能动性，在老师的教导下，合理支配时间，学习、读书、参加社团活动、旅行……"读万卷书，行万里路"，做一切有意义的事，不被嘈杂的外界干扰。少些浮躁，多干实事，建设内涵。时刻牢记自己的身份：你们是现在中国口腔界的希望，你们是未来中国口腔界的精英；时刻牢记自己的任务：扎实学好口腔医学知识，开拓视野，提高人文素养；时刻牢记自己的使命：为引领中国口腔的发展做好充足准备，为提高大众的口腔健康水平而努力。

　　从现在起，你们每个人的未来都与中国口腔医学息息相关，"厚积而薄发"，衷心祝愿大家在宝贵而美好的大学时光扎实学好口腔医学知识，为发展中国口腔医学事业打下坚实的基础。

　　这是一个为口腔事业奋斗几十年的过来人对初生牛犊的你们——未来中国口腔界的精英的肺腑之言，代为序。

徐　韬

二〇一三年七月

第 1 轮序

　　北京大学医学教材口腔医学系列教材编审委员会邀请我为 14 本 8 年制口腔医学专业的教材写一个总序。我想所以邀请我写总序，也许在参加这 14 本教材编写的百余名教师中我是年长者，也许在半个世纪口腔医学教学改革和教材建设中，我是身临其境的参与者和实践者。

　　1952 年我作为学生进入北京大学医学院口腔医学系医预班。1953 年北京大学医学院口腔医学系更名为北京医学院口腔医学系，1985 年更名为北京医科大学口腔医学院，2000 年更名为北京大学口腔医学院。历史的轮回律使已是老教授的我又回到北京大学。新中国成立后学制改动得频繁：1949 年牙医学系为 6 年，1950 年毕业生为 5 年半，1951 年毕业生为 5 年并招收 3 年制，1952 年改为 4 年制，1954 年入学的为 4 年制，毕业时延长一年实为 5 年制，1955 年又重新定为 5 年制，1962 年变为 6 年制，1974 年招生又决定 3 年制，1977 年再次改为 5 年制，1980 年又再次定为 6 年制，1988 年首次定为 7 年制，2001 年首次招收 8 年制口腔医学生。

　　20 世纪 50 年代初期，没有全国统一的教科书，都是用的自编教材；到 50 年代末全国有三本统一的教科书，即《口腔内科学》《口腔颌面外科学》和《口腔矫形学》；到 70 年代除了上述三本教科书外增加了口腔基础医学的两本全国统一教材，即《口腔组织病理学》和《口腔解剖生理学》；80 年代除了上述五本教科书外又增加《口腔正畸学》《口腔材料学》《口腔颌面 X 线诊断学》和《口腔预防·儿童牙医学》，《口腔矫形学》更名为《口腔修复学》。至此口腔医学专业已有全国统一的九本教材；90 年代把《口腔内科学》教材分为《牙体牙髓病学》《牙周病学》《口腔黏膜病学》三本，把《口腔预防·儿童牙医学》分为《口腔预防学》和《儿童口腔病学》，《口腔颌面 X 线诊断学》更名为《口腔颌面医学影像诊断学》，同期还增设有《口腔临床药物学》《口腔生物学》和《口腔医学实验教程》。至此，全国已有 14 本统一编写的教材。到 21 世纪又加了一本《骀学》，共 15 本教材。以上学科名称的变更，学制的变换以及教材的改动，说明新中国成立后口腔医学教育在探索中前进，在曲折中前进，在改革中前进，在前进中不断完善。而这次为 8 年制编写 14 本教材是半个世纪口腔医学教育改革付出巨大辛劳后的丰硕收获。我相信，也许是在希望中相信我们的学制和课程不再有变动，而应该在教学质量上不断下功夫，应该在教材和质量上不断再提高。

　　书是知识的载体。口腔医学教材是口腔医学专业知识的载体。一套口腔医学专业的教材应该系统地、完整地包含口腔医学基本知识的总量，应该紧密对准培养目标所需要的知识框架和内涵去取舍和筛选。以严谨的词汇去阐述基本知识、基本概念、基本理论和基本规律。大学教材总是表达成熟的观点、多数学派和学者中公认的观点和主流派观点。也正因为是大学教材，适当反映有争议的观点、非主流派观点让大学生去思辨应该是有益的。口腔医学发展日新月异，知识的半衰期越来越短，教材在反映那些无可再更改的基本知识的同时，概括性介绍口腔医学的最新研究成果，也是必不可少的，使我们的大学生能够触摸到口腔医学科学前沿跳动的脉搏。创造性虽然是不可能教出来的，但是把教材中深邃的理论表达得深入浅出，引人入胜，激发兴趣，给予思考的空间，尽管写起来很难，却是可能的。这无疑有益于培养大学生的创造性思维能力。

本套教材共 14 本，是供 8 年制口腔医学专业的大学生用的。这 14 本教材为:《口腔组织学与病理学》《口腔颌面部解剖学》《牙体解剖与口腔生理学》《口腔生物学》《口腔材料学》《口腔颌面医学影像学》《牙体牙髓病学》《临床牙周病学》《儿童口腔医学》《口腔颌面外科学》《口腔修复学》《口腔正畸学》《预防口腔医学》《口腔医学导论》。可以看出这 14 本教材既有口腔基础医学类的，也有临床口腔医学类的，还有介于两者之间的桥梁类科目教材。这是一套完整的、系统的口腔医学专业知识体系。这不仅仅是新中国成立后第一套系统教材，也是1943 年成立北大牙医学系以来的首次，还是实行 8 年制口腔医学学制以来的首套。为了把这套教材写好，教材编委会遴选了各学科资深的教授作为主编和副主编，百余名有丰富的教学经验并正在教学第一线工作的教授和副教授参加了编写工作。他们是尝试着按照上述的要求编写的。但是首次难免存在不足之处，好在道路已经通畅，目标已经明确，只要我们不断修订和完善，这套教材一定能成为北京大学口腔医学院的传世之作!

张震康

二〇〇四年五月

第3版前言

从 2006 年北京大学口腔医学长学制教材《牙体牙髓病学》（第 1 版）发行以来，已过去了 15 个年头。我们在 2020 年用了一整年时间，完成了第 3 版的编写。牙体牙髓病学在口腔医学中的地位和作用在前两版前言中已充分阐明，在此毋庸赘述。北京大学口腔医学长学制教材《牙体牙髓病学》是北京大学口腔医学院牙体牙髓病学教研室几代教师在不断临床实践、科学探索和研究以及坚持学习最新文献专著的基础上自主编纂的教材，具有鲜明的北医特色，除了作为北医长学制学生的教学书籍，也被国内其他院校作为研究生参考书和临床医师的学习专著。

第 3 版的编写本着传承科学精神、发扬北医特色、紧扣学科发展、力求严谨创新的思想，努力在内容上反映经典、规范和最新进展；编写上更加全面，逻辑、结构更加清晰，语言、图表更加精炼、准确；形式上更利于读者对知识的接纳和思考；印刷质量进一步提高。我们重新梳理了牙体牙髓病学涉及的所有知识点，删繁就简，归纳整合了原来重复的内容；去旧更新，对新理念、新知识、新技术、新设备器材予以补充。全书仍设置为 4 篇，共 34 章。更新了牙外伤、活髓保存、根管治疗中机械预备、化学冲洗等诊治技术的发展理念，新增了 CAD/CAM 修复牙体缺损的原理和操作、根管治疗镍钛器械的发展和演变、与正畸治疗相关的牙体牙髓问题、再生性牙髓治疗等最新的临床技术，唤回、重写了第 1 版首次写入但第 2 版删除的广受业界欢迎并显现实际指导意义的牙体牙髓病治疗用材料性能的临床前评价、牙体修复治疗疗效评价两部分内容，保留了原创于我科的牙髓塑化治疗。在编写形式上，除了图配文，还增加了新的立体化呈现形式，包括 4 个操作视频、10 个病例解析和 3 则延伸阅读，以利读者更加易于理论联系临床实际。全书内容既覆盖了国家执业医师资格考试大纲口腔类别中相应的学科要求，也有专业扩展、思想提升的空间。从编者角度，希望不但能授人以鱼，更想授人以渔；从读者角度盼望其通过对本书的学习，在专业理论、知识和技能方面达到融会贯通，知其然，亦知其所以然。

作为三版都参加了编写工作的作者，我们对此著作感情深厚，在编写过程中感触良多。我们伴随着对本书第 1、2 版的学习和撰写而成长，书中知识的启迪和学科发展方向又指引着我们踔厉奋发，在专业道路上不断前行。回首二十年前，本书第 1 版主编王嘉德教授带领我们于班前逐字逐句啃读经典英文著作 Endodontics，本书第 1、2 版主编高学军教授组织我们在班后学习 Problems Solving in Endodontics 和 Pickard's Manual of Operative Dentistry。读原著，为我们奠定了坚实的专业理论基础。昨天的起早贪黑、披星戴月历历在目；时至今日，敬爱的嘉德老师已离开我们，高老师也已退休，但他们的专业思想和学科发展思路仍在延续，传承至吾辈，老师们的接力棒也递交到我们手中。第 3 版按照教材编委会和出版社的意见，嘉德老师不再出现在作者名单中，我们作为她的学生，在她书写的章节里再度耕耘，体味着她的学术观点，期望尽最大努力予以更新、完善，意将这本著作献给嘉德老师作为永远的怀念。高老师作为第 3 版的荣誉主编和作者，依然在关键的大纲架构上给予我们高屋建瓴的指导，在编写细节中又毫无保留地给我们传经送宝；更令人感动的是，他将自己曾撰写的一些章节内容手把手地交给了晚生后辈，而对自己亲自书写的内容又做了与时俱进的布新。

第 3 版的作者主要由我教研室教师组成，上两版的中青年作者更加成熟，新吸纳的年轻骨干在努力学习和接续。在第 3 版的编写过程中，我们看到了牙体牙髓病学专业的日新月异，看到了国内本专业同行们的努力，看到了我教研室取得的长足进步，看到了年轻的后浪们前涌勃发的蓄势。我们共同秉承对专业的热爱和执着，对专业的认知和理解，通过书写将其诠释、表达于字里行间。第 3 版教材既反映着我们丰富的临床实践积累，也体现着我们在科研中追踪前沿问题、创新探索的结晶；还有教学中的温故知新、细节追究，以及师生互动，都帮助我们在本书内容上更加精进。在第 3 版的编写过程中，我们求知若饥、虚心若愚，得到了院内外、国内外、行内外许多专家、学者的帮助和迷津指点，在此一并表示诚挚的感谢。我们虽研精毕智、全力以赴，仍难免挂一漏万、憾留瑕疵，也衷心期盼广大读者和业界同行不吝赐教，以助我们将此书铸成精品。

岳　林　王晓燕

2021 年 12 月

第 2 版前言

医学科学是不断发展的科学，医生需要终生学习。同时，今天的医学教育是为了培养明天的医生，所以教材必须及时更新，尽可能全面地反映本专业领域最新的理念、最新的技术，跟得上专业的发展、跟得上科学的发展。

本着这样的精神和理念，我们开始了本书的再版编写工作。再版中，我们重新审视了原书，在制订再版编写计划的时候首先删去了陈旧的及与临床结合不够紧密的内容，增加了近些年已经较为成熟、对未来影响较大的内容。全书基本结构由原来的 5 篇调整为 4 篇，前两篇集中于基本理论和基本知识的阐述，而后两篇重点介绍基本技术、基本技能以及这些领域中的新进展。

本书的编写团队在保持原有主要编写人员的同时，吸纳了更多的中青年教师参与编写。同时，每一篇都有一名主编或副主编主持审校工作，保证了编写工作的权威性、系统性和实用性。

编写过程中，全体编者结合自身实践，参考了大量国内外的教科书和文献，力求尽可能全面地反映本专业的发展。尽管如此，由于篇幅的限制，本书的深度和广度仍然存在不足。读者可以根据文后所附的参考书目，进一步阅读。

有了第 1 版的经验，加上这些年编写者自身的进步，应该说，本书较前版更为成熟、更为系统、更为实用，期望其能够成为初学者的良师、临床医生的益友。然而，鉴于编者、著者自身学识和经验所限，本书肯定还有很多我们尚未发现的不足和错误，衷心期待各位学员和读者在使用中批评指正，不吝赐教。

第 1 版主编王嘉德教授为本版的荣誉主编，本版的编写思想仍然延续第 1 版的编著原则，再版过程中，王教授仍然对全书的撰写工作给予了极大的关心和帮助，谨此对王老师表示衷心的感谢和敬意。

高学军　岳　林

2013 年 10 月

第1版前言

牙体牙髓病学是口腔医学一个重要的分支学科，是口腔医学高等教育体系中的一门最基本和最重要的专业课程，也是一门实践性极强的临床学科。牙体牙髓病学的确立和发展涉及广泛的基础科学知识和医学科学知识。牙体牙髓病学所研究的疾病是口腔医学领域中最常见的疾病，治疗需遵循一般外科手术学的原则，既有手术的特点，也应以控制疾病并最终恢复咀嚼器官的形态和功能为目的。

随着现代口腔医学科学的迅速发展，牙体牙髓病学专业的内容近些年得到了极大的丰富。与此同时，由于生活水平的提高，社会对牙体牙髓病的治疗水平有了更高的要求和需求，对高水平专业人员的需求日益增大，使牙体牙髓病学专业队伍的培养任务日趋繁重。为适应日益发展的业务需求和社会需求，同时也为反映我国近几年牙体牙髓病学专业的发展，我们编写了本书。

全书内容包括基础知识篇、疾病篇、牙体硬组织疾病的治疗篇、牙髓和根尖周疾病的治疗篇。第一篇"基础知识篇"的设置意在复习和补充一些与牙体牙髓病临床工作密切相关的基础科学内容；第二篇"疾病篇"介绍了牙体牙髓病学涉及的常见疾病的发生、发展、转归和预后；第三篇"牙体硬组织疾病的治疗篇"介绍了对牙体硬组织疾病的治疗和修复技术；第四篇介绍了牙髓和根尖周疾病的治疗原则和治疗技术。其中的根管治疗术，由于内容丰富，自成体系，篇幅较长，故放在第五篇作专题介绍。

本书涵盖了高等口腔医学专业教育本科生应学习的牙体牙髓病学的基本内容，以及许多方面的较新进展，后者用"楷体字"印出，供读者参考。

《牙体牙髓病学》既可作为口腔医学专业（长学制）学生的教材，也可作为牙体牙髓病学专业研究生和进修生的参考书，同时也可作为口腔科各级医生进行医疗、教学和科研工作有价值的参考读物。

本书编者都是长期工作在牙体牙髓病学科医疗、教学和科研领域的专业人员，具备丰富的临床经验和专业知识。他们参考了国内外有关的经典教材和最新的参考书，结合多年的工作体会完成此书。然而，由于本书是作者们在繁重的临床工作之余完成的，难免存在许多不足和遗憾，全体作者恳请各位读者在阅读本书的同时，不吝赐教。您的宝贵意见将是我们努力工作的动力，也将促进本书未来版本的完善。

王嘉德　高学军
2005 年 5 月

目 录

第一篇 基础知识
BASIC KNOWLEDGE

第二篇　疾　病
THE DISEASES

第三篇　牙体硬组织疾病的治疗
OPERATIVE DENTISTRY

第四篇　牙髓病及根尖周病的治疗
Treatment of Pulpal and Periradicular Diseases

第一篇 基础知识
BASIC KNOWLEDGE

第一章 绪 论

Introduction

第一节 牙体牙髓病学学科概述

The Discipline of Cariology，Endodontology and Operative Dentistry

　　牙体牙髓病指发生在牙体硬组织的病患，包括龋病、牙齿发育异常、牙急慢性损伤等，还包括发生在牙髓组织及根尖周围组织的病患，是一组密切关联的牙病。牙体牙髓病学是研究牙体牙髓病的学科，研究聚焦于牙体牙髓病，包括病因、病理、临床表现、诊断与鉴别诊断、防治方法等。

一、牙体牙髓病学学科与临床专科

　　1. 牙体牙髓病学的范畴　我国的"口腔医学"（stomatology）涵盖了西方"牙科学"（dentistry）的基本内容，同时又包括了口腔与全身疾病相联系的更多内容。口腔医学的业务范围、培养体系和临床管理不完全等同于"牙科学"，具有独特的学科特征。在我国教育部的学科分类中，"口腔医学"处于一级学科的位置，而"牙体牙髓病学"是口腔医学的一个重要的分支学科，内容涵盖西方牙医学中研究龋病的"龋病学"（cariology）、研究牙硬组织疾病治疗的"牙体治疗学"（operative dentistry）、研究牙髓和根尖周疾病的"牙髓病学"（endodontology）以及研究牙髓根尖周病治疗技术的"牙髓病治疗学"（endodontics）。

　　2. 学科命名的溯源　我国的口腔医学由现代西医体系发展而来，但"牙体牙髓病学"这一学科名词并无直接的西文对应词，可见不是由西文翻译而来，而是为我国学者所独创。从组织学的角度追溯，最接近"牙体牙髓"的英文对应词是"odontium"，指包括牙釉质、牙本质和牙髓的牙本体组织，但不包括牙骨质（见国际标准局的文件 International Standard，2nd ed. ISO1942：2009-12-15，Dentistry Vocabulary，2.197）。然而，在国际口腔医学或牙科学学科发展和临床实践中，这一英文词汇很少应用，由其派生的英文"odontology"也无法用以概括我国的"牙体牙髓病学"。中华口腔医学会牙体牙髓病学专业委员会 1997 年成立时，将"牙体牙髓病学"英文译名定为"cariology and endodontology"，以方便与国际同行的交流。

　　3. 牙体牙髓病临床专科　伴随着口腔医疗事业的发展，产生了许多的临床医疗专科（specialty），旨在提高和专注于对某一类疾病的认识和治疗水平。牙体牙髓病专科是口腔医学临床的一个专科，在口腔医疗综合机构中则是以防治牙体牙髓病为主而设置的专业科室。业界将专门从事牙体牙髓病专科研究和临床工作的口腔科医生称为牙体牙髓病学专科医生。

　　4. 牙体牙髓病学专科医生　我国目前尚无正式的专科医生认证机制。一般认为，牙体牙髓病的学科和专科发展应建立在坚实的医学和口腔医学基础之上，牙体牙髓病学专科医生首先需要获得国家认定的口腔类别执业医师资格并且已经具有了一定的从业经历，然后需要在国家认定的高等口腔医学教育机构系统学习牙体牙髓病学专业课程，经过培训和考核，由高等口腔医学教育机构颁发研究生专业学位和毕业证书，其专科医生执业资格需要经过国家卫生主管部门或其授权的权威专业组织认定。

二、牙体牙髓病的特点

牙体牙髓病是指发生在牙体牙髓组织的一组疾病，具有明显的临床特点和相互关联的疾病特征。

1. 牙体牙髓病是口腔医学临床中最常见和多发的疾病　其中，占首位的龋病几乎可以累及所有年龄段的所有人。龋病进一步发展的结果就是牙髓和根尖周病。对口腔科患者的就诊原因分析结果表明，近80%的患者是因为急性牙痛就诊，而这些疼痛的直接原因半数以上是牙髓根尖周病所致，由此可见防治牙体牙髓病的迫切性和重要性。

2. 牙体牙髓疾病对健康的危害大　牙髓病和根尖周病是慢性、进展性疾病，但急性发作时会给患者带来剧烈的疼痛，严重影响生活和工作。我国民间俗语"牙痛不算病，痛起来真要命"就是这种情况的真实写照。进入根尖周组织的病变还可能累及颌骨和邻近组织，甚至还可能作为病灶引起其他远隔器官的感染。未能得到治疗的牙体牙髓病可能导致牙齿丧失，更严重的可影响咀嚼和消化功能，进而影响全身健康。

3. 牙体牙髓病之间在疾病进展和治疗原则上具有较强的关联性　龋齿得不到控制会继发牙髓病，而牙髓病得不到控制，则继发根尖周病。多种非龋性硬组织缺损可以继发龋病和牙髓根尖周病。而另一方面，治疗龋齿和修复牙体缺损时，必须考虑对牙髓和根尖周组织的保护，必须兼顾继发龋的预防。对牙体牙髓病的治疗不能是单纯的"牙痛止痛""见洞补洞"，而要贯彻防治结合，在治疗疼痛和修复缺损的同时，采取更深入的措施，控制疾病的进展和复发。

4. 牙体牙髓病的治疗措施多为干预性　牙体牙髓病一旦发生，多呈进行性，不会自行停止，也不能自体修复，治疗措施多为干预性的。在进行干预性治疗时，微创和对正常组织的保护应成为首要的治疗原则。

5. 牙体牙髓病的临床治疗遵循外科学原则，同时又极具专科性　治疗牙体牙髓病遵循的外科学基本原则包括感染控制、清创、组织防护等，但采用的措施又可能是独特的，如橡皮障隔离术。手术时由于术野范围小，必须使用专门的设备和器械，必须依赖精细的手术操作，去除病变组织，终止病变发展，促进患病组织的愈合。对于已经发生的牙齿硬组织缺损，需要使用人工材料修复缺损的牙齿形态，恢复美观以及咀嚼和语言功能。手术医生只有对使用的材料特性与方法有深刻的理解，并结合临床实际正确使用，才可能取得满意的效果。

6. 牙体牙髓病的治疗过程复杂、步骤精细，需要专门的专业化培训　同时这些技术又是口腔科治疗中的常用技术，必须掌握。而且随着科技的发展和进步，不断有新技术、新方法、新材料问世，要求从业人员不断学习。在牙体牙髓病的专科治疗中，手术显微镜已成为标准的配置，医生必须不断学习和实践，才可能掌握并跟上技术发展的步伐，才可能充分地利用最新的技术为患者服务，让患者最大程度地获益。

7. 需要将患者的健康教育贯彻在牙体牙髓病治疗临床实践的全过程　牙体牙髓病是一组慢性病，与人的口腔护理模式和生活方式密切相关。牙体牙髓病学的治疗应以提高患者健康水平和生活质量为目的，承担治疗当前病症和防控继发病症双重任务。临床医生要充分理解牙体牙髓病的病因和防控方法，利用治疗的各个环节，对患者进行具体的口腔护理指导，调动患者自身的能动性，共同控制疾病。

三、牙体牙髓病学的多学科关联性

1. 需要深入了解与牙体硬组织有关的基础知识 牙体硬组织（牙釉质、牙本质、牙骨质）相关的基础知识涉及物理学、化学、生物矿物学等多个基础学科，只有全面认识牙体硬组织的发生、发育和生物矿化过程，深入了解牙体硬组织的矿物学特征、物理特性，才可能理解牙体硬组织疾病的转归特征和临床上各种治疗方法与技术的原理。

2. 需要深入理解与疾病病原学相关的学科知识 龋病和牙髓病均可归类于感染性疾病，主要病原是细菌，但是其导致龋病和牙髓病的方式与发生在身体其他部位的感染性疾病有很大的不同。只有深入学习和掌握微生物学、病理学等多学科的基本知识，才能深入了解微生物的特征及其在牙表面的致病原理。

3. 需要扎实的口腔医学临床基本功 牙体牙髓组织不可能离开周围组织而独立存在。同样，牙体牙髓病学临床专科的工作不能偏离对疾病的控制，不能偏离口颌功能恢复和对周围组织的保护。任何牙体牙髓病的治疗方案必须是全面的，兼顾口腔和全身，以健康为导向。

第二节 牙体牙髓病学发展简史
History of Cariology，Endodontology and Operative Dentistry

口腔医学起源于人类对牙齿疾病的认识，而牙体牙髓病学的发展则伴随着全过程。考察古代人类关于口腔疾病的记载资料，其中最核心的部分是关于牙体牙髓病的内容。

一、古人类对牙齿疾病的认识与治疗

古人类对牙齿疾病认识的资料来自古人类化石和相关文字记载。牙齿是人体中最硬的、不易腐烂和风化的组织，已发现最早的牙齿化石是距今 65 万年前的蓝田猿人下颌骨上的牙齿化石。考古学者在不断发掘的牙齿化石上观察到了牙齿磨损、龋齿等牙齿疾病的痕迹。

我国最早的关于牙齿疾病的文字记载见于约公元前 1400 年的商朝武西时代，有用甲骨文记录的龋齿"𧌒"为证。它是由牙齿"𤘡"和虫子"𧍙"两部分组成的，反映了当时人们对龋病病因的认识。公元前 770 年以来，我国历代的医学书籍中都有关于牙齿疾病的认识和治疗的记录。《黄帝内经》（公元前 305 年至公元前 240 年）最早出现对牙病行针刺治疗的记录；从汉墓中发现的简制医书《五十二病方》中，可见用榆皮、美桂等药物填敷龋洞的记载；公元 65 年苏敬等著的我国第一部药典《新修本草》中，有用白锡、银箔和水银的合成物修补牙齿的记载。有关我国从春秋战国时期到清代以来关于牙病认识和治疗的记录，读者可参阅《中国口腔医学发展史》（郑麟蕃等，1998）一书，其中有更多翔实的资料。

其他国家也有许多关于古代人类对牙齿疾病的认识和治疗的记录，如印度的妙闻氏（Susrusa，约公元前 5 世纪）记载过用放血法治疗牙病；埃及的《埃伯斯纸草文稿》（Ebers，约公元前 1500 年）有蛀虫钻入牙齿导致蛀洞和剧烈牙痛的描述，还有用乳香和薄荷治疗牙病的记载。牙痛在人类生活中的影响还可以从宗教活动中一窥端倪，如在中世纪，欧洲医学掌握在僧侣之手，曾有崇拜牙痛之神圣阿波罗的说法。近代西方牙科学的发展是在文艺复兴时代以后，随着生产力的发展而开始的。法国福夏尔（Pierre Fauchard，1678—1761）正式挂牌牙科（dental surgery）行医，开始了专门治疗牙病的专业，被誉为"近世牙科之父"。他著有《外科牙科学》两卷，论述了牙齿的解剖、生理、病理和治疗方法。书中强烈反对龋齿是虫吃牙的观念，认为龋齿发生是体液改变的结果，用"caries"（骨疡）命名。书中还记载了用丁香油棉球放于龋洞止痛、烧灼牙髓和髓腔穿通法（perforation）治疗牙髓病的技术。

二、近代牙体牙髓病学的进展

1. 龋病病因和病理认识的发展　米勒（Willoughby Dayton Miller，1853—1907）在德国的工作最先将自然科学和医学引进对龋病病因的研究，他提出了"化学细菌学说"（1890）。他依据人工实验龋的试验（唾液＋面包＋离体牙）提出了龋齿的破坏机制，奠定了龋病病因学说的基础。

20 世纪 60 年代 Keyes 提出的龋病病因的"三环学说"阐明了龋病是以变异链球菌细菌因素为主的、多因素起作用的一种感染性疾病。此后，科学工作者通过对细菌因素、食物因素、宿主因素和时间因素的各个细节的深入研究，形成了现在的阐述龋病病因的"四环因素学说"。

对龋齿病变的认识，最早来自普通光学显微镜下的观察，后经过偏光显微镜、显微 X 线照相、扫描电镜和透射电镜等多种手段的观察研究，取得了较为全面的认识。通过物理、化学研究，人们认识到龋损形成的过程是牙齿在口腔环境下的一种脱矿与再矿化连续性的动力学反应过程。通过微生物学的深入研究，临床上已经可以通过控制菌斑、改变牙齿结构和口腔环境等环节预防龋齿并已取得明显效果。如今，氟化物防龋和窝洞封闭已成为常规的防龋手段。

2. 牙体硬组织疾病诊治的研究　19 世纪末，美国著名的布莱克（Greene Vardiman Black，1836—1915）依据牙体解剖形态和龋病的临床特点创立了牙体治疗学的完整理论与技术操作体系，其中许多针对银汞合金制备窝洞的原则沿用至今。

近代牙体疾病临床诊断和治疗学方面的发展反映在两方面：一方面是强调了治疗技术的生物学基础，摒弃了单纯机械观点指导下的治疗技术；另一方面是伴随着科学技术的进步，不断有先进的器械设备、新材料、新技术进入临床应用，大大提高了诊断水平和治疗效果，促进了牙体牙髓病学的形成与发展。

近代关于牙髓-牙本质复合体（pulp-dentin complex）概念的认识，强调了牙体疾病和牙体治疗过程对牙髓组织必然产生的影响。牙髓-牙本质复合体具有应对外界刺激、不断形成牙本质的功能，是牙髓活髓保存治疗的生物学基础。在保护牙髓的原则指导下，对治疗技术和材料性能提出了更高的要求。近些年，对牙齿预备后在窝洞壁或根管壁产生的玷污层（smear layer）的深入认识，催生了一系列新的治疗材料和治疗技术，如自酸蚀粘接技术等。对牙体修复材料与牙齿之间微渗漏（microleakage）的研究部分揭示了牙体充填治疗后继发龋齿和根管治疗后根尖周病不愈或复发的原因。牙体治疗后，牙体硬组织内应力分布的研究引起了对沿用百年的传统窝洞制备原则的新认识。临床工作中强调牙体缺损的充填治疗不仅要考虑充填材料的固位与抗力，更重要的是要保持与恢复牙体硬组织的健康、功能与美观。

北京大学已故著名口腔医学教授郑麟蕃编写的《口齿疾病及防治概述》（1949，1954 年再版为《口齿疾病》）和翻译的《牙体牙周组织病理学》（1952）曾经引导口腔医师将牙齿疾病宏观的临床表现与微观的病理变化紧密相连，在整体提高牙齿疾病诊疗水平方面产生过重要影响。

近十几年来，牙齿生物力学研究证实了，人类承担咀嚼功能的牙体硬组织随着承受的咀嚼压力即交变应力的积累，在应力集中的部位可以发生应力疲劳，出现疲劳微裂。已故王嘉德教授领导的研究组通过多年的研究，提出了应力疲劳（stress fatigue）是中老年人牙体硬组织非龋性慢性损伤性疾病的一个重要致病因素。

科学技术的发展推动了新型的医用电子设备和仪器不断发明并应用于口腔临床。20 世纪 50 年代，每分钟 40 万转的高速涡轮机问世后，牙体治疗技术发生了革命性的变化。配合局部麻醉剂的使用，牙体牙髓疾病的治疗已经成为无痛治疗的技术。用于修复牙体缺损的高分子材料的出现，开创了粘接修复技术。相继问世的新型材料向传统的银汞合金材料提出了挑战。到目前为止，粘接修复在保留更多的健康牙齿组织和改善修复体的美容效果方面取得了显著成效。

三、牙髓和根尖周病诊断与治疗的发展

牙髓病学的科学发展始于 20 世纪中叶"病灶学说"终止之后。至 20 世纪 50 年代，随着生产力和基础科学的迅速发展，牙体牙髓病学无论是在病因、病理等理论研究方面，还是在疾病的诊断、治疗和预防方面，都取得了巨大的进步。

牙髓和根尖周病治疗技术中，保存活髓一直是牙体牙髓科医师向往的治疗目标。近些年来，一系列的研究使得对龋损范围和牙髓感染范围的判断更为精确。在临床治疗方面，由于手术显微镜和生物活性材料的应用，保存活髓的适用范围更大，临床效果更可预见。

美国著名的已故牙髓病学专家 Louis Grossman 教授 1976 年曾经将西方自 1976 年向前的两百年（1776—1976）的牙髓病治疗史以 50 年为一个时期分为 4 个阶段。第一阶段（1776—1826）是一个以解决疼痛症状为主的粗犷治疗期，包括对牙髓的热烧灼性处理和用金箔充填根管的技术。但那时对病变牙根管的充填主要出于对"虫牙"理论的理解，认为将金箔放在根管里可以防止牙虫的进入。第二阶段（1826—1876）已经有了牙髓治疗的雏形，可以在一定程度上达到保存患牙的目标。那个时期已经有了麻醉药，还发明了橡皮障、拔髓针、牙胶尖等材料，但治疗时去髓的范围仅限于牙龈以上部分的牙髓组织。在这个时期，砷剂作为失活剂，已经用于牙髓治疗。第三阶段（1876—1926）是科学发展的重要时期，本应是牙髓治疗的发展期，因为当时 X 线照相术、局部麻醉术和抗菌药都被用于了牙髓治疗。但是 1912 年前后由于病灶感染学说的流行，拔牙几乎成为主流的治疗牙髓和根尖周病的方法。第四阶段（1926—1976），在抛弃了病灶感染学说后，牙髓病学得到了巨大的发展。在这一时期，X 线照相术、局部麻醉术、根管内用药、根管器械在发展的同时，还在向标准化方向进展。砷剂在这个时期逐渐淡出了西方牙科用药范围。这一时期，西方出现了专门的牙髓病学期刊和专业学会，牙髓病学专科的内容纳入了继续教育课程，奠定了现代根管治疗术和现代牙髓病学的基础。如果将上述 Grossman 1976 年归纳的牙髓病学近代发展的 4 个阶段作为近代牙髓病治疗学阶段，那么自此之后至今近 50 年间，则可以被视为现代牙髓病学的发展阶段。这一时期，根管治疗术的发展和普及远远超过了之前的两百年。自 1976 年以来，牙髓病学的治疗理论和技术在世界范围内有了突飞猛进的发展。在理论层面，确定了微生物感染在龋病和牙髓病中的病原地位。在技术层面，首先由专业组织牵头制定和普及了根管治疗器械的 ISO（国际标准组织，Interational Standards Organization）标准，目前已经为国际牙髓病学界所公认。然后，有多种诊断治疗设备得到发展和应用，如根尖定位仪、镍钛器械、扭矩转速可控马达、超声波振荡仪和手术显微镜等。这些理论和技术的发展极大地推动了牙髓病学专业的发展，提高了龋病、牙髓病和根尖周病的治疗水平。20 世纪 80 年代以来，美国和欧洲还分别制定了各自行业的牙髓病治疗规范指南和质量控制标准，将牙髓病治疗尤其是现代根管治疗技术推到了新的高点。根管治疗技术已成为一种国际公认的、适应证广泛、操作规范、要求明确和疗效恒定的治疗方法。最近 10 年，得益于生物活性材料和组织再生医学的发展，在牙体牙髓病学领域，活髓保存和牙髓再生的研究开始活跃起来，期待未来几年在临床应用方面取得更大进步。

我国的牙髓病学专业作为一项专门学科起步较晚，但近 20 年的进步速度很快。1949 年以前的中国口腔医学基本处于初创阶段。1949 年以后，我国学者陆续编写了自己的中文专业教材，如 1952 年北京医学院（现为北京大学医学部，简称北医）胡郁斌教授编著的《根管治疗学》，1955 年郑麟蕃教授主编的《口腔内科学》，1955 年第四军医大学（现为空军军医大学）

史俊南教授编著的《牙髓病学》等。这以后，最不应该忘记的一项工作是20世纪50年代北京医学院口腔内科教研室所开展的塑化治疗术（resinifying therapy）的基础与临床研究。当时，面对巨大的牙病患者群体，而又缺乏有效的治疗器械和方法，北医的学者们在思索如何用一种简单而有效的方法为患者保留更多的患牙。那时，根管清创的理论已经为口腔医学界所接受，在无法采取彻底的机械清创的情况下，前辈们期望用一种使病变组织无害化的方法保存患牙。他们研究使用塑化液将感染牙髓塑化后无害化地保存在根管内的方法，治疗牙髓和根尖周病。在国内无条件进行根管治疗的年代，这一方法挽救了数以万计的牙髓根尖病患牙。当今，伴随着根管治疗技术的发展和普及，传统的塑化治疗开始逐渐淡出，但是作为后辈学者，应该记住塑化治疗的功劳，应该学习我国老一代口腔医学工作者在塑化治疗技术的研究和发展中所表现的科学态度和执着精神，不断发现新问题、研究新技术。

1978年以来是我国改革开放的重要时期，与此相伴，我国的牙髓病学专业有了长足的发展。1985年在西安召开了第一次全国性的专业学术会议，成立了牙体牙髓病学的学术专业组织。进入20世纪90年代以来，随着国家社会经济的发展，牙髓病学专业在我国逐步形成。2008年开始国家卫生部（现国家卫生健康委员会）已经将牙体牙髓病学专业列入口腔专业目录，并且在2010年将其列入国家临床重点建设专科。

回顾历史，我国近代关于龋病和牙髓病学的学术研究和治疗技术的发展水平，除了"文化大革命"前后的一段时间之外，大多数时间可以说是与欧美发达国家同步发展的。尤其是最近20年，我国牙髓病学的研究和临床技术发展很快，在一些重点的临床口腔医疗机构和教学机构，牙体牙髓病治疗水平与发达国家的水平已十分接近，有些甚至处于国际领先的地位。然而，也应该看到，由于我国经济和学术发展的不均衡，牙髓病治疗水平的发展也很不均衡，发达地区与不发达地区的差距仍然很大。就全国范围看，牙体牙髓病学专业，尤其是牙髓病的治疗技术仍需规范与提高。与此同时，更为重要的是，我国口腔医疗在疾病的系统管理方面无论是在体制上还是在理念上，仍然存在较多问题，重症状处理、轻疾病管理仍然是普遍存在的现象。牙体牙髓病疾病管理的重点是龋病的管理。龋病是慢性疾病，同时又是众多口腔疾病的始发疾病。对龋病的治疗除了修复龋洞之外，还必须建立系统的龋病管理体系，将之植入口腔医疗的全部相关专业。全部口腔从业人员都要将预防与控制龋病放在十分重要的位置。

未来，牙体牙髓病学的发展方向仍然会朝着保存活髓、保留患牙、恢复功能和保持咀嚼器官完整性的治疗目的发展。与此同时，消灭牙齿疾病是牙体牙髓病学研究的最终目标。

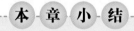

本 章 小 结

　　牙体牙髓病是口腔最常见的一组疾病，包括龋病、牙髓病和根尖周病，后者多是前者得不到有效控制的继发病症。牙体牙髓病学是研究牙体牙髓病病因、病理、发病机制、临床表现、诊断、治疗及预防的一门科学。学习牙体牙髓病学不仅要学好理论，还要重视实践操作，理论联系实际，勤于学习、勤于实践，才能成为一名合格的口腔科医师。

（高学军）

第二章　牙的生物学基础

Biological Consideration

第一节　牙硬组织的形成和特性
Development and Charateristics of Dental Hard Tissue

任何牙体修复及牙髓治疗都必须遵循牙齿的生物学特点。例如，在牙体修复中以符合牙齿硬组织生物学特征的材料来恢复牙齿的解剖形态，才可以使牙齿很好地行使咀嚼（mastication）、美观（esthetics）、发音（speech）和保护（protection）功能，否则治疗不会完善，还可能引起牙体牙髓及其支持组织的进一步破坏，最终导致治疗的失败。本节将复习牙齿的生物学和解剖学知识，重点强调其在牙体牙髓治疗中的临床意义。

牙齿由牙釉质、牙本质、牙骨质和牙髓组成。牙本质是牙的主体，分冠和根两部分。牙釉质覆盖在牙冠的表面，牙骨质覆盖在牙根的表面。牙的中央是髓腔，其内充满牙髓组织，通过根尖孔与根周膜和齿槽骨相通。

一、牙釉质

（一）牙釉质的形成

牙釉质由来源于外胚层的成釉细胞（ameloblast）形成。在釉质的发育过程中，成釉细胞先分泌釉基质（enamel matrix），随后釉基质矿化，形成成熟的牙釉质。釉基质含有多种结构蛋白和酶，其中釉原蛋白（amelogenin）、釉蛋白（enamelin）和蛋白酶（proteinase）被认为在牙釉质晶体的成核、生长中起重要作用，它们严格调控着晶体生长的速度、大小、方向和形态，使牙釉质最终成为高度矿化的组织，覆盖在牙冠表面。牙齿萌出后，成釉细胞退化，大部分蛋白质被成釉细胞分泌的降解酶所降解，因此牙釉质是无细胞、不能再生的矿化组织。这一特点决定了对于已形成缺损的牙釉质损伤，只能通过人工修复技术恢复其形态和功能。

（二）牙釉质的组织学特点

釉质的基本结构是釉柱，其间为柱间质。釉柱起自釉质牙本质界，贯穿釉质全层到达牙齿表面。釉柱和柱间质均由牙釉质晶体组成，两者晶体类型相同，但排列方向不同。电镜下可见釉柱中的晶体长轴与柱长轴平行，柱间质中的晶体与釉柱晶体成一定角度。

釉质牙本质界（enamel-dentinal junction，EDJ）简称釉牙本质界，是釉质和牙本质的交界面。从三维角度来看，釉牙本质界由圆弧形小凹连接而成，小凹凸向牙本质，凹面与成釉细胞的 Tomes 突相吻合。这种连接方式增大了釉质和牙本质的接触面积，使两者结合更为牢固。当牙齿结构发育异常（如遗传性乳光牙本质）时，患牙的釉牙本质界呈直线而非波浪形，牙齿萌出后釉质易脱落。

釉板（enamel lamella）是垂直于牙面的薄层板状结构，可以贯穿整个釉质的厚度。釉板的形成可能是由于釉质成熟过程中的缺陷，该处的基质钙化不全，内含有机物较多，可成为细菌侵入的途径。特别是窝沟底部和邻面的釉板，被认为是龋发展的通道。

（三）牙釉质的化学成分

牙釉质由无机物、有机物和水组成。

1. 无机物　牙釉质重量的 95%、体积的 86% 为无机成分，主要以羟磷灰石（hydroxyapatite）晶体的形式存在。其他微量无机物还有碳酸钙、磷酸镁、氟化钙，以及钠、镁、铁、铅、锰、锶和一些微量化学元素。

各种成分在釉质中的分布是不均匀的。自牙釉质表面向釉牙本质界，矿物总量和密度递减。牙釉质内的钙磷比恒定在 1.6 左右；氟含量在牙釉质表面可高达 5000 mg/L（ppm），而在釉牙本质界处可低至 50 mg/L；自牙釉质表面向釉牙本质界，钠、碳和镁含量递增，氯含量递减。

牙釉质中化学成分分布的差异是由牙齿发育矿化的时间、阶段和环境不同所造成的，既是对矿化过程的记录，也是对矿化环境的反映，这些差异也决定了釉质溶解度的差异。

2. 有机物　有机物在牙釉质中约占重量的 1%、体积的 2%，包括蛋白质、脂肪、有机酸盐等。恒牙有机物的含量低于乳牙，大部分有机物分布于牙釉质的带状结构内，如釉板、釉梭、釉丛、釉柱间质和芮氏线。

3. 水　水在牙釉质中约占重量的 4%、体积的 12%。它均匀地分布在釉柱间质内，一部分与羟磷灰石结合，形成围绕羟磷灰石的水合层；其余的水与有机质结合，使釉质成为可以渗透的（permeable）固体，小颗粒物质如氢离子、短链有机酸可以在其中扩散。

（四）牙釉质的生物学特性

1. 渗透性（permeability）　虽然牙釉质质地坚硬、结构紧密，但其组织类似一个半透膜，一些离子、小分子物质可渗透进入牙釉质。釉质表面的微孔（micropore）、晶体间的缝隙，以及一些矿化程度较低的结构如柱鞘、釉丛、釉梭等，成为釉质与外界进行物质交换的通道。

由于牙釉质是可渗透的，外源性和唾液中的钙、磷、氟离子可进入并沉积于脱矿的釉质，使脱矿的釉质再矿化；氟离子的进入还可使釉质晶体变为更稳定的氟磷灰石，增加釉质的抗龋能力。这些矿物离子在釉质中的沉积，不仅局限在釉质的表面，也可进入其内部。一些元素进入釉质的矿物结构中会引起牙齿着色变黄。活髓牙漂白（vital bleaching）治疗的原理也是利用了釉质的渗透性，漂白剂从釉质表面渗透进入釉质，起到漂白作用。随年龄增加，牙釉质的渗透性下降，颜色变深，这是有机物等在釉质中不断沉积造成的。

牙釉质的渗透性常用孔积率（porosity）来描述。孔积率是指釉质容纳水的能力。釉质的扩散系数（diffusion coefficient）为 $10^{-14} \sim 10^{-6}$ cm^2/s，其扩散性与釉质有机质上结合的水分有关。

2. 溶解性（solubility）　牙釉质遇酸可溶解。牙体修复中的酸蚀技术就是利用酸溶解釉柱中的矿物形成微孔，复合树脂的树脂突可嵌入其中，使复合树脂和牙釉质粘合在一起。从釉质表面到釉牙本质界，釉质的溶解度逐渐增加。釉质中含氟量高，可增加釉质的耐酸性，降低釉质的溶解度。

3. 颜色（color）　牙釉质是半透明的，其颜色与釉质的矿化程度、厚度以及下方牙本质的颜色有关。釉质矿化程度越高越透明，牙本质的黄色透过，使牙齿呈淡黄色；矿化程度低则釉质的透明度差，牙本质颜色不易透过，牙齿则呈乳白色。牙齿在切端呈淡蓝灰色。当牙釉质脱离了口腔湿润的环境，如使用橡皮障隔湿，可在几分钟内变成白垩色，这是釉质暂时性脱水造成的。因此，当使用牙色材料进行牙体修复时，应在隔湿前比色，以免产生颜色偏差。

二、牙本质

（一）牙本质的形成

牙本质和牙髓均由牙胚中的牙乳头分化而来，形成牙本质的细胞是成牙本质细胞（odontoblast），其胞体位于髓腔近牙本质处，而成牙本质细胞突起则伸入牙本质中。牙本质形成时，成牙本质细胞分泌胶原基质，随后胶原基质逐渐矿化。新形成的尚未矿化的牙本质紧邻成牙本质细胞的胞体，称为前期牙本质。牙本质和牙髓由于胚胎发育和功能上的密切联系，常被称为牙髓-牙本质复合体。与牙釉质不同，牙本质对外界刺激敏感，牙齿萌出后成牙本质细胞仍可不断地形成牙本质。

（二）牙本质的组织学特点

牙本质小管（dentinal tubule）为管状结构，贯穿牙本质全层。其内为成牙本质细胞突起，其外周为管周牙本质，小管间为管间牙本质。牙本质小管自牙髓表面向釉牙本质界呈放射状排列，在牙冠略呈"S"形弯曲，但在切缘、牙尖和根尖部较直，在牙颈部较弯曲。牙本质小管在近牙髓一侧管径粗、数量多，向牙齿表面则变细、变少。

在生理情况下，牙本质分为原发性牙本质和继发性牙本质。原发性牙本质（primary dentin）是牙发育中形成的牙本质，是牙本质的主体。牙发育完成后，在一生中仍不断形成继发性牙本质（secondary dentin）。继发性牙本质的形成是一种增龄性改变，在髓腔的四壁均有缓慢沉积，但以髓顶和髓底处较厚。

成牙本质细胞对外界刺激有反应性改变，可生成第三期牙本质（tertiary dentin）。

如外界刺激较重，受到刺激的牙本质小管中成牙本质细胞突起发生坏死，镜下可见受损的牙本质小管内空虚，呈黑色，称为死区（dead tract）。死区的敏感性降低，其近髓腔一侧有修复性牙本质沉积。死区常发生于成牙本质细胞拥挤的髓角处。

由于牙本质受到轻度刺激和增龄性变化，引起原发性牙本质的成分发生变化，如管周牙本质增宽，牙本质小管逐渐被钙化物所充满，称为硬化牙本质（sclerotic dentin），又称透明牙本质（transparent dentin）。在这些区域，牙本质变得坚硬、致密、不敏感，可阻止外界刺激传入牙髓，增加了对牙髓的保护性。牙本质中的晶体也是羟磷灰石，其较牙釉质的晶体小，与牙骨质和骨的晶体大小类似。

（三）牙本质的化学成分

牙本质中含的矿物较釉质少，成熟的牙本质中无机成分约占重量的70%，有机物约占20%，水占10%。有机成分中90%是胶原，主要为Ⅰ型胶原。牙本质的胶原蛋白交联形成胶原原纤维，再借糖蛋白粘合成胶原纤维。纤维之间的无定形基质为牙本质的非胶原有机成分，其中较特殊的是含唾液酸糖蛋白，它与胶原蛋白、羟磷灰石晶体都有高度亲和力。

（四）牙本质的敏感性

牙本质具有敏感性（sensitivity），外界的各种物理和化学刺激均可引起牙本质过敏，甚至产生疼痛。牙本质敏感的机制还不十分明确，广为接受的是流体动力学学说（hydrodynamic theory）。该学说认为，尽管牙本质小管只在近牙髓处含有神经末梢，但牙体预备、切割牙本质、干燥牙本质、压力的变化、温度的改变，均会引起小管液的快速流动，将刺激沿牙本质小管传导至牙髓中的疼痛感受器，引起疼痛。因此，牙体修复治疗切割牙本质时高速涡轮机必须有冷水冷却，以避免热刺激；不应用高压气过度干燥牙本质而使牙本质小管脱水，应维持牙本质内正常的液体成分；应选用合适的洞衬、垫底以及粘接剂材料，以避免材料的毒性刺激。

三、牙骨质

（一）牙骨质的形成

牙骨质由起源于外胚间充质组织的牙囊发育而来。在牙齿发育后期，内釉上皮和外釉上皮融合形成颈环并向内陷入其下方的结缔组织中构成上皮根鞘。内釉上皮细胞形成丝状层与基底膜相连。基底膜是一种特殊的细胞外结构，它诱导颈环上皮细胞与邻近的间充质细胞发生相互作用，形成牙根部的牙本质和牙骨质。沿赫特维希（Hertwig）上皮根鞘内侧先沉积牙本质，然后在牙本质的表面形成一层薄的、无定形、无细胞的中间牙骨质。中间牙骨质沉积后，上皮根鞘即发生断裂，使得牙囊中的间充质细胞与中间牙骨质接触并分化为成牙骨质细胞（cementoblast），合成组成牙骨质有机基质的胶原和蛋白聚糖。当有部分牙骨质基质沉积后，组织液中的钙离子和磷离子即开始沉积于基质并排列成羟磷灰石细胞单位。高度有序的矿化过程使牙骨质不断沉积形成层板状结构，层板之间为生长线间隔，直至达到应有的厚度。此后，牙骨质表面附近的成牙骨质细胞进入静止状态，在修复或生长需要时又可活化发挥功能。上皮根鞘降解后，少量上皮细胞可成群残留在根尖周牙周膜中近牙骨质处，称为马拉瑟（Malassez）上皮剩余，成为根尖周囊肿和牙源性肿瘤发生的基础。

（二）牙骨质的化学成分

牙骨质与骨的组成类似，无机物主要为磷灰石晶体，占重量的 45% ～ 50%；其硬度比骨和牙本质的硬度低。有机物和水组成牙骨质的基质，占重量的 50% ～ 55%。牙骨质内的有机物多为胶原和蛋白聚糖，最主要的胶原是 I 型胶原。

（三）牙骨质的组织学特点

釉质牙骨质界（enamelo-cemental junction，CEJ）简称釉牙骨质界。釉质和牙骨质在牙颈部有 3 种不同的连接方式。牙骨质少量覆盖在牙釉质表面的情况约占 60%；牙骨质和牙釉质端端相接的情况约占 30%；约有 10% 的牙骨质和牙釉质在此处不相接，使牙本质直接暴露，为牙龈覆盖，如牙龈萎缩，易发生牙本质过敏。

（四）牙骨质的生物学特性

牙骨质可以不断增生沉积而形成继发性牙骨质，使牙周膜纤维在牙根重新附着。牙骨质的这一特性可补偿牙齿磨损造成的咬合高度的丧失，修复根面及根尖部的小范围病理性吸收和牙骨质折裂。在牙髓治疗后，牙骨质沉积可覆盖根尖孔，重建牙体和牙周的连接关系。

（董艳梅）

第二节　牙髓的组织结构和生理功能
Structure and Function of the Dental Pulp

在牙齿发育过程中，随着牙本质的形成，成牙本质细胞（odontoblast）向牙乳头中心移动，牙乳头的体积逐渐减小，牙乳头除底部与牙囊相连外，四周被形成的牙本质所覆盖，当牙乳头周围有牙本质形成时即可称为牙髓。牙髓是一种结缔组织，但其外层是坚硬的牙本质壁，其组织结构和生理功能具有一定特性。

一、牙髓的组织结构

（一）牙髓组织的形态学分层

牙髓在组织学上自外向内可分为4层，即成牙本质细胞层、无细胞层、多细胞层和固有牙髓。

1. 成牙本质细胞层　健康牙髓组织的最外层是成牙本质细胞层（图2-1）。该层紧邻前期牙本质（predentin），但成牙本质细胞突起通过前期牙本质进入牙本质的内部。因此，成牙本质细胞层实际上由成牙本质细胞的细胞体组成。在成牙本质细胞层中还可见毛细血管、神经纤维和树突状细胞。

在活跃分泌胶原蛋白的年轻牙髓冠方部分，成牙本质细胞呈高圆柱状。成牙本质细胞的高度各不相同。它们的核并非全部处于同一水平，而是交错排列，通常被描述为栅状外观。由于这样的结构，尽管实际上仅有一层真正的成牙本质细胞，但看起来像是3～5层的细胞厚度。在相邻的成牙本质细胞之间，存在30～40 nm

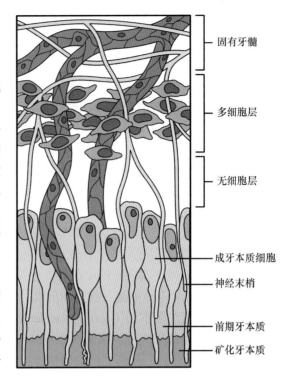

图 2-1　牙髓组织学分层示意图

（图右侧标注，从上到下：固有牙髓、多细胞层、无细胞层、成牙本质细胞、神经末梢、前期牙本质、矿化牙本质）

宽的小细胞间隙。成牙本质细胞的细胞体通过紧密的间隙连接复合物连接。间隙连接由连接蛋白形成，连接蛋白允许信号分子在细胞间通过。

冠髓中的成牙本质细胞层比根髓中单位面积包含更多的细胞。成熟的冠髓成牙本质细胞通常是柱状的，而在根尖区牙髓中的成牙本质细胞则呈立方状。在根尖孔附近，成牙本质细胞表现为扁平的鳞状细胞层。由于根方单位面积的牙本质小管比冠方少，因此成牙本质细胞体不那么拥挤，能够横向扩张。在成熟和老化期间，由于牙髓空间变窄，在成牙本质细胞层中，特别是在冠方的牙髓中，会出现持续性拥挤。

2. 无细胞层　在冠部牙髓，紧邻成牙本质细胞层的下方，通常存在一个宽约40 μm的狭窄区域，该区域细胞相对稀疏，因此被称为Weil无细胞层（cell free zone）。毛细血管、无髓鞘神经纤维和成纤维细胞的细胞质突起穿过此层。无细胞层的存在与否取决于牙髓的功能状态。在牙本质迅速形成的年轻牙髓，或是正在形成修复性牙本质（reparative dentin）的老年牙髓中，此层可能并不明显。

3. 多细胞层　在成牙本质细胞层下方，存在一个与牙髓的中心区域相比包含更高比例成纤维细胞的区域。它在冠髓中比在根髓中更为明显。除成纤维细胞外，多细胞层还可能包括一定数量的免疫细胞，例如巨噬细胞和树突状细胞，还包括未分化的间充质干细胞。多细胞层的形成是在牙齿萌出时期，牙髓中心区域的细胞向周围迁移的结果。

4. 固有牙髓　固有牙髓占据牙髓中央的绝大部分。它由疏松的结缔组织组成，并包含较大的血管和神经。该区域最多的细胞是成纤维细胞。

（二）牙髓组织中的细胞

1. 成牙本质细胞　成牙本质细胞负责牙齿发育和成熟过程中的牙本质生成，是牙髓-牙本质复合体最具特征的细胞。成牙本质细胞内可见高度有序的粗面内质网、显著的高尔基体、分泌颗粒和大量线粒体。细胞中富含RNA，其细胞核含有一个或多个突出的核仁。核位于细胞的基底部，并包含在核被膜内。成牙本质细胞发达的高尔基体位于核上区细胞质的中心，由光滑壁的囊泡和潴泡组成。许多线粒体均匀分布在整个细胞体内。粗面内质网特别明显，由紧密堆积的潴泡组成，这些潴泡平行排列，并在细胞质内散在分布。与潴泡膜紧密相关的许多核糖体标记了蛋白质合成的位点。

成牙本质细胞可产生由胶原纤维、非胶原蛋白和蛋白聚糖组成的基质。成牙本质细胞主要合成Ⅰ型胶原蛋白。成牙本质细胞可分泌牙本质涎蛋白和磷蛋白——一种参与细胞外矿化的高度磷酸化蛋白质。牙本质磷蛋白是牙本质所独有的，在其他任何类型的间充质细胞中均未发现。成牙本质细胞还可分泌酸性磷酸酶和碱性磷酸酶。碱性磷酸酶与矿化作用密切相关，但它在牙本质生成中的确切作用尚不完全清楚。酸性磷酸酶是一种溶酶体酶，可能参与消化从前期牙本质基质中吸收的物质。

与活跃的成牙本质细胞相反，静止或不活跃的成牙本质细胞的细胞器数量减少，并且可能逐渐退化。这些变化可能从根部发育完成时，即当牙本质的形成从原发性牙本质（primary dentin）转变为继发性牙本质（secondary dentin）时开始。

成牙本质细胞突起在小管中的存在使牙本质成为生活的具有反应性的组织。牙本质小管在每个主要的成牙本质细胞突起周围形成。成牙本质细胞突起占据了牙本质小管内的大部分空间，并可协助管周牙本质（peritubular dentin）的形成。微管和微丝是成牙本质细胞突起及其侧支的主要超微结构成分。微管从细胞体延伸到整个突起。这些笔直的结构与细胞的长轴平行，并传递刚性压力。尽管它们的确切作用尚不清楚，但与其功能意义相关的理论表明它们可能参与细胞质的延伸、物质的运输或结构框架的构成。

2. 成纤维细胞   成纤维细胞是牙髓中最多的细胞。它们是一种组织特异性细胞，如果给予适当的信号，能够分化为如成牙本质细胞样细胞等其他细胞。成纤维细胞可合成Ⅰ型和Ⅲ型胶原纤维，以及蛋白聚糖和黏多糖。因此，它们可产生并维持细胞外基质的基质蛋白。由于它们同时也能够吞噬和降解胶原蛋白，因此成纤维细胞也负责牙髓中胶原纤维的更新。成纤维细胞分布在整个牙髓中，但在多细胞层中尤为丰富。

与大多数其他结缔组织的成纤维细胞相比，许多的牙髓成纤维细胞保留了相对未分化的形态，也称为牙髓干细胞。以往的实验模型研究证实牙髓可实现损伤修复，尤其是牙髓暴露或牙髓切断术后牙本质桥的形成。有研究表明，成牙本质细胞分化之前的有丝分裂主要发生在血管周围的成纤维细胞中。牙髓成纤维细胞积极参与牙髓中的信号传导途径。

3. 巨噬细胞   巨噬细胞是离开血流，进入组织内并分化为各种亚群的单核细胞。可通过其抗原特性，利用免疫组化实验研究不同的亚群。由于它们的游走能力和吞噬活性，巨噬细胞可作为清道夫，从组织中清除外渗的红细胞、死细胞和异物，摄入细胞内的物质会被溶酶体的酶消化。另一部分巨噬细胞通过加工抗原并将其呈递给记忆T细胞而参与免疫反应。加工后的抗原与巨噬细胞上的Ⅱ类主要组织相容性复合物分子结合，在这里它可与天然或记忆T细胞上存在的特定受体相互作用。与成纤维细胞相似，巨噬细胞在牙髓的信号传导途径中作用十分活跃。当被适当的炎性刺激激活时，巨噬细胞能够产生多种水溶性因子，包括白介素-1、肿瘤坏死因子、生长因子和其他细胞因子。

4. 树突状细胞   树突状细胞是免疫系统的辅助细胞。在表皮和黏膜中也发现了类似的细胞，它们被称为朗格汉斯细胞。树突状细胞主要存在于淋巴组织中，但它们也广泛分布在包括牙髓在内的结缔组织中。在正常牙髓中，它们大多位于冠部牙髓的外层，靠近前期牙本质，但在遭受抗原攻击后它们可向牙髓中央集中迁移。

5. 淋巴细胞   在人类牙齿的正常牙髓中可见淋巴细胞。巨噬细胞、树突状细胞和T淋巴细胞的存在表明牙髓具备引发免疫应答所需的细胞。正常未发炎的牙髓中几乎没有发现B淋巴细胞。

6. 肥大细胞 肥大细胞广泛分布在结缔组织中，在结缔组织中它们在血管周围以小群形式出现。在正常的牙髓组织中很少发现肥大细胞，而在慢性发炎的牙髓中常可发现肥大细胞。

（三）牙髓间质和基质成分

牙髓间质由间质液和间质（细胞外）基质组成，并占据细胞外和血管外空间。它是无定形的，通常被视为凝胶而不是固体。它的成分在所有组织中都是相似的，但是其相对量却有所不同。间质的主要结构成分是胶原蛋白。胶原纤维的网络还支持间质的其他成分，如蛋白聚糖、透明质酸和弹性纤维。在牙髓中，主要的蛋白聚糖包括透明质酸、硫酸皮质素、硫酸肝素和硫酸软骨素。牙髓组织的蛋白聚糖含量随牙萌出而减少约 50%。在牙本质形成活跃的时候，硫酸软骨素是主要的蛋白聚糖，特别是在成牙本质细胞和前期牙本质层，它与矿化有关；随着牙齿萌出的发生，透明质酸和硫酸皮质素增加，硫酸软骨素明显减少。

1. 透明质酸 间质基质的透明质酸是一种无分支的、随机卷曲的分子，由重复的非硫酸盐双糖单元组成，以自由分子的形式存在于间质中或通过与纤连蛋白的连接与细胞结合。它的大分子质量和蛋白质结构决定了它独特的性质。它具有高黏度，即使在低浓度时，也表现出排斥性能，并有很强的亲水性。透明质酸是牙髓中的几种糖胺聚糖之一。透明质酸受体 -1 在淋巴管和牙髓的免疫细胞上表达。透明质酸通过淋巴管从组织中清除，并在淋巴管和肝内皮细胞中代谢。

2. 弹性纤维 弹性纤维构成弹性蛋白核和周围的微纤丝网络，为组织提供弹性。大多数组织间质基质的弹性蛋白量少。目前没有证据表明牙髓基质中含有弹性纤维。

3. 炎症基质 透明质酸酶、溶酶体和细菌来源的硫酸软骨素酶是能攻击间质成分的水解酶。在感染和炎症期间，由于这种降解酶的产生，牙髓组织的物理性质可能会改变。除了自身的破坏作用，它们还可为细菌毒素的有害作用铺平道路，增加破坏的程度。炎症和感染的途径受到每个组织间质特殊组成及其被宿主或微生物酶降解的影响。

4. 纤维结缔组织 在牙髓中可发现两种结构蛋白：胶原蛋白和弹性蛋白。弹性蛋白纤维被限制在小动脉壁上，与胶原蛋白不同，它不是细胞外基质的一部分。在人的前磨牙和磨牙牙髓中，胶原蛋白的含量占干重的 26% ～ 32%。Ⅰ型和Ⅲ型胶原是牙髓中胶原蛋白的主要亚型，Ⅰ型胶原存在于遍布牙髓组织的粗条状原纤维中。根据胶原分子链组合的不同及连接方式的不同，胶原纤维和胶原原纤维可分为若干类型：Ⅰ型胶原存在于皮肤、肌腱、骨骼、牙本质和牙髓中。Ⅱ型胶原存在于软骨中。Ⅲ型胶原存在于大多数未矿化的结缔组织中，它是一种不成熟的形态，见于牙乳头和成熟的牙髓。在牛牙髓发育的各个阶段，Ⅲ型胶原占总牙髓胶原蛋白的 45%。Ⅳ型和Ⅶ型胶原是基底膜的组成部分。Ⅴ型胶原是间质组织的组成部分。Ⅵ型胶原是由 3 种不同的链组成的异质三聚体，在纤维间纤丝中以低浓度广泛分布。其中，Ⅰ型胶原由成牙本质细胞和成骨细胞合成，成纤维细胞合成Ⅰ型、Ⅲ型、Ⅴ型和Ⅶ型胶原。根髓内的胶原纤维束比冠髓内多。这些较大的纤维束的最高密度通常出现在根尖孔附近。

（四）牙髓脉管循环

牙髓的血液供应主要来自颌内动脉。颌内动脉的下颌段分出的下牙槽动脉进入下颌骨，供应下颌牙齿。颌内动脉的翼腭段分出的上牙槽后动脉营养上颌磨牙和前磨牙，同时分出的眶下动脉在眶下管内再分支出上牙槽前动脉，供应上颌前牙。

牙髓的微循环系统由小动脉、毛细血管网及小静脉组成。小动脉通过根尖孔进入髓腔，一些更小的血管还可以通过侧、副根管进入牙髓。侧、副根管可以分布在牙根的任何位置，但主要在根尖区。小动脉进入髓腔后沿牙髓中央向冠部走行，在根部牙髓发出细小的侧方分支，伸展至成牙本质细胞层。进入冠髓后，分支的数量增加，向牙本质方向呈扇形分布，反复分支，逐级扩展，包括一级滋养小动脉（直径 35 ～ 45 μm）、二级滋养小动脉（直径 24 ～ 34 μm）和终末小动脉（直径 16 ～ 23 μm）。最终在成牙本质细胞下层形成终末毛细血管网。

血液通过毛细血管网后进入毛细血管后小静脉（直径 12 ～ 23 μm），然后进入较大的汇集小静脉（直径 24 ～ 50 μm），汇集小静脉行至牙髓中央时直径逐渐变粗大，与小动脉相比管壁更薄，因此内腔相对更大。小静脉管壁的肌层间断且较细小。最大的小静脉直径可达 200 μm。小静脉与淋巴管在牙髓中轴与小动脉伴行，由根尖孔离开牙髓组织。

牙髓血管结构与其他器官血管结构相似，但无论是绝对厚度还是相对于管腔来说，血管壁较薄，具有血管内皮的不连续性和毛细血管的开窗等特点。这些特点有利于血浆和组织液进行营养物质和废物的交换。这种交换在外伤、牙体治疗和影响牙髓的龋损时期尤为重要。

牙髓组织中的淋巴管起源于盲管状细小的毛细淋巴管，主要位于冠髓的周边区域或成牙本质细胞层。毛细淋巴管逐步汇集，形成较大的淋巴管沿牙髓中轴向根方走行，分 1 ～ 2 支穿出根尖孔，最后流入颌下或颏下淋巴结。淋巴管的管壁和基底膜不连续，管腔内没有红细胞，以此与小静脉鉴别。淋巴管将液体带出牙髓对于维持牙髓液体的平衡很重要。在牙髓期炎症时，淋巴管还可以将炎症产物带出牙髓，但也为炎症从牙髓扩散到邻近的牙周组织和牙槽骨提供了可能的途径。

二、牙髓的生理功能

牙髓具有 4 种基本功能：①成牙本质细胞形成牙本质；②血液系统向牙髓–牙本质复合体提供营养成分；③感觉神经纤维传导痛觉；④牙髓–牙本质复合体对外界刺激的防御反应。

1. 形成牙本质功能　根据其形成的时间，牙本质可被分为原发性和继发性。原发性牙本质是牙齿发育期间形成的规则管状牙本质。继发性牙本质是牙根发育完成后形成的规则的圆周样牙本质，其小管与原发性牙本质的小管保持连续。继发性牙本质在牙的整个生命周期中以缓慢速度围绕髓腔环向沉积。当牙本质局部受到外界异常刺激，如龋损、牙齿过度磨损、机械切割牙本质、修复材料中化学物释出等，所对应的髓腔侧可能做出反应形成第三期牙本质（tertiary dentin）。第三期牙本质中，牙本质小管通常与继发性牙本质不连续。新形成的细胞呈立方形，但无形成牙本质小管所必需的成牙本质细胞突起。连续牙本质细胞层的丧失使得未矿化的牙本质基质暴露。牙本质基质中含有可溶和不可溶形式的转化生长因子 - β（transforming growth factor-β，TGF-β）、胰岛素样生长因子（insulin like growth factor，IGF）1 和 2、骨形态发生蛋白（bone morphogenetic protein，BMP）、血管内皮生长因子（vascular endothelial growth factor，VEGF）等生长因子。这些生长因子可募集并促使间充质干细胞的增殖和分化以形成修复性牙本质和新血管。

与原发性或继发性牙本质相比，第三期牙本质的小管样结构变少。在某些情况下，尤其是当原始成牙本质细胞被破坏时，不会形成小管。形成修复性牙本质的细胞通常呈立方体状，而不像冠部牙髓的成牙本质细胞那样呈柱状。第三期牙本质的质量呈现多样化。当外界刺激相对温和时，如牙本质龋损尚浅的情况下，形成的第三期牙本质含有管状结构，矿化程度也类似于原发性或继发性牙本质。但是，牙本质深龋时沉积的新牙本质则缺乏小管，且矿化程度较低，还存在许多球间牙本质区域。这种牙本质的不规则程度可受多种因素影响，例如炎症的程度、细胞损伤的程度以及替代成牙本质细胞的分化状态等。

2. 营养功能　与所有其他结缔组织一样，组织损伤的修复始于巨噬细胞的吞噬作用，然后是成纤维细胞和毛细血管芽的增殖以及胶原蛋白的形成。局部循环在伤口愈合和修复中至关重要。充足的血液供应可将免疫细胞转运到牙髓损伤区域，并从该区域稀释和去除有害物质，还可向成纤维细胞提供营养以合成胶原蛋白。与大多数组织不同，牙髓基本上没有侧支循环。因此，从理论上讲，它比大多数其他组织更脆弱。在受到严重伤害时，血液供应有限将不利于愈合。因此，年轻恒牙的牙髓具有较宽的根尖孔和丰富的血液供应，比具有狭窄根尖孔和有限血液供应的老年牙齿具有更好的愈合潜力。

3. 神经传导功能　牙髓神经穿过根尖孔与小动脉、小静脉伴行。到达冠髓后扇形展开形成成牙本质细胞下 Raschkow 神经丛（subodontoblastic Raschkow's plexus）。终末轴突从施万细胞中穿出与成牙本质细胞形成突触连接。部分轴突穿过成牙本质细胞间前期牙本质进入牙本质小管，进入深度不超过牙本质全层的 1/3。免疫组化染色显示，位于距矿化前沿 150 μm 处的某些轴突水平方向延伸并连接相邻几个牙本质小管。

牙髓神经主要由感觉传入神经和交感神经组成。感觉传入神经来自三叉神经，负责传导感觉刺激。感觉神经纤维可以根据直径、传导速率和功能分为 A、B、C 三大类。牙髓的感觉神经纤维属于 A 纤维和 C 纤维。A 纤维为有髓鞘纤维，牙髓中主要为 A-δ 纤维，其余为 A-β 纤维。A 纤维主要位于牙髓牙本质界，刺激阈值较低，感受刺激后产生的疼痛较为尖锐。C 纤维为无髓鞘纤维，数量较多，刺激阈值相对较高，主要与炎症刺激相关，产生的疼痛持续而难以忍受。感觉神经还可以参与局部血流的控制。疼痛刺激时，通过神经肽的作用引起血管舒张并抑制交感性血管收缩。

自主神经成分为自主神经系统中的交感神经，牙髓中似乎不存在副交感神经纤维。交感神经来源于颈上神经节，通常围绕血管成丛状分布，可以调控血管腔直径，与血管收缩和血流量变化有关。而成牙本质细胞层和成牙本质细胞下层似乎缺少交感神经支配。

4. 防御功能　大多数情况下，当细菌的副产物通过牙本质小管渗透到髓腔时，可能引起剧烈的牙髓反应。但只要牙髓血流速度正常，这些物质在组织液中的浓度可以维持在不引起炎症反应的低浓度水平。如果牙髓血流量减少，有害物质的浓度可能增加，引起肥大细胞脱颗粒，释放组胺等一系列反应，继而引发炎症。

此外，牙髓的防御功能还主要表现为硬组织的反应。除了形成第三期牙本质外，硬组织反应还包括硬化牙本质（sclerotic dentin）的形成，即成牙本质细胞感受到外界刺激后，其突起发生矿化变性，封闭牙本质小管。第三期牙本质与硬化牙本质共同构成了的硬组织屏障，可降低牙本质的通透性，减少外界刺激因素对牙髓的损伤。

三、牙髓增龄性变化

继发性牙本质在整个生命中的持续形成，逐渐减小牙髓腔的大小。此外，牙髓中的某些退行性变化可能与老化过程有关。特别是在根尖牙髓中，细胞含量逐渐降低，并且胶原纤维的数量和厚度随之增加。厚的胶原纤维可以作为牙髓钙化的中心。成牙本质细胞的大小和数量减少，它们可能在牙髓的某些区域内完全消失，尤其是在多根牙根分叉的牙髓上。随着年龄的增长，神经和血管的数量逐渐减少。有证据表明，衰老会导致牙髓组织对蛋白水解酶、透明质酸酶和唾液酸酶的抵抗力增强，提示年龄较大的牙髓中胶原蛋白和蛋白聚糖的变化。与衰老相关的牙本质变化主要是牙本质小管周围牙本质增加和牙本质硬化。随着牙本质小管直径逐渐减小，牙本质硬化会导致牙本质通透性逐渐降低。

（邹晓英　岳　林）

第三节　牙髓-牙本质复合体
Pulp-dentin Complex

　　牙髓和牙本质在组织发育和生理功能上均为一个相关联的整体，二者紧密的联系体现在其对作用于牙齿上的外界刺激如龋损、化学或物理刺激所做出的连带反应。牙髓和牙本质不仅有着相同的胚胎来源，并且在生活牙齿的整个生命过程中都保持密切联系。任何外界刺激影响到牙本质的同时也会对牙髓产生影响。因此，学界提出了牙髓-牙本质复合体（pulp-dentin complex）的概念，或称其为牙髓牙本质器官。

一、牙本质的发育

　　牙髓和牙本质都起源于外胚间充质（ectomesenchyme），由牙乳头发育而来。

（一）牙板的形成

　　胚胎的第 6 周，在未来的牙槽突区域，外胚层的上皮细胞在深层外胚间充质组织诱导下增殖，依照颌骨外形形成了两个马蹄铁形结构，称为原发性上皮带（primary epithelial band）。每一个上皮带继续向深层生长，分裂成向唇颊向生长的前庭板（vestibular lamina）和位于舌腭侧的牙板（dental lamina）。牙板继续发育，其最末端细胞增生，发育成牙胚。

（二）牙胚的发生

　　牙胚由成釉器（enamel organ）、牙乳头（dental papilla）和牙囊（dental sac）3 部分组成。其中成釉器起源于外胚层，形成釉质；牙乳头和牙囊起源于外胚间充质，前者形成牙髓和牙本质，后者形成牙骨质、牙周膜和固有牙槽骨。牙胚的发生是口腔上皮和外胚间充质相互作用的结果。

　　牙胚的形成是一个连续的过程，可以按照成釉器的发育分为 3 个阶段：蕾状期（bud stage）、帽状期（cap stage）、钟状期（bell stage）（图 2-2）。

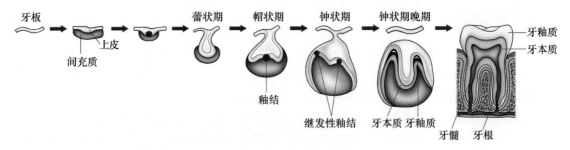

图 2-2　牙齿发育的不同阶段

　　胚胎第 6 周以后，牙板的上皮细胞增殖，形成圆形或卵圆形的上皮芽，形状如花蕾，称为蕾状期，是牙齿发育的起始阶段，尚无细胞分化出现。随着上皮细胞的继续增殖，成釉器上皮细胞的基底部向内形成一个凹面，覆盖在球形外胚间充质细胞凝聚区上，形如帽子，此时为帽状期。成釉器分化为 3 层细胞，由外向内依次为外釉上皮（outer enamel epithelium）、星网状层（stellate reticulum）和内釉上皮（inner enamel epithelium）。成釉器下方的球形外胚间充质细胞凝聚区称为牙乳头。包绕在成釉器和牙乳头边缘的外胚间充质细胞密集成结缔组织层，称为牙囊。成釉器的边缘即内、外釉上皮的连接处，称为颈环（cervical loop）。当成釉器生长时，颈环处的细胞继续增殖，成釉器进一步内陷并把间质卷入其中，呈钟状外形，称为钟状期。内釉上皮细胞分化为高柱状细胞，称为成釉细胞。在成釉细胞的诱导下，成釉细胞下方的牙乳头细胞分化为高柱状的成牙本质细胞。此时牙乳头的血管已建立，成釉器进入成熟期。

当乳牙胚形成后，其相应牙板的游离端继续发育，称为继承牙板（successional dental lamina），形成新的牙蕾，并发育形成相应的恒牙胚。当乳磨牙牙胚形成后，随着上、下颌弓长度的增加，继承牙板向远中伸展延长，形成第一恒磨牙的牙胚。第二恒磨牙和第三恒磨牙的牙胚在出生后才先后开始形成。

（三）牙本质的形成

牙本质是由成牙本质细胞分泌形成的。在钟状期，内釉上皮分化为成釉细胞后，会诱导相邻牙乳头未分化的间充质细胞，沿基底膜分化形成一层前牙本质细胞（preodontoblast）。前牙本质细胞进一步分化，胞体拉长，细胞顶部细胞器增多，出现发达的高尔基体、核糖体和分泌颗粒，成为具有合成分泌蛋白功能的成牙本质细胞（odontoblast）。成牙本质细胞分化的速度与细胞所在的部位和类型有关。在牙尖将要形成的部位，细胞分化最快，而在颈环处则较慢，从颈环向上至顶部，细胞分化程度逐渐升高。在钟状期的晚期，牙本质首先在邻近内釉上皮内凹面（切缘和牙尖部位）的牙乳头中形成，然后沿牙尖的斜面向牙颈部扩展，直至整个牙冠部牙本质完全形成。

1. 罩牙本质的形成 成牙本质细胞分化后形成的第一层原发性牙本质，称为罩牙本质（mantle dentin），宽度 5 ~ 30 μm。罩牙本质不含牙本质小管状结构，其有机基质由成牙本质细胞形成，形态较不规则。

2. 髓周牙本质的形成 罩牙本质形成后，成牙本质细胞继续分泌形成的原发性牙本质称为髓周牙本质（circum-pulpal dentin），构成牙本质的主体。

髓周牙本质可以分为管间牙本质（intertubular dentin）和管周牙本质（peritubular dentin）。管间牙本质位于牙本质小管之间，是成牙本质细胞在牙齿形成期的主要分泌产物，占髓周牙本质的绝大部分。管周牙本质直接包围牙本质小管，在结构上比管间牙本质矿化程度更高，围绕牙本质小管形成一个界线清晰的鞘。

（四）牙根的发育

牙根的发育是在釉质形成后才开始进行的，一直持续到牙齿完全萌出后一段时间才完成。成釉器的内釉上皮细胞和外釉上皮细胞在颈环处相连接，牙冠形成后，颈环处的细胞继续根向增殖生长，形成赫特维希上皮根鞘（Hertwig's root sheath）。上皮根鞘决定了牙根的形态、大小和数目。上皮根鞘内层细胞诱导相邻的牙乳头间质细胞分化形成成牙本质细胞。当第一层牙本质基质矿化后，上皮根鞘逐渐降解，连续性被破坏，牙囊内的间质细胞穿过上皮根鞘向牙根表面移行，并与新形成的牙本质相接触。这些细胞进一步分化为成牙骨质细胞（cementoblast），并在牙本质表面分泌牙骨质基质，随后矿化形成牙骨质。围绕在上皮根鞘外的牙囊细胞则形成牙周膜。在上皮根鞘形成过程中，偶尔会出现上皮根鞘连续性的中断，产生小的裂隙，裂隙处没有牙本质的沉积，于是在牙囊与牙髓之间形成了小的侧支根管（lateral canal）。这种侧支根管可以在牙根的任意部位出现，形成了连通牙周组织与牙髓组织的旁路。

在根尖孔闭合以后，根尖部的牙骨质仍不断沉积，沉积量与牙齿磨耗的失去量相等以维持牙齿的长度，保持正常的咬合接触。牙骨质的持续沉积可能导致根尖孔的闭塞。

二、牙髓、牙本质的神经传导

牙髓-牙本质复合体受丰富的神经支配，能够迅速将外界的刺激传送至中枢神经系统，但无论牙齿受到何种刺激，牙髓神经传入之后均表现为疼痛。

牙髓神经主要由感觉传入神经和交感神经组成。感觉传入神经来自三叉神经，负责传导感觉刺激。交感神经来源于颈上神经节，主要是对牙髓微循环进行神经性调节，还可能调节牙本质发生，并间接影响牙齿的萌出速度。

感觉神经纤维可以根据直径、传导速率和功能分为 A、B、C 三大类。其中 A 纤维为有髓鞘纤维，直径大，传导快，又可分为 A-α、A-β、A-γ 和 A-δ 4 种纤维。C 纤维为无髓鞘纤维，数量较多。各种神经纤维的分类和功能见表 2-1。

表 2-1　神经纤维的分类

纤维类型	功能	直径（μm）	传导速度（m/s）
A-α	运动，本体感受	12～20	70～120
A-β	压力，触觉	5～12	30～70
A-γ	运动	3～6	15～30
A-δ	疼痛，温度，触觉	1～5	6～30
B	节前自主神经	＜3	3～15
C	疼痛	0.4～1.0	0.5～2
交感神经	节后交感神经	0.3～1.3	0.7～2.3

牙髓的感觉神经纤维属于 A 纤维和 C 纤维，两者的功能在某些方面互有重叠。A 纤维中大约 90% 是 A-δ 纤维，其余为 A-β 纤维。A-β 纤维对刺激的敏感程度略高于 A-δ 纤维。A 纤维的末梢主要位于牙髓牙本质界，感受刺激后产生的疼痛较为尖锐，刺激阈值较低。C 纤维的末梢分布于全部牙髓，产生的疼痛持续而难以忍受，刺激阈值相对较高。

牙髓感觉神经最早在牙胚发育的钟状期沿着血管的路径进入牙乳头，均为无髓鞘的神经纤维，其中一部分可能是尚未髓鞘化的 A 纤维。在牙髓发育的晚期，髓鞘化的神经纤维才开始出现。在牙齿刚刚萌出时，根尖孔处进入牙齿的神经纤维中，无髓鞘的轴索数量达到最大，之后 A 纤维的数量逐渐增加，但仍远低于 C 纤维。对发育完全的人类尖牙和切牙根尖部上方 1～2 mm 神经轴索进行的定量研究发现，牙髓中大约 80% 的神经纤维是无髓鞘纤维。但由于有髓鞘纤维有可能在进入根尖孔之前失去髓鞘或是尚未髓鞘化，因此很难确定其在牙髓神经中所占的比例。

牙髓神经成束进入根髓，与血管伴行。每一支神经都被施万细胞（Schwann cell）包裹，A 纤维在这些细胞中获得髓鞘化。当牙根发育完成以后，有髓鞘的纤维在牙髓中央区域聚集成束，无髓鞘的 C 纤维多数位于这些神经纤维束中，其余的 C 纤维分布于牙髓的周边区域。值得注意的是，有研究表明单一牙髓神经纤维可以支配多个牙髓。牙髓神经束到达冠髓后在多细胞层下方呈扇形分开，分支成小束，最后在成牙本质细胞层下方的无细胞层内形成只有单个神经轴索的 Rashkow 丛（plexus of Rashkow）。进入牙髓的每一支神经纤维至少要分出 8 个分支。A 纤维从髓鞘中脱出，但仍位于施万细胞之中，反复分支形成成牙本质细胞下丛（subodontoblastic plexus）。终末轴突最终从施万细胞中穿出，成为游离的神经末梢在成牙本质细胞间通过。

关于牙本质受神经支配的程度已有大量的研究。人们一直力图在牙本质外围寻找神经纤维，但没有成功。除了上述提到的牙本质小管内的神经纤维，牙本质的其他部分缺乏感觉神经纤维。这可以解释为何把常规的麻醉剂用于暴露的牙本质不会降低其敏感性。但是高浓度的利多卡因可以阻断小管内神经纤维对机械刺激的反应。有人认为成牙本质细胞通过成牙本质细胞突起可以起到感觉受体的作用。然而，有不同观点认为同一种细胞不太可能同时具有形成牙本质和作为感觉受体两种不同的特殊功能，而且在成牙本质细胞与相邻近的神经轴索间并未发现有突触连接形成。目前普遍接受的观点是成牙本质细胞突起不超过牙本质全层的 1/3，牙本质的感觉是基于小管液的流动。

除了感觉神经外，牙髓中的交感神经伴随血管系统的建立而出现，位于牙髓小动脉的外膜，终止于小动脉中膜的平滑肌细胞内。在成人牙齿，交感纤维通常围绕小动脉形成神经丛，可以通过调节血管腔的直径，控制小动脉的收缩和血流量的变化。交感神经纤维还可见于成牙本质细胞层，且并不围绕血管。肾上腺素能和胆碱能纤维都在成牙本质细胞层出现。因此，交感神经可能在某种程度上调节牙本质的发生。

（王祖华）

三、牙本质的通透性

（一）牙本质的小管结构提供物质交换的途径

一颗牙齿的牙本质由数以百万计的小管构成，小管由釉牙本质界至髓腔壁贯穿牙本质全层。小管走行全长的管径并非一致，近外侧釉牙本质界端的小管管径细，约 1 μm；内侧位于髓腔壁表面一端的小管管径较大，约 3 μm。牙本质小管的分布和密度也不均一，平均为 40 000～70 000/mm²，走行和排列有其自身规律，越靠外侧釉牙本质界处，牙本质小管数目越稀少，约为 15 000/mm²，在点隙窝沟下方小管最少。随着小管向髓腔方向走行，小管呈聚拢表现，小管密度增加，约为 65 000/mm²，在髓角处牙本质小管最密集。牙本质断面的小管表面积占比与小管的密度和直径相关，釉牙本质界处牙本质小管的表面积占比仅 1%，而近髓腔处的占比可达到 45%。牙本质的通透性与小管所占表面积的比例成正比关系（图 2-3）。当牙本质暴露，随着牙本质损伤深度的增加，髓腔方剩余牙本质厚度减少，单位面积的牙本质小管数目增多、管径变粗，牙本质的通透性也随之增大；在受到外界刺激时，有害物质进入的速度更快，进入的量更多，牙髓更易遭受侵害或出现程度更严重的病变。

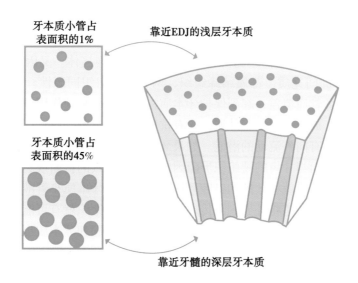

图 2-3 牙本质小管的直径与所占表面积

（二）牙本质渗透性的影响因素

1. 牙髓生活状态 当牙髓处于生活状态时，牙本质小管内因含有成牙本质细胞突起而使小管液占据的空间远小于其实际管径，如釉牙本质界处的牙本质小管，虽直径约为 1 μm，但其可作为物质交换的功能空间管径仅约 0.1 μm。而失去牙髓后，牙本质小管内的成牙本质细胞突起消失，小管的空间即为其实际尺寸；又因不再拥有牙髓细胞外液的来源，小管液也消失，此时的牙本质小管完全洞开，故无髓牙牙本质的渗透性是高于活髓牙的。临床意义是活髓牙因牙本质渗透性较低，加之小管液内的抗菌成分和压力梯度所致牙本质小管液向外流动，其抵挡外部物理、化学、生物刺激向髓腔方向入侵的作用更强。

2. 牙本质表面的"玷污层"（smear layer） 在牙本质表面用器械切削、研磨时，所产生的牙体硬组织的微晶碎屑、矿化胶原碎片与牙本质小管液、龋损中的细菌、口腔微生物、唾液和外来水相混合，形成一层非均质黏合物质，黏附在切割后的牙本质表面，被称为"玷污层"。玷污层可伸入裸露的牙本质小管形成碎屑栓（smear plug），长度一般为 $1 \sim 3$ μm；在根管治疗机械预备操作后，根管壁表面的玷污层栓子可长达 40 μm。牙本质表面的玷污层阻塞了牙本质小管口，牙本质渗透性降低。临床上，玷污层不利于牙体缺损修复体的粘接，也影响根管治疗操作中根管清理质量和根管充填材料与根管壁的密合，故在治疗中，多会去除牙本质表面的玷污层，之后再用人工材料封闭牙本质小管。

3. 牙根部的通透性 牙根部的牙本质小管密度远低于冠部，根部牙本质的渗透性是相同厚度冠部牙本质的 $1/20 \sim 1/10$。牙根表面由牙骨质包绕，牙骨质的板层结构使其通透性远低于牙本质。牙骨质板层的排列方向与根部牙本质小管相垂直，可有效阻挡外部刺激的传入，在牙根表面形成了一层天然的生物物理屏障，进一步降低牙根部的通透性。临床上可以看到，牙骨质完整时，牙周病来源的细菌、毒素难以直接通过根面牙本质小管途径侵犯牙髓；牙周治疗刮除感染的牙骨质后，因根部表浅的牙本质通透性仍较低，对牙髓的影响也较有限，如若牙本质表层缺损大于 200 μm，通透性就会显著增加，牙髓敏感症状就会更加明显；在根管治疗中，根管内所用药物或规范的加热操作所形成的理化刺激虽可能通过牙本质小管向外渗透、传导，但因有牙骨质的保护，将最大程度避免或减轻对牙周组织的损伤。

四、牙髓-牙本质复合体的变化

牙髓被坚硬的牙本质包裹，位于牙齿结构的中央。牙髓是软组织，牙本质是硬组织，这两种软、硬组织的连接是通过位于牙髓组织周边的成牙本质细胞向牙本质小管伸入细胞突而实现的，故牙本质-成牙本质细胞-牙髓构成一个天然的完整连接体。又因为牙髓和牙本质在胚胎发生上均来源于外胚间充质，都属结缔组织，两者具有组织同源性。在牙冠部，牙本质由牙釉质覆盖，根部由牙骨质覆盖，起到保护牙本质进而保护牙髓的作用。牙本质结构由小管组成，小管内含有液体，成分类似细胞外液，含有抗体和其他抗菌物质；因牙髓腔与口腔间的压力差，牙本质小管液具有向外流动的潜能。如果牙齿外层的这层硬组织保持无损，牙髓可以长期维持生理健康状态。而当牙齿的硬组织屏障因龋、外力所致的折断或磨耗而出现缺损时，牙本质暴露在外，牙本质小管就将牙髓和口腔环境连通起来，牙本质小管液可作为分子的交换介质或小管本身可作为交通渠道将外界刺激传递到牙髓，牙髓组织就有可能出现生理或病理性变化，出现疼痛感觉。因这种对外界刺激的应答互联效应，牙髓和牙本质也可被视为一个生物功能整体。因此，牙髓-牙本质复合体（pulp-dentin complex）的称谓随即出现。牙髓-牙本质复合体发生变化的生物学基础一方面在于牙本质自身的生理通透性结构，另一方面髓腔的增龄性变化也起着不可忽视的作用。

（一）牙髓-牙本质复合体的增龄性改变

牙髓-牙本质复合体如同身体其他组织，随年龄的增长也会逐渐发生变化，牙髓组织、成牙本质细胞和牙本质在形态、结构、数目、分布和体积上均会出现相应改变，导致功能和感觉反应也相应降低。

1. 髓腔容积变小 只要牙髓存活，牙本质就会终生不断向髓腔内侧沉积。牙发育、萌出期间至根尖发育完成前，形成的牙本质为原发性牙本质（primary dentin）。建殆后由成牙本质细胞继续分泌矿化形成的牙本质为继发性牙本质（secondary dentin）。随着时间推移，继发性牙本质的不断沉积可使髓腔容积逐渐缩小，髓角圆钝甚至消失。前牙切端部、前磨牙颈部以及磨牙颈部和髓室底的继发性牙本质增量最为明显，可能占据大部分髓室。磨牙髓室顶底相近甚至相接，使髓室空间几乎消失，临床在根管治疗中，钻针钻磨进入髓腔时，落空感消失，进入深度难于把握，容易造成髓底穿孔等并发症；成人磨牙髓室内侧的继发性牙本质可在颈部形成一圈向中心突起的牙本质领，遮盖根管口，改变根管口的开口方向，给根管治疗定位根管口的操作带来困难。

2. 成牙本质细胞退行性变　随年龄增长，牙髓组织外侧的成牙本质细胞与牙髓细胞同步发生退行性变，细胞数目减少，细胞体积变小，牙本质小管内的细胞突起回缩。在老年人多根牙根分叉对应的髓室底处，还可出现成牙本质细胞消失的现象，其余部位的成牙本质细胞也呈不活跃状态，参与合成和分泌活动的细胞器也减少。在应对外界刺激传入时，其反应性和对牙髓损伤的修复功能均显著下降。

3. 牙本质结构改变　随着年龄的增长，管周牙本质不断沉积，牙本质小管管径逐渐缩小，部分小管可被钙化物质完全堵塞。如若在同一区域内多个小管同时出现这种情况，牙本质就发生了玻璃样变，在光镜下表现为局部出现透明区域，称为硬化牙本质（sclerotic dentin）。硬化牙本质的范围随年龄增长而扩大和增多。当成牙本质细胞突完全回缩或成牙本质细胞死亡时，对应的牙本质小管空虚，之后小管开口再被矿物质堵塞封闭，充满气体的小管在光镜下呈现黑色的区域，称为死区。牙本质死区多出现在冠部，常被硬化牙本质带包绕。牙本质硬化区域和死区的通透性降低，脆性增加。

（二）牙髓-牙本质复合体对外界刺激的反应

当外界物理、化学、生物刺激直接作用在牙本质上时，因牙髓与牙本质紧密连接，牙髓-牙本质复合体作为一个整体对外部环境的变化产生相应的反应。刺激区域相对应的牙本质、成牙本质细胞、牙髓均可表现出不同的变化，它们通过改变自身的组织结构而联动做出应答，进而影响牙髓-牙本质复合体的功能实现和感觉表达。在刺激初始阶段，可仅表现为牙本质结构和功能的变化，刺激可引起牙本质小管内液体快速流动（4～6 mm/s），导致成牙本质细胞突和细胞体移位，激惹神经末梢，引起疼痛；接着刺激对成牙本质细胞造成激惹并致使该层细胞紊乱、变形和坏死；刺激持续作用，病变继续发展，就会导致牙髓组织的炎症性损伤和不可逆的永久破坏。牙髓-牙本质复合体一方面可因外界刺激损伤，另一方面在损伤的同时也有自身修复的反应。

1. 第三期牙本质的形成　牙本质受持续的机械、温度、化学、生物等刺激时，首先做出反应，如牙本质龋损，由外向内表现为坏死崩解、细菌侵入、脱矿以及硬化透明层病理变化，前三种表现为牙本质损伤性变化，硬化透明层则为局部再矿化的生物修复性反应，阻挡细菌和毒素的侵入，减缓组织脱矿的进度。而在髓腔侧，相对应的成牙本质细胞于局部可形成一团第三期牙本质（tertiary dentin），它作为一种屏障隔离不良刺激传入牙髓，从而体现牙髓-牙本质复合体的防御机制（图2-4）。以往，第三期牙本质被笼统称为修复性牙本质，但研究指出第三期牙本质根据细胞来源分为两种：当外界刺激较为温和时，受损部位对应的原发性成牙本质细胞新形成的牙本质称为反应性牙本质（reactionary dentin）；而外界刺激较强烈且持续时间较长时，局部的成牙本质细胞出现较多坏死，此时牙髓中的间充质细胞（或称牙髓干细胞）迁移至受损伤部位并分化为成牙本质细胞样细胞，分泌产生修复性牙本质（reparative dentin），又因这种牙本质结构不规则，不含成牙本质细胞突，矿化程度低，它的形成往往独立于牙髓炎症而存在，所以并不代表牙髓正在愈合或修复，将其称为刺激性牙本质（irritation dentin）或不规

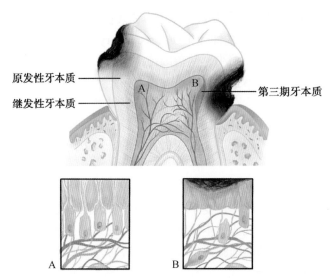

原发性牙本质 ——

继发性牙本质 ——

—— 第三期牙本质

图 2-4　牙髓-牙本质复合体对外界刺激的反应

A. 由受损部位对应的原发性成牙本质细胞新形成的反应性牙本质；**B**. 受损部位对应的原发性成牙本质细胞坏死，由牙髓干细胞迁移至此分化形成修复性牙本质。

则牙本质（irregular dentin）更令人接受。若第三期牙本质的形成速度过快，基质中可含有细胞，形成类似骨组织样的外观，又被称为骨样牙本质（osteodentin）。

　　2. 洞底剩余牙本质厚度对牙髓-牙本质修复性反应的影响　第三期牙本质的形成受到外界刺激的程度、洞底剩余牙本质厚度（residual dentin thickness，RDT）、接受刺激的牙本质表面积、年龄等多种因素的影响。其中 RDT 是最为重要的影响因素。当 RDT ≥ 2 mm 时，牙髓无不良反应；0.5 mm ＜ RDT ≤ 1 mm 时，牙髓出现轻度炎症，局部有少许反应性牙本质形成；0.25 mm ＜ RDT ≤ 0.5 mm 时，牙髓炎症较明显，局部可有较多反应性牙本质形成；RDT ≤ 0.25 mm 时，牙髓炎症严重，可出现化脓灶并找到细菌，局部的反应性牙本质较少，而出现较多刺激性牙本质。

　　不管是何种类型的第三期牙本质，都代表了牙髓-牙本质复合体很重要的防御机制和再生特性。第三期牙本质与原发性牙本质相比，牙本质小管常常很不规则，矿化程度低，含有更多的有机物。原发性成牙本质细胞与成牙本质样细胞所形成的牙本质之间的界面尤其重要，两者的牙本质小管在此处并不是呈直线相接的，交界处常常有无小管牙本质形成，这一屏障降低了受影响的牙本质的通透性，也有可能因为牙本质小管并不通过该屏障而完全失去通透性。机体的这种反应对于牙髓的自我保护非常重要。

（岳　林）

第四节　牙的解剖特点
Dental Anatomy

一、牙解剖外形的生理意义

　　牙齿具有咀嚼、美观、发音和保护支持组织的功能，正常的牙齿解剖形态和排列是牙齿行使功能的基础。因此，在牙体修复治疗中掌握、恢复牙齿的解剖形态，如磨牙尖窝沟、前牙的颜色和外形、牙冠的凸度、邻面接触关系和外展隙等，均对维持牙齿正常的生理功能有重要意义。

（一）牙冠轴面凸度（convexity）

恰当的牙齿外形凸度，可使食物在牙齿咀嚼时对牙龈组织有适度的刺激和按摩作用，保护牙龈组织。除此之外，适当的凸度可以提高清洁的效率；牙冠颈 1/3 的凸度可以起到扩展龈缘的作用，使牙龈紧张有力。牙齿唇颊面的外形高点一般位于牙冠颈 1/3 处，前牙舌侧的外形高点也位于颈 1/3 处，而在磨牙则位于中 1/3 处。牙体修复时，应恢复其正常的外形凸度，也就是外形高点。如凸度过小，则咀嚼时食物对牙龈的撞击力量过大，易造成软组织的创伤，食物滞留在牙颈部，引起牙周疾患；相反，如凸度过大，则在咀嚼时使食物对牙龈组织失去按摩作用，牙龈废用萎缩，失去自洁功能，易致龋坏（图 2-5）。另外，邻面的外形凸度对恢复良好的接触关系和形成适当的外展隙也很重要。

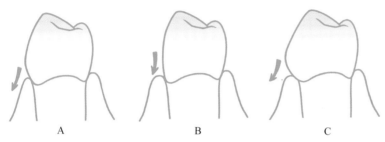

图 2-5　牙齿外形凸度的生理意义
A. 外形凸度正常；B. 外形凸度过小；C. 外形凸度过大。

（二）牙邻面接触区和外展隙

1. 邻面接触区（proximal contact area）　牙齿近中和远中邻面为凸面，借外形高点形成的接触关系在牙齿萌出时为点状接触，以后由于牙齿在咀嚼过程中有生理动度，这种生理运动的磨耗使邻面的点接触变为面接触，成为接触区。从唇颊面观，在前牙其接触区大约位于切 1/3 处，略偏向唇侧。从切牙向后到磨牙，相邻牙齿的接触区位于近切 1/3 与中 1/3 交界处，或中 1/3 的区域内，牙齿越向后方，接触区的位置越近颈部，例外的是上尖牙远中接触区位于中 1/3 处。从𬌗面观，前牙接触区在唇舌向中心，后牙则偏向颊侧。

牙齿之间正确的接触位置和良好的接触关系可形成恰当的外展隙，有利于防止食物嵌塞，维持牙弓稳定性，以及保持牙面清洁。牙齿间接触关系不好常常导致食物嵌塞、滞留，进而易引发牙周疾病和龋病。

2. 外展隙（embrasures）　外展隙是邻面接触区将牙齿邻面分割出的 V 形间隙。依照其方向分为唇（颊）侧外展隙、舌侧外展隙、切 / 𬌗外展隙及龈外展隙。

良好的牙齿外展隙为食物提供排溢道，保护牙龈，防止嵌塞，分散𬌗力。正常情况下牙龈乳头充满龈外展隙，咀嚼时不会造成食物嵌塞。如牙体修复中处理不当，龈外展隙易嵌塞食物。非角化上皮覆盖的龈谷是牙周病的易患部位，牙龈乳头一旦因炎症丧失则难以再生。牙齿间不正确的接触关系和不恰当的外展隙常会造成食物嵌塞和菌斑滞留，易引发牙龈乳头炎和牙周病，会加重牙周支持组织的破坏。

咀嚼时食物可通过外展隙和牙冠的发育沟排溢。如果外展隙过小，则会对牙齿和支持组织产生额外的咀嚼压力。若外展隙过大（图 2-6），则食物受力后进入牙间隙，易造成牙齿支持组织的损伤。一般舌侧外展隙大于颊侧外展隙，更有益于食物的咀嚼运动，这一点应在牙体修复治疗时予以注意。另外，相邻后牙的边缘嵴应具有相同的高度，从而形成恰当的邻面接触关系和外展隙。

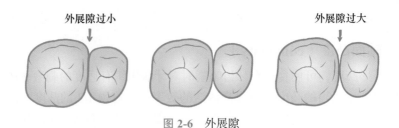

外展隙过小   外展隙过大

图 2-6　外展隙

（三）切缘与殆面（incisal ridge and occlusal surface）

牙齿萌出早期，切缘与殆面的咬合都是凸面对凸面的点线接触方式，有利于食物的切割、磨碎和排溢，便于建殆过程中牙位不断调整。

牙齿萌出后，牙齿发生功能性的磨耗，由点接触变为面接触，咀嚼面积加大，有利于上下殆位关系的稳定。牙体修复中，应考虑患者的功能性磨耗造成的个性化切缘和殆面形态的改变。

总之，牙体形态的正确修复是发挥生理功能的物质基础，只有正确理解牙齿外形的生理意义，在牙体修复治疗中正确恢复牙齿的解剖形态，才能取得良好的治疗效果。

（四）牙根形态

牙根形态与其稳固有密切关系，其形态位置与牙所承受咀嚼压力的大小和方向有关。例如切牙承担咀嚼压力较小，故多为单根；后牙承担殆力大且受力复杂，故其形态为多根，并在牙根近中面、远中面有凹陷，牙槽骨陷入凹陷内，增加其抗力。另外，根分叉以及牙根的粗细和长度也是使牙体稳固的因素。

二、牙髓腔解剖的特点

清楚地掌握牙髓腔的解剖知识是成功进行牙体牙髓治疗的基础，临床治疗中发生的许多问题常是由于对解剖知识的匮乏造成的。髓腔解剖包括髓室的大小、位置，髓角的高低，根管口的位置，根管的数目、弯曲程度和方向，以及髓腔形态可能发生的变异等。临床医师在进行牙髓治疗术前头脑中如有患牙髓腔形态的三维图像，则可避免许多医源性的错误。

牙髓腔位于牙齿中央，是一个显著缩小了的空腔，由冠部膨大的髓室（pulp chamber）和根部缩小的根管（root canal）两部分组成。根管末端的开口处称为根尖孔（apical foramen），牙髓腔内充满牙髓组织，通过根尖孔与根尖部的牙周组织相连通。髓室有 6 个髓室壁，其中位于切方或殆方的为髓室顶（roof of pulp chamber），位于牙槽骨上方的为髓室底（floor of pulp chamber），其他髓室壁分别为近、远中壁以及颊、舌壁。髓室在牙尖的下方高高突起，称为髓角（pulp horn）。髓角常因龋、创伤或机械侵入而暴露。

牙髓腔的解剖形态因牙位而异，萌出后也在变化，包括生理性的增龄变化，以及牙齿疾病导致的病理变化。一般来讲，牙髓腔解剖有如下特点。

1. 牙髓腔的形态　与牙体外形相似。

2. 牙髓腔的生理性增龄变化

（1）随年龄增长，在髓腔壁不断有继发性牙本质形成，髓周牙本质增厚，髓腔体积逐渐缩小，髓室顶降低，髓室底升高，顶底间距离缩小，甚至相接。髓角变细变矮，髓底变凸（图2-7）。

（2）年轻恒牙根管较粗大，根尖部的发育尚未完成，根尖孔呈喇叭口状；萌出 3 ~ 5 年后根尖孔形成，根管随年龄的增加变细，根尖孔变窄，并且随牙骨质沉积，根尖孔距离牙本质牙骨质界越来越远。

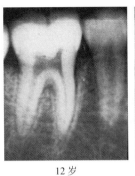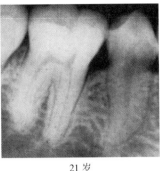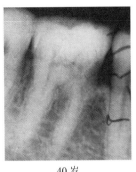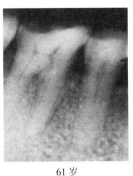

| 12 岁 | 21 岁 | 40 岁 | 61 岁 |

图 2-7　髓腔的增龄性变化

3. 牙髓腔可发生病理性变化　龋病、磨损、外伤等损伤可导致修复性牙本质形成，髓腔缩小，牙颈部髓壁处的牙本质领（dentin collar）常会遮挡住根管口。此外，牙髓组织在外伤或其他刺激下可发生退行性变，牙髓组织发生钙化，临床可见到髓石和弥漫性钙化。髓石在 X 线片上表现为髓室内高密度影像，弥漫性钙化可阻塞根管（图 2-8）。若牙髓坏死，感染扩散进入根尖周组织，炎症肉芽组织分化出破骨细胞，可以引起根尖外吸收，从而导致根尖孔和根尖狭窄的解剖结构破坏。

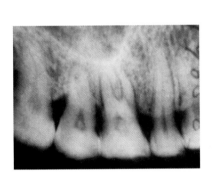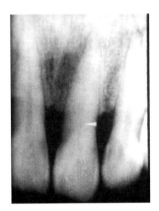

16 和 17 髓石　　　　　21 髓腔钙化，根管影像消失

图 2-8　髓石和髓腔钙化

三、根管系统的三维解剖结构

　　根管是指牙髓腔在牙根的部分，其内所含牙髓称为根髓。一个牙根中可有一个或几个根管，根管间可形成峡部（isthmus）或根管间吻合支（intercanal anastomoses）；根管可分开，又可汇合，可有侧支和分叉。由于根管的结构非常复杂，常常被称为根管系统（root canal system）（图 2-9）。临床医师可以通过 X 线片和其他影像学手段如口腔锥形束 CT（CBCT）、口腔手术显微镜等了解根管系统的结构信息。口腔医师应清楚地掌握根管系统的解剖知识，头脑中应随时可映现出根管系统的三维解剖图像。

（一）根管系统的解剖结构

　　1. 根管口（canal orifice）　根管在髓室底上的开口称为根管口，是根管的起始部位。根管口的自然形态呈漏斗状，一般位于牙釉质和

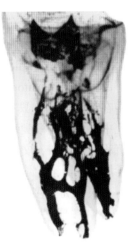

图 2-9　根管系统

牙骨质交界处的颈线，用根管探针（DG16）探查髓室底时有嵌入感。如开髓时磨除部分髓室底，破坏了根管口的自然形态，或由于修复性牙本质堵塞根管口，则会对寻找根管造成一定的困难。

2. 根管（root canal）　又称为主根管，起于根管口，在牙根内穿行，止于根尖孔。在髓腔全长由髓室和主根管可发出侧副根管，在根尖部有分叉，形成根尖三角区（apical delta）。大多数情况下，根管数目与牙根数目一致，但是一个牙根也可能有 2 个或多个根管。

3. 侧副根管　侧副根管指发自髓室或主根管的细小分支，穿过牙本质和牙骨质与牙周膜相连通，其在牙根表面的开口称为侧副根管孔。

（1）副根管（accessory canal）：是发生于多根牙根分叉髓室底的根管细小分支，穿过髓室底与根分叉区牙周膜连通，通常与牙长轴平行。副根管常成为牙髓和牙周组织感染的通道。Vertucci 分类中也把它称为分叉根管（furcation canal）。下颌牙副根管较多。副根管形成是因为根鞘形成时发生断裂，牙髓和牙囊之间牙周血管在融合过程中被保留。

（2）侧支根管（lateral canal）：由主根管向根管壁发出的根管分支，通常与主根管成垂直角度。

已有报道的侧副根管发生率不同。大部分侧副根管位于根尖 1/3 处，有研究表明 93% 的侧支根管和 98% 的根尖分叉位于根尖 3 mm 的区域。

4. 根管峡部（isthmus）　扁根中常有 2 个及 2 个以上根管，根管间有一种断续相接的弧形带状结构，形态不规则，称作管间峡部，在下颌第一磨牙的发生率高达 45.52%。较宽区域的管间峡部形成的盲端其横截面形似鳍状，在根尖部根管分为许多细小的分支，也称为根尖鳍状（fin）。Hsu 和 Kim 根据牙根横截面管间峡部的连通情况将其分为 5 类。

Ⅰ类：不完全的峡部，两根管间仅有微弱的交通。

Ⅱ类：完全的峡部，两根管间有明显的交通。

Ⅲ类：两根管间有完全的、短小的峡部。

Ⅳ类：3 个或 3 个以上根管间有完全或不完全的交通。

Ⅴ类：2 个或 3 个根管开口没有明显的交通。

5. 根尖三角区（apical delta）　根尖部根管可以向各个方向根管壁分出一些细小的分支，水平或斜行方向，这种由主根管、1 个或多个侧支根管以及根尖周组织围成的根尖部三角形区域，称为根尖三角区。根尖部从主根管发出的这些侧支根管又称作根尖分支或根尖分歧（apical ramification），可与根周膜相通（副孔），这时仍有主根管。如主根管在根尖部分为 2 支，无主副根管之分，则被称为根尖分叉（apical furcation）。

根管系统的复杂性，特别是侧副根管、根尖分叉、根尖分支和根尖鳍状以及管间交通（吻合）支等结构的存在，为临床根管治疗带来很大的挑战，成为影响牙髓非手术治疗效果的重要因素。

6. 根尖孔（apical foramen）　根尖孔是根管在根尖区域牙根表面的开口，常常位于根尖即解剖根尖端（anatomic apex）的侧方。研究调查数据显示，60% ～ 80% 的根尖孔位于根尖侧方，多在远中舌侧，只有 17% 的中切牙和尖牙以及 7% 的侧切牙的根尖孔位于解剖根尖端。根尖孔中心到解剖根尖端的距离平均为 0.5 ～ 1.0 mm。根尖孔和解剖根尖端的距离随着牙骨质增龄沉积不断增加，文献报告甚至可以达到 3.8 mm。临床上年龄、创伤、正畸、根尖周病理变化、牙周病等因素，均可引起根尖孔的位置发生变化。

根尖孔大多数为单孔（78%），少数为双孔（18%），还有极少数为多孔（3% ～ 4%）（图2-10）。主根尖孔的直径在上颌前磨牙平均为 210 μm，在下颌磨牙远中根平均为 392 μm。

7. 根尖狭窄部（apical constriction）　根尖孔是根管在根尖区域牙根表面的开口，但并不是根管最细窄之处。根管向根尖逐渐缩窄，常常在根尖牙骨质与牙本质的交界处最为狭窄，称为根尖狭窄部（apical constriction）。该处为根管的小根尖直径（minor apical diameter）。由牙本质牙骨质界即根尖狭窄部到根尖孔其管腔直径又逐渐增加，呈现漏斗状（funnel shape），至根尖孔为根管的大根尖直径（major apical diameter）。根尖狭窄部上缘距根尖孔中心的平均距离为 0.5 ～ 1.0 mm，故临床上认为根尖狭窄部到解剖根尖端的平均距离为 1 ～ 2 mm。随着年龄的增长和生理咀嚼磨耗，根尖部牙骨质不断沉积，根尖狭窄部到根尖孔的距离也在增加，有研究报告从平均 0.5 mm 增长到平均 0.67 mm。

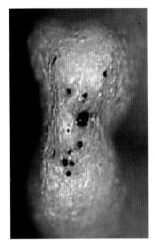

图 2-10　多个根尖孔

根尖狭窄部是牙髓血管和神经与牙周组织血管和神经相连的通道，是牙髓腔与牙周膜的分界之处。当牙髓患病时，根尖狭窄部是分隔根管和根尖周围区的重要屏障，是机体自然防线的关口。从根尖狭窄部到根尖孔，管腔直径又逐渐变大，根管壁被覆牙骨质而不是牙本质。牙骨质是牙周组织而不是牙髓的组成成分之一。因此，牙髓治疗时无论是清创还是药物治疗和充填，其终止点均应在根尖狭窄部而不是根尖孔，根管预备时应在此形成根尖挡（apical stop），以利于根充材料在根管内压紧并限制超填。

图 2-11 是根尖部解剖的模式图。当牙根尖端弯曲偏向一侧时，X 线片上的根尖并不是解剖根尖孔的实际部位。因此，依据 X 线片判断根尖孔或根尖狭窄部的位置常常会出现误差，此时根尖定位仪在确定工作长度时则有较大的优势。

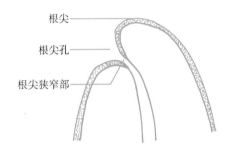

根尖 —
根尖孔 —
根尖狭窄部 —

图 2-11　根尖部解剖示意图

（二）根管形态的分型

每个牙根内至少有一个根管，有的可有两个根管。Weine 根据一个牙根内根管口和根尖孔的数目，将根管形态分为 4 种类型（图 2-12）。

Ⅰ型：从髓室至根尖孔为 1 个根管（单根管单根尖孔）。

Ⅱ型：从髓室分为 2 个根管，至根尖又融合为 1 个根管（双根管单根尖孔）。

Ⅲ型：从髓室分为 2 个根管至根尖，出 2 个根尖孔（双根管双根尖孔）。

Ⅳ型：从髓室离开为 1 个根管，至近根尖部分为 2 个根管，出 2 个根尖孔（单根管双根尖孔）。

Vertucci 的分型除考虑一个牙根内根管口和根尖孔的数目，还将根管形态的变化考虑在

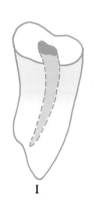 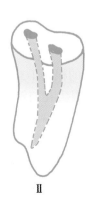 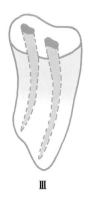 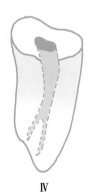

Ⅰ　　　　Ⅱ　　　　Ⅲ　　　　Ⅳ

图 2-12　根管形态的分型（Weine）

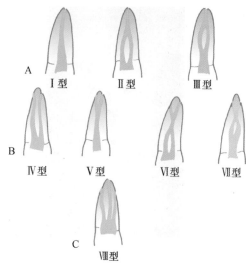

图 2-13   根管形态的分型（Vertucci）
从根尖部看：**A**.单根管；**B**.双根管；**C**.三根管。

内。他将根管分为 8 型（图 2-13）。

Ⅰ型（1-1 型）：1 个根管口，1 个根尖孔。

Ⅱ型（2-1 型）：2 个根管口，1 个根尖孔。

Ⅲ型（1-2-1 型）：1 个根管口，1 个根尖孔，但根管中途分为 2 支。

Ⅳ型（2-2 型）：2 个根管口，2 个根尖孔。

Ⅴ型（1-2 型）：1 个根管口，2 个根尖孔，根管分叉在牙根中 1/3 或根尖 1/3 处。

Ⅵ型（2-1-2 型）：2 个根管口，2 个根尖孔，但根管在中途融合为 1 支。

Ⅶ型（1-2-1-2 型）：1 个根管口，根管在中途分为 2 支，又合为 1 支，最后分为 2 支出 2 个根尖孔。

Ⅷ型（3-3 型）：3 个根管，3 个根尖孔。

上颌第二前磨牙是唯一有可能显示上述 8 种分型的牙齿。基于不同种族、民族和性别，根管形态可能显示出较大差异，在特定牙位尤其明显。例如下颌第二磨牙，C 型根管在美国原住民和亚洲人多见，其根管解剖特点详见各组牙齿的根管解剖部分的内容。

（三）各组牙的长度、牙根和根管的数目及其弯曲方向

正确实施牙髓治疗技术不仅需要掌握牙髓腔解剖形态（在口腔解剖生理学中已有详细描述），还需要掌握牙齿的长度、牙根和根管的数目及其弯曲方向。这些解剖数据在不同的种族和不同样本，其统计学数据可能略有不同，但仍有很大的临床指导和参考价值。

1. 上颌前牙   一般为单根管，双根管或多根管的发生率为中切牙 0.6%，侧切牙 6.6%，尖牙 3.5%。髓室与根管无明显界限。牙齿的平均长度中切牙为 23.5 mm，冠长 10.5 mm，根长 13 mm；侧切牙为 22 mm，冠长 9 mm，根长 13 mm；尖牙为 27 mm，冠长 10 mm，根长 17 mm。

大约 75% 的上中切牙为直型根管；上颌侧切牙约 53% 根管的根尖 1/3 向远中弯曲；上颌尖牙髓室在近远中髓角之间还有一突出的髓角，根管较长较粗，约 32% 根管的根尖 1/3 略向远中弯曲。约 12% 的中切牙和尖牙可见副根管孔，约 10% 的侧切牙可见副根管孔。主根尖孔距离解剖根尖约 0.3 mm。中切牙及侧切牙主根尖孔平均直径 0.4 mm，尖牙 0.5 mm；副孔平均直径 0.2 mm。

2. 下颌前牙   为扁而窄的单根牙，髓腔体积小，唇舌径大于近远中径，偶见双根形态的尖牙（1.7% ～ 6.2%）。下颌前牙多为单根管（71.8% ～ 89.4%），唇舌向双根管的比例在切牙为 26% ～ 28%，尖牙双根管的比例为 10.6%。下颌中切牙的平均长度为 21.5 mm，冠长 9 mm，根长 12.5 mm；侧切牙为 23.5 mm，冠长 9.5 mm，根长 14 mm。下颌尖牙的平均长度为 27 mm（范围 18.0 ～ 32.5 mm），冠长 11 mm，根长 16 mm。

约 60% 的下颌前牙为直型根管，约 20% 根管的根尖 1/3 向远中弯曲。约 12% 的中切牙可见副根管孔，约 10% 的侧切牙可见副根管孔。主根尖孔与解剖根尖的距离中切牙约 0.2 mm，尖牙约 0.35 mm，中切牙及尖牙主根尖孔直径 0.3 mm；副根管孔平均直径 0.2 mm。

3. 上颌前磨牙   颈线处髓腔横截面呈椭圆形或肾形。上颌第一前磨牙在亚裔人中单根牙比例较高，占 61.9%，单根管占 46%；非亚裔人中双根牙比例较高，占 66.6%，双根管占 84.5%，三根牙少见（1.1%）。牙齿的平均长度为 22.5 mm，冠长 8.5 mm，根长 14 mm；约 38% 的根管为直型，约 37% 根管的根尖 1/3 略向远中弯曲。上颌第一前磨牙根管形态较复杂，根管分

型多样。1-2、1-2-1、1-2-1-2 型根管在临床上均可遇到。若在 X 线片上根管影像在根管中段突然消失，常常提示根管在此分为 2 支，开髓后应仔细查找（图 2-14）。

上颌第二前磨牙最常见的形态为单根牙（90.7%），双根牙较少见（8.2%），三根牙罕见（0.2%）；单根管与双根管的比例分别为 50.3% 和 46.5%，三根管罕见（1.2%），因此其形态多为单根扁根管。牙齿的平均长度为 22.5 mm，冠长 8.5 mm，根长 14 mm；只有 9% 为直型根管，约 27% 根管的根尖 1/3 略向远中弯曲，其余的弯曲方向无明显规律。

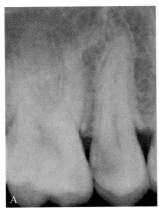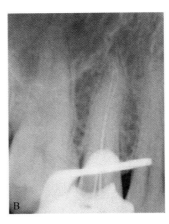

图 2-14 上颌第二前磨牙 1-2 型根管
A. 根管在中段影像消失；B. 插诊断丝显示根管在中段一分为二。

4. 下颌前磨牙 常为单根牙（97.9%），有时可见分叉（1.8%），多根牙罕见；多为单根管（72.2%），有时可为双根管。存在种族差异及性别差异，例如非洲裔美国人双根牙比例（16.2%）显著高于白种人（5.5%）。下颌第一前磨牙的平均长度为 22.5 mm，冠长 8.5 mm，根长 14 mm；下颌第二前磨牙平均长度为 22.5 mm，冠长 8.5 mm，根长 14 mm。根管粗大、较直，根管在牙颈部的横截面为卵圆形。40% 左右的根管为直型，约 35% 根管的根尖 1/3 略向远中弯曲。

5. 上颌磨牙 上颌第一磨牙通常有 3 个根（95.9%），2 个颊根和 1 个腭根。一般近中颊根含 2 个根管（57.1%～77.1%，国内岳保利资料显示为 66.7%），因此在临床上应常规仔细查找，近中颊根第二根管口（MB$_2$）可位于近中颊根管口的腭侧 0.5～5 mm 的范围内；远中颊根横截面呈圆形或卵圆形，绝大多数含单一根管（98.3%）；腭根最为粗壮，横截面呈卵圆形，绝大多数含 1 个根管（99%）。两根或三根融合的发生率约 6.2%。上颌第一磨牙牙齿平均长度为 20.5 mm，冠长 7.5 mm，根长 13 mm。腭根的根尖 1/3 常向颊侧弯曲（55%）；远中颊根多为直型（54%）；近中颊根较扁，根尖 1/3 多向远中弯曲（78%）。

上颌第二磨牙一般为 3 个根（88.6%），近中颊根为单根管的概率与双根管的概率近乎相等，绝大多数远中颊根和腭根仅含单一根管（99.7%～99.9%）。两根或三根融合的可能性较上颌第一磨牙大，且离根尖越近其融合可能性越大（25.8%），有时两个颊根融合为一个粗大的颊根，颊根管只有 1 个。上颌第二磨牙的平均长度为 19 mm，冠长 7 mm，根长 12 mm。

上颌第三磨牙解剖变异较大，它可以有 1～4 个牙根，也可以有 1～6 个根管不等，也存在 C 形根管的可能。上颌第三磨牙的平均长度为 17.1 mm（范围 14～22 mm），牙根多向远中或颊侧弯曲，也可能同时向远中颊侧弯曲。

6. 下颌磨牙 下颌磨牙的典型形态是双根牙，包括近中根和远中根。单根牙及四根牙极其罕见。亚裔人中，双根牙占 79.5%，三根牙占 20.2%；而非亚裔人中，双根牙比例高达 96.9%。在双根牙中，近中根多数有颊、舌两个根管（95.8%），而在三根牙中，这个比例近乎 100%；

远中根管较粗大，横截面近似圆形，单根管的比例为 68.3%，有时远中根分为颊、舌两根，此时牙齿可有 4 个根管。下颌第一磨牙的平均长度为 21.5 mm，冠长 7.5 mm，根长 14 mm。

下颌第二磨牙大多数情况下为双根牙（76%），三根牙少见（2.2%）。一般为近中两个根管（86%），远中 1 个根管（85.1%），也可能近中根为单一根管（14%），而远中根也可能有双根管（14.9%）。下颌第二磨牙的平均长度为 20 mm，冠长 7 mm，根长 13 mm。远中根和根管常为直型，近中根和根管多向远中弯曲（60% ~ 80%），近中颊侧根管弯曲尤为显著。与下颌第一磨牙相比，下颌第二磨牙近中根与远中根更近，常发生牙根融合（21.8%）。两根在颊侧融合时根管也在颊侧融合，根管的横截面呈"C"形。在亚洲人群中，牙根融合的发生率较高，因此 C 形根管也较为常见，下颌第二磨牙发生 C 形根管的概率要高于上颌磨牙。造成 C 形根管的主要原因是：在牙根发育时，赫特维希上皮根鞘在颊侧或舌侧牙根表面融合失败，仅在舌侧中央凹陷为两个牙根，而颊侧根面则融合，连为一体，牙根呈一锥形，根管随牙根形态呈现为一融合的袋状卷筒形态。因其横截面呈英文字母"C"形，故称为 C 形根管（C-shaped canal）。对 C 形根管形态的研究较多，各分类方法中最为经典的是 Melton 分类，其根据根管口的横向连通是否完全将 C 形根管分为 3 类；此后 Fan 等将该分类进行修改，形成了一个更详细的分类，简述如下。

Ⅰ 型：横截面形成一个完整的"C"形，中间没有隔断。

Ⅱ 型：横截面形成类似"C"轮廓中断的分号。

Ⅲ 型：横截面上有 2 个或 3 个独立的根管。

Ⅳ 型：横截面上只有一个圆形或椭圆形的根管。

Ⅴ 型：横截面上未见管腔（一般仅在根尖附近可见）。

下颌第三磨牙根管数目变异大，也可能拥有 1 ~ 4 个牙根及 1 ~ 6 个根管，并有 C 形根管可能。下颌第三磨牙的平均长度为 18.5 mm（范围 16 ~ 20 mm），牙根多融合并严重弯曲。

（梁宇红 董艳梅）

第五节 根尖周组织的生物学基础
Biological Basis of Periradicular Tissue

根尖周组织是指根尖部的牙周组织，包括牙骨质、牙周膜和牙槽骨，均从起源于外胚间充质组织的牙囊发育而来。

一、根尖周组织的生理

（一）牙骨质

牙骨质是覆盖在牙根表面的板层状结构，由成牙骨质细胞分泌的牙骨质基质矿化而成，主要成分包括无机物（主要为磷灰石晶体）、有机物（胶原和蛋白聚糖）和水。

牙骨质的主要功能是将牙周膜纤维附着在牙根上，建立牙体和牙周的连接关系。牙骨质形成后，其表面附近的成牙骨质细胞进入静止状态，在修复或生长需要时又可活化发挥功能。牙骨质基质中含有多种生长因子，如胰岛素样生长因子 -1、成纤维细胞生长因子、表皮生长因子、骨形态发生蛋白、转化生长因子 -β 以及血小板源性生长因子等。这些生长因子在某些情况下释放出来，与牙骨质修复过程中成牙骨质细胞的增殖、迁移和分化相关。

（二）牙周膜

牙周膜是围绕牙根并连接牙根和牙槽骨的致密结缔组织，其最重要的成分是主纤维。主纤维呈束状排列，一端埋入牙骨质内，另一端埋入牙槽骨内，从而将牙悬吊固定在牙槽窝内。根尖部牙周膜的主要功能是：①吸收和重建牙骨质及牙槽骨；②承受与缓冲外力，避免牙槽骨受到过大的冲击力，保护根尖孔处及牙周膜内的血管和神经；③维持牙槽骨的代谢活力；④对外来刺激产生相应的组织学反应。根尖部的牙周膜与牙髓组织相连，无明显的分界。临床上的拔髓操作导致牙周膜与牙髓组织的撕裂，撕裂面可位于根管内任何部位，甚至在根尖孔外的牙周膜部分。牙周膜在整个生活期不断地进行更新和改建，在根尖区最快，在牙颈部最慢。

牙周膜中包含结缔组织细胞、马拉瑟（Malassez）上皮剩余细胞、免疫细胞（如巨噬细胞）以及与血管、神经相关的细胞。结缔组织细胞包括成纤维细胞、成骨细胞、破骨细胞和未分化的间充质细胞等。成纤维细胞是牙周膜中最常见的细胞，可以合成新胶原、降解陈旧胶原纤维，也可以分化为成骨细胞或成牙骨质细胞，不断形成新的主纤维、牙骨质，并改建牙槽骨。未分化的间充质细胞在根尖周炎由急性转变成慢性时，可分化为破骨细胞，破坏牙槽骨。牙周膜中还含有牙周韧带干细胞，具有多向分化潜能，对于根尖周组织的修复十分重要，是治疗后牙周组织与根面之间形成新附着的主要细胞来源。Malassez 上皮剩余细胞在受到机械、慢性炎症刺激时可发生增殖，形成根尖周囊肿或根侧囊肿的囊壁上皮。

根尖区牙周膜血运非常丰富，其血液供应有 3 个来源：①牙槽动脉在进入根尖孔之前的分支；②牙龈血管分支与邻近的牙周膜血管分支吻合成网；③牙槽动脉的分支通过牙槽骨的 Volkmann 管及筛状板进入牙周膜。这些血管在牙周膜中形成血管网，能有效地清除炎症产物，对抵抗疾病或加快病变的修复都极为有利。同时，牙周膜丰富的血运还具有营养牙骨质的功能，死髓牙和经治疗后的无髓牙能长期保留在颌骨中并发挥功能，与此密切相关。牙周膜的淋巴循环也非常丰富，分别汇入颏下淋巴结和下颌下淋巴结。当根尖周组织发炎时，可导致相应的淋巴结肿大、压痛，可作为疾病的诊断指征之一。

根尖区牙周膜的神经纤维主要来自三叉神经的第二支和第三支，多与血管伴行。其中包含触觉感受器和疼痛感受器，可以感受触、压觉和痛、温觉，并定位压力的大小、位置和方向。

（三）牙槽骨

牙槽骨是上、下颌骨包围和支持牙根的部分，其中容纳牙根的部分称为牙槽窝。牙槽窝的内壁称为固有牙槽骨，为密质骨，在 X 线片上呈围绕牙根的连续致密白线，称为硬骨板。当牙槽骨因炎症或创伤等开始发生吸收时，硬骨板消失或模糊、中断。固有牙槽骨又被称为筛状板，其上存在许多供血管、神经进入牙周膜的小孔。

牙槽骨在全身骨骼系统中代谢和改建最为活跃。正常生理状态下，牙槽骨受压力的部位发生吸收，受牵引的部位有骨质增生。当根尖周牙槽骨受到炎症刺激而发生吸收时，硬骨板连续性中断。当机体抵抗力较强时，被吸收的牙槽骨周围有骨小梁增生，以抵御炎症的扩展。经过恰当的治疗，炎症消退后被吸收的牙槽骨区域又有新生的骨小梁出现，修复破坏的骨组织。牙槽骨的这种变化可通过 X 线片和 CBCT 检查发现，有利于确定病变部位、破坏的范围以及治疗后牙槽骨恢复的情况，作为诊断疾病和判断疗效的依据。

牙骨质、牙周膜、牙槽骨以及牙龈共同形成了一个功能系统，称为牙周支持组织，使口腔黏膜与牙体硬组织之间形成一个良好的封闭状态，可以抵御各种致病因子侵入根尖周组织。同时，由于根尖周组织是一个相对封闭的环境，当感染清除后，有利于根尖周组织的愈合和修复。

二、根尖周组织的防御反应

当有害刺激进入根尖周组织时，会引起宿主的防御反应，即免疫炎症反应。根尖周组织的免疫炎症反应又称为根尖周炎或根尖周病损，其目的是将感染局限于根管系统，防止炎症进一步扩散，特征是出现根尖周牙骨质、牙周膜和牙槽骨的破坏。微生物感染是根尖周炎的主要病因。根尖周炎可由微生物的代谢产物、分泌物、细胞成分等进入根尖周组织引起，也可由根管系统内的微生物直接侵入根尖周组织引起。

根尖周组织的免疫炎症反应涉及一系列由细胞及细胞因子调节的免疫反应和炎症反应，二者对立统一、密不可分，一起构成了机体抵御病原入侵、促进组织修复的防线。根尖周组织免疫炎症反应的程度取决于刺激的程度，短暂的轻到中度刺激引起的组织损伤是可逆的，而持续和（或）剧烈的刺激通常引起组织不可逆损伤。

根尖周组织是宿主与外界刺激对抗的"战场"。宿主通过组织屏障、固有免疫应答和适应性免疫应答等防御机制清除刺激原，侵入的细菌及其毒素又可通过特定机制突破宿主屏障，抑制免疫反应。

（一）根尖周免疫炎症反应的类型

1. 固有免疫应答　固有免疫应答（innate immune response）由组织屏障、非特异性免疫细胞和免疫分子参与，机体固有免疫细胞和分子非特异性地识别病原体或抗原性物质并进行吞噬、杀伤和清除，达到保护机体的目的。口腔组织屏障包括皮肤、口腔黏膜、完整的牙釉质和牙本质等，可以防止细菌和细菌产物进入机体。在牙髓炎中，牙齿天然屏障被破坏，一旦牙髓坏死且髓腔被微生物占据，这些刺激物就可以通过根尖孔、副孔和侧支根管等扩散至根尖周组织。免疫细胞包括中性粒细胞、单核细胞、巨噬细胞、嗜酸性粒细胞、嗜碱性粒细胞、树突状细胞、自然杀伤细胞等，其主要作用是吞噬异物、释放炎症因子、呈递抗原，其中多形核中性粒细胞和巨噬细胞是主要的吞噬细胞。炎症会诱导多形核中性粒细胞从血液中聚集到根尖周组织，被激活后释放氧自由基并破坏附近的微生物和宿主细胞，而被其吞噬的微生物或外来颗粒同样暴露在含有自由基的有毒环境中，最终被降解。巨噬细胞除了吞噬作用外，还发挥抗原呈递作用。

炎症（inflammation）是具有血管系统的机体对有害刺激造成的组织损伤的非特异性防御反应，伴随炎症细胞和血管的变化，包括发热、组织血供增加、血管通透性增强、炎症细胞增多并向感染部位迁移以及炎症介质的释放，进而介导相关免疫应答，临床表现为红、肿、热、痛和功能障碍。在根尖周炎中，炎症主要由微生物感染引起，但在少数情况下无菌性创伤和免疫调节异常也可引起炎症。

近年来，研究发现固有免疫应答也具有一定的特异性。某些病原微生物表面共同表达一类高度保守的、对其生存和致病性不可或缺的分子结构，称为病原体相关分子模式（pathogen associated molecular patterns，PAMPs），可被固有免疫细胞表面的模式识别受体（pattern-recognition receptors，PRRs）所识别。PRRs广泛存在于巨噬细胞、树突状细胞、中性粒细胞、自然杀伤细胞等固有免疫细胞表面，这些细胞通过PRRs能够直接识别具有特定PAMPs的微生物，引发多种免疫反应，包括调理作用、吞噬作用、激活补体和凝血级联系统、激活促炎信号通路和诱导细胞凋亡。

2. 适应性免疫应答　适应性免疫应答（adaptive immune response）通过B淋巴细胞和T淋巴细胞介导，可特异性地识别和清除抗原；同时具有免疫记忆，当机体再次接触同一种抗原时，可以更加迅速、高效、持久地发生免疫反应。T细胞介导的免疫应答称为细胞免疫应答，T细胞分化为不同的效应T细胞，活化巨噬细胞或其他免疫细胞吞噬和清除抗原，或者直接杀伤被感染细胞；B 细胞介导的免疫应答称为体液免疫应答，由浆细胞分泌的抗体发挥中和调理作用以及活化补体系统来清除病原体。

研究显示，根尖周病变中存在大量的 B 细胞和 T 细胞，二者都介导了根尖周病变的免疫应答。B 细胞在预防根管感染的传播中起关键作用，辅助性 T 细胞可能参与了根尖周病变的形成，而抑制性 T 细胞则可能有阻止病变快速扩展的作用。根尖周组织免疫反应最初表现为固有免疫应答，出现吞噬细胞聚集和促炎因子的大量产生，随着病程进入亚急性期或慢性期，适应性免疫应答中的 T 细胞、B 细胞被逐渐激活，最终表现出典型的"混合型"炎症细胞反应。此时，根尖周组织中多种免疫机制被激活，一部分起到保护根尖周组织的作用，而另一部分则会导致组织破坏，尤其是根尖周骨组织吸收。

需要注意的是，不同免疫反应通路之间存在交叉，所涉及的免疫细胞在功能上也会有重叠，这些"冗余"可以使机体对病原产生有效的应答。同时，机体对同一刺激的反应存在个体差异，临床中表现为相似的刺激在不同患者身上产生不同的临床症状、体征和预后。

（二）与根尖周免疫反应相关的炎症介质

根尖周炎症与骨吸收不是细菌直接作用于破骨细胞或破坏宿主细胞的结果，而是炎症介质的诱导所致。这些介质的功能是协助抵抗感染，但同时也刺激组织降解。当牙髓感染时，免疫细胞释放大量的炎症介质，髓腔内的炎症介质扩散至根尖周组织并改变其生理状态，临床表现为牙周韧带间隙变宽或牙槽骨吸收。牙槽骨吸收的主要原因是破骨细胞的活化，许多细胞因子，如白介素、肿瘤坏死因子等均有能力诱导破骨细胞的分化和激活。根尖周组织的骨吸收伴随着免疫细胞的招募，从而建立起一条抵抗来自根管内微生物入侵和扩散的防线。

参与免疫反应的炎症介质分为两大类：促炎因子和抗炎因子。促炎因子包括黏附分子、趋化因子、细胞因子、血小板活化因子、血浆蛋白酶、一氧化氮、氧自由基等，其作用是诱导免疫细胞向炎症部位聚集、杀伤感染微生物、清除抗原或异物等，促进炎症反应。抗炎因子包括脂氧素、细胞因子［如白细胞介素（IL）-10、TGF-β、IL-4 和 IL-6］等，在牙髓根尖周病中，抗炎因子的释放可使炎症从急性转为慢性。同时，二者产生的过程并不是割裂的，在产生某些促炎因子（如前列腺素、白三烯）的过程中，也会产生抗炎因子（如脂氧素）。二者精确调控免疫炎症反应，在它们的共同作用下，根尖周组织发生血管通透性变化、炎症细胞浸润和骨质破坏等病理改变。

（三）根尖周组织对刺激物的反应

当感染根管内的病原刺激物（主要是细菌及其代谢产物）通过狭窄的根尖孔持续作用于根尖周围组织时，在免疫炎症反应的作用下，出现局部炎症细胞浸润和骨破坏，正常组织被炎症组织所取代。在病损区域可分化出破骨细胞，造成牙槽骨和牙骨质吸收，使得围绕根尖的牙槽骨缺如，根尖出现内、外吸收及根尖狭窄部破坏。根尖部的牙周膜在根管内病原刺激物的作用下可发生慢性炎症性变化，骨质破坏的区域由炎症肉芽组织取代。其中含有大量慢性炎症细胞和成纤维细胞，可清除侵入根尖周组织的细菌和毒素并形成纤维被膜包绕病变区域，限制炎症扩散。另外，牙周膜内遗留有发育来源的 Malassez 上皮剩余，在炎症的刺激下，可增殖形成囊肿的上皮衬里。当根尖周组织受到长期、轻微、缓和的刺激，而机体的抵抗力又很强时，围绕根尖部的牙槽骨可不发生吸收，反而出现骨质的增殖，且骨小梁结构比周围骨组织更为致密，其间有少量慢性炎症细胞分布。根尖周膜富含感觉神经末梢，根尖周组织发生急性炎症时，炎性渗出物聚集导致局部组织压力增加，刺激根尖周神经，引起疼痛；触动患牙时也可刺激触觉感受器引起疼痛，患者能明确指出患牙部位。

三、根尖周组织的修复和再生

（一）根尖周病治疗成功的生物学基础

1. 牙周膜丰富的血运   牙周膜的血运丰富，能有效地清除炎症产物，这对于抵抗疾病和加快病变的修复都极为有利。

2. 骨组织的修复和重建   牙周膜的主要功能之一是吸收和重建根尖部的牙骨质和牙槽骨。牙周膜中含有牙周韧带干细胞，具有多向分化潜能，是形成新附着的主要细胞来源。当根管内的病原刺激物被清除后，根尖周被破坏的骨组织可以完全修复。

3. 机体的防御反应   当根尖周组织发生病变时，机体的防御系统被激活，吞噬和杀伤病原，中和及清除抗原或异物，也可形成纤维组织包绕病变区域，防止感染向深部扩散。根尖肉芽肿的形成就是机体防御反应的体现。

（二）根尖周组织愈合及愈合速度的影响因素

1. 病变的性质   根尖肉芽肿、根尖脓肿经过完善的治疗容易愈合，而某些根尖囊肿由于上皮衬里的存在，虽然经过完善的根管治疗，仍不易愈合，必要时需配合根尖手术。

2. 病变的部位及范围   位于磨牙根分歧处的病变，以及根尖周范围过大的病变，由于病变区周围的血液供给不足而不易愈合。

3. 全身健康状况   健康的机体可以有效地防御病原刺激物的侵袭，一旦出现病损，也能很快地修复。因此，青少年及健康状况良好的人，根尖周病变容易恢复。相反，年老体弱或有慢性系统性疾病者，根尖周病变则不易愈合。

四、根尖周组织的增龄性变化

牙骨质可以不断形成继发性牙骨质，补偿牙齿磨损造成的咬合高度丧失，修复根面及根尖部的小范围病理性吸收和牙骨质折裂，同时也使根尖孔逐渐减小，牙本质牙骨质界与根尖孔之间的距离逐渐增大。

牙周膜的增龄性变化表现为弹性纤维增多，血管数量、胶原纤维含量和黏多糖减少，牙周膜宽度可能增加或减小。当牙列缺损时，剩余牙的负荷加大，可能导致牙周膜增宽；而当咀嚼肌功能减弱或是由于牙骨质和牙槽骨不断沉积而侵占了牙周膜间隙时，则牙周膜宽度减小。

牙槽骨的增龄性变化表现为骨质疏松，血管减少，代谢及修复功能下降。随着年龄增长，牙的邻面接触区可因长期的磨耗变扁平，导致牙的前后径变窄，牙在咬合力的作用下发生生理性近中移动，并伴随着牙槽骨的重建，表现为牙的近中受压区牙槽骨吸收增加，远中面张力区形成新的束状骨层。

（聂　杰）

第六节   牙的生物力学基本知识
Biomechanics of Tooth

一、牙硬组织的机械性能

物体的机械性能是指物体在力的作用下抵抗变形和破坏的性能。牙齿是咀嚼器官的主要组成部分，在完成咀嚼功能的过程中牙硬组织直接承担和传递咀嚼力，处于长期反复受力状态。

牙齿能够行使切割、研磨食物的功能与其独特的机械性能密不可分。

　　牙硬组织由牙釉质和牙本质以及牙骨质组成，目前的研究主要集中于牙釉质和牙本质，这两者是承担咀嚼应力的主体，本质上是"承重"组织，它们的机械性能取决于其结构与组成。牙釉质和牙本质均由生物矿物（bimineral）与有机基质（organic substrate）构成，但其无机物和有机物的组成比例不同，见表2-2。

表2-2　牙釉质、牙本质的组成

	密度（g/cm³）	无机物		有机物		水	
		重量（%）	体积（%）	重量（%）	体积（%）	重量（%）	体积（%）
牙釉质	2.9～3.0	97	86	1	2	3	12
牙本质	2.05～2.35	70	50	20	30	10	20

（一）牙釉质的结构与机械性能

　　1. 牙釉质的结构　羟磷灰石（hydroxyapatite，HAp）是构成牙釉质和牙本质生物矿物的基本结构。羟磷灰石分子式为 $Ca_{10}(PO_4)_6(OH)_2$，其晶体由六面柱体的晶胞组成。图2-15显示了羟磷灰石的晶胞结构，图中 a = 0.9432 nm，c = 0.6881 nm，a轴互成120°夹角，c轴与a轴垂直；晶胞结构呈质点排列。一个单位晶胞中有10个 Ca^{2+} 离子、6个 PO_4^{3-} 离子和2个 OH^- 离子，晶胞外围有许多离子可以互相交换。晶胞的体积为 0.530 nm³，当氟代替 OH^- 后，体积变为 0.523 nm³。

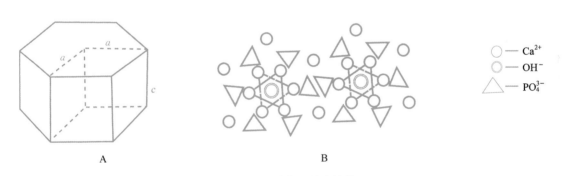

$$○ — Ca^{2+}$$
$$◎ — OH^-$$
$$△ — PO_4^{3-}$$

图2-15　羟磷灰石晶胞结构
A. 羟磷灰石晶胞；B. 质点排列的晶胞结构的平面模式图。

　　牙釉质是人体中最坚硬的组织，无自我修复功能。组成牙釉质的HAp晶体大，按一定排列方向紧密排列成为釉柱，直径平均为 4～6 μm。光镜下纵剖面可见有规律间隔的横纹，横纹之间的距离约为4 μm；横剖面呈鱼鳞状。电镜下其横断面呈球拍形，有较大的头部和一个较细长的尾部，相邻釉柱均以头尾相嵌形式排列。釉柱由扁六棱柱形晶体所组成，在釉柱的头部晶体的长轴与釉柱长轴平行，尾部晶体方向逐渐改变，与釉柱长轴方向成45°～65°角。釉柱平行排列成牙釉质，自釉牙本质界至牙表面并不完全呈直线，近表面1/3较直，而内2/3弯曲，在切缘及牙尖处绞绕弯曲更为明显，称为"绞釉"，此结构增加了釉质的抗剪切强度。

　　与牙釉质机械性能有关的结构还包括牙釉质的厚度及含有机物较多的结构。牙釉质的厚度在颈部约0.18 mm，下前牙舌面约0.68 mm，磨牙𬌗面1.95～2 mm，切缘和牙尖处2～2.5 mm。牙釉质中含有机物相对较多的结构有釉丛、釉梭和釉板，这些结构是牙釉质的结构薄弱处。当牙釉质发生应力疲劳时，微小裂纹常从这些结构处开始。

2. 牙釉质的机械性能

（1）一般机械性能：牙釉质的一般机械性能见表2-3。

表 2-3   牙釉质和牙本质的一般机械性能

	部位	牙釉质	牙本质
抗压强度（mN/m²）	牙尖	（n = 37）261 ~ 384	（n = 98）250
	侧面	94.5 ~ 253	（平行于小管）82.3 ~ 627
	咬合面	126.9 ~ 134	（垂直于小管）401 ~ 980
抗拉强度（mN/m²）		（n = 9）10.3	（n = 82）21.3 ~ 53.2
抗弯强度（mN/m²）	（4 点法）	75.8	268
	（3 点法）		245
抗剪切强度（冲压法，mN/m²）	（试件直径 100 μm）	93	132
	（试件直径 200 μm）	64	101
硬度（KNH）		365 ~ 393	74 ~ 98

上述每一种机械性能只是在试件上测试的单一性能，但实际上牙齿受到的载荷类型（受力类型）是综合的，同时受到多个不确定方向的载荷，而牙齿的几何结构也是不规则的，因此所测得的数据仅供研究时参考。

（2）断裂功和断裂韧性：断裂会造成牙硬组织丧失，在临床治疗时必须考虑断裂的问题。由于受力时，不同的牙硬组织结构对各种受力的抵抗性有很大的不同，因此学者们对牙釉质和牙本质断裂性质的研究采用断裂功和断裂韧性作为指标。

1）断裂功（work of fracture）：是指在控制断裂条件下物体试件断裂形成一个新的单位表面所需要的功。当牙釉质试件所受的力平行于釉柱时，测得断裂功仅为 13 J/m²，垂直于釉柱时断裂功增至 220 J/m²。

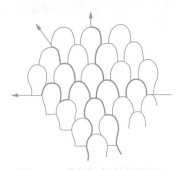

图 2-16   釉柱间断裂的模式图

牙釉质的断裂功测定结果证实了牙釉质显著的各向异性。牙釉质发生平行断裂时，扫描电镜图显示断裂线沿着釉柱，而不是穿过釉柱（图 2-16）。对平行于釉柱方向断裂的易感性已被应用在牙体窝洞制备中，如手凿去悬釉。垂直断裂时，釉柱则像整体单位，不易断裂；釉柱断裂不是垂直于其长轴断裂，而是呈锥尖指向釉牙本质界的锥形断面。

2）断裂韧性（fracture toughness）：断裂韧性表示材料抵抗裂纹扩展的能力。用同样大小的试件，在同样的条件下测试，牙本质的临界断裂强度是釉质的 1.4 ~ 4 倍，即牙本质的断裂韧性明显大于牙釉质。

在釉质中，断裂线进入釉质和离开釉质总是和釉柱的方向一致。而在牙本质中，断裂线的走行并没有受牙本质中小管的影响。在牙本质中，裂纹尖端的前方有应力衰减，裂纹扩展速率减缓，可以不扩展。

（3）黏弹性（viscoelastic properties）：指物质的常数受变形速度影响的性能。目前的研究主要集中在牙本质上。

（二）牙本质的结构与机械性能

1. 牙本质的结构   牙本质的矿物含量仅次于牙釉质。组成牙本质的 HAp 晶体较小，晶体排列无规则。组成牙本质的牙本质小管多分支，直径 1 ~ 4 μm。牙本质小管数在釉牙本质界处为每平方毫米 10 000 ～ 20 000 个，近髓腔端为每平方毫米 45 000 ～ 75 000 个。小管内有生活的成牙本质细胞突，小管间有约 0.3 μm 厚的胶原纤维和基质组成的胶原网，矿物分散于其上，网的平面方向垂直于小管（图 2-17）。

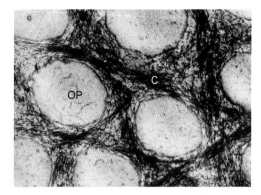

图 2-17　牙本质小管间胶原网模式图
OP，成牙本质细胞突；C，胶原纤维。

2. 牙本质的机械性能　牙本质的一般机械性能见表 2-3。从表中可见，当所取测试件在不同的部位或取的方向不同时，牙釉质和牙本质的抗压强度和抗拉强度均有所不同，这表明牙釉质和牙本质的结构是非均质的，在各个方向的力学性质不相同。这种力学特性在材料力学中称为各向异性（anisotropy）。牙釉质和牙本质的抗压强度均远远高于抗拉强度，耐压而不耐拉。

牙本质的结构不同于牙釉质，小管间胶原网形成一个垂直于小管的平面，小管周围的基质包括胶原纤维的钙化层。撕裂这种钙化层比断裂钙化层更容易。所以垂直牙本质小管断裂裂纹扩展过程所消耗的能量较小，断裂功值低，而平行牙本质小管断裂即断裂胶原纤维的钙化层则相反。当牙本质试件所受的力垂直于小管时，断裂功是 270 J/m²，平行于小管时，则升至 550 J/m²。典型的牙本质垂直断裂扫描电镜图像观察到许多小孔，管周牙本质呈空心体，其 HAp 晶体之间结合强度低。而平行断裂图像差别极大，管周牙本质的断裂沿一定结晶平面发展。牙本质的各向异性取决于小管之间胶原纤维的方向性。

与釉质比较，牙本质是有黏弹性的生物材料。牙本质的组成成分中有机物和水的比例较牙釉质高，特别是胶原纤维的存在增加了这种硬组织的黏弹性。其黏弹性表现在测定机械性能时如果重复做多次，其结果不一定相同。在室温 37℃、相对湿度 100% 的条件下，给牙本质试件加中等载荷，20 分钟后，除去加力一段时间仍可以观察到少量的弹性表现（蠕变）；加压后的应力可以被缓冲和衰减，牙本质平均应力松弛为 10% ～ 20%，2 ～ 3 倍于牙釉质，稍高于复合树脂。酸蚀后牙本质的应力松弛是未酸蚀的 2 倍。在牙本质中发生的断裂，不仅有力学的作用，还有明显的生物结构特点，这也是牙本质断裂韧性增强的缘故。

总而言之，牙釉质是一种非均质、各向异性的脆性生物矿物材料。牙本质是非均质、各向异性、具一定黏弹性的脆性生物矿物材料。

（三）与测试牙硬组织机械性能有关的问题

1. 离体牙的选择　牙硬组织机械性能的个体差异较大，因此实验牙和对照牙应注意配对；应选择正常健康离体牙。

2. 标本切割的方向与方法　选择测试件的部位和方向见图 2-18：牙釉质的剖面上（A），可切取与釉柱方向平行（a）或垂直（b）的试件；牙本质的剖面上（B），可切取与牙本质小管方向平行（c）或垂直（d）的试件；有学者考虑人牙活体受力的实际情况，推荐选择釉牙本质联合体测试件（C）。切割标本时用锐利切盘和足量的冷却水，注意试件避免机械和温度的损伤。

3. 存储条件和时间　离体牙存储前要求清除所有的软组织，包括牙周和牙髓组织，以免发生腐败。离体牙建议在蒸馏水或生理盐水中存储，4℃ 以下保存。不宜用甲醛保存，这是因为甲醛可使蛋白质凝固、脱水，市售甲醛溶液（酸性）还有轻度脱矿作用。存储的时间越短越好，建议不超过 3 个月，长期储存可能发生矿物溶解。同一批实验标本保存条件应一致。

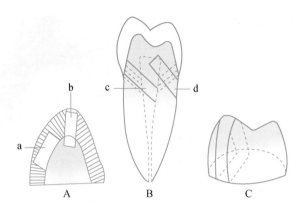

图 2-18   牙釉质（**A**）、牙本质（**B**）和釉牙本质联合体（**C**）测试件的采取方向
a.标本与釉柱方向平行；b.标本与釉柱方向垂直；c.标本与牙本质小管方向平行；d.标本与牙本质小管方向垂直。

二、咬合力和牙齿受力情况

（一）有关咬合力的几个概念

1. 咀嚼肌力   咀嚼肌力是指参与咀嚼的肌肉收缩时可以发挥的最大力量。Weber 提出在生理状态下，根据肌肉的横截面积可以估计其可产生的力，即每平方毫米可发出 10 kg 力。按此推算：颞肌横截面积约为 8 mm²，可发挥力量 80 kg，垂直向分力为 80 kg；咬肌为 7.5 mm²，可发挥力量 75 kg，垂直向分力为 70 kg；翼内肌为 4 mm²，可发挥力量 40 kg，垂直向分力为 30 kg。三肌总横截面积为 19.5 mm²，三肌合力为 195 kg。机体行使咀嚼功能时，在不同的𬌗位、不同的咬合关系、对不同的食物动用不同的肌肉，发挥的力量各不相同。

2. 咀嚼压力   咀嚼运动时，每条肌肉仅以部分力量参加工作，并未用全力。而且，所用力量因个体的牙周膜耐受能力和咀嚼食物的性质不同而异。这种咀嚼运动中实际能达到的最大咀嚼压力，即牙周膜的最大耐受力，临床称为𬌗力。咀嚼力如果超过牙周膜的最大耐受力，牙齿就会感到不适或疼痛，升下颌肌群就会产生保护性反射而减小收缩力量。有实验证明，正常测得𬌗力为 35 kg 的牙齿，局部麻醉后，牙周组织的疼痛反射传导阻滞，力可增加到 90 kg。目前临床上用𬌗力计测得的𬌗力，实际上是牙齿及其支持组织对牙齿上受到的轴向咬合力的最大耐受力。正常壮年各牙齿𬌗力分布见表 2-4。

表 2-4   人（壮年）各牙位的𬌗力负荷（kg）

牙位	1	2	3	4	5	6	7	8
男（上 / 下）	12/13	11/13	20	25	35	50	50	45
女（上 / 下）	10/11	9/11	15	20	30	40	40	35

3. 咀嚼用力和功能潜力   咀嚼用力是指实际行使咀嚼功能时，仅需用的部分咀嚼压力。一般日常食物的压碎仅需用 3 ~ 25 kg。因此，正常情况下牙齿及其支持组织有相当大的储备力量，称为牙周支持组织的功能潜力。

4. 创伤性𬌗力   造成口颌系统组织损伤的咀嚼压力称为创伤性𬌗力（traumatic occlusal force）。创伤性𬌗力可以是过大的咀嚼用力，也可以是患者平时就使用的咀嚼用力。创伤性𬌗力的形成取决于两方面：一方面是力量本身的强度和方向。如果𬌗力超过了组织的生理耐受值，患牙负担过重，则长时间持续可损坏组织结构。𬌗力的方向很重要。受力方向若是牙硬组织抗裂强度最小或牙周组织的生理耐受能力最低的方向，如强度不一定大的侧方𬌗力，则潜藏着很大的破坏力。另一方面是接受和传导力量的组织状况。牙齿的各种变化，如患有疾病和使用修复体、牙周组织的健康状况、咬合关系等的变化，都可以使原本正常值范围内的咬合力成为创伤性𬌗力，造成组织损伤。创伤性𬌗力如果没有及时纠正，可以造成口颌系统各组成部分的损伤，如牙、牙周组织、颌骨、颞下颌关节、肌肉等组织的损伤。

（二）牙齿受力情况

1. 牙齿正常行使咀嚼功能时的有关资料　咀嚼速率为每分钟 60～80 次循环。正常人三餐饭的咀嚼与吞咽为 2400～3000 次。每日 24 小时内，用于咀嚼和吞咽的牙齿接触的总时间为 17.5～20 分钟；而磨牙症患者为 30 分钟至 3 小时。

2. 牙齿受力的情况及影响因素　牙齿在行使咀嚼功能时接受咬合力的真实情况至今并未了解清楚。除了𬌗力计测得的牙齿在正中𬌗位垂直向受到的咬合力外，许多学者应用多种间接的方法来测量在正中𬌗位和受不同方向的力作用时牙齿的受力值、接触点和牙体组织在受力后的应力分布，如用光弹应力分析法、有限元应力分析法和𬌗接触分析系统 T-Scan 等。

（1）正中𬌗位时，牙齿受力的情况随着牙齿𬌗面解剖形态和牙齿的倾斜度不同而变化。其中，牙尖高度和斜度对受力的影响最为明显。如单一斜面的切牙与有 18 个斜面的下颌第一磨牙受力情况差别甚大。咀嚼时，如果磨牙区接受垂直力 50 kg，当牙尖斜面与牙长轴成 45° 角时，牙齿受到最大的水平分力为 45 kg。

（2）正常人在正中𬌗位咬合时，双侧牙齿的接触𬌗力基本对称，𬌗力值由后向前依次递减，前牙无接触𬌗力。

（3）正中𬌗位时，牙齿受力后应力分布情况以下颌第一恒磨牙为例介绍如下。应力集中部位依次为根分叉部—牙颈部—根尖部。受力的部位和方向影响应力及其分布：通过牙齿生理中心的力为压应力，应力值小，分布均匀，因而对牙体组织危害较小；当力与牙长轴成一定角度时，根尖区应力值随倾斜角度增大而增加，并可产生拉应力，且分布不均匀；加力点偏离牙齿生理中心时，根尖部可产生较大的压应力和拉应力。

（4）牙根位置和根管形态不同，其受力后应力分布也不同。以下颌第一恒磨牙为例，远中根较粗大，远中根管横截面呈椭圆形，而近中根管较细窄，横截面呈哑铃形。当接受与牙长轴成一定角度或偏离牙齿生理中心的力时，远中根管壁的最大主应力、压应力或拉应力分布均匀；而近中根管壁的最大主应力分布不均匀，如加力方向由远中向近中时，压应力集中在根管的近远中侧，拉应力则集中在根管的颊舌侧中线部位。

上述应力分布的不同经常用于指导牙齿咬合病的诊断和治疗。

3. 与牙齿受力有关的力学基本概念

（1）内力：无外力作用时，物体内部各质点之间存在着相互作用、相互平衡的内在力，以保持各质点之间的相对位置。不同的物质，质点代表的内容不同。例如，牙釉质和牙本质的质点代表 HAp 晶体内部的排列（图 2-15）。当外力作用时，物体内部各质点之间位置要发生改变，相互作用的内在力量也发生改变。这种内在力量变化的量，材料力学称为"内力"。外力越大，内力也越大。当内力到达某一限度时，就会引起物体的破坏（断裂）。所以，内力与物体的强度密切相关。同样大小的内力分布在较大的面积上时，物体比较安全；反之则比较危险。

（2）应力：物体受力过程中，任何一瞬间单位截面积上受到的力，称为应力（stress）。应力是内力在截面积上的密集程度。应力国际单位为帕（Pascal，Pa），$1\,Pa = 1\,N/mm^2$，常用兆帕（MPa，$1\,Mpa = 1\,000\,000\,Pa$）。应力是有方向的（矢量），分为拉应力（正值、正应力）、压应力（负值、负压力）和剪切力。

（3）应力集中：几何形状的突变处或几种材料的交界处单位截面上，应力急剧增大的现象称为应力集中。常用应力集中系数（K）表示应力集中的程度。

（4）疲劳和疲劳断裂：物体在受交变应力的作用下发生破坏的现象称为疲劳（fatigue），造成疲劳破坏最主要的因素是应力集中。断裂力学研究材料发生断裂的类型中，提出"疲劳断裂"（fatigue fracture）的理论，这对研究牙硬组织的"疲劳断裂"很有参考意义。事实上，任何材料或构件的内部都不可避免有缺陷或微细裂纹，当材料接受的作用力的大小和方向随着时间周期性地发生改变、交替作用时，材料内部每一次的应力并不大，但长时间反复发生的微小损伤（疲劳损伤）可以积累，使材料内部原有的微细裂纹扩张，最终发生疲劳断裂。牙硬组织也是内部存有缺陷或微细裂纹的一种生物材料，如釉质中的釉板、釉梭和釉丛。牙齿在咀嚼时，内部产生大小不同的压应力和拉应力，随着时间周期性地发生改变、交替作用。在这种长期的作用下，到中老年时，牙齿组织内部积累的微小损伤最终可以发生疲劳断裂。临床见到中老年患者多发的牙齿咬合病（occlusal diseases manifested on teeth），如牙隐裂、根纵裂或根横折等就是应力疲劳致病的实例。

（曾　艳）

本 章 小 结

1. 牙硬组织由牙釉质、牙本质和牙骨质组成，其形成、结构、理化和生物学性质各有特点。

2. 牙髓组织在形态学上可分为成牙本质细胞层、无细胞层、多细胞层和固有牙髓。牙髓组织中的细胞主要是成牙本质细胞和成纤维细胞。牙髓的基本功能包括形成牙本质，血液系统向牙髓-牙本质复合体提供营养，感觉神经纤维传导痛觉，以及牙髓-牙本质复合体对外界刺激的防御反应。

3. 牙髓和牙本质从组织发生、结构到功能均有密切关联，任何作用在牙本质上的外界刺激都会同时对牙本质、成牙本质细胞和牙髓组织产生影响，从而形成了牙髓-牙本质复合体的概念。牙髓-牙本质复合体受丰富的神经支配，能够迅速将外界的刺激传送至中枢神经系统，但无论牙齿受到何种刺激，牙髓神经传入后均表现为疼痛。牙本质的通透性对于维持牙髓-牙本质复合体的正常功能有着重要意义。牙髓-牙本质复合体的增龄性变化可使牙髓-牙本质复合体在受到外界刺激时的应答反应降低，修复功能减弱。牙髓-牙本质复合体最重要的修复性组织变化是第三期牙本质的形成，洞底剩余牙本质厚度直接影响第三期牙本质形成的细胞来源、结构和质量。

4. 在牙体修复和牙髓治疗中，充分了解和熟悉牙的解剖外形，以及髓腔和根管系统的解剖特点和变异特征，并应用于临床诊断和治疗中，是保存天然牙齿、最大限度恢复牙齿生理功能的基础。

5. 根尖周组织是宿主与外界刺激对抗的"战场"，其生理特点与根尖周病的发生、进展、转归和预后密切相关。根尖周组织的防御反应包括固有免疫应答和适应性免疫应答，宿主通过不同的防御机制清除感染或阻止其扩散，并伴有根尖周牙骨质、牙周膜和牙槽骨的破坏。根尖周组织具有再生和修复的能力，通过适当的治疗清除病原刺激物后，根尖周病变可以完全愈合。

6.牙齿承受咀嚼压力后，应力集中于根分叉、牙颈部、根尖部。受力的部位、方向以及承受压力牙根的位置和根管形态不同，其受力后应力分布也不同。

牙齿在长期咀嚼过程中，反复接受大小不同的拉应力和压应力的交替作用，组织内部积累的微小损伤最终可以发生疲劳断裂。

（董艳梅　邹晓英　王祖华　岳　林　梁宇红　聂　杰　曾　艳）

第三章　口腔生态环境和微生物致病基础

Oral Ecosystem and Microbiology

第一节　唾液
Saliva

　　口腔内的生物液包括唾液、菌斑液和龈沟液。牙齿存在于唾液中，其表面有菌斑附着，菌斑液是菌斑的液体成分，直接与牙齿硬组织相接触。唾液与菌斑、菌斑液与牙齿之间存在着物质交换和动态平衡，决定着牙齿的脱矿和再矿化，构成了牙齿的口腔环境。

　　唾液是口腔中唾液腺的分泌液，主要来源于腮腺、下颌下腺、舌下腺，以及分布于唇、颊、腭、咽部的小唾液腺。唾液是口腔器官的液体环境，在口腔内表面形成薄膜，大约 0.1 mm 厚，对维护口腔器官如牙齿、黏膜的健康，抵御疾病，正常行使口腔器官的功能有十分重要的作用。

一、唾液的生理

　　1. 成分　唾液是无色、无味的液体，较黏稠，比重 1.002～1.008，pH 范围可波动于 6.75～7.25 之间。唾液成分中水占 99% 以上，固体成分占 0.5%～0.6%，其中包括无机物和有机物，特别是大分子物质如各种唾液蛋白质和酶等。无机物包括钙、镁、钠、钾、胺等无机离子以及无机磷、氯和碳酸根等，其中碳酸氢根和磷酸根起重要的缓冲剂作用；钙离子含量为 1～2 mmol/L，氟含量为 0.0005～0.005 mmol/L。有机物包括尿素、氨基酸、葡萄糖、乳酸盐、脂肪酸、蛋白质和糖蛋白、脂类，还包括各种酶（淀粉酶、溶菌酶、过氧化物酶）和抗体 IgA、IgG、IgM。

　　目前随着蛋白质的检测技术、分离和表征研究技术的进步，唾液中鉴定出的蛋白质种类有所增加。现已检测出的蛋白质超过 1000 种（唾液蛋白质组）。其中最优势的蛋白质是富含脯氨酸的肽、淀粉酶、宿主防御肽、黏蛋白，以及分泌型 IgA 和碳酸酐酶。

　　唾液中黏蛋白的含量超过唾液蛋白质含量的 15%。这些黏蛋白中的糖主要是神经氨酸（唾液酸）、N- 乙酰氨基葡萄糖、N- 乙酰半乳糖胺、半乳糖、甘露糖和岩藻糖，这些糖占分子干重的 50%～90%。聚糖侧链的长度为 1～20 个以上的糖残基，通过 N- 乙酰半乳糖胺与丝氨酸或苏氨酸的 O- 糖苷键连接。这些聚糖中没有葡萄糖，未刺激的唾液中的葡萄糖浓度 < 0.3 mmol/L。因此，黏蛋白是细菌生长的主要和最常用的糖来源。

　　唾液的化学成分受许多因素的影响。不同的唾液腺、不同的个体、不同的时间和刺激因素，以及饮食和用药等均会影响唾液的成分。

2. 流率　正常情况下非刺激唾液的流率为 0.3 ml/min，刺激唾液的流率为 1.5 ～ 2.0 ml/min，但变化范围较大。唾液的流率还有昼夜性变化，其中正午是高峰，睡眠时分泌量最低，几乎停止分泌。每天唾液的分泌量大约是 0.5 L，其中 66% 为腮腺分泌，25% 为下颌下腺分泌。

许多因素可影响唾液的流率，如生理节律、体内水分、不同的刺激（机械、味觉和嗅觉）、身体的姿势、饮食和服药史、疾病以及精神因素等。

二、唾液的功能

唾液对口腔组织的健康有十分重要的作用，其中最重要的是保护功能，这也是唾液多种生物学作用的综合体现。唾液中各种成分具有多种保护口腔黏膜和牙齿的生物学功能（图 3-1），其中微生物稳态和润滑作用对黏膜和牙齿都发挥了重要作用。唾液中特异性的抗菌物质如 S-IgA 和非特异性抗菌物质如溶菌酶、乳铁蛋白、过氧化酶等协助控制口腔微生物。同时，唾液还可凝集细菌，加速口腔内细菌的清除。

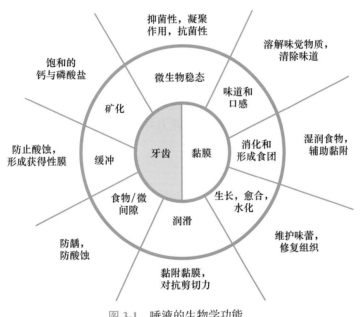

图 3-1　唾液的生物学功能

1. 对口腔黏膜的作用

（1）润滑作用：唾液覆盖在口腔黏膜表面，有助于防止机械、温度和化学刺激对黏膜造成的损伤；同时还有助于呼吸、语言、咀嚼和吞咽等运动。

（2）消化和味觉作用：唾液作为溶剂可使食物中味觉物质充分释放，与味蕾充分接触，增加味觉的敏感性。

（3）冲刷清洁作用：唾液的冲刷作用可清除食物残渣以及食物中的味道物质，并促进吞咽。

（4）促进创伤愈合：唾液可以通过抑制细菌生长预防感染，通过湿润黏膜和提供生长因子等来加速口腔黏膜伤口的愈合。

2. 对牙面的作用

（1）缓冲作用：唾液中的碳酸氢盐和尿素等可中和进食糖类后牙菌斑产生的有机酸，使下降的菌斑 pH 迅速回升，从而缩短牙齿脱矿的时间，降低患龋的危险性。

（2）离子库作用：唾液中的无机离子含量高，呈过饱和状态，可促进牙齿的再矿化，防止龋损的发生。唾液中的钙相对于羟磷灰石而言处于过饱和状态，可以防止牙齿暴露于饮食酸时发生酸蚀脱矿。

（3）形成获得性膜：充当牙齿的润滑剂，防止牙齿在咀嚼过程中碎裂和磨损；同时保护牙面，防止酸蚀发生。

3. 对口腔微生物的作用

（1）唾液中的有机成分黏蛋白（mucin）黏附于牙面，形成获得性膜（acquired pellicle），而获得性膜决定了哪些细菌可以定植。

（2）唾液为常驻菌提供营养，包括糖类、蛋白质和碳水化合物。

（3）凝集外源性微生物，以利于吞咽清除这些微生物。

（4）抑制外源性微生物的生长，具有抗菌、抗病毒和抗真菌的作用。

（郑春艳　董艳梅）

第二节　口腔微生态系统
Oral-Micro-Ecological Environment

口腔作为人体消化道和呼吸道与外部连接的窗口，富含大量的营养物质，同时兼具有氧和厌氧环境，十分有利于各种微生物的定植。各种口腔微生物及其所处环境（包括口腔组织器官及其周围环境）共同构成了人体口腔微生态。口腔微生态处于动态平衡中，当宿主、微生物和环境因素发生改变，平衡被打破时，可通过自我调节建立新的平衡，在一定程度上表现出稳定性。然而，如果致病因子破坏微生态自我调节能力并导致口腔微生态环境长期失调，便会导致多种口腔疾病的产生。

一、口腔常驻微生物

定植在口腔中的各种微生物统称为口腔微生物组，对维持人体口腔健康发挥着重要作用。口腔中的微生物来自于外界环境。胎儿的口腔是无菌的；出生后，人体与周围环境通过呼吸、进食和接触不断引入微生物。口腔温暖、潮湿且富营养的环境非常适合微生物生存，其中一些微生物可以对宿主进行特异性黏附并耐受宿主的免疫屏障作用，同时抵抗其他微生物竞争，从而定植在口腔中并大量繁殖，形成口腔常驻微生物，并与宿主达到生态平衡状态。

（一）口腔微生物多样性

口腔微生物种类丰富，目前已发现700多种微生物定植在口腔内，其中大多数为细菌，同时也包含真菌、病毒和古细菌。这些微生物并不是均匀分布的，几十种丰富的优势菌占据了不同口腔位点的大部分位置，而很多微生物在健康人的口腔中不常见，丰度也相对较低。口腔微生物的多样性表现在空间和时间两个维度上。

1. 口腔微生物在空间上的多样性　口腔呈现出多种生境（如唾液、牙龈、舌、颊、牙齿及牙齿的不同牙面等），它们的解剖形态、理化性质及稳定性迥然不同，从而为微生物菌群提供了不同的栖息地。口腔内的每个栖息地都支持着一个复杂而独特的菌群，并彼此通过唾液交流。微生物在口腔的空间结构由动态平衡中的不同作用力（唾液流动以及黏附、脱落和定植）、微生物间及微生物和宿主间的相互作用所形成。口腔微生物的组成不仅存在个体间差异，而且在同一个体或同一部位相邻位点间也有明显差异。

唾液中的细菌主要包括厚壁菌、变形菌、拟杆菌、放线菌、梭杆菌和螺旋体，其中厚壁菌、变形菌、拟杆菌及放线菌的含量最高。定植在颊、硬腭黏膜的优势菌主要是唾液链球菌。舌背上唾液链球菌和革兰氏阳性丝状菌是优势菌。龈沟内优势菌包括放线菌、马氏棒状杆菌及缓症链球菌等。龈上菌斑是龋病的致病因素。研究发现，不同口腔健康状态下龈上菌斑的组成存在差异。健康牙面龈上菌斑的细菌种类丰富，优势菌主要为厚壁菌、放线菌。而在龋坏组织中微生物的多样性降低，优势菌包括变异链球菌、乳酸菌、放线菌、韦荣球菌属、棒状杆菌属、纤毛菌属、丙酸菌属、阿托波菌、梭杆菌、拟杆菌、普雷沃菌等，而且在龋病的不同阶段以及龋坏的不同部位其优势菌也存在差异。

2. 口腔微生物在时间上的多样性　健康个体发育成长过程中口腔微生物组发生着动态变化，随着年龄增长及牙列的更替，口腔菌群的组成也出现生理性改变。新生儿口腔中的菌群大多来自于食物和皮肤表面，虽然顺产新生儿口腔中可检出乳链球菌和乳杆菌等母体产道的正常细菌，但这些细菌会随着时间的推移而消失。乳牙萌出后，口腔解剖结构发生变化，为微生物定植提供了更复杂的生境，使其种类和数量增多，乳牙列期优势菌为变形菌门。在混合牙列期，优势菌以拟杆菌门为主。恒牙完全萌出后，口腔解剖结构最为复杂，随着年龄增长，微生物的种类和数量也逐渐达到峰值，细菌种类可达到 600 余种，厌氧菌的种类和数量也显著增加。进入老年期后，由于牙齿松动、牙列缺损或缺失、咀嚼功能和唾液分泌功能下降等因素的影响，微生物数量下降，种类也发生变化，其中革兰氏厌氧杆菌比例增加。

（二）口腔常驻微生物

口腔常驻微生物（resident oral microflora）是指在人体正常状态下，栖息在口腔中的成百上千种不同的微生物，它们与宿主保持着动态平衡。在口腔微生物中，细菌占绝大多数。培养技术和分子生物学技术的研究结果表明，栖息在口腔内的这些细菌只有 50% ～ 60% 可在实验室条件下培养，其余种类均通过分子生物学技术（如测序技术结合生物信息学技术）鉴定。目前从人类口腔中能够分离到的主要常驻微生物如表 3-1 所示。

表 3-1　口腔主要常驻微生物

分类	微生物名称	
细菌（bacteria）		
革兰氏阳性球菌	*Abiotrophia spp.*	*S. downei*
	A. adiacens	*S. ferus*
	A. defectiva	*S. gordonii*
	Enterococcus spp.	*S. infantis*
	E. faecalis	*S. intermedius*
	Finegoldia spp.	*S. macacae*
	F. magna	*S. mitis*
	（曾用名：*Peptostreptococcus magnus*）	*S. mutans*
	Granulicatella spp.	*S. oligofermentans*
	G. adiacens	*S. oralis*
	G. balaenopterae	*S. parasanguinis*
	G. elegans	*S. peroris*
	Micromonas spp.	*S. ratti*
	M. micros	*S. salivarius*
	（曾用名：*Peptostreptococcus micros*）	*S. sanguinis*
	Peptoniphilus spp.	*S. sinensis*
	P. asaccharolyticus	*S. sobrinus*
	（曾用名：*Peptostreptococcus asaccharolyticus*）	*S. vestibularis*
	Peptostreptococcus spp.	*Staphylococcus spp.*
	P. anaerobius	*S. aureus*
	Streptococcus spp.	*S. epidermidis*
	S. anginosus	*S. saprophyticus*
	S. australis	*Stomatococcus spp.*
	S. constellatus	（曾用名：*Micrococcus spp.*）
	S. criceti	*S. mucilagenosus*
	S. cristatus	

分类	微生物名称	
革兰氏阳性杆菌	***Actinomyces spp.***	***Lactobacillus spp.***
	A. georgiae	*L. acidophilus*
	A. gerencseriae	*L. buchneri*
	A. israelii	*L. casei*
	A. meyeri	*L. cellobiosus*
	A. naeslundii	*L. crispatus*
	A. odontolyticus	*L. fermentum*
	Bifidobacterium spp.	*L. gasseri*
	B. dentium	*L. oris*
	B. inopinatum	*L. paracasei*
	B. denticolens	*L. plantarum*
	Corynebacterium spp.	*L. rhamnosus*
	C. matruchotii	*L. salivarius*
	Eggerthella spp.	*L. uli*
	E. lenta（曾用名：*Eubacterium lenta*）	***Mogibacterium spp.***
	Eubacterium spp.	*M. timidum*
	E. brachy	（曾用名：*Eubacterium timidum*）
	E. infirmum	***Propionibacterium spp.***
	E. minutum	*P. acnes*
	E. nodatum	*P. propionicus*
	E. saburreum	*Pseudoramibacter spp.*
	E. saphenum	***Rothia spp.***
	E. tardum	*R. dentocariosa*
革兰氏阴性球菌	***Moraxella spp.***	*N. subflava*
	M. catarrhalis	***Veillonella spp.***
	Neisseria spp.	*V. atypica*
	N. mucosa	*V. dispar*
	N. sicca	*V. parvula*
革兰氏阴性杆菌	***Aggregatibacter spp.***	***Centipeda spp.***
	A. actinomycetemcomitans	*C. periodontii*
	Bacteroides spp.	***Desulfovibrio spp.***
	B. capillosus	***Desulfobacter spp.***
	B. fragilis	***Dialister spp.***
	Campylobacter spp.	*D. pneumosintes*
	C. concisus	*D. invisus*
	C. curvus	***Eikenella spp.***
	C. gracilis	*E. corrodens*
	C. rectus	***Fusobacterium spp.***
	C. showae	*F. alocis*
	C. sputorum	*F. nucleatum*
	Cantonella spp.	*F. periodonticum*
	C. morbi	*F. sulci*
	Capnocytophaga spp.	***Haemophilus spp.***
	C. gingivalis	*H. aphrophilus*
	C. granulosa	*H. haemolyticus*
	C. haemolytica	*H. parainfluenzae*
	C. ochracea	*H. paraphrophilus*
	C. sputigena	*H. segnis*

分类	微生物名称	
	Johnsonii spp.	*P. veroralis*
	J. ignava	*P. zoogleoformans*
	Leptotrichia spp.	*Selenomonas spp.*
	L. buccalis	*S. artemidis*
	Porphyromonas spp.	*S. dianae*
	P. catoniae	*S. flueggei*
	P. endodontalis	*S. infelix*
	P. gingivalis	*S. noxia*
	Prevotella spp.	*S. sputigena*
	P. buccae	*Simonsiella spp.*
	P. buccalis	*Tannerella spp.*
	P. corporis	*T. forsythia*
	P. dentalis	*Treponema spp.*
	P. denticola	*T. amylovorum*
	P. enoeca	*T. denticola*
	P. intermedia	*T. macrodentium*
	P. loescheii	*T. maltophilum*
	P. melaninogenica	*T. oralis*
	P. nigrescens	*T. parvum*
	P. oralis	*T. skoliodontium*
	P. oris	*T. socranskii*
	P. oulora	*T. vincentii*
	P. pallens	*Wolinella spp.*
	P. tannerae	*W. succinogenes*
真菌（yeasts）	*Candida spp.*	*C. krusei*
	C. albicans	*C. parapsilosis*
	C. glabrata	*C. tropicalis*
	C. guilliermondi	
病毒（viruses）	*Bacteriophages*	*Herpesviridae*
	Myoviridae	*Herpes simplex*
	Podoviridae	*Papillomaviridae*
	Siphoviridae	*Papilloma viruses*
古菌（archaea）	*Methanobrevibacter spp.*	*Methanosarcina spp.*
	M. oralis	*M. mazei*
原虫（protozoa）	*Entamoeba spp.*	*Trichomonas spp.*
	E. gingivalis	*Trichomonas tenax*

（三）口腔环境变化对口腔微生物的影响

大部分微生物只生长于特定的口腔环境中，因此在某一口腔位点的微生物群和口腔其他位点的微生物群不仅整体组成和普遍性质不同，特有成员也不相同。位点特异性假说认为，决定口腔微生物组成最重要的因素即其所处的微生态环境，微生物被周围所处的口腔环境所限制。因此，口腔环境的改变对微生物的种类、数量和分布有着重要的影响，也影响着口腔微生态的平衡。

引起口腔环境改变的因素包括生理性因素和病理性因素。生理性因素包括由增龄性变化引起的口腔解剖结构及生理功能的改变，例如从新生儿的无牙颌到乳牙列、从乳牙列到混合牙列再到恒牙列，微生物在口腔中的生境发生了巨大的变化，微生物的组成和分布也明显改变；同时，宿主的免疫功能、激素水平等影响口腔生理功能的因素也可改变口腔环境。此外，口腔作为宿主与外界进行物质和能量交换的门户，宿主的饮食、口腔卫生习惯等因素同样会影响口腔环境。由生理性因素导致的口腔环境改变及微生态失衡是暂时的、可逆的。

病理性因素既包括口腔局部的病理性改变，如龋病、牙周病、牙外伤等，也包括可对口腔环境产生影响的全身性疾病，如糖尿病、干燥综合征等，以及医源性因素，如抗生素治疗、头颈部放化疗等。此外，宿主的不良饮食、口腔卫生习惯，如吸烟等，也可导致病理性改变。由病理性因素导致的微生态失调通常不可逆，某些情况下通过治疗可以恢复微生态平衡，例如对龋齿进行充填治疗。

（陈　峰　聂　杰　沈　嵩）

二、牙菌斑

牙菌斑是典型的口腔生物膜。所谓生物膜（biofilm）是指附着在一个物体表面的微生物群落。牙体组织表面附着的微生物群落就叫做牙菌斑（dental plaque），它是由细菌、细菌产物（如细胞外多糖）以及来自宿主的成分（如唾液蛋白）等构成的一层薄的、致密性膜状物，是细菌生存的微生态环境。生物膜中的微生物包裹于一定的三维空间结构基质中。牙菌斑由细胞和非细胞成分组成，其中80%为水分，20%为固体。牙菌斑不能用水冲洗的方式去除，它与唾液、龈沟液共同构成牙齿的微生态环境，成为口腔常见疾病龋病和牙周病的主要病因。口腔细菌几乎总是通过牙菌斑的形式对牙齿及牙周组织产生作用。

（一）牙菌斑的形成

牙菌斑的形成分为以下阶段：

1. 获得性膜的形成　刚刚清洁过的牙面在几秒钟内就会被唾液蛋白和糖蛋白附着，这层薄薄的唾液膜叫做获得性膜（acquired pellicle），其主要成分是唾液糖蛋白、磷蛋白和脂类，其中还包含葡聚糖，葡聚糖在细菌黏附中起重要作用。获得性膜具有扩散屏障和缓冲的作用，并在决定微生物聚集定植模式方面起着关键作用。

2. 细菌到达获得性膜和可逆性黏附　除少数几种能动菌以外，绝大多数细菌都是被动地由唾液带到牙齿表面并定植的。细菌到达获得性膜后产生相对较弱的理化力量，使细菌可逆性地保留在获得性膜附近。唾液的高离子强度增加了口腔细菌被可逆地保留在表面附近的可能性。

3. 先驱微生物定植和更持久的黏附（黏附素-受体相互作用）　在很短的时间内，这些微弱的物理化学相互作用可能变强，因为微生物细胞表面的分子（黏附素）与获得性膜的互补受体进行特定的、短程的相互作用。这些相互作用是高度特异性的，并发生在短距离内，使黏附更加持久。要做到这一点，必须去除相互作用表面之间的水膜。细胞疏水性和疏水的细胞表面成分的一个主要作用是它们对水膜的脱水作用，使表面更接近，从而短距离相互作用。无论是釉质还是牙骨质表面，最初定植的细菌具有高度选择性。几分钟内，表面就会出现球菌，这些先驱菌（pioneer colonizers）主要是链球菌，特别是缓症链球菌家族成员（例如血链球菌、口腔链球菌和缓症链球菌）。血链球菌和口腔链球菌产生一种免疫球蛋白A1（IgA1）蛋白酶，在生物膜形成的早期阶段有助于细菌存活和对抗宿主防御系统。

4. 共集聚/共黏附作用和微生物演替　随着时间的推移，菌斑微生物群变得更加多样化；最初链球菌为优势菌群，随后放线菌和其他革兰氏阳性杆菌比例增加。一些无法在获得性膜表面直接定植的细菌能够通过进一步的黏附素-受体相互作用（共集聚/共黏附）（coaggregation/coadhesion）附着到已经黏附上的先驱菌种上。

此外，先驱菌群落的新陈代谢改变了环境，使环境更适合一些挑剔细菌的生长。早期的定植菌对高氧化还原电位具有耐受性。奈瑟菌属（*Neisseria* spp.）等菌种可以消耗氧气，产生二氧化碳和代谢终产物。逐渐地，环境变得更有利于专性厌氧菌的生长。同样，先驱菌种的新陈代谢产物（如肽类）和发酵产物（乳酸、丁酸、醋酸盐）也可为其他菌种提供营养源。因此，在一系列复杂的相互作用下，菌斑微生物群的组成随着时间的推移而变化，变得更加多样化，这个过程被称为微生物演替。

5. 生物膜成熟和基质形成 菌斑生物膜的微生物多样性随着时间的推移而增加，这是微生物连续不断的演替和随后生长的结果。随着生物膜的成熟，菌斑内细菌的生长速度减慢。在菌斑形成的早期，平均倍增时间为 1～2 小时，几天后到 12～15 小时。混合生长的生物膜形成一种三维结构。

生物膜成熟的一个关键特征是形成聚合物的细胞外基质。在牙菌斑中，基质包括可溶和不溶性的葡聚糖、果聚糖、蛋白质和细胞外脱氧核糖核酸。葡聚糖由葡萄糖基转移酶合成，这些酶可以分泌并吸附到其他细菌或牙齿表面，部分形成获得性膜并保持功能，进一步促进基质的形成。

6. 细菌从菌斑表面脱落 菌斑成熟后，剪切力可以去除口腔表面的微生物，但也有些细菌可以主动地将自己从生物膜中分离出来，到其他地方繁殖。其中变异链球菌可以合成一种酶，这种酶可以裂解其自身细胞表面蛋白质，从而使其从单种生物膜中分离出来。

（二）菌斑液

20 世纪 60 年代中期，Jenkins 提出了菌斑液的概念并分析了菌斑液成分，认为菌斑液是菌斑微生态体系中物质转运和生化反应的场所。菌斑液是菌斑的细胞外液，是直接与牙齿表面接触的液体环境。菌斑液的成分含有细菌代谢的产物，也反映着菌斑与唾液之间的物质交换，可由此推测牙齿的脱矿与再矿化、结石的形成与溶解。

Margolis 等学者在 20 世纪 80 年代分析了菌斑液的成分。菌斑液中主要是无机离子、有机酸和蛋白质，不同于唾液、血清和龈沟液。许多来自于细菌和宿主的酶类也可以在菌斑液中检测到。宿主特异性防御因子也可以在菌斑液中检出；氟元素可结合在菌斑成分中，在菌斑液中也含有游离氟。当细菌发酵糖产酸，导致菌斑液 pH 下降时，结合氟会释放出来使菌斑液中氟浓度增加。

1. 无机离子 菌斑液中的无机离子浓度一般高于唾液，主要含有钙、无机磷酸、钠、钾、镁、铵、氯、氟等。

2. 有机酸 主要有乙酸、丙酸、甲酸、丁酸、乳酸、琥珀酸和丙酮酸。各种有机酸促使牙体硬组织脱矿的能力不同，根据有机酸的解离常数（pK_a）可分为高 pK_a 酸和低 pK_a 酸。乳酸、甲酸和丙酮酸为低 pK_a 酸，易使牙齿脱矿，致龋力强；乙酸、丙酸、丁酸和琥珀酸为高 pK_a 酸，可吸收低 pK_a 酸解离出的氢离子，缓冲低 pK_a 酸的产物。

3. 蛋白质 主要为白蛋白，另外还含有免疫球蛋白 IgG、IgA、IgM，补体 C_3，乳铁蛋白，与糖代谢有关的各种酶，以及多种氨基酸。菌斑液的蛋白质含量高于唾液，其中白蛋白、乳铁蛋白、溶菌酶、IgG 和补体的浓度都高于唾液。有研究报道，菌斑细胞外液中氨基酸浓度是细胞内的 4 倍，较高浓度的氨基酸对菌斑代谢起积极的作用，但对菌斑液的缓冲作用不大。

（二）菌斑液与龋病的关系

1. 菌斑 pH 和有机酸 20 世纪 40 年代，Stephan 通过研究牙面集合菌斑产酸，发现菌斑代谢糖后，其 pH 常迅速下降，而后缓慢回升，于是将菌斑 pH 随时间变化的情况绘成曲线，被称为 Stephan 曲线，如图 3-2 所示。Stephan 曲线可以分为 4 个阶段：静息期，为牙菌斑未暴露于糖中 12 小时或更长时间的 pH（A）；在糖摄取后，初始 pH 在 10 分钟内迅速下降（B）；

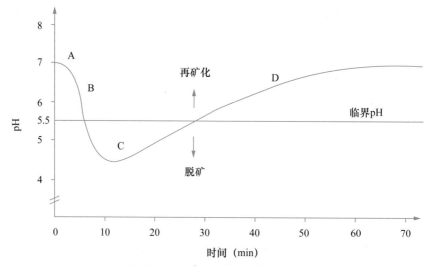

图 3-2　摄糖后菌斑内 pH 的变化（Stephan 曲线模式图）

pH 低于"临界 pH"的时间（C）；经唾液缓冲，30 分钟左右 pH 恢复到临界 pH 以上（D）。菌斑 pH 下降至临界 pH 5.5（critical pH）以下则釉质可能溶解，形成龋齿。每个阶段代表菌斑内的生理反应，并显示与龋齿发病机制的可能相关性。

　　Stephan 曲线自提出以来被学术界广为接受，在 20 世纪 80 年代到 90 年代成为研究热点。产酸成为公认导致釉质溶解的原因，许多研究聚焦于菌斑产酸。其中研究发现，静止菌斑的菌斑液中有机酸主要以乙酸等高 pKa 酸为主，受到糖攻击后菌斑液中的有机酸水平升高，构成发生变化，以乳酸为主的低 pKa 酸水平迅速上升，乳酸的变化可能是引起 pH 变化的主要原因。有机酸在牙面堆积的同时也向外扩散，唾液的冲刷和缓冲力在有机酸的转运中起重要作用。

　　但近年来随着研究的深入，特别是研究手段的进步，有学者发现菌斑液 pH 常常发生波动，在整个菌斑中可能存在多个 pH 共存的情况。基于此现象，2013 年 Bowen 提出菌斑 pH 作为单一的指标，并不能反映菌斑的致龋能力。同时也有学者发现，即使漱糖后菌斑 pH 下降，菌斑内产生的酸也可能被同期产生的碱性物质所中和，从而不能导致釉质的脱矿。另有研究表明，与龋活跃者相比，无龋者菌斑液中尿素酶活性较高；而且无龋患者的唾液中低分子量肽类水平增加，这些肽类可以被快速代谢形成氨。另外一种情况是即使某种情况下菌斑液内 pH 没有明显下降，但促使菌斑内产生了较多的葡聚糖和果聚糖，而这两种糖可以阻止菌斑内酸的扩散，由此所导致的酸滞留也可以引起牙面脱矿，从而诱发龋病。除了酸之外，菌斑内还有许多因素决定釉质是否发生脱矿，比如菌斑液中钙、磷和氟也是主要决定因素。

　　摄入蔗糖后，菌斑内的细菌生理活性增强，可以在 pH 不低于临界 pH 的情况下抑制或者增强其致龋性。特别是"临界 pH"是在唾液环境中测定的釉质开始溶解的 pH，而不是在菌斑液环境下，所以并不能反映菌斑液中釉质何时开始发生脱矿。

　　因此，以往的研究多数集中在菌斑产酸方面，特别是关注"临界 pH"，分散了人们对龋齿在生物学其他方面的更多关注。对菌斑内复杂的生理过程，如产碱等其他方面的研究非常少见。龋病是一种发生在本质上惰性表面的生物过程，从牙釉质表面到细菌和基质的表面，牙菌斑中所发生的多种相互作用都需要进行更深入的研究。

　　2. 菌斑内矿物质的交换　菌斑液内的矿物质转换一般认为主要是牙齿表面釉质与菌斑液之间钙、磷、氟的交换。菌斑液作为菌斑的液体成分，一方面与菌斑的固相平衡，另一方面与牙齿的矿物质平衡。菌斑液内的矿物质含量在不同 pH 下发生变化，与牙齿的脱矿、再矿化有密切关系。

一般情况下，菌斑液中的矿物离子对牙面来说是过饱和的，菌斑液中的钙、磷、氟离子有向牙面沉积的倾向（再矿化）。糖代谢后，菌斑液的 pH 迅速下降，在没有及时足够中和的情况下，菌斑液中的矿物离子对牙面而言可能呈现出不饱和的状态，这使得牙齿中的矿物盐溶解、釉质脱矿。如果这种情况持续存在，不能逆转，则釉质持续脱矿形成龋。

菌斑可摄取并蓄积外源性氟，被认为是口腔内氟的重要储库。菌斑的氟水平受饮水、食物、外源性给氟等因素的影响。目前的研究已经证实氟可通过抑制细菌代谢和增加釉质抗酸性，达到防龋的目的。

总之，近 20 年来，学术界对于菌斑液成分和龋病关系的研究未见新的进展。菌斑液作为菌斑的液体成分，在龋病发病中的作用有待进一步的研究。

（郑春艳　董艳梅）

第三节　龋病、牙髓病的微生物感染
Bacterial Infections of Dental Caries and Pulpal Disease

一、致龋微生物

龋病（dental caries）是以细菌为病原体，多种因素参与，发生在牙齿硬组织的慢性、进行性、破坏性疾病。龋病是一种细菌感染性疾病，没有细菌的参与就不会发生龋齿。细菌是以菌斑为介导发挥作用而导致龋齿发生的。

健康的人类口腔中定植着种类众多的微生物，包括细菌、真菌、病毒、古菌甚至原虫，其中细菌是主体。人类口腔中大约有 700 种口腔细菌，其中 50% 的细菌目前不能通过培养的方法得到，有些细菌仅通过分子生物学的技术发现。在这众多的口腔微生物中，不是所有的细菌都能导致龋齿的发生，变异链球菌是主要的致龋菌。致龋菌有一些共同的生物学特点。

（一）致龋微生物的特性

1. 黏附能力　细菌对牙面的黏附是细菌在口腔中定植、致龋的先决条件，只有那些能黏附于牙面并且能耐受持续的唾液冲刷，以及颊、舌运动带来的机械压力的细菌才有可能适应环境，长期存活于口腔中，才有致龋的可能。细菌对牙面的黏附为致龋创造了条件。

2. 产酸和耐酸能力　细菌发酵碳水化合物产酸是牙齿脱矿的直接原因，细菌的产酸性与其致龋性密切相关。致龋菌有高亲和力的糖转运系统、高效的糖酵解系统，能迅速地将糖转运入细胞内，迅速产酸，溶解牙齿硬组织。

耐酸性是指细菌能在酸性环境中生长和代谢的能力。耐酸能力决定了细菌在逐渐酸化的菌斑中是否能继续生存和代谢，不能耐受这种低 pH 环境的细菌会被淘汰。只有少数耐酸的细菌能够在低 pH 环境中生存，并继续代谢碳水化合物产酸，使菌斑内的 pH 继续下降。

3. 合成细胞内多糖和细胞外多糖的能力　细菌合成细胞内、外多糖的能力与其致龋性密切相关，细菌合成多糖的能力依赖其内在的酶系统。

在外源性糖供应充足时，致龋菌可以用从外界摄取的糖合成细胞内多糖作为能量储存，在外源性糖供应不足的时候，细菌可以将细胞内多糖作为营养物质继续代谢产酸。

致龋菌可以通过糖基转移酶的作用合成细胞外多糖。不可溶性细胞外多糖是菌斑基质的重要组成成分，在细菌的黏附和细菌间的相互聚集方面起重要作用。不可溶性细胞外多糖还可阻止菌斑细菌产生的酸性代谢产物向菌斑外扩散，有利于维持菌斑的低 pH 环境，使牙齿硬组织脱矿。可溶性细胞外多糖可作为能量储存，在外源性糖供应不足的时候为细菌提供能量。

（二）龋齿各部位的主要致龋微生物

在牙面不同部位的龋损中，微生物的组成是不同的，这是由口腔微生物自身的特性和牙面不同部位局部微生态环境的特点所决定的。

1. 与釉质龋有关的微生物

（1）光滑面龋的致龋菌：牙齿颊、舌侧的光滑面容易清洁，不易患龋。研究发现，与周围健康釉质相比，光滑面白垩斑的菌斑含有更高比例的变异链球菌族（mutans streptococci）链球菌。

（2）窝沟龋的致龋菌：窝沟是牙列中最易患龋的部位，而且患龋后发展迅速。

大量的研究显示变异链球菌族链球菌和窝沟龋密切相关，在龋损部位变异链球菌的水平明显升高。一些纵向研究证实变异链球菌族链球菌与窝沟龋的开始强相关。但变异链球菌与窝沟龋的这种相关性不是绝对的，研究显示在一些没有变异链球菌的位点依然可以发生龋齿，而一些有大量变异链球菌存在的窝沟并未发生龋坏。

在窝沟龋损部位，乳杆菌（*Lactobacillus* spp.）的数量显著增加，一般认为乳杆菌与龋损的形成有关。

随着微生物研究技术的进步，更多的微生物被证实与窝沟龋相关，如双歧杆菌（*Bifidobacterium* spp.）可以从咬合面的龋损处分离出来。

（3）邻面龋的致龋菌：早期的横断面研究证实，变异链球菌的增多和龋损的发展呈正相关。有限的纵向研究的结果显示，一些位点脱矿前变异链球菌数量增加，但同时也发现一些没有检出变异链球菌的位点依然发生龋坏，还有一些位点虽然检出较多数量的变异链球菌，却没有任何龋损发生。这一现象提示，菌丛细菌的组成随着龋损的进展发生了变化。

分子生物学技术在龋病微生物研究中的应用克服了传统培养方法的局限性。一些应用了新的研究手段的研究发现除变异链球菌、乳杆菌外，有更多的微生物或和龋病相关，如双歧杆菌、放线菌（*Actinomyces* spp.）等。

（4）猛性龋（rampant caries）的致龋菌：猛性龋是一种特殊类型的急性龋，在成人中多见于接受头颈部放射治疗的患者或舍格林综合征引起的口干症患者。纵向研究显示，正在进行头颈部放射治疗的患者，其菌斑和唾液中变异链球菌族链球菌和乳杆菌的数量及比例都明显增加。而与正常釉质相关的其他细菌，如血链球菌（*S. sanguisis*）、奈瑟菌（*Neisseria* spp.）以及革兰氏厌氧菌则减少。

2. 与根面龋有关的微生物　根面龋是发生在暴露的牙根面上的龋。各种原因引起的牙龈退缩都可以导致牙根暴露于口腔中。牙根面的牙骨质与牙釉质不同，含有更多的有机质。根面龋的菌群有其特点。

早期的动物实验和人类流行病学研究都证实放线菌（*Actinomyces* spp.）在根面龋中发挥着重要作用。随后的一项纵向研究显示变异链球菌族链球菌和乳杆菌与根面龋密切相关，变异链球菌族链球菌和乳杆菌在牙根面的存在对后续龋损的发展有预测作用。变异链球菌族链球菌和乳杆菌分离率高的根面发生根面龋的概率高。

近年来采用了更加精细的研究方法，发现根面龋的微生物种类非常多样，放线菌是优势菌，厌氧的革兰氏阴性菌如普雷沃菌（*Prevotella* spp.）、二氧化碳嗜纤维菌（*Capnocytophaga* spp.）的检出率也较高。这些革兰氏阴性菌的作用非常重要，它们与牙骨质和牙本质中的胶原成分的降解有关。

3. 与牙本质龋有关的微生物　牙本质龋指龋损发展到牙本质的龋。牙本质龋损内的微生物种类很多，有大量的革兰氏阳性菌和革兰氏阴性菌，优势菌包括放线菌、双歧杆菌、变异链球菌（*S. mutans*）、乳杆菌、普雷沃菌等。牙本质龋损中的这些微生物不仅包含大量的产酸、耐酸菌，还包含各种能够降解蛋白质、溶解胶原、使牙本质降解的菌。

（张 杰）

二、牙髓根尖周病的病原微生物

牙髓根尖周病是由多种微生物混合感染引起的疾病，其中细菌占主导地位，真菌和病毒也与疾病相关。微生物引起疾病的能力称为致病性（pathogenicity），微生物的毒力（virulence）是指其致病性的程度，而毒力因子（virulence factor）是指与微生物致病性相关的因素，包括其分泌物、代谢产物、细胞构成成分及其生物学特性。牙髓根尖周病中的细菌来源于正常口腔菌群，在疾病状态下细菌一旦进入牙髓腔，就会成为机会致病菌，引起牙髓的炎症，进而导致牙髓坏死和根尖周病变。宿主的免疫炎症反应在其中发挥着重要作用。

由于生存环境的不同，牙髓、根尖周病变部位定植的细菌种类与牙齿表面以及龋坏组织中的明显不同，影响因素包括氧张力、营养物质以及细菌间的相互作用，温度和pH等也对细菌的定植产生影响。髓腔内细菌的营养有四大来源：①从冠方渗入根管内的唾液成分；②牙髓组织；③从根尖孔或侧支根管渗入根管内的组织液；④其他细菌的代谢产物。患牙的氧张力在根管冠方高，在根尖部低；在生活牙髓高，在坏死牙髓低。因此，牙髓炎感染微生物以兼性厌氧菌为主；随着细菌增殖以及牙髓损伤导致的血运减少，根管内逐渐变为厌氧环境，有利于专性厌氧菌的生长；当牙髓坏死或根管治疗后，血氧供应中断，随着时间推移，厌氧菌将占主导地位。

（一）牙髓和髓腔的感染

1. 生活牙髓对细菌的抵抗 牙髓组织具有血运，因而存在宿主防御机制。牙髓免疫炎症反应以局灶性慢性炎症细胞聚集为特征，最初由成牙本质细胞介导固有免疫应答，之后由牙髓组织中的树突状细胞在成牙本质细胞层聚集，发挥抗原呈递作用，介导适应性免疫应答。伴随着免疫炎症反应，机体可以中和清除抗原和异物、杀伤细菌，同时牙髓组织也会发生不同程度的损伤。

龋病是牙髓感染的主要病因。对于生活牙髓，进入髓腔的细菌产物和少量细菌可被迅速清除，不足以诱导明显的炎症反应，牙髓的损伤可以修复。当病变进展，细菌进入牙髓组织或有害刺激持续、加重，会引起牙髓不可逆的损伤。此外，如果牙髓已经受损，防御机制减弱，则即使是少量的有害刺激，也可能引发感染。

当细菌位于龋损深层的牙本质小管内且不与牙髓直接接触时，可通过其代谢产物或被细菌溶解的牙本质成分损伤牙髓细胞，诱发牙髓组织产生局部炎症反应的。与此同时，牙本质和牙本质液的缓冲能力会减弱这些有害影响。当龋损终止或有害刺激被去除后，牙髓的损伤可得以修复。这种牙髓的保护作用会随着剩余牙本质厚度的减小而显著减弱。随着牙本质小管中的细菌不断分裂增殖、充满牙本质小管并不断向牙髓方向挤压，其最终进入髓腔。炎症状态下的牙髓组织中感染的微生物以革兰氏阴性菌为主。初期的病原菌构成和龋坏组织深层的细菌类似，兼性厌氧菌如乳杆菌、双歧杆菌、链球菌、丙酸杆菌和放线菌等占优势。随着感染向髓腔和根管深部进展，厌氧菌如普雷沃菌、卟啉单胞菌、真杆菌和消化链球菌等比例升高。如果患牙髓腔开放并暴露于口腔，那么更多的口腔常驻细菌及真菌均可在牙髓组织中检出。

2. 牙髓坏死后髓腔的感染 当牙髓组织坏死后，血运中断，无法诱导免疫炎症反应，而根尖周组织防御能力难以进入根管系统，因此失去了宿主的防御保护作用；同时，根管内营养、温度适宜，且根管壁表面粗糙，有利于细菌的定植和复杂群落的形成。细菌通过牙体途径、牙周逆向途径以及血行摄菌作用定植在髓腔内，牙髓腔呈严重感染状态，这种根管称为感染根管。感染根管通常是多种细菌的混合感染，以厌氧菌为主，包括卟啉单胞菌、普雷沃菌、梭形杆菌、消化链球菌、放线菌、真杆菌、韦荣球菌等。在封闭的原发感染根管内，专性厌氧菌检出率高，常见优势菌包括卟啉单胞菌和普雷沃菌，其中牙髓卟啉单胞菌几乎只在感染根管内出现，被认为是感染根管的特有病原菌。在开放的根管和牙髓治疗失败的继发感染根管中，兼性厌氧菌和革兰氏阳性菌占主导地位，如口腔链球菌群、粪肠球菌。粪肠球菌在原发和继发的感染根管中均能检出，但后者更为多见，被认为是根管持续感染和再感染的一种重要的标志性细菌。

3. 经治根管的顽固感染   经过牙髓治疗的患牙去除了牙髓，髓腔缺乏宿主防御能力，可能发生微生物的再次感染，包括继发性根管感染（secondary endodontic infections）和持续性根管感染（persistent endodontic infections）。继发性根管感染是由治疗后微生物再次进入根管系统引起的。在治疗期间、诊间甚至在根管封闭后，都有可能发生微生物渗入根管系统，所涉及的微生物可能是口腔常驻菌或是来源于其他部位的细菌。持续性感染是由于根管内的微生物能够抵抗清创操作，或隐藏于清创操作不能抵达的部位，在适宜的条件下复苏、增殖，引发新一轮的感染，所涉及的微生物来源于原发性或继发性感染的残余。微生物在适应了新的环境后生长并发挥致病作用，引起继发性和持续性根管感染，属于顽固感染，在临床上多为根管治疗失败的主要原因。

经过根管治疗的患牙，根管内的细菌种类减少，革兰氏阳性菌有更高的检出率，以厌氧菌和兼性厌氧菌为主，如乳杆菌、消化链球菌、梭杆菌，而在原发性感染中常见的革兰氏阴性菌则明显减少。研究表明，经过完善根管治疗后的患牙，其根管内细菌种类由治疗前的 $10 \sim 20$ 种减少到 $1 \sim 5$ 种。在根管治疗失败的患牙根管中，细菌种类与治疗前相似，但优势菌为革兰氏阳性兼性厌氧菌，其中粪肠球菌具有较高的检出率，是诱发持续性根尖周炎的重要微生物之一。此外，链球菌、放线菌、丙酸杆菌、真菌（如白念珠菌）也与根管治疗失败相关。

（二）根尖周组织的微生物感染

引发感染的微生物主要来自于感染的根管系统，细菌是主要致病微生物，牙髓的原发性、继发性以及持续性感染均可引起根尖周病变。感染根管内的细菌在出根尖孔之前便可通过分泌物、代谢产物、细胞结构等直接损伤组织，而引起根尖周病变的主要机制是细菌间接诱导免疫炎症反应导致组织破坏。然而，感染根管内大多数细菌难以在根尖周组织的宿主免疫防御下生存，只有极少种类的细菌或菌株可以在根尖周组织存活并诱发感染。根尖周病变类型与微生物的检出密切相关。

一般认为，根尖周肉芽肿是无菌的环境。肉芽肿不是细菌生存的地方，而是宿主抵抗和清除来自根管内细菌毒力因子的场所，但不能消除根管内的感染物。肉芽组织中含有大量慢性炎症细胞和成纤维细胞。慢性炎症细胞可消灭侵入根尖周组织的细菌和毒素，成纤维细胞则可增殖形成纤维组织，并以纤维被膜的方式包绕病变区域。最近的研究表明，少数肉芽肿内也可检测到细菌，如放线菌、蛛网菌等。

在根尖周脓肿中，研究发现存在微生物侵入，形成多种微生物的混合感染。根尖周脓肿内可分离、培养出多种细菌，以兼性厌氧菌和专性厌氧菌为主，消化球菌、消化链球菌、米勒链球菌、口腔类杆菌、卟啉单胞菌、普雷沃菌和梭形杆菌等检出率较高。慢性根尖周脓肿中的细菌种类与急性根尖周脓肿相似，细菌数量较少；伴有窦道的慢性根尖周脓肿常有外源性细菌（如葡萄球菌）侵入，造成继发感染。此外，真菌（白念珠菌）、古菌、螺旋体（口腔密螺旋体）和病毒（疱疹病毒）等也可从根尖周脓肿中检出，它们可以单独致病，也可以与其他微生物协同参与疾病的发生。

（三）感染中的生物膜

细菌在根管中有 3 种存在形式：①悬浮生存在根管中空的空间内，分布在主根管、侧支根管、副根管、交通支、峡部、根尖三角区的根尖分歧等隐蔽部位；②形成生物膜黏附在根管壁表面；③侵入生物膜下方的根管壁牙本质小管，深度可达 200 ～ 500 μm。其中，生物膜是主要的致病形式。生物膜（biofilm）包含多种微生物聚集形成的群落，其特征是细菌被细胞外基质包裹并牢固地附着在表面，细菌群落间被水通道分隔并通过水通道进行物质交换。相较于单一菌种，在此微生态环境中的细菌产生更强的集群效果和致病性，发挥出更强的毒力和耐药性。微生物形成生物膜的能力也是其毒力因子之一。

1. 生物膜的功能　生物膜并不是微生物的简单随机组合，而是不同微生物有组织地聚集而成，并作为一个整体展现出独特的生存方式和生理功能。生物膜可以增强微生物对不同生长环境的适应性，提高代谢的多样性和效率，增强微生物间的基因交换和通信，以及抵抗外部因素（如宿主防御、抗菌剂和环境压力等）的威胁，在临床上表现为增强了微生物的致病性。研究显示，生物膜内的微生物对抗菌剂的抵抗能力是浮游状态微生物的 100 ～ 1000 倍；根尖周感染中，生物膜中的细菌可以抵抗中性粒细胞和巨噬细胞的吞噬；牙髓脓肿中的一些微生物如果单独存在，其致病性低、不能诱发病变，而形成生物膜后便可引发病变。

2. 生物膜的类型　髓腔和根尖周组织感染状态下的生物膜按定植部位可以分为根管壁生物膜、根面生物膜、根尖周生物膜和生物材料表面的生物膜。

（1）根管壁生物膜：是由根管内的球菌、杆菌和丝状菌以及细胞外基质等组成的一种结构松散的微生物群落，黏附在牙本质壁上。不同菌种所占的比例和细菌的数量会随着生物膜的逐渐成熟而发生改变。

（2）根面生物膜：是由从根管内扩散到根尖周组织中的微生物黏附在牙根表面形成的。常见细菌为球菌、短杆菌和丝状菌。因为生物膜位于牙根表面，常规根管治疗操作难以到达该部位，这类感染不易得到控制，常需要通过根尖手术来彻底清除感染。

（3）根尖周生物膜：是在患牙根尖周区域生长的生物膜。构成生物膜的微生物来源于根管，但只有少数可以在根尖周病变组织中存活并引起组织感染。在牙髓治疗失败的无症状根尖周病损中，可检出放线菌和丙酸杆菌。其中放线菌的存在可能有利于细菌积聚形成生物膜结构，从而抵抗机体的免疫防御机制。

（4）生物材料表面的生物膜：是微生物黏附于人工生物材料表面形成的生物膜，葡萄球菌、肠球菌、链球菌、假单胞菌和真菌是其中的常见微生物。该种生物膜可位于根管内或根管外，取决于材料是否超出根尖孔，而位于根管外的生物膜可能与持续性根尖周炎密切相关。

（聂　杰　岳　林）

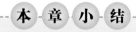

本 章 小 结

1. 唾液成分复杂多样，在口腔中发挥润滑、酸碱缓冲、辅助消化、矿化、保护口腔黏膜微生物稳态等重要作用。

2. 口腔微生态的平衡在维持口腔健康中发挥重要作用，若致病因子导致口腔微生态长期失调，便会引起多种口腔疾病。随着生物学新技术和新方法的发展，人们对口腔微生态的认识也更加深入，实现了从单一微生物到微生物群、从可培养到不可培养的跨越。

3. 牙菌斑是典型的口腔生物膜，是龋病的致龋微生态环境。其形成和结构，以及菌斑液的成分和所发挥的作用，均与龋病发生、发展密切相关。菌斑液是菌斑的液体环境，是细菌代谢产生的有机酸贮留的场所。漱糖后菌斑内 pH 变化形成的 Stephan 曲线显示出酸在菌斑液中产生、向外扩散以及被唾液缓冲的过程。

4. 龋病是一种细菌感染性疾病，致龋菌有独特的生物学特性，包括能黏附定植于牙面，迅速将糖转运入细胞内，有一定的产酸、耐酸能力及合成细胞内、外多糖的能力。发生在牙齿不同部位龋损中的主要致龋菌并不相同，但优势菌都是产酸、耐酸菌。

5. 牙髓根尖周病是由多种微生物混合感染引起的疾病。龋病是牙髓根尖周感染微生物的主要来源，细菌是主要致病微生物，且主要以生物膜的形式存在。细菌可以直接通过其分泌物、代谢产物、细胞结构等损伤组织，也可间接诱导牙髓根尖周的免疫炎症反应引起组织破坏。从生活牙髓到坏死牙髓、从牙髓冠方到根管深部、从根管内到根尖周，不同状态下的氧张力、营养物质、宿主防御能力等均不相同，从而导致细菌种类的差异。

（郑春艳　陈　峰　聂　杰　张　杰　岳　林）

第四章　口腔检查与患者管理

Oral Examination and Patient Administration

第一节　口腔检查和诊断的方法
Methods of Oral Examination and Diagnosis

一、病史采集

病史采集是医患交流和对疾病做出诊断的第一步，也是十分重要的一步。医师一般采取问诊的方式，了解疾病的发生、进展、治疗经过以及患者的全身状况。问诊方式应简洁、全面、有序，问诊医生要仔细、耐心。

病史采集的内容包括患者的主诉、口腔病史、全身病史以及患者的一般资料。

（一）一般资料

一般资料包括患者姓名、性别、年龄、民族、职业、出生地、家庭住址和联系方式。一般在病历的开头印有此栏目，由患者或患者家属填写。

（二）主诉

主诉指患者前来就诊要解除的主要痛苦。主诉的记录要求完整、简洁，应包括患者就诊时主要不适的症状、发生部位及持续时间。

主诉＝主要症状＋发生部位＋持续时间

（三）口腔病史

口腔病史包括现病史和既往史。

1. 现病史　现病史的问诊应围绕患者的主诉进行，应仔细询问主诉的主要症状，发生部位，发病时间，诱发、加重及缓解因素，治疗过程及目前情况。牙痛是牙体牙髓病患者就诊最常见的原因，问诊内容可围绕疼痛从以下几方面进行。

（1）疼痛的部位：可问患者哪里疼？可否指出疼痛的部位或范围？牙体牙髓病引起的牙痛可呈现为局限性疼痛或放散性疼痛。局限性疼痛指疼痛仅局限于患牙，患者能明确指出疼痛的部位。放散性疼痛指患牙产生的疼痛可向一定区域放散，患者难以指出痛牙所在，仅能指出疼痛的区域，如左侧或右侧。

（2）疼痛的方式：可问患者怎么疼？牙体牙髓病引起患牙疼痛的方式常为自发痛或激发痛。自发痛是指患牙未受到外界刺激而发生的疼痛，常在咀嚼器官处于静止状态下发生。激发痛是指患牙在受到某种刺激如冷、热、咀嚼等时才发生疼痛，患者常能说出疼痛的明显诱因。

（3）疼痛的性质、程度：可询问患者疼痛是锐痛、剧痛、跳痛，还是钝痛、隐痛、胀痛。一般急性炎症时患牙常表现为剧烈的锐痛，急性化脓性炎症时表现为跳痛；慢性炎症时多表现为钝痛、隐痛或胀痛，有时仅有不适感。

（4）疼痛的发作时间和频率：应询问患者疼痛发生的时间，如是白天痛还是夜间痛，以及疼痛的频率，如是持续性疼痛还是间断性疼痛，每次疼痛和间隔的时间，等等。

（5）治疗对疼痛的影响：应询问是否已经接受治疗以及前次治疗的效果如何，以对病情做出进一步的判断，并制订有效、合理的治疗计划。

2. 既往史 是指与现有口腔疾病有关的既往疾病史和治疗史。

（四）全身病史

应仔细询问患者的全身病史。患者的健康状况常常影响到治疗时药物的选择和治疗方法的选择。全身病史的询问应包括传染病史、系统性疾病史、过敏史、用药史以及精神和心理疾病等病史。

1. 传染病史 许多传染性疾病如艾滋病、肝炎、结核等，均可经血液、唾液或呼吸道传播，口腔治疗无疑也会成为这些疾病的传播途径，因此治疗中感染的控制非常重要。治疗时应做到：

（1）及早了解患者的患病情况，以便采取防护措施。

（2）由于许多传染病早期无明显症状，因此对这些疾病的预防控制应成为常规，以避免在不知情时发生交叉感染。

2. 系统性疾病史 治疗前应充分了解患者的系统性疾病史，以便有针对性地采取预防措施，防止因口腔治疗引发或加重患者原有的系统性疾病。应询问患者是否患有以下疾病：

（1）高血压：对于有高血压病史的患者应了解其日常血压和用药情况，同时测定并记录其就诊当日的血压，如收缩压＞ 180 mmHg 和（或）舒张压＞ 100 mmHg，应推迟常规的牙科治疗，待血压控制后再进行。

（2）先天性心脏病和免疫系统疾病：患有先天性心脏病、心脏瓣膜手术术后，以及患有免疫系统疾病如风湿热的患者，在进行口腔治疗前后应预防性使用抗生素，以防治疗时口腔黏膜破损使细菌进入血液，引起细菌性心内膜炎。

（3）糖尿病：糖尿病患者的机体抗感染能力下降，病变愈合能力降低。治疗中应重视感染的控制，并对创伤愈合的程度有充分的估计。

（4）出血性疾病：对于有出血性疾病的患者，为避免治疗造成出血不止，在手术和拔牙时应给予凝血药物。

（5）癌症：应考虑癌症患者的身体和生存状况，选择合理的治疗方法。

3. 过敏史和用药史 在治疗前应询问患者的过敏史和用药史，避免选择引起患者过敏的药物和材料以及与患者目前用药有拮抗作用的药物。

4. 精神和心理疾病史 应了解患者的精神和心理疾病史，或观察患者的精神和心理状况。患者已有的精神心理问题常会增加治疗中医患沟通的难度，医师应有充分的思想准备，避免刺激患者，必要时应提请相关学科会诊。

二、口腔检查

（一）口腔检查的准备

口腔检查常备的器械包括口镜、探针、镊子和牙周探针，有些特殊检查还需要专门的器械和仪器，如做牙髓活力测试需要牙髓电活力测定仪。牙线可帮助检查充填体邻面的悬突、邻面接触关系和侧𬌗的早接触等。

检查时应调节好牙科综合治疗台的椅位和灯光，保证光线充足和视野良好。

口腔检查时患者的口腔应清洁。如患者口内软垢或牙石过多，可用 3% 的 H_2O_2 溶液含漱或擦洗口腔，或要求患者刷牙或洁治后再行口腔检查。

检查时应注意避免交叉感染。所有的器械均应经灭菌消毒，医师应洗手后戴手套、口罩和面 / 眼罩等进行防护。

（二）口腔检查的方法

1. 一般检查　口腔一般检查包括问诊、视诊、探诊、叩诊、扪诊、咬诊和牙齿松动度的检查。应首先检查主诉部位，因为这是患者最关心的部位。然后再按一定顺序，如从右上颌磨牙→左上颌磨牙→左下颌磨牙→右下颌磨牙依次进行，以免遗漏。

（1）视诊（visual examination）：视诊的内容包括患者的全身健康状况、口腔颌面部和软组织情况、牙齿和牙列情况等。

1）全身健康状况：观察患者的全身健康和精神健康状况。

2）颌面部情况：①观察患者颌面部发育是否正常；②观察患者双侧颌面部是否对称，有无肿胀、肿物及窦道等。

3）口腔软组织：①观察与牙体牙髓疾病相关的牙龈表征，如牙龈是否充血，有无肿胀以及肿胀的程度和范围，是否存在窦道；②观察其他各个部位口腔黏膜的色泽是否正常，有无水肿、溃疡、肿物等。

4）牙齿和牙列：①观察牙齿的颜色、形态和质地变化，如龋损、着色、缺损、畸形、隐裂以及磨耗等；②观察牙齿排列、数目是否正常，牙列是否完整，有无缺失牙；③观察口腔中修复体的情况，如修复体是否完整、边缘是否密合等。

（2）探诊（exploration）：通过使用探针检查牙体组织的缺失、牙周袋有无，以及瘘管等病变的部位、范围和感觉。

探诊可检查：①龋或缺损的部位、深浅、质地，是否敏感及露髓；②充填体边缘的密合程度，有无继发龋及悬突；③牙本质敏感的确切部位和敏感程度；④用牙周探针探测牙周袋的深度、龈下牙石的部位及数量；⑤探查窦道的方向。

探诊时动作要轻巧、有支点，方可感觉灵敏，并减轻患者的痛苦。不可用力探入深龋近髓或可疑露髓处，以免引起患者不必要的剧烈疼痛。

（3）叩诊（percussion）：用金属手持器械的平端（如口镜或充填器的柄端）垂直或水平叩击牙冠部，以检查牙根尖部和牙周膜的健康状况。叩诊时应先叩正常牙作为对照，再叩诊患牙。叩诊的力量宜先轻后重，一般以叩诊正常牙不引起疼痛的力量为适宜力量。依据患牙在叩诊时发出的声音和是否疼痛以及疼痛的程度，来判定根尖部和牙周膜的健康状况及炎症程度。叩诊的结果可记录为叩音清、叩音浊；叩痛分为五级，记录如下。

- 叩痛（－）：用适宜力量叩诊患牙反应同正常牙。
- 叩痛（±）：用适宜力量叩诊患牙感觉不适。
- 叩痛（＋）：重于适宜力量叩诊，引起患牙轻痛。
- 叩痛（＋＋＋）：轻于适宜力量叩诊，引起患牙剧烈疼痛。
- 叩痛（＋＋）：患牙的叩痛反应介于叩痛（＋）和叩痛（＋＋＋）之间。

（4）扪诊（palpation）：医师用手指触扪可疑病变部位，了解病变部位、范围，有无扪痛，有无波动感等。牙体牙髓病检查时常进行根尖周组织的扪诊，以检查根尖周组织是否存在炎症和𬌗创伤。

1）检查根尖部：检查时多用示指先扣压正常牙的根尖部，再扣压可疑患牙的根尖部，如有压痛则提示根尖周组织有炎症存在。若根尖周已形成脓肿，将手指轻放在患牙的根尖部可扪及波动感。

2）检查𬌗创伤：将示指横放在可疑患牙与正常邻牙的牙颈部与牙龈交界处，指示患者做正中、侧方和前伸咬合运动，如手指感到患牙根动度异常则提示可能存在𬌗创伤。

（5）咬诊（biting test）：通过让可疑患牙进行咬合，检查根尖牙周膜是否存在炎症、创伤、牙齿的咬合接触关系，以及𬌗干扰和早接触点的部位。

咬诊检查有 3 种方法：

1）空咬法：指示患者咬紧上下牙或做各种咀嚼运动，同时注意牙齿动度和牙龈颜色的改变。

2）咬实物法：选用近似一个牙宽的棉卷、棉签或橡皮片放在牙齿的咬合面，指示患者做咬合运动。应先检查正常牙，再检查患牙，可根据患牙是否疼痛而明确患牙部位。

3）咬合纸法：可检查患者的咬合情况和𬌗干扰的部位。用于检查患者的咬合情况时，应使用薄咬合纸分别对正中和非正中𬌗位进行咬诊。用于确诊单个牙齿𬌗干扰的部位时，可用一块 2 ～ 3 层厚、半个牙尖宽的咬合纸分别垫在不同牙尖的斜面，按正中和非正中𬌗位顺序检查。患牙咬合疼痛明显时，牙面着色深处即𬌗干扰所在处。

（6）牙齿松动度检查（mobility test）：用镊子夹住切端或抵住𬌗面的窝沟，唇舌向或颊舌向、近远中向和上下摇动牙齿，按松动的程度分为以下 3 类。

1）Ⅰ度松动：唇舌向或颊舌向松动，或松动幅度小于 1 mm。

2）Ⅱ度松动：除唇舌向或颊舌向松动外，近远中向也松动；或松动幅度为 1 ～ 2 mm。

3）Ⅲ度松动：唇舌向或颊舌向、近远中向和垂直方向均松动，或松动幅度大于 2 mm。

2. 特殊检查

（1）牙髓温度测试法（thermal test）

1）冷测法（cold test）：可使用自制小冰棒，或将制冷剂喷在小棉球上，置于被测牙的唇（颊）面或舌面的完好釉面的中 1/3 处（图 4-1A 和 B），观察患者的反应。

2）热测法（heat test）：可使用加热的牙胶棒进行测试。将牙胶棒的一端在乙醇灯上加热，使之变软，但不要冒烟燃烧（65 ～ 70℃），立即置于被测牙的唇（颊）面或舌面的中 1/3 处，观察患者的反应（图 4-2）。

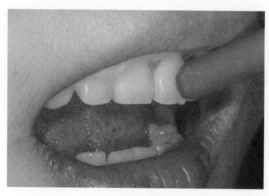

图 4-1　冷测

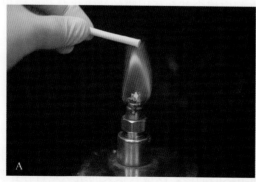
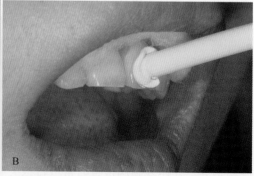

图 4-2　热测

A. 加热牙胶棒；**B.** 热测法检查。

3）注意事项

● 测试之前应向患者说明检查目的和可能出现的感觉，并嘱患者有感觉时向医生示意。

● 先测对照牙，再测可疑患牙；对照牙首选对侧正常的同名牙。

● 避免在有病损的部位以及金属或非金属修复体上做温度测试。

● 用牙胶热测时，牙面应保持湿润，以防止牙胶粘于干燥的牙面。牙胶棒不可过度加热，以免熔化烫伤患者。

● 用小冰棒做冷测时，如有多个可疑牙，应从牙列后部向前逐个测试。

4）牙髓温度测试结果的表示及临床意义：经与对照牙比较，牙髓温度测试的结果可分为正常、敏感、迟钝和无反应。

● 正常：被测可疑患牙与对照牙感觉相同。

● 敏感：被测可疑患牙比对照牙感觉强烈或略感疼痛，但刺激去除后感觉持续短暂，随即消失，提示被测可疑患牙牙髓处于牙髓充血状态，称为一过性敏感；被测可疑患牙产生疼痛，刺激去除后仍持续一段时间，提示被测可疑患牙牙髓处于牙髓炎症状态。

● 迟钝：被测可疑患牙比对照牙感觉轻微许多，或需加强刺激才能出现轻微感觉，或在冷热刺激去除后片刻才出现疼痛反应（又称迟缓性痛），并持续一段时间，提示被测可疑患牙牙髓可能处于慢性牙髓炎、牙髓炎症晚期或牙髓变性状态。

● 无反应：被测可疑患牙对冷热刺激均无感觉，提示被测可疑患牙牙髓已经坏死。

牙髓温度测试结果是与正常健康牙齿对照的结果，因而不能简单用（＋）、（－）表示。

（2）牙髓活力电测法（electric pulp test，EPT）

1）临床意义：有助于确定牙髓的活力。与对照牙比较，若患牙能感受到相近强度的电刺激，则认为牙髓有某种程度的活力。但电测法不能作为判断活力的唯一根据，因为有假性反应的可能，必须结合病史和其他检查结果进行全面分析，才能得出正确的判断。

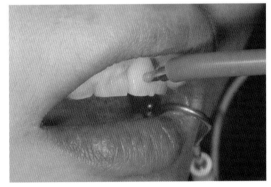

图 4-3　牙髓活力电测

2）操作方法：向患者说明检查目的，嘱患者有"麻刺感"时示意。吹干被测牙并隔离唾液，在牙面上放少许导电剂或湿润的小纸片，将电测仪的工作端放于牙唇（颊）面的中 1/3 处（图 4-3）。当患者示意有感觉时，将工作端撤离牙面并记录读数。

3）结果表示和临床意义：结果为电测仪显示的读数，当其与对照牙相差一定数值时则有诊断意义（具体差值因不同厂家的不同产品而异，可参看说明书）。

4）注意事项

● 告知患者牙髓活力电测法的有关事项。

● 先测对照牙，再测患牙。每牙测 2～3 次，取平均数作为结果。

● 工作端应置于完好的牙面上。

● 如牙髓坏死液化，患牙有大面积银汞充填体或全冠时，可能出现假阳性或假阴性结果。

（3）X 线片检查：拍摄 X 线片是检查和诊断牙体牙髓病的重要手段，其应用范围如下。

1）龋病的诊断：可帮助发现邻面龋、隐匿性龋、龈下龋，可检查龋损的范围及与髓腔的关系。

2）非龋性疾病的诊断：可帮助诊断牙齿发育异常、牙外伤、牙根折/裂。

3）牙髓和根尖周病的诊断：可诊断牙髓钙化、牙内/外吸收，可诊断和检查慢性根尖周炎症及其骨破坏情况。

  4）牙槽骨的检查：有牙周病时可检查牙槽骨吸收破坏的程度。

  5）修复体的检查：检查修复体是否有继发龋，是否已进行完善的牙髓治疗。

  6）辅助根管治疗：可用于根管治疗前了解髓腔解剖形态，治疗中确定工作长度和检查根管预备中出现的问题，治疗后检查根管充填是否完满，复查时评价治疗的疗效。

  X线根尖片常用来检查牙根和根尖周的情况（图4-4），咬合翼片常用于检查邻面龋和邻面充填体是否有悬突和继发龋。由于普通X线片是二维图像，因此在反映牙齿三维解剖结构时受影像重叠的影响，有一定的局限性。拍摄锥形束CT（CBCT）可弥补普通X线片的不足，在复杂病例如根裂、根折、遗漏根管的诊断中具有较大的优势（图4-5和图4-6）。

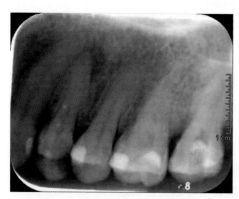

图 4-4　X线根尖片示根尖周病变

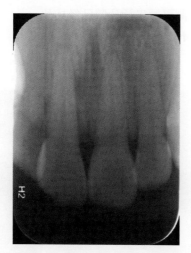

图 4-5　X线根尖片未见根折

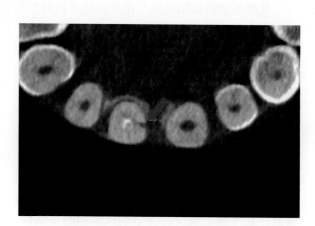

图 4-6　锥形束CT片清楚显示根折

  （4）窦道检查法：用于确定产生窦道的患牙。检查方法是用牙胶尖自窦道口顺其自然弯曲插入后拍摄X线片，在X线片上牙胶尖的走行可显示与窦道相通的根尖病变部位。

  （5）碘酊染色法：用于检查牙隐裂。将碘酊涂于可疑牙隐裂的牙面，片刻后用棉球擦去牙面碘酊，若有隐裂则可见裂纹深染。

  （6）麻醉检查法（anesthetic test）：当无法确定放散痛的病源牙时，可用局部麻醉法协助定位。若注射麻药后疼痛缓解，则可确定是麻醉区域内的牙齿疼痛。

  （7）光纤透照检查法（fiberoptic transillumination）：光纤透照仪有助于牙隐裂和早期龋的诊断。使用时将光导纤维棒置于牙齿秴面或舌侧（腭侧）照射受试牙，根据牙透光度的不同来确定牙隐裂和龋坏。

（董艳梅）

第二节 牙体牙髓病诊疗中的 X 线影像解读
Interpretations of Radiographic Images in Edodontics

一、牙体牙髓病诊疗常用 X 线诊断技术

（一）投照技术

1.口腔体层片 显示和记录口腔全部牙齿及颌骨情况，适用于制订初诊全口检查和治疗计划时，或普通牙片无法完整显示病变范围时。

全口曲面体层片：显示双侧上、下颌骨，上颌窦，颞下颌关节，全部牙齿及周围组织。

上、下颌曲面体层片：分别显示上颌或下颌骨的情况。

2.殆翼片 口内牙片，显示和记录上、下颌牙冠部牙齿的情况，适用于检查邻面龋以及修复体与牙组织衔接处继发龋的情况。

3.根尖片 牙髓治疗最常用牙片，有平行投照和分角线投照两种技术。平行投照技术可以较分角线投照技术更好地显示牙根及根尖周组织的结构，失真度小，是根管治疗的首选投照技术。

4.锥形束 CT（CBCT） 新型 X 线三维成像技术，可显示牙及颌骨结构，较传统 CT 技术更适合用于口腔尤其是牙髓病诊治。

（二）诊断技术

1.根尖片偏移投照定位牙根或根管的位置（图 4-7）

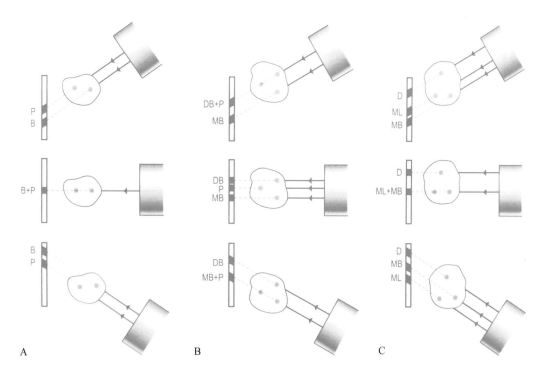

图 4-7 偏移投照技术以区分多根管影像的位置

A.双根管的区分；**B**.上颌三根管的区分；**C**.下颌三根管的区分。

B 为颊侧，D 为远中，L 为舌侧，M 为近中，P 为腭侧。

2. 插诊断丝计算牙的实际长度

$$牙的实际长度=\frac{X线片上牙的长度\times诊断丝的实际长度}{X线片上诊断丝的长度}$$

二、根尖片上常见解剖结构的解读

1. 牙与牙周组织   正常牙釉质、牙本质、牙槽骨和牙周膜一般可以在普通牙片上很好地区分开来。但在下颌后部，当颌骨皮质骨的厚度较大时，牙周膜和根管腔的显示可能不够清晰，需仔细观察和区分。当牙存在多根而牙片难以清楚显示时，可以通过多张偏移投照片区分或拍CBCT片区分。

2. 颌骨结构   需要正确辨认的正常结构包括两侧上中切牙根尖区的切牙孔，下颌前磨牙区的颏孔，下颌后牙区的内外骨线、下齿槽神经管等。

3. 解剖变异   由于牙片获得的是重叠的图像，在显示细节方面有局限。例如釉质隆突，发生在牙颈部的圆形隆突又称釉珠，若和牙髓腔在一个平面，可能出现髓石的假象。再如，根的分叉大，若偏离牙的中轴过大，可出现短根的假象。临床医生需仔细观察X线片并结合临床所见综合分析。

三、常见牙及牙根尖周围病变的影像解读

1. 龋   牙片对于发现𬌗面隐匿性龋是必要的，一般可以通过仔细观察釉牙本质界的密度变化发现。𬌗翼片可以更好地显示邻面龋和充填体下方的继发龋。对于根面龋，要仔细观察与牙周组织的关系，需与发生在牙颈部的牙根外吸收区别。

2. 牙发育性疾病   如牙中牙，见图4-8。

3. 牙根吸收   牙根吸收分为牙根内吸收和牙根外吸收，多与牙髓和根尖周的炎症及创伤有关。对于发生在颊或舌根面的牙根外吸收，可以通过偏移投照予以区别。多发的牙颈部根吸收可能与系统性疾病有关，图4-9显示多颗牙的牙颈部根外吸收。

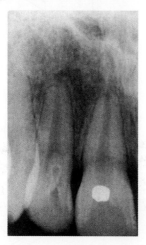

图4-8   12牙的"牙中牙"

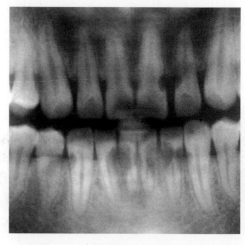

图4-9   多颗牙的牙颈部根外吸收

4. 牙根纵裂或横折   通过对牙周膜宽度和根管各部宽度进行分析，可以在牙片上鉴别牙根纵裂或横折；也可以通过CBCT片发现，见图4-6。但受分辨率的影响，对于"裂而无缝"的情况，CBCT片也难以早期发现。

5. 牙骨质剥脱　牙根受应力疲劳的影响，可能出现牙骨质剥脱，见图 4-10。

6. 牙髓不规则钙化与牙根固连　多发生于外伤后，见图 4-11。

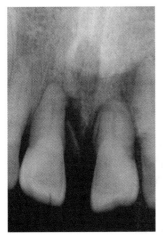

图 4-10　11 和 21 牙的牙骨质剥脱

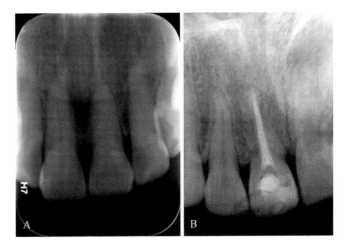

图 4-11　牙髓钙化与牙根替代性吸收

A. 21 牙髓腔的钙化；**B.** 11 牙外伤后的牙根替代性吸收。

7. 根尖周病　牙片对于证实牙根尖周病变是必需的。但是受解剖的影响，对于发生在骨皮质较厚部位的根尖周病变，一般牙片并不能真实反映病变的程度。对于牙片不能显示病变全貌的情况，要增拍大视野 X 线片，如曲面体层片。对于平片不能显示病变程度的情况，要增拍 CBCT 片。

四、发生在根尖周的颌骨病变

不能仅凭 X 线片诊断疾病，尤其是对于颌骨的病变。发生在根尖周围的病变多数是牙髓源感染所致，但也有少部分与颌骨病变有关。临床上一定要结合临床表现、临床检查和病史进行判断。

1. 根尖周牙骨质-骨质发育不良　这是一种不明原因的、发生在牙根尖区的良性病变，常在 X 线影像检查时发现，表现为根尖区骨组织密度降低。图 4-12 是一例 30 岁女性病例的 X 线影像。

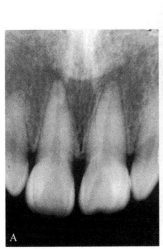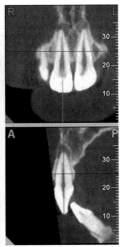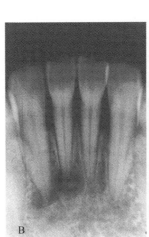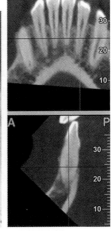

图 4-12　根尖周牙骨质-骨质发育不良

A. 上前牙牙片（左）和 CBCT 断面（右）；**B.** 下前牙牙片（左）和 CBCT 断面（右）。

2. 囊性病变　包括切牙管囊肿、根旁囊肿、球上颌囊肿、颌骨多发性囊性病变等。

3. 肿瘤　发生在颌骨的瘤样病变有时与根尖区接近。要根据病变性质、患者症状及临床检查追踪观察，口腔多学科会诊，力求早期发现和诊断，减少患者的痛苦。图 4-13 是一例在牙髓治疗中早期发现的成釉细胞瘤。

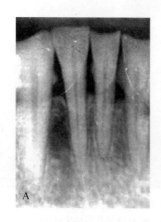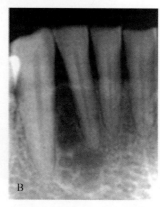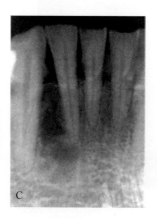

图 4-13　42 与 43 牙根之间的骨病变，手术后病理报告为成釉细胞瘤
A. 初诊时；**B**. 距初诊 10 个月；**C**. 距初诊 18 个月。

4. 其他结构　发生在根尖周附近的骨病变或其他结构，由于与牙重叠，也可能在牙片中有所显示，应注意鉴别。

（高学军）

第三节　患者评估和治疗计划
Patient Assessment and Treatment Planning

一、患者评估

（一）全身状况的评估

在详细了解患者全身病史的基础上，评估患者的全身健康状况，以判断患者是否可耐受牙体牙髓治疗及选择合理的治疗方法。

1. 全身状况能否承受治疗　患者如果患有不能承受治疗过程的疾病，应进行医学治疗，在状况稳定之后重新进行评估，然后再制订和实施治疗计划。可以根据患者当前的情况确定应该处理，以及可能采取的、针对主诉的临时应急处理措施。

临床上可将就诊的患者按其全身状况及对治疗的承受能力分为以下 4 级。

● 一级：患者健康，全身无系统性疾病，可耐受牙体牙髓病的治疗。

● 二级：患者虽患有某种系统性疾病，但程度较轻或已得到较好的控制，无功能障碍，一般可耐受牙体牙髓病的治疗。但医师应充分掌握患者就诊时的全身状况，合理选择用药和安排治疗。例如高血压患者，用药已将血压控制在正常范围，可进行牙体牙髓病的常规治疗，但治疗时应注意控制疼痛和焦虑，避免由于精神紧张引起血压升高；勿选用会升高血压的药物如含有肾上腺素的局麻药；每次治疗时间不应过长；等等。

● 三级：患者患有严重的系统性疾病，使其活动受限，但可自主行动。对此类患者应予以特殊的医疗关注。例如患有严重的高血压、心脏病，半年内出现过脑血管意外者，应与内科医师会诊，治疗前给予药物治疗，必要时可在心电监护下进行治疗。

● 四级：患者患有严重的系统性疾病，不能自主行动，有时可能有生命危险。此类患者常常难以耐受牙体牙髓病的复杂治疗。因此，对急症应做对症处理，解除患者痛苦；对非急症可选择简便的治疗方法，避免治疗加重病情。对有生命危险的患者，应暂缓治疗。

2. 有无影响术后愈合的全身问题　患者的全身状况，如糖尿病和其他代谢性疾病，可能减慢或影响根尖周围骨病变的愈合过程。

3. 患者口腔卫生的维护程度　患者的口腔卫生保健状况会直接影响牙体牙髓病治疗的效果。必须对患者的口腔卫生状况进行评估，必要时对患者的口腔保健方法进行适当矫正。

（二）患牙状况的评估

1. 患牙在牙列和口腔中的重要性　包括在维持咬合、维持功能和美观中的作用，可能存留的时间等。

2. 治疗困难度和可能的风险　必须平衡患者通过治疗可能获益的程度与患者所要经历的困难和风险。

3. 治疗预后　治疗的效果是医患都关心的问题，治疗前要对此有充分的了解、理解与认识。

4. 患牙的可修复程度　制订计划时就应该对患牙最后的修复可能性和效果做出评估。完成了根管治疗后再决定拔牙是一件既尴尬又对患者不公平的事，一定要避免。

5. 患牙的治疗难度

（1）评估患牙病变的程度和预后：根据临床检查，医师在治疗前对患牙的病变程度和预后应做出初步的判断。对患牙的龋损应通过检查其深度、范围、牙髓状态，评估其去腐中有无可能露髓、是否可能出现牙髓症状、修复效果如何等。对患根尖周病的患牙，X线片显示骨吸收范围、牙体硬组织破坏的程度，以及评估牙周问题对预后的影响。

（2）评估患牙的治疗难度：治疗前有必要评估患牙的治疗难度，以使医师对治疗的过程有充分的思想准备。如果接诊医师的临床经验不足以胜任，应提请上级医师会诊指导，或向有关专家转诊。

表 4-1 为根管治疗难度评估（difficulty assessment for RCT）的表格，表中所罗列的评估因素均为影响治疗复杂程度和治疗结果的相关因素，治疗的难易程度被分为 3 级。

1）低难度：如果所有的评估因素均位于此列，表明患牙的治疗较为常规，难度低，一般医师均可能取得理想的治疗结果。

2）中等难度：如果有 1～2 项的评估因素位于此列，表明治疗的难度中等，要取得理想的治疗效果需要医师有一定的经验。

3）高难度：如果多项评估因素位于中等难度一列，有 1 项或 1 项以上的评估因素位于高难度一列，表明治疗的难度高，要取得理想的治疗效果，即使对有经验的医师也有一定的难度。

（三）龋危险性评估

龋病是最常见的牙体牙髓疾病，牙髓病和根尖周病多由龋病继发而来。因此，在初诊口腔检查和以后的复诊时，均应对患者进行龋危险性评估（risk assessment for caries），以指导制订治疗计划和预防措施。

表 4-2 中罗列了龋的易感因素和高危特征。对龋高危患者应采取系列治疗，有针对性地加强口腔干预措施，尽可能地去除或改变其患龋的危险因素。

表 4-1　根管治疗难度评估

	低难度	中等难度	高难度
全身状况	□ 一级	□ 二级	□ 三或四级
心理状况	□ 稳定，合作	□ 焦虑，合作	□ 焦虑，不合作
开口度	□ 不受限	□ 轻度受限	□ 开口困难
呕吐反射	□ 无	□ 偶尔	□ 经常
牙位	□ 前牙或前磨牙 □ 牙齿无明显倾斜 □ 牙齿无明显扭转	□ 第一磨牙 □ 牙齿有倾斜 □ 牙齿有扭转	□ 第二、三磨牙 □ 牙齿严重倾斜 □ 牙齿严重扭转
患牙隔湿	□ 无困难	□ 有困难	□ 很困难
牙冠形态	□ 正常	□ 有大面积充填体 □ 有全冠或桥基牙 □ 牙冠形态有变异	□ 修复体未反映原有的解剖形态 □ 牙冠形态有显著变异（如牙中牙）
根管形态	□ 直或轻度弯曲	□ 中度弯曲（10°～30°） □ 根尖孔敞开（直径1～1.5mm） □ 上颌磨牙有 MB_2 □ 下颌磨牙为"C"形根管	□ 弯曲＞30°或呈"S"形 □ 牙齿长＞28 mm □ 根管在根中或根尖1/3分开 □ 根尖孔敞开（直径＞1.5 mm） □ 下颌前牙或前磨牙有双根管 □ 上颌前磨牙有三根管
髓腔的 X 线表现	□ 影像正常	□ 可见髓室或根管影像但缩窄 □ 有髓石	□ 无髓腔或根管影像 □ 根管影像异常
牙根吸收	□ 无	□ 根尖有吸收	□ 根尖吸收广泛 □ 有内吸收 □ 有外吸收
外伤史	□ 仅有冠折	□ 有半脱位	□ 有水平根折 □ 有牙槽骨骨折 □ 有内陷或侧脱位 □ 脱臼
牙髓治疗史	□ 无	□ 有但再治疗无困难	□ 有且造成根管不通 □ 有且形成台阶、穿孔、器械折断等
牙周健康状态	□ 健康 □ 轻度牙周病	□ 中度牙周病	□ 重度牙周病 □ 牙周牙髓联合病变 □ 根裂伴牙周合并症

（四）患者主观情况分析

1. 患者对所患疾病和相关治疗的认知程度　医师要通过沟通提高患者对疾病和相关治疗的认知和认可度。不可以在患者不认知、不认可的情况下制订与实施计划。

2. 患者的期望值　了解患者对预后的期望程度非常必要。对于患者过高的期望值，要适当矫正，使医者与患者达成一致。否则，应平衡并调整治疗计划。

3. 患者的依从性　患者良好的依从性是治疗得以按计划实施的必要条件，必须对此有所评估，并告知患者。

4. 患者的经济支付状况　口腔治疗花费较大，不可以在不了解或患者不认可治疗收费的情况下开始治疗。

表 4-2　龋危险性评估

龋相关因素	龋高危特征
年龄	小于 18 岁，或大于 65 岁
饮食习惯	摄入含糖食物的频率过高
口腔卫生习惯	未建立正确的口腔卫生习惯
氟化物应用	牙齿发育时氟化物缺乏 不使用含氟牙膏
唾液分泌情况	唾液分泌减少导致口干
用药史	正在服用使唾液减少的药物
牙齿解剖形态	窝沟窄而深
牙齿矿化程度	矿化程度低或釉质发育不全
既往龋经历（dmfs 或 DMFS）	既往易患龋 （参考值：dmfs ≥ 10 或 DMFS ≥ 8）
口内患龋状况	多个开放龋或继发龋 多个不完善修复体
口腔卫生状况	差
菌斑微生物学	变异链球菌水平高
菌斑化学	摄糖后菌斑产酸（乳酸）量大 菌斑 pH 水平低
全身健康状况	体弱或残疾，难以进行自我保健
社会经济状况	较差，缺乏口腔龋病预防和治疗措施
遗传倾向	有龋易感家族史

二、患者管理

（一）告知义务

治疗前医师应与患者进行充分的沟通，医师有责任向患者告知病情，治疗计划，治疗的疗程、疗次、费用，以及治疗中可能出现的并发症和预后等情况。医师的治疗计划在取得患者的充分理解和同意后方可实施。

（二）知情同意书

在进行一些复杂治疗如根管治疗、根尖手术时，为使患者对治疗充分知情，医师可在履行告知义务、患者理解并同意治疗后，以文字的形式与患者签署知情同意书。签署知情同意书对保障医患双方的利益均有重要意义。

（三）医患沟通

医患沟通是每位医师必须掌握的艺术，是治疗顺利的保证。通常医师应在治疗前与患者谈话，充分告知病情和治疗计划；在治疗中安抚、控制患者出现的恐惧和焦虑；治疗后予以术后医嘱，将注意事项和治疗后可能出现的情况及解决办法提前告诉患者，争取患者对治疗的理解和配合。

三、治疗计划

治疗计划是为了消除和控制致病因素、治愈疾病、修复缺损的牙体组织、恢复牙齿的功能而设计的治疗方案和治疗顺序。一个完善的治疗计划要求医师对患者评估全面、正确，治疗的适应证和禁忌证选择恰当，以及对预后有准确的预测和判断。制订治疗计划时应与患者进行充分沟通，了解并考虑患者的全身状况、就医目的、审美水平、心理状态以及经济能力，征得患者对治疗计划的理解和同意。医师的专业知识、临床经验、技术水平以及医患沟通能力也会影响治疗计划的制订与实施。无论从医德还是专业的角度，医师均有责任尽可能为患者选择合理的治疗方案，提供高水平的治疗。

（一）一般原则

一个成功的治疗计划应符合患者目前和长远的口腔健康需求，制订治疗计划时应遵循以下基本原则：

（1）已完成口腔检查和诊断。

（2）已完成患者的评估。

（3）内容包括主诉牙和其他患牙的系统治疗方案。牙体牙髓病的专科医师对牙体牙髓病应制订具体的治疗方案，对其他相关学科的疾病应给出治疗建议，以指导患者完成系列治疗。必要时，可请其他科医师会诊，共同制订治疗计划。

（4）治疗的顺序一般为首先控制主诉牙的急症或进行主诉牙的治疗，而后进行非主诉牙的牙体牙髓病治疗以及对口腔其他疾患的治疗，如牙周治疗、拔牙和修复缺失牙等，应给予患者治疗建议。

（5）给予口腔健康指导（oral health instruction，OHI）：给予患者维护口腔健康的知识，指导患者建立良好的口腔卫生习惯和生活行为。医师应把口腔健康指导作为常规治疗的内容实施。

（6）患者知情同意：医师有责任向患者告知病情和治疗计划，在取得患者知情同意的基础上，方可开始治疗。

（二）治疗序列

治疗序列（treatment sequencing）是指复杂病例的治疗常需要分阶段进行，一般包括急症期、控制期和维护期。

1. 急症期（emergency phase）　急症期的治疗目的是消除由牙体牙髓疾患引起的疼痛、肿胀和感染等症状，迅速解除患者的痛苦。在急症处理前应首先了解患者的全身状况和病史，急症控制后方可转入下一阶段的治疗。

2. 控制期（control phase）　本阶段的治疗目的是终止疾病的进展，消除引起疾病的原因，恢复咀嚼功能。控制期治疗的内容应包括：①治疗正在进展的疾病，如龋和牙髓根尖周病；②去除或控制致病因素；③全口治疗；④开始实施口腔预防策略。

根据患者的情况，该阶段有可能需要牙体修复治疗、牙髓治疗、牙周治疗以及口外治疗等，应制订详细的治疗计划。牙体牙髓疾病多由龋发展而来，因此龋的管理和预防从此期便应着手进行。通过对患者进行龋危险性评估，选择制定患者个体化的预防策略（表4-3）。

表4-3　龋管理和预防的策略

策略	措施
牙体治疗	● 去除龋坏组织 ● 修复牙体缺损
行为指导	● 口腔健康指导（OHI）：如口腔卫生习惯、饮食习惯等 ● 教授维护口腔卫生的技术：如刷牙方法、牙线的使用方法等
改变牙齿的易感性	● 去除易感因素：如窝沟封闭、去除悬突等
增加牙齿抗龋能力	● 合理使用氟化物
增加唾液流量	● 增加咀嚼，刺激唾液流量 ● 使用人工唾液（口干患者）

3. 维护期（maintenance phase） 通过定期复查（regular recall examination）：①观察病变愈合情况，评估是否需要调整治疗计划；②检查患者自我保健（home care）的执行情况，加强口腔健康指导。对于龋易感性低、牙周健康或病情稳定的患者，可以每隔 6 ～ 12 个月复查一次；对龋易感性高、处在牙周病活动期的患者，则需每隔 3 个月进行一次复查。

（三）口腔健康管理的实施

1. 口腔健康状况的分析

（1）对患者的龋易感性和牙周病易感性给出诊断性评估意见，提出预防和控制的方法与意见。

（2）分析患者的口腔保健状况、饮食与生活习惯中不利于口腔健康的因素，给出维护口腔健康的指导意见。

（3）告知患者上述意见对于维持口腔治疗的效果是必要的。

2. 口腔健康管理的实施

（1）建立有效的菌斑控制方法是牙体牙髓病治疗疗效得以维持的前提。要花一点时间与患者沟通，让患者理解并实施有效的菌斑控制方法。要检查效果，让患者体会到进步并坚持。

（2）矫正不良的饮食习惯。龋齿、酸蚀症、磨损等发生在牙体组织的疾病都与不良的饮食习惯有关。不良习惯得不到纠正，则治疗效果难以保证。

（3）应对患者进行全面的口腔检查，对牙体牙髓疾病做出明确诊断后，才开始对牙体牙髓疾病进行治疗。

（4）需要控制和治疗已有的牙龈和牙周疾病。

（5）需要在牙龈、牙周炎症和出血情况得到控制之后再进行牙体缺损的修复。对于根管治疗后的牙体修复，应该尽可能早，以获取可靠的冠方封闭。对于因需要观察根尖周病变愈合，暂时不适宜复杂修复的，可以使用玻璃离子水门汀或复合树脂进行过渡性修复。

（6）对于需要进一步诊断和治疗的其他口腔问题，要告知患者，积极转到其他分支领域专家那里就诊。

（董艳梅）

第四节　口腔病历记录
Dental Record

一、牙位和窝洞的书写符号

（一）牙位的书写符号

1. 我国常用的牙位记录法

恒牙：

$$
\begin{array}{c|c}
8\,7\,6\,5\,4\,3\,2\,1 & 1\,2\,3\,4\,5\,6\,7\,8 \\
\hline
8\,7\,6\,5\,4\,3\,2\,1 & 1\,2\,3\,4\,5\,6\,7\,8
\end{array}
$$

乳牙：

$$
\begin{array}{c|c}
E\,D\,C\,B\,A & A\,B\,C\,D\,E \\
\hline
E\,D\,C\,B\,A & A\,B\,C\,D\,E
\end{array}
$$

例如 ⌊1 为左上中切牙，⌊E 为左上第二乳磨牙等，依此类推。

2. 世界牙科联盟（FDI World Dental Federation，FDI）的牙位记录法

恒牙：

18 17 16 15 14 13 12 11	21 22 23 24 25 26 27 28
48 47 46 45 44 43 42 41	31 32 33 34 35 36 37 38

乳牙：

55 54 53 52 51	61 62 63 64 65
85 84 83 82 81	71 72 73 74 75

此法为两位数牙位记录法，第一位数表示牙齿所在的象限，第二位数表示牙位。从右上颌开始顺时针至右下颌分别用数字 1～4 表示恒牙的 4 个象限，用 5～8 表示乳牙的 4 个象限。同一象限的牙从中线至远中依次记为 1～8（恒牙）或 1～5（乳牙）。例如 47 为右下第二恒磨牙，21 为左上恒中切牙等，依此类推。

3. 美国牙医学会（American Dental Association，ADA）的牙位记录法

恒牙：从右上第三磨牙起顺时针转至右下第三磨牙，依次用阿拉伯数字 1～32 表示如下。

1　2　3　4　5　6　7　8	9　10　11　12　13　14　15　16
32　31　30　29　28　27　26　25	24　23　22　21　20　19　18　17

乳牙：从右上第二乳磨牙起顺时针转至右下第二乳磨牙，依次用英文大写字母 A～T 表示如下。

A　B　C　D　E	F　G　H　I　J
T　S　R　Q　P	O　N　M　L　K

（二）窝洞的书写符号

以所在牙面英文名称的第一个字母或前两个字母作为符号，具体如下：

- 切端为 I（incisal surface）。
- 颊侧为 B（buccal surface）。
- 舌侧为 L（lingual surface）。
- 𬌗面为 O（occlusal surface）。
- 唇侧为 La（labial surface）。
- 近中面为 M（mesial surface）。
- 远中面为 D（distal surface）。

符号应按习惯的排列顺序书写，如近中咬合面写为 MO，不写为 OM，其他如 DO、BO、MOD、BOD 等均为习惯写法。符号记在牙位的右上方，如右上第一磨牙近𬌗面洞记为 $\underline{6}^{MO}|$。

二、病历的格式和内容

病历是临床检查、诊断和治疗的记录，又是具有一定法律效力的医学文件，因此病历书写要求具有科学性和准确性。病历书写的水平也从一个方面体现临床医师的基本功和医疗工作的质量。

病历要求全面反映患者的客观情况，书写时一律使用医学术语，字迹要清晰，禁止涂改、伪造。

病历的基本内容和书写要求如下。

（一）一般资料

包括患者姓名、性别、出生年月、民族、婚姻状态、职业、工作单位、住址和电话号码。

（二）病史

1. 主诉　就诊时的部位、主要症状及发生时间（主诉三要素）。

2. 现病史　按时间顺序记录本次疾病的发生、发展过程，以及做过何种治疗、治疗的效果和目前情况，有意义的阴性结果也应记录。

3. 既往史　与现有口腔疾病的诊断和治疗有关的既往疾病史和治疗史。

4. 其他　有无饮食、药物及其他过敏史，有无全身疾患及家庭或遗传性疾患均应记录。

（三）口腔检查记录

1. 主诉牙　习惯上指与主诉症状相关的患牙。首先记录牙位。然后，按口腔检查顺序，先记录一般检查的检查结果，如视诊、探诊、叩诊、扪诊、咬诊以及松动度的情况；再描述所选择的特殊检查的结果，如牙髓活力测试及 X 线片的表现。结合病史也应记录有意义的阴性所见。

2. 记录非主诉牙的牙体牙髓疾病及治疗情况　如龋病、非龋疾患、充填体的情况等。

3. 记录牙周、黏膜、牙列及颌面部阳性所见。

为了使全口牙的健康情况一目了然，可将检查结果记录在特别的表中，附录 1 为"牙体牙髓病专科检查记录表"；附录 2 为"国家执业医师资格考试（口腔类别）口腔检查记录表"，是每一名口腔医师必须掌握的内容。

（四）诊断

与主诉问题相关的诊断包括牙位和疾病名称，要求名称正确，依据充足。

（五）治疗设计

根据治疗设计的原则，做出全面的治疗设计。

（六）治疗记录

应记录患牙牙位及龋洞、缺损或开髓的部位（符号），以及治疗中的关键步骤及其所见。如龋的治疗，应记录去腐后的深度、有无露髓、敏感程度、所用充填材料和所做的治疗。

牙髓病的治疗，应记录开髓的情况，是否麻醉，有无出血、出血的量及颜色，拔髓时牙髓的外观、根管数目及通畅程度。

根管治疗时，应记录各根管预备的工作长度、预备情况（第一支锉及最后一支锉的型号）、所封药物及根充材料、充填后 X 线检查结果，以及治疗过程中出现的其他情况。

复诊病历应记录上次治疗后至复诊时的症状变化和治疗反应，本次治疗前检查情况，进一步治疗的内容，以及下次就诊计划。

病历书写完毕后，医生应签全名，实习或进修医生还应请指导教师签名。

（董艳梅）

本 章 小 结

1. 掌握口腔检查和诊断的方法是正确进行临床诊疗的前提。通过本章学习，应掌握牙体牙髓疾病检查的常用方法，对选择性检查如牙髓活力测试应掌握其检查的适应证、方法以及结果判读。学会对患者的全身情况，以及患牙的病变程度、治疗难度和预后进行术前评估。掌握制订治疗计划的一般原则和顺序。口腔病历是具有法律效力的医学文书，临床医师应熟知病历记录的书写要求和规范。

3. 了解牙体牙髓病诊疗常用 X 线诊断技术的原理与方法，有助于临床合理选用影像学检查方法。

4. 掌握牙及周边解剖结构在 X 线片上的表现，是正确诊断和鉴别诊断的重要技能。

（董艳梅　高学军）

【附录 1】

牙体牙髓病专科检查记录表

一般资料

患者姓名：_____   性别：男   女   年龄：_____

联系电话：_____   病历号：_____   X线片号：_____

评估全身情况

全身病史：_____   药物过敏史：_____

全身状况：1 级   2 级   3 级   4 级

口腔检查

PD	
B O L	

18   17   16   15 14   13   12   11 │ 21   22   23   24   25   26   27   28

48   47   46   45   44   43   42 41 │ 31 32 33   34   35   36   37   38

L O B	
PD	

评估龋危险性：龋高危   龋低危

治疗计划

医师签名   检查日期

口腔检查表填写说明

在牙列图上用图示标记口腔检查内容

（1）龋：画出部位和范围，其中涂黑，牙旁加写 D。

（2）银汞充填体：画出部位和范围，其中填画横线。如继发龋，则牙旁加写 D。

（3）树脂充填体：画出部位和范围，其中留白。如继发龋，则牙旁加写 D。

（4）树脂或烤瓷贴面。

（5）全冠。

（6）桩冠。

（7）固定桥。

（8）根管充填达根尖。

（9）根管充填欠填。

（10）根管充填＋倒充填。

（11）缺失。

（12）阻生或埋伏。

图示：

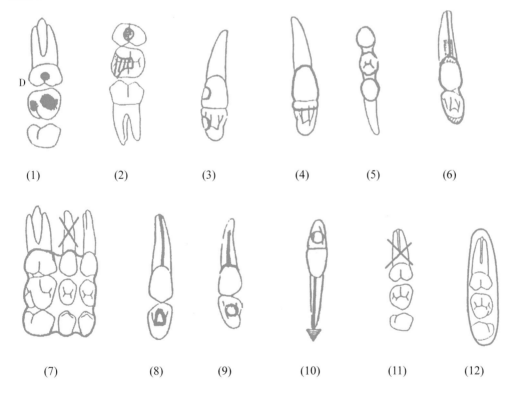

| (1) | (2) | (3) | (4) | (5) | (6) |

| (7) | (8) | (9) | (10) | (11) | (12) |

【附录 2】国家执业医师资格考试（口腔类别）口腔检查记录表

口腔检查记录表

检查者：

姓名：_____   性别：□男　□女

检查日期：

1. 全口牙列检查结果：

（1）牙体视诊和探诊检查结果填表：

牙体情况符号：	0 无异常	4 牙缺失
	1 有龋	5 牙体损伤
	2 有充填体无龋（包括窝沟封闭）	6 牙发育异常
	3 有充填体有龋	

牙位　18　17　16　15　14　13　12　11　21　22　23　24　25　26　27　28

牙位　48　47　46　45　44　43　42　41　31　32　33　34　35　36　37　38

（2）考官指定部位的检查结果（在牙列式上写出牙位，并在结果相应处画"○"）：

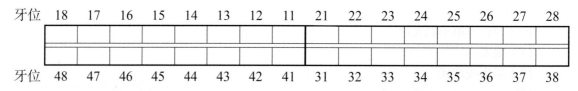

叩痛：　　　　牙位　　　　　　　　　　结果：－、±、+、++、+++

松动度：　　　牙位　　　　　　　　　　结果：0度、Ⅰ度、Ⅱ度、Ⅲ度

根尖部扣痛：　牙位　　　　　　　　　　结果：无、有

2. 口腔其他情况的视诊结果：

如未见异常，在相应处用"√"表示；如有异常，请用牙列式和（或）文字记录异常所见。

（1）口腔颌面部情况：　　未见异常□；异常表现：_____

（2）口腔软组织情况：　　未见异常□；异常表现：_____

（3）牙列：　　　　　　　未见异常□；异常表现：_____

（4）阻生牙：　　　　　　无□；有（牙位、类型）：_____

（5）修复体：　　　　　　无□；有（牙位、类型）：_____

记录表中，通过视诊、探诊将牙体情况分为 7 类：0. 无异常；1. 有龋；2. 有充填体无龋（包括窝沟封闭）；3. 有充填体有龋；4. 牙缺失；5. 牙体缺损（指非龋、非发育异常的牙体疾患，包括牙体缺损、变色、隐裂、牙本质敏感症等）；6. 牙发育异常。按照上述牙体分类表现，将相应代表数字填入牙位方格内。对考官指定的检查，在牙列式上写出牙位，并在结果相应处画"○"。

未在表格内列出的项目可以在检查表后的口腔其他情况的视诊结果中体现。如未见异常，在相应"□"处用"√"表示；如有异常，请用牙列式和（或）文字记录异常所见，包括颌面部、软组织、牙列、阻生牙、修复体情况。

第五章 疼痛控制

Pain Control

第一节 牙髓-牙本质复合体疼痛的机制
Mechanisms of Pains of Pulp-dentin Complex

牙科患者就诊时的紧张、恐惧与焦虑心理，多数与生活经历中的牙痛或牙科就诊经历有关。因此，人们常将牙科治疗与疼痛联系起来，认为治牙定会疼痛。要重视对患者情绪的调控，也要重视和正确运用无痛技术。对于患者来说，无痛苦的过程不仅可以使治疗顺利，而且对于形成良好的牙科就诊习惯十分重要。医者首先要了解牙齿发生疼痛的机制，才能保证在治疗过程中正确选择和使用无痛技术。

一、牙齿疼痛的外周机制

牙髓-牙本质复合体的感觉系统包括牙髓、进入牙本质中的细胞突和神经纤维，还包括牙本质小管的内容物小管液。牙髓的神经来源于三叉神经的分支，自根尖孔进入牙髓腔，在牙髓腔内形成密集的神经纤维丛。牙髓中的神经纤维主要是感觉纤维并且只有痛觉感受器，包括有髓鞘的 A-δ 纤维和无髓鞘的 C 纤维。有研究表明，74% 的牙本质小管含有神经纤维，神经纤维进入牙本质的深度可达 200 μm。髓角处的牙本质小管中含有神经纤维者更多。观察发现，牙髓中的神经纤维与成牙本质细胞毗邻，提示两者之间有生化方面的连接，可能参与了外来刺激的液体动力传导，是下面要讲述的牙本质痛的生理学基础。

1. 牙本质痛 牙本质痛是当物理的（如温度改变、机械、压力等）或化学的（药品、制剂等）刺激直接作用于暴露的牙本质小管时，所诱发的短暂疼痛。刺激去除，疼痛消失。临床上诊断为牙本质敏感症。

液体动力学学说（hydrodynamic theory）是解释牙本质痛的主要学说，具有较充足的实验依据。根据这一学说，外界刺激导致小管液流动，小管中的神经纤维首先感受到这种运动，将信号上传，产生疼痛的感觉。研究表明，外界的刺激包括温度刺激（冷热）、机械刺激（冷风、压力）和化学刺激（酸、药物），可以激活牙本质小管液中的受体物质，通过牙髓中的 A-δ 神经纤维将刺激信号经三叉神经节上传。由于牙髓神经只存在痛觉感受器，因此，牙髓对所有刺激的反应都是疼痛。牙齿治疗时的机械磨削动能和随之产生的热能、冲洗剂的温度和压力、气枪吹风时的动能和脱水性、消毒和充填材料中的化学刺激都可能造成患者牙痛和不适。

治疗过程中引起的痛觉也是牙本质痛。一般情况下，钝切削产热多、压力大，更容易引起敏感，而锐切割、高速切割会大大减少敏感和不适。刺激越接近牙髓，敏感越明显。患者会对治疗过程中所感受到的疼痛或敏感症状留下非常深刻的印象，这种记忆会改变患者未来的就诊态度。因此，有必要采取一切可能的措施减少治疗时患者的不适。对涉及活髓牙的切割治疗，推荐术前实施局部麻醉（除非患者拒绝使用）。

2. 炎症性牙痛　口腔科临床实践中遇到最多的疼痛是炎症引起的。机体组织发生炎症的原因来自细菌感染刺激、物理机械刺激或化学毒素刺激，各种刺激引发相同的炎症表现，如红、肿、热、痛和功能障碍。对牙病患者来说，最让人难以忍受的是炎症过程所引起的剧烈和持久的疼痛。在所有的疼痛当中，牙髓炎所引起的疼痛可以列为最难以忍受的疼痛。牙痛的这些特征与牙髓神经的分布特点有关。如上下颌神经分别支配第一磨牙的感觉，同属三叉神经的分支，在三叉神经节处有明显交叉，从而使患者难以对患牙准确定位。又如前牙中线左右同名牙的神经纤维可以交叉跨越中线，使对前牙的麻醉不能完全依赖同侧的传导阻滞。

炎症性疼痛的机制主要是多种炎症介质对神经末梢的刺激。传导炎症性疼痛的神经纤维主要是 C 纤维。炎症过程中的细胞改变可诱发多种炎症介质的释放。炎症介质可以降低疼痛感受器的痛阈，使人对疼痛的刺激更为敏感。除此之外，由于炎症过程导致的局部组织压升高，压迫负责感觉的 C 纤维，引起疼痛。尤其是牙髓炎时，由于牙髓处于周围无韧性的硬组织腔内，炎症引起的肿胀无法释放，压迫神经，疼痛表现得更为剧烈难忍。

二、牙齿疼痛的中枢机制

口面部 A-δ 和 C 纤维感受到的损伤刺激或痛觉信号经三叉神经分支传至三叉神经节，再上传至中枢。三叉神经节（灰核）位于髓质，又称髓背侧角，其处理疼痛信号的方式类似脊索背角区。髓质和脊索背角有 4 种主要的传导有害刺激的成分，即传入神经纤维的中枢一端、局部环路神经元、投射神经元和下传神经元。

首先，周围组织刺激（外伤、炎症、化学、物理刺激）激活 A-δ 或 C 纤维，信号通过这些纤维传至中枢神经三叉神经系统的尾核（NC）突触，经二级神经元将刺激信号传至丘脑，再到达皮质。与此同时，引发内源性疼痛抑制系统。其过程是：在疼痛信号传入的同时，刺激也传入导管周围灰白质（PAG）。PAG 激活延髓缝际核（NRM）和第四脑室的蓝斑区（LC）。NRM 发出的纤维通至尾核第一突触，分泌 5- 羟色胺抑制损伤信息上传。LC 也有纤维通至第一突触，释放去甲肾上腺素（norepinephrine，NE），抑制信号上传。在突触传导的各个水平均有内源性吗啡肽分泌，以抑制疼痛信号上传。

人对疼痛的感觉不是简单地与刺激大小成比例。相反，人对疼痛的知觉程度可以被抑制刺激输入的药物或能激活内源性镇痛系统的药物所改变。研究表明，疼痛的传导实际可以在最初的几个突触为内源性镇痛系统所抑制。内源性镇痛系统主要分泌的镇痛物质是内源性吗啡肽，其作用类似外源性阿片类药物如吗啡和可待因。激活内源性镇痛系统可在多个突触层面通过释放吗啡肽起到镇痛作用。

另外，炎症条件下可以通过中枢或外周两个系统降低局部的疼痛感受阈，临床上可以引发严重的自发性疼痛。如在急性牙髓炎时，即使动脉波动所产生的微弱压力，也会导致过度的疼痛反应，出现"跳痛"这样的临床感觉。

关于疼痛的中枢机制，有学者用门控理论（gate control theory）解释。根据这一解释，在中枢部分的脊髓灰质区胶质中有闸门装置，控制着外周传入冲动如传入的痛觉信息向中枢的传递。此闸门开放时，信息通过；闸门关闭时，则冲动不能上传。机体可以通过中枢的作用调节闸门系统，如情绪、焦虑、感觉认知等，做出抑制或兴奋的反应；也可以通过药物的作用调节闸门的反应系统，抑制疼痛的上传。

临床治疗进行疼痛控制时要充分考虑所有有关的组织解剖、生理、病理和心理因素，综合判断，做出最为恰当的选择。

第二节　焦虑、紧张和恐惧情绪的控制
Controls of Anxiety，Nervousness and Fear

焦虑（anxiety）、紧张（nervousness）和恐惧（fear）情绪是口腔科治疗中经常遇到的患者就诊时的表现，这些精神状态影响人对疼痛的反应阈值，增加治疗的困难。当今，在强调医学实践的社会性时，医务工作者尤其要认识到，治疗任何疾病的过程不仅是对疾病本身的征服过程，还应该包括对患者全身心的人文关怀。有效地控制或消除患者的焦虑、紧张和恐惧情绪，既是医者良好素质和技术的体现，也是保证专项治疗顺利成功的初始步骤。可以说，消除患者的焦虑、紧张和恐惧情绪，是现代牙科治疗技术的重要组成部分。

一、患者产生焦虑、紧张和恐惧情绪的原因

产生焦虑、紧张和恐惧情绪的原因因人而异，对于口腔科就诊患者来说可概括如下。

1.疼痛经历　患者就诊时，或许已经被病痛困扰很长时间。疾病之初，症状轻微时，多不予重视，至病情加重又害怕检查治疗会带来更大的不适，熬到最后实在抗不过去了才寻医问药。这种情况下，患者的情绪、心理自然会随之发生变化。患者既有急切求医的需求，又有各种各样的担心。本能的防卫意识是产生焦虑的重要原因。

2.不愉快的就诊经历　患者或许曾经有过治疗牙齿的经历，如曾经接触过牙钻，有过被钻牙的不愉快经历；或因其他疾病就诊而有过不愉快的经历，如儿童有打针疼痛的经历。这些经历会使患者对任何类似的治疗产生本能的恐惧和抵触。

3.环境和他人的影响　患者到医院后所看到、听到的都是其他患者痛苦或不愉快的经历，因此会自然地产生类似的压力。这种压力还会来自家人、朋友和周围患者日常交流中的描述。就诊时等待时间越长，患者的焦虑状态会越严重。

4.敏感个体　个别患者社会交往的能力较弱，对他人的信任度低，对疼痛和疾病的敏感度高，常有过度的自我保护意识，甚至对已有的病痛有夸大的描述和表示。

5.对医院环境和口腔治疗不了解　患者首次进入一个陌生的环境，接触陌生的人，均可引发紧张或焦虑的情绪，更不要说接触医院这样挤满病人的特殊环境了。

二、焦虑与疼痛感觉的关系

疼痛的机制是很复杂的。人的疼痛感觉是机体对组织损伤的客观反应，但许多其他因素会影响患者的痛觉，如情绪、信任度、期望值、过去的经历以及正在用的其他药物。疼痛和焦虑对牙病就诊者来说，就像一枚硬币的两个面，相互依存，相互影响。疼痛会让人焦虑，而焦虑的人对疼痛会更敏感。因此，调整患者的焦虑状态有助于缓解痛觉。一些患者可能从未接受过牙科治疗，对治疗过程一无所知，同样可以存在焦虑情绪。初次接诊的口腔医师或许会给他留下终生难忘的印象，甚至对他今后的牙科就诊态度产生长久的影响。所以，医生在接诊过程中给患者一个良好的感觉，有助于减少或消除他们在牙科就诊时的焦虑和恐惧。要做到这一点，除了医护人员所必须具备的爱心、同情心和责任心之外，最重要的是保证治疗过程无痛。要保证治疗过程无痛最直接的方法是注射局麻药。但有些患者会本能地对注射过程恐惧，固执地认为注射过程会很痛。对于这些患者，注射前使用表面麻醉药是一种最好的解决办法。同时，医生要耐心地告诉患者，注射麻醉药的目的是防止治疗过程的疼痛。

环境对人的情绪有很大的影响。积极向上的情绪有助于升高人对疼痛的感觉阈。医护人员亲切的话语、细致轻微的动作，以及诊室内安静温馨的气氛，都有助于缓解患者焦虑的情绪。可以说，帮助患者克服焦虑、恐惧情绪是医护工作的第一步，也是非常重要的一步。医护人员万不可有牙科治疗过程中疼痛难以避免、要求患者忍受的想法和做法。同时，任何时候都不要对患者的过度反应进行斥责。不应该在不注射局部麻醉药的情况下进行开髓等可以引起患者剧痛记忆的操作。不适当的疼痛处理方法会给患者以后的就诊态度和治疗带来许多困难。

三、消除焦虑、紧张和恐惧的方法

1. 医者的同情心   对患者所出现的任何一点焦虑或恐惧表现，医护人员应通过自己的语言和表情表示理解、同情和关怀，切忌冷漠或对患者训斥。

2. 建立医患间有效而良好的交流   医护人员应该通过简短的交谈和观察，迅速获得患者的信任。首先是倾听，医护人员要全神贯注地听患者叙述病史。不要轻易打断患者的话，更不要对患者的叙述质疑。与患者建立有效的交流并获得患者信任是保证治疗成功的重要前提，自然也可减少医患之间的纠纷。一般情况下，患者就诊的目的就是求医，多数会主动与医者交流。只要医者具有足够的耐心与同情心，不难做到医患之间的有效沟通。

3. 改善就诊环境   好的就诊环境对就诊者的情绪有很大影响。应减少环境的噪声，减少患者间的影响和干扰，尽可能为每个患者创造单独诊疗的环境。医疗活动具有很大的个别性，即使在大医院，在就诊环境设置时也要尽可能将每个诊椅单独隔开，避免患者就诊时的相互干扰。这样做不仅有利于控制交叉感染，而且是对患者隐私的保护，更有利于患者保持良好的心理状态，对于完成治疗必不可少。

4. 减少候诊时间   患者就诊前已经经过了长时间的疾病困扰，过度的等待会加重焦虑的情绪。要合理安排就诊次序，尽可能减少患者的等待时间。遇特殊情况时，一定要及时解释，缓解患者的焦虑急躁情绪。

5. 适当安排复诊间隔时间   对于过度紧张和焦虑的患者，应缩短首次就诊治疗的时间。首次就诊时解决主要主诉问题，缓解主要症状，给患者以适应的过程，然后再循序渐进地安排治疗。

6. 使用镇静药和局部麻醉药   必要时，术前给以镇静药，术中使用局部麻醉药。

第三节   局部麻醉
Local Anesthesia

一、局部麻醉前的准备

（1）仔细询问患者全身疾病史、用药史、药物过敏史。对有心血管疾病者，慎用加有肾上腺素的药物。对有过敏史的患者，慎用普鲁卡因类药物。

（2）选择合适的麻醉方法，对有牙槽骨和黏膜炎症的牙齿尽可能不选择局部浸润麻醉。

（3）对过度紧张的患者、有过度饮酒史的患者，应适当加大局麻药的剂量（常用量的基础上增加 30% ~ 50%）。

（4）下颌传导阻滞麻醉需要麻醉牙髓神经时，可适当加大剂量（常用量的基础上增加 20% ~ 30%）。

（5）了解各类局麻药的作用特点和药物特性，避免过量用药。

（6）减少进针时的疼痛，进行注射麻醉前应先进行进针部位的黏膜表面麻醉。

二、浸润麻醉

1. 表面麻醉　适用于黏膜表浅麻醉，用于局部麻醉注射麻药前对进针部位黏膜组织的麻醉，或喷于咽部表面，阻止患者的恶心反射。

用于黏膜表面麻醉时，使用前应隔离唾液，将药物凝胶（或用小棉球吸足药液）敷于欲麻醉的部位，3～5分钟后将药液拭去，令患者漱口。

用于抑制恶心反射时，将药物均匀喷于咽及舌后部黏膜表面，嘱患者不得吞咽，数分钟后将多余药液吐出。

2. 局部浸润麻醉　又称骨膜上麻醉或区域阻滞麻醉。适用于单个牙的牙龈组织、牙槽骨、牙周膜和牙髓的麻醉，儿童上下颌单个牙的牙龈组织、牙槽骨、牙周膜和牙髓的麻醉。成人下颌磨牙区骨皮质较厚，单纯的浸润麻醉有时不足以获得理想麻醉效果，可联合应用牙周膜或髓腔内麻醉。

麻醉牙髓组织时，药物注射部位应尽可能在根尖孔的位置。注射针的斜面应与骨面平行进入组织。针头碰到骨面时应略回抽，避免进入骨膜下。注射麻药前需回吸无血。注射药物需缓慢。根据不同需要确定药量。成年人、老年人，以及牙髓和牙根手术时，用药量要略多一些。

3. 髓腔内麻醉　适用于根管预备时牙髓麻醉不全的补充麻醉，也可单独用于麻醉牙髓组织。方法是在髓腔的露髓处先滴少许麻药，待表面麻醉后将注射针缓慢插入髓腔，边进入边注射麻药。若髓室顶已完全去除，可将麻药置于髓腔，用髓针将药液缓慢导入根管。所用药物以渗透性较强的 2% 丁卡因为好。

4. 牙周膜间隙麻醉　适用于牙周组织的麻醉和牙髓麻醉不全时的补充麻醉。进针点应位于牙周间隙，麻药量约为 0.1 ml。

三、神经传导阻滞麻醉

1. 上齿槽前神经阻滞麻醉　适用于单侧多个上颌前牙的唇部牙龈组织、牙槽骨、牙周膜和牙髓的麻醉。

注射部位为上颌尖牙根尖部骨膜上，针斜面需与骨面平行。上中切牙由于对侧神经的交叉，可能出现麻醉不完全，可在局部补充骨膜上麻醉。

2. 上齿槽中神经阻滞麻醉　适用于两个上颌前磨牙、第一恒磨牙近中颊根及其周围组织的麻醉。注射部位为上颌第二前磨牙根尖上方骨膜上。

3. 上齿槽后神经阻滞麻醉　适用于上颌磨牙及其周围组织和上颌结节周围组织的麻醉（上颌第一恒磨牙的近中颊根可能出现麻醉不完全）。

注射时患者应取闭口位，术者以口镜拉开唇颊组织。注射部位：自上颌第二磨牙颊沟处进针，沿上颌骨骨面向上向后，达上颌结节后方，亦即最后一个磨牙根尖区再向内约 0.5 cm，总进针深度为 1.5 cm。注射针头向内向后与咬合平面成 45° 角。应边进针边缓慢少量注射药物，进针速度要慢。到达注射部位时，需回吸无血，再注射药液 1.0～1.8 ml。

由于注射的部位接近翼静脉丛，要特别注意：①不要进针太深，以免碰及翼静脉丛。进针时边行进边注射有助于防止刺破血管。②不慎刺破血管时，如果出现血肿，可在局部加压冷敷。③儿童患者由于上颌骨疏松，涉及上颌牙的麻醉一般通过局部骨膜上麻醉即可得到满意的效果。

4. 眶下神经阻滞麻醉　适用于阻滞前、中上齿槽神经及眶下神经的分支。用于涉及上颌前牙及周围组织，包括上唇组织同时手术时，以避免多点注射；或前牙需要治疗而又不适宜进行骨膜上注射时，如在急性炎症期。

注射部位为眶下孔。眶下孔位于眶下正中 0.5～1.0 cm 处，可用示指触及。自口外进针，左手示指压于眶下孔上方指导进针位置。如果选择口内进针，进针孔位于第二前磨牙近中侧方的前庭，针干与长轴平行，沿骨面达眶下孔。

5. 鼻腭神经阻滞麻醉   适用范围为前腭部黏骨膜、上切牙腭部龈组织的麻醉。

自两中切牙正中距龈缘 5 mm 切牙乳头侧面进针，注射针尖端触及骨面并应进入切牙孔少许，缓慢注射 0.2 ～ 0.3 ml 药液即可。

6. 腭大（前）神经阻滞麻醉   适用于硬腭后 2/3 黏骨膜，包括前磨牙以后部分腭侧牙龈组织的麻醉。

自对侧进针，进针点在第二磨牙腭侧自龈缘至腭中缝连线外及中 1/3 交界处。腭大孔位于软硬腭交界前方 0.5 cm、腭中缝连线外及中 1/3 交界处。

7. 下齿槽神经阻滞麻醉   适用于同侧下颌骨自磨牙后区至中线范围内，包括牙槽骨、牙髓和牙周膜的麻醉。常规的注射方法还同时包括对舌神经和颊神经的麻醉。

注射时，嘱患者大张口，进针方向自对侧两前磨牙之间下颌咬合平面上 1 cm，向翼下颌皱褶前外方，于颊脂垫尖端进针，推进 1 cm，注射 0.5 ml 药液（麻醉舌神经），继续推进 1.5 ～ 2.0 cm 可达骨面，回吸无血，注射药液（麻醉下齿槽神经）。5 分钟内，下唇和舌可出现麻木感。

儿童下颌孔的位置在乳牙列时，位于下颌牙咬合平面以下，以后随恒牙萌出逐渐上升，至第一恒磨牙完全建立咬合时，才高于咬合平面连线约 0.5 cm，因此进针点要视年龄而下移少许。

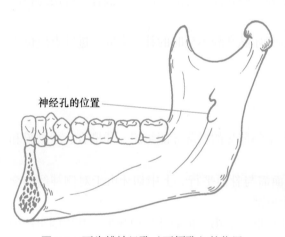

神经孔的位置

图 5-1   下齿槽神经孔（下颌孔）的位置

当口内解剖标志不清楚时，可以在口外触摸，了解下颌骨升支前缘和后缘，估计下颌孔的投影位置，见图 5-1。进针时使针的方向与同侧后牙的咬合平面连线相同，在咬合平面上方 1 cm 颊黏膜处进针，沿此方向，贴着下颌升支内侧，达升支中 1/3 与外 1/3 交界处，注射药物。

注意事项：①注意患者取仰卧位时解剖位置的变化，及时调整进针方向。②注意儿童不同发育期下颌骨的发育程度，调整注射点。③缓慢进针，边进针边注射药液，有助于减少疼痛，避免刺破血管和神经。④麻醉牙髓神经时，应适当增加药量。⑤了解下齿槽神经入口在面颊侧的投影位置对于指导进针方向很有必要。⑥为预防注射针与针管分离，不可使用短于 3 cm 的注射针。⑦注射针直径不宜小于 30 号，过细的针可能因为软组织的吸入，影响回吸血。

8. 颏神经阻滞麻醉   适用于下颌切牙及尖牙范围的牙髓、牙周韧带、唇侧牙龈组织、唇黏膜的麻醉。

注射部位为下颌第二前磨牙根尖部，颏孔的位置。注射针自第二前磨牙后方进入黏膜，注射少量药液，然后向前，进入或在颏孔处注射。

四、注射器与卡式安瓿

1. 注射器的种类   常用口腔注射器，一种是非一次性使用的，包括金属注射器、麻药卡式安瓿和一次性注射针头；另一种是一次性使用的，包括一次性注射器和针头以及普通麻药安瓿。

另外还有用于牙周注射的压力注射器和"安全"注射器等多种其他类型的注射器。近年一种计算机控制下的局麻药注射系统在临床得到应用。这一系统能够精确定量和控制麻药注射的量与速率，具有减少麻药使用量、减轻疼痛、增加患者舒适度等优点。

2. 注射针头 注射针为金属管，通过塑料接头与注射器连接。注射针头的规格见表5-1。

过细的内径不利于回吸血液；长度20 mm以下的针头不适合用于深部麻醉如下齿槽神经阻滞麻醉，因为万一出现针头分离的情况，取出较为困难。

表 5-1　牙体牙髓病治疗时常用的注射针头规格

号数	长度（mm）	外径（mm）	内径（mm）
25（长）	35	0.51	0.25
27（长）	36	0.41	0.20
27（短）	22	0.41	0.20

3. 药液安瓿 有普通安瓿与卡式安瓿两种。后者专门与非一次性注射器联合应用，药量一般在2.0 ml左右。

五、常用局部麻醉药物

根据药品分子结构的不同，局麻药主要有酯类和酰胺类。前者有丁卡因，后者有利多卡因。口腔用局麻药主要是控制痛觉，用量要求比较低，只要严格遵照使用说明的规定量使用，一般都是安全的。

1. 丁卡因（tetracaine） 又称地卡因（dicaine），是长效酯类麻醉药，脂溶性高，穿透力强，表面麻醉效果好。毒性大，不适于局部浸润麻醉用。常用2%浓度，局部涂用，3～5分钟显效。

主要用于黏膜表面的麻醉。用于牙龈尤其是腭侧龈时，因组织的角化层厚，药物的穿透效果不理想。为使药物能够局限于作用部位，表面麻醉药常加入一定赋形剂，如甘油、矿物油、纤维素类等，混合制成凝胶状糊剂。

2. 利多卡因（lidocaine） 又称赛罗卡因（xylocaine），性能稳定，起效快，90%经肝代谢。可用于表面麻醉和局部麻醉。常用2%盐酸盐，一次用量5～10 ml，最大用量不超过400 mg。加入肾上腺素（1∶100 000～1∶250 000）可减少毒性并延长作用50%～100%。

注意事项：①严重的房室传导阻滞患者及脉搏小于55次/秒者禁用。对加有肾上腺素的利多卡因，遇下列情况应慎用：高血压、动脉硬化、心律不齐、甲状腺功能亢进、糖尿病、各类心脏病等。②一次最大剂量为400 mg。③一般口腔内科治疗局部麻醉不会出现过量用药，但儿童患者应注意。过量用药的毒性反应表现为神志消失、呼吸抑制或一时性麻痹、惊厥和周围循环抑制症状。行人工呼吸，保持不缺氧，并同时使用抗惊厥药，可控制病情。

3. 阿替卡因（articaine） 常用复方盐酸阿替卡因注射剂。商品有必兰（primacaine），含4%阿替卡因，1∶100 000肾上腺素，为每支1.7 ml的注射剂。

适应证：局部麻醉。

禁忌证：4岁以下儿童，对局麻药高度敏感，严重肝功能不全，胆碱酯酶缺乏，阵发性心动过速，心律失常，窄角青光眼，甲状腺功能亢进。

慎用：患高血压、糖尿病及应用单胺氧化剂治疗的患者。可致运动员药检阳性。

用法：成人最大用量为7 mg/（kg·d），4岁以上儿童最大用量为5 mg/（kg·d）。浸润注射0.8～1.7 ml。黏膜下浸润注射。用于神经阻滞麻醉需要避免药物过量。

4. 普鲁卡因（procaine） 又称奴弗卡因。多为盐酸普鲁卡因，局部麻醉使用的浓度为2%，一次用量为40～100 mg。可用于局部浸润麻醉和传导阻滞，注射后3～5分钟开始起效，维持 30 ～ 40 分钟。本药在体内代谢快，代谢产物经肾排出。常用剂型为 2% 盐酸盐和加有肾上腺素的肾上腺素普鲁卡因。常加入肾上腺素（1：100 000 ～ 1：20 000），以增加血管收缩，减慢吸收速度，增强麻醉效果，可使作用时间达 2 小时。

普鲁卡因对心肌有抑制作用，局部麻醉时要严格掌握用量，一次最大用量不得超过 1 g。注射前一定要回抽无血，避免进入血管。普鲁卡因局部麻醉用量不会导致中毒反应，但偶有报告个别患者出现程度不等的过敏反应甚至高敏反应。

临床上使用普鲁卡因应注意的事项：①偶有过敏反应的报告。用药前应仔细询问用药史、过敏史。对有过敏体质者慎用，必要时用药前进行皮试。②严重低血压、心律不齐和患有脑脊髓疾病者禁用。③下列情况慎用加有肾上腺素的普鲁卡因：高血压、动脉硬化、甲状腺功能亢进、糖尿病及各类心脏病患者。④一次剂量不得超过 1 g。⑤儿童用药时需注意不要过量。过量用药时，可出现复视、头痛、多言、恐惧、肌肉震颤、血压升高、脉快、呼吸加深等中枢神经症状，严重时会出现惊厥。处理时，保持有效呼吸，保证不缺氧，上述症状可缓解。若出现惊厥，可同时用抗惊厥药物。

六、局部麻醉失败的原因

临床上常出现局部麻醉效果不好或麻醉不完全的情况，可能与下列原因有关。

（1）注射点不正确。

（2）药量不足。对于牙髓摘除，麻药注射量应在常规基础上增加 50%。对于下颌传导阻滞，无法精确判断神经出口的位置时，也应适当增加药量，以保证有足够浓度的药物到达需要麻醉的神经部位。

（3）局部炎症。由于局部化学环境的改变，麻醉效果不佳，可改用神经阻滞麻醉。

（4）误将麻药注入血管。为防止此种情况发生，注射麻药前必须回吸无血。

（5）解剖变异或者由于患者体位的变化没有掌握正确的解剖标志。

（6）嗜酒、长期服用镇静剂、服兴奋剂者，可出现麻醉不佳的表现，往往需要加大药量。

七、局部麻醉可能出现的副作用

局麻药能暂时地、完全但可逆地阻滞末梢刺激的神经传导，从而使患者在完全清醒的状态下，达到局部无痛。其作用原理多是通过阻滞神经细胞膜的钠通道，抑制神经对刺激向上的传导功能。但是局部麻醉的作用并不仅限于局部，当局麻药被吸收进入血液循环或被直接注射到血管进入血液循环达一定量时，可影响中枢神经系统、心血管系统及其他器官的功能。单位时间内血液中局麻药若超过机体的耐受能力，还可能出现中毒症状。

使用推荐药量的局部麻醉很少出现不良反应，但对偶尔出现的异常情况亦应引起重视。对轻微反应予以密切观察，万一出现症状加重，必须及时请有关专家处理。

（1）偶有使用普鲁卡因过敏的报告，但严重过敏症状极罕见。若有使用，需仔细询问药物过敏史，对有过敏史的患者，应做皮试或改用利多卡因。常规注射过程必须缓慢，注射过程应密切观察患者的反应。近年来，随着更有效的新型麻醉药的普及，普鲁卡因的使用在逐渐减少。

（2）出现虚脱、出汗、头晕、恶心等症状，多数与患者自身的过度紧张或空腹就诊有关，而非药物所致。出现类似症状时可令患者头低位仰卧数分钟，口服葡萄糖水，十几分钟后症状可缓解。

（3）血肿形成，多见于上齿槽后神经的麻醉。由于注射器刺破静脉所致。出现血肿一般不需要进行特殊处理，或只在当时做一些冷敷，一日后可酌情热敷，促进血肿吸收。

（4）局部麻木，可能与针头触及神经包膜或纤维有关，一般无需处理，可以逐渐恢复。

本 章 小 结

患者就诊时的焦虑、紧张和恐惧，多数可以通过医生良好的服务、良好的就医环境和治疗过程的无痛技术得以缓解或避免。局部麻醉是主要的无痛治疗技术，包括表面麻醉、局部浸润麻醉和神经阻滞麻醉等方法。局部麻醉的常用药物包括4%阿替卡因、2%利多卡因和2%普鲁卡因，有加或不加肾上腺素两种。麻醉前要了解患者的全身情况，根据需要选择药物和方法。

（高学军）

第六章 术野隔离与橡皮障技术

Field Isolation and the Rubber Dam

第一节 术野隔离的原则与意义
Principle of Field Isolation

　　牙体治疗中保持术区的干燥和牙髓治疗中避免术区的再感染对于保证疗效是非常重要的。口腔中的唾液和软组织等在治疗过程中需要与术区隔离开。目前较为理想的方法是橡皮障术野隔离技术。良好的术野隔离在牙体牙髓疾病的治疗中是应该遵循的基本原则，术野隔离装置的常规应用对牙体牙髓疾病治疗的很多方面均有重要作用。

一、提高疗效

　　术野隔离的重要目的是提高疗效，在口腔操作中，涉及隔湿及隔离感染两个方面。

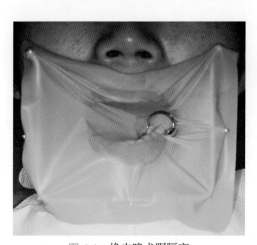

图 6-1　橡皮障术野隔离

　　1. 隔湿　术野隔离最大的作用是有效地隔湿。口腔科的许多诊治操作都需要一个干燥的环境，例如医生在实施充填、牙体直接修复、固定修复、正畸、种植以及外伤牙固定等粘接操作时，面对的最大困扰就是口腔唾液污染而导致的治疗失败。在儿童牙科中，幼儿依从性较差，唾液分泌量大，隔湿更加困难。应用橡皮障能够很好地将口腔液体阻隔在施治术区以外。橡皮障（rubber dam）技术可以有效地防止唾液和龈沟液的污染，同时与口内环境相比，降低了术区的湿度，是保持术区干燥最理想的方法（图 6-1）。

　　2. 隔离感染　口腔中微生物种类多、数量大，是细菌的大贮库，患者自身口腔内的微生物可能进入术区造成感染和再感染。对于活髓保存治疗、根管治疗、桩核修复等治疗而言，致病微生物的感染往往会导致治疗失败。橡皮障将术区与口腔内环境隔离开，可以达到防止感染的目的。此外，如果患者在拔牙等治疗后，手术创口未愈合时需要对其他牙进行治疗操作，可以使用橡皮障将拔牙窝隔离开，防止因治疗操作过程导致拔牙创感染。

二、提高安全性

　　1. 防止误吞、误吸　橡皮障将术区与口腔内部隔离开的同时，也将治疗用的手机、钻针等器械，未粘接的全冠和桩核，拆除或松动的充填体，以及苛性化学药物等与口腔分隔开来，防止治疗操作中上述物体因滑脱落入口腔，进而造成误吞、误吸等意外，从而起到保护患者的作用。

2. 保护软组织　橡皮障将唇、舌、颊等软组织隔离开，可以防止划伤、烫伤。

3. 隔离刺激　当治疗牙的邻近牙对冷刺激敏感、缺损近髓或已行牙体预备（如全冠预备后的活髓牙预备体）时，橡皮障可以将其覆盖，减少治疗操作中机头喷出的冷却水对该邻牙牙髓的刺激，还可以减少局麻药的使用。

4. 保护术者和患者，防止交叉感染　橡皮障使术者不易接触到患者的唾液、血液等体液，减少了术者被感染的风险。同时只暴露术区，降低了患者受到交叉感染的可能。

三、提高效率

1. 清晰视野，便利操作　仅暴露治疗术区，视野更加清晰；口镜表面不会因口腔中的湿气影响而被雾气遮盖；由于唾液得到隔离，术者手术时的支点不易滑脱，这些均使操作更便利。

2. 减少软组织干扰　唇、颊、舌和牙龈可以得到有效地控制和牵拉，减少软组织对术区的干扰，也减少了视觉干扰，使医生的操作更快捷。

3. 减少液体干扰　患者口腔中无药液、机头喷水等其他液体进入，自然分泌的唾液可以自行咽下；操作中的机头喷水更易于被集中在橡皮障表面并被吸唾管有效吸引。患者无需频繁漱口，也避免了咽部因吸唾引起咽反射。节省了治疗时间，可以有效提高椅旁工作效率。

四、心理作用

术野隔离尤其是使用橡皮障进行术野隔离对患者还有心理安慰作用。据调查，安放橡皮障以后进行治疗，患者在橡皮障下会感到上方的治疗操作与自己无关，从而减少恐惧和焦虑。医生将橡皮障比喻为牙齿的"雨衣""面具"，可以缓解儿童的焦虑，使儿童更容易管理。安放橡皮障还可以使患者的家属清楚地看到治疗过程，对术者的控制能力更加信任。

综上所述，治疗操作时对术野进行隔离有着多方面的意义。在提高疗效的同时，术野隔离能够增强可视性，大大提高椅旁工作效率。此外，对医患双方而言，术野隔离能够提高安全性。

第二节　橡皮障隔离装置
Apparatus of Rubber Dam

橡皮障由 5 部分装置组成：橡皮布、打孔器、橡皮障夹、橡皮障夹钳和橡皮障支架（图6-2）。此外还有一些辅助工具，如牙线、润滑剂、弹性绳、隔离纸巾、暂封材料、吸引器、剪刀、咬垫等。

一、橡皮布

橡皮布（rubber sheet）是橡皮障的主体装置，起隔离作用。橡皮布由天然橡胶制成，有不同的大小、厚度和颜色。商品多预先裁成正方形包装成盒，边长为 150 mm 或 125 mm；也有成卷的包装，一般 150 mm 或 125 mm 宽，根据需要自行裁切。厚度有 5 个规格：薄（0.15 mm）、中（0.20 mm）、厚（0.25 mm）、加厚（0.30 mm）和超厚（0.35 mm）。颜色可根据需要选择。橡皮布不宜长时间保存，老化的橡皮布会变脆，易撕裂。保存在低温环境中可以减缓材料老化。橡皮布可溶于氯仿等有机溶剂，在治疗时应避免药剂与橡皮布直接接触。

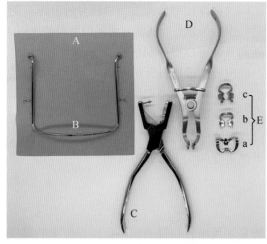

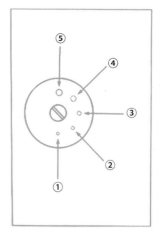

图 6-2　橡皮障的组成装置
A. 橡皮布；B. 橡皮障支架；C. 打孔器；D. 橡皮障夹钳；
E. 橡皮障夹（a. 前牙夹；b. 前磨牙夹；c. 磨牙夹）。

图 6-3　可调孔径型打孔器砧盘：不同大小的孔径
① 0.5 mm；② 1.0 mm；③ 1.5 mm；④ 2.0 mm；⑤ 2.5 mm。

二、打孔器

打孔器（rubber dam punch）用于在橡皮布的合适位置打孔，以将橡皮布套在拟隔离的牙上。一般由一个硬质的打孔盘和打孔针组成。有两种类型：一种是单一孔径型，另一种是可调孔径型。后者由于可以调节孔径的大小，因而更为常用。可调孔径型打孔器通过旋转砧盘，可以打出 0.5 mm、1.0 mm、1.5 mm、2.0 mm 和 2.5 mm 的 5 种不同直径的孔（图 6-3），适用于不同大小的牙。打孔之前，应该先在橡皮布上确定打孔的位置。打孔针应对准下方砧盘的孔洞。

三、橡皮障夹

橡皮障夹（rubber dam clamps）夹持在牙颈部，用于固定套在隔离牙上的橡皮布，是临床上最常使用的一种固定方法。同时，橡皮障夹还可以起到牵拉橡皮布和下方软组织的作用。

（一）橡皮障夹的结构

如图 6-4A 所示，橡皮障夹分为弓部（bow）和夹臂（arm）。两个夹臂由弓连接起来，夹臂向外伸展的部分称为翼（wing）。翼又可分为前翼和中央翼。夹臂卡抱牙齿的部分称为喙，夹臂上有孔以便于被夹持。弓部将两个夹臂连接起来，是保持夹子弹性的部分，不宜过分撑

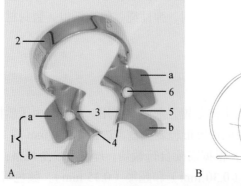

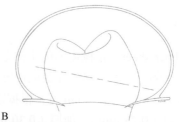

图 6-4　橡皮障夹的结构和安放
A. 橡皮障夹的结构：1. 夹臂（a. 中央翼；b. 前翼）；2. 弓；3. 喙；4. 接触点（橡皮障夹与牙齿之间）；5. 切迹；6. 孔。
B. 橡皮障夹的安放：喙卡抱于牙齿外形高点的龈方。

开。翼部可以用来预放橡皮布。喙部环抱于牙颈部，位于牙齿外形高点的龈方（图 6-4B），是主要的固位部分。橡皮障夹的喙与牙颈部应有 4 点接触，以保证固位稳定。弓的位置一般朝向牙列远中。

（二）橡皮障夹的类型

橡皮障夹有不同类型，以适用于不同的牙齿。医生可以根据治疗牙位、治疗项目、患者口腔情况以及所采用的橡皮障安装方式来选择。

1. 按照结构分类 按照有无翼结构可以将橡皮障夹分为有翼（winged clamp，图 6-5A）和无翼（wingless clamp，图 6-5B）两类，分别适用于不同的安装方式。有翼的橡皮障夹还可以更好地起到牵拉软组织、暴露视野的作用。

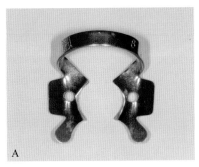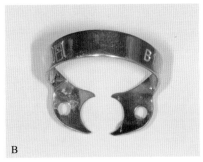

图 6-5 橡皮障夹
A. 有翼夹；**B**. 无翼夹。

2. 按照喙的方向分类 有两类：一类是水平方向的喙（图 6-6A），卡抱在牙齿平齐或高于龈缘的部位；另一类则是弯向根方的喙（图 6-6B），当冠部剩余的牙体组织过少，或仅剩牙根，或牙冠的外形高点位于龈下（多见于乳牙）时，弯向根方的喙能更好地卡抱在龈缘以下的牙面。

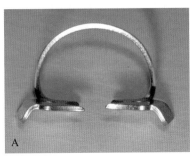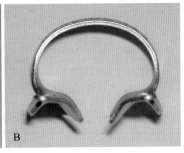

图 6-6 按喙部分类的橡皮障夹
A. 水平喙；**B**. 弯曲喙。

3. 按照牙位分类 橡皮障夹按照适用的部位分为前牙夹、前磨牙夹和磨牙夹 3 类。前牙用的橡皮障夹有两个弓，又称为蝴蝶夹（图 6-7A）；前磨牙和磨牙用橡皮障夹外形相似（图 6-7C 和图 6-7D），不同之处是喙的长度，分别与所夹持牙齿的颈部直径相适应，因此可以很容易地根据喙部的尺寸来选择。

4. 特殊类型 适用于特殊情况。例如，有些橡皮障夹的喙部呈锯齿状，可以提供更好的固位。临床牙冠过长时可选用弓部加高的橡皮障夹，磨牙后区空间较小区域可选用弓部低的橡皮障夹。牙冠缺损的患牙可选用夹臂加长的橡皮障夹固位于邻牙，伸长的夹臂可撑开橡皮布，暴露患牙。

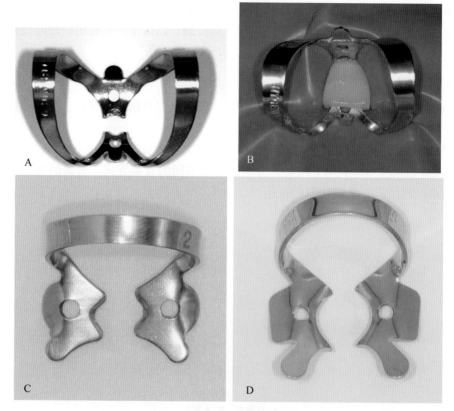

图 6-7　按牙位分类橡皮障夹
A.前牙夹（蝴蝶夹）；**B**.口内前牙夹；**C**.前磨牙夹；**D**.磨牙夹。

（三）橡皮障夹的编号

目前国际上对于橡皮障夹的编号没有统一的标准，各厂家自行编号，刻在弓的位置上。以 Hygenic（Contène/whaldent）为例介绍：9 号蝴蝶夹用于前牙，2 号用于前磨牙，7 号为下磨牙夹，8 号为上磨牙夹等；以号码前加 W 标记无翼的橡皮障夹，与有翼者区分；以号码后加 A 标记喙部弯向根方的橡皮障夹，与喙部水平者区分。

四、橡皮障夹钳

橡皮障夹钳（rubber dam clamp forceps）用于安装或拆除橡皮障时撑开橡皮障夹，由柄、喙和中央定位器组成。其喙部可以放入橡皮障夹翼部的孔中撑开夹子，手柄中部有定位装置，可以将橡皮障夹保持在撑开的状态，以利握持（图 6-8A 和 B）和安装，并且方便在医生和助手间的传递。

五、橡皮障支架

橡皮障支架用于撑开并固定橡皮布。有 U 形和环形两种样式，周围有小钉突以固定橡皮布，外形有一定的弯曲度以与面部外形相适应。U 形支架更为常用。材质有不锈钢和塑料两种。不锈钢支架结构轻巧，较为常用。塑料支架在拍 X 线片时不显影，可用于根管治疗。一种可以折叠的特殊塑料支架可在治疗术中需拍摄患牙 X 线片时使用，它的优点是拍片时无须拆除橡皮障，仅需将支架翻转折叠，暴露半侧口腔供放置拍摄用成像板或胶片。

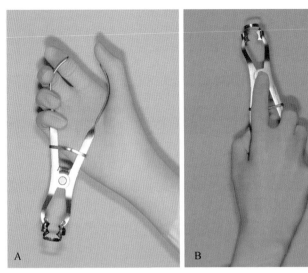

图 6-8　橡皮障夹钳的握持
A.适用于上颌牙（手掌向上）；**B**.适用于下颌牙（手掌向下）。

六、辅助工具

橡皮障的安装和使用需要一些辅助工具，如牙线、弹性绳、咬垫、暂封材料、吸引器、润滑剂、隔离纸巾、剪刀等。

1. 牙线　牙线可以在安放前用于检查邻面接触情况，在安放中帮助橡皮布通过邻牙间的接触点，也可以用于辅助固位。

2. 弹性绳　弹性绳可通过邻牙间接触点到达接触点下方，利用其弹性辅助或单独用于固定橡皮布。

3. 楔子　楔子可以作为单独或辅助固位装置，同时牵拉排开接触点下方牙龈，制备邻面洞龈阶时还可防止钻针损伤橡皮布。

4. 咬垫（mouth prop，mouth gag）　长时间操作时患者很难主动保持张口状态。咬垫有助于患者保持开口状态而不疲劳。

5. 橡皮布翻转器械　橡皮布翻转器械包括塑料充填器、水门汀充填器等，用于将橡皮布从橡皮障夹的翼部翻转至翼下；多颗牙隔离时，有时还需将隔离牙颈周的橡皮布边缘翻卷至龈沟内。

6. 暂封材料　橡皮布与牙齿之间封闭不良时可用暂封材料堵塞渗漏部位。

7. 吸引器　由于安装橡皮障后患者不方便自由吞咽，需要安放吸引器引流唾液。

8. 润滑剂　打好孔的橡皮障可在孔的内侧（靠近组织面一侧）涂一点水溶性润滑剂。如果没有商品，也可用普通牙膏，但不可用油剂。

9. 隔离纸巾　隔离纸巾可放置于橡皮布和患者面部之间，吸湿并增加舒适性，可用于对橡皮布过敏的患者。

第三节　橡皮障的安装
Techniques of the Rubber Dam Placement

橡皮障的安装包括准备、安放、检查、拆除等步骤。

首先要确定需隔离的牙齿和橡皮布的固定方式，然后再进行相应的准备，包括被隔离牙齿的准备、橡皮布的选择、打孔及橡皮障夹的选择等。

一、隔离牙的选择和准备

（一）隔离固位牙的选择

需结合治疗需要和患者口腔条件选择固位牙的牙位和数目，使得术野隔离后可以达到视野清楚、固位可靠的目的。

1. 单牙隔离固位 牙髓治疗、窝沟封闭或单个牙骀面洞充填，一般只需要隔离患牙，用患牙作为固位牙。

2. 多牙隔离固位

（1）后牙邻骀面洞的充填修复或牙髓治疗时的初诊治疗至少需要隔离患牙和相邻牙。

（2）前牙区或乳牙往往同时隔离多个牙。有时需要暴露同颌对侧牙以增强固位和扩宽视野。

（3）患牙缺损大，难以固位时，需要利用邻牙，因而需要隔离多牙。

（二）固位牙的准备

橡皮障安装前，需要对被隔离牙齿进行一些准备，有利于橡皮障在牙颈部的贴合度，保证封闭质量。

1. 牙面清洁 使用前尤其在进行牙体修复时，需洁治患牙，去除周围的软垢、结石和增生的牙龈，暴露牙体缺损龈阶根方有支持力的牙体组织，以形成良好的封闭。牙的邻接面要用牙线进行检查和清洁，确保牙线能够通过，必要时用抛光带处理。

2. 处理充填体 去除有渗漏或尖锐的充填体，修整充填体悬突。

3. 制作假壁 对于缺损面积大的牙齿，需完成假壁的制作或安放正畸带环。

4. 做必要的标记 牙体修复涉及咬合接触，要检查正中咬合时的关系，必要时做好标记。需治疗牙如果为牙冠完整的牙齿，为防止在安装过程中牙位隔离错误（如外形相似的同组邻牙），可以提前做好标记。

5. 局部麻醉 如需要进行局部麻醉，应在安装前完成。

二、橡皮布的选择

1. 厚度的选择 一般选择中等厚度的橡皮布即可。中厚橡皮布不易撕裂，又比更厚的橡皮布容易就位，对软组织的牵拉优于薄型橡皮布。厚或加厚的橡皮布不容易撕裂，并且弹力较大，在牙颈部的封闭性好，有利于提供更好的隔离效果；缺点是不容易就位，对固位装置的脱位力较大。在固位装置不理想或固位力差的情况下（如患牙有带环），应选用张力较小的薄型橡皮布。在牙颈部膨大或牙齿体积较大的情况下，也可选用较薄的橡皮布以易于安装。前牙或刚萌出的牙宜用薄型橡皮布。

2. 大小的选择 橡皮布安装完毕后，应能够遮盖整个口腔，上缘不遮盖鼻孔，下缘达颏下部（图 6-1）。

3. 颜色的选择 黑色或灰色的橡皮布与牙齿对比强烈，可使视野更清晰，但易造成术者视觉疲劳。绿色或蓝色的橡皮布比较美观，临床较为常用。色彩强烈的橡皮布缺点是影响牙体修复的比色，因此应在安装之前完成比色。自然色或透明色的橡皮布具有半透明性，可用于需要拍摄 X 线片时，其中性的色调也可用于需要比色时。

三、打孔

1. 打孔的范围 上下颌牙列位于橡皮布的中央偏上区域，垂直中线相当于牙列中线。牙列由中切牙自中线按牙位向外呈弧形牙弓形态排列。上颌前牙约在橡皮布上缘以下 2.5 cm，由正中按牙位向下向外略成弧形；下颌前牙约在橡皮布下缘以上 5 cm（图 6-9）。

2. 打孔的大小 一般情况下，1 号和 2 号孔径用于下前牙和上前牙，3 号孔径用于尖牙和前磨牙，4 号和 5 号孔径用于上磨牙和下磨牙（图 6-3）。临床中可根据固位牙的大小、橡皮障安装方法和橡皮布的弹性灵活选择不同孔径。

3. 打孔的位置 根据牙齿在牙列中的位置确定。原则是橡皮障安装就位后，橡皮布能完全盖于口腔上方，不出现位置偏移。常规打孔时，为了方便起见，可以使用印章为模板在橡皮布上做出牙列标记，根据患牙的位置在相应部位打孔。操作熟练后，临床打孔可简便操作，将橡皮布想象为 4 个象限，在治疗牙的象限接近橡皮布几何中心的位置打孔即可。如果有多个牙需要隔离，孔间距应与牙间隙大小相一致，一般为 2～3 mm。

4. 打孔数目 如果有多颗牙需要隔离，要打相应数量的孔。依据牙位、治疗的牙数以及牙体缺损的部位和范围决定，与前述拟隔离牙数匹配。

5. 打孔质量 打孔器打出的孔边缘应连续、光滑（图 6-10A），避免孔边缘有微小开口（图 6-10B）或打孔不完全（图 6-10C），否则容易在安装时撕裂。

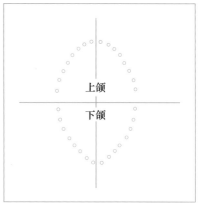

图 6-9 橡皮障打孔范围（虚线所示）

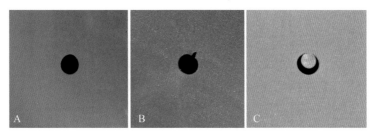

图 6-10 打孔要求：边缘应连续整齐
A. 边缘光滑（正确）；**B.** 边缘开口（错误）；**C.** 打孔不完全（错误）。

四、橡皮障固位方式的确定及橡皮障夹的选取

1. 橡皮障的固位方式 最常用的固位方式为使用橡皮障夹固位，固位力大，固位稳定。此外，还可以用牙线、弹性绳、橡皮条和楔子等。有时可仅依靠橡皮布本身的弹性和紧密的邻牙间接触固位，而不用额外的固位装置。

2. 橡皮障夹的选择 先根据牙位选择前牙、前磨牙或磨牙夹，然后根据安装方式选择有翼或无翼的橡皮障夹。根据剩余牙体组织的多少确定喙的形态。剩余牙体组织较少，颈部牙体有缺损的固位牙可选择喙部有齿的橡皮障夹，以增加喙与牙齿的接触点，从而增加固位力。

3. 橡皮障夹的安放位置 应使夹臂上的喙环抱于牙颈部，位于牙冠外形高点龈方，喙与牙齿有至少四点接触，保证固位稳定，防止橡皮障夹翘动和滑脱。弓一般置于隔离牙的远中，以免影响治疗操作。

五、橡皮障的安装

橡皮障的安装常用的方法有 4 种。临床中可根据牙位、固位方式、治疗项目等选用不同的方法。

（一）翼法（wing technique，图 6-11）

（1）选择有翼的橡皮障夹，在口腔外将橡皮障夹的翼套入橡皮布的孔，夹子其余部分均

操作视频
橡皮障技术：翼法

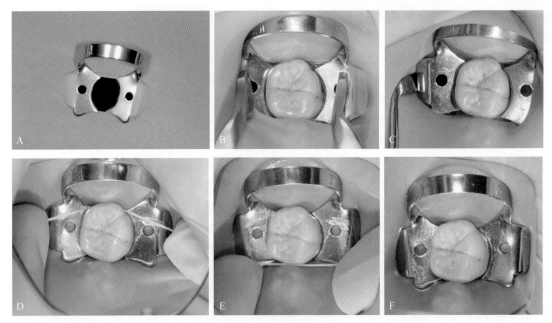

图 6-11　橡皮障的安装：翼法

A.橡皮障夹的翼套入橡皮布；**B**.套有橡皮布的橡皮障夹夹于固位牙；**C**.将橡皮布翻转到橡皮障夹翼的下方；**D**.牙线辅助使橡皮布通过邻牙接触区的远中面；**E**.牙线辅助使橡皮布通过邻牙接触区的近中面；**F**.就位。

露在橡皮布上方。

　　（2）用橡皮障夹钳撑开橡皮障夹，将其与橡皮布一同安放到隔离牙的颈部，

　　（3）用钝头器械（如水门汀充填器的扁铲端）将两翼上方的橡皮布翻下。

　　（4）用牙线帮助橡皮布通过近中和远中邻面接触点。

　　（5）就位后，检查确保橡皮障夹卡抱于牙齿外形高点下方，弓朝向远中，橡皮布位于橡皮障夹翼的龈方，与牙颈部紧贴。

　　其中步骤（4）和（5）是每种橡皮障安装方法所共有的。

　　翼法是口内操作时间最短的一种方法，临床最常用，也是口腔医师必须掌握的技术。

（二）橡皮布优先法（rubber first，图 6-12）

　　（1）撑开橡皮布，按打孔部位将孔套入隔离牙齿并推向牙颈部。若有两个以上的牙和孔，可按一定顺序一一套入。

　　（2）邻面不易滑入时，用牙线帮助橡皮布通过邻面接触点。

操作视频
橡皮障技术：
橡皮布优先法

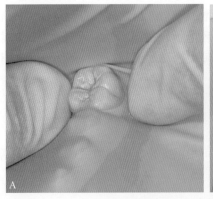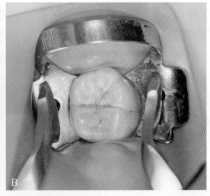

图 6-12　橡皮障的安装：橡皮布优先法

A.安放橡皮布，暴露固位牙；**B**.橡皮障夹固定于橡皮布上方。

（3）用橡皮障夹钳将橡皮障夹固定到牙颈部，或用弹力绳塞入各牙邻间隙以固定橡皮布。

当前牙需暴露多颗牙齿时应用此法较方便，操作中需要助手配合，注意避免橡皮障夹夹破橡皮布，同时不要伤及牙龈。

（三）橡皮障夹优先法（clamp first，图 6-13）

（1）选择无翼橡皮障夹，将其固定在隔离牙上。夹上应系上安全绳，安装时将绳末端始终置于口腔外，防止发生橡皮障夹崩脱导致的误吞、误吸。

（2）将橡皮布上打好的孔依次套过橡皮障夹的弓部、牙冠和橡皮障夹的夹臂，使这些部分暴露在橡皮布上方。

操作视频
橡皮障技术：
橡皮障夹优先法

此法优点是可在直视下放置橡皮障夹，减少牙龈组织损伤和放错牙位的风险。可在无助手时操作，但因橡皮布需要通过患牙和整个橡皮障夹，橡皮布容易撕裂。故需用弹性好的橡皮布，孔径也需更大。

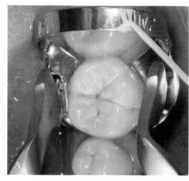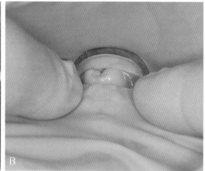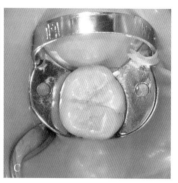

图 6-13 橡皮障的安装：橡皮障夹优先法

A.橡皮障夹夹于固位牙上（拴有保险绳）；**B**.橡皮布套过橡皮障夹的弓部；**C**.橡皮布套过橡皮障夹的夹臂。

（四）弓法（bow technique，图 6-14）

（1）选择无翼橡皮障夹，将橡皮障夹的弓部从橡皮布背面由孔中穿出，使其暴露在外。

（2）翻转橡皮布，露出橡皮障夹的夹臂，用橡皮障夹钳撑开夹子。

（3）直视下将橡皮障夹安放在隔离牙的颈部。

（4）将橡皮布从橡皮障夹上拉下套入隔离牙的牙颈部。

操作视频
橡皮障技术：
弓法

此法与橡皮障夹优先法相比，口内减少了橡皮布套过弓的步骤。其余优缺点同橡皮障夹优先法。

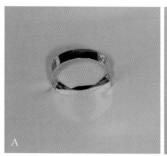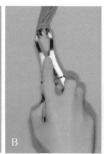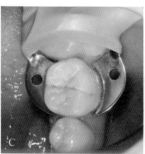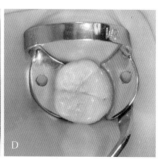

图 6-14 橡皮障的安装：弓法

A.橡皮布套过橡皮障夹的弓部；**B**.将橡皮布翻转后用橡皮障夹钳夹持；**C**.橡皮障夹钳夹持橡皮障夹安放于固位牙；**D**.将橡皮布翻转暴露橡皮障夹的夹臂。

六、安装橡皮障支架

橡皮布和橡皮障夹就位后，用橡皮障支架撑开橡皮布。采用翼法安装橡皮障时，橡皮障支架也可先在口外撑开橡皮布。

橡皮障支架就位后，应使橡皮布平顺，完全覆盖口腔，位置端正。U形支架开口朝向鼻子，支架下梁的弯曲随面形突向面部前方。

支架可安放于橡皮布的背面，也可放于其表面。当隔离牙为前牙时，橡皮障支架安放于橡皮布的表面，可将橡皮布在橡皮障支架上折叠成可储水的形式，避免液体聚积过多时容易溢出。固位力较小时，橡皮障支架安放在橡皮布表面可适当减小橡皮布撑开产生的张力，使橡皮障不易脱位。

多牙隔离时，当远端的固位牙固位稳定后，即可安装橡皮障支架，然后再暴露其余牙齿，可使操作更快捷方便。

七、橡皮障安装后的检查和必要的辅助措施

当橡皮障安装就位后，橡皮布应能完全盖于口腔上方，不出现位置偏移。同时需要进一步检查和调整，以保证术野隔离得充分有效且患者舒适，使治疗操作得以顺利进行。主要包括以下方面。

1. 确认牙位 完成橡皮障安装后及治疗操作前务必再次检查确认牙位是否正确，避免治错牙齿。

2. 观察橡皮障是否影响患者呼吸 若橡皮布的上缘遮挡或接触患者鼻部，可将橡皮布上缘放松、折叠翻卷或剪成豁口。

3. 安装后套入每一隔离牙的橡皮布孔缘均应与相应牙颈部紧密贴合 隔离多颗牙时，常需将牙颈部周围橡皮布孔缘沿牙面翻入龈沟内，使对牙的隔离、封闭效果更好。如果橡皮布没有紧密贴合牙颈部，应分析原因并进行调整。必要时可以在隔离牙处注水进行闭水试验，检查布下方口腔中是否有从牙颈部漏出的水。

4. 放置咬垫 橡皮障安装后，患者需要保持张口接受治疗。为减轻患者张口的疲劳，可于非治疗侧后牙区放置咬垫，支撑咬合。

5. 放置吸引器 治疗过程中患者不能起身吐出口腔中的唾液，可在橡皮布下方患者口角部位放置吸引器吸唾。橡皮布上也可以在远离隔离牙的部位另外打孔，用于吸唾器从孔内直接伸入吸唾，而不必从橡皮布下方口角进入。

6. 防止面部皮肤过敏 若患者面部皮肤因接触橡皮布而产生不适或过敏，应在布与皮肤间垫纸巾或其他隔离用品。

八、拆除橡皮障

治疗完毕后，如果仅隔离了单个牙齿，则可以先用橡皮障夹钳取下橡皮障夹，然后将橡皮障支架和橡皮布一并取下。

如果隔离了多个牙齿，先取下橡皮障夹，在唇颊前庭部拉开橡皮布取下，必要时用剪刀剪开各牙间的橡皮布间隔，将布和支架一同取下。取下橡皮障后需检查并确保橡皮布的完整性，注意不要在牙间隙遗留橡皮布碎屑。

第四节　橡皮障隔离技术临床常见问题及解决策略
Problem Solving in Rubber Dam Isolation

一、局部麻醉的选择

安装橡皮障前，应考虑是否需要局部麻醉。

橡皮障夹的持续夹持压力可对活髓牙造成一种压迫不适感，患者一般可以承受，可不必局部麻醉；如患者不能耐受，可给予局部浸润麻醉缓解症状。

如果患牙的治疗本身需要施行局部麻醉，则应在安装橡皮障之前先予以局部麻醉。在对死髓牙进行根管治疗时，上橡皮障一般不需要局部麻醉。但如果安装操作中有可能触痛牙龈，例如需要将橡皮障夹固位在龈下牙体时，应给予局部浸润麻醉。

禁忌局部麻醉的情况：在进行牙齿漂白的治疗中，禁忌局部麻醉。因为一旦局部麻醉后，漂白药液的渗漏就不会被患者所感知，可能造成不必要的损伤。

二、橡皮障渗漏问题

橡皮障安装后，牙颈部边缘应与橡皮布紧密贴合，应检查封闭是否良好。橡皮布的孔缘有时不能紧密贴合所有牙面，唾液、龈沟液或治疗中的液体可从缝隙渗漏进入术区或口腔，需要根据不同情况进行调整处理。

1.隔离多个牙时，可出现橡皮布孔缘处的组织面贴在牙冠上，孔缘朝向𬌗面或切端　此时可将橡皮布孔缘推至牙颈部，吹干牙面和橡皮布边缘，轻轻牵拉橡皮布边缘使之离开牙面，用塑料充填器或水门汀充填器将橡皮布孔缘翻卷朝向龈方。这样有弹性的橡皮布可以在牙颈部形成箍抱力，抵御唾液和龈沟液从牙颈部的橡皮布边缘渗入术区。

2.发现小缝隙或闭水试验漏水　可在橡皮布孔缘牙面处用一些暂封材料如氧化锌类暂封剂、水门汀、牙周塞治剂、红膏、牙龈保护剂等封闭渗漏处，也有商品化的专用封闭材料。

3.橡皮布孔缘卡在橡皮障夹的喙部，未与牙面接触　可用橡皮障夹钳将橡皮障夹略松开，用水门汀充填器将橡皮布推下，让橡皮布弹回，滑至与牙面接触后，再小心将橡皮障夹夹于橡皮布的冠方。

4.牙体组织局部缺损过深，橡皮障夹等固位装置无法到达缺损根方　牙体大范围缺损部位应先行用玻璃离子水门汀或复合树脂恢复部分外形，制作假壁。

三、个性化打孔

当遇到牙列不齐、有缺失牙或有多个象限的牙齿需同时隔离治疗等情况时，打孔位置及间距需进行个性化调整。

可将橡皮布覆盖在患者牙列𬌗面，在相应牙齿的部位用笔进行标记。上下颌牙齿需要同时隔离时，让患者按照治疗操作需要的张口度张口，估计上下隔离牙的相对位置和距离，或直接用笔描记。在标记处打孔，可以得到个性化的打孔位置和间距，保证治疗时橡皮布与隔离牙的牙颈部紧密贴合，不会因打孔间距过小而牵扯拉开橡皮布，或因打孔间距过大而使牙间橡皮布堆积，进而导致橡皮布难以通过牙间。

四、固位困难患牙的处理

剩余牙体组织过少的患牙、牙冠外形不规则患牙或丧失外形高点的牙冠预备体，在固定橡皮布环节均会遇到困难，可尝试不同措施进行固位。

1. 选择特殊的橡皮障夹　可选择喙部带齿的夹子、喙部一长一短的夹子；或选择其他牙位夹子看能否适合该患牙，如磨牙残根可试用前磨牙的橡皮障夹。必要时可将橡皮障夹的喙部进行调磨改形，使其喙部能卡抱于龈下根面。

2. 牙齿处理　用复合树脂在牙面制作固位突起或假壁，以利橡皮障夹的卡抱固位；必要时还可行冠延长术。

3. 邻牙固位　将橡皮障夹固定在邻牙上，同时暴露患牙。

4. 多牙固位　可以同时隔离多个牙，包括邻牙和对颌牙，以降低患牙部位的橡皮布张力，使橡皮布可以固位，起到隔离作用。

五、有烤瓷冠或全瓷冠等修复体的患牙隔离方法

烤瓷冠或全瓷冠的表面脆性较大，橡皮障夹有可能对其造成损伤。固位时需换用其他牙或采用相应方法，避免橡皮障夹损伤修复体。

（1）如能暴露修复体冠边缘的根面，上橡皮障夹时，须将橡皮布和夹子喙部下推、卡抱至冠边缘的龈方，避免夹在瓷冠表面造成损伤。

（2）戴有修复体的固位牙相应部位的橡皮布不打孔，橡皮障夹直接夹在橡皮布外。

六、需整体显露多颗牙的隔离方法

在固定桥的基牙需要治疗隔离、多颗前牙需要美学修复或漂白、正畸治疗中等情况下，无法进行常规橡皮障单牙隔离；当邻牙间邻间隙较小时，橡皮布难以通过；若患牙邻面龋损达龈下较深处，单独打孔操作时容易钻磨到邻间隙的橡皮布。上述情况下，需将所有相关牙齿作为一个整体予以显露，采用"劈障技术"（split-dam technique，图 6-15）可解决这一问题。这种方法是将多个牙看作一个牙位，在橡皮布上打一串连续的孔，孔边缘相互通连，或在一段间隔距离两端各打一孔，剪开间隔，可同时暴露多个牙。可用于固定桥的基牙、患牙邻面龈阶位于龈下或多个前牙需要治疗（如牙齿美白）时。

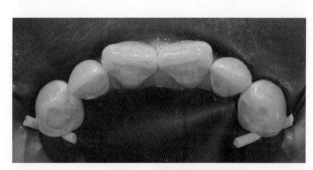

图 6-15　劈障技术

操作方法为在橡皮布上，使各孔通连形成一条圆钝的裂缝，再于其近中或远中端单打一小孔。将裂隙大孔整体套入多颗牙，一端的小孔套在这组牙的近中或远中的单颗邻牙上进行固定。例如可以将固定桥当作一个牙位暴露，再将其远中邻牙单独隔离，用远中邻牙作为固位牙；必要时还可增加隔离近中邻牙作为辅助固位。

七、有口呼吸习惯患者的隔离方法

对于有口呼吸习惯或者鼻部气道不通畅，如患有鼻炎、上呼吸道感染等疾病的患者，橡皮障在一定程度上阻碍了空气经口的流通。可以在橡皮障安装完毕后，在术区以外覆盖口腔的橡皮布上另外用剪刀剪出孔洞，使口腔内外有交通通道，从而缓解呼吸不畅的问题。

八、特殊患者

安装橡皮障进行治疗虽然提高了工作效率，但治疗时医患间的交流大为减少。对于全身情况较差的患者、老年患者或有精神疾病的患者，需随时观察其全身情况的变化和反应，因此不宜安装橡皮障。

九、使用橡皮障的局限性和注意事项

（1）尽管操作熟练后，安装橡皮障大多可以在一两分钟内完成，但对于初学者和一些困难病例，仍然需要花费一定的时间。

（2）橡皮障安装后，被遮挡的组织不可视，如果可能影响治疗，需要事先采取相应的措施。例如：

1）仅患牙牙冠被单独隔离时，术者在不了解牙长轴方向的情况下进行开髓操作易造成侧穿。此时需要在放置橡皮障之前开髓，到达髓腔后再放置橡皮障；或者在冠上事先标记出开髓方向，再安装橡皮障，根据标记方向进行操作。

2）根管治疗患牙牙冠完整时，为避免错误治疗相邻同组牙，应在备出开髓洞形后再安装橡皮障。

3）对戴冠患牙开髓时，为避免因修复体掩盖自然牙原始牙长轴方向而造成的侧穿，可在安放橡皮障前先参照颈部位置、方向及邻牙牙冠方向等先行开髓，到达髓腔后再安装橡皮障。

4）当髓腔不易找到，牙颈部作为重要开髓参照点可能被橡皮布遮挡时，需要在放置橡皮障之前开髓，到达髓腔后再放置橡皮障。

（3）完成橡皮障的安装后，治疗操作前要检查牙位是否正确，避免出现牙位错误。

（4）橡皮障夹的卡抱力量对组织和修复体有潜在的损伤可能性。易受损的薄弱部位为边缘龈、牙颈部牙骨质、金属全冠和瓷冠的边缘等。

（5）在操作过程中，要密切观察，谨防橡皮障夹的滑脱，进而导致误吸等严重不良后果。如果橡皮障夹先于橡皮布安放在口腔中，应将 40 ～ 50 cm 长的牙线缠绕在夹子的弓部并将牙线牵至口外以防止滑脱。

（6）极少数的个体对橡皮布过敏，此时需要换用非橡胶类隔离用品。

橡皮障术野隔离装置的安装方法并没有一定之规，在临床应用中，可根据要隔离牙齿和治疗的不同情况采用相应的措施灵活调整。只要能够安装便捷，达到术区封闭的效果，可以采用多种不同的方法。

第五节 其他术野隔离技术
Alternative Isolation Techniques

一、简易术野隔离技术

在无法进行有效的橡皮障隔离的时候，可采用较为简便的棉卷隔离和吸唾器隔离。

1. 棉卷隔离技术 将消毒棉卷分别放在需治疗牙的颊舌侧和唾液导管开口处。术者可以用口镜压住舌侧的棉卷，用另一只手在拉开口角的同时压住颊侧的棉卷；也可以让助手用吸唾器协助压住舌侧的棉卷。在没有助手的情况下，还可以让患者用一只手的示指协助固定舌侧棉卷。

2. 吸唾器控湿 一般情况下，棉卷隔湿时需要同时用吸唾器（saliva evaculator）不断地吸去口腔内的唾液。除了可将弱吸引器头放在舌下、咽旁部位外，助手还可以辅助使用强吸管抽吸。另外，为了协助防止舌部对术区的干扰，用吸唾器吸唾的同时可用其限制舌部的运动。

多数情况下，棉卷加吸唾控制可以满足治疗时隔湿的基本需要。但是，从安全性和无菌性两方面考虑，应尽可能推广使用橡皮障术野隔离法，尤其是在进行根管治疗的操作时。

二、特殊术野隔离装置

这类术野隔离装置包括唇牵拉器、颊舌牵拉器和咽挡板等。

1. 唇牵拉器　治疗前牙时，唇牵拉器可以将上下唇与前牙分离并撑开唇部，便于进行前牙修复（图 6-16）。

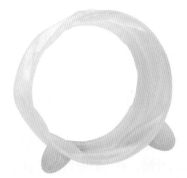
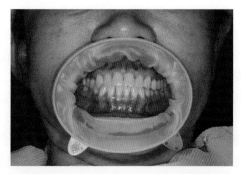

图 6-16　唇牵拉器

2. 颊舌牵拉器　颊舌牵拉器（tongue and cheek-retracting device）有内置的吸引器，类似于外科手术用拉钩，末端为弧形宽板状，可在吸唾的同时牵拉软组织，防止唇、颊、舌对术区的干扰。

3. 咽挡板　用于隔离口腔与咽部，防止器械误吞、误咽。

4. 挡舌板（图 6-17）　安装于后牙，具有咬合垫功能，吸唾器可以穿过咬合垫进入口内，末端为弧形宽板状，可以将舌挡在术区外，在保护舌部的同时防止干扰。

5. 多功能术野隔离器　安装于双侧后牙，具有咬合垫功能，吸唾器可以穿过开口器到达口咽部或配备有内置的吸引器。有些装置有内置的光纤探头可提供口内照明。

以上这些特殊隔离装置在一定程度上可以隔离术野，但没有将唾液和口腔湿度大的环境与术区完全隔离开，可在特殊情况下选择应用。

目前一些新型的一次性使用橡皮障也应用于临床，其设计是在传统橡皮障隔离法的理念基础之上，在打孔、支架等方面进行了改良，以期使安放过程更加方便快捷。

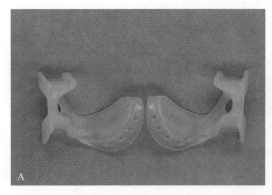
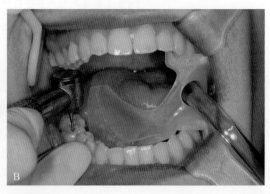

图 6-17　挡舌板
A. 口外；**B**. 安装于口内。

本 章 小 结

　　在牙体牙髓疾病的治疗中，术野隔离是重要的步骤。治疗操作时隔离唾液、软组织和其他口腔液，起着隔离感染、控湿、清晰术野和提高效率等多重作用，对牙体修复和根管治疗都是非常必要的。此外，术野隔离可以在防止患者误吞、误吸以及软组织误伤的同时保护医生。橡皮障法是目前最为有效的术野隔离方法。临床上推广应用橡皮障隔离技术，体现了临床操作者的治疗理念和专业水平。

（冯　琳　岳　林）

第七章　牙体牙髓病诊疗器械和设备

Instruments and Devices

第一节　口腔检查器械
Instruments for Dental Examination

一、常用口腔检查器械

（一）口镜（mouth mirror）

口镜是通过镜面反射和牵拉软组织来观察口腔内部的常用器械。

1.结构　口镜由口镜柄和口镜头组成。口镜柄和口镜头框架的材质为塑料或金属，两部分可为一体式，也可由螺纹连接，便于更换口镜头（图7-1）。口镜头通常为圆形，常用规格为4号（直径约2.22 cm）和5号（直径约2.38 cm），也有特殊设计的显微口镜。

镜面部分由玻璃组成，根据反射影像的镀层位置分为普通的底面镜和表面镜（图7-2）。普通口镜（regular mirror）的反射面镀层位于玻璃的底面，故称底面镜，镀层为银或铝，清晰度较高；表面镜（front surface mirror）的镀层位于玻璃的前表面，多以铑作为镀层形成反射面，可避免光学重影（图7-3）。口镜多为单一镜面，也有正、反面皆为镜面的，称为双面镜，后者可提供更多角度的观察。

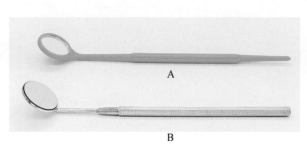

图 7-1　不同种类的口镜
A.一次性塑料口镜；**B.**可消毒金属口镜。

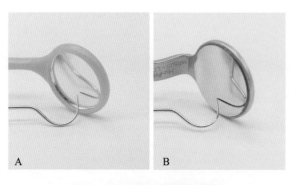

图 7-2　底面镜和表面镜的成像
A.底面镜；**B.**表面镜。

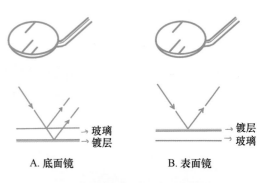

A. 底面镜　　　　　B. 表面镜

图 7-3　底面镜和表面镜的成像示意图
A.底面镜；**B.**表面镜。

2. 用途　口镜可反射并聚光于被检查部位，显示被检查部位的影像；牵引或压唇、颊、舌等软组织，扩大视野，保护软组织；金属口镜柄末端还可以作叩诊之用。操作时通常以左手握持口镜，采用持笔式或持毛笔式，用无名指或示指作为支点，以保证视野的稳定。合理应用口镜可以保持正确的操作体位。

3. 保养　表面镜因为反光镀层在外表面，使用时易造成划痕，应避免划伤镜面。口镜头镀层为铑或银者可以高温高压消毒，镀层为铝的口镜头则不能高温高压消毒。

（二）探针（explorer）

1. 一般探针（regular explorer）　由手柄与两个尖锐的工作端组成，一端为大弯，另一端为双弯（图 7-4）。用于探查牙体缺损的位置、范围、深浅及硬度，探查牙体组织的敏感点及露髓点，探查根分叉病变及充填体悬突等。

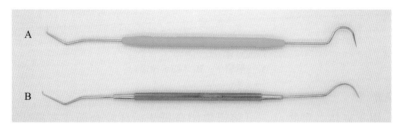

图 7-4　一般探针
A. 一次性探针；**B**. 可消毒金属探针。

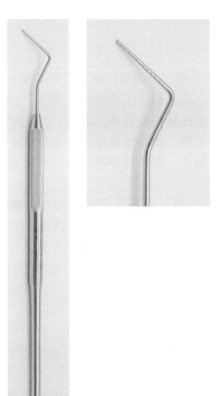

2. 牙周探针（periodontal probe）　由柄和测量端构成。测量端尖端为钝头，顶端直径为 0.5 mm。探针上有毫米刻度，常规为金属材质，也有塑料材质的牙周探针。塑料材质的探针弹性更好，可更有效地进入和检测根横折或牙隐裂造成的特征性窄深牙周袋（图 7-5）。牙周探针用于测量牙周袋的深度，也可以作为量尺测量器械、牙预备体、修复体、窝洞等的尺寸。

3. 根管口探针（endodontic explorer）　由两个弯曲角度不同的直的工作端组成。工作端较一般探针更细、更尖锐，用于探查根管口，如 DG-16（图 7-6）。

4. 使用和保养

（1）使用：使用时要有支点，避免因支点不稳、器械滑脱造成的软组织损伤；要控制所施加的力量，如牙周探针需用不大于 25 g 的轻力。

（2）保养：保持其特定的弯曲度及尖端的锐利，切忌加热烧灼以免探针尖变钝。保持探针测量端正直，刻度清晰。

图 7-5　牙周探针

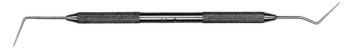

图 7-6　根管口探针（DG-16）

（三）镊子（tweezers，pliers，forceps）

1. 一般镊子（regular tweezers）　由柄和两个双弯头镊瓣构成。镊瓣的特定角度是为了适应口腔和牙齿位置而设计的。镊子的喙细长尖锐，闭合紧密（图7-7A）。

2. 牙髓卡锁镊（endodontic locking forceps）　与一般镊子相比，牙髓卡锁镊的喙较长且有沟槽，柄上有锁扣，便于夹持传递牙胶尖和纸捻（图7-7B）。

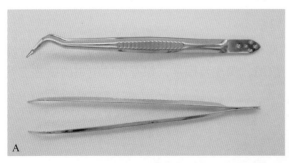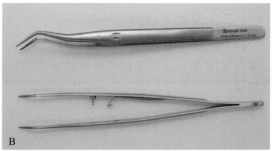

图 7-7　镊子
A.一般镊子；**B**.牙髓卡锁镊。

3. 使用和保养

（1）使用：用于夹持各种物品，可将镊尖闭合抵于后牙咬合面或夹持牙冠以确定牙齿的松动度。

（2）保养：保持两镊瓣的头部尖锐及密合，喙尖不能烧灼。

（四）牙髓活力测验工具

1. 牙髓活力温度测验工具（tools for thermal test）

（1）冷测工具

1）自制冰棒：取直径约为0.5 cm、长约5 cm的聚乙烯小管，一端加热使管口封闭成为

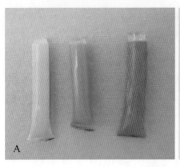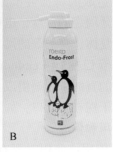

盲端，另一端开口。于小管内注满水，直立放于普通冰箱的冷冻室内冰冻，冻结后即成为小冰棒。使用时从冰箱中取出放于手中稍加捂化，便可慢慢挤出冰棒头使用（图7-8A）。

2）冷测罐：将罐装制冷剂喷于小棉球或纱布，置于牙面进行测试（图7-8B）。常用的制冷剂有1,1,1,2-四氟乙烯（1,1,1,2-tetrafluoroethane）和氯乙烷（ethyl chloride），前者初始温度−26.2℃，后者初始温度可达−98℃。

图 7-8　冷测工具
A.自制冰棒；**B**.冷测罐。

（2）热测工具：常用热测专用牙胶棒。使用时将牙胶棒一端在火焰上加热软化，置于牙面进行测试。软化的牙胶棒约为65℃。热测时以牙胶棒刚软化时的温度为最适宜，避免继续加热至冒烟或燃烧。测量时需保持被测牙面湿润，以防软化的牙胶粘在牙面上。

2. 牙髓活力电测仪（electrometric pulp tester）　电测仪由主机体和探测电极组成（图7-9）。探测电极和牙齿接触时，设备自动开启激活，主机体产生的电流（毫安级）经过所测试的牙齿和患者身体形成回路。主机体可显示电流强度增加的相对值（由0至80），电流强度逐渐增加，达到一定强度时牙齿会有酸痛等感觉。电流强度增加的速率可调节，数值越大，表示电流强度的增加越快。测量前应使牙面干燥，在测试头的金属头与牙面之间可以涂布凝胶或牙

膏等导电介质。牙髓活力电测仪根据牙髓神经对电流刺激的反应检测和评价牙髓的状态，可反映牙髓中有无生活的、对电流刺激有反应的神经纤维存在，但不能反映牙髓的组织学健康状况或牙髓的疾病状态。

带有心脏起搏器的患者使用牙髓活力电测仪及其他电子仪器设备（根管工作长度测量仪、电刀等）时，需要做心脏起搏器程控，以明确患者心率是否为起搏器依赖及起搏器是否带除颤功能。如果确证为否，则可以应用电子设备。如果心率依赖起搏器，要将其调整为强制起搏，以防仪器产生信号干扰。带有除颤功能的起搏器需要在使用电子设备治疗期间关掉起搏器的除颤功能，因为仪器使用时可能会使心电图信号被识别为室颤问题，从而触发放电除颤。

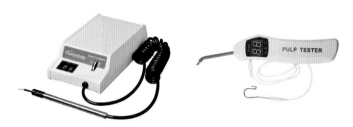

图 7-9　牙髓活力电测仪

二、口腔特殊检查设备

（一）咬合检查器械和设备

1. 咬合检查器（tooth slooth）　是检测牙隐裂的有效工具，代表产品有 Tooth Slooth。可以将检测头放于单个牙尖上，嘱患者进行咬合，用来测定单个牙尖对咬合力的反应，与正常牙尖进行对照（图 7-10）。

2. T-Scan 咬合分析仪　由传感薄膜、连接柄、电缆、计算机和咬合分析软件组成。传感薄膜内有纵向和横向交织的导线，在咬合力作用下，导线受压接触产生电流信号，通过软件可以定量分析咬合接触点和咬合力随时间的变化（图 7-11）。

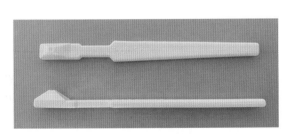

图 7-10　咬合检查器

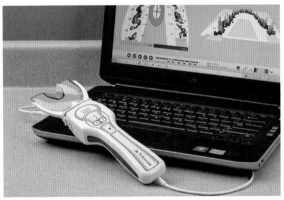

图 7-11　T-Scan 咬合分析仪

（二）光纤透照仪（fiberoptic transilluminator，FOTI）

光纤透照仪可将高强度可见光束通过光导纤维传导到光导纤维棒的头端，当将其头端置于受试牙牙面后，根据受试牙透光度的不同来检查牙隐裂和早期龋坏。新一代数字化红外光纤透照仪用于诊断后牙邻面龋，使用时将仪器头端夹持于受试牙颊舌面，其内置摄像头可将咬合面图像经数字化处理后传输至屏幕进行观察并存储（图 7-12）。

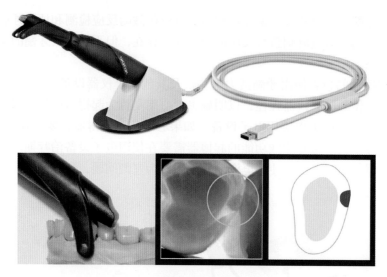

图 7-12　光纤透照仪

第二节　牙体手术器械
Instruments for Operative Dentistry

一、手机

手机（handpiece）是牙体手术中最常用的设备，通过与各种钻针的配合，可以实现切割、修形、抛光等多种操作。手机可按照转速、外形、驱动方式有不同分类（图 7-13）。

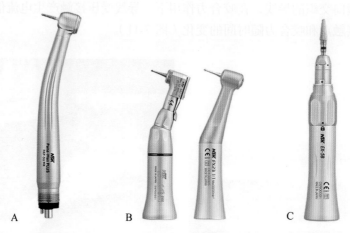

图 7-13　手机
A. 气动手机（高速手机）；**B.** 两种低速弯机头；**C.** 直机头。

（一）按照手机的转速分类

1. 高速手机（high-speed handpiece）　用于切割牙体组织及硬度较高的金属全冠等修复材料。手机转速可达 200 000 ～ 500 000 转 / 分，由于转速高，产热也多，故需要在喷水或气降温的情况下使用。

2. 低速手机（low-speed handpiece）　用于去腐质、低硬度暂封材料和抛光等，触觉反馈较好。手机转速一般为 10 000 ～ 40 000 转 / 分。低速切割健康牙体组织时效率低、产热多、振动大，患者易产生不适感。若加压，钻针刃部易于从窝洞内滑出而损伤窝洞表面牙体组织，因此不宜用于切割健康牙体组织。

（二）按照手机的外形分类

1. 直机头 可安装长柄钻针进行体外切割或打磨，多用于调磨牙尖和技工室工作。

2. 弯机头 也称反角机头。可安装短柄钻针进行口腔内牙或骨的切割。

（三）按照手机的驱动方式分类

1. 电动手机（electrical handpiece） 以电动马达为动力，转速可达 200 000 转 / 分，可以通过 5 : 1 或 4 : 1 增速机头达到类似于气动手机的转速；也有转速为 800 ～ 1500 转 / 分的微型低速马达。电动手机可与多种机头相连，用于牙体或修复体切割和根管治疗。电动手机噪声相对低，切割功率可达 60 W，扭矩大，失速较少，钻针同心性较好，更适合精细切割。其成本相对较高，重量相对大。

2. 气动手机（air-turbine handpiece） 又称为气涡轮手机。以压缩气流为动力，机头内部装有叶轮，安装于手机头部的钻针受来自细微喷嘴中喷出的压缩空气推动而高速旋转，转速可高达 500 000 转 / 分。气动手机因转速高而有很高的切割效率，成本相对较低，头部相对小，重量相对较轻。但其噪声相对大，切割功率 20 W，扭矩较小，压力下易失速，实际转速一般在 180 000 转 / 分以下。为使手机能保持高效切割性能，操作时应采用轻轻点磨的方法进行切割。涡轮扭矩降低或同心性受损造成钻针摆动、影响切割效率时，应及时更换。

3. 使用注意事项 切割时钻针表面的转速除了与手机转速相关，还与钻针的直径相关：钻针的直径越大，钻针表面的转速越大。手机使用前建议空踩几秒，以清除手机保养时使用的残留机油，避免喷溅到牙齿表面可能造成的影响（如对粘接的影响等）。

二、切削器械

切削器械主要用于牙体硬组织切割、龋坏组织或不良修复体去除、窝洞修整、充填体修形等操作，包括机动切削器械和手持切削器械。

（一）机动切削器械

机动切削器械主要是钻针（bur），安装在手机上，可以实现各种切割、打磨功能。

1. 钻针基本结构 钻针由头（head）、颈（neck）、柄（shank）三部分组成（图 7-14）。

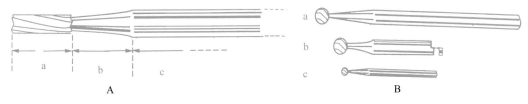

图 7-14 钻针的基本结构和不同柄部类型的钻针

A. 钻针的基本结构（a. 头部；b. 颈部；c. 柄部）；**B**. 不同的钻针柄部形态（a. 直机头用钻；b. 弯机头栓式钻；c. 摩擦夹持式钻）。

钻针柄部直径和长度的国际标准（ISO）见表 7-1，关于钻针的各部位命名请参见表 7-2。

ISO 编号标准（ISO 6360）：将钻针的头部形状、柄部形状以及长度和材质转换为 15 位的一串数字，各部分的含义见表 7-3。

表 7-1　钻针柄部直径和长度的国际标准（ISO）

	直径（mm）	长度（mm）
直机头用钻柄部	2.35	44
弯机头栓式钻柄部	2.35	16、22、34
摩擦夹持式钻柄部	1.588～1.603	16、19

表 7-2　钻针的型号和工作端最大直径

	工作端最大直径（mm）												
	0.5	0.6	0.8	0.9	1.0	1.2	1.4	1.6	1.8	2.1	2.3	2.5	3.1
ANSI/ADA* 编号													
锥形裂钻			168	169	170	171							
横刃锥形裂钻				699	700	701		702	703				
圆钻	1/4	1/2	1		2	3	4	5	6	7	8	9	11
倒锥钻		$33_{1/2}$	34		35	36	37		39	40			
银汞抛光钻													
圆形					7002	7003	7004		7006		7008		7010
针形				7901	7902	7903							
火焰形						7102	7104		7106	7108			
ISO 编号	005	006	008	009	010	012	014	016	018	021	023		

*ANSI/ADA：美国国家标准局 / 美国牙科学会。

表 7-3　钻针 ISO 编号标准（ISO 6360）的含义及举例说明

	数字反映的内容	举例	内容说明
A	工作端材质	806	工作端材质为金刚砂
B	柄部形状	31	1.6 mm 摩擦夹持式钻柄部
C	钻针全长	4	钻针全长为常规长度
D	头部形状	233	头部形状为锥柱形
E	金刚砂颗粒大小	534	粗颗粒
F	头部直径	014	头部直径为 1.4 mm

　　2. 钻针分类　按头部材料不同分为钨钢钻针、金刚砂钻针等；按头部外形分为球形、倒锥形、平头圆柱形、尖头锥柱形、梨形钻针等；按其功能不同分为切割钻针和修形抛光钻针；按切削方式分为刃切削和磨砂切削两类，刃切削类钻针就是指牙科钻针（dental bur），磨砂切削类钻针则包括金刚砂钻针、磨石钻针、抛光钻针等（磨石钻针、抛光钻针详见本节精修、抛光器械部分）（图 7-15）。

　　金刚砂钻针通常用柄部的颜色环来标识头部金刚砂颗粒的粗细，常见的有粗粒度（125～150 μm，黑色或绿色）、中粒度（105～125 μm，蓝色）、细粒度（45～88 μm，红色）和超细粒度（20～30 μm，黄色）颗粒，此外还有更细粒度的精修钻（15 μm，白色）（图 7-16）。

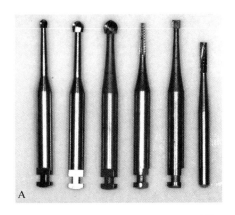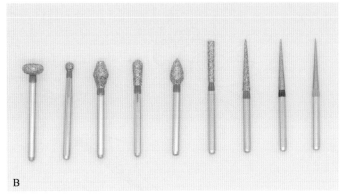

图 7-15　常用钨钢钻针和金刚砂钻针

A.常用钨钢钻针，依次为球形（小、中、大号）、锥柱形、倒锥形和柱形；**B**.金刚砂钻针，依次为饼形、球形、菱柱形、棒槌形、火焰形和尖头锥柱形（蓝、红、黄标表示金刚砂粒度由粗到细）。

3.钻针使用注意事项　钻针为旋转切割或调磨用的器械，必须安装在机头上使用。使用时应保持其刃的锐利和刃槽的清洁，刃缘变钝后不宜再用，刃槽内的污物可用钢丝刷清除，消毒钻针用的消毒剂要具备防锈功能。

（二）手持切削器械

1.结构和用途　手持切削器械由工作端、颈和柄三部分组成。

（1）工作端：为器械的功能部分，分有刃和无刃两种。有刃器械工作端的末端为主要切削刃，工作端的两侧为次要切削刃。根据刃部形态可分为挖器（excavator）和凿（chisel）（图7-16）。挖器主要用于去除腐质和修整预备体外形，包括挖匙、锄形雕刻器和点线角修整器等。凿主要用于切削洞缘无牙本质支持的不规则釉质，又称釉凿。使用方法是手持柄部向刃部施加力量来切削牙体组织。

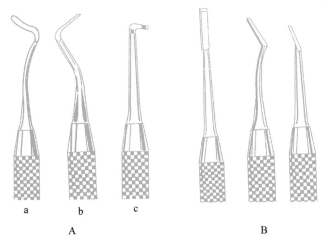

图 7-16　各种挖器（**A**）和各种形状的凿（**B**）

a.挖匙；b.锄形雕刻器；c.点线角修整器。

（2）颈：连接柄和工作端，较细，为弯曲状。不同器械颈的长度和角度可有所不同，以适应在不同的部位使用。弯曲的方向常有右弯（R）和左弯（L）两种。

（3）柄：为器械的握持部分，常为六棱柱形，表面有刻纹，以便握持。

2.握持方法　常用握持方法有握笔法和掌拇指法两种（图7-17）。

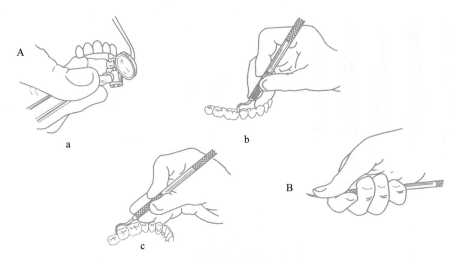

图 7-17　手用器械握持方法

A.握笔法（支点：a 为中指；b 为无名指；c 为中指和无名指）；**B**.掌拇指法。

（1）握笔法（pen grasp）：以拇指、示指和中指紧握器械，以无名指或中指或无名指与中指共同作为支点，支点应置于牙上。若将手掌略向外翻转，使器械的工作端朝向术者，为倒握笔法（inverted pen grasp）。

（2）掌拇指法（palm and thumb grasp）：以拇指为支点，用手掌和其余 4 指紧握。此种握持法力量大且稳定，适于前牙的操作和口腔外工作。

以上两种手持切削器械的握持方法，也适用于手机和手持充填修复器械的握持。

3. 保养　手持切削器械一般由不锈钢制成，注意保持器械的清洁和锐利。清洗时，不得用锐器刮划工作端，洗过后擦干、高压消毒。每两周上清机油一次，保持器械的润滑、不生锈。边缘变钝时，可用油石打磨。

三、牙面成形器械

用于形成临时洞壁，以利于填压充填材料、恢复牙齿外形，防止出现充填体悬突或邻面间隙。成形片是用金属或其他材料制成的薄片，多数复面洞的充填修复需使用成形片。成形片以薄、符合解剖外形、易于固位者为佳。最常见的为邻面成形系统。

（一）金属邻面成形系统

1. 分段式成形系统（sectional matrix system）　由豆瓣状金属成形片和环形固定夹以及配套的夹钳和楔子组成，用于后牙邻𬌗面缺损修复时的成形（图 7-18）。豆瓣状金属成形片厚度较小（如 0.038 mm），外形设计为弧形，并延伸出一护龈板，可更好地恢复邻面形态，贴合根面。环形固定夹多为金属，其弹性可以起到分牙作用，更好地恢复邻面接触关系。环形固定夹的夹持部分有不同设计，如分叉状的夹持部分可以在容纳楔子的同时保证卡抱稳固。

2. 传统成形片和成形片夹（matrix band and retainer）　成形片为不锈钢薄片，带有 2～3 个小孔，厚度 0.038～0.05 mm。二孔片用于前磨牙邻面成形，三孔片用于磨牙邻面成形（图 7-19）。成形片外形无凸度，适合于邻间距小、邻面接触区大且邻面凸度小的邻面缺损恢复。安放时成形片凸起部位朝向龈方，成形片圈绕患牙，将成形片夹的喙插入小孔内，拧紧夹尾部的螺丝予以固定。成形片夹无分牙作用。

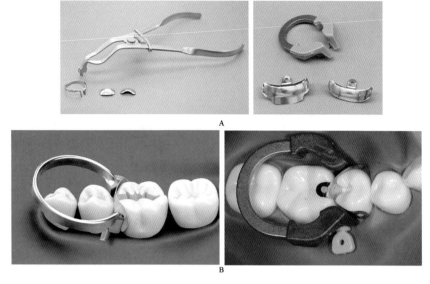

图 7-18 分段式成形系统

A. 两种不同的分段式成形系统；**B**. 分段式成形系统的临床应用。

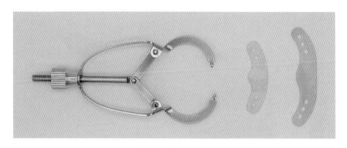

图 7-19 传统成形片和成形片夹

（二）金属环状成形系统

1. 分体式环状成形系统 常用的有 8 号金属成形片系统，由 8 号成形片夹（matrix band retainer No. 8）和长条形金属成形片组成，使用时将长条形金属成形片围成圆环安装于 8 号成形片夹上，再套在患牙上拧紧，多用于邻面缺损累及颊、舌面的患牙（图 7-20）。Tofflemire 成形片系统（Tofflemire universal matrix band retainer）中除成形片夹的设计与之略有不同外，组成和适用范围基本相同。

2. 一体式环状成形系统 采用集成一体化设计的金属成形系统包括成形部分以及快速成形和移除装置，邻面为解剖式外形，无需额外的固定夹，代表性产品有 SuperMat 成形系统（图 7-21）。

（三）透明成形系统

1. 通用透明成形系统 由透明聚酯成形片（clear plastic matrix）和固位工具组成。主要用于前牙缺损树脂修复的邻面成形。厚度为 0.05 mm。由于成形片透明，允许固化光线从多角度通过。可用楔子或手指固定。有成形片附带止动装置的成形片可以增加成形片固位。

2. 预成透明成形系统 常见的有预成环状透明成形系统和预成牙颈部透明成形系统。预成环状透明成形系统自带固位装置，可将透明成形片以环形安放。预成牙颈部透明成形系统用于牙颈部缺损的成形，预成的外形可以较好地适应牙颈部解剖形态，且可以隔绝龈沟液，使用时可以一次成形，提高临床工作效率（图 7-22）。

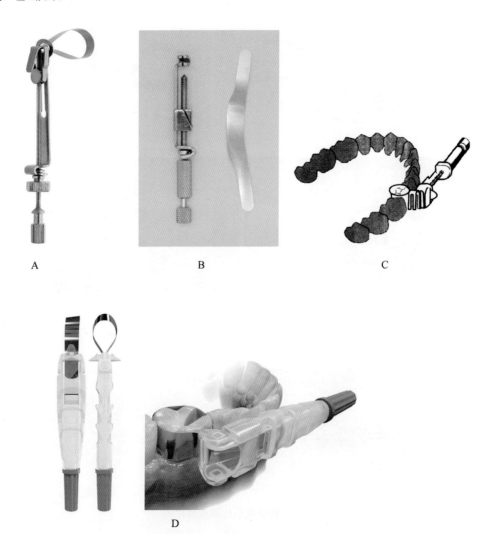

A　　　　　　　　　　　　　B　　　　　　　　　　　　　C

D

图 7-20　分体式环状成形系统

A. 8 号金属成形片系统；**B**. Tofflemire 成形片系统；**C**. Tofflemire 成形片系统的临床应用；**D**. Omni-Matrix 一次性成形片系统及其临床应用。

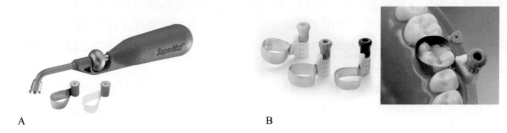

A　　　　　　　　　　　　　　　B

图 7-21　一体式环状成形系统

A. SuperMat 成形系统；**B**. Palodent 成形系统。

（四）牙面成形辅助用品

　　楔子是最常用的牙面成形辅助用品，用于涉及邻面的光固化复合树脂修复。楔子有木制和塑料制，呈三棱柱形或锥柱形，配合成形片使用，使成形片与牙邻面龈阶贴合，有助于充填物在龈阶处的密合和成形，防止产生充填体悬突或邻面间隙。

　　通常用不同的颜色来标示不同尺寸的楔子。楔子多为实心，也有空心的楔子，可以将多个楔子套叠，用于较大邻面间隙的成形。有透明的导光楔子，可将复合树脂固化灯的光线导入患

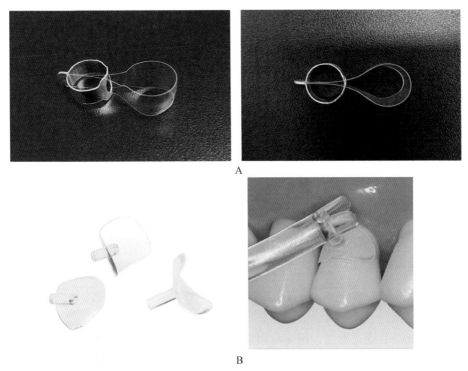

图 7-22　预成透明成形系统
A.预成环状透明成形系统；**B**.预成牙颈部透明成形系统。

牙缺损的邻面，加强修复材料的固化效果；还有带有金属薄片的楔子，称为邻牙护板，在后牙邻面龋去腐时起到保护邻牙的作用（图 7-23）。

楔子的使用要点：

（1）楔子放置时应使三棱柱的顶点方向朝向咬合面，使楔子的外形与邻间隙空间吻合。

（2）应选择合适尺寸，使楔子与牙面紧密贴合，避免充填体颈部出现悬突。

（3）应注意选择合适外形的楔子和适宜的楔入方式，避免占据正常邻面外形的空间，造成充填体外形不良，外展隙过大、过平。

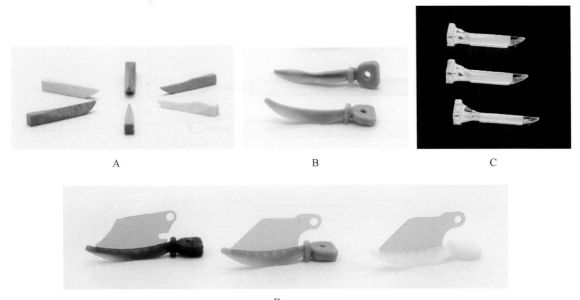

图 7-23　不同类型的楔子
A.木制楔子；**B**.塑料空心楔子；**C**.导光楔子；**D**.邻牙护板。

（4）对于没有分牙环的成形系统，楔子起到一定的分牙作用。楔子就位后应施加一定的压力，使邻牙略微被挤压，避免充填后出现邻面间隙。

（五）牙面成形器械的使用注意事项

（1）成形片必须适合患牙的情况，不适合时，应按患牙所需大小和形态进行修剪。经过试用后，再用成形片夹安放固定。试用和安放时均不应损伤牙龈组织。

（2）邻面洞修复时，成形片应超过缺损部位的龈方，并用楔子使成形片紧贴牙面。

（3）成形片的厚度需要在充填时设法补偿以避免充填后出现邻面间隙，可通过固定夹环的弹性带来的分牙力量或楔子的楔力使邻牙略分开。固定夹环在使用前应检查其弹性是否丧失或与患牙邻面的颊舌宽度是否匹配，以保证分牙效果。

（4）充填材料固化或初步固化后，方可取出成形片。取下前应先使成形片与材料分离，避免损坏充填体。成形片取下后，对于有可能被成形片阻挡光线的部位应给予补照，如对于邻面缺损，应从邻面接触区的唇颊面和舌面进行补照。

四、充填修复器械

充填修复器械以手持式为主，用于材料的充填和充填体的外形堆塑（图 7-24）。其握持和保养方法同手持切削器械。

1. 银汞充填器　可为单工作端或有两个工作端。如为两个工作端，则一端较大，一端较小。工作端为圆柱形、平底，底面光滑或有网格纹。用于填压银汞或其他充填材料，单端银汞充填器的柄部末端也可用于叩诊。

2. 水门汀充填器（cement condenser）　两个工作端，一端为平滑面充填器，另一端为扁平状钝刀形充填器。用于采取和放置膏状充填材料，也可用于充填材料的填压和堆塑。

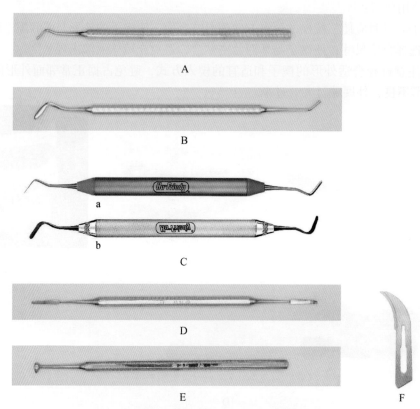

图 7-24　不同类型的手持充填修复器械

A. 银汞充填器；**B.** 水门汀充填器；**C.** 复合树脂成形器（a. 无涂层；b. 有涂层）；**D.** 雕刻器；**E.** 光滑器；**F.** 刻刀。

3. 复合树脂成形器（composites placement and shaping instrument） 两个工作端为高度光滑的扁平状刻刀形，工作面与颈部和柄可在同一平面，也可垂直呈锄形。用于直接粘接修复时树脂的采取和堆塑。工作端扁而窄，利于器械进入狭小区域操作，并可进行精细堆塑。材质有金属和聚酯类两种，金属器械工作端外表面可包被有钛涂层，便于树脂与器械分离，以利放置和成形。也可用于其他牙色材料的充填，放置排龈线等。

4. 雕刻器（carver） 工作端呈不同的外形，用于树脂或其他牙色材料固化前和银汞合金充填时雕刻外形。

5. 光滑器（burnisher） 工作端为多种形态，常为圆形或梨形，表面光滑。用于充填后的银汞合金充填体和树脂表面的填压、修整，可使其表面光滑，同时使充填体边缘与洞壁密合。小的光滑器还可以调整金属成形片的外形和凸度。

6. 刻刀（knife） 用于去除邻面洞、Ⅴ类洞充填体表面和接触点下方龈外展隙多余的充填材料及外形的修整。弯月形的 12 号手术刀片最为常用。

五、修形、抛光器械

大多需安装在机头上使用，用于修复体外形的精修和表面抛光（图 7-25）。

1. 磨石修形钻 工作端由碳化硅（金刚砂）或氧化铝颗粒制成，有火焰状、轮状、杯状等不同形状。根据颗粒粗细不同用不同的颜色标记，如松风绿色磨石钻分为常规粒度和细粒度两种，其中细粒度在钻针柄上用黄色带环标示。主要用于修复体的修形，需在湿润条件下打磨。

2. 抛光钻（polishing bur） 工作端由橡胶等弹性材料制成，表面覆盖氧化铝或金刚砂的研磨颗粒涂层，其尺寸不同、形状各异，有火焰状、轮状、杯状、锥状、倒锥状和柱状等。研磨颗粒有粗细之分，以不同的颜色加以区分。用于牙体修复体的平滑面和凸起部位的研磨与抛光。

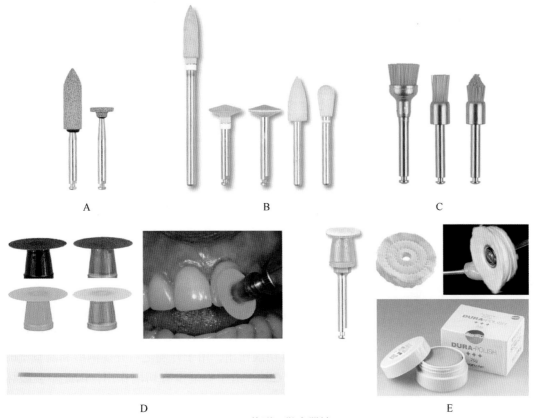

图 7-25　修形、抛光器械

A. 磨石修形钻；**B.** 抛光钻；**C.** 抛光刷；**D.** 抛光碟、抛光砂条；**E.** 抛光布轮、抛光盘和抛光膏。

3. 抛光刷　高分子刷毛浸渍有超细研磨颗粒，形状有杯状和锥状两种。主要用于牙体修复体的窝沟和凹陷部位的研磨与抛光。

4. 抛光碟、抛光砂条　为一面有研磨介质的塑料碟片，研磨颗粒主要为氧化铝，也有碳化硅、石英石、刚玉砂等。粒度分布从直径 55 ~ 100 μm 的粗颗粒到直径 7 ~ 8 μm 的超细颗粒不等，粗颗粒型可作为修形工具，细颗粒型用于抛光。使用时应遵循从粗到细的原则顺序进行。抛光砂条为手用，用于修复体的邻面抛光。

5. 抛光布轮、抛光盘　与抛光膏配合用于修复体的最终细抛光。微填料型树脂可用氧化铝抛光膏（粒度小于 1 μm）与布轮联合抛光；混合填料和纳米填料型树脂可先用金刚砂抛光膏（粒度为 1 ~ 10 μm），再用氧化铝抛光膏与布轮联合抛光。用于口内修复体的抛光或嵌体和冠修复体的口腔外抛光。

第三节　根管治疗器械和设备（一）：髓腔进入和根管预备手用器械

Instruments for Root Canal Therapy（Ⅰ）：Manually Operated Instruments for Access and Coronal Cavity Preparation

根管治疗器械的材质主要为不锈钢和镍钛合金，种类繁多。各类器械的规格有已统一为国际标准的，如 ISO 和 FDI 第 3630/1 文件是有关 K 锉、H 锉、拔髓针和鼠尾锉的设计标准，ISO 和 FDI 第 3630/3 文件是有关侧压器、垂直加压器的设计标准；也有自成体系的非 ISO 标准器械。根管治疗还需要一些配套器械、特殊设备和专用设备，如根管工作长度测量仪、根管镍钛锉系统减速马达、超声根管冲洗仪、热牙胶根充仪等。本章分为四节予以描述。

一、髓腔进入和初预备器械

此类器械用于髓腔进入和髓室壁的修整，以获得根管预备和充填的适宜入口。常用髓腔进入器械包括高速和低速手机以及各种裂钻和球钻，另外有特殊设计的专用器械。

1. 开髓钻针（endo access bur）　为锥形金刚砂钻针，顶端为球形，使用一根钻针可以完成揭顶和髓腔壁的预备。有不同的型号，适用于不同大小的髓腔。特殊情况下需要使用特殊的开髓钻针，如烤瓷冠的开髓可以使用金刚砂球钻，顶端有切割刃的涡轮裂钻用于金属全冠的开髓（图 7-26）。

2. 长柄球钻（long neck round bur，LN）　柄部细长，工作端为球钻，有 26 mm 和 34 mm 两种规格。连接在慢速手机上，常结合根管显微镜使用。与普通球钻相比，其柄部细长，可以提供良好的视野和控制，同时可以深入到髓室底，帮助去除髓腔和根管口附近的牙本质（图 7-27）。

3. 安全钻针（safe ended bur）　为锥形金刚砂钻针，与开髓钻针相似，不同的是其刃部尖端为光滑的圆钝球形，没有切削作用，用于开髓之后开髓洞形和髓室壁的修整（图 7-28）。由于尖端没有切削作用，因此不会破坏髓室底，可防止髓室底穿孔。

4. G 型扩孔钻（Gates Glidden bur）　简称 GG 钻。头部为椭圆形，切割刃位于头部侧面，头部尖端为无切割刃

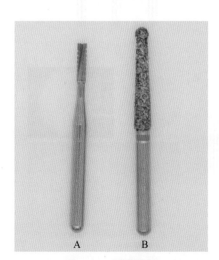

图 7-26　开髓钻针
A. 裂钻；**B.** 金刚砂球钻。

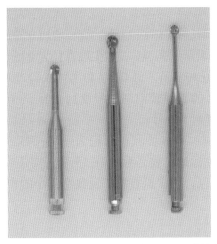

图 7-27　普通球钻与长柄球钻（长颈球钻）

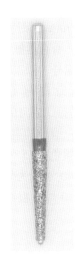

图 7-28　安全钻针

的安全尖。颈部细长，柄部有环形标记，从 1 个环到 6 个环，将 GG 钻头部由细到粗分为 6 个型号，最大直径分别为 0.5、0.7、0.9、1.1、1.3 和 1.5 mm（图 7-29）。与慢速手机配合使用，用于去除牙本质领、开敞根管口或预备根管直部。

5. 根管口探针（endodontic explorer）　常用的有 DG-16。与普通的口腔科探针不同，它由两个弯曲角度不同的直工作端组成。工作端细而尖锐，用于探查钙化根管口位置（图 7-6）。

6. 根管口开扩器（orifice opener）　用于探查磨牙的根管口并进行初步扩大。其顶端为圆形，可以防止形成穿孔或台阶（图 7-30）。

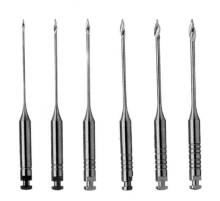

图 7-29　G 型扩孔钻

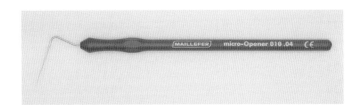

图 7-30　根管口开扩器

7. 根管口开敞锉　用于建立到达根管口的顺畅通道且不过多去除牙体组织。常用根管口开敞锉如 ProTaper Sx、Endo Flare 或 G 型扩孔钻进行根管口的预敞。

二、手用根管预备器械

手用根管预备器械主要包括根管切割器械和根管内容物清除器械。

（一）手用根管切割器械的构成和 ISO 标准

手用根管预备器械包括根管锉（endodontic file）和根管扩大器（endodontic reamer），均由手柄、杆和工作端三部分组成，其中工作端包含切割螺纹。其 ISO 标准如下（图 7-31）。

1. 工作端的长度　即 D0 至 D16 间的距离，为 16 mm。D0 为工作端尖端，D3 为距 D0 3 mm 处。

2. 器械的长度　即从工作端尖端到杆末端的距离，通常为 21、25、28、31 mm，但工作端长度均为 16 mm，保持不变。

3. 锥度　所有器械切割刃的锥度是一致的，为 0.02，即长度每增加 1 mm，直径增加 0.02 mm。

4. 器械编号　以工作端尖端直径（D0 处）乘以 100 来表示（表 7-4）。如尖端直径为 0.15 mm，则该器械定为 15 号（0.15×100＝15）；尖端直径为 0.40 mm，即定为 40 号（0.4×100＝40），依此类推。从 10 号开始，在 60 号之前，每一型号的直径较前一型号增加 0.05 mm；60 号以后，每一型号的直径较前一型号增加 0.10 mm，一直到 140 号。

5. 手柄颜色　15 ～ 40 号分别以白、黄、红、蓝、绿、黑 6 种颜色标记为一组；45 ～ 80 号和 90 ～ 140 号则为另外两组，分别重复上述 6 种颜色标记（表 7-4）。在 15 号之前还有 06 号、08 号、10 号 3 根细锉，颜色分别为粉色、灰色和紫色，用于探查和扩通狭窄细小的根管。

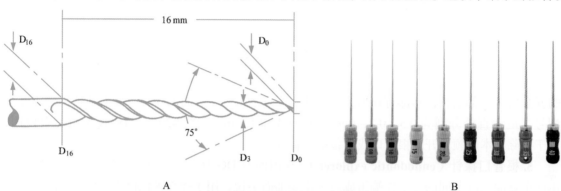

图 7-31　手用根管切割器械
A. 根管锉的标准规格（ISO）；**B.** 06 至 40 号锉。

表 7-4　根管锉和根管扩大器的型号规格

型号	D0（mm）	D16（mm）	D3（mm）	手柄颜色
06	0.06	0.38	0.12	粉
08	0.08	0.40	0.14	灰
10	0.10	0.42	0.16	紫
15	0.15	0.47	0.21	白
20	0.20	0.52	0.26	黄
25	0.25	0.57	0.31	红
30	0.30	0.62	0.36	蓝
35	0.35	0.67	0.41	绿
40	0.40	0.72	0.46	黑
45	0.45	0.77	0.51	白
50	0.50	0.82	0.56	黄
55	0.55	0.87	0.61	红
60	0.60	0.92	0.66	蓝
70	0.70	1.02	0.76	绿
80	0.80	1.12	0.86	黑
90	0.90	1.22	0.96	白
100	1.00	1.32	1.06	黄
110	1.10	1.42	1.16	红
120	1.20	1.52	1.26	蓝
130	1.30	1.62	1.36	绿
140	1.40	1.72	1.46	黑

（二）手用根管切割器械的品类

手用根管切割器械根据工作端的结构和制造方法不同可分为不同种类，包括符合 ISO 标准的器械，如 K 型扩大器、K 型根管锉和 H 型根管锉等（图 7-32），以及非 ISO 标准的器械如弹性锉、半号锉、镍钛锉等。不同器械性能各有差异，在根管预备中发挥不同作用（表 7-5）。

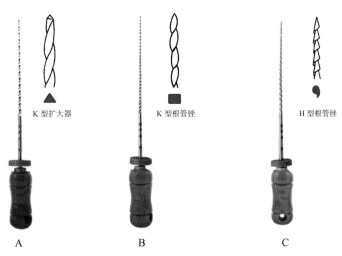

图 7-32　各型根管锉及示意图
A. K 型扩大器；B. K 型根管锉；C. H 型根管锉。

表 7-5　根管扩大器和各型根管锉的结构与功能

	根管扩大器（K reamer）	K 型根管锉（K file）	H 型根管锉（Hedstroem file）	鼠尾锉（Rat tail file）
制造方法	钢丝扭制	钢丝旋制	钢丝旋制	钢丝切制
工作端螺刃	螺刃较稀疏，刻槽较浅	螺刃较密，高低刻槽	螺刃较密，刻槽较深	倒刺针状刃
类别	手用、机用	手用	手用	手用
器械弹性	弹性较大	弹性较小	弹性小	弹性小
穿透力	强	较弱	弱	弱
侧壁切割力	较弱	较强	强	较强
管壁光滑程度	较光滑	较光滑	不光滑	较不光滑
带碎屑能力	尚可	强	较强	较强
工作条件	紧窄根管	一般根管	宽松根管	宽松根管
工作方式	"扩"，1/4 ~ 1/2 顺时针方向旋转	"扩锉"，1/4 顺时针旋转向后拉刮	"周围扩锉"，顺时针扩锉	"扩锉"

1. 经典根管锉

（1）K 型根管锉（endodontic file-K type，K file）：最早于 1915 年由 Kerr 公司制造，故得名。K 锉由不锈钢丝拧制而成。在拧制过程中，钢丝的硬度不断增加，螺纹越密，器械的弹性就越小，其刚性就越强。其工作端的截面多为四方形，每 1 mm 有 1.5 ~ 2.25 个螺纹，螺旋刃与锉长轴的角度相对较大（25° ~ 40°），有利于提拉切割根管侧壁。K 锉主要用于切割根管壁，使管壁光滑，是应用最广的手动根管预备器械。其作用方式是通过先挤压根管壁牙本质，然后释放，如此反复数次，从而导致牙本质破坏崩解后去除。因此 K 锉的切削能力并不十分强，不适用于去除大量牙本质。K锉由不锈钢制成，可以预弯成一定的形状。一般采用8或10号手用K锉作为根管通畅锉通畅根管，了解根管走行并确定初始工作长度。

每次使用K锉前应仔细观察，当发生永久性变形时，螺纹会松解或变密，此时就应弃用。当K锉反复弯折后，尽管没有发生形变，但如果在预弯时发现局部变"软"，表现为较通常更易于弯折，也应弃用。K锉在逆时针旋转时比顺时针旋转更易折断，所需要的力量仅为顺时针旋转时的一半，因此在逆时针旋转时要格外小心。

（2）H型根管锉（endodontic file-Hedstroem，Hedstroem file）：是在圆形针状材料基础上由微型车刀旋切而成。其截面呈逗点状，刃部锐利，螺旋刃与锉长轴的正向切削角度大（60°～65°），切削能力强，在顺时针旋转时可以切入根管壁牙本质。由于H锉的刃部锐利，容易切入过深，而抗折能力较差，如果无法提拉或逆时针旋转取出，会导致器械折断。故H锉只能做提拉动作，适用于直形根管去除大量牙本质时，而少用于扩通根管。此外，H锉也可用于去除根管内旧根充物或棉捻。

和K锉相比，H锉不易预弯。H锉使用后出现的微裂可持续发展直至断裂，而临床上却难以发现与K锉类似的螺纹松解或变密等明显外部特征，因此在使用前应仔细检查螺纹形态，使用时应防止卡入根管并限制使用次数。

2. 手用根管锉的改进　传统的ISO标准的K锉和H锉都有一定的局限性，如：弹性较差，预备弯曲根管时易产生根管偏移；切削能力较差；尖端有切削作用，容易产生台阶等。针对这些问题，一系列非ISO标准手用根管锉问世。

（1）锉的尖端直径：传统的ISO标准手用根管锉共21根（表7-4），从6号到10号，每号锉的尖端直径（D0）较前一号增加0.02 mm；从10号至60号，D0递增幅度为0.05 mm；60号以后，D0递增幅度为0.1 mm。从10号到15号，D0增加幅度高达50%，而从55号到60号，D0仅增加9%。为解决这个问题，人们设计了两种非ISO标准的根管锉：Profile series 29（Tulsa Dental）和半号锉（Golden Mediums，Meillefer）。Profile series 29手用根管锉由不锈钢制成，共13根，其D0的递增幅度是恒定的29%，D0从0.01 mm到0.15 mm，1号锉相当于ISO标准的10号锉。与ISO标准手用根管锉相比，在较小直径时，Profile锉的数量更多；在较大直径时，Profile锉的数量少于ISO标准锉。Golden Mediums是在两根相邻的ISO标准锉之间增加一根半号锉，其D0是两锉的中间数，如10号和15号之间增加12.5号锉。Golden Mediums虽然解决了小号锉数量较少的问题，但其D0的变化仍不是线性的。

（2）锉尖形态设计：器械尖端对根管预备的控制有重要的作用。在锉尖形态改进的方面有去除尖端锐利切刃的锉针，以防止台阶产生。最早采用这种设计的根管锉叫Flex-R，现在设计的器械大多为无切削能力的尖端。

（3）切割螺纹横截面形态：通过改变切割螺纹横截面的形态来改善锉的性能。例如，将横截面由正方形改为菱形或三角形，使横截面积减小，锉的弹性增加；同时切割刃的角度减小，更为锐利；另外，切槽加深，与根管壁接触面积减小，去屑能力也增强，还能够容纳更多的冲洗液。这类锉又叫弹性锉（flexible file），代表器械如Flex-O锉的截面为三角形，K-Flex锉的截面为菱形。

（4）工作段锥度：通过改变工作段的锥度来改善锉的性能。例如Dentsply推出的C＋锉，其工作段尖端的锥度较K锉大（锥度0.04），增加了尖端部分的强度，利于疏通钙化根管；而中上段的锥度较K锉小（锥度0.01），弹性增加，有利于降低器械进入根管时的阻力。又如Profinder锉，它由10、13和17号3支不锈钢器械组成，器械工作段尖端4 mm的锥度分别为0.02、0.0175和0.015，而中上段锥度分别为0.015、0.015和0.01，通过减小同一支锉刃部中上段的锥度和大号锉的锥度，使器械易于探查和进入钙化根管。

（5）工作段弹性：通过改变工作段的弹性来改善锉的性能。如VDW的C-pilot锉通过特殊的制作工艺使工作段的尖部坚硬、韧性高，遇到阻力后不易变形，有利于将力传导至锉的尖部，常用于疏通钙化根管。

（三）根管内容物清除器械

临床常用的根管内容物清除器械有拔髓针和光滑髓针。

1. 拔髓针（barbed broach and rasp） 由一根细金属杆制成，在金属杆上切削弯折形成许多尖锐的倒刺（图 7-33）。拔髓针长度 52 mm，锥度为 0.007/0.010，其型号按工作端直径由细到粗分为 000、00、0、1、2、3 六种。主要用于去除牙髓组织或取出棉捻。其操作时要格外小心。拔髓针抗折能力差，易于折断，使用时应试探性地缓慢插入根管，切忌用力推进，以免器械折断或楔入根管无法取出。拔髓针不适用于钙化根管。

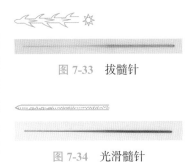

图 7-33　拔髓针

图 7-34　光滑髓针

2. 光滑髓针（smooth broach） 是由回火碳钢制成的锥形针状物，表面光滑，由工作端和杆部两部分组成。工作端横截面一般为圆形，也有的呈三角形、四边形或六边形。标准光滑髓针全长 52 mm，锥度为 0.007/0.010，其型号按工作端直径由细到粗分为 000、00、0、1、2、3 六种（图 7-34）。主要用途为缠绕棉捻擦干根管、根管荡洗，还可以用于根管封药和导入根管封闭剂。

拔髓针和光滑髓针均可单独使用或置于髓针柄上使用。髓针柄由螺丝帽和与手柄连接的三瓣簧组成，拧紧螺丝帽则可固定插入其中的髓针杆。

三、根管工作长度测量仪器和用品

（一）根尖定位仪（electronic apex locator）

根尖定位仪又称根管工作长度测量仪，简称根测仪，由主机、唇挂钩和夹持器组成（图 7-35）。工作原理是口腔黏膜与根管内插入的金属器械在到达根尖孔接触牙周膜时，电阻值几乎都为 6500 Ω。使用时夹持器与插入根管的器械相连，唇挂钩与口腔黏膜相连，当器械插入根管到达根尖狭窄部时仪器表盘就会显示相应的信号，体外测定此时器械与参考点的距离，作为工作长度的参考。

第一代根尖定位仪通过测量两个电极之间的电阻值确定器械距离根尖的距离，第二代根尖定位仪采用单频交流电测量阻抗（包含电阻和电容在内）来确定器械距离根尖的距离。第一代和第二代根尖定位仪准确性较差，对根管内残留的组织和液体十分敏感。

第三代根尖定位仪在第二代的基础上，使用两种或多种不同频率时所得到阻抗的差值或比值来确定器械距离根尖的距离。该值在根管锉远离根尖孔时接近于零，当根管锉尖端到达根尖孔时，该值增至恒定的最大值。例如，Root ZX 使用 0.4 kHz 和 8 kHz 两种频率的电流，测量根管工作长度的准确率超过 90%，但其准确性仍然受到根尖孔直径等因素的影响。

第四代根尖定位仪将阻抗分解为其原始成分（电阻和电容）并分别进行测量，使用两种不同频率的交流电作为测量电流，通过比较所得电阻和电容的信息来确定根管锉和根尖孔之间的距离，可以减少误差，也避免了根尖定位仪的测量发生"跳跃"或游走。例如，Bingo1020/Ray-X4 使用 8 Hz 或 400 Hz 频率电流，其准确性接近甚至超过 Root ZX。

近年来也出现了将根尖定位仪与其他设备整合在一起的仪器。例如，将根尖定位仪与减速马达和机动根管预备器械结合，在根管预备的同时显示器械进入根管的位置与工作长度的关系；也有人将多功能的根尖定位仪与牙髓活力电测仪整合为一体机。

如果患者配戴有心脏起搏器，使用时的注意事项详见本章第一节"牙髓活力电测仪"部分。

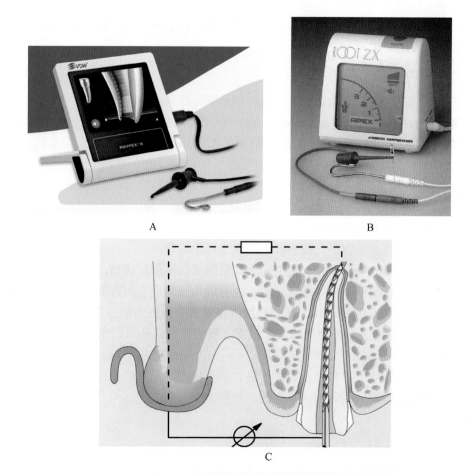

图 7-35　根尖定位仪（**A** 和 **B**）及工作原理示意图（**C**）

（二）长度测量器械

1. 测量尺　为 35～40 mm 的不锈钢尺，每个刻度间隔为 1 mm，精确度约为 0.5 mm。用于测量根管锉、牙胶尖等的工作长度。还有牙髓专用测量尺（sizing instrument），除了长度标识，还设计有 ISO 标准的孔径，用以测量根管预备器械和牙胶尖的尖端直径（图 7-36）。

2. 测量工作台　上面有不同孔径和长度的孔道，可在根管预备器械上迅速准确地标明工作长度，代表产品有 Endo bloc（图 7-37）。

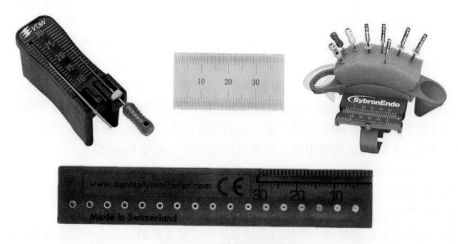

图 7-36　不同类型的测量尺

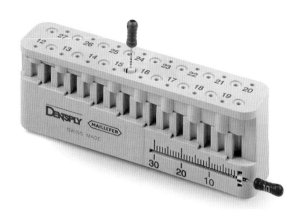

图 7-37　Endo bloc

第四节　根管治疗器械和设备（二）：
根管预备机动系统
Instruments for Root Canal Therapy（Ⅱ）：Engine–Driven Systems for Root Canal Preparation

一、机动镍钛锉系统

镍钛合金材质的根管锉柔韧性好，有形态记忆功能，抗腐蚀且适合于高温高压灭菌。机动镍钛根管锉由减速马达驱动，可以较好地保持根管形态，减少穿孔和台阶的产生；器械单向旋转时，根管内的碎屑可沿根管锉螺纹的凹陷向根管口方向排出，减少了根管内容物推出根尖的概率；切削效率高，省时省力。机动镍钛根管锉为根管预备特别是弯曲根管的预备提供了更有效的工具，在临床得到了广泛的应用。

（一）机动镍钛根管锉螺纹工作端设计（图 7-38）

1. 锥度　机动镍钛根管锉为大锥度设计，可以提高器械切削效能，更好地塑形根管。机动镍钛根管锉的品类繁多，多为数支不同规格的锉针组成一个系统，也有单支锉系统。多数系统中的锉针为单一恒定锥度，如 0.04、0.06、0.08、0.10、0.12 锥度，常用的锥度为 0.04、0.06；也有系统在一根锉针的工作端设计了多个锥度，构成变锥度系统，这种锉针可在满足切割效率的基础上兼顾器械弹性，并按照设定标准精准地完成根管成形，例如 ProTaper Universal。

2. 螺纹横截面　横截面形态与器械切削效能和排屑能力密切相关，理想的横截面形态切削效能高且碎屑易于从冠方排出。经典的 ProTaper Universal 系统采用的凸三角形横截面与 ProFile 和 LightSpeed 系统的 U 形横截面相比，前者切削力更好，同时器械分离风险降低，而 U 形横截面碎屑带出能力强。Mtwo 系统采用 2 个切刃的 S 形横截面设计，切削刃尖锐，刃间凹槽低深，增强了器械的切削力和柔韧性。PathFile 系统的方形横截面除具备很强的切割效率，也可提高器械的抗扭转力。

3. 切割刃设计

（1）切割刃导平面：某些机动镍钛根管锉的切割刃尖端并未直接过渡到螺槽底部，而是在其后缘形成一个小的平面，称为切割刃导平面。切割刃导平面可以支撑切割刃，增加了切割刃的强度；增大了切割刃与根管壁的接触面积，从而减小了切割刃嵌入根管壁、导致器械折断的风险，但也导致其切割效率较低。

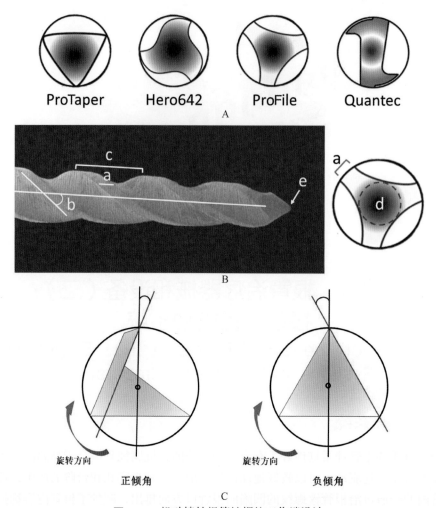

图 7-38　机动镍钛根管锉螺纹工作端设计

A. 螺纹横截面形态；B. 切割刃设计（a. 导平面；b. 螺槽角；c. 螺距；d. 核心尺寸；e. 尖端）；C. 切割刃倾角。

（2）螺纹切割刃倾角：指切割刃与根管壁形成的角度。Hero 系统、K3 系统均采用正倾角，切削效率高；ProFile、ProTaper Universal 系统则采用负倾角，以降低器械嵌入根管壁的效应。过大的正倾角使器械容易嵌入根管壁导致器械折断或穿孔，而负倾角则效率较低。

（3）螺槽角和螺距：二者与牙本质碎屑的排出相关，理想的设计应使碎屑易于排出而不会聚集于根管侧壁和器械切割刃上。有的器械采用变螺槽角和（或）变螺距设计，使器械不易出现旋入现象。

4. 核心尺寸　器械核心的直径大小与强度和弹性相关，直径越大，强度越大，弹性越小。核心尺寸设计时刃部尖端的强度和手柄端的弹性是重要考虑因素。

5. 尖端形态　多数系统的尖端都设计为安全的非切削尖端，以减少预备过程中的偏移和穿孔。

（二）机动根管通畅锉系统

机动根管通畅锉的用途是配合小号手用 K 锉，用来疏通弯曲狭窄根管，形成顺滑通道（glide path），可以减少手用锉的并发症，减少根管偏移，更好地保持根管原有形态，防止后续镍钛锉折断，提高效率和安全性。目前常见的机动根管通畅锉系统有：

1. PathFile 系统　尖端直径 0.13、0.16、0.19 mm，标准 0.02 锥度。

2. ProGlider 系统　灵活性和弯曲强度特点：M-Wire 镍钛丝，相当于 15 号 K 锉，用于中等弯曲根管。

3. ScoutRace 系统　锥度 0.02；圆形安全尖端设计；交替切削刃消除旋入效应；锋利的边

缘，提高切割效率；电解抛光，增强扭转和抗疲劳性能。

4. WaveOne Gold Glider 系统 与 WaveOne Gold 系统相同的 CM Gold 合金和横截面设计，往复运动，变锥度设计。

5. R-Pilot 镍钛通畅锉 M-Wire 合金，S 形横截面设计，安全尖端，往复运动，尖端直径为 0.125 mm，恒定的 0.04 锥度。

6. Pre-SAF Glidepath 系统 用于 Self-Adjusting File 系统；包含三支锉，分别为 Pre-SAF OS（开口锉，40 号 /0.10）、Pre-SAF 1（用于狭窄根管，15 号 /0.02）和 Pre-SAF 2（20 号 /0.04）。

（三）机动镍钛根管再治疗锉系统

与机动镍钛根管锉不同，机动镍钛根管再治疗锉的尖端为有刃的切削尖，有利于穿透牙胶。机动镍钛根管再治疗锉用于去除牙胶，在旋转的过程中穿透、切割牙胶，同时摩擦产生的热可以软化牙胶，提高去除牙胶的效率。代表产品有 ProTaper Universal 根管再治疗锉系统（图 7-39）。

机用旋转镍钛锉设计的目标是达到更好的临床效果，同时器械便于操作、安全和费用低，未来镍钛器械的发展将会在新的制造工艺、独特的设计以及运动方式等方面兼顾安全性、有效性、简单性。

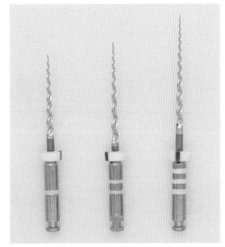

图 7-39 机动镍钛根管再治疗锉

二、机动镍钛锉的动力装置

（一）减速马达

机动镍钛根管锉使用时需要降低转速，不同系统的镍钛根管锉对转速的要求不一样，通常为 300 转 / 分，使用中应按照出厂建议设置电动马达转速。按机动镍钛根管锉的运动方式可将减速马达分为以下 3 类：

1. 连续旋转控扭矩马达 连续旋转是临床上机动镍钛根管锉最常用的运动方式，需要速度可调并能控制扭矩的电动减速马达进行驱动。减速和控制扭矩均是预防镍钛锉扭转折断的措施，相当于安全阀门。当锉针螺纹旋入根管壁进行切削时，锉针在其材质能够耐受的扭矩范围内可克服来自根管壁的阻力将牙本质切除；当根管壁阻力大大超过锉针能承受的扭力时，若马达仍在驱动它持续旋转，则会造成锉针折断，此为"扭转折断"。在机器中安装扭矩控制装置，机器会实时感知锉针承载的扭力。通过预先设定最大工作扭矩值，当锉针旋转切削时，一旦遇到超过预设值的旋转阻力，马达即会自动停止转动，反转可使嵌入根管壁的锉针刃松脱，退出根管。

2. 往复旋转马达 减速马达可驱动锉针进行顺时针与逆时针交替运动，避免了连续旋转可能发生的旋入卡顿效应，因此往复旋转马达通常无须控制扭矩的设定。代表系统有 Reciproc、WaveOne。

3. 轴向运动马达 马达驱动锉针轴向上下锉动，顺应非圆形的根管截面进行清理，代表系统为 SAF（self-adjusting files，SAF）。

（二）配套减速机头

电动减速马达需要专用的配套减速机头，机头体积小、转动平稳，也有不同的减速比。使用时，需注意减速马达上的减速比应与机头减速比一致，以使齿轮大小匹配，最终输出的转速才与设定的速度相符（图 7-40）。常用的减速比为 16∶1。

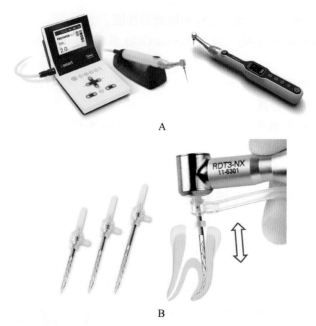

A

B

图 7-40　减速马达和减速机头
A. 减速马达和减速机头（有线式和无线式）；**B.** SAF 系统。

第五节　根管治疗器械和设备（三）：根管冲洗器械和设备
Instruments for Root Canal Therapy（Ⅲ）：Instruments and Devices for Root Canal Irrigation

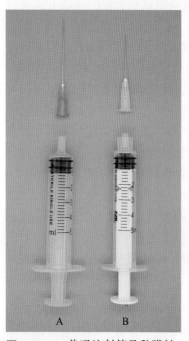

图 7-41　**A.** 普通注射筒及黏膜针；**B.** 根管冲洗用注射筒（示旋拧螺纹）及冲洗针头

一、手用根管冲洗器械

手用根管冲洗器械用于根管冲洗，其作用是将冲洗剂输送至根管，同时将根管内容物冲出根管系统，达到根管化学预备的目的。

（一）根管冲洗用注射筒

用于灌装和输送根管冲洗液，其容量从 1 ml 到 20 ml 不等。临床上常用 5 ml 注射筒，可以保证有足够的冲洗液，避免反复灌装，同时推注所需力量适中，易于使用。根管冲洗用注射筒与针头的结合部位须为旋拧螺纹，可以保证二者结合稳固，避免临床使用时针头意外脱落。根管冲洗用注射筒为单次使用，不可重复使用（图 7-41）。

（二）根管冲洗针头

1. 根管冲洗专用针头　根管冲洗专用针头的设计目的是为了进入根管根尖部，便于冲洗液在根管内回流，以及避免冲洗液冲出根尖孔。根管冲洗专用针头属于侧方开口型针头，尖端为钝头，也有的设计为针头尖端封闭，在其旁侧开窗或开孔。针头有不同的规格，对应不同粗细的外径（表 7-6），临床上常用 27 G（外径约 0.4 mm）或更细的针头。使用时针头能够到达根尖部甚至根尖孔附近，冲洗液从开窗或开孔处喷出，增强了对根管壁的冲刷效果，同时减少了对根尖的压力，降低了冲洗液推出根尖孔的风险，冲洗效果更好，并可减少术后不适（图 7-42）。

2. 黏膜注射针头 黏膜注射针头属于末端开口型针头，为斜开口，临床上常用的多为 25 号（外径约 0.5 mm）或更粗。由于其并非为根管冲洗专门设计，当用于根管冲洗时，其针头长度较短或直径较粗，导致其难以到达根管根尖部，影响冲洗液回流及根管冲洗效果；同时该型针头为末端开口，对根尖的压力较大，增加了冲洗液推出根尖孔的风险（图 7-43）。

表 7-6 医用不锈钢针管规格及标准外径（GB/T 18457—2015）

规格	标准外径（mm）	规格	标准外径（mm）
14 G	2.1	24 G	0.55
15 G	1.8	25 G	0.5
16 G	1.6	26 G	0.45
17 G	1.4	27 G	0.4
18 G	1.2	28 G	0.36
19 G	1.1	29 G	0.33
20 G	0.9	30 G	0.3
21 G	0.8	31 G	0.25
22 G	0.7	32 G	0.23
23 G	0.6	33 G	0.2

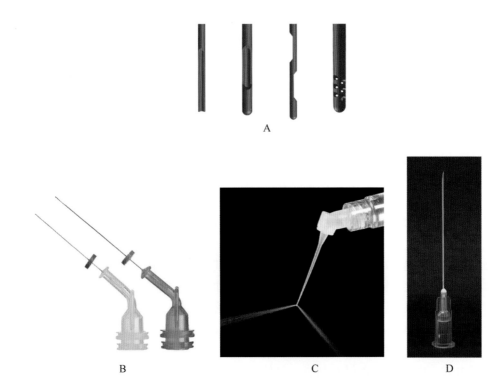

图 7-42 根管冲洗针头

A. 不同的根管冲洗专用针头设计；**B**. 根管冲洗专用针头，金属材质；**C**. 根管冲洗专用针头，塑料材质；**D**. 黏膜注射针头。

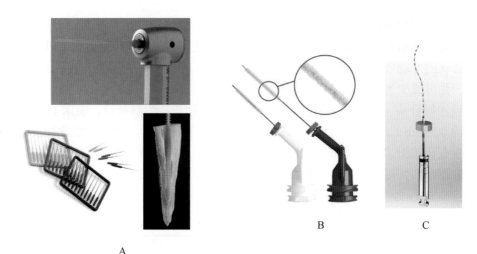

图 7-43   3 种不同设计的根管刷
A. CanalBrush；B. Gentlefile；C. XP-endo Finisher。

二、根管刷

根管刷的设计目的是通过摩擦对根管壁进行机械清理。根管刷的最初形式是在光滑髓针或根管锉上缠绕棉花，但由于接触面积有限且摩擦力小，清理效果有限。为了增强清理效果，新的设计不断推出，例如有特殊设计的聚丙烯根管刷，置于充满冲洗液的根管中，可以手动提刷或安装在慢速手机上通过机械作用刷洗根管壁，代表产品有 CanalBrush；有的设计在冲洗针头周围增加刷毛，在冲洗过程中同时上下提拉刷洗根管壁，代表产品有 Gentlefile；还有特殊设计的镍钛根管锉，代表产品有 XP-endo Finisher，它是一种镍钛器械，尖端直径相当于 25 号锉，无锥度，采用 Maxwire 合金（马氏体-奥氏体电解抛光）制成，具有形状记忆性，工作尖端 10 mm 处弯曲成半径约 1.5 mm 勺形，可以轻易地被压缩，器械旋转运动时可以搅动活化冲洗液，刷洗根管壁，提高根管清洁效果（图 7-43）。

三、动能根管冲洗设备和器械

为了更有效地清理根管，新型根管冲洗和消毒仪器不断研发应用，采用超声、声波、负压、激光等辅助措施加强清洗和消毒效果。

（一）超声根管冲洗仪

超声根管冲洗仪由两部分组成：一部分是主机体，由功率调节器、发振回路和注水装置组成；另一部分是手机，由发振器、连接装置和超声工作尖组成。超声设备的工作频率从 25 000 Hz 到 42 000 Hz 不等（图 7-44）。

1. 超声根管冲洗仪原理   超声根管冲洗仪的作用原理是声流效应。超声振动时靠近锉的表面是快速运动的涡流，外围是速度较慢的、由锉尖向锉基部流动的二次流。超声振动搅动注入根管内的冲洗液，起到冲刷、清洗根管壁的作用。其注水环流作用可将根管中的污物冲洗排出。随输出功率的增大和锉直径的减小，声流的速度加快，有助于清除根管内容物。超声振动产生的槌打效果可将根管壁表面的污染物及牙本质震落、打碎，同时其对根管壁的叩击可将牙本质小管内的残留物弹出。此外，超声振动对于接触到的根管壁有一定的切削作用。

2. 超声根管冲洗仪类型

（1）压电式：由压力陶瓷材料制成，晶体在电荷作用下会改变尺寸，这种晶体的变形被转化为机械振动，工作尖沿直线做往复活塞式运动。输出功率大，频率高（24～40 kHz），不产热。在牙髓治疗中应用更多。代表产品有 Satelec、Odontoson 等。

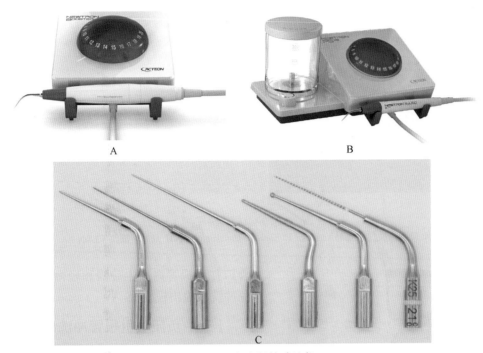

图 7-44　超声根管冲洗仪
A. 无水槽式超声根管冲洗仪；**B**. 有水槽式超声根管冲洗仪；**C**. 超声工作尖。

（2）磁伸缩式：在机头堆栈的磁伸缩金属条受到磁场和交变磁场的作用，将电能转化为磁能，再转化为机械能，产生振动。磁伸缩式超声工作尖振动为横向振动，输出功率小，堆栈式结构产热较大，需要充分的冷却。代表产品有 Cavi endo。

3. 超声工作尖　超声工作尖有细长的颈部，因此操作时拥有良好的视野，减少了造成医源性损伤的风险。多数超声工作尖有内置的水路以便在操作的同时冲走碎屑，并在需要时可以喷水降温。每种类型超声工作尖的选择、使用功率、使用时是否需要水等，与其工作区域及用途密切相关。超声工作尖可以在不同的超声设备上使用，设备与超声工作尖手柄部连接头的螺纹需兼容匹配。超声工作尖对根管壁会产生切割作用，用于辅助根管冲洗时应在无根管壁约束的环境下使用。

（二）声波根管冲洗设备

声波根管冲洗的原理是通过设备产生机械振动并传导至工作尖，在髓腔或根管系统内产生声场，可以加速根尖部冲洗液的交换，促进冲洗液的侧方运动。

1. 声波根管荡洗器　声波根管荡洗器的工作尖多为塑料材质，质地柔韧，对根管壁没有切割作用（图 7-45）。声波功率为数十至数千赫兹，如 Sonicare CanalBrush 功率为 50 Hz，Eddy 功率为 6000 Hz。除了配合冲洗液进行化学预备外，还可用于去除根管内封药，代表产品有 EndoActivator、Eddy 等。还有人将前述 CanalBrush 安装在飞利浦 Sonicare 声波振动牙刷柄上来实现声波荡洗，以提高根管清洁效果，称为 Sonicare CanalBrush。

2. 多声波超洁净系统　该系统通过多声波能量、旋涡流动力和冲洗液的化学作用来促进牙髓组织和细菌生物膜的溶解，仅需对根管进行少量的机械预备便可进行充分的化学预备，最大限度地保留了牙体组织，代表产品为 GentleWave（图 7-46）。GentleWave 由操作台和手机组成，手机上有特殊设计的工作尖，使用时将工作尖置于髓底上方 1 mm 位置并严格封闭手机和牙齿间的空隙，形成密闭空间。冲洗液通过工作尖进入髓腔，同时手机本身具有引流孔，可以收集髓室内多余的冲洗液，维持髓腔内冲洗液的新鲜、恒定。系统开启时工作尖振荡使髓腔内液体形成强大的剪切力并导致空穴效应，空穴效应内部有大量的微泡持续形成和破裂，产生宽频声场，并通过液体传导至整个根管系统。同时冲洗液从工作尖流出时是偏向的，液体流动越过根

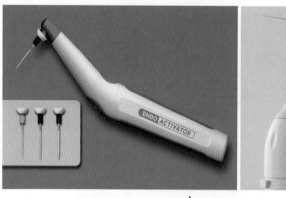
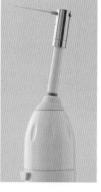
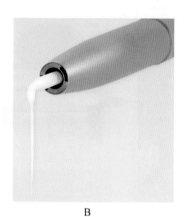

图 7-45　声波根管荡洗器

A. 低频声波仪（EndoActivator 和 Sonicare CanalBrush）；**B**. 高频声波仪（Eddy）。

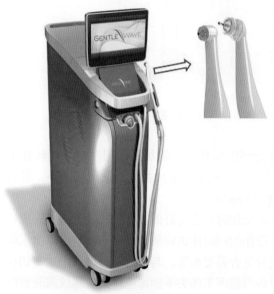

图 7-46　GentleWave 系统

管口并在根管内产生旋涡和轻微负压，可以避免冲洗液溢出根尖孔。

（三）负压吸引根管冲洗设备

该类型设备可将上述注射筒式根管冲洗器所采用的正压冲洗变为负压冲洗，消除根尖气锁及冲洗液对根尖的压力，减少冲洗液推出根尖孔的风险和术后疼痛的发生率。其代表产品有 EndoVac，该系统由冲吸头、大管和小管三部分组成。冲吸头与注射器连接，向髓腔中注入冲洗液，同时由强吸吸去多余液体；大管用于根管中上段的负压冲洗，去除大颗粒碎屑；小管直径约为 0.32 mm，尖端有 12 个直径为 0.1 mm 的侧方开口，可到工作长度，在大管后使用，用于去除根尖部较小颗粒碎屑（图 7-47）。

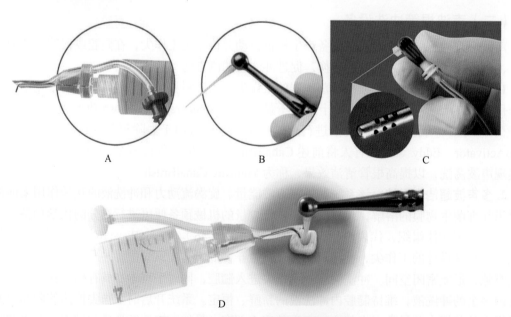

图 7-47　EndoVac 负压吸引根管冲洗仪

A. 冲吸头；**B**. 大管；**C**. 小管；**D**. 临床使用。

（四）激光根管冲洗设备

激光可以激活冲洗液，增强化学预备的效果，其中最主要的技术是光诱导光声流（photon-initiated photoacoustic streaming，PIPS），简称 PIPS 技术，代表产品有 Fotona 的 PIPS 工作尖。PIPS 技术的主要原理是利用低功率、短脉宽的脉冲式激光快速激活冲洗液产生强大的空穴效应和振动波。空穴效应可使冲洗液产生大量气泡，推动冲洗液进入复杂根管系统内并使其在根管内剧烈振荡；振动波能够导致液体的快速流动并产生气泡，气泡破裂可在根管壁上产生强大的剪切力，达到清理根管系统的目的。该技术使用时只需将工作头置于髓腔，同时持续灌注冲洗液，避免了激光对根管壁及根周组织的热损伤。

四、负压吸引器

（一）强吸引器

由高速负压引擎提供吸引力，引擎整合在牙科治疗椅之中，与强吸引头配合使用。

（二）弱吸引器

由低速负压引擎提供吸引力，引擎同样整合在牙科治疗椅之中，与弱吸引头配合使用。

（三）吸引头

吸引头分为常规吸引头、髓腔吸引头和根管吸引头 3 种。

1. 常规吸引头　包括强吸引头和弱吸引头。强吸引头为不锈钢或塑料材质，为直管状或略带角度，头端多为斜开口，与强吸引器连接，可以快速、大量地吸出口腔内的液体、较大的碎屑和飞沫。弱吸引头又称为吸唾管，多为塑料材质，为直管状，可弯折至所需角度，头端为特殊设计的栅格网，与弱吸引器连接，以较低的速度吸出口腔内的液体，为一次性用品，不可重复使用（图 7-48）。

2. 髓腔吸引头　为特殊设计的吸引头，可置于髓腔内，用于吸出髓腔内的液体和碎屑，如 EndoVac 系统中的冲吸头。

3. 根管吸引头　为特殊设计的吸引头，可深入根管内，用于吸出根管内的液体和碎屑（图 7-49）。

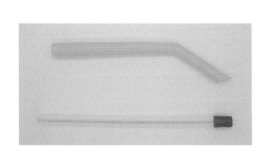

图 7-48　常规吸引头：强吸引头（上）和弱吸引头（下）

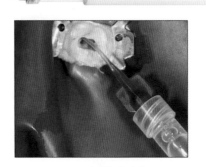

图 7-49　根管吸引头

第六节   根管治疗器械和设备（四）：根管充填器械和设备

Instruments for Root Canal Therapy（Ⅳ）：Instruments and Devices for Root Canal Obturation

一、冷牙胶侧方加压根管充填器械

（一）螺旋充填器

螺旋充填器（lentulo）由螺旋状的钢丝工作端和柄部构成，常用的工作端型号为 ISO 25～40号，柄部可连接在弯机头上（图 7-50A）。螺旋充填器用于导入根管充填封闭剂，操作时根据根管粗细选用大小合适的型号，将工作端插入根管，使尖端距根尖狭窄部 2～3 mm，确认工作端可自由活动后再启动手机，使用结束需停转后方可抽出，否则器械极易折断。

（二）侧方加压器

根管充填侧方加压器（spreader）也称侧压器，分短柄和长柄两种，用于侧方加压根管充填技术中。另外还有镍钛侧压器，适用于弯曲根管。其作用是将糊剂和插入的牙胶尖侧向挤压，使其紧密贴合根管壁，并留出再次插入牙胶尖的间隙，使根管充填致密。

1. 指持式侧方加压器（finger spreader）   由工作端和柄部组成，形似扩大器，但无刃，工作端为光滑的尖锥形，锥度与 ISO 标准根管锉相同，常用型号为 15～40号（图 7-50B）。

2. 手持式侧方加压器（hand spreader）   由工作端和柄部组成，工作端与指持式侧方加压器相似，但有与工作端成角度的长柄（图 7-50C）。

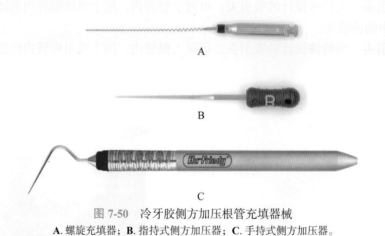

图 7-50   冷牙胶侧方加压根管充填器械
A. 螺旋充填器；**B**. 指持式侧方加压器；**C**. 手持式侧方加压器。

二、热牙胶垂直加压根管充填器械和设备

（一）垂直加压器

垂直加压器（plugger）分短柄和长柄两种，用于热垂直加压根管充填技术中，其作用是将软化的牙胶分段垂直加压充填根管或用于侧方加压根管充填后的垂直致密加压（图 7-51）。

1. 指持式垂直加压器（finger plugger）   工作端形似扩大器，但无刃，呈锥形，顶端为平头。锥度与 ISO 标准根管锉相同，常用型号为 15～40号。

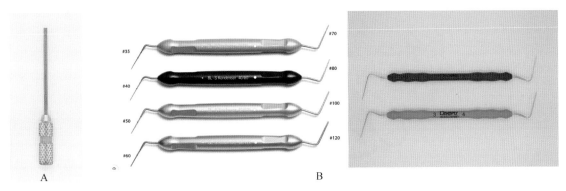

图 7-51　垂直加压器

A. 指持式垂直加压器；**B**. 两种手持式垂直加压器。

2. 手持式垂直加压器（hand plugger）　工作端同指持式垂直加压器，但有与工作端成角度的长柄。

（二）热牙胶根充仪

1. 热压仪（heat carrier）　由携热机和携热头组成，用于加热软化牙胶尖，配合垂直加压器加压充填软化的牙胶，从而使根管根尖部充填致密（图 7-52）。

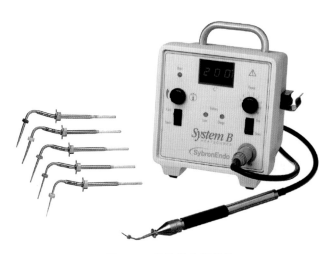

图 7-52　携热机和携热头

（1）携热机：是热压仪的产热装置，采用电产热的方式升高和控制携热头的温度，如可设置为 180℃、200℃和 250℃。

（2）携热头：又称热压头，与携热机连接并将其产生的热量输送到携热头工作端，起到加热、软化牙胶的作用。携热头为软不锈钢材质，工作端与手持式垂直加压器类似，顶端为平头，锥度因系统而异。每种热压仪都配套有数个不同尺寸的携热头，如 BeeFill 热牙胶根充系统配有 40/0.03、50/0.05 和 60/0.06 三种规格的携热头。使用前应根据根管预备终末宽度来选取携热头，并在空根管内测试其是否合适。

2. 热牙胶回填仪　热牙胶回填仪由回填机和回填工作头组成。在热压仪之后使用，充填根管中、上部。代表产品有 Obtura Ⅲ MAX。

（1）回填机：是加热和推注牙胶的设备（图 7-53A）。使用时回填机将牙胶加热并通过回填工作头将流动状态的牙胶加压推注进根管。推注热牙胶的驱动方式有手动机械扳机，也可通过手柄内置的电动马达自动推注，后者操作更为便利。

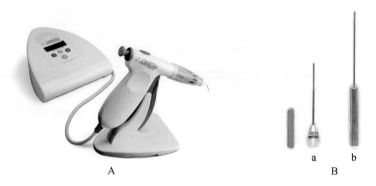

图 7-53　热牙胶回填仪
A. 回填机；**B**. 回填工作头（a. 银针；b. 预成胶囊注射头）。

（2）回填工作头：与回填机配套使用，作用是将流动的牙胶输送至根管内（图 7-53B）。使用前应试尖，保证工作头能到达热压仪所充填的牙胶断面且不卡在根管内。

1）银针：为中空的注射针，有不同的尺寸，如 20 G（外径 0.9 mm）、23 G（外径 0.6 mm）或 25 G（外径 0.5 mm）。将置于回填机手柄膛内的牙胶棒加热至流动状，通过针头输送到根管内。

2）预成胶囊注射头：含有牙胶的胶囊与银针合为一体。使用时将胶囊注射针头放入回填机，回填机将牙胶加热软化后推注到根管内。预成胶囊注射头为即抛式，牙胶用尽后更换新的胶囊注射头。

3. 改良的热牙胶根充仪　为了便于操作使用、提高临床效率，改良的热牙胶根充仪系统不断推出。二合一热牙胶充填系统将热压仪和热牙胶回填仪整合为一台设备，方便使用，代表产品有 Elements、Beefill 等热牙胶根充系统。也有充电式无绳分体"手枪式"设备，移动更为方便，代表产品有 BL 热牙胶根充系统（图 7-54）。

4. 清理和维护　使用时要保证热压仪携热头和回填工作头的清洁，避免牙胶、根充糊剂残留。手动机械扳机式热牙胶回填仪推注完牙胶后，要将推注杆上残留的牙胶清理干净，避免残留牙胶粘住推注杆，导致推注费力或者不能推注。

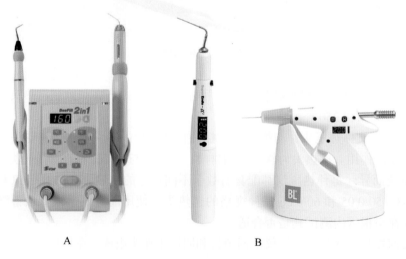

图 7-54　二合一热牙胶根充仪
A. 一体式；**B**. 分体式。

（聂　杰　岳　林　冯　琳　董艳梅）

第七节　牙科显微镜
Dental Operative Microscopes

在过去 20 年中，牙科显微镜（dental operative microscope，DOM）在牙髓病治疗中的应用日益广泛。在放大的视野和聚焦的照明下，医师能够更清楚地看到髓腔根管系统的细微结构，使根管治疗更为完善，根管治疗的水平和质量有了明显的进步。因此，牙科显微镜也成为牙髓病专科医师必不可少的设备。

一、牙科显微镜的基本功能

早在 1986 年，就已经有了牙科显微镜用于牙髓治疗的报道，但直到 20 世纪 90 年代，显微镜才开始逐渐被越来越多的牙髓病专科医师所接受。1997 年，美国牙医学会（ADA）将牙科显微镜的使用设定为牙髓病专科医师培训的基本要求。根据美国牙髓病学会（American Association of Endodonticsts，AAE）的调查，在 1999 年有 52% 的美国牙髓病专科医师使用牙科显微镜，这一比例在 2007 年上升到了 90%。

牙科显微镜在国内的应用始于 20 世纪 90 年代中后期，20 余年来在牙体牙髓专业的应用日益广泛。与传统的操作方式相比，使用牙科显微镜在以下几个方面有着明显的优势。

1. 放大　进行牙科治疗时，人眼在正常工作距离的分辨率大约在 0.2 mm（200 μm）左右，而牙冠与牙体组织之间的粘接界面为 30 ～ 50 μm，临床使用的 6 号锉尖端直径只有 60 μm，仅靠裸眼很难分辨细微的结构。牙科显微镜可以提供 2 ～ 30 倍的放大倍率，加之镜下孤立的视野，确保术者不受视觉干扰，可以更清晰地观察到髓腔根管系统的细节，并进行准确的操作。

2. 加强照明　良好的照明可以增强眼睛对物体的分辨率。物体接收到的光的强度与光源和物体间的距离成反比。光源靠近牙齿的距离缩短一半，则牙齿受到的光强会增加 4 倍。牙科治疗台的灯与牙齿间的距离较远，且光线较为发散，在进行根管治疗时，髓腔及根管系统很难得到充分的照明。牙科显微镜物镜保持在距离牙齿较近的位置工作（25 cm 左右），光线通过光纤传导，亮度高，会聚程度好；并且照明光线与术者视线同轴，能够确保为治疗提供充足的照明。

3. 操作体位符合人类工程学　在口腔常规治疗时，医生通常是低头操作，为了能够看得更清晰，还常常缩短与患者牙齿之间的距离，使头部处于更低的位置，这导致颈椎病成为牙科最常见的职业病。在使用牙科显微镜进行治疗时，医生必须保持上身直立的标准体位，配合专用的医师座椅，可以让肩颈肌肉均处于放松的状态，有利于维护医生自身的健康。

4. 采集临床影像资料　在口腔常规治疗时，如需采集临床影像资料，医生必须中断治疗，由自己或助手拍摄照片。牙科显微镜可以通过适配器连接照相机或摄像机，能够在治疗过程中同步采集相关的影像资料，也可以对临床操作进行同步显示，有利于医患沟通、同行交流及教学。

二、牙科显微镜的基本结构

牙科显微镜主要由支架系统、光学放大系统（镜体）和照明系统组成（图 7-55）。可以通过增加配件来实现更多功能。

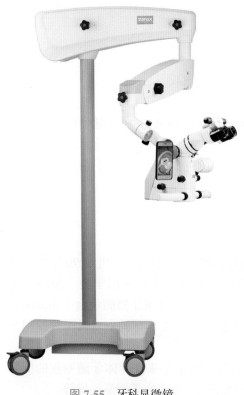

图 7-55　牙科显微镜

（一）支架系统

　　支架系统用于支撑并保证显微镜的稳定工作。支架需要具备良好的稳定性，避免显微镜在使用时因晃动而影响观察。同时又要确保显微镜的镜体能够在各方向自由调节移动。支架系统的固定方式包括移动式底座、吊顶悬挂固定和侧壁悬挂固定。移动式底座是目前最常见的形式，可以满足多台牙椅间共享显微镜的需要。

（二）光学放大系统

　　光学放大系统包括目镜、物镜、放大转换器三部分。目镜通常为 10 ～ 12.5 倍的双筒目镜，0° ～ 180° 倾斜角可调。普通手术显微镜的物镜通常为 250 mm 固定焦距，显微镜只能在固定距离获得清晰的对焦成像。高端显微镜的物镜可以在一定范围内变换焦距，操作更加便利。放大转换器位于目镜和物镜之间的镜筒部分，可进行 3 ～ 6 级的手动变倍或手动、电动连续变倍，使总的放大倍数在 2 ～ 30 倍间转换。

（三）照明系统

　　显微镜的光源经光纤传输，光线通过一组镜片反射后进入术区，术区的光线经过物镜和放大系统后进入目镜，便于观察。手术显微镜的照明系统光源可采用卤素灯、氙灯或 LED 灯。卤素灯提供的是色温在 3200 K 的黄色光源，价格较为低廉。氙灯提供的是色温在 5500 K 的纯白光，物体的色彩还原最为真实，视野更为明亮。LED 灯是纯白的冷光源，使用寿命长。光线强度可以通过特定的旋钮进行调节，放大倍数越高，需要的光线强度越大。

　　牙科显微镜还配备有专门的滤光片。橙色滤光片可以用于镜下复合树脂直接粘接修复。绿色滤光片适用于牙髓外科手术，可以减少出血的影响，使视野更为清晰。

（四）配件

　　手术显微镜的配件主要加装在光学放大系统上，通过分光器及转接口进行连接。影像采集可以通过连接高清摄像机、单反相机、高清摄像头、智能手机等来实现。如在椅旁加装显示器，可以在采集影像时进行同步显示。高清摄像头常需要连接电脑进行采集。使用摄像机及单反相机是目前较为普遍的采集手段，其获取的影像资料保存在硬盘或存储卡上，可以进行后期的加工处理。需要注意的是，在拍摄照片时，尤其是在高倍放大时，因为轻微的震动就有可能会影响照片的清晰程度，因此建议使用遥控器来进行拍摄。

三、牙科显微镜使用要点

（一）体位

　　1.医师体位　使用牙科显微镜时，医师取坐位，调节座椅高度，使双脚稳定平放于地面，小腿垂直于地面，大腿与地面近平行或略倾斜。保持头部及上身正直，腰背部有座椅靠背支撑，眼睛高度与目镜镜筒平齐。双臂自然下垂，前臂及手腕与患者口腔等高。当使用带有肘托的医师椅时，应将肘托调节至平齐患者口腔的高度，肘托可以支撑医师的前臂和手部，在减轻疲劳的同时也可以提高操作的稳定性（图7-56）。

使用显微镜进行一般口腔诊疗操作时，医师坐于患者头部后方，多在时钟12点位。依据具体临床需要可以调整座椅的位置。

2. 助手体位 为了使医师便利地在牙科显微镜下操作，助手需要做好操作器械的传递和患者管理（包括观察患者术中反应、吸唾、维持术区清晰等）。助手还需要特别注意器械传递及配合的路线不应直接穿过显微镜的视野范围，以免影响医师对术区的观察。助手也取坐位，一般坐于患者头部后方2点到4点区间，面向医师，整体坐姿位置助手应略高于医师。双脚放于助手座椅底盘，大腿平行于地面。前臂以座椅扶手作为支撑，身体略前倾，靠近配合传递区域。依据具体临床治疗内容和牙位不同，助手体位也需进行相应调整。

3. 患者体位 常规治疗时患者取仰卧位，根据治疗需要可以让患者抬头或低头，或左右转动，以利于观察治疗部位。治疗上颌牙时，患者应调整至近仰卧，上牙𬌗平面与地面接近垂直；治疗下颌牙时，应调整患者头位，使下牙𬌗平面与地面成45°角。

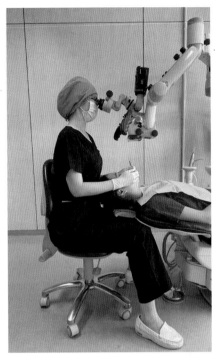

图 7-56 医师体位及显微镜、患者的位置

（二）显微镜位

显微镜的物镜通常需与地面垂直，位于观察物体的正上方。只有在根尖手术等特定操作中才需要调节物镜角度，以便直接观察到切除后的根尖截面。对于固定焦距的显微镜，因显微镜物镜与患者口腔之间的距离基本恒定，需要注意通过调节物镜及患者高度、目镜角度来确保医师眼睛与目镜镜筒平齐，避免低头弯腰。此外，还可以通过使用加长目镜或伸缩折叠目镜来避免医师身体的前倾。

（三）牙科显微镜的使用

1. 口镜使用 用牙科显微镜进行根管治疗时，需通过口镜将观察部位反射入显微镜物镜中，术者再通过目镜看到。在整个操作过程中，专用的显微口镜及其正确使用至关重要。为了更好地成像，需采用表面镜（front surface mirror）。口镜在口腔中放置的位置要保证为器械操作提供充足的空间，且不影响术者的观察视线。观察上颌牙时，上牙𬌗平面垂直于地面，口镜位于观察牙位的前下方，镜面朝向观察牙，与上颌观察牙𬌗平面成45°角；观察下颌牙时，下牙𬌗平面与地面成45°角，口镜位于观察牙位的远中，镜面朝向口唇，与地面成约120°角。

使用口镜反射后，在目镜中观察到的上颌牙镜像近中、远中、颊侧、舌侧与真实方位一致；下颌牙镜像的颊侧和舌侧与真实方向也一致，而近中、远中却与真实方向是相反的。操作中要特别注意这一现象，多加练习手、眼、脑的协调和转换。

2. 术区隔离 使用牙科显微镜治疗时应尽可能使用橡皮障。橡皮障可以避免唾液的污染和口镜表面发雾，有利于获得良好的视野。同时，橡皮障有助于防止误吞和提高患者的舒适度。应有助手配合并取得患者的合作，因为术者或患者的少许移动会造成镜下视野的明显改变。

3. 牙科显微镜使用步骤

（1）确保医师、患者、助手均保持正确体位，显微镜处于正确位置。

（2）显微镜调节：①瞳距：术者双眼正视目镜前方，调节双筒目镜的间距，观察时采取双眼合成视野，避免单眼操作。②屈光度：术者应根据自己裸眼或矫正视力，分别调整目镜各自的屈光，使双眼在镜中视物均保持清晰，减轻观察疲劳。③视野：要把观察对象放置在视野中央，确保随着放大倍数的增加，观察对象不会离开视野。④观察倍数：一般在低倍条件下确定视野，调整焦距至成像清晰，再逐渐放大达到中倍或高倍。还需注意的是，放大倍数越低，视野越大、越亮，成像景深大；倍数越高，视野越小、越暗，成像景深小，只有观察点清晰，周缘模糊。通常低倍（3～8倍）用于寻找和确定视野，中倍（9～16倍）适于临床根管治疗操作，高倍（16倍以上）用于细节的观察。

四、牙科显微镜在牙体牙髓治疗中的应用

（一）临床诊断

使用牙科显微镜能够在放大的状态下细致检查牙面，为诊断提供帮助。在龋病诊断方面，包括浅龋及隐匿龋坏的发现，充填体边缘继发龋坏的确定，腐质去除程度及是否存在露髓孔的判断。在非龋疾病诊断方面，对牙隐裂和根折、根裂的检查均能提供帮助。

（二）根管治疗

在根管治疗中应用牙科显微镜有助于在各操作步骤都更加精确、到位。放大的视野和加强的照明能够帮助术者观察到髓腔的细微结构、钙化情况、髓室的预备情况、根管遗漏与否，以及根管冲洗状态、根充前根管的干燥情况等。除根管机械预备操作外，髓腔初预备、根管冲洗、根管充填均推荐在显微镜下操作。另外，在根管再治疗和并发症的处理中，显微镜也是必需的设备。

（三）根尖手术

在根尖手术中应用牙科显微镜，再配以显微手术器械，特别是显微超声器械的应用，能准确地对根管进行精细处理，如处理根管峡部、多根尖孔、根管裂纹，以及遗漏根管等；并能准确地沿根管走行进行根管倒预备和倒充填，显著提高了根尖手术的成功率。

（四）牙体修复

在牙体修复中使用显微镜有助于微创去除龋坏组织，精细制备洞形，对充填体精细抛光。牙科显微镜所配置的橙色滤光片可以避免树脂材料的固化，用于镜下复合树脂直接粘接修复。

（王祖华　岳　林）

第八节　牙体牙髓疾病诊治的特殊设备
Special Instruments for Operative Dentistry and Endodontics

一、牙科放大镜

常见的牙科放大镜（loupe）有头戴式放大镜和嵌入式放大镜。头戴式放大镜可以提供2.5～4倍的放大效果，放大倍率固定或可调。嵌入式放大镜装在眼镜上，可以达到更好的放大效果。有的牙科放大镜加有光纤照明装置，可同时提供明亮的光照（图7-57）。

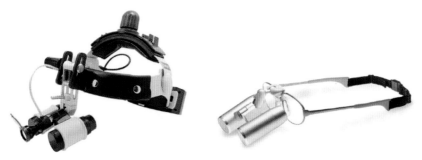

图 7-57　头戴式放大镜和嵌入式放大镜

二、根管内镜

　　根管内镜（endoscope）主要由一条管道和高强度光源的照明系统构成，分为管型根管内镜（canal scope）和光导纤维内镜（endodontic fiberoptic endoscope）两类。管型根管内镜较粗，外径为 1.20 mm，但是分辨能力强；光导纤维内镜尖端较细，可以弯曲，直径可小至 0.34 mm，但分辨力弱。使用时由内镜照相机摄取的图像投射至显示屏后供术者观看，可观察开髓口、根管口、根管内部等外科术区，以及牙折、吸收等病损区域。由于根管内镜的头端与根管相比依然较粗，故在使用时根管必须扩大到一定程度（图 7-58）。

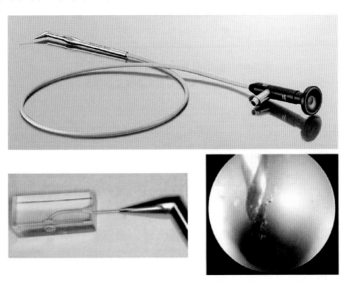

图 7-58　根管内镜

三、超声骨刀

　　超声骨刀是可用于骨外科的超声设备（图 7-59），如应用于根尖外科手术中，用来去骨、截根和倒预备。超声骨刀在减少术中出血、减轻术后肿胀和疼痛等方面具有其自身的潜在优势，但目前切割效率尚不及传统手段。

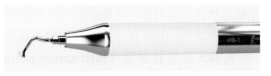

图 7-59　超声骨刀

四、取出根管内断离物的专用器械

　　由于根管系统的复杂性，治疗过程中可能出现器械折断的情况。近年来由于器械和技术的发展，在根管显微镜和超声的帮助下，相当一部分器械是可以取出的。下面介绍一些取出根管内断离器械的专用器械（图 7-60）。

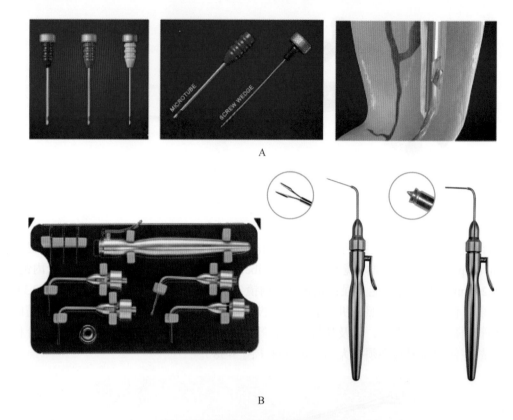

图 7-60　取出根管内断离物的专用器械
A. iRS 套管针；**B**. 心灯分离器械提取套装。

（一）根管长钳

根管长钳又称鹰嘴钳、蟹爪钳。当断离器械没有卡得很紧，且器械的冠端可以看见时，可以使用根管长钳直接将其夹住取出。

（二）套管系统

1. Cancellier 套装　形状类似中空的垂直加压器，可以套在断离器械的冠端。在取异物时将套管内涂上氰基丙烯酸盐粘接剂，然后将套管插入套住器械冠端，等待粘接剂凝固后利用粘接力取出。但是这种机械的方法需要去除器械周围较多的牙本质，仅适合高位断离器械和较直根管内断离器械的取出；对于低位折断和弯曲、狭窄根管里的器械，造成根管侧穿的危险性较大。

2. Masserann 套装　由一系列不同直径的中空环形钻（trepan）和拔出器（extractor）组成。这种方法首先用 GG 钻或 Peeso 钻制备进路，触及断离器械后使用中空环形钻用手旋转，在断离器械周围制备一环形小沟，然后用配套的拔出器套住暴露的器械末端，夹紧拔出。拔出器有两种型号，其外直径分别为 0.12 mm 和 0.16 mm。适用于在根管内卡得很紧的断离器械。

3. iRS 套管针系统（instrument removal system）　由各种型号的微管和螺纹栓组成（Dentsply）。微管有一个细小手柄利于视野清晰而且其终端是 45° 斜面结构。微管插入根管内，若是根管弯曲，微管终端的斜面长的一边贴在弯曲根管的外壁，把断离器械头部"铲起"，并使之进入微管内腔。然后从微管开口处插入螺纹栓，到达断离器械处，旋转螺纹栓手柄，使之楔紧。夹紧断离器械后，则可以将其取出。

4. 国产取断针系统　我国学者针对根管内断离器械的取出也研发了不同的系统，如 MR&R 系统（micro-retrieve and repair system）和显微根管环钻系统（心灯分离器械提取套装）。

　　MR&R 系统主要由环切套管装置和分离器械移除装置两部分组成。该系统相较于同类装置的优势在于：圆柱形环切套管能快速地在断离器械周边行环切术，较少地去除牙体组织，有效地节约操作时间；组合式根管内断离器械移除装置由各部件均可拆卸的零件组装而成，若有零部件损坏，可以单独替换而无需整体换，减少了花费。

　　显微根管环钻系统由根管环钻、显微根管锯和显微断针提取器组成。该系统的特点在于根管环钻上具有测量进入根管深度的测量区，可控制切削深度，减少根管壁牙本质切削量。与常规超声技术相比，减少了超声工作尖折断及断离器械在超声下二次折断的风险。

五、牙科激光设备

（一）原理

　　激光（laser）是由英文 "light amplification by stimulated emission of radiation"（通过受激辐射产生的光放大）所形成的首字母缩写而来。与普通光线不同，激光的特征一是单色，二是所有光子的波动振幅和频率一致，这种相干性可用于产生特定形式的聚焦，在长距离传输后仍能保持平行。特定波长的激光作用于组织上，可通过反射、吸收、透射、散射，以及光的热效应、光化学效应、荧光效应、光声效应等光生物效应发挥作用。

（二）装置

　　激光的放大过程是在激光器内部的一个物理过程。激光器的核心是激光腔，由 3 个部分构成。

　　1. 增益介质　增益介质可以是化学元素、分子或者混合物。激光通常根据增益介质的材料命名。其可以是气体（如 CO_2）、固体晶体（如 Er：YAG 激光晶体）、固态半导体（如二极管激光器中的半导体）或液体。

　　2. 泵浦源　是激光的能量源，如闪光灯装置、电路、电线圈或类似的能量源。

　　3. 光学谐振腔　腔内有两面彼此平行的镜子或抛光的表面，将光波来回振荡反射，帮助产生、调节和放大激光束。激光谐振腔内产生激光的过程称为受激辐射。

（三）类型

　　目前可用的口腔激光波长为 500 ～ 10 600 nm，位于电磁波谱的可见或不可见（红外）非电离波段。激光可通过柔性光纤系统（KTP 激光、二极管激光和 Nd：YAG 激光等短波长激光）或半柔性中空波导管或关节臂（铒激光和 CO_2 激光）传播（图 7-61）。激光器具有不同的光纤芯径、手柄和工作尖。一部分采用小型的石英或蓝宝石工作尖，分为接触式或非接触式操作。激光发射模式可以分为连续波模式和脉冲工作模式（门控脉冲模式和自由运行脉冲模式）。

　　1. 可见光波段的口腔激光设备　氩离子激光：蓝色，波长为 488 nm。氩离子激光：蓝绿色，波长为 514 nm。倍频 Nd：YAG 激光：也称磷酸钛氧钾（KTP）激光，绿色，波长为 532 nm。低强度激光：红色，非手术波长为 600 ～ 635 nm（用于光生物调节）和 655 nm（用于龋病检测）。

　　2. 不可见（红外）非电离波段的口腔激光设备　二极管激光：使用镓、砷的半导体活性介质，在 800 ～ 1064 nm 之间的各种波长，某些设备中添加铝或铟。Nd：YAG 激光：波长 1064 nm。铒铬共掺钇钪镓石榴石（erbium-chromium-

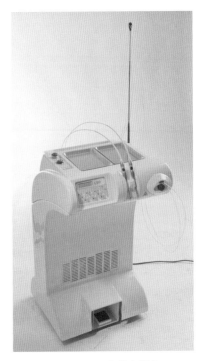

图 7-61　口腔激光设备

doped yttrium-scandium-gallium-garnet，Er,Cr：YSGG）激光：波长 2780 nm。Er：YAG 激光：波长 2940 nm。CO_2 激光：波长 9300 nm 和 10 600 nm。

（四）激光在牙体牙髓病诊治中的应用

可通过激光激发荧光效应，辅助诊断龋齿及隐裂等牙体疾患。通过对激光产热的控制进行去腐或脱敏。通过对牙体粘接界面的处理，辅助修复体粘接。激光多普勒血流仪可用于牙髓活力诊断。激光还在直接盖髓、活髓切断、根管消毒、根尖手术、窦道处理等操作环节均被尝试应用。激光在牙体牙髓病学的诊治领域具有独特的应用前景，有待进一步研究与开发。

（聂 杰 岳 林 冯 琳 董艳梅）

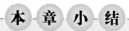

1.了解常用口腔检查器械口镜、探针、镊子和牙周探针的结构、用途和保养。

2.牙体治疗器械中，掌握手持器械的握持方法，常用手持器械的结构、使用和保养，各型常用钻针的结构、用途和使用的注意事项。

3.根管治疗器械和设备中，掌握髓腔进入和初预备、根管预备、根管工作长度测量、根管冲洗和根管充填器械及设备的构成。

4.熟悉牙科显微镜的结构和使用要点，了解特殊设备在牙体牙髓病诊治中的用途。

（聂 杰 岳 林 王祖华 冯 琳 董艳梅）

第八章 牙体牙髓病治疗用材料性能的临床前评价

Preclinical Evaluation of Dental Materials in Operative Dentistry and Endodontics

医用材料（包括口腔材料）在人体中的使用是由两类特性控制的，即生物功能性（biofunctionality）和生物相容性（biocompatibility）。生物功能性是指材料或器械完成机体组织某种近似和特殊功能的一系列性能，生物相容性指材料或器械有效地和长期地在体内或体表持续行使上述功能的能力。这些特性通常由材料的物理机械性能、化学特性和生物学性能所决定。因此，对牙体牙髓病治疗用材料进行理化性能和生物学性能的评价是必需且必要的。

第一节 牙体牙髓病治疗用材料的类别
Classification of Dental Materials used in Operative Dentistry and Endodontics

医疗器械（medical device）是指直接或者间接用于人体的仪器、设备、器具、体外诊断试剂及校准物、材料以及其他类似或者相关的物品，包括所需要的计算机软件。医疗器械不仅仅包括仪器和设备，医疗活动中使用的材料和物品也都归属于医疗器械的范畴。医疗器械的使用旨在达到以下预期目的：①对疾病的预防、诊断、治疗、监护和缓解；②对损伤或者残疾的诊断、治疗、监护、缓解和补偿；③对解剖或者生理过程的研究、替代、调节或者支持；④对生命的支持或者维持；⑤妊娠控制；⑥通过对来自人体的样本进行检查，为医疗或者诊断目的提供信息。其中，口腔医疗器械是医疗器械的重要组成部分。

一、口腔医疗器械分类

口腔医疗器械种类繁多，不仅包括不同用途的设备器具，还包括了组成及功能各异的口腔材料。在 2018 年，我国开始实施新版《医疗器械分类目录》。子目录《口腔科器械》按照口腔科设备、口腔科器具和口腔科材料的预期用途，下设了 10 个一级产品类别，包括：口腔诊查设备、口腔诊查器具、口腔治疗设备、口腔治疗器具、口腔充填修复材料、口腔义齿制作材料、口腔正畸材料及制品、口腔植入及组织重建材料、口腔治疗辅助材料和其他口腔材料。

同时，子目录进一步按照产品组成成分和产品用途，细化分为 93 个二级产品类别，并列举了 585 个品名举例。口腔科器械分类目录中的 8 个一级产品类别均涉及牙体牙髓病诊疗用器械。

从材料的生物学评价角度而言，根据我国医药行业标准（YY/T 0268），口腔医疗器械按接触性质分为非接触、表面接触、外部接入和口腔植入 4 种类型。

1. 非接触器械（noncontact devices） 这些器械不直接或不间接接触患者身体，因此不涉及本章所述的理化生物学性能评价。

2. 表面接触器械（surface-contacting devices） 与完整或破损或其他皮肤表面，与完整或破损其他损伤口腔黏膜表面，以及与牙齿硬组织外表面包括牙釉质、牙本质和牙骨质接触的器械。当牙龈退缩后，牙本质及牙骨质可被认为是表面。

3. 外部接入器械（external communication devices） 穿过口腔黏膜、牙齿硬组织、牙髓组织或骨，或这些组织的组合，并与这些组织相接触，且暴露于口腔环境中的器械。这组材料也包括用于修复体下方的任何种类的衬层或垫底材料。

4. 口腔植入器械（implant devices） 部分或完全埋植于下列组织之一或多个组织中的口腔种植体和其他口腔器械：①软组织，如骨膜下植入体和皮下植入体；②骨组织，如骨内植入体和骨替代物；③牙齿的牙髓牙本质系统，如根管内材料；④上述组织的任意组合，如穿经骨的植入体。

此外，在生物学评价中还可以将口腔医疗器械按接触时间分为：短期接触（在 24 小时以内）、长期接触（在 24 小时以上 30 日以内）和持久接触（超过 30 日）器械。对多次接触的器械，在材料分类时，应考虑潜在的累积作用，按接触的总时间对器械进行归类。

二、牙体牙髓病治疗用材料的管理类别

我国对医疗器械实施分类管理，从注册到使用全过程对医疗器械进行监管。我国根据医疗器械产品安全性和风险程度将医疗器械分为三类进行管理。①第一类是指风险程度低，通过常规管理可以保证其安全、有效的医疗器械，如医用 X 线片、检查手套等。第一类医疗器械实行产品备案管理。②第二类是指具有中度风险，需要严格控制管理保证其安全、有效的医疗器械，如显微镜、不可吸收缝合线等。第二类医疗器械实行产品注册管理，向所在省、自治区、直辖市食品药品监督管理部门提交注册申请资料。③第三类是指具有较高风险，需要采取特别措施严格控制管理保证其安全、有效的医疗器械，如植入器材、医用可吸收缝合线、牙科植入材料等。第三类医疗器械实行产品注册管理，应当向国务院食品药品监督管理部门提交注册申请资料。

在 2018 年实施的新版《医疗器械分类目录》中，牙体牙髓病治疗过程中用到的设备和器具多属于第一类和第二类管理，而牙体牙髓病治疗用材料则分属于第二类和第三类管理。

牙体牙髓病治疗用材料属于第二类管理的有：根管预备辅助材料，如根管润滑剂、根管清洗剂、根充物溶解剂；防龋材料，如氟保护剂、氟保护漆、氟化泡沫、氟凝胶、窝沟封闭剂；银汞合金、牙科磷酸酸蚀剂、预处理剂、无止血成分的排龈材料、口内研磨抛光材料、牙科脱敏剂等。其中，原为第三类管理的银汞合金和根管清洗剂，在新版分类目录中调整为第二类管理。

牙体牙髓病治疗用材料属于第三类管理的有：永久修复用水门汀、粘接修复用粘接剂、根管充填封闭材料、复合树脂、盖髓材料、骨填充及修复材料、含止血成分的排龈材料、牙齿漂白材料等。其中，部分牙体牙髓病治疗用材料，例如根管充填材料、复合树脂、粘接材料等，由于其符合长期植入器械定义，被界定为高风险的第三类管理材料。在美国、日本、欧盟等国家和地区，这些材料则按照低风险的第一类和第二类材料进行管理。这种风险管理等级差异制约了牙体牙髓病治疗用新材料在国内的临床使用，因此会出现国内使用的材料要滞后于国际业界的现象。

第二节 牙体牙髓病治疗用材料的理化性能评价
Evaluation of Physical，Mechanical and Chemical Properties

医用材料的理化性能包括材料的物理性能、机械性能和化学性能，以及产品的加工成型和使用性能。医用材料的理化性能与临床使用功能密切相关，评价试验周期相对较短，易于标准化实施。一般而言，医用材料的安全性评价程序是先评价理化性能，再进行生物学性能评价，最后进入临床研究进一步评价医用材料的安全性。

一、理化性能评价标准及法规

20世纪初，国际上认识到需要通过对口腔各种材料的性能提出具体的技术要求，即通过制定一系列质量规格的标准来达到科学管理口腔材料的目的。美国是最早对牙科材料制定标准的国家，1920年美国国家标准局制定了第一项牙科材料标准——银汞合金标准。为建立国际通用的口腔材料标准，国际牙科联盟（Federation Dentaire Internationale，FDI）也相继制定推出口腔材料和器械的技术规格。FDI制定的牙科材料技术规格也被认作国际标准化组织（International Standards Organization，ISO）制定的ISO标准。在FDI建议下，ISO成立了牙科技术委员会作为ISO的分支机构，代号ISO/TC106-Dentistry。该委员会的职责是为各种口腔材料、器械和设备制定标准化的专业技术术语、测试方法和质量规格。

我国是ISO/TC 106的正式成员，专门设立了口腔专业领域的标准化技术工作组织——全国口腔材料、器械和设备标准化技术委员会（SAC/TC 99），承担着我国与ISO/TC106对口的业务工作。该组织的秘书处设在北京大学口腔医学院。

由于口腔材料种类繁多，应用范围和使用方式各异，其理化性能的评价试验方法各不相同。仅有少数理化性能评价试验方法有独立标准文件，例如YY/T 0112《模拟口腔环境冷热疲劳试验方法》、YY/T 0113《牙科学复合树脂耐磨耗性能测试方法》、YY/T 0519《牙科材料与牙齿结构粘接的测试》等。对于口腔材料理化性能评价试验选项和方法，主要在产品的国家标准和行业标准中进行了规范和要求。

二、理化性能评价试验选项

牙体牙髓病治疗用材料包括了牙体缺损充填修复材料及其粘接/粘固系统、根管充填封闭材料及其治疗辅助材料，以及防龋、脱敏和漂白等材料。这些材料的用途和预期效果不尽相同，对其理化性能的要求以及需要进行的理化性能评价试验也不同。

（一）牙体缺损直接修复材料

目前，复合树脂直接粘接修复技术已成为牙体缺损直接充填修复的首选方法，使用的材料为复合树脂和牙齿粘接系统。这两类材料的主体成分均是高分子聚合物，行业标准YY 1042《牙科学 聚合物基充填、修复和粘固材料》和YY/T 0518《牙科修复体用聚合物基粘接剂》规定了相关理化性能评价的要求和方法。

1. 复合树脂修复材料 聚合物基修复材料包括了直接或间接修复材料，以及用于粘接和粘固修复体的材料。行业标准YY 1042规定了它们应达到的理化性能，以及测试时的取样方法和试验方法。在行业标准YY 1042里，根据是否用于𬌗面缺损修复将此类材料分为了Ⅰ型和Ⅱ型。这些材料使用时可以通过机械或手工进行调和，或以预混合成品的形式使用。根据其固化方式，这些材料又可以分为 3 类，包括自固化材料、光 / 热引发固化材料和双重固化材料。临床常用的复合树脂修复材料属于光固化（Ⅱ类）Ⅰ型聚合物基修复材料。

对于复合树脂修复材料，理化性能评价项目应包括：环境光线敏感性、固化深度、挠曲强度、吸水值和溶解值（Ⅰ型Ⅱ类，表 8-1）。除外理化性能要求，有色调的产品要满足色调的要求，材料特别声明具有色稳定性和 X 线阻射性时应满足相应要求。

表 8-1　聚合物基修复材料（粘固材料除外）的理化性能选项及要求

材料类别		工作时间（s）	固化时间（min）	环境光线敏感性	固化深度 *（mm）	挠曲强度（MPa）	吸水值（μg/mm³）	溶解值（μg/mm³）
		最小值	最大值		最小值	最小值	最大值	最大值
Ⅰ型	Ⅰ类	90	5	—	—	80	40	7.5
	Ⅱ类 1 组	—	—	保持物理均匀性	1（遮色剂）1.5（其他）	80	40	7.5
	Ⅱ类 2 组	—	—	保持物理均匀性	1（遮色剂）1.5（其他）	100	40	7.5
	Ⅲ类	90	10	—	—	80	40	7.5
Ⅱ型	Ⅰ类	90	5	—	—	50	40	7.5
	Ⅱ类 1 组	—	—	保持物理均匀性	1（遮色剂）1.5（其他）	50	40	7.5
	Ⅲ类	90	10	—	—	50	40	7.5

* 所有材料的值均不应低于生产厂规定值 0.5 mm 以上。
1 组：在口内完成外部能量激活。2 组：在口外完成外部能量激活。

2. 聚合物基粘接剂和粘固剂　聚合物基粘接剂主要指处理牙齿表面和修复体表面的具有流动性（呈液状）的粘接材料，行业标准 YY/T 0518 规定了它们的分类、要求及检测方法。根据材料的固化方式，聚合物基粘接剂分为 3 类：自凝材料、外部引发固化材料和双重固化材料。通常这类材料需检验外观、薄膜厚度、粘接强度（剪切 / 拉伸）、环境光线敏感性、工作时间和固化时间。临床常用的复合树脂粘接系统属于光固化（Ⅱ类）聚合物基粘接剂，需要进行评价的理化性能见表 8-2。

表 8-2　聚合物基粘接剂的理化性能评价试验选项及要求

材料类别	薄膜厚度（μm）	工作时间（s）	固化时间（min）	环境光线敏感性	粘接强度（MPa）
	最大值	最小值	最大值		最小值
Ⅰ类	25	60	10	—	生产厂的规定值
Ⅱ类	25	—	—	保持物理均匀性	生产厂的规定值
Ⅲ类	25	60	10	—	生产厂的规定值

用于间接修复的聚合物基粘固材料（luting materials）属于聚合物基修复材料Ⅱ型材料，行业标准 YY 1042 规定了它们应达到的理化性能，以及测试时的取样方法和试验方法。根据材料固化方式又分为 3 类，包括自固化材料、光 / 热引发固化材料和双重固化材料。聚合物基粘固材料需要进行评价的理化性能见表 8-3。

表 8-3　聚合物基粘固材料的理化性能评价试验选项及要求

材料类别	薄膜厚度 [a]（μm）	工作时间（s）	固化时间（min）	环境光线敏感性	固化深度 [b]（mm）	吸水值（μg/mm³）	溶解值（μg/mm³）
	最大值	最小值	最大值		最小值	最大值	最大值
Ⅰ类	50	60	10	—	—	40	7.5
Ⅱ类	50	—	—	保持物理均匀性	0.5（遮色粘固材料）1.5（其他）	40	7.5
Ⅲ类	50	60	10	—	—	40	7.5

[a] 测试值不得大于生产厂声称值 10 μm 以上。
[b] 任何情况下，除遮色粘固材料以外，其他材料的值均应不低于生产厂规定值 0.5 mm 以上。

（二）根管充填材料

根管充填材料主要包括根管充填尖（root canal obturating points）和根管封闭材料（dental root canal sealing materials）。

1. 根管充填尖　用于充填封闭牙根管的充填尖上市时可以是无菌或非无菌的，其成分可为预成金属或聚合物，临床常用的根管充填尖为牙胶尖。行业标准 YY/T 0495《牙根管充填尖》仅规定了根管充填尖的尺寸和组成等特性，以及表明尺寸的数字系统和颜色标识系统，未明确提出评价其他理化性能的要求。

行业标准 YY/T 0495 要求根管充填尖应具备物理完整性，制作聚合物基充填尖材料的 X 射线阻射性应至少为 6 mm 厚铝板的阻射性。根管充填尖的尺寸标识由五位数字组成：000 XX。其中 000 对应于尺寸牌号，XX 对应于表示锥度的两位有效数字。所有型号允许的直径公差，金属充填尖为 ±0.02 mm，聚合物基充填尖 010 ～ 025 号为 ±0.05 mm，030 ～ 140 号为 ±0.07 mm。

2. 根管封闭材料　根管封闭材料（根管封闭剂）指在根管充填时用于永久封闭根管的材料，可以在潮湿或干燥环境下固化，可以结合根管充填尖使用或单独使用。行业标准 YY 0717《牙科根管封闭材料》规定了这类材料的性能要求和试验方法。根管封闭剂需评价的理化性能包括流动性、工作时间、固化时间、薄膜厚度、固化后尺寸变化、溶解性和 X 线阻射性。

行业标准 YY 0717 要求根管封闭剂的薄膜厚度不大于 50 μm，流动性试验的试片形成直径不小于 20 mm。根管封闭剂固化后尺寸收缩率不大于 1.0%，或膨胀率不大于 0.1%，溶解性不大于 3% 质量分数。根管封闭剂应具有 X 线阻射性，且具有不低于 3 mm 厚铝板的等效阻射性。当根管封闭剂的工作时间和固化时间小于 30 分钟时，其最小工作时间应不低于生产厂提供工作时间的 90%，而固化时间不应大于生产厂提供固化时间的 110%。

（三）其他材料

1. 牙科氢氧化钙基盖髓材料　盖髓材料包括用于牙齿近髓窝洞的间接盖髓材料，或露髓时的直接盖髓材料，氢氧化钙基材料直接和间接盖髓的临床效果已得到公认。根据盖髓材料在使用过程中是否固化分为常温固化材料、光固化材料和非固化材料。临床常用的氢氧化钙基盖髓材料是可固化的。

行业标准 YY/T 0824《牙科氢氧化钙盖髓、垫底材料》规定了其理化性能要求，包括外观、酸溶砷和铅含量、X 线阻射性、氢氧化钙含量和 pH。固化类盖髓材料还要求评价固化时间、抗压强度、挠曲强度、固化深度和环境光线敏感性。

行业标准 YY/T 0824 要求氢氧化钙基盖髓材料的氢氧化钙含量应在"标称值 ×（1±0.05）"范围内，砷含量 ≤ 2 mg/kg，铅含量 ≤ 100 mg/kg。若制造商声称有 X 线阻射性，其 X 线阻射性应至少相当于材料同等厚度的铝板。

常温固化氢氧化钙基盖髓材料的 pH 应 ≥ 9.0，还需评价固化时间和抗压强度（≥ 5 MPa）。光固化氢氧化钙基盖髓材料的 pH 应 ≥ 8.0，要求挠曲强度 ≥ 10 MPa，固化深度不小于 1.0 mm。此外，还需评价对环境光线敏感性。

2. 粉 / 液酸碱水门汀　牙科水门汀依据化学组成可分为磷酸锌水门汀、聚羧酸锌水门汀和聚链烯酸盐玻璃水门汀（玻璃离子水门汀），主要用于永久性粘固、垫底 / 衬层和修复。行业标准 YY 0271《牙科学　水基水门汀》的第 1 部分规定了这类材料的技术要求和试验方法，其理化性能评价选项及要求见表 8-4。

表 8-4　牙科水门汀的理化性能评价试验选项及要求

化学组成分类	应用	薄膜厚度（μm）	净固化时间（min）		抗压强度（MPa）	酸蚀（mm）	光学性能（$C_{0.70}$）		酸溶砷含量（mg/kg）	酸溶铅含量（mg/kg）
		最大值	最小值	最大值	最小值	最大值	最小值	最大值	最大值	最大值
磷酸锌	粘固	25	2.5	8	50	0.30	—	—	2	100
聚羧酸锌	粘固	25	2.5	8	50	0.40	—	—	2	100
聚链烯酸盐玻璃	粘固	25	1.5	8	50	0.17	—	—		100
磷酸锌	垫底 / 衬层	—	2	6	50	0.30	—	—	2	100
聚羧酸锌	垫底 / 衬层	—	2	6	50	0.40	—	—	2	100
聚链烯酸盐玻璃	垫底 / 衬层	—	1.5	6	50	0.17	—	—		100
聚链烯酸盐玻璃	修复	—	1.5	6	100	0.17	—	—		100

第三节　牙体牙髓病治疗用材料的生物学性能评价
Evaluation of Biological Properties

生物材料在机体内是与有生物活性和化学活性的液体界面直接接触的，且多数情况是长时间接触。组织环境对大多数外来材料具有侵蚀性和排斥性。机体对外来物通常以局部炎症的形式表现出抵御，致使外来物成为机体内持续存在的刺激，引起机体长期的慢性炎症反应。生物材料在特定应用中，引起适当的宿主反应和产生有效作用的能力称为生物相容性。因此，新的医用材料在实际应用之前，除了必须对其生物安全性进行评价，包括应用各种毒理学试验从分子水平到组织、器官水平对化学品所产生的反应进行检测，还需要对医用材料的生物功能性进行评价。

一、生物学性能评价标准及法规

在各项口腔材料技术标准逐步出台之后，随着医学和生物学的发展，人们对医药产品毒副作用的重视和对其危害性的认识也逐步加深。1984 年，ISO/TC 106 技术委员会发布了《牙科材料的生物性能评价》的技术报告 ISO/TR 7405-1984（E），并随后不断修正，于 1997 年正式出版了 ISO 7405-1997（E）国际标准：《牙科学——用于牙科的医疗器械生物相容性临床前评价——牙科材料试验方法》。ISO 的另一个技术委员会 ISO/TC 194（医疗器械生物学评价技术委员会）在广泛参考了 ISO 各技术报告和国际标准及各国的标准之后，于 1992 年出版了国际标准 ISO 10993-1:1992《医疗器械生物学评价——试验选项指南》，其中也涉及牙科材料和器械。迄今为止，这些标准和指南已经多次进行修订，以适应牙科材料的发展。

我国的牙科材料安全性评价标准主要以国际标准为依托，并将其等同转化为国家标准。国际标准 ISO 10993 在我国的等同转化标准为 GB/T 16886《医疗器械生物学评价》，自 1997 年开始发布，已陆续发布 20 个部分。这 20 个部分标准构成了我国医疗器械生物学评价与试验的完整的标准体系，为国家相关法规的贯彻执行提供了技术性支持，使我国的医疗器械生物学评价内容和方法与世界接轨，在保障医疗器械在人体的安全应用、促进国际贸易方面发挥了重要作用。

1987 年全国口腔材料、器械、设备标准化技术委员会（SAC/TC 99）成立，负责我国口腔材料、器械、设备的国家标准和医药行业标准的规划、制定和管理工作，相继制定了一系列的口腔医疗器械生物学评价标准，其中行业标准 YY/T 0268 系列标准对应于 ISO 7405 系列标准，但并非等效标准。

二、生物学性能评价试验类型及试验选项

设计口腔医疗器械生物学性能评价试验时，应参考国际标准指南性文件 ISO 7405 或国内标准指南性文件 YY/T 0268《牙科学：口腔医疗器械生物学评价　第 1 单元：评价与试验》。此类标准包含了口腔医疗器械的分类，以及生物学评价与试验应考虑的评价和试验方法的选择，通常与 GB/T 16886-ISO 10993《医疗器械生物学评价》系列标准和（或）相关的生物试验方法医药行业标准结合使用。

在口腔医疗器械中，除了非接触器械不涉及生物学性能评价外，其余均需进行生物学性能评价。在进行生物学性能评价时，并不是每种医疗器械都需要进行所有的试验。要根据材料的用途、可能接触的组织，以及与组织接触的时间和频次，选定所需进行的试验项目。如果需要通过生物学性能评价对材料进行筛选，要注重合理的评价程序并充分利用现有信息，尽可能先对材料进行定性、定量分析以减少生物学试验；选择进行生物学试验时，先进行体外筛选试验，尽量减少体内试验以保护动物。

口腔医疗器械在进行生物学性能评价时可选择的评价试验项目框架如表 8-5 所示，它将各类试验分为 3 个组。第 Ⅰ、Ⅱ 组主要为毒性试验，几乎所有需要进行生物学评价的医疗器械均需选择这两组试验，而第 Ⅲ 组试验是专门适用于口腔医疗器械的。

第 Ⅰ 组体外细胞毒性试验包括琼脂扩散试验、分子扩散试验、直接接触试验或浸提试验、牙本质屏障试验和牙片模型法试验。需要说明的是，每个材料不需要考虑进行上述全部的细胞毒性试验，鼓励外部接入材料使用牙本质屏障试验和牙片模型法试验。

第 Ⅱ 组试验为 GB/T 16886 中规定的试验，急性全身毒性试验分为经口途径和吸入途径，植入后局部反应试验包括皮下植入和骨埋植。当评价材料接触矿化组织时，除观察常规的脱钙组织切片外，还应观察未脱钙组织切片。

第 Ⅲ 组试验主要是针对外部接入材料和口腔植入材料。从试验的内容来看，都是针对牙体牙髓病治疗用材料的。

口腔医疗器械的生物学性能评价结果不能保证器械无潜在的生物危害。器械在临床使用期间还应进行生物学调查，仔细观察对人体产生的不希望有的不良反应或不良事件，及时调整、改进或停止，以保障医疗器械的安全使用。

表 8-5　口腔医疗器械生物学性能评价试验类型

接触性质	接触时间	第Ⅰ组	第Ⅱ组						第Ⅲ组		
		细胞毒性试验	急性全身毒性试验	亚急性及亚慢性全身毒性试验	皮肤刺激及皮内反应试验	超敏反应试验	遗传毒性试验	植入后局部反应试验	牙髓牙本质应用试验	盖髓试验	根管内应用试验
表面接触	≤24h	√	√		√	√					
	>24h~30d	√	√	√	√	√					
	>30d	√	√		√	√	√				
外部接入	≤24h	√	√	√	√	√			√		
	>24h~30d	√	√	√	√	√	√	√			
	>30d	√	√	√	√	√	√	√			
植入	≤24h	√			√	√				√	√
	>24h~30d	√			√	√	√	√	√	√	√
	>30d	√			√	√	√	√	√	√	√

三、生物学性能评价应用试验方法

根据 ISO 7405 或 YY/T 0268 标准，专门适用于牙体牙髓病治疗所涉及的材料检验包括：①牙髓牙本质应用试验；②盖髓试验；③根管内应用试验。ISO 7405 系列标准中列出了这三项试验的详细方法，我国的 YY/T 0268 中未详细列出试验方法，而是在 YY/T 0127 系列标准中进行了详细阐述。下文将主要参考我国行业标准 YY/T 0127 对应用试验方法进行详细介绍。

（一）牙髓牙本质应用试验（pulp and dentin usage test）

牙髓牙本质应用试验（YY/T 0127.7）用于评价口腔材料与牙本质和牙髓的生物相容性，在临床实际操作中应用该材料所必需的一些操作过程也包含在评价中。

1.实验动物　应选用同一种系的非啮齿类哺乳动物，如猴、狗、小型猪或雪貂均为适合的种系，其他种系可用于特殊目的。应选择合适年龄的动物进行试验，其牙列中应含有根尖已形成的完好恒牙。对于猴、狗和小型猪，要求除 M3 外所有恒牙均已萌出，在每一试验周期至少使用 1 只动物。若使用雪貂，则要求 4 颗恒尖牙均萌出，在每一试验周期至少使用 3 只动物。动物福利应按照 GB/T 16886.2 或实验动物的国家法规要求执行。

2.对照材料

（1）阴性对照材料：可快速固化的氧化锌丁香酚水门汀是合适的阴性对照。对于长期研究，要保护其不被溶解。最好在表面涂薄层聚羧酸锌水门汀或传统玻璃离子水门汀后，采用粘接固位树脂基复合材料充填。传统玻璃离子水门汀也可以考虑用作对照。

（2）阳性对照材料：可选用能在未暴露牙髓的牙本质上持续引起牙髓中至重度炎症反应的充填材料或技术作为阳性对照，如硅水门汀。

3.试验周期和分组　试验观察周期共分 3 期：（7±2）天、（28±3）天和（70±5）天。按照随机分配的原则，每一试验周期至少有 7 颗健康牙齿含试验材料，4 颗牙齿含阴性对照材料。如有必要，还应有 4 颗牙齿含阳性对照材料（具有阳性对照数据库的实验室可不必再做）。

4.试验步骤

（1）动物准备：用合适的麻醉剂对动物施行全身麻醉。

（2）窝洞制备：去除牙面上所有牙石和菌斑。若牙龈有明显的炎症，应在窝洞制备前几天去除牙石、菌斑和软垢，有时需反复进行洁治直至牙龈炎症得到控制。用3%过氧化氢液清洁、消毒牙面后，再用含碘或氯己定的消毒剂消毒。在水喷雾下，用锋利钻针在所选牙的唇面或颊面制备V类洞。要求洞底剩余牙本质深度小于1 mm，最好小于0.5 mm，但不暴露牙髓。窝洞用水清洗后用无菌脱脂棉球擦净，试验材料的操作步骤有特殊要求者除外。

（3）试验材料准备：按照产品说明书准备试验材料。如果产品说明书要求使用洞衬材料或窝洞处理剂（如牙本质粘接剂），则根据说明增加这些操作。

（4）窝洞充填：按照随机分配的原则，根据试验分组，分别以试验材料、对照材料充填各观察期所需数量的窝洞。

（5）术后观察：建议术后至少每天观察动物一次，记录异常表现。采取措施将饮食改变、口腔组织炎症和化脓带来的痛苦降至最低，按需给予止痛药。

（6）切片制备

1）取材及固定：在术后第（7±2）天、第（28±3）天和第（70±5）天，用过量麻醉剂或其他广泛接受的物质处死实验动物，每个试验周期要获得至少7颗含试验材料的牙齿。检查充填体、牙齿及支持组织，记录其任何异常现象。分别以单个牙齿为单位截取组织块，包含充填的牙齿及其周围的软、硬支持组织。用适合的固定剂（如中性甲醛缓冲液）进行固定。在处死动物切取组织块之前，用固定剂进行组织血管内灌注，固定效果更好。

2）切片及染色：采用合适的脱钙剂（如10%甲酸或pH 7.4的0.5 mol/L乙二胺四乙酸，即EDTA溶液）进行脱钙，制备连续切片。通过牙齿窝洞沿牙齿长轴切片，厚5～7 μm。间隔取片，苏木精-伊红（HE）染色。必要时用合适的细菌染色方法（如Brown-Brenn法）或其他检验细菌的方法。

（7）牙本质和牙髓评价：盲法检查各牙齿连续切片中的每一张，详细记录牙本质、牙髓及根尖周组织的全部组织学特点，包括任何可能由窝洞制备所引起的组织学变化。从连续切片中，通过窝洞等间距地选择至少5张切片分析炎症情况。根据表8-6对牙髓表层组织（成牙本质细胞层、无细胞层、多细胞层）以及深部牙髓组织的炎症细胞浸润进行分级。

表 8-6　牙髓牙本质应用试验分级标准

炎症分级	炎症变化描述
0	无炎症：通过牙本质小管与洞底相邻的牙髓组织结构正常
1	轻度炎症：通过牙本质小管与洞底相邻的牙髓组织结构正常，散在分布炎症细胞
2	中度炎症：通过牙本质小管与洞底相邻的牙髓组织正常结构仍存在，存在小的炎症细胞聚集病灶
3	重度炎症：通过牙本质小管与洞底相邻的牙髓组织结构丧失，炎症细胞广泛浸润
4	脓肿形成或广泛炎症细胞浸润至与窝洞底牙本质小管相邻的牙髓组织以外的组织区

评价每一切片时，记录剩余牙本质的最小厚度，包括从垂直角度测量洞底至牙髓-（前期）牙本质界面的距离以及沿牙本质小管走行方向测量的距离。计算每一试验周期中各组的平均炎症反应指数，即将各切片所得分级的分数相加之后除以所观察的总切片数。将试验材料组、阴性对照组和阳性对照组的计算数据分别报告。此外，记录每一试验周期试验材料和对照材料有细菌的窝洞底或侧壁的数目。基于上述分级标准，以及可测量的剩余牙本质最小厚度范围和观测到的细菌微渗漏数目，判定每一试验周期试验材料的炎症反应指数。

5.结果评价　试验中的所有信息在评价结果时均应考虑，尤其是试验组和对照组之间的任何差异。在试验报告中记录评价结果。

6.试验报告　试验结果应记录在试验报告中，报告中应包含所采取操作步骤的完整记录、所得结果以及其他任何有助于结果评价的数据。试验材料的准备及使用方法的详细记录，以及材料的批号，也应包括在报告中。

（二）盖髓试验（pulp capping test）

盖髓试验（YY/T 0127.11）用于评价盖髓材料与牙髓的生物相容性，也包括对材料在临床应用中所必需的一些操作过程的评价。对试验步骤略作修改，可用于牙髓切断术的试验。牙髓牙本质应用试验和盖髓试验可以同时在同一动物的不同牙齿上进行。

1. 实验动物　实验动物的选择及动物福利与牙髓牙本质应用试验相同。若使用猴子、狗或者小型猪，在每一试验周期至少使用 1 只动物。若使用雪貂，因为只有尖牙是合适的，则每一试验周期至少使用 4 只动物。

2. 参照材料　选择合适的参照材料，如分析纯氢氧化钙与 0.9%（质量分数）的无菌生理盐水混合成一定稠度，可以作为合适的参照材料。

3. 试验周期和分组　试验观察周期共分为两期：（7±2）天和（70±5）天。按照随机分配的原则，每一试验周期至少有 10 颗含有试验材料的牙齿，5 颗含有参照材料的牙齿。

4. 试验步骤

（1）动物准备：用合适的麻醉剂对动物施行全身麻醉。

（2）露髓孔制备：去除牙表面所有的牙石及菌斑软垢。若牙龈有明显的炎症，应在窝洞制备前几天去除牙石、菌斑和软垢，有时需反复进行洁治直至牙龈炎症得到控制。放置橡皮障隔离试验用牙齿。清洁牙齿表面及操作区域并干燥。使用 3%（体积分数）的过氧化氢溶液擦洗，随后用含聚乙烯比咯酮碘或氯己定的消毒剂消毒。在水喷雾冷却下，使用锋利钻针在牙齿的唇或颊面制备 V 类洞。窝洞四周均应有牙轴质，并扩展至牙齿近远中面，深度达内 1/3 牙本质。在无菌生理盐水冲洗下，小心制备直径 0.5 ~ 1.0 mm 的露髓孔，且钻针不能进入牙髓组织。测量露髓孔的直径精确到 0.1 mm，可通过已知直径的钻头估算。用无菌生理盐水彻底冲洗露髓孔区域直至出血停止，用无菌棉球擦干。若厂家建议使用其他冲洗液或试剂进行止血或对牙髓创口进行特殊的预处理，则按厂家要求操作。

（3）材料准备：按厂家说明书调制试验材料和参照材料。若在调和板上调和，应防止微生物污染。

（4）直接盖髓：按照随机分配原则，根据试验分组，分别将试验材料或参照材料轻轻覆盖于露髓创面，不要施压。推荐使用聚酸改性的树脂基复合材料或树脂改性的玻璃离子水门汀垫底，然后再使用粘接性的树脂基复合材料修复。

（5）术后观察：建议术后每天至少观察并记录动物状态一次，并采取适当的措施将术后饮食习惯改变、炎症或感染导致的疼痛或痛苦降至最低。术后按需给予止痛药。盖髓术后（7±2）天及（70±5）天后，用合适的麻醉剂麻醉动物，并对每一试验牙齿拍摄 X 线片（或固定液固定组织块后拍摄），观察组织是否发生影像学改变。

（6）切片制备：取材、固定及脱矿的方法与牙髓牙本质应用试验相同。沿牙齿长轴并通过露髓孔连续切片，切片厚 5 ~ 7 μm，间隔取片，HE 染色。必要时，另取切片用合适的细菌染色方法（如 Brown-Brenn 法）或其他方法检查细菌。

（7）牙髓评价：检查切片，描述组织学特点，将炎症细胞浸润程度分级，计算炎症反应指数（将各切片所得分级的分数相加之后除以所观察的总切片数）。盲法检查组织切片，对每一连续切片详细描述并记录牙本质、牙髓及根尖周组织的全部组织学特点（炎症细胞浸润的程度和范围、炎症细胞类型、成牙本质细胞的改变、充血、牙髓变性、牙髓坏死的性质及范围、牙本质桥形成等），包括任何可能由窝洞制备所引起的组织学变化。由于表层的牙髓在制作露髓孔时被破坏，按表 8-7 给出的分级方法，仅对牙髓的炎症细胞浸润程度分级。

表 8-7　盖髓试验的分级

炎症分级	炎症变化描述
0	无炎症
1	轻度炎症：邻近露髓孔的牙髓组织有散在的炎症细胞
2	中度炎症：邻近露髓孔的牙髓组织有小范围聚集的炎症细胞
3	重度炎症：邻近露髓孔的牙髓组织有广泛的炎症细胞浸润
4	脓肿形成或不仅局限于邻近露髓孔的牙髓组织的广泛炎症细胞浸润

另外，对任何牙本质桥的范围、分布和性质进行全面描述，应特别注意牙本质桥中出现的隧道缺陷和细胞夹杂物，因为这些隧道缺陷和细胞夹杂物可能会干扰牙本质桥的屏障作用。通过继发牙本质对牙本质桥的形成程度进行分级，分为无、不完全或完全。

牙本质桥组织学特征解释中应考虑牙本质桥的范围和分布：是否在牙髓暴露区域形成了完全的牙本质桥，牙本质桥的深度或者厚度，牙本质桥的分布与暴露区域的关系。不完全的牙本质桥不能对暴露的牙髓形成有效的保护。虽然有效的牙髓保护需要适当厚度的牙本质桥，但是不受控制的修复性牙本质的形成可能引起牙髓腔的闭塞，降低牙髓的活性。广泛分布的修复性牙本质超出牙本质桥的界限，并且其与材料有管状沟通，可能表明了细胞对损伤（例如手术损伤）的反应已超过了对材料的直接反应。牙本质桥中牙本质小管结构的规则程度可以揭示其形成过程中发育异常的程度，当缺乏或仅有很少的牙本质小管存在时，表明存在较多的组织形成异常。牙本质桥中隧道缺陷及有细胞夹杂物同样可以表明组织发育异常，并可能影响牙本质桥的通透性及封闭程度。

5. 结果评价　试验中的所有信息在结果评价时均应考虑，尤其是试验组与对照组间结果的任何差异。评价结果应记录在试验报告中。

6. 试验报告　试验结果应记录在试验报告中，报告中应包含所采取操作步骤的完整记录，还包括所得全部结果及其他任何有助于结果评价的数据。试验材料的制备及使用方法的详细记录，以及材料的批号，也应包括在报告中。

（三）根管内应用试验（endodontic usage test）

根管内应用试验（YY/T 0127.3）用于评价根管内材料与根尖区牙髓断端组织及根尖周组织的生物相容性，也包括材料在临床应用中所必需的一些操作过程的评价。对于生物活性能促进根尖周硬组织形成的根管内材料，无论是正充填还是倒充填使用，均宜使用根管内应用试验评价。

1. 实验动物　实验动物的选择及动物福利与牙髓牙本质应用试验相同。如果使用猴子、狗或者小型猪，在每一试验周期至少使用 2 只动物。如果使用雪貂，因为只有尖牙合适，则每一试验周期至少使用 4 只动物。最好使用切牙、尖牙和前磨牙。如前磨牙有两个根管，可视情况选择。另外，有些品种的狗牙根尖部的根管形态较复杂，可能对根管预备造成困难。

2. 参照材料　选择合适的参照材料。可以单独使用氧化锌丁香酚根管封闭剂，或与其他封闭剂联合使用，如 Grossman 封闭剂。

3. 试验周期和分组　试验观察周期共分为两期：（28±3）天和（90±5）天。按照随机分配的原则，每一试验周期至少有 10 颗含有试验材料的牙齿，5 颗含有参照材料的牙齿。

4. 试验步骤

（1）动物准备：用合适的麻醉剂对动物施行全身麻醉。

（2）牙齿处理：去除牙表面所有的牙石及菌斑软垢。若牙龈有明显的炎症，应在窝洞制备前几天去除牙石、菌斑和软垢，有时需反复进行洁治直至牙龈炎症得到控制。放置橡皮障隔离试验用牙齿。清洁牙齿表面及操作区域并干燥。使用3%（体积分数）的过氧化氢溶液擦洗，随后用含聚乙烯比咯酮碘或氯己定的消毒剂消毒。

在无菌条件下，用锋利的钻针揭开髓室顶。用生理盐水清洗暴露的牙髓，并用消毒棉球擦干。参照X线片，确定机械预备的工作长度，操作止于距根尖（1.0±0.5）mm处。使用新的无菌根管锉或拔髓针将牙髓从距根尖孔（1.0±0.5）mm处拔除。使用次氯酸钠溶液［推荐浓度为1.0%～5.25%（质量分数）］反复冲洗根管，然后用无菌生理盐水继续冲洗。按照试验工作长度，使用逐级增大的无菌根管锉进行根管预备，直到根管扩大到合适的充填尺寸。清除根管内牙本质碎屑，以防其堵塞根尖而妨碍根管内材料与根尖周组织接触。机械预备完成后，先使用次氯酸钠溶液［推荐浓度为1.0%～5.25%（质量分数）］，随后使用生理盐水冲洗根管，并用无菌棉球及大而钝的无菌纸捻吸干根管。注意不要接触根尖残髓组织。如果厂家推荐的根管预备过程与上述过程不符，应依据厂家说明书进行操作。

（3）材料准备：按厂家说明书调制材料。若在调和板上调和试验材料和参照材料，应避免微生物污染。

（4）根管充填：按随机分配的原则，根据试验分组，按试验工作长度用牙胶尖将试验材料或参照材料充填入根管至断髓处。用加强型氧化锌丁香酚水门汀（ZOE）封闭根管口，然后使用聚羧酸水门汀或传统玻璃离子水门汀或粘接性的树脂基复合材料充填。如果使用树脂基复合材料，应在氧化锌丁香酚水门汀上覆盖薄层传统玻璃离子水门汀或聚羧酸水门汀。拍摄X线片，显示所有被充填牙齿及其根尖周区域。

（5）术后观察：建议术后每天至少观察和记录动物状态一次。采取适当的措施将术后饮食习惯改变、炎症或感染导致的疼痛或痛苦降至最低。术后按需给予止痛药。充填术后（28±3）天及（90±5）天后，用合适的麻醉剂麻醉动物，并对每一试验牙齿拍摄X线片，观察组织是否发生影像学改变和充填质量。

（6）切片制备：取材、固定及脱矿的方法与牙髓牙本质应用试验相同。沿牙齿长轴经根管及其分支制备连续组织切片，显示材料与牙髓组织的界面及其相邻的根尖周组织。切片厚5～7μm，间隔取片，HE染色。

（7）组织学评价：盲法检查组织切片，详细记录根尖部的牙髓、根尖周组织、牙本质和牙骨质的组织学特征。对于每一试验样本，根据表8-8中的评价指标对组织变化进行评级。

表8-8　根管内应用试验组织变化评级

分级	观察
0	无炎症
1	轻度炎症：炎症细胞呈散在浸润，主要以慢性炎症细胞为主，残存的牙髓组织结构仍可分辨出来
2	中度炎症：炎症细胞呈灶性浸润，但组织无坏死，残存牙髓和根尖周组织的结构特征有一定破坏
3	重度炎症：残存牙髓或根尖周组织被广泛浸润的炎症细胞所取代
4	脓肿形成

组织学特征记录应包括以下内容：

1）评价根管充填程度，确定根管充填状态是欠充、恰充还是超充，并将这一观察指标与炎症、牙根吸收和骨反应程度相联系。

2）根管封闭剂（水门汀）超充：确定根管封闭剂是否已通过根尖孔进入周围的牙周组织和骨组织。虽然在28天的周期中较容易观察，但长期评价中也应包含此观察项。

3）根尖周组织是否存在坏死。

4）若适用，对根管充填材料的适合性进行评级，分为好、中、差。适合性好为根管充填材料与根管壁贴合好、无空隙，不仅表现在一张组织切片上，而且在系列切片上也是如此。适合性中等为在某些切片中，充填材料未能与根管壁很好地贴合，材料与根管壁之间有空隙。适合性差为充填材料未充盈至根管壁，材料与根管壁之间有许多空隙。

5）进一步说明以上所提及炎症的炎症细胞种类：列出主要的炎症细胞，识别出较早出现的急性细胞（白细胞）及稍后出现的单核细胞（淋巴细胞、单核细胞、巨噬细胞以及多核巨细胞），将炎症反应分为急性（A）、慢性（C）或混合性（M）。

6）牙根吸收（有或无）。

7）根尖周骨反应评级，分为正常和炎症（将炎症程度分级），确定根尖周有无肉芽肿形成以及骨组织是否有吸收迹象。

8）充血程度按 0～3 级分级。

5. 结果评价　试验中的所有信息在结果评价时均应考虑，尤其是试验组与对照组间结果的任何差异。评价结果应记录在试验报告中。

6. 试验报告　试验结果应记录在试验报告中，报告中应包含所采取操作步骤的完整记录、所得结果以及任何其他有助于结果评价的数据。试验材料的制备及使用方法的详细记录，以及材料的批号，也应包括在报告中。

本 章 小 结

1. 牙体牙髓病的诊治工作是口腔科临床医疗中的基础内容，理想疗效的获得除了医者的技术水平外，所采用材料的性能也占了很大比重。

2. 材料本身的生物安全性问题关系到患者的身心健康和临床执业的规范化。要求口腔医生必须充分了解市场中各种材料的理化和生物学性能，熟悉所用材料所规定标准中的技术要求。标准是技术的法规，质量检测的依据即是标准。

3. 国家机构对口腔材料按照风险程度实施分类管理，所有中度和较高风险的拟上市产品必须向所在省、自治区、直辖市或国务院食品药品监督管理部门提交产品注册申请资料。产品技术要求的检测内容应在指定的检测部门，依据标准进行理化性能及生物性能检测，合格后方可申请注册上市，进入临床使用。

（王晓燕　岳　林）

第二篇 疾 病

THE DISEASES

第九章 龋 病

Dental Caries

第一节 概 述
General Description

一、定义

龋病（dental caries）是一种以细菌为主要病原体，多因素作用下，导致牙齿硬组织进行性破坏的慢性疾病。遭龋病破坏的牙齿即龋齿（decayed tooth，carious tooth），可以单发于一个牙齿，也可同时累及多个牙齿；可以在儿童期发病，也可以在老年发病，没有人可以对龋终生免疫。

根据近代对龋病病因学的研究成果，有学者将龋病定义为一种与饮食有关的细菌感染性疾病（a diet related infectious disease）。这一定义强调了细菌和糖在龋病发病中的独特地位。

牙菌斑中的致龋细菌是龋的主要病原体。致龋细菌在牙菌斑中代谢从饮食中获得的糖或碳水化合物，生成以乳酸为主的有机酸，导致牙齿中的磷灰石结构脱矿溶解。在蛋白酶的进一步作用下，结构中的有机物支架遭到破坏，临床上表现为不能为自体修复的龋洞（dental cavity，tooth cavity，carious cavity）。如果龋洞得不到及时的人工修复，病变向深层发展，可以致牙髓组织感染、坏死，进一步感染根尖周组织，引起更为严重和广泛的机体炎症性病变。

发生在釉质的早期龋损仅表现为一定程度的矿物溶解，没有牙齿外形上的缺损，也可以没有临床症状，在一般临床检查时不易发现。当病变进入牙本质或形成窝洞时，仔细检查可以鉴别。若龋发生在牙的咬合面或唇颊面，常规临床检查可以辨别局部脱矿的表现，如牙表面粗糙，呈白垩状色泽改变。若病变发生在牙的邻面，临床上要借助探针或其他辅助设备如 X 线照相、光纤投照等方法才可能发现。当患者自述有不适症状或自己发现龋洞的时候，往往病变已接近牙髓或已有牙髓病变。

二、龋病流行病学特点

了解疾病的流行病学特征，一方面有利于从宏观上认识疾病、征服疾病，另一方面有助于从中探索疾病的发病原因。龋病的流行病学特征集中反映了与发病有关的多种因素。

1. 与地域有关的流行特点 龋病是一种古老的疾病，我国最早关于龋病的记载可以追溯到 3000 年前的殷墟甲骨文中。近代龋病的流行源于饮食方式的变化，这引起专业内外人士的广泛注意。20 世纪初，随着食品的精化，一些西方国家的龋病患病率几乎达到人口的 90% 以上，严重影响当时人民的身体健康和社会经济生活。由于高发病地区几乎全部集中在发达国家和发达地区，有学者甚至将龋病称为"现代文明病"（modern civilized disease）。但是，用现在的知识回顾分析当时的情况，可以知道这些地区那时候之所以有那么高的龋发病率，是与当时的高糖饮食有关的。过多地摄入精制碳水化合物和不良的口腔卫生习惯是龋高发的原因。到了近代，西方国家投入了大量资金和人力对龋病进行研究。在逐步认识到了龋病的发病原因和发病特点的基础上，这些国家逐步建立了有效的口腔保健体系，采取了有效的口腔保健措施，从而使龋病的流行基本得到了控制。目前，在北欧一些口腔保健体系健全的发达国家和地区，无龋儿童的比例超过了 70%。而在欠发达的地区和国家，由于经济和教育水平低，口腔保健知识普及率低，口腔保健措施得不到保障，龋病的发病率仍保持在较高的水平，并有继续上升的趋势。

2. 与年龄有关的流行特点　流行病学的研究表明，人类龋病的发病经历几个与年龄有关的发病高峰。这种与年龄有关的发病高峰，主要与牙齿的萌出和牙齿周围环境的变化有关。乳牙由于矿化程度和解剖上的特殊性（如窝沟多而深）更容易患龋；初萌的牙由于矿化尚未成熟，更容易患龋，窝沟龋也多在萌出后的早期阶段发生。这样形成了一个 6～12 岁的少年儿童龋病发病高峰，累及乳牙和新萌出的年轻恒牙。龋的危害在这个阶段表现得最为突出，不仅是对咀嚼功能的影响，还包括对牙列和颌骨发育的影响。人进入中年以后，由于生理和病理的原因，牙根面暴露的机会增加，牙菌斑在根面聚集的机会增加，患龋的机会也会增加，形成中老年根面龋的发病高峰期。这种与年龄有关的发病高峰可以通过大规模的流行病学调查发现，主要与牙齿的发育、萌出、根面暴露和口腔环境随年龄的改变有关。

3. 与饮食有关的流行特点　人的饮食习惯因民族和地区而异。然而随着食品加工业的发展，不分地区和种族，人类越来越多地接触甚至依赖经过精细加工的食品。近代的西方国家由于认识到龋与饮食中碳水化合物尤其是蔗糖的关系，开始调整饮食结构和进食方法，已经收到了十分显著的防龋效果。然而在大量发展中国家，随着经济的现代化，以及文化和饮食的精化和西化，人对糖的消耗量增加，如果缺乏良好的口腔卫生教育，缺乏有效的口腔卫生保健措施和保健体系，龋齿的发病率定会显著增加，重蹈西方国家龋病高发的老路。

4. 与教育和经济状况有关的流行特点　经过百年的研究，人们对龋病的发病过程已经有了较为清晰的认识，已经具备了一系列有效的预防和控制手段。但这些知识的普及与人们受教育的程度和可以接受口腔保健措施的经济状况密切相关。在发达国家，多数人口已经享受到了有效的口腔医学保健所带来的益处，所以整个人口的患龋率降低，龋的危害减少。但即使在这样的国家，仍有部分低收入人群和少数民族获益较少。世界范围内，患龋者正在向低收入和受教育程度低的人群转移，这已经成为较突出的社会问题。对于发展中国家来说，经济开放发展的同时，必须注意相应健康知识的普及和保健预防体系的建立。

三、龋对人体健康的危害

龋病的危害不仅局限在受损牙齿本身，治疗不及时或不恰当还可导致一系列继发病症。由龋齿所引发的一系列口腔和全身问题，以及由此对人类社会和经济生活的长远影响，无论如何是不应该轻视的。

人患龋齿后，轻微的症状包括食物嵌塞或遇冷遇热的敏感症状。当主要症状是持续或自发疼痛时，感染多已波及牙髓。多数患者是在出现明显症状、疼痛难忍后，才求医的。此时已经不是单纯的龋洞了，而可能已经发生了牙髓或根尖周组织的病变。在口腔科临床工作中，由龋病发展而来的牙髓炎和根尖周炎病例占了很大的就诊比例。急性牙髓炎和根尖周炎会给患者机体造成很大痛苦，除了常说的牙痛症状外，严重的根尖周组织感染若得不到及时控制，还可继发颜面部的严重感染，甚至危及生命。慢性的根尖周组织感染实际上是一种存在于牙槽骨中的感染病灶，也可以成为全身感染的病灶。口腔的许多疾病，溯其根源，都与龋齿得不到及时治疗有关，而许许多多口腔治疗如果措施不得当，又可能增加新龋的风险。例如，不恰当的修复装置可能增加菌斑的聚集，增加其清除的难度，破坏正常的口腔微生态环境，进一步增加患者患龋和牙周病的危险性。图 9-1 简示了由龋所引发的口腔多种疾病，以及不适当的治疗可能造成新的龋病危险因素。

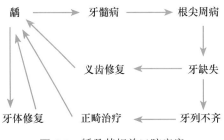

图 9-1　龋及其相关口腔疾病

　　龋及其有关疾病对身体健康的影响显而易见、容易理解，但对人类社会生活和经济生活的长远影响却往往被忽略。由于龋的慢性发病特征，早期常不被注意，一旦发生症状，已经形成龋洞，常需要较复杂的治疗过程和较多的治疗费用。而且人有 28 ～ 32 颗牙齿，相关治疗的花费在任何时候、任何地点都是很大的。如果将社会和个人花在治疗龋齿及其继发病症的费用总量与任何一种单一全身疾病的治疗费用相比较，人们就会发现，龋病是一个严重影响人类健康的社会问题、经济问题。

第二节　龋的病因学理论
Etiology of Dental Caries

　　关于龋的病因，有过许多学说，化学细菌致龋理论是目前应用最广的病因学理论，获得了最多的科学研究证据。

一、化学细菌学理论

　　很早就有人提出酸致牙齿脱矿与龋形成有关，但在相当长的一段时间里，并没有实验依据证明这种推测。直至 100 多年前，W. D. Miller 通过一系列微生物学实验，证明了细菌代谢碳水化合物（或糖）产酸，酸使矿物溶解，并在体外形成类似临床上早期釉质龋的白垩样变，从而提出了著名的化学细菌学理论（chemo-bacterial theory），又称化学寄生学说（chemo-parasitic theory）。

　　Miller 提出该学说主要依据的是体外的脱矿实验，包括：

　　（1）将牙齿放在混有糖或面包和唾液的培养基中孵育，观察到牙齿脱矿。

　　（2）将牙齿放在混有脂肪和唾液、不含糖的培养基中孵育，未见牙齿脱矿。

　　（3）将牙齿放在混有糖或面包和唾液的培养基中，煮沸后再孵育，未见牙齿脱矿。

　　与此同时，Miller 从唾液和龋损部位中分离出多种产酸菌。Miller 认为，龋可分为两个阶段：第一阶段是细菌代谢糖产酸，酸使牙齿硬组织溶解；第二阶段是细菌产生的蛋白酶溶解牙齿中的有机物。多年来，已有多种方法可以在体内或体外形成类似早期龋脱矿的龋样病损（caries-like lesion or carious lesion），证实了 Miller 上述的第一个推论。对于第二个推论，可以从牙本质龋的过程中得到验证，但是迄今，由于釉质中有机物含量极低，还没有足够的证据能够说明釉质在龋损中有蛋白质溶解的过程。

　　Miller 的学说基本主导了过去 100 年来的龋病病因和预防研究。甚至可以说，近代龋病病因学的研究基本都是围绕这一学说展开的。首先是对致龋微生物的认定，证实龋是一种细菌感染性疾病（a bacterial infectious disease），致龋菌是主要病原。这一认识成熟于 20 世纪 50 年代。1955 年 Orland 等学者的经典无菌和定菌动物实验，一方面证实了龋只有在微生物存在的情况下才能发生，同时也证明了一些特定的微生物具有致龋的特征。在随后的研究中，研究者进一步证明了只有那些易于在牙面聚集生长并具有产酸和耐酸特性的细菌才可称为致龋菌。进而，一系列研究表明变异链球菌是非常重要的致龋菌。当时，一部分学者乐观地认为，龋是由特异性细菌引起的细菌感染性疾病，由此引发了关于防龋疫苗的研究。但是多年的研究表明，龋病形成的微生态环境十分复杂，很难设定单一菌种作为龋的致病菌。另一方面，已经发现的致龋菌总体来讲又都是口腔或牙面上的常驻菌群，在产酸致龋的同时，还可能担负维持口腔生态平衡的任务，从而给疫苗的研究带来了很大的不确定性。

从病原学的角度来看，将龋病定义为细菌感染性疾病是正确的，但龋病的感染过程和由此激发的机体反应可能不完全等同于身体其他部位发生的细菌感染性疾病。首先，细菌的致龋过程是通过代谢糖产生的有机酸实现的，而不是由细菌本身直接作用于机体或机体的防御体系。其次，并没有足够的证据表明龋病发生时或发生后，机体的免疫防御系统有相应的抗病原反应。因此，在整体考虑龋病的防控大方向时，不能忽略这一特征。

另外，在龋病研究中有一个重要的生态现象不容忽视，即细菌的致龋作用不是孤立发生的，而必须通过附着在牙表面的牙菌斑的微生态环境才能实现。甚至可以说，没有牙菌斑，就不会得龋齿。所以可以说，临床上有效地控制菌斑或控制菌斑内的代谢活动，才是有效控制龋齿的关键。

二、其他病因学说

除了化学细菌学理论之外还有众多其他致龋理论，可见于各类教科书尤其是早期的教科书，感兴趣的读者可以查阅相关的龋病学专著。比较重要的有蛋白质溶解学说（proteolysis theory）和蛋白质溶解-螯合学说（proteolysis-chelation theory）。

蛋白质溶解学说起源于对病损过程的组织学观察。光学显微镜下观察发现，牙釉质中存在釉鞘、釉板等含有较多有机物的结构。有学者认为，龋的过程中，先有这些有机物的破坏，然后才是无机物的溶解。在获得一些组织学证据之后，Gottlieb 和 Frisbie 等学者在 20 世纪 40 年代提出了蛋白质溶解学说。但今天看来，这一学说很难成立。首先釉质中的有机物含量极低，即使在牙本质这样含有较多有机物的组织中，有机物也是作为矿化的核心被高度矿化的矿物晶体包绕，外来的蛋白酶如果溶解组织中的有机物，必须先有矿物的溶解，才可能接触到内层的有机物。其次，电子显微镜的研究已经基本上否认了釉鞘、釉柱的实质性存在。研究表明，光学显微镜下看到的釉柱或柱间质只是晶体排列方向的变化，而无化学构成的不同。

蛋白质溶解-螯合学说是 1955 年由 Schatz 和 Martin 提出的，他们提出：龋的发生是细菌生成的蛋白酶溶解有机物后，通过进一步的螯合作用造成牙齿硬组织溶解形成龋。然而，这一学说只有理论，没有实验或临床数据支持，近代已很少有人提及。

三、龋病病因的现代理论

现代主要的龋病病因理论有三联因素或四联因素理论，后者是前者的补充，两者都可以被认为是化学细菌学理论的继续和发展。

1. 三联因素论　20 世纪 60 年代，Keyes 作为微生物学家首先提出了龋的三联因素论（three prerequisites for caries process），又称三环学说。三联因素指致龋细菌、适宜的底物（糖）和易感宿主（牙齿和唾液）。三联因素论的核心是三联因素是龋病的必需因素（prerequisites），缺少任何一方都不足以致龋。其他因素都是次要因素，或者通过对必需因素的影响发挥致龋作用，见图 9-2。

（1）致龋细菌：黏附在牙面上，参与牙菌斑的形成并具有产生有机酸和其他致龋物质的

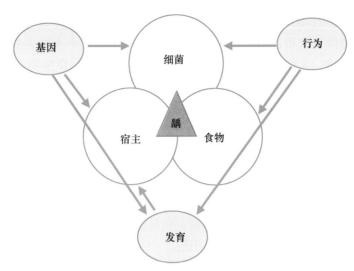

图 9-2　龋病病因的三联因素及相关的多因素特征

能力，同时又具耐酸性，能够在较低 pH 条件下生存和继续产酸。细菌的代谢产物是造成牙齿硬组织破坏的因素，所以可以认为细菌是病原因素。目前对已知致龋细菌研究最多的是变异链球菌族，因为它能够合成多聚糖（主要是葡聚糖）。葡聚糖作为菌斑的基质，在牙菌斑的形成中起重要作用。而牙菌斑是细菌在牙面上赖以生存的生态环境，没有这样的环境，龋同样是不能发生的。研究较多的致龋细菌还有乳酸杆菌和放线菌。前者具有强的产酸和耐酸能力，在龋坏的组织中检出较多，一般认为在龋的发展中起重要作用；后者则参与根面菌斑的形成，与牙根面龋的发生关系密切。最近的研究表明，口腔链球菌家族中的非变异链球菌类链球菌（non-mutans streptococci）在龋病的不同阶段发挥致龋或调节致龋的作用。

（2）适宜的底物（糖）：口腔中有许多细菌具有代谢糖产酸的功能。由于牙菌斑糖代谢生成的主要有机酸是乳酸，这些细菌又可称为产乳酸菌。产乳酸菌在生物界具有许多有益功能，如分解发酵乳类制品，有利于人类消化。口腔中产乳酸菌生成的乳酸，一方面在维持口腔生态平衡中可能存在有益的一面（如抑制致病菌），另一方面如果得不到及时清除，在菌斑中滞留持续产酸，导致牙齿持续脱矿，显然对牙齿健康不利。一些口腔细菌具有利用糖合成多聚糖的功能，包括合成细胞内多糖和细胞外多糖。前者可以为细菌本身贮存能量，后者则作为菌斑形成的基质。在所有的糖类物质中，蔗糖最有利于细菌产酸和形成多糖，因此，蔗糖被认为具有最强的致龋性。众多碳水化合物具有致龋作用，只是致龋性不及蔗糖而已。糖的致龋性是通过局部作用产生的，不经口腔摄入不会致龋。但是，具有甜味作用的糖代用品，如木糖醇，经过细菌代谢时不产酸，也不合成多糖，所以是不致龋的。

（3）易感宿主（牙齿和唾液）：牙齿自身的结构、矿化和在牙列中的排列，以及牙齿表面物理化学特性等代表了机体的抗龋力。窝沟处聚集的菌斑不易清除，窝沟本身常可能有矿化缺陷，因而更易患龋。排列不齐或邻近有不良修复体的牙齿由于不易清洁，菌斑易聚集，更易患龋。牙齿表面矿化不良或粗糙，增加了表面聚集菌斑的可能，也增加患龋的机会。牙齿自身的抗龋能力，包括矿化程度、化学构成和形态完善性，主要在牙的发育阶段获得。牙齿萌出后可以通过局部使用氟化物增加表层的矿化程度，也可以通过窝沟封闭剂封闭不易清洁的解剖缺陷。

机体抗龋的另一个重要的因素是唾液。唾液的正常分泌和有效的功能有助于及时清除或缓冲菌斑中的酸。唾液分泌不正常，如分泌过少或无法到达菌斑产酸的部位，都会增加患龋的机会。

与龋病发病有关的因素很多，但大量的临床和实验研究表明，所有其他因素都与上述三联因素有关或通过上述因素起作用。如不良的口腔卫生增加菌斑的聚集，增加有机酸在局部的滞留，是通过影响微生物的环节起作用的；而低收入、低教育水准意味着口腔保健知识和保健条件缺乏，影响对致龋微生物和致龋食物的控制，从而导致龋在这个人群中多发。

2. 龋的四联因素论 又称四环学说。20 世纪 70 年代，同样是微生物学家的 Newbrun 在三联因素的基础上加上了时间的因素，提出了著名的四联因素论。四联因素论的基本点是：龋的发生必须具备致龋细菌和致病的牙菌斑环境，必须具备细菌代谢的底物（糖），必须是在局部的酸或致龋物质积聚到一定浓度并维持足够的时间，必须发生在易感的牙面和牙齿上。应该说，四联因素论较全面地概括了龋发病的本质，对于指导进一步的研究和预防工作起了很大的作用。

四、其他与龋有关的因素

如前节所述，致龋细菌、适宜的底物（糖）和易感宿主是 3 个最关键的致龋因素。所有其他因素都是通过对关键因素的影响而发生作用的。

1. 微生物 致龋细菌具有促进菌斑生成、产酸和耐酸的能力，是主要的病原物质。除此之外，其他的微生物也可以对龋的发生和发展起作用。正常情况下口腔微生物处于一个生态平衡的状态。有些细菌可能本身不致龋，但却可以通过影响致龋细菌对龋的过程产生作用。譬如，口腔中的血链球菌，本身致龋性很弱。血链球菌在牙面的优先定植，有可能减少变异链球菌在牙面的黏附和生长，进而减少龋的发生。另外一些非变异链球菌类链球菌产酸性不高，但对于维持牙菌斑有作用，有助于龋的形成；或对产生的有机酸有缓冲作用，有助于龋的抑制。

2. 口腔保健 口腔保健包括有效刷牙、菌斑控制和定期看医生。有效的口腔保健措施和有效的实施是减少龋齿的重要因素。

3. 饮食 食物中的碳水化合物是有机酸生成反应的底物，尤其是蔗糖，被认为是致龋因素。根据细菌代谢食物的产酸能力，可将食物简单地分为致龋性食物和非致龋性食物。致龋性食物主要是含碳水化合物或含糖的食物。根据糖的产酸性排列，依次是蔗糖、葡萄糖、麦芽糖、乳糖、果糖等。食物的致龋性还与食物的物理形态有关。黏性的、易附着在牙面的食物更有助于糖的作用。除了这些对致龋有作用的食物之外，剩下的多数应该是非致龋性的食物。非致龋性食物多为含蛋白质、脂肪和纤维素的食物，如肉食、蔬菜等。一些食品甜味剂不具备碳水化合物与细菌代谢产酸的结构，不具备产酸性，因此不致龋，如木糖醇和山梨醇。关于抗龋性的食物，由于很难从实践中予以证实或检验，不宜如此界定。

由于糖与龋的关系密切，预防龋齿必须控制糖的摄入。然而，还应该认识到人类的生存需要充足的营养和能量。糖，尤其是蔗糖，是人类快速获取能量的重要来源。从营养学的角度，不可能将糖或碳水化合物从食谱中取消，唯一能做的是减少进食的频率、减少糖在口腔中存留的时间。

4. 唾液因素 唾液作为宿主的一部分，归于与龋有关的关键宿主因素。唾液的流量、流速和缓冲能力决定了对酸的清除能力，与龋关系密切。影响唾液流量的因素除了涎腺损伤和功能障碍之外，还与精神因素等有关。

5. 矿物元素 牙齿的基本矿物组成是羟磷灰石，是磷酸钙盐的一种，主要成分为钙和磷。环境中的钙磷成分有助于维持矿物的饱和度，有助于减少牙齿硬组织的溶解，还有助于再矿化。氟是与牙齿健康关系最密切的元素。人在牙发育期摄入了过量的氟可能导致氟牙症，严重的时候还会导致骨的畸形，称为氟骨症。但环境中微量的氟，如牙膏中的氟、口腔菌斑中的氟，则有利于抑制脱矿和增加再矿化，达到预防龋的效果。其他与龋有关的元素多是与牙矿物溶解有关的元素，如锶、钼、镧元素有抑制脱矿的作用，而镁、碳、硒元素有促进脱矿的作用。

6. 全身健康与发育 牙齿发育期的全身健康状况可以影响牙的发育和矿化，进而对牙齿的龋易感性产生影响。

7. 家族与遗传 双生子的研究结果表明，人对龋的易感性极少与遗传有关，主要是由环境因素决定的。但是遗传对龋相关的其他因素有明显的作用，如牙的形态包括窝沟形态受遗传因素影响较大。而人的饮食习惯与家庭生活环境有关。

8. 种族　种族间龋患的差异主要来源于饮食习惯、卫生保健方式、社会文化教育方面的差异。

9. 社会经济与受教育的程度　经济状况的差异决定了人接受教育、接受口腔保健知识和获得口腔保健措施的程度，因此与龋有关。

第三节　龋的发病机制
Mechanisms of Carious Process

龋齿的发病过程要经过牙菌斑形成、致龋菌在牙菌斑环境内代谢糖产酸形成多聚糖、酸使牙齿硬组织溶解成洞几个重要环节，见图 9-3。

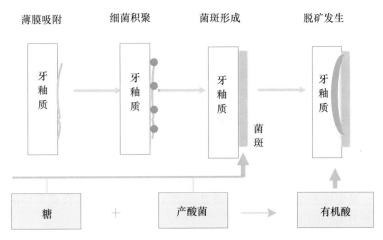

图 9-3　龋病的发病机制

一、牙菌斑形成

牙菌斑（dental plaque）指附着在牙表面的膜样物质，即牙表面生物膜（biofilm），含有微生物、基质和水。细菌是牙菌斑微生物中的主体，基质主要由细菌分泌的多糖组成。其他成分包括细菌代谢生成的有机酸，来自唾液或龈沟液的成分等。

牙菌斑的形成开始于获得性膜（acquired pellicle）的形成。获得性膜是牙面上沉积的唾液薄膜，其沉积机制类似静电吸附的作用，与牙表面的能量分布和唾液成分的结构有关。获得性膜的主要蛋白质成分有糖蛋白、唾液蛋白、黏蛋白等。在光学显微镜下观察，纯粹的唾液薄膜是一种无细胞的均质结构。获得性膜可以在清洁后的牙面迅速形成并在数小时的时间内达到稳定的状态，且不易被一般的清洁措施清除。获得性膜的形成在很大程度上决定了牙面对细菌的吸引力。

几乎在获得性膜形成的同时，细菌就可以借其在牙面上黏附，并在其中生长、发育，形成稳定的细菌菌落。细菌在获得性膜的黏附靠的是膜表面电荷间的吸引。最早借助获得性膜定居在牙面上的是球菌，而后才有其他菌类的黏附和生长。

黏附到牙面的细菌要经过生长、繁殖，同时吸聚其他细菌，才可能成为成熟的菌斑。细菌间的聚集可以借助各自膜表面的结构特征，相互吸引结合，更主要是通过合成细胞外多糖尤其是不溶于水的多糖来完成。细菌利用蔗糖合成葡聚糖，成为菌斑的基质，而一些细菌表面结合的葡萄糖基转移酶（glucosyltransferase，GTF）对葡聚糖有很强的亲和力，从而形成了细菌聚集的基础。葡聚糖在细菌与牙面、细菌与细菌之间起桥梁作用，促进细菌对牙面获得性膜的黏附和细菌间的聚集，是菌斑成熟的关键成分。

早期形成的菌斑质地疏松，随着时间的延长，菌斑内部的细菌数量增多，密度增加，渗透性降低，有毒产物增加。一般认为 3 天后的菌斑中细菌种类、细菌成分和密度基本恒定，是为成熟菌斑（matured plaque）。成熟菌斑深处接近牙面的部分常呈厌氧状态或兼性厌氧状态。

成熟的菌斑结构致密，渗透性减弱，成为相对独立的微生态环境，有利于细菌产酸，不利于酸的扩散和清除。菌斑中的液态环境称牙菌斑液（plaque fluid），是牙齿硬组织溶解的液态环境。现代研究证明，龋齿只有在菌斑聚集的部位才可以发生。

二、牙菌斑中的糖代谢

人进食时摄入的糖尤其是小分子的蔗糖、葡萄糖、果糖，可直接进入菌斑，为致龋细菌代谢利用。细菌在菌斑内的糖代谢包括分解代谢和合成代谢，还包括代谢生成的物质在菌斑内外的贮运。

1. 分解代谢　对于龋病有意义的是菌斑的无氧酵解过程。由于菌斑深层缺氧，细菌代谢糖主要通过无氧酵解过程生成有机酸。菌斑和菌斑液中可以检测到甲酸、乙酸、乳酸、丙酸、琥珀酸、丙酮酸和丁酸等多种短链有机酸，但若干临床漱糖实验表明，糖代谢后增加最明显的是乳酸。菌斑中存在的其他有机酸很可能是乳酸进一步代谢的中间产物。乳酸的生成可以改变菌斑的 pH，增加菌斑液的脱矿能力。

2. 合成代谢　包括细菌利用糖合成细胞内和细胞外两类多糖。细胞内多糖的合成是将细胞外的糖转化为细胞内多糖储存的过程。在外源性糖源缺乏时，细胞内多糖可以作为细菌生存和获取能量的来源。细胞外多糖的合成是细菌通过糖基转移酶的作用合成多聚糖的过程。形成的多聚糖有葡聚糖、果聚糖和杂聚糖，是菌斑基质的主要成分。细菌合成多糖的能力靠其内在的酶系统，与致龋能力密切相关。

三、牙齿硬组织的脱矿机制

1. 脱矿与再矿化的基本化学条件　无论是在体内还是在体外，矿物溶解或沉积的基本物理化学条件是环境溶液中对于该种矿物的饱和状态。牙釉质、牙本质和牙骨质中的主要无机矿物成分为羟磷灰石，其基本分子成分是 $Ca_{10}(PO_4)_6(OH)_2$，在局部的环境溶液中必须满足下列条件：

$$(Ca^{2+})_{10}(PO_4^{3-})_6(OH^-)_2 = K_{sp}$$

等式左侧表示溶液中的相关于羟磷灰石的离子总活度，右侧为达到溶液平衡状态时羟磷灰石的溶度积常数。当溶液的离子活度积小于羟磷灰石的溶度积常数时，就可能发生矿物晶体的溶解；反之，则可能出现沉淀。

2. 脱矿和再矿化　牙硬组织在口腔环境中的脱矿实际上是固态物质在不饱和的液态介质中的溶解过程。牙菌斑中的液态环境即牙菌斑液，是决定牙硬组织溶解的介质。在菌斑的饥饿情况下，菌斑液对牙齿矿物来说，基本是过饱和的。而在糖代谢后，菌斑中出现大量有机酸，pH 降低，可以使菌斑的液态环境呈现对牙硬组织高度不饱和的状态，牙齿中的无机物溶解析出。这种状态是牙齿溶解脱矿、形成龋的基础。

由于口腔菌斑环境的不断变化，牙齿早期龋的过程不是一个连续的简单脱矿过程。当代谢糖生成有机酸时，可以出现脱矿，而当糖或酸的作用消失，在唾液和氟化物的作用下，脱矿的牙组织可以再矿化（remineralization）。不过一旦龋洞形成，细菌在窝洞内的产酸能力更强，而唾液的清除能力和氟化物都难以到达病变部位，脱矿就成为占压倒性优势的病理活动，无法逆转了。

第三节 龋的病理表现
Pathology of Dental Caries

　　龋的病理过程起源于细菌代谢糖产生的酸在牙表面聚集滞留。菌斑中的酸可以依据浓度梯度沿牙齿组织中结构薄弱、孔隙较多的部位向牙齿内部扩散，在牙组织内部的微环境形成对矿物不饱和的状态，使无机矿物盐溶解。牙齿内部溶解的矿物盐如钙和磷依浓度梯度向牙外扩散，到达表层时可有矿物盐的再沉积，形成表层下脱矿的早期病理现象。之后，随着脱矿的加重，细菌或细菌产生的蛋白溶解酶可以侵入脱矿的组织中，导致牙组织中的有机支架破坏，组织崩解，形成龋洞。

　　龋是一个缓慢的过程，在这个过程中，口腔微环境经历脱矿（局部矿物不饱和）和再矿化（局部矿物过饱和）的多个动力学循环，形成脱矿-再矿化的动态学平衡过程，从而形成龋的特殊组织病理学特征。

一、釉质龋

（一）平滑面龋（smooth surface caries）

　　釉质龋到了成洞的阶段，由于组织完全溶解，局部空洞，组织学上能观察到的东西很少，此处描述的平滑面釉质龋实际上是早期釉质龋（early enamel caries）的情况，见图 9-4。

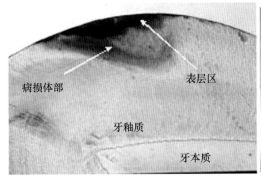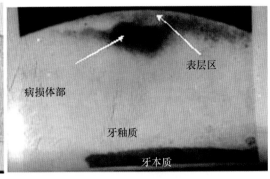

病损体部　　表层区　　牙釉质　　牙本质

病损体部　　表层区　　牙釉质　　牙本质

图 9-4　早期釉质龋
左为光镜照片，右为显微射线照相。

　　所谓早期釉质龋，临床表现为白垩斑（white spot），肉眼见釉质表面是完整的，呈白垩色，无光泽，略粗糙，较正常组织略软，但未形成实际意义上的龋洞或缺损。这种情况如果得到有效控制，例如去除了病原，并给以再矿化的条件，病变可能逆转（reversal）变硬，而无需手术治疗。

　　临床上很难确定活动性的或再矿化了的早期龋。用于组织病理学观察的临床白垩斑，多数实际上是已经再矿化了的早期龋。利用病理学的手段观察早期釉质龋，要将离体龋坏的牙齿制作成均匀厚度的磨片，观察的厚度要小于 80 μm。投射光下，用普通光学显微镜观察，可见龋损区色暗，吸光度明显增加；如果用硝酸银染色，可见龋坏组织有还原银沉淀。由于牙釉质具有各向异性的双折射特征，观察早期釉质龋的病理结构需借助偏光显微镜。在偏振光下，交替在空气介质、水介质和喹啉介质中观察，自牙的外表面向内可将病损分为 4 层。

　　1. 表层（surface zone）　将发生在牙平滑面釉质上的白垩斑纵向制成的牙磨片平铺在载玻片上，浸水观察，可以清楚地分辨出发生病损的部位，呈外大内小的倒锥形。在最表面可见一层 10～30 μm 的窄带，矿化程度高于其下的部分，形成表层下脱矿重于表层的龋病脱矿的独特现象，称为表层下脱矿（subsurface demineralization）。表层的存在一方面可能是因为这一部分的釉质溶解度比较低，另一方面可能与深层溶解物质在此处的再沉积有关。习惯上认为，早期龋的时候釉质表层是完好的（sound），这是不准确的。近代的矿物学研究表明，表层本身也是有矿物丧失的。即使从临床上看，早期龋的表面也有很多实质性的改变，如较正常组织粗糙，色泽暗淡。在自然龋过程所观察到的表层，矿物丧失量一般都大于 5%。所以，对早期龋表面的描述，用表面大体完整（intact）似乎较接近实际。

2. 病损体部（lesion body） 这是釉质早期脱矿的主体，矿物丧失量可达 50% 以上。由于大量矿物的丧失，釉质的内在折射率发生变化，从而形成临床上可见的白垩状改变。

若用显微放射照相法（microradiography）观察早期龋病变，只能区别上述两层。

3. 暗层（dark zone） 这一层是只有用偏光显微镜才可能观察到的一种病理现象。将磨片浸在喹啉中，由于喹啉折射率接近釉质，其分子大于暗层的微隙而不能进入，从而使此层的折射率有别于釉质和浸透喹啉的损伤体部，得以显示和区别。暗层的宽窄不一，并且不是在所有的病损都能够观察到。

4. 透明层（transparent zone） 之所以这样称呼，是因为这一区域在光镜下观察，其透光性甚至高于正常的釉质组织。但实际上，这一部分组织也是有矿物丧失的，可以看作是脱矿的最前沿。

对早期釉质龋进行分层是基于光学显微镜主要是偏光显微镜的观察结果，由英国著名口腔病理学家 Darling 于 20 世纪 50 年代提出，但是至今对各层形成的机制还没有完整的解释。而且利用偏光显微镜对病损各层的矿物或孔积率（porosity）进行定量是很粗糙的，因为偏振光定量研究需要利用不同折光指数的介质，其基本前提是所观察材料的晶体方向必须是垂直或平行光源。这种前提在釉质和牙本质都是难以达到的，因此使用偏光显微镜的结果作量化解释时要慎重。偏振光下观察到的色泽改变，受牙齿晶体排列方向和偏振光方向的影响，是变化的，不宜作为描述矿物含量的指标。

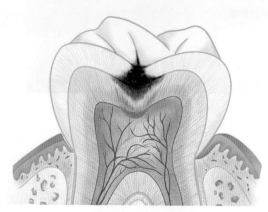

图 9-5　点隙窝沟龋模式图

（二）点隙窝沟龋

有人将点隙窝沟龋（pits and fissures caries）的病理学变化等同于两个侧壁的平滑面龋。但实际上，窝沟的两壁无论从组织学上还是局部环境上，都无法等同于两个平滑面。尤其在疾病的发展模式上，窝沟龋有其独特性。窝沟龋的进展常在侧壁尚未破坏的情况下，早期即可到达釉牙本质界，沿釉牙本质界潜行发展，形成临床上难以早期发现的隐匿性龋，见图 9-5。临床上在诊断窝沟龋的时候要充分了解窝沟龋的这一特征。

二、牙本质龋

牙本质的矿物含量与组织结构均有别于牙釉质，因此，牙本质龋（dentin caries）的临床病理过程和病理表现也有别于牙釉质龋。首先，牙本质中的有机物含量达 20%，无机矿物是围绕或包绕有机基质而沉积的。龋损过程中首先必须有无机矿物的溶解，然后可以有细菌侵入到脱矿的牙本质中，产生蛋白溶解酶，使胶原酶解。若仅有矿物的溶解而无胶原酶解，这样的脱矿牙本质常常还可通过再矿化恢复。另外，牙本质存在小管样结构和小管液，有利于有机酸和细菌毒素的渗透，在病变早期，当病变的前沿离牙髓还有相当距离的时候就已经对牙髓产生了刺激。病理学上所观察到的龋损牙本质存在 4 个区域，反映了牙本质的龋损过程，见图 9-5。

1. 坏死崩解层　位于窝洞底部病损的最外层。此处的牙本质结构完全崩解，镜下可见残留的组织和细菌等。质地松软，品红染色阳性，用一般的手用器械即可去除。

2. 细菌侵入层　牙本质重度脱矿，细菌侵入牙本质小管并在其中繁殖。牙本质小管表现为扩张，胶原纤维变性、酶解，形成大的坏死灶。临床上这一层质地软、色泽暗，品红染色阳性，容易辨认。多数可以通过手用器械去除。

3. 脱矿层　小管结构完整，但有明显的脱矿表现，无细菌侵入，色泽较正常牙本质暗，品红染色阴性。一些学者认为此层应予保留，但临床医师主要根据对硬度的感觉和色泽的观察，判断去腐的标准，很难准确掌握这一层的去留。保留这一层有可能造成去腐不足，无法阻止龋的进展，易造成日后的继发龋。

4. 透明层（translucent layer）　又称硬化层，多见于龋损发展比较缓慢时，为牙本质最深层的改变。光镜下观察，此层呈均质透明状，小管结构稍显模糊。对于慢性龋损，这层的硬度有时较正常牙本质硬，故又称之为硬化层或小管硬化（tubular sclerosis）。形成硬化牙本质是机体的重要防御功能。这一层有时可以着色，临床上可根据其硬度的情况决定去留。如果较正常组织软，一般应去除；如果较正常组织硬，并且表面有光泽，则可予保留。

龋损可以诱发相应髓腔一侧形成修复性牙本质，又称第三期牙本质（tertiary dentin），是机体的一种防御性反应。修复性牙本质一般小管结构较少，结构致密，有利于抵御病原因素对牙髓的直接侵害。

三、牙骨质龋

牙骨质龋（cementum caries）是见于根面的龋。牙骨质龋脱矿模式也具有表层下脱矿的特征。镜下可见早期的牙骨质龋出现矿化程度较高的表层。但由于牙骨质很薄，临床上常见的牙骨质龋多为表面破损、凹陷，聚集较多细菌。病变会很快到达牙本质，形成位于根面的牙本质龋。

牙釉质、牙本质和牙骨质龋的共同特征是先有无机物的溶解，后有有机基质的破坏（酶解）。临床龋病过程是脱矿与再矿化的动态发展过程。在有机基质破坏之前去除病原，人为加强再矿化措施，有可能使脱矿病损修复。但一旦有机基质崩解破坏，则只能靠手术的办法予以修复了。

四、牙髓对龋的病理反应

可以引起牙髓反应的外界刺激包括物理和化学刺激的两个方面。所有刺激必须通过牙髓-牙本质复合体传至牙髓组织。首先发生反应的细胞是牙髓细胞。早期的釉质龋引起的牙髓反应可以不明显。随着病变的深入，如病变接近或到达釉牙本质界的部位，细菌毒素或细菌的代谢产物有可能接触并刺激进入釉质的牙本质纤维，或通过渗透作用直接刺激牙本质小管。这种刺激经小管液的流动、神经纤维传导或其他途径，引起牙髓的防御性反应。牙髓防御性反应的直接结果是在相应龋病变的牙髓腔一侧形成第三期牙本质（tertiary dentin），也称反应性牙本质（reactionary dentin）或修复性牙本质。当龋的病变进入牙本质层时，细菌代谢产物和外界刺激（温度刺激和压力刺激）会直接通过牙本质小管，进入牙髓组织。当龋的病变进入牙本质深层时，细菌本身也可能进入牙髓组织，引起牙髓的不可逆性病变。除了细菌及其代谢产物对牙髓的刺激外，发育矿化过程中埋在牙本质中的一些细胞因子如多种多肽，由于牙本质矿物的溶解，也可能释放进入牙髓，产生刺激。牙髓应对各种抗原刺激最早期的反应是牙髓中的树突状细胞在病变部位牙髓腔一侧的聚集。随着修复性牙本质的不断形成，树突状细胞聚集程度会降低，说明了修复性牙本质对外界抗原的阻击作用。然而，当龋的病变已经到达修复性牙本质层时，牙髓中的树突状细胞会再度在牙髓腔病变一侧聚集。这种现象说明，牙髓对龋的反应程度并不完全反映病变的深度，而主要与病变部位牙本质的渗透性和龋进展的速度有关。一般慢性龋时，有较多的修复性牙本质形成，而急性龋时，则缺少修复性牙本质的形成。龋病部位细菌的代谢产物尤其是病原菌直接进入牙髓组织，则可能很快导致牙髓组织的不可逆性病变。

第五节　龋齿的临床表现和诊断技术
Clinical Signs and Detective Techniques of Decayed Tooth

一、临床表现

口腔医学为了临床治疗的需要，常将龋齿与其相关的疾病（主要是牙髓病）分别命名与诊断，本节龋齿的概念作为疾病的诊断名词，指牙齿硬组织因龋出现缺损，病变局限在牙体硬组织，尚未引起临床上的牙髓炎症或变性反应的一种状态。临床检查中，可见龋洞，但温度诊和活力测试的牙髓反应均为正常，患者也没有自发性疼痛等症状。

龋齿的临床表现可以概括为牙齿色、形、质的变化和患者感觉的变化。正常的牙釉质呈半透明状，牙本质的颜色为淡黄色。正常牙齿的颜色主要是透过牙釉质显现出来的牙本质色。牙釉质表面应该光滑，无色素沉着。牙釉质的硬度高于牙本质和牙骨质，但任何正常的牙硬组织都不可能通过手用器械如挖匙去除。

1. 牙齿颜色的改变　牙齿表面色泽改变是临床上最早可以注意到的龋的变化。当龋发生在牙的平滑面时，擦去表面的菌斑或软垢并吹干后，可见病变部位表面粗糙、光泽消失，早期呈白垩色，进一步着色可以呈棕黄色或黑褐色。当龋发生在窝沟釉质的部位，清洗吹干后可见沟口呈白垩色；病变进一步发展进入牙本质，若牙釉质没有破坏，则病变透过牙釉质呈墨浸样的改变。这是由于其下的牙本质严重脱矿着色，病变透过正常的半透明釉质反映出的特有颜色。发现窝沟墨浸样变时，一般病变范围已经在牙本质层，病变的范围甚至超过色泽改变的范围，见图9-6。若牙的邻面发生龋损，从边缘嵴仔细观察，也可以见到类似墨浸样变化。

2. 外形缺损　龋最显著的临床特征是形成了不可为自体修复的、牙体组织的实质性缺损。临床上可以看到、探到或检查到龋洞，见图9-7。

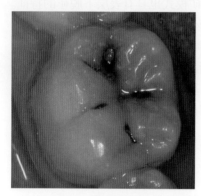

图 9-6　龋的临床表现

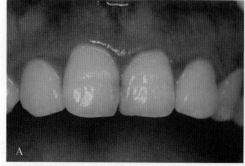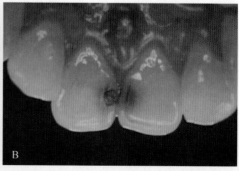

图 9-7　中切牙邻面龋
A.唇面观；B.舌面观。

临床上所看到的龋洞大小不一定反映病变的实际大小。发生在窝沟的龋，有时即使牙内龋损严重，甚至病变到达了牙本质的深层，但由于釉质层破坏不明显，临床所见的龋洞也不是很大。遇到这种情况，要擦净吹干牙面，仔细观察墨浸样颜色的改变，通过颜色改变的区域判断龋洞的大小。位于牙邻面、根面的龋洞常无法通过肉眼见到，要使用探针仔细探查。龋洞如果发生在平滑面或邻面，临床上可以看到或用牙用探针探查。探诊时，要从正常牙面开始，遇到龋洞时会感到牙面的连续性消失，探针可以被洞壁卡住。X线片如㖭翼片，可以发现病变部位的密度较周围正常组织明显降低，见图 9-8。

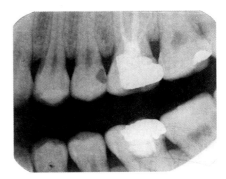

图 9-8　X 线片显示 25 牙远中邻面龋

3. 质地的改变　龋造成的牙体组织的实质性缺损，称为龋洞。龋洞中充满感染脱矿的牙体组织和食物碎屑，质地松软，使用手用的挖匙可以去除，容易与正常组织区别。对于发生在窝沟的小龋洞，当用探针探入洞底时，会感到洞底较正常牙组织软。

4. 患者感觉的变化　波及牙釉质浅层的早期龋损可以完全没有临床症状。当龋损发展到牙本质层并出现龋洞时，患者可能有冷热刺激时或食物嵌塞时的敏感症状，一般是一过性的，刺激消失，症状随之消失。当龋发展至牙本质深层时，症状会明显一些，一般患者在这个时候就诊。

二、好发部位和好发牙齿

1. 好发部位　龋的好发部位与菌斑聚集部位和发育薄弱部位有关，如牙的沟裂、不易清洁的两牙相邻面。牙列不齐时，修复体和正畸装置边缘是常见的不易清洁的部位，都是龋的好发部位。

好发部位还与患者的年龄有关。3 岁以前的幼儿多为前牙的邻面龋，这与饮食有关；3～5 岁则多见乳磨牙的窝沟龋，与牙齿初萌有关；而到了 8 岁左右，乳磨牙的邻面龋开始多起来，与颌骨生长后牙间隙增大有关，此时也是新萌出的第一恒磨牙窝沟龋高发的时期。青少年多发恒牙窝沟龋和上前牙的邻面龋，而中老年人则多见根面龋。

2. 好发牙齿　上前牙、第一磨牙、义齿基牙、排列不齐的牙齿，都是常见的易患龋的牙齿。乳磨牙和第一恒磨牙是窝沟龋的好发牙齿。这是因为乳磨牙和第一恒磨牙一般在出生前开始发育并有部分矿化，出生后继续发育和矿化。由于经历新生儿环境的变化，这些牙更容易出现发育和矿化上的缺陷，因此患龋率较其他牙高。下颌前牙由于接近唾液导管口，表面光滑，易于自洁，因而很少发生龋。如果龋波及下颌前牙，一般该患者可被认作高危个体，或为猛性龋患者。

临床检查龋齿时，要注意对好发部位和好发牙齿的检查，同时要加强对患者的防龋指导。

三、龋病的诊断技术

1. 问诊　问诊是诊病的基础。即便对于已发现的明显龋洞或患者没有明确的主诉，也要认真询问患者对患牙的感觉，以免判断片面或错误。由于龋洞直观，往往容易让人忽略问诊。问诊对于诊断所有疾病都是重要的。龋病诊断过程中的询问不能只限于对龋坏牙齿的诊断，还要包括对患者口腔中所有与龋有关问题的了解。因此，除了对患牙自觉症状的询问外，还应该了解龋有关的因素，了解患者的整体口腔健康状况、保健情况。这样的基本了解有助于接下来制订有效的、全面的、针对个案的治疗计划。

2. 视诊　首先应该对待查患牙进行必要的清洁，牙齿表面应无软垢。然后，用气枪吹干表面。观察牙表面色泽的变化，应该在光线良好的条件下进行，因为白垩色变、墨浸样变等都是由于牙体组织晶体破坏形成的特有光学现象。视诊重点观察边缘嵴、邻面、窝沟、牙颈部的变化。注意利用口镜和调整光照的角度。观察邻面龋的时候，要调整外部光源的角度，让光垂直透过观察区，在舌侧用口镜仔细观察。

在完成对患牙的视诊之后，也必须对其他牙齿的情况有全面的了解，如发育状况、菌斑附着情况、龋患情况、牙周情况等。

3. 探诊　使用不同型号、大小的牙科探针，可以发现早期的窝沟龋和发生在邻面的龋。探查邻面时，要从正常牙面开始，注意感觉牙面的连续性。探查邻面牙颈部时，要注意感觉冠部牙釉质向根面牙骨质的过渡。探诊的同时还要感受牙齿硬度的变化。牙齿表面连续性发生变化或牙组织变软，都提示龋的可能性。探诊还有助于判断病变的深度和牙髓的反应。深龋时患者一般对探诊反应敏感，而死髓牙则对探诊完全无反应。探诊还有助于发现是否露髓。若已经见到暴露的牙髓部分，应避免对暴露部分的进一步探查，以免引起患者剧痛。总之，探诊时动作要轻柔，用力要恰当。

4. X线照相检查　对于视诊和探诊不能确定的龋损或需要进一步确定龋损范围时，应拍摄患牙的X线片。需确定邻面龋时，理想的牙片应是𬌗翼片。龋损部位的密度一般显示较周围正常组织低，但是X线片所显示的病变范围一般都小于临床上实际的脱矿范围。

5. 温度诊　温度诊对于确定牙髓的状态很有帮助。正常牙齿表面所能耐受的温度范围一般在 10 ～ 60℃之间。临床在进行热温度诊测定时，一般用超过 60℃的牙胶棒，冷测试可用自制的小冰棒（直径同牙胶棒）。测试时应放在唇颊或舌面的中部测试，以正常的对侧同名牙或邻牙作为对照。温度诊所测试的是牙髓的状态，受牙组织厚度的影响，因此要遵循上述原则所规定的测试部位。有些情况下如老年患者，常规的测试部位无法测试牙髓的反应，则可以根据情况，将温度测试的牙胶棒或小冰棒直接放在牙颈部、咬合面或窝洞内进行测试。

温度诊测试时要注意避免融化的牙胶或冰水流到周围组织，影响检测结果或损伤组织。

6. 光学检查　通过投射光直接显像或荧光反射获取局部图像的原理制成小型仪器，以发现早期的龋齿。优点是不需要照X线片，缺点是灵敏度和精确度目前还达不到临床的要求。但此类技术有很好的应用前景。随着投射光源的改进，光学检查未来有可能部分或全部取代X线照相术，用于对龋进行早期诊断。

7. 电导检测　根据龋坏组织电导值与正常组织的差别制成仪器，通过仪器检查，区别不同深度的龋损。但影响因素多，灵敏度和可靠度均有待改进，目前还不是常规的临床检查仪器。

8. 龋损组织化学染色　碱性品红可以使变性的胶原组织和细菌着色，从而有助于区别正常的牙本质组织。根据这种原理有商品化的龋蚀检知液，用于临床指导去腐过程，对初学者有一定帮助。

9. 其他相关技术　目前有许多商品化的测试菌斑产酸性的方法和检测致龋菌的方法，有些已被用于测试个体患龋的危险程度。但由于龋的多因素致病特征，这些方法离临床实用尚有相当距离。

第六节　龋齿的临床分类与诊断
Clinical Classification and Diagnosis of Dental Caries

一、临床分类与诊断

（一）按病变侵入深度分类与诊断

按龋齿的病变深度将患牙分为浅龋、中龋和深龋。这是最常用的临床分类方法，简单、可操作性强。作为诊断名词，其特指已经形成龋洞但又无牙髓临床病变的状况。

1. 浅龋　发生在牙釉质或根面牙骨质，可以发生在牙的各个牙面。发生在牙冠部时，龋的范围局限在牙釉质层，无明显临床症状。发生在邻面时，一般可用探针在探诊时发现，或在拍X线片时发现。发生在咬合面窝沟的浅龋，多在探诊时发现。洞口可有明显的脱矿或着色，洞底位于釉质层，用探针探查可以探到洞底，卡探针，质软。发生在牙根面的浅龋，多见于中老年人牙根暴露的情况，表面可呈棕色，质软，探查时可以感觉表面粗糙。浅龋时，一般患者很少有自觉症状，多数是在常规检查时发现。

2. 中龋　病变的前沿位于牙本质的浅层。临床检查时可以看到或探到明显的龋洞，或在X线照相时发现。由于牙本质具有小管样的结构，小管内有小管液，受到刺激后可以向牙髓传导，或直接通过埋在牙本质中的成牙本质细胞突传至牙髓，引起相应的牙髓反应，并形成修复性牙本质。中龋时，临床上可有遇冷热酸甜刺激时出现的一过性敏感症状。

中龋时，患者多有自觉症状，主要表现为冷或热的食物进入窝洞时，刺激窝洞引起的一过性敏感症状。有一部分患者，龋损发展缓慢，由于修复性牙本质的形成，可无明显临床症状。临床温度和牙髓活力测试时，患牙的反应应该与正常的对照牙类似。

中龋的诊断要结合患者的牙龄，考虑牙本质的厚度和致密度，处理时应有所区别。刚萌出的牙齿，牙本质小管粗大，渗透性强，病变发展快，修复性牙本质量少，病变与正常牙髓的距离短，即使观察到的病变位于釉牙本质界的下方，其临床症状也会比较明显，处理时仍应特别注意护髓。而发生在中老年人的中龋，常有较多的修复性牙本质形成，牙本质小管矿物密度高，渗透性弱，对刺激的反应也较弱。

3. 深龋　病变进展到牙本质深层，临床上可观察到明显的龋洞，患牙遇冷热酸甜后有明显的敏感症状，也可有食物嵌塞时的短暂疼痛症状，但没有自发性疼痛。探诊时敏感，去净腐质后不露髓。常规温度诊检查时反应正常。

发生在点隙裂沟处的深龋，有时临床上仅可见窝沟口的小洞，但墨浸样改变的范围较大，提示牙本质的病变范围很大。X线粭翼片可显示病变范围，但较实际病变范围要小。有时病变沿着釉牙本质界发展，内部病变范围很大，但外部表现很轻。

以上按病变侵入深度的分类方法，有利于临床诊断治疗时使用。但确定治疗方案时，还应同时考虑病变进展的速度、患牙的牙龄、患者口腔整体情况等因素。

临床检查记录时，有时也可采取流行病学调查时的记录方法，即五度分类法。其中Ⅰ、Ⅱ、Ⅲ度分别对应浅、中、深龋；Ⅳ度龋则对应已出现自发痛症状或牙髓病变，发生在牙本质深层的龋；Ⅴ度龋则指患牙已为残冠或残根。

浅、中、深龋的分类方法是从临床治疗方便考虑的，如浅龋多数使用简单的充填治疗即可，中龋在保护牙髓的前提下也可进行直接充填治疗，而对于深龋则需要谨慎处理。除了要仔细鉴别牙髓状况之外，还要特别注意在治疗过程中保护牙髓。

另外，浅、中、深龋的临床分类的初衷是针对已经有了明显龋洞的龋齿的，临床上必须进行必要的手术干预。但有一类情况，在釉质龋损成洞之前，虽有明显的脱矿，但牙的解剖表面尚完整，有人将这种情况称为早期釉质龋（early enamel caries），认为可以通过去除病因和再矿化治疗停止病变发展。研究表明早期釉质龋通过有效的菌斑控制，去除致龋原，使用氟化物，有可能再矿化。临床医生应该对这种情况有所认识，处理时也应区别对待。可以在采取必要的菌斑控制措施、应用氟化物的同时，定期随访，病变成洞后再做手术干预。

（二）按病变发展速度分类与诊断

这种分类方法既有利于对患者的整体情况综合考虑，也有利于及时采取措施。

1. 急性龋（acute caries） 龋的发展速度可以很快，从发现龋到出现牙髓病变的时间可以短至数周。病变如发生在窝沟，可在窝沟底部沿釉牙本质界向两侧和牙本质深部发展，形成临床上不易发现的隐匿性龋。病变部的牙本质质地较湿软，范围较广，容易以手用器械去除。由于龋进展速度快，可早期侵犯牙髓，患者就诊时可能已有牙髓病变，检查和诊断时要特别注意。由于发展速度快，病理上很难见到在牙髓腔一侧的修复性牙本质形成。

急性龋多发生在儿童和口腔环境改变的易感个体。儿童新萌出的牙结构比较疏松，尤其是牙本质中小管数目多，矿物成分少，有利于酸和细菌代谢物质的扩散。而另一方面，儿童期食糖不容易得到控制，口腔卫生的良好习惯没有养成，使局部的致龋力增强。窝沟发育的缺陷，如矿化不全、沟陡深、牙釉质缺如，都使病变发展迅速。当成年人患有唾液分泌方面的问题如分泌量过少时，则影响唾液的清洁缓冲功能，使局部菌斑的 pH 较长时间保持在一个低水平，致龋力相对加大，也可出现急性龋的情况。

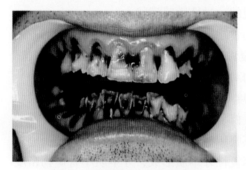

图 9-9 猛性龋（头颈部放疗后）

2. 猛性龋（rampant caries） 又称猖獗龋，是特殊类型的急性龋。表现为口腔在短期内（6～12 个月）有多个牙齿、多个牙面，尤其在一般不发生龋的下颌前牙甚至是切端的部位发生龋。可见于儿童初萌牙列，多与牙齿的发育和钙化不良有关，也可见于患者涎腺功能被破坏或障碍时，如头颈部放疗导致的唾液腺损伤或患口干症时。有学者将头颈部放疗导致的猛性龋称为放射性龋（radiation caries）（图 9-9）。

3. 慢性龋（chronic caries） 龋呈现慢性过程，病变组织着色深，病变部位质地稍硬，不易用手用器械去除。由于病程缓慢，在牙髓腔一侧可有较多的修复性牙本质形成。

4. 静止龋（arrested caries） 病变进行到一定阶段，由于致龋因素消失，已有的病变停止进展并再矿化。可见于发生在邻面的早期龋，如果相邻的患牙已拔除，患龋部位可以在口腔咀嚼时达到自洁，病变脱矿部位由于唾液的作用而再矿化。也见于磨牙患急性龋潜行发展时，使釉质失去支持，在咀嚼力的作用下破坏、崩溃、脱落，暴露的牙本质呈浅碟状，菌斑不能聚集，病变牙本质在唾液和氟化物的作用下再矿化，病变静止。临床检查时病变部位可以有轻度着色，但质地坚硬同正常组织或更硬，表面光亮。

（三）按病变发生的组织和部位分类与诊断

1. 釉质龋 是发生在牙釉质的龋。由于牙釉质的主要成分是无机矿物磷灰石，脱矿是釉质龋的主要病理表现。正常釉质是半透明的，早期脱矿可以使釉质内部的结晶体光学性质发生变化，也可以使矿物含量降低，微孔增多，使早期釉质龋的光折射率发生变化，病变区呈白垩样色泽变化或呈位于釉质的浅洞。

2. 牙本质龋 是病变发展到牙本质的龋。由于牙本质成分中含有较多的有机质，因而致龋过程不同于牙釉质，既有矿物的溶解，还应有胶原蛋白的溶解。有时候，牙本质的脱矿现象可以很严重，但只要胶原蛋白的基本结构存在，一旦致龋因素和受细菌感染的牙本质去除后，脱矿的部分仍可修复或再矿化。再矿化的牙本质矿化程度有时可能高于正常牙本质，如在静止龋时的牙本质，或暴露牙本质在口腔中形成的硬化牙本质。

3. 牙骨质龋 是发生在牙骨质的龋，多见于中老年患者因牙周病暴露的牙骨质表面。由于牙骨质是一种类骨的组织，对于牙骨质在龋状态下的破坏机制，至今没有明确的答案。但可以肯定的是，矿物溶解应总是先于有机质的破坏的。

4. 根龋（root caries） 是发生在暴露的牙根表面的龋。多见于中老年人，一部分是由于患者患牙周病而导致牙根较早暴露，另一部分是由于牙周组织的生理性退缩。临床上常可见到有一部分患者，牙冠的部分很少有龋，但到了老年牙根暴露则多龋，提示根面龋的发病机制有可能不同于冠部的釉质龋。

5. 窝沟龋 是发生在牙的点隙沟裂处的龋。这种情况多与该处的发育和解剖有关，常见于牙齿初萌的头几年。

6. 平滑面龋 是发生在颊舌平滑面的龋。常见于唇颊面牙颈部，由于菌斑聚集并得不到及时清洁而致。

7. 邻面龋 是发生在牙的近远中面的龋。两牙相邻的部位是最不易清洁的位置，因而更易患龋。

（四）按发病特点分类与诊断

1. 继发龋（secondary caries，recurrent caries） 是指在已有修复体边缘或底部发生的龋。临床可见修复体边缘牙组织着色变软，拍X线片显示修复体周围牙组织密度降低。

2. 再发龋 是指已对原发龋病灶进行了修复，但在同一牙齿其他部位发生的龋损。用以与继发龋区别。

另外，在临床上还有根据致病因素命名龋的，如放射性龋（radiation caries）、喂养龋（nursing caries）、奶瓶龋（bottle caries）、青少年龋（adolescent caries），在此不一一列举。

二、鉴别诊断

1. 与牙齿发育和矿化不良的鉴别 局部或全身的疾病可导致牙齿的发育和矿化不良，表现为牙表面有实质性的缺损和色泽变化。如釉质发育不全时牙表面可出现陷窝状的缺陷，应与龋齿鉴别。一般这种缺陷呈不规则形，表面有光泽，质地坚硬，发生在咬合面时常累及牙尖，而龋则主要累及窝沟。发育不全的缺陷还常发生在前牙的唇面和切缘，容易与龋鉴别。但是，釉质的这种缺陷也可能继发龋，表现为缺陷部位菌斑聚集，牙组织脱矿变软。导致牙齿发育和矿化不良的非龋疾病还有氟牙症、四环素牙等多种疾病，多有矿化不良和色泽改变。多数情况下，牙表面组织有光泽，质地硬，容易与龋鉴别。有表面发育缺陷的牙，菌斑不宜被清除，也可能成为龋的好发部位。

2. 与其他非龋疾患的鉴别 楔状缺损是发生在牙颈部的牙体组织缺损，病变部位质地同正常组织，表面有光泽，无菌斑积累。酸蚀症和其他非龋性牙体组织缺损致牙本质暴露可出现牙本质敏感症，表现为对过冷和过热的敏感，但用暂封性材料覆盖敏感部位后，敏感症状消失。楔状缺损的部位有时也是菌斑易积聚的部位，有时可同时发生龋。

3. 深龋与可复性牙髓炎的鉴别 龋深达牙本质深层，去腐干净后也未露髓，但进行常规温度诊检查时，出现较正常对照牙敏感的反应，如刺激时的一过性敏感症状。询问病史中从未出现自发痛症状，应考虑牙髓充血的可能，可诊断为可复性牙髓炎。治疗应为间接盖髓观察，暂时充填，待充血症状消失后，再行永久充填。部分可复性牙髓炎也可能进展为不可复性牙髓炎。

4. 深龋与死髓牙的鉴别 有些情况下，尤其是在急性龋的时候，深龋时的毒素可以在龋还没有到达牙髓时感染牙髓，致牙髓坏死，而患者可以没有临床症状。应通过温度诊、探诊和活力电测试予以鉴别。有时龋的过程缓慢，形成修复性牙本质后，可能降低牙对温度的反应性。遇到这种情况可以将温度诊测试的部位放在窝洞内。必要时应拍 X 线片观察。

5. 深龋与慢性牙髓炎的鉴别　龋可以到达牙本质深层但未露髓，但龋坏过程产生的毒素可以穿过部分脱矿的牙本质刺激牙髓引起牙髓的慢性炎症。慢性牙髓炎一般会有相应的自发痛症状，但因人而异。对于临床症状不明显的病例，可通过仔细询问病史、温度诊和活力电测试仔细鉴别。如临床有自发痛的经历，温度诊时较正常牙敏感或有延迟性疼痛，则应诊断为慢性牙髓炎。拍 X 线片有助于诊断，深龋时根尖周膜应该是正常的，而慢性牙髓炎时，有时可见根周膜轻度增宽。

对于诊断不清或无法确定的病例，可先行间接盖髓治疗，随访观察，确诊后再行永久充填。

第七节　龋病治疗的原则与策略
Principles and Strategies of Treatment of Dental Caries

龋病独特的发病特征与病因特点决定了：①龋病的治疗方案必须是全面的，在充填龋洞的同时，要充分分析患者整体的口腔情况，继续治疗非主诉的龋齿，落实口腔保健措施，改善患者的口腔健康状况，防治新的龋齿；②必须将龋病的防治策略纳入到口腔多学科治疗计划中，因为多种口腔医疗行为改变口腔环境，增加患者的龋易感性。

由于龋的早期主要表现为矿物盐溶解，临床无症状，不易为患者自己发现，因此需要建立定期的口腔检查制度，以便在医生的协助下早期发现龋病。同时，龋是进行性发展的疾病，不能通过组织再生自行修复，形成龋洞后必须由受过专门训练的牙科医师修复，早期发现、早期治疗可以大大简化程序，节省开支。另外，患龋者常常存在其他口腔卫生或口腔保健方面的问题，医生在进行口腔检查和治疗的同时，可以指出患者口腔保健中的问题，指导患者养成好的口腔卫生习惯，使其具备正确的牙科就诊态度和主动防治早期龋齿的主观愿望，掌握和有效实施正确的口腔护理方法。

概括起来，要十分地明确龋病的治疗不是单纯的龋齿充填。制订龋病治疗计划要考虑患者目前的主诉或主要问题，及时终止病变发展，防止其对牙髓的损害，恢复外观和功能；还必须考虑患者整体的口腔情况，为患者制订个性化的龋病防治方案。同时，要教育指导患者，调动其自身防治疾病的主观能动性。患者自身对疾病的认知程度对于控制龋齿是十分关键的。治疗一个龋齿，教育一个患者，使其形成良好的口腔保健习惯，是医者的责任。

一、龋病个案综合分析

1. 个案的龋危险性评估　龋病的发病因素很多，但对于每个就诊的具体患者来说，应该有其特殊或主要的原因。要全面询问患者的饮食习惯、口腔卫生保健方法、用氟情况和全身健康状况，同时要仔细检查患者每个牙齿的发育和矿化、牙面菌斑聚集、牙齿排列、义齿配戴和唾液分泌情况，要对患者当前的龋患情况有完整的了解，结合所收集的资料和已有的知识给出综合的龋危险性评估，然后有针对性地给患者以具体的个人保健指导，制定治疗方案并实施防治措施。

龋危险性评估要根据患者年龄、目前患龋程度、以往龋病史、牙齿发育排列状态、唾液分泌情况等综合考虑。多个龋齿同时存在、唾液分泌量少、牙齿矿化程度差者，都应该判断为高危患者。一般情况下根据临床发现，医生可以给出一个大致的个案龋危险性评估意见。更准确的龋危险性评估是一项长期而复杂的研究工作，需依靠多个数据的综合分析，得出具体的具有指导意义的龋危险指数。但是，即便有这样的指数，临床医生的判断仍然是非常重要的。

2. 具体而有针对性的饮食分析　尽管糖的消耗，尤其是糖的进食频率，是与龋齿最为密切的因素，但糖又是人类快速获取能量的最佳来源。因此，笼统地对患者讲不吃糖或少吃糖是起不到防止或减少龋齿的作用的。只有让患者真正了解了糖在龋齿发病中的作用，指出什么时候、如何发生作用，同时具体地与患者共同分析自己在饮食方面存在的问题，告诉患者必要的注意事项和解决办法，才可能起到预防和减少龋齿的作用。要告诉患者什么时候、什么情况下不宜吃糖，如睡前或患口干症的时候；吃糖后应该做些什么，如及时漱口和刷牙；应该怎样合理安排吃糖，如减少吃零食的次数；哪些食物更容易产酸致龋，如蔗糖、果糖等；哪些食物不致龋，如蔬菜、肉类等。

3. 菌斑控制指导　口腔卫生指导最主要的目的是教会患者自我控制菌斑的方法。让患者知道，清洁的牙面是不会得龋齿的。多数患者都有刷牙的习惯，但多数人做不到有效地清洁各个牙面。医生应该让患者了解哪些部位需要清洁，具体指导患者有效的清洁方法，包括如何使用牙线等。要让患者明白，次数和方法不是关键，"面面俱到"才是关键。

4. 使用氟化物　氟的抗龋作用已为临床实践所证明，要教育每一个患者，尤其是龋高危者，有规律地使用含氟牙膏。对儿童患者和高危患者，还应在每次就诊时为牙面局部涂布氟化物，加强抗龋效果。

5. 定期看医生　要求患者定期到口腔医师处检查，以便早期发现和处理早期的龋齿。一般患者每年检查一次。高危患者要增加频率，最少每年 2 次，必要时每 3 个月一次。对于猛性龋的患者，除了严密观察，更应该积极预防和治疗。

龋病的治疗并不复杂，但治疗方案确定前的综合考虑则是一件需认真对待的事情，是对医者综合素质的检验。而良好计划的有效实施则要靠医患共同努力。口腔医师不仅是医者，还应成为口腔医学知识的教育者和传播者。

二、龋病治疗策略

1. 告知义务　医务人员要对患者尽到告知义务，使患者充分了解自己口腔患龋的实际情况，了解医生计划采取的措施，知道自己应做的事情和应付的费用。制订治疗计划需要患者或其家属和监护人共同参与。

2. 处理主诉牙　患者寻医就诊，一般都有主诉症状。医者首先应该针对患者的主诉症状或与之相关的患牙（主诉牙）进行诊断并制订治疗计划，采取措施。即使对于多发的问题，也必须遵循上述原则。对患龋的牙，如果确定没有牙髓病变的临床表现和 X 线影像表现，可以直接充填修复。如果存在牙髓充血或可疑炎症表现，则最好采取二步法充填，即先将龋坏的组织清理干净，用对牙髓无刺激或有安抚作用的暂时充填材料充填，一至数周后无反应，则可进行永久性充填修复或嵌体修复。对于龋坏范围尚未波及牙髓的病例，应尽可能地保存牙髓活力。

3. 停止龋的发展　在对主诉牙进行了适当的处理后，要针对全口患龋的情况采取措施。对于口腔内同时发现多个牙齿龋损或者龋损呈急性发展的患者，应该采取措施，首先阻止龋的发展和蔓延。对于已有的龋洞，首诊时就应尽可能去净龋坏组织，以暂时封闭材料封闭窝洞，停止龋的发展。然后，再根据情况逐个修复龋损的牙齿。在处理龋坏牙的同时，应对易感牙齿采取措施，如牙面局部涂氟和窝沟封闭。

4. 修复龋损，恢复功能　对于多个牙齿同时患龋的病例，要在停止和控制了龋发展之后，逐个修复缺损的部分。修复龋病缺损可根据情况选择椅旁直接充填修复或依赖技工室制作的间接修复。要根据个案与患者讨论选择修复的方法和所用材料。

5. 制定和落实预防措施　治疗期间和治疗后患者的口腔保健情况直接决定牙体修复体的效果和寿命。为此，必须针对患者的具体情况，制定个性化的口腔保健方法。复诊时应该检查患者执行的情况。

6. 定期复查，防止复发　龋齿的治疗仅靠门诊的工作或只是修复了龋坏的部分是不够的。要时刻记住：补了洞不等于治了病。应要求患者定期复查，复查的频率依患龋的程度和危险性而定。一般间隔为 6 个月到 1 年；对于个别高危个体，应 3 个月复查一次。复查时除了检查口腔卫生的情况和患龋情况之外，还应检查患者执行口腔保健计划的情况。

三、龋齿修复治疗的原则

对于未形成窝洞的早期龋，可以通过去除病原物质、改变局部环境和再矿化等非手术的方法予以处理，并应定期复查。对于已形成龋洞的病损，只能人工修复。龋齿修复的具体技术将在本书的第三篇"牙体硬组织疾病的治疗"中系统介绍，本节介绍修复时需遵循的基本原则。

1. 生物学原则　去除龋损感染的组织，保护正常牙髓组织不受损害，尽可能保留健康的牙体组织，修复龋损、恢复功能、恢复美观，是治疗龋齿需要遵循的基本生物学原则。

感染的牙齿组织含有大量细菌和细菌毒素，修复前如果不能将其彻底去除，势必会使感染扩散。不能阻止病变的进一步发展，是造成龋复发的主要原因。另一方面，脱矿后的牙体组织渗透性增加，如果没有去净存于洞缘的脱矿牙体组织，势必使洞缘的封闭性降低，增加微渗漏，增加外界刺激对窝洞深部组织的刺激，是治疗失败的重要原因。

牙髓-牙本质复合体是富含神经的生物组织。目前治疗龋齿时，主要依赖高速旋转的器械去除病变组织和制备窝洞。机械操作时的压力、器械摩擦产生的热、冷却过程造成的组织脱水以及治疗所用药物和材料等因素，都可能对牙髓-牙本质复合体尤其是牙髓组织造成不可逆的损伤。因此，治疗过程中要特别注意对牙髓-牙本质复合体的保护。对所用器械设备要经常检查，及时更换损坏的部件，如变形的齿轮、钝旧的钻、喷水不准确的手机等。临床操作要十分轻柔和仔细，避免过度用力，避免牙齿脱水，避免长时间切削等。同时，要充分了解所使用的材料和药物特性，避免药物或材料对牙髓的刺激。备好的窝洞应该立即封闭，避免牙本质小管的二次感染。

为了获得良好的通路和固位，龋齿治疗的过程中有时不得不牺牲部分正常的牙体组织。但是，保留健康的组织始终是牙体治疗应该追求的目标。粘接修复技术比较以往的银汞合金充填术和嵌体修复术，能够较多地保留健康组织，是一项十分有前途、需要发展的技术。

龋损修复的根本目的是恢复功能和美观。功能的恢复除了外形的考虑之外，咬合的考虑不可忽略。修复完好的牙齿应有良好的咬合关系。对美观的考虑一是外形，一是色彩。良好的外形和色彩是恢复自然美的两要素。目前的直接粘接修复术和间接嵌体修复术均可达到较理想的美观修复效果。

修复后的牙齿除了自身的外形和色彩美观之外，还应该与相邻牙齿和组织有良好的生物学关系，不应形成新的食物嵌塞和菌斑滞留区。

2. 固位和抗力的考虑　修复龋损需用生物相容的材料，这种材料必须与牙齿紧密结合或牢固地存在于窝洞中才可以行使功能。寻求合适的固位方法一直是龋损修复的重点。这一部分的详细内容将在牙体缺损修复一章中详细介绍。概括起来，目前获取固位的方法主要有两种，即机械固位和化学粘接固位。

机械固位是应用银汞合金充填术修复牙体组织缺损的主要固位方法。充填前要求制作一定洞形，利用洞形的壁和形状，通过摩擦和机械锁扣使充填材料获得固位。为了获得足够的抗力形，对抗咀嚼过程中的各种力，充填体必须有一定厚度和抗压强度。然而所有这些都不利于保留更多的健康牙体组织，不是理想的固位方法。依赖材料与牙齿的化学粘接获取固位并且对剩余组织有支持增强作用，是牙体修复所追求的目标。

目前的粘接修复技术仍需要全部或部分去除病变的牙体组织，在不破坏健康牙体组织的情况下，利用材料的化学粘接作用获得固位，利用材料优越的物理性能获得自身抗力，但是材料对剩余牙组织的增强作用尚不理想。近代，粘接修复技术有了很大的发展。一方面，粘接剂的发展已经突破了单纯粘接牙釉质或牙本质的界限。一种粘接剂可以同时对牙釉质和牙本质获得类似釉质和牙本质自然粘接的力量。另一方面，充填材料尤其是高分子的树脂类材料通过增加填料和改变填料特性的方法，已经获得基本能够满足咀嚼功能要求的复合树脂。然而，由于粘接修复材料中的基质材料为高分子的聚合材料，存在聚合收缩和材料老化的问题，临床上还不能完全依赖材料的粘接，还应根据固位形和抗力形的原则适当进行牙体预备。尽管近年来的研究已经在克服这些问题方面有了巨大的发展，相关材料也有了很大的改进，但是仍需要更多的长期临床观察和临床效果评估。

第八节 口腔治疗中的龋病控制策略
Prevention of Dental Caries in Other Dental Treatments

对龋病的预防应该坚持三级预防的理念，特别要重视在所有口腔医疗过程中的龋病风险控制。口腔多学科的治疗措施不可避免地会短期或长期改变口腔环境，改变或增加患者对龋的易感性。对于任何一名口腔临床医生来讲，不管从事什么专业，都应全面了解并掌握临床上龋病预防和控制的知识，在制订具体的口腔专科治疗计划时，要将龋病的预防工作贯穿于临床实践始终。

一、控制牙菌斑

龋齿只有在菌斑存在的环境中才可能发生。因此，有效地清除或控制牙菌斑是预防龋齿的主要环节。控制菌斑首要的任务是教育患者。临床医生需要有效地行使教育、督促、检查和协助的职责。

1.让患者了解菌斑 应该让患者了解自己牙面菌斑的积聚情况，知道牙菌斑的危害。临床上可以让患者拿一面镜子，医生通过镜子，向患者显示其牙面的菌斑。也可以使用菌斑显示剂染色后，向患者解释。同时，向患者介绍控制菌斑的方法。

2.刷牙 刷牙是主要的清除菌斑的方法。教育患者根据自身情况选择合适的牙刷。牙刷的刷毛和刷头应该自由地到达全部牙齿的各个牙面，刷毛的硬度要适度。建议患者使用合格的保健牙刷。向患者解释：刷牙的主要目的是清洁暴露在口腔中的各个牙面。要让患者对自己牙齿的排列和各个牙齿的牙面数有基本的了解。要求刷牙时"面面俱到"。强调清洁的效果，不要笼统地讲刷牙应持续的时间，也不要将刷牙的方法复杂化。患者只要理解了刷牙的目的，并且对自己的牙齿情况有所了解，方法本身实际并不是最主要的。对于市场上推广的各种牙刷，首先应选择合格的经过临床验证的产品，同时还必须使用得当，才能起到有效清除牙菌斑的作用。应该尽可能做到餐后立刻刷牙，最起码也应该做到早晚各刷一次。晚上睡前刷牙最重要。对于特殊的口腔治疗，如正畸治疗，应鼓励患者使用特制的牙刷。

3.使用洁牙剂 目前主要的洁牙剂是牙膏。牙膏中最主要的成分是摩擦剂和表面活性剂（洁净剂）。刷牙时，洁牙剂中的表面活性成分有利于溶解菌斑中的有机成分，然后在刷毛和摩擦剂的共同作用下，通过机械的作用去除大部分附着在牙面上的菌斑。市场上现有的多数牙膏从预防龋齿的目的出发，一般加有适量的氟化物。从预防牙周病的角度考虑，还有些牙膏加有抗结石和抗菌斑的成分。也有的牙膏加有抗炎或其他有利于口腔清洁的成分。但是，不应提倡长期应用抗炎的药物牙膏。研究表明，长期使用抗生素牙膏有可能造成口腔菌群平衡的失调。牙膏的安全性是第一位的，因此任何添加成分都需要科学的验证，确认对人体无害方可使用。同时，市售牙膏必须经过有关卫生管理部门的审批。在我国，审批权属卫生健康委员会及其下属机构；在一些西方国家如美国，审批权则归专业的学会组织如美国牙科学会（ADA）。

4. 使用牙线　即使十分认真地刷牙，也难以完全清除位于两牙邻面的菌斑。为此建议患者养成使用牙线的习惯。使用牙线能够有效清除邻面牙菌斑和嵌塞的食物碎屑。牙线有市售的商品，在无法得到专业制作的牙线时，也可以用普通的丝线代替。用牙线清洁牙齿最好是在刷牙后或在睡前。用时将 30 cm 左右的牙线压入两牙之间的间隙，然而分别在相邻的两个牙面上做颊舌向和上下的提拉，将菌斑或食物碎屑带出。使用牙线可先易后难，先学会清洁前牙，再逐渐向后移，逐个清洁后牙的间隙。要有耐心。只要肯实践，所有的后牙邻面都可以达到清洁的效果。

5. 漱口　餐饮后用清水或漱口液漱口。口含 10 ml 左右的漱口液，用力鼓动口腔，30 秒后将漱口液用力吐出，可以清除碎屑并有冲淡食物产酸的作用。

6. 洁牙　建议患者定期到合格的口腔医疗机构清洁牙齿。只有受过专门训练的医护人员，才可能有效清洁患者牙面的各个部位。对于已形成的牙石，更要靠医护人员帮助去除。

二、使用氟化物

氟化物是经过科学研究和临床实践证明了的、最有效的预防龋齿的制剂。其抑龋作用主要是通过局部加强牙齿结构、抑制脱矿过程和增强再矿化实现的。利用氟化物防龋有 3 个途径：一是通过社区、学校、幼儿园，氟化饮水或结合健康教育的有组织的漱口项目；二是通过家庭或个人，自用含氟化物的口腔保健用品，如含氟牙膏、含氟漱口水等；三是由口腔专业人员在医疗机构使用，如氟涂料、氟溶液、氟凝胶、含氟粘接和修复材料。由专业人员使用的氟化物制剂含氟浓度高，需要一定的防护措施，防止患者误吞、误咽。

1. 氟涂料（fluoride varnish）　多为环氧树脂类的涂料，一般氟的含量在 1% 以上，可以黏附在牙面一定的时间，增加氟与牙齿的作用时间。渗透出的氟可以进入牙齿内部，也可以与菌斑中的钙结合，形成氟化钙贮存。作为常规的龋齿预防制剂，一般每半年或一年使用一次。适用于龋高危患者的龋病控制，也用于正畸治疗时的辅助预防，每个月涂布一次。

2. 氟溶液　在口腔临床诊室可使用 2% 氟化钠溶液局部涂用。可常规在龋高危患者的牙面使用，可在每次就诊时使用。使用时需要隔离好唾液，避免将多余的液体咽下。

3. 氟凝胶　是一种方便的临床给氟方式。将氟溶液制成水性凝胶，用托盘或直接在牙面涂布。适用范围同氟溶液。可以每 1 ～ 6 个月一次。

4. 含氟粘接剂和含氟修复材料　市售的一些粘接材料和修复材料含有一定量的氟化物，可用于正畸治疗时的临时粘接，也可以作为阶段性的修复材料用于处理龋高危患者时。

三、对含糖食品的限制

糖是菌斑代谢产酸的底物，限制糖的摄入或改变糖的摄入方式，可以起到减少龋的效果。

1. 了解致龋性食物　最普遍应用的评估食物致龋性的实验，是让受试者经口腔进食某种饮料或食物，在实验前和实验后的 30 ～ 60 分钟内不同的时间点分别测定牙菌斑或唾液的 pH 变化。由此可以了解产酸和酸在口腔内的滞留情况。致龋性食物应是那些可以迅速将菌斑或唾液 pH 降低并能维持较长时间的食品。研究表明，致龋性食物主要是含糖的食物，尤其是那些含糖量高（蔗糖或果糖）、黏性大又不易清除的食物。

2. 合理进食含糖食物　适当控制对糖的摄入量不仅对防止龋齿有益，也对全身健康有益。在龋齿形成过程中，饮食中的糖有双重作用：一是有助于形成牙菌斑，二是为致龋细菌产酸提供底物。细菌产酸的总量除了与细菌总量有关外，也与底物多少有关。在龋齿的过程中，还与酸在牙面上停留的时间有关。日间，口腔菌斑产酸自然清除一般需要 30 分钟以上。当菌斑 pH 恢复到漱糖前的水平时，就可能恢复过饱和的状态，有助于再矿化即脱矿组织的恢复。然而，如果频繁进食糖，则菌斑中的 pH 难以有恢复的时间，脱矿的时间大大多于再矿化的时间，龋齿则容易发生。所以，在减少糖摄入总量的同时，强调减少进食糖的频率更为重要。黏性含糖食物不容易自然清除，要强调进食后刷牙或漱口的重要性。为了减少糖在牙面的停留时间，要特别强调不在睡前进食的重要性，以及睡前有效清洁牙齿的重要性。

3. 鼓励进食含纤维的食物　含纤维的食物，如蔬菜，除了本身不具有致龋性之外，有利于清除牙面的菌斑和存留的糖，应该鼓励进食。从预防龋齿的角度考虑，最好安排在餐饮的后期进食纤维类食品。

4. 关于糖代用品　糖的代用品指具有甜味，但所产能量很低，不会被细菌利用产酸的一类物质，如木糖醇、山梨醇等。这些物质取其甜味，可满足人们喜好甜食，又希望避免含糖饮食缺点的需求。有许多研究证明，木糖醇具有极低的产酸性，但并没有研究表明木糖醇本身具有防龋的功能。提倡食用木糖醇防龋，实在是一大误区。

在宣传和教育患者通过饮食的方式控制龋的时候，医生要有一定的营养学知识，避免片面性。

四、增强宿主的抗龋力

1. 发育健康的牙齿具有最强的抗龋力　牙齿发育时间的跨度很大，可以从胚胎期一直延续到青少年早期。在此期间，母体和自体的全身健康状况都可能影响到牙齿的发育。因此，牙齿的发育是母婴和人类儿童期最应受到关注的事情。牙发育期的均衡饮食和全身健康无疑是最重要的，而适量摄入氟化物也有利于牙齿发育。合理摄入氟化物需要专业人员的具体指导，氟化饮水和服用氟的补充剂必须在专业人员的监控下实施。个人可以通过均衡饮食，安全地从食物中获取氟。海产品、豆类产品都含有合理量的氟，正常食用绝对是安全的。茶中含较多的氟，适量饮茶有利于摄入氟。

2. 唾液是重要的抗龋物质　唾液对于清除和缓冲菌斑产生的酸是必不可少的。唾液还含有多种蛋白质，其中的黏蛋白和溶菌酶是口腔中重要的抗菌物质，对维持口腔微生态平衡具有不可缺少的作用。除此之外，唾液中特有的蛋白质，如分泌性 IgG、富脯蛋白、富组蛋白、富酪蛋白和富半胱氨酸蛋白，与菌斑形成和抗龋过程有关。研究证实，唾液在龋齿中的作用主要是唾液流量对菌斑产酸的清除作用和缓冲作用。唾液量减少，势必增加酸在局部的滞留，是重要的致龋原因。人在睡眠时唾液分泌量极少，所以睡眠前不刷牙或者吃糖必然会增加局部细菌代谢产酸滞留的量，增加龋损的机会。患口干症、涎腺病变（如放射线照射后的损害）、舍格林综合征，以及服用影响唾液分泌的药物等，都明显地减少唾液流量，增加龋的机会。在唾液量减少的情况下，要加强其他防龋措施以减少龋的机会，如减少糖的消耗，增加清洁牙齿的次数，使用氟化物等。

3. 使用窝沟封闭剂　牙的窝沟发育非常独特，尤其是乳牙和第一恒磨牙的发育及矿化过程经历出生这样巨大的环境改变，常存在结构和矿化上的薄弱环节。深的窝沟容易存留菌斑，且不容易清洁。预防窝沟龋最直接的方法是早期使用窝沟封闭剂将窝沟与外界隔绝，使致龋过程不能在窝沟内发生。

五、口腔治疗中的常规防龋措施

1. 椅旁口腔保健指导　按照三级预防概念，治疗过程本身也是预防疾病的一个环节，而且是不可缺少的重要部分。一方面，对患者来说，常缺少对疾病早期预防的知识，只有因病就诊时，思想上才开始较为重视。所以，此时是进行口腔保健指导和教育的最好时机。医护人员要抓住时机，结合患者的实际情况，进行有针对性的口腔卫生保健指导。这时医生不需要用很多话，就可使患者受益终生，起到事半功倍的良好效果。况且，任何高精尖的口腔治疗都必须建立在口腔健康的基础上，只有口腔与牙齿健康，才可能让精细的治疗效果得到最大的发挥。

2. 常规在门诊工作中使用氟化物　对于已经发生龋的患者，尤其是对龋多发者，要创造条件，常规在门诊就诊时使用氟化物，具体方法见前文。

3. 使用含氟的材料　对于高发龋的个体或牙齿，为了控制龋齿，可选择性地使用含有氟化物的材料。例如对于一个老年人发生在邻面根面的龋，可考虑使用可释放氟的玻璃离子粘固剂；正畸粘接部件可选用含氟的粘接剂等。

4. 减少由于治疗过程而引发新龋　口腔的一些治疗过程会改变口腔局部环境，从而可能增加患龋的危险。譬如进行义齿修复时，义齿与基牙之间很难十分贴合，增加菌斑集聚的环境，从而增加了基牙患龋的概率。再如正畸治疗时，较多的粘接附件必然增加了菌斑在牙面的聚集，进而增加龋的可能。因此，任何口腔治疗都要考虑对口腔微生态的改变和可能的不利作用，治疗前要对患者患龋的危险程度进行评估，事先对患者尽到告知的义务，并采取有效的措施，预防龋齿的发生。另外要重视对修复体外形和光洁度的要求，符合解剖特点、表面光洁的修复体菌斑形成少，有利于减少龋。

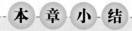

本 章 小 结

　　龋病是以细菌为病原体，多种因素参与，发生在牙齿硬组织的慢性、进行性、破坏性疾病。龋病发病广泛，对人的健康与生活质量影响大。早期牙釉质龋的临床表现为白垩斑形成，进一步发展可以导致龋洞形成。根据洞所在位置，临床上将龋分为浅、中、深龋。龋洞需用人工材料修复，但龋的治疗还涉及患者个人良好的口腔保健、良好的牙体修复和长期的临床维护，不是单纯的窝洞修复能够解决的。

（高学军）

第十章 牙发育异常

Dental Developmental Defects

第一节 概 述
Introduction

牙发育从胚胎第 2 个月乳牙牙板形成、胚胎第 5～10 个月恒牙牙板形成到 25 岁第三磨牙萌出，是一个长期而复杂的过程。牙发生是在外胚来源的上皮和间充质交互作用下，多种信号通路和转录因子参与下，经历牙板期、蕾状期、帽状期、钟状期、牙冠硬组织形成、牙根形成和萌出几个阶段。牙发育异常为牙齿形成过程中，由于基因突变和环境因素导致的牙数目、形态、结构缺陷和萌出障碍。牙发育异常可以独立发生，也可能以综合征表现出来，即牙发育异常同时伴有唇腭裂以及骨、皮肤、毛发、听力和神经系统等组织器官缺陷。

一、牙发育的分子调控

牙发育过程中，外胚来源的上皮和间充质细胞分泌多种信号分子、转录因子和胞外基质蛋白，调节细胞增殖、分化和基质的分泌矿化。参与牙发育主要的信号通路包括成纤维细胞生长因子（fibroblastic growth factors，FGF）、音猬因子（sonic hedgehog，SHH）、无翅族（vertebrate homolog of drosophila wingless，WNT）和骨形成蛋白家族（bone morphogenetic proteins，BMP）等。转录因子在牙发育过程中具有高度的时空表达特异性，在牙发育早期，*SHH*、*EDA*、*WNT*、*PITX2*、*PAX9* 和 *MSX1* 等基因在牙发生中发挥作用，这些基因的突变和异常表达引起牙数目异常，如少牙和无牙症以及多生牙等。AMLEX、ENAM、AMBN 和 DSPP 是成釉细胞和成牙本质细胞分泌的胞外基质蛋白，基因突变会直接导致遗传性釉质发育不全和牙本质发育不全。

牙发育受遗传因素和环境因素的共同作用影响，全身和局部因素也会对成釉细胞和成牙本质细胞的代谢产生影响，如母体孕期和婴幼儿时期的营养缺乏、感染、药物和微量元素摄入等也会影响牙发育。幼儿期生活在高氟区，过多摄入氟化物会引发成釉细胞凋亡和代谢异常，导致氟牙症；牙发育期服用四环素类药物会影响成牙本质细胞胶原蛋白合成和矿物沉积，形成四环素牙。近年来研究发现，表观遗传调控可以影响染色质重塑和组蛋白修饰水平，提示环境因素在表观遗传水平对基因的修饰可以影响细胞的生物学行为，参与牙发育的过程。

二、牙发育异常的分类

牙发育异常在牙结构、形态、数目和萌出方面的异常表现大体可分为以下四类。

（一）结构发育异常

（1）釉质发育不全：包括环境性釉质发育不全（environmental enamel hypoplasia）和遗传性釉质发育不全（amelogenesis imperfecta，AI）。

（2）牙本质发育异常：包括牙本质发育不全（dentinogenesis imperfecta，DGI）和牙本质发育不良（dentin dysplasia，DD）。

（3）结构发育异常还包括氟牙症（dental flurosis）、先天梅毒牙（enamel hypoplasia due to congenital syphills）和四环素牙（tetracycline stained teeth）。

（二）形态发育异常

牙形态发育异常包括牙内陷（dens invaginatus）、畸形中央尖（dens evaginatus）、牛牙症（taurodontism）、双生牙（gemination）、结合牙（concrescence）、融合牙（fusion）、弯曲牙（dilaceration）、鹰爪尖（talon cusp）、额外牙根（supernumerary roots）、过小牙（microdontia）、过大牙（macrodontia）与釉珠（enamel pearl）。

（三）数目异常

牙数目异常包括先天性缺失（tooth agenesis）、多生牙（supernumerary teeth）、乳牙前类牙列（predeciduous dentition）、恒牙后牙列（postpermanent dentition）。

（四）萌出异常

牙萌出异常包括早萌（premature eruption）、迟萌（delayed eruption）、多牙不萌（multiple unerupted teeth）、阻生和埋伏牙（impacted and embedded teeth）、乳牙固着粘连（ankylosed deciduous teeth）等。

牙发育异常发生于胚胎和牙齿发育期，发现于牙齿萌出后，病因复杂，临床表现多样。牙体和牙列缺损导致的咀嚼功能障碍、畸形结构使龋易感性大大提高，常伴发牙周和根尖周组织的感染，临床上多采用对症治疗。近年来对牙发育异常疾病的临床表型、环境致病因素和致病基因分子机制研究逐渐深入，研究成果为临床预防和改善疾病治疗手段提供了有效依据。

第二节　牙结构发育异常
Developmental Disturbances in Structure of Teeth

一、釉质发育不全

釉质发育不全（enamel hypoplasia）是釉质发育过程中受到干扰，釉基质形成和矿化缺陷导致的一类疾病，其病因包括环境因素和遗传因素两方面。环境性釉质发育不全（environmental enamel hypoplasia）是由于牙发育过程中机体受到环境因素影响导致的釉质结构缺陷。已知的致病因素包括营养缺乏如维生素 A、维生素 C 和维生素 D 缺乏，疹类疾病如麻疹、水痘和猩红热，低钙血症，新生儿损伤，早产儿，新生儿 Rh 溶血性疾病，局部感染或外伤，化学物摄入（主要为氟）以及特发性因素。视环境因素作用的时间或部位，可单颗牙受累，也可是同期发育的多颗牙或全部牙受累。遗传性釉质发育不全（amelogenesis imperfecta，AI）由基因突变导致，通常牙列中所有牙齿均受侵犯，一般仅是釉质发生缺陷。环境性釉质发育不全与遗传性釉质发育不全的鉴别要点详见表 10-1。

（一）环境性釉质发育不全（environmental enamel hypoplasia）

牙发育形成期间，因发生营养缺乏、发热性疾病、低钙血症、损伤以及感染等，造成牙釉

表 10-1　环境性釉质发育不全与遗传性釉质发育不全的鉴别要点

项目	环境性釉质发育不全	遗传性釉质发育不全
家族遗传史	无	有
疾病史	可以追溯	不能追溯
病变表现	局部性的 局限于一个或多个牙齿 局限于单个牙列 病变呈水平性分布	广泛性的 波及全部牙齿 可以波及 2 个牙列 病变呈纵向分布

质发育缺陷。

1. 病因　有研究显示佝偻病是已知的釉质发育不全的最常见病因。Shelling 和 Anderson 曾报告了对患佝偻病孩子的系列研究结果，43% 的患儿牙患有釉质发育不全。维生素 A 和维生素 C 缺乏也被认为是导致釉质发育不全的病因。有研究发现疹性发热疾病，如麻疹、水痘和猩红热是致病因素。一般认为，成釉细胞是人体中在代谢功能方面最敏感的细胞群之一，任何严重的营养缺乏或系统性疾病都有可能造成釉质发育不全。

血钙降低可导致手足搐搦，其最常见的原因有维生素 D 缺乏和甲状旁腺功能低下（即甲状旁腺性手足搐搦）。手足搐搦患者的血清钙水平可能降低至 6 ～ 8 mg/100 ml，使发育过程中的牙齿因钙摄入不足而发生牙釉质发育不全。由此引发的釉质发育不全又称低血钙症引起的釉质发育不全（enamel hypoplasia due to hypocalcemia）。

2. 临床表现及意义

（1）釉质发育不全表现为形态各异的釉质表面凹陷，凹陷处又很容易着色，影响患牙美观。

1）轻度釉质发育不全：临床表现为釉表面形态基本完整，主要出现色泽的改变，为白垩或黄褐色着色，釉质表面上可有少量的浅沟、小凹点或细横纹，探诊有不平感（图 10-1）。

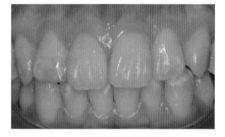

图 10-1　轻度釉质发育不全

2）中度釉质发育不全：病情稍重，釉面出现实质性陷窝状或带状缺损；另外，色泽改变加重，为黄、棕或深褐色。有明显的带状沟，宽窄不一；也可有数行水平排列的、跨越牙面的深凹陷或横沟，这种深凹陷可能仅为单行或严重时的数行，后者表明釉质发育期内遭受系列和持续的损伤（图10-2）。

3）重度釉质发育不全：釉质表现为大面积的缺失，成蜂窝状缺损或釉质消失，前牙切缘变薄，提示成釉细胞发生长时间的功能紊乱（图 10-3）。

（2）釉质发育不全在乳、恒牙列均可发生，乳牙受累较少见。恒牙受累的临床表现为：在同一时期发育的牙齿成组、对称地出现釉质发育不全的临床表现。临床研究发现，中切牙、侧切牙、尖牙和第一磨牙是最常受侵犯的牙位，即出生后第一年发育形成的牙齿。由于尖牙的牙尖开始形成的时间早于侧切牙，所以有些患者的患牙仅涉及切牙、尖牙和第一磨牙（图 10-

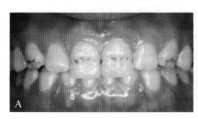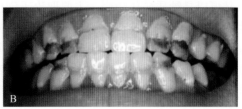

图 10-2　中度釉质发育不全
A. 窝状缺损（患者 1 岁前患高热疾病）；**B**. 沟状缺损（患者 2 岁后患高热疾病）。

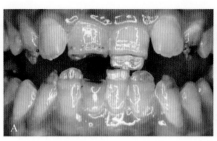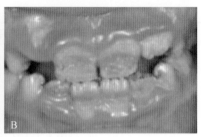

图 10-3　重度釉质发育不全

A.釉质消失，前牙切缘变薄（患者 1 岁前患严重的高热疾病）；**B**.蜂窝状缺损。

2A）。前磨牙、第二磨牙和第三磨牙极少受侵犯，因为它们的釉质形成是在 3 岁以后才开始的。

（3）釉质发育不全与龋发生的关系：釉质发育不全患牙菌斑易聚集，不易清洁，易继发龋，而且一旦发生龋病，进展速度较快。

病例解析
环境因素性
釉质发育不全

3.诊断和鉴别诊断　根据釉质发育不全的临床表现特点为成组、对称地发生病损，有不同轻重程度的釉质缺陷改变，以及患者在婴幼儿期有相关病史，不难作出诊断。

釉质发育不全与浅龋相鉴别：釉质发育不全患牙表面深的着色区探诊质硬、光滑或略粗糙，龋齿的着色区探诊质软。

4.防治原则

（1）注意妇幼保健，可预防本病发生。

（2）对症治疗：改善外观，美学修复。牙齿形态严重影响美观者，可做复合树脂充填修复，或复合树脂贴面、烤瓷贴面修复及冠修复。

（二）局部感染和创伤引起的釉质发育不全

1.特纳牙　釉质发育不全有时仅发生在单个牙齿上，其中最多见于恒上切牙或上、下前磨牙。程度或轻或重，从轻度牙釉质变棕黄色，到严重的凹陷和不规则的牙冠（图 10-4）。单个牙发生釉质发育不全又称特纳牙（Turner's teeth），或特纳釉质发育不全。

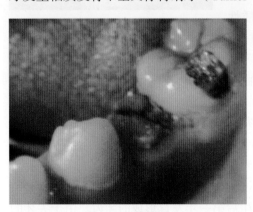

图 10-4　特纳牙

当乳牙在其下方继承的恒牙牙冠正在形成期间发生龋坏，并发生根尖周组织细菌感染时，可能使恒牙牙冠的成釉细胞层发生紊乱，结果导致釉质发育不全。恒牙釉质发育不全的严重程度取决于乳牙根发生感染的程度，即根尖周组织的炎症程度，以及在感染发生时恒牙的形成阶段。

当乳牙受外伤被压迫嵌入牙槽骨中并影响到恒牙胚时，可能发生类似的釉质发育不全。如果此时恒牙牙冠仍在形成中，创伤的结果可能通常是牙冠的唇面釉质有黄色、棕黄色着色，或牙冠釉质发育不全形成实质性缺陷。这种紊乱既可以是釉质基质形成障碍，又可以是釉质矿化障碍，主要取决于创伤发生于牙发育的阶段。

2.出生时损伤导致的发育不全　Schour 在 1936 年描述了乳牙和第一恒磨牙存在新生线和环，它不仅在釉质中，也在牙本质中产生，这一现象可看作是釉质发育不全的一型，提示在出生时遭受创伤或环境变化。临床研究表明，釉质发育不全在早产儿中非常常见，远远多于正常时间产出的婴儿。有研究发现：出生时患 Rh 溶血疾病的婴儿牙齿普遍有釉质着色，而且还有釉质发育不全。

（三）遗传性釉质发育不全

遗传性釉质发育不全（amelogenesis imperfecta，AI）表现为不伴有全身性发育缺陷的一组遗传性釉质发育缺陷病，具有显著的临床和遗传异质性。根据釉质发生不同阶段病变累及的程度和范围，Witkop（1988）将其分为3大类14个亚类，包括发育不全型、成熟不全型和钙化不全型釉质发育不全。

1. 病因及发病机制　釉质形成经历基质分泌（synthesis of enamel matrix）、钙化（calcification）和成熟（maturation）3个阶段，釉质形成是成釉细胞合成分泌的釉基质蛋白参与生物矿化的复杂而精细的过程。成釉细胞分泌的釉基质蛋白包括釉原蛋白和非釉原蛋白。釉原蛋白（amelogenin）占釉质基质蛋白的90%左右，主要功能是结合矿物晶体，支持和调节晶体的生长。非釉原蛋白包括釉蛋白（enamelin）、釉鞘蛋白（ameloblastin）和釉丛蛋白（tuftelin）等，含量虽然只有不足10%，但在晶体初始矿化成核和延伸中发挥重要的作用。

遗传性釉质发育不全根据孟德尔遗传方式分为X连锁、常染色体显性和常染色体隐性遗传。目前报道，至少有27种釉原蛋白基因（*AMELX*）突变与X连锁发育不全或成熟不全型AI相关。有22种釉蛋白基因（*ENAM*）突变会导致常染色显性或隐性发育不全型AI，釉质缺陷与釉蛋白基因突变呈剂量效应，即两条等位基因突变对蛋白质编码的影响直接造成临床表型的轻重不一。MMP20和KLK4是蛋白水解酶，基因突变可以造成常染色体隐性成熟不全型AI。有报道*FAM83H*突变导致常染色显性钙化不全型AI，也是遗传性釉质发育不全临床表现最严重的一类疾病。

2. 临床表现　遗传性釉质发育不全在乳牙及恒牙列均可发病，可以所有牙齿或者局部牙位呈不同程度的受累，表现为釉质厚度、结构和矿化异常。

（1）发育不全型（hypoplastic AI）：釉质在牙齿发育萌出时未形成正常的厚度，但硬度正常。可表现为全口牙釉质厚度不足，牙列邻接触点丧失，牙间隙增大，牙冠呈白色或棕黄色，可伴有开𬌗。局限性的也可表现为部分牙位釉质表面的点坑或凹槽样缺陷，X线片显示釉质只有一薄层，牙釉质和牙本质对比度正常（图10-5）。

（2）成熟不全型（hypomaturation AI）：表现为釉质厚度基本正常，蛋白质含量增加，探针尖用力扎就可刺入釉质中，釉质易于从正常的牙本质上碎裂、脱落、丧失，质地软，易磨损。X线片显示釉质密度近似牙本质。

（3）钙化不全型（hypocalcified AI）：表现为牙釉质厚度基本正常，但质地非常软，牙面粗糙、易着色，用洁治器就可以去除，萌出后迅速磨损，可出现冷热敏感症状，这类疾病临床表现较重。X线片显示釉质密度低于牙本质的透射密度或者两者难以区分。

（4）混合型：全口牙列可同时呈现釉质发

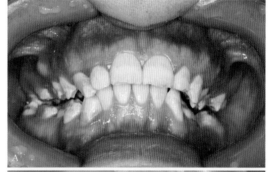
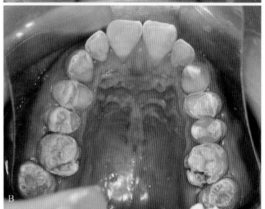
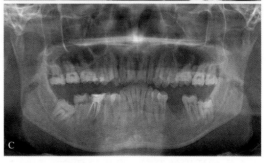

图 10-5　遗传性釉质发育不全
A. 唇面观；B. 𬌗面观；C. 曲面体层片。

育不全和成熟不全，磨牙常伴有牛牙症，磨牙以外的牙有髓腔宽大的表现。X 线片显示釉质密度近似牙本质。

3. 组织学特点   釉质形成障碍类型中，成釉细胞的分化或釉基质分泌成熟出现异常，表现为基质生成缺陷，甚至全部的釉基质缺如。在钙化不全的类型中，基质结构和矿物沉积缺陷。在成熟不全的类型中，釉柱或柱鞘的结构发生改变。

4. 治疗原则   根据缺损的情况，通过牙体修复技术恢复外形和色彩，达到美观和功能恢复，同时采取必要的龋病和牙周病的防治措施（见第三篇相关内容）。

二、氟牙症

氟牙症（dental fluorosis）是地区性慢性氟中毒（fluorosis）的口腔临床病症。慢性氟中毒是一种地方病，主要累及骨骼和发育期的牙齿。严重者出现骨病变，被称为"氟骨症"，表现为牙釉质着色者被称作"氟牙症"，并会引起心血管、中枢神经和内分泌多系统的损伤。氟牙症在临床上主要表现为釉质出现白垩样变、着色斑块和缺损，所以又被称作"氟斑牙"或"斑釉牙"（mottled enamel）。

氟牙症地区分布特点：世界各地均有氟牙症流行的报告。美国 2012 年报道青少年氟牙症的患病率为 68.8%，印度青少年中重度氟牙症患病率超过 50%。我国 2015 年至 2016 年第四次全国口腔健康流行病学调查显示，12 岁年龄组青少年中氟牙症的患病率为 13.4%，中重度氟牙症患病率分别为 2.3% 和 0.5%，社区氟牙症指数（CFI）为 0.28。在全国范围内氟牙症患病率为 0 ~ 51.6%，其中有 7 个省市患病率在 20% 以上，分别是贵州（51.6%）、天津（45.1%）、西藏（40.3%）、陕西（38.5%）、吉林（29.9%）、四川（27.1%）和甘肃（24.4%），其中农村地区的患病率高于城市，父母的经济状况、教育水平和家庭子女数量与发病有一定相关性，而性别与发病无关。

（一）病因

1901 年开始有氟牙症的记载，1916 年 G. V. Black 和 F. S. Mckay 报道了该病的发生显示出地域分布特点，并提出是由饮用水中的某种物质造成的。1931 年 Churchill 首先提出饮水中氟含量过高是氟牙症的病因。1935 年 Smith 用鼠做实验研究，每隔 48 小时腹腔内注射 2.5% 氟化钠溶液 0.6 ml，可以观察到在继续生长的切牙上，每注射一次后所出现的褐色环斑，再次肯定了人体氟的摄入量过高导致了氟牙症。

氟牙症受以下因素的影响。

（1）氟进入人体的时期：氟主要侵害釉质发育期的成釉细胞，过多的氟只有在釉质发育矿化期进入体内，才能引起氟牙症。

（2）饮水中含氟量过高是人体氟摄入量过高的主要原因：综合国内外氟牙症发病的调查报告，牙齿发育期间饮水中含氟高于 1 mg/L 即可发生氟牙症，且该病的发生及其严重程度随该地区饮水中含氟量的升高而增加，见表 10-2 的调查资料。按照我国《生活饮用水卫生标准》（GB 5749—2006），饮水中含氟量不应超过 1 ppm（1 mg/L）。近代的研究表明，饮水中氟的适宜浓度范围受环境温度影响，一般在 0.7 ~ 1.2 ppm 范围内，热带偏低，寒带偏高。

（3）饮食种类：不同地区居民的生活习惯和食物种类不一样，各种食物的含氟量也不相同。而且饮食中的氟含量又受当地土壤、水和施用肥料中的氟含量以及食物加工方式的影响而变化，如茶叶的含氟量可有 5 ~ 100 mg/L 的差别。国内某些地区居民因嗜茶习惯引起的氟牙症患病率高达 93.89%。茶叶含氟量与叶龄、茶叶的部位和加工方式有关，砖、边茶含氟量是一般商品茶的 100 ~ 200 倍。有些地区饮水中含氟量低于 1 mg/L，但当地居民的主食和蔬菜中含氟量高，也会影响牙齿的发育，发生氟牙症。我国西南部贵州、云南等燃煤地区，高氟煤的使用增加烹饪食物的含氟量和空气氟污染，过量的氟通过消化道和呼吸道被人体吸收造成慢性氟中毒。

表 10-2　不同饮水氟浓度地区氟牙症患病情况

受检人数	饮水氟含量（mg/L）	患病率（%）
459	0.2	1.5
263	0.4	6.1
123	0.9	12.2
447	1.3	25.3
404	2.6	73.8
189	4.4	79.8
20	14.1	100.0

（4）个体差异：个体的全身情况及生活习惯不同，对氟化物的敏感性也不一样。氟牙症的发生可能由多基因参与决定了个体易感性的差异。据文献报告，雌激素、胸腺素和促甲状腺激素对氟化物的毒性有协同作用，这些激素分泌的变化均可引起个体对氟中毒敏感性的差异。2008 年我国河南省进行的一项病例对照研究证明，高氟暴露人群中参与胶原形成的 COL1A2 基因多态性与氟牙症易感性相关。流行病学研究显示：在有地方性氟中毒地区出生和喂养的孩子，饮用水源相同，但不是所有人的氟牙症都表现出同样的程度。而且，有一些人可能生活在氟浓度非常低的地区，也表现有轻度的氟牙症。

（二）发病机制

氟牙症的致病机制尚未完全明了，近年来的研究集中探讨氟牙症发生与氟化物造成成釉细胞损伤，从而干扰胞外基质蛋白的合成、降解和移除，最终导致釉质有机成分滞留和矿化异常。在釉质发育成熟期，体内过量氟积聚可以诱发氧化应激反应，导致成釉细胞凋亡。实验发现，给出生后 4 天的大白鼠注射每千克体重 0.1 mg 的氟，成釉细胞内质网可发生轻度肿胀；加大用量时则出现釉基质合成障碍。过多的氟磷灰石代替了羟基磷灰石，改变了釉质正常的钙化过程。当氟化物的浓度达到一定水平时，与代谢有关的氧化还原酶受到抑制而使牙釉质的矿化过程发生障碍。

（三）病理变化

氟牙症的患牙表面有一局限或弥散的云雾状不规则透明层。该层的表面层矿化程度较高，其下层为不同程度的矿化不全区，显示有多孔性。如果这种多孔性组织占的体积较大，釉质表面就会塌陷，形成窝状缺陷。矿化不全区可伴有不同程度的着色。着色是因牙齿萌出后釉基质遇光逐渐发生化学变化和（或）外来色素的渗入所致。

（四）临床表现

1. 侵犯的牙列和牙齿　恒牙多见，乳牙很少见。因为乳牙釉质形成和钙化大多在胚胎期和哺乳期。胚胎期只有极少量的氟能通过胎盘进入胎儿体内；母亲乳汁中的氟含量较稳定，并不因母体摄氟量高而增加。

在高氟区，侵犯的牙齿为正处于釉质发育矿化期的牙齿。因为氟牙症是地方病，患者长期生活在某一地区，故常侵犯全口的牙齿。但也可有类似釉质发育不全的成组而对称的分布特点。例如一名儿童，2 岁前生活在高氟区，以后随父母迁居非高氟区，恒牙萌出后，氟牙症可仅表现在前牙和第一恒磨牙；如果 6～7 岁以后迁入高氟区，牙齿可能完全没有斑釉变化。

2. 牙釉质表面表现　患牙釉质形态的表现各式各样，程度范围极广，取决于饮水中氟的水平。临床表现的轻度改变为牙釉质的白垩状斑点、斑块或色素沉着斑块；中度和重度改变为牙面釉质凹陷和棕黄色着色；更严重者釉质出现实质缺损，最严重时呈蜂窝状缺损（图10-6）。上述几种表现，按牙面罹患面积又可分为：轻度，累及面积＜1/3；中度，累及面积

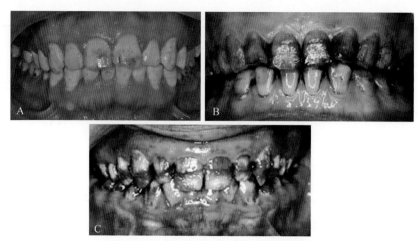

图 10-6　氟牙症患者牙面釉质的表现

A. 釉质的白垩状斑点、斑块或黄褐色斑块；**B**. 釉质实质缺损；**C**. 釉质黄褐色斑块及实质缺损。

1/3 ～ 2/3；重度，累及全部牙面。

3.患牙耐磨性和耐腐蚀性　氟牙症患牙耐磨性差，但对酸蚀的抵抗力强。

4.其他表现　严重的氟中毒时，除牙齿变化以外，患者常有特种关节炎及关节强直、骨硬化症、关节病变、贫血等。严重者脊柱硬化、折断而危及生命。

（五）分类和诊断标准

氟牙症是一种地方病，其集中分布的地区称为氟牙症流行区。在氟牙症的临床和流行病学调查中，常用的分类和诊断标准简介如下。

1. Dean 分类法　Dean 分类法（1942 年）是最早用于氟牙症流行病学调查的分类（表 10-3），也是 WHO 推荐使用的氟牙症分类标准。该分类标准虽然对氟牙症的严重程度区别不够敏感，但有历史意义，后续的调查资料均可与其相比较，故至今仍在广泛应用。

表 10-3　Dean 氟牙症分类标准

分类（指数）	标准
正常（0）	釉质表面光滑，有光泽，通常呈浅乳白色
可疑（0.5）	釉质的半透明度有轻度改变，从少数白斑纹到偶见白色斑点，临床不能诊断为很轻型，而又不完全正常的情况
很轻（1）	小的呈纸样白色不透明区，不规则地分布在牙面上，但不超过牙面的 25%
轻度（2）	牙面上的白色不透明区更广泛，但不超过牙面的 50%
中度（3）	釉质表面有显著的磨损，呈黄褐或棕褐染色，外表很难看
重度（4）	釉质表面严重受累，发育不全明显，棕褐染色广泛，影响到整个牙的外形

2. Smith 分类法　Smith 将氟牙症简略地分为 3 类（表 10-4），适用于粗略的流行病学调查和大面积筛选。

3. TF 分类法　Thylstrup 和 Fejerskov（1978 年）提出的分类法，反映了牙齿发育期间的釉质与氟化物接触的程度。根据组织学观察和釉质中氟化物浓度，结合临床表现，将氟牙症分为 10 度（表 10-5）。该指数已用于流行病学调查，也适用于临床诊断。

表 10-4　Smith 氟牙症分类标准

分类（指数）	标准
白垩型（轻度）	牙面失去正常光泽，出现不透明斑块
变色型（中度）	牙面出现黄色、黄褐色或棕褐色
缺损型（重度）	除上述改变以外，牙面还出现浅窝或坑凹状缺损，或因磨损使牙失去正常外形

表 10-5　TF 氟牙症分类法

分类	标准
0 度	牙面在完全吹干后，釉质的透明度正常
1 度	与釉质横线相应处有窄的白垩状线
2 度	沿釉质横线的白垩状线条更明显，相近的白垩区偶有融合
3 度	有融合的不规则云雾状白垩区，白垩区之间常见加重的釉面横线
4 度	全部牙面呈现明显的白垩状釉质
5 度	全部牙面呈现明显的白垩状釉质，釉质表面有直径小于 2 mm 的窝状缺损
6 度	整个窝状缺损呈水平连线排列，缺损的切颈间宽度小于 2 mm
7 度	釉质不规则缺损小于牙面的 1/2
9 度	釉质大部缺损，牙齿外形改变

（六）防治原则

1. 预防措施　健全氟防龋相关公共卫生措施，调查、掌握流行地区氟的总摄入量及其他导致氟摄入量过高的因素并加以改进，如改良当地不利条件、改善水源、改变饮食习惯、加强健康教育。

2. 治疗　根据氟牙症病变的严重程度采取微研磨、漂白脱色、复合树脂修复、贴面修复或全冠修复等多种治疗手段改善牙齿的美观和功能。

三、先天性梅毒牙

在胚胎发育后期及出生后第 1 个月，牙胚受梅毒螺旋体侵犯，发生釉质和牙本质发育不全，称为先天性梅毒牙（enamel hypoplasia due to congenital syphilis）。这种发育不全涉及上、下颌恒切牙和第一磨牙。

Fiumara 和 Lessell 曾报告：1958—1969 年美国原发和继发梅毒病例增加了 200%，而后 1960—1969 年 10 年间 1 岁以下的儿童先天性梅毒发病率增加了 117%。在 271 位患先天性梅毒的患者中，发现超过 63% 的人患有哈钦森牙（Hutchinson's teeth），真实的发病情况可能更严重，因为有些患者在调查前已经将患牙拔除。这组患者中大约有 65% 的人有桑葚状磨牙的特征（图 10-6）。

（一）病因及发病机制

梅毒螺旋体对组织损害最严重的时期，是在胚胎末期及出生后第 1 个月。此时患牙恰好处于发育时期。在牙胚形态分化期，梅毒螺旋体使牙胚内及其周围组织发生炎症，炎症细胞浸润致使成釉器受损，部分釉质的矿化沉积停止；又由于牙本质的矿化障碍，前期牙本质明显增多。牙本质塌陷，釉质明显缺少或完全缺如，造成结构异常。

（二）临床表现和意义

1. 半月形切牙（screw driver）　即上中切牙牙冠的近远中面呈一定锥度，均向切缘和颈部缩聚，而向切缘缩窄更明显；切缘通常有一豁口（图 10-7A）。受累的前牙又称为哈钦森牙。通常上侧切牙是正常的，但下中切牙和侧切牙可能受累，有相同于上中切牙的外观表现。引起半月形上切牙牙冠和切缘豁口的原因被认为是缺乏中央结节和钙化中心。

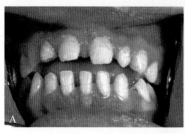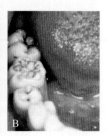

图 10-7　先天性梅毒患者的牙齿
A. 半月形切牙；**B**. 桑葚状磨牙。

2. 桑葚状磨牙　先天性梅毒第一磨牙牙冠短小，呈不规则形。牙齿的殆 1/3 向中央聚拢，牙齿横径最大处在牙颈部。咬合面上釉质表面粗糙，牙尖外形呈多个小球状团块聚集样，称为桑葚状磨牙（mulberry molars，或 Moon's molars，或 Fournier's molars）（图 10-7B）。X 线片显示患牙牙根较短。

3. 哈钦森三联症（Hutchinson's triad）　除牙表现的其他两个症状是：间质性角膜炎，中耳炎或耳聋。血清学检查康瓦反应阳性。

临床上发现患牙可推断患先天性梅毒可能性，但不能下诊断；血清学检查康瓦反应阳性有助于诊断。

（三）防治原则

（1）患梅毒的母亲妊娠期及婴儿出生后应接受抗梅毒治疗。
（2）畸形的切牙和磨牙可进行修复治疗如贴面和冠修复，改善美观。

四、四环素牙

患者在牙齿发育、矿化期间服用了四环素类药物，使牙齿的颜色和结构发生改变的疾病称为四环素牙（tetracycline stained teeth）。1956 年国外最早报道四环素牙。我国从 20 世纪 70 年代开始有四环素牙的报告，国内不同地区报告的患病率为 4.9%～31.3%。20 世纪 80 年代以后，国内已基本控制对孕妇和儿童应用四环素类药物，发病率已逐渐降低。

（一）病因

四环素类药物由于其抗菌谱广，抗菌作用强，毒性低，曾在抗感染治疗中广泛应用。四环素类药物包括四环素、土霉素、金霉素、去甲金霉素和强力霉素等。服用正常量四环素就可以发生四环素牙。影响四环素牙染色程度的因素包括：①药物种类：四环素和去甲金霉素所致着色深，土霉素和金霉素所致着色浅。②用药总剂量和次数：一般的用药量就可以致牙着色，一次大剂量的四环素足以造成四环素牙。服药的疗程数与着色程度成正比，表现为颜色加深，而不是呈条纹状。③用药时期：越在婴幼儿早期用药，牙本质的着色越近釉牙本质界，临床见到的染色程度越明显。

（二）发病机制

四环素分子（或称着色团）与牙齿硬组织中的钙螯合，形成稳固的四环素钙正磷酸盐复合物，该物质呈现出带荧光的黄色，致使牙齿变色。着色物主要存在于牙本质中。这是因为四环素分子来自血液循环，在牙本质四环素钙复合物沉积的过程中，抑制了成牙本质细胞的胶原合成和矿物沉积。由于牙本质中的羟磷灰石晶体较小，但比釉质羟磷灰石晶体的总表面积大，使得牙本质吸收四环素的量远较釉质多，造成牙本质为主要着色硬组织。同时，四环素也可影响釉质的正常发育，还可与骨组织中的钙结合，只是后者可随代谢排除。

（三）临床表现

20 世纪 50 至 80 年代出生的人群恒牙列多见该类牙发育异常，表现如下。

1. 牙齿染色 一般呈黄色，牙齿刚萌出时有荧光，即在紫外光下切片上可见到明亮的黄色荧光带，以后因日光作用荧光消失。牙齿逐渐由黄色变为棕色或褐色、黄褐色，切牙唇面最先发生颜色转变；严重者呈灰棕色、蓝紫色染色，影响美观（图 10-8）。

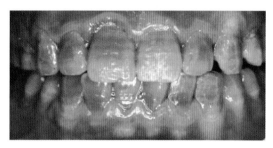

图 10-8 四环素牙（重度）

染色特点：恒牙列全口均发生，全部牙齿以牙本质为主呈帽状染色，因牙本质、牙釉质代谢极缓慢，所以染色是永久性的。骨组织也可有着色，但可以随代谢逐渐消失。

2. 伴有不同程度的釉质发育不全 长期应用大量四环素后，可伴发釉质发育不全，表现基本同营养不良或疹性发热疾病导致的釉质发育不全。当釉质缺损后，患牙着色程度看起来更严重。

（四）防治原则

（1）妇女妊娠期与 7 岁以内儿童禁用四环素类药物，防止发生四环素牙。

（2）患牙浅染色可不治疗。

（3）中度染色可用漂白脱色法改善牙齿颜色。

（4）重度染色或釉质严重缺损牙可做贴面修复或冠修复，也可先脱色，后行遮盖性修复。

五、牙本质发育异常

（一）临床分型

牙本质发育异常可分为牙本质发育不全（dentinogenesis imperfecta，DGI，DI）和牙本质发育不良（dentin dysplasia，DD）。

1. 牙本质发育不全分型 Shields（1973）将牙本质发育不全（DGI）分为 3 型。

（1）Ⅰ型牙本质发育不全（DGI-Ⅰ）：为常染色体显性遗传病，在患"骨发育不全"的家族中伴有牙本质发育不全。可伴有巩膜蓝染，进行性长骨及脊椎变形、易骨折等症状。

（2）Ⅱ型牙本质发育不全（DGI-Ⅱ）：该型即为最常见的"遗传性乳光牙本质"，常染色体显性遗传病，不伴有"骨发育不全"，人群患病率大约为 1/8000。

（3）Ⅲ型牙本质发育不全（DGI-Ⅲ）：即所谓的 Brandywine 型，这是在美国马里兰州 Brandywine 地区一个家族中发现的罕见的牙本质发育不全类型。DGI-Ⅲ也是一种常染色体显性遗传病，患牙的临床表现为恒牙列与 DGI-Ⅰ 和 DGI-Ⅱ 有相似髓腔狭窄或者完全闭锁，乳牙髓腔增大，多发牙髓暴露的症状，被称为"壳牙"（shell-like teeth）。

2. 牙本质发育不良分型 牙本质发育不良分为两型。

（1）Ⅰ型牙本质发育不良（DD-Ⅰ）：是一种罕见的常染色体显性遗传病，人群患病率大约为 1/100 000。乳、恒牙均可受累，牙冠的形态和颜色异常或者无异常表现，牙根短小，呈锥形或者无牙根，牙萌出后过早松动脱落。髓腔变窄或者完全闭锁，无龋坏牙齿常见不明原因的多发性根尖阴影。

（2）Ⅱ型牙本质发育不良（DD-Ⅱ）：是罕见的常染色体显性遗传病，一般累及乳牙列，恒牙近似正常。临床表现与 DGI-Ⅱ 相似，X 线片示蓟管样（thistle tube-shaped）髓室及根管闭锁影像。与 DD-Ⅰ 不同，DD-Ⅱ 根长正常，也可伴有根尖透射影。

结合遗传病因学和表型，近年来对牙本质发育异常的分型有新的认识和思考。建议将 Ⅰ 型胶原 COL1A1 和 COL1A2 基因突变相关的 DGI-Ⅰ 归类到全身性疾病成骨不全；将致病基因均为 DSPP、仅有牙本质发育异常的 DGI-Ⅱ、DGI-Ⅲ 及 DD-Ⅱ 归为一类；将发病率低、致病基因尚不明确的 DD-Ⅰ 单独归为一类。

（二）病因及发病机制

牙本质形成期间，成牙本质细胞分泌的基质蛋白由占 90% 的 Ⅰ 型胶原蛋白和占 10% 的非胶原蛋白组成，非胶原蛋白主要由 DSPP 基因编码的牙本质涎蛋白（dentin sialoprotein，DSP）、牙本质磷蛋白（dentin phosphoprotein，DPP）和牙本质糖蛋白（dentin glycoprotein，DGP）组成。牙本质非胶原蛋白含量少，但在牙本质形成过程中羟磷灰石初期成核延伸和矿化中起关键作用。DSPP 突变导致蛋白在剪切、转录、翻译后修饰的改变，突变蛋白在内质网堆积无法转运至胞外，压力使成牙本质细胞功能受损，从而影响牙本质基质的分泌和矿化，造成牙本质形成缺陷。目前报道至少有 52 种 DSPP 基因的突变与牙本质发育异常相关。DD-Ⅰ 的致病基因尚不十分明确，有研究表明 DD-Ⅰ 的牙根发育异常和根尖阴影可能与 Hertwig 上皮根鞘异常内陷和延伸有关。

（三）牙本质发育不全的临床表现

1. 受累牙列 3 种类型疾病的牙齿临床表现差异很大：一般 DGI-Ⅰ 的乳牙受累较恒牙更严重，而 DGI-Ⅱ 的乳、恒牙受累程度均等，DGI-Ⅲ 的乳、恒牙均受累。

2. 患牙表现 牙齿颜色从灰到棕紫色或黄棕色，但均伴有罕见的半透明或乳光色，牙冠短小，呈球状。牙釉质尤其是在牙齿的切缘及𬌗面部位，可能因折裂而早期丧失，据推测可能由异常的釉牙本质界形成所致：正常的釉牙本质界呈扇贝褶皱形，在釉质和牙本质之间形成互锁结合；但在患牙中，缺乏这样的扇贝形态。因釉质早期丧失，牙本质遭受快速磨耗，乳、恒磨牙的𬌗面常常变得极为扁平（图 10-9）。但患牙似乎并不比正常牙更易患龋。

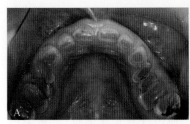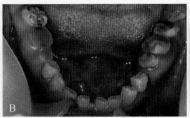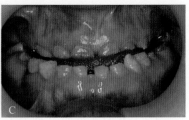

图 10-9 遗传性乳光牙本质的临床表现
A. 牙本质发育不全上颌临床表现；**B.** 牙本质发育不全下颌临床表现；**C.** 牙本质发育不全全口临床表现。

3. X 线片表现 不断形成的牙本质将髓腔和根管过早地部分或完全堵塞、闭锁（图 10-10），乳牙和恒牙均可见到这种表现。牙骨质、牙周膜和支持骨表现正常。

DGI-Ⅲ 牙齿的临床表现差异极大，从正常到与 DGI-Ⅰ 和 DGI-Ⅱ 相同的表现类型。Witkop 报告的 Brandywine 型家族患者的特征是"壳牙"（shell teeth）：牙本质异常，但釉质似乎基本正常，同时牙本质极薄，髓腔巨大。髓腔大是牙本质形成不足或缺陷所致；另外，牙根极短。在 X 线片上可见所有的牙齿釉质和牙本质壳包围着巨大的髓腔和根管，未见根吸收表现。

（四）病理变化

DGI-Ⅰ和DGI-Ⅱ的组织学表现为单纯的牙本质层发育异常。除了奇特颜色以外，釉质发育基本正常，而颜色实际上是异常牙本质的表现。不规则的小管构成异常牙本质，常见其中有大面积的未矿化基质；小管的直径较大，单位体积内的牙本质小管数量较少。牙本质中可能包含成牙本质细胞，由于髓腔几乎被不断沉积的牙本质闭锁，成牙本质细胞仅能有限地形成牙本质基质，细胞

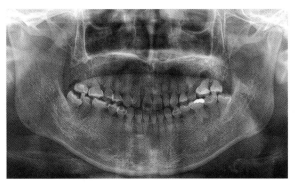

图 10-10　遗传性乳光牙本质曲面体层片

似乎很容易退化，并逐渐陷入基质中。DGI-Ⅲ的组织病理学变化尚不清楚。患牙牙本质成分化学分析解释了许多 DGI-Ⅰ和 DGI-Ⅱ的异常特征：其中水分大大增加，比正常高出 60%，同时无机成分比正常牙本质少。牙本质的密度、X 线吸收和硬度均低于正常。牙本质的显微硬度实际上接近牙骨质，这可解释牙本质的临床快速磨耗。

（五）治疗原则

（1）预防由于磨耗造成的牙釉质和牙本质丧失，可采用冠修复，必要时做活动义齿或𬌗垫修复。

（2）患者必须接受全面的牙齿护理，预防患牙折裂。牙齿做冠预备时，要十分小心。如果应用局部修复体修复，制作要尤为谨慎，因为修复体可能会对牙齿产生应力，易使牙根折断。

（3）进行家系调查保存遗传资源，做病因学和预防治疗研究。

第三节　牙形态发育异常
Developmental Disturbances in Shape of Teeth

一、牙内陷

牙内陷（dens invaginatus，DI）是在牙胚发育期间，牙冠矿化前成釉器过度卷叠、增殖伸入牙乳头，或牙冠发育完成后牙根发育时 Hertwig 上皮根鞘向根内增殖卷叠，形成牙冠或牙根异常形态，分别称为牙冠内陷（coronal invaginatus）和牙根内陷（radicular dens invaginatus，RDI）。牙内陷病因不明，可能为牙发育时外力挤压、创伤、感染及遗传缺陷使牙蕾的生长中心受刺激所致。多发生于上颌恒侧切牙，可双侧对称发生，也见于上中切牙、尖牙、前磨牙。有报道女性多于男性（3∶1）。

（一）临床表现及分类

牙内陷形态各异，切牙冠部可呈桶状膨大或锥形缩小，舌窝陷入，多集聚菌斑导致龋坏；或根面内卷成纵沟，该处有深牙周袋。患牙多并发牙髓、根尖周组织及牙周组织严重破坏。X线影像为冠内部出现内卷程度不同的梨形釉质强阻射影，缩窄的开口位于牙面；内卷通道透射，长短不一，可及或不及髓腔。

根据牙内陷的表现，我国将其分为四型（图 10-11 和图 10-12）：①畸形舌侧窝，多见，内陷最轻，舌点隙明显或表现深舌窝；②畸形舌侧尖，除舌窝内陷外还伴有舌隆突凸起呈牙尖状；③畸形舌侧沟，自内卷的舌隆突向根面延伸出一条纵行沟，深浅、长短各异，可达根尖似将牙根一分为二，又称畸形根面沟（radicular groove）；④牙中牙（dens in dente），是最严重

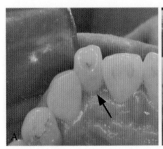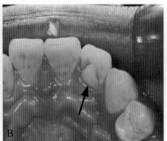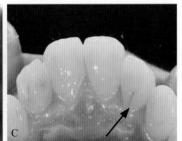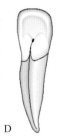

图 10-11　上颌侧切牙牙内陷

A.畸形舌侧窝；**B**.畸形舌侧尖；**C** 和 **D**.畸形舌侧沟。

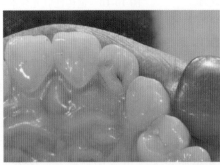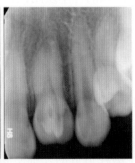

图 10-12　上颌侧切牙牙中牙及 X 线影像

的一型，因 X 线片显示牙齿中存在另一牙形阻射影而得名。

　　文献中通用的牙内陷分型是 1957 年的 Oehlers 分型（图 10-13）。Oehlers 将源自成釉器内陷的牙冠畸形分为三型：Ⅰ型多见，内陷最轻，仅局限于冠部，深度未过釉牙骨质界；Ⅱ型内陷伸入牙根形成盲管或盲袋，不与牙周膜相通；Ⅲ型内陷贯穿牙根通向牙周膜，在牙根侧面或根尖形成假性副孔或假性根尖孔，内卷通道或位于主根管侧方，或陷于牙根中央使髓腔呈环抱内卷通道状。Ⅱ、Ⅲ型内卷通道均可独立于髓腔，但其内的感染可通过牙本质小管累及牙髓。Oehlers 认为真正的牙根内陷极其罕见，是上皮根鞘向牙囊内增殖并分化为成釉上皮所致，使牙根膨大，内卷腔衬里为牙釉质、牙骨质及骨质，中心包含结缔组织。牙根内陷单独发生时不与口腔相通，患牙无临床症状；也可与牙冠内陷同时发生。Oehlers 分型未提及畸形舌侧沟。

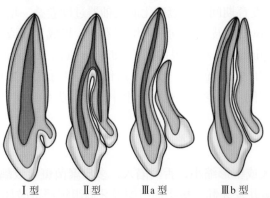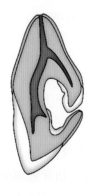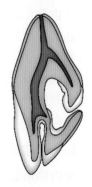

Ⅰ型　　Ⅱ型　　Ⅲa 型　　Ⅲb 型

图 10-13　Oehlers 牙内陷分型示意图

A.牙冠内陷；**B**.牙根内陷。

（二）防治原则

（1）内陷较轻的畸形舌侧窝（Oehlers Ⅰ型）应早诊断并行预防性充填。

（2）内陷较重者（Oehlers Ⅱ型和Ⅲ型），尤其是牙中牙，可拍摄 CBCT 了解内卷通道与髓腔、牙周组织的三维解剖关系以及根周骨病损形态。治疗时需在牙科显微镜和超声技术辅助下清理或去除内陷组织。如内卷通道未累及牙髓，应尽可能保存活髓，仅清理、封闭内卷通道；如累及髓腔，需同时行完善的根管治疗；必要时可行显微根尖手术。

（3）畸形舌侧沟和牙根内陷（Oehlers RDI）的治疗十分棘手，预后较差。单纯由冠部入路控制牙内部感染的效果常不理想，可同时试行牙周手术。也可尝试意向性再植术，拔出患牙，在体外用生物活性材料封闭根面沟或内陷口，再植回患牙。感染严重者需拔除患牙。

（岳　林　田　华）

二、畸形中央尖

畸形中央尖（dens evaginatus）是牙齿在发育期间，成釉器形态分化异常所致的牙形态发育异常。畸形中央尖较多发生在中国人、日本人、菲律宾人、爱斯基摩人和北美印第安人等人群中，较少有白种人发病的报告。Yip调查了新加坡2373名中国学生，患病率为2.2%。

（一）病因和发病机制

目前认为畸形中央尖的发病机制是牙齿发育早期成釉器内釉上皮和其下方的牙源性间充质细胞局部增生或外突所致。因而，可将它看作是与牙内陷或牙中牙相反的发病机制。

（二）临床表现

（1）畸形中央尖多发生在前磨牙，单侧或对称发生；有报告偶见发生于磨牙、尖牙和切牙。

（2）畸形中央尖在咬合面颊、舌两尖之间呈副尖或釉质小球。尖常呈圆锥状，基底部直径约2 mm，游离端呈尖锐或钝圆形。尖高2 mm左右，大部分由釉质组成，有时有纤细的髓角伸入（图10-14）。

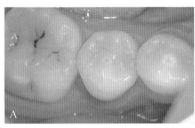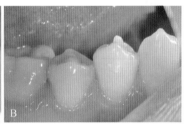

图 10-14　畸形中央尖
右下前磨牙𬌗面观（**A**）和颊面观（**B**）

（3）当牙齿萌出并建立咬合关系后，圆钝状的畸形中央尖在咬合接触后逐渐磨损，继发牙本质形成。牙尖虽然磨平，但牙髓保持正常，牙根发育正常；高锐的畸形中央尖易折断。折断后表现为双尖牙颌面中央窝处有直径2 mm、颜色可与釉质表面区别开来的圆圈，中央有一深色小点，为暴露牙本质或畸形中央尖的髓角，称为牙本质轴。

（4）X线检查可见髓室顶中心有向咬合面中央部突起的畸形部分，并常见未发育完成的根尖部。临床意义同"指状尖"，咬合面上额外突出的牙尖可能造成牙萌出不全、牙齿移位，或更常见的随着咬合面磨损或牙尖折断而引起牙髓暴露和感染。Senia 和 Regezi 报告了非龋性前磨牙畸形中央尖患牙发生根尖周感染的情况。根尖周感染往往发生在牙根形成期间，使牙根停止发育，从而在X线片上表现为"喇叭口"样根尖孔。

（三）治疗原则

（1）圆钝和接触无碍的畸形中央尖可不处理而进行观察。

（2）加固防折：有临床研究报告，对于刚萌出的牙齿上细而尖的畸形中央尖，为防止其

病例解析
畸形中央尖

日后折断感染，可用强粘接剂和复合树脂在牙尖周围加固，使畸形中央尖随着牙齿一同发生生理磨损，促使髓角处形成继发性牙本质，保持牙髓和牙根正常发育。

（3）如果已发生牙髓感染，须做牙髓治疗。年轻恒牙应首先考虑采用牙髓再生治疗，待牙根发育形成之后，再做完善的根管治疗。根尖尚未发育完成的成人患牙，可考虑采用根尖屏障术，用生物活性材料直接充填封闭根尖区根管。

（4）牙根形成过短而又发生根尖周围严重感染的患牙，或根尖周病变与龈沟相通者，或重度松动牙，则拔除。

三、鹰爪尖

（一）概述

鹰爪尖（talon cusp）是上颌或下颌恒切牙的舌隆突外突形成轮廓清晰的三嵴形副牙尖，形似鹰爪样的牙异常结构。鹰爪尖可以单独发生，也可以与其他牙发育异常相关，如额外牙、牙内陷、锥形牙等。在患 Rubinstein-Taybi 综合征（包括发育延迟，宽大拇指和踇趾，特殊的面部特征，男性睾丸下降延迟或不完全，身高、头围和骨龄均减小）的人群中，鹰爪尖发病率较高，个别病例有遗传倾向。

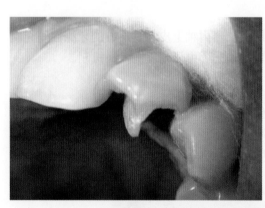

图 10-15　左上侧切牙舌侧的鹰爪尖

（二）临床表现和意义

突起的指状牙尖与倾斜的舌面融合，之间有一深发育沟（图 10-15）。鹰爪尖由正常的牙釉质、牙本质和含有牙髓组织的髓角构成。临床上患者可能存在美学、龋病控制和咬合适应性调整问题。

（三）防治原则

预防性修复发育沟防龋；如有咬合干扰存在，应调磨异常尖，一旦牙髓腔暴露，需要牙髓治疗。

四、牛牙症

牛牙症（taurodontism）一词起源于 Sir Arthur Keith 在 1913 年描述的一种奇特、异常的牙齿结构，即牙体增大，髓室异常大，延至根部，类似牛牙。这种牙齿的异常结构已引起人类学研究的重视，因为在原始人化石上常见该类型牙，尤其是新石器时代的尼安德特男人牙齿，有非常高的发病率。该病曾经被认为仅局限在这些早期人类牙齿中；现在，已知在现代人牙中也广泛分布。

（一）发病机制

已提出的牛牙症发病各种可能的原因有：①一种特殊化或退化特征。②一种原始的类型。③孟德尔隐性遗传特性之一：Goldstein 和 Gottlieb 曾在 3 个患病家庭的成员中，发现有 11 人患牛牙症，该病在本质上似乎由遗传控制或有家族性因素。尽管如此，其遗传可能性还需进一步研究证实。Crawford 发现一例牛牙症同时伴有釉质发育不全的患者。另据报告，患克兰费尔特综合征（Klinefelter syndrome，男性的性染色体包含一个或多个额外的 X 染色体）的患者有牛牙症表现。因此，有人曾建议患牛牙症的男性患者，尤其当患者还同时伴有非特异性的智障诊断，身材细高，有长臂和长腿，下巴突出时，应做染色体检查。④一种返祖现象。⑤在牙根牙本质发育形成期间，成牙本质细胞缺陷引起的一种突变。Hamner 等认为牛牙症是 Hertwig 上皮根鞘（Hertwig's sheath）在根分叉水平部位的内陷及融合失败而引起的变异。

（二）临床表现

（1）牛牙症可发生在乳牙或恒牙列中，但恒牙更多见。患牙几乎都是磨牙，有时单个牙发生，有时则同一象限中的多个磨牙发生；可能单侧、双侧或多个象限发生（多发性）。

（2）牙冠本身无显著或异常的临床特点。

（3）X线片表现：牛牙症的异常特征最直观的表现在 X 线片上。患牙常为方形而不是向牙尖部聚合缩窄的锥形。髓腔极大，髓室的冠根向距离远大于正常。另外，牙髓腔在牙颈部没有正常的缩窄，牙根极短。根分歧可能位于距牙根尖之上仅几个毫米处。

（4）Shaw 根据变异的程度，将其分类为轻度（hypotaurodont）、中度（mesotaurodont）和重度牛牙症（hypertaurodont）。重度牛牙症形态变异最大，牙齿根分歧位置接近牙根尖部，而轻度牛牙症的变异最轻。

（三）临床治疗意义

这种异常本身无需治疗，只是牛牙症患牙罹患牙髓病、根尖周病需行根管治疗时，髓腔形态的特殊性可能给操作带来困难。

五、过大牙、过小牙与锥形牙

（一）过大牙

过大牙（macrodontia）指牙齿外形较正常牙大，分类与过小牙相同（见下文）。全口真性过大牙极少见，与脑垂体功能亢进巨人症（pituitary gigantism）有关。相对较多见的全口相对过大牙，是在小颌骨中匹配正常或稍大于正常的牙齿，给人以过大牙的错觉。同过小牙一样，过大牙的发生也考虑是遗传因素的作用。单个牙齿过大相对较少见，常因牙齿过度生长形成，病因不清。这类牙齿除了个头大以外，其他各个方面均表现正常。真性单个过大牙应与融合牙区分鉴别。半侧面部肥大的患者，偶尔可见口腔局部过大牙，与健侧比较患侧牙齿可能相对大些。

（二）过小牙与锥形牙

过小牙（microdontia）包括 3 个类型：①全口真性过小牙（true generalized microdontia）；②全口相对过小牙（relative generalized microdontia）；③单个过小牙。

全口真性过小牙患者口中所有的牙形态大小均小于正常牙齿。一般这种情况极为少见，因脑垂体功能不足所致，患有垂体性矮小症（pituitary dwarfism）、佝偻病、骨发育不全症的一些患者口中可见到，牙齿只是个小而已，形态是正常的。

全口相对过小牙临床表现为在比正常稍大的颌骨中，牙齿的大小正常或稍小，由于视觉差而错以为过小牙。目前，已知一个人可能遗传继承父母中一方的颌骨形态，另一方的牙齿形态，显而易见遗传因素对该病起主要作用。

单个过小牙在临床上更为常见，因牙发育受到抑制、牙上皮退化或远代遗传所致，最多见的是上颌侧切牙和第三磨牙过小牙。这两个牙位也是先天缺失牙最好发牙位。上颌侧切牙过小牙表现为牙冠的近远中面向切缘聚拢呈锥形（peg-shaped maxillary lateral incisor），牙根较短。值得注意的是上、下颌第二前磨牙同为常见的先天缺失牙牙位，却很少发生过小牙；多生牙常为过小牙。

六、融合牙、结合牙与双生牙

（一）融合牙

融合牙（fusion）是两个正常分开的牙蕾合并在一起。融合牙可完全或部分融合，主要取决于发生融合时牙齿发育在哪个阶段。研究者认为机械力或压力使得发育中的两颗牙齿挤碰在一起，之后融合。如果两牙胚相接发生在牙硬组织矿化开始之前，则两牙可能会融合成一颗大牙。如果相接发生较晚，牙冠部分已完全形成，可能就仅是牙根融合，根管可能分开或融合。同恒牙列一样，乳牙列也会发生融合牙，Grahnen 和 Granath 曾报告融合牙在乳牙列更多见。

除了正常的两颗牙齿发生融合外，融合牙也可能由一颗正常牙和一颗多生牙融合而成，如正中多生牙（mesiodens）与中切牙融合，或磨牙区的多生牙在某一磨牙的远中发生融合而形成远中磨牙（distomolar）。这种融合牙的发生有遗传倾向。

在临床上融合牙可引起牙齿外形美观、牙间隙改变和牙周健康等临床问题。

（二）结合牙

结合牙（concrescence）是指牙根完全发育形成之后，两牙仅仅发生牙骨质的结合。结合牙是因外伤性损伤或牙齿拥挤，两颗牙齿间牙槽骨吸收，使得两个牙根近乎接触上，牙骨质沉积在两个牙根间，将两牙结合在一起，两牙牙骨质的结合可能发生在牙萌出前或之后。结合牙通常只涉及两颗牙，也见有三颗牙结合的报道。

通常 X 线片检查即可确立诊断。临床上拔除结合牙中的一颗牙齿，会连带拔出另一颗，所以牙医应预先估计到并告知患者拔牙的可能后果。

（三）双生牙

双生牙（gemination）是一个牙蕾发生内陷、卷曲，分裂形成两个形状相似的牙齿的形态异常。两个完全或不完全分开的牙冠在一个牙根上，有一个根管。乳、恒牙均可见。有些病例报告显示双生牙有遗传倾向。有时双生牙与融合牙不好区分。

七、弯曲牙

弯曲牙（dilaceration）是指已形成牙齿的牙根或牙冠有一弯角，为锐角或呈弧线形。这是由于牙齿在形成期间受到创伤，造成牙齿已钙化部分的位置发生改变，而剩余的未钙化部分与先前的部分成一弯曲角度。沿牙齿长轴的任何部位均可能发生弯曲，有时在牙颈部，有时在牙根中部，或仅在根尖部，取决于损伤发生时牙根形成的量。有研究者对病例分析后认为，这种引起恒牙弯曲的损伤与先前乳牙的外伤性损伤有关。

临床意义：当医生不知道牙根的情况时，临床上拔除弯曲牙常非常困难。所以，在采取外科手术治疗前，应拍术前 X 线片查明。

八、额外牙根

任何牙齿都可能发生额外牙根（supernumerary roots）这种发育异常。正常的单根牙，特别是下颌前磨牙和尖牙，经常有两个根。上、下颌磨牙，尤其是第三磨牙，也可有一个或多个多生牙根。这种现象对外科实施拔牙术颇有意义，因为拔牙时其中可能会有一个牙根折断，折在牙槽骨中，如果医生未发现而将其留在牙槽窝中，将来有可能成为感染源。

九、釉珠

釉珠（enamel pearl）是发生于磨牙根分叉或近釉牙本质界处的半球形局部隆起。釉珠的发生可能是牙发育过程中，成釉器牙源性上皮异常增生分化所致。因此，釉珠结构可以完全由釉质组成，也可以包含牙本质和牙髓组织。釉珠特殊的形态和发生部位易造成菌斑滞留，从而不利于清洁，形成牙周组织的特殊薄弱区。

第四节　牙数目异常
Developmental Disturbances in Number of Teeth

一、先天性缺牙

先天性缺牙（congenital absence of teeth，tooth agenesis）为发育性的一颗或多颗牙缺失，发病率约为 3.5% ～ 6.5%。临床可见全部或部分缺失牙。全部牙齿缺失较罕见，也称先天无牙症（anodontia）。

（一）分类
临床上通常根据缺失牙的严重程度分为以下 3 类。

1. 轻、中度先天性缺牙　除第三磨牙外，缺失 2 颗或 2 颗以上的牙齿，总缺牙数小于 6 颗。

2. 重度先天性缺牙　除第三磨牙外，总缺牙数等于或大于 6 颗，常伴有小牙症（microdontia）。

3. 少牙畸形（oligodontia）　常为全身系统性疾病的口腔特征性表现，临床可见全口多数牙齿缺失。

先天性缺牙根据是否伴有全身症状分为非综合征型先天性缺牙（nonsyndromic tooth agenesis）和综合征型先天性缺牙（syndromic tooth agenesis）。在临床上会遇到以先天多牙缺失为首诊主述的患者，此时应关注有无全身症状，判断是否属于综合征型先天性缺牙。其中，Rieger 综合征是一种罕见的综合征型先天性缺牙，可以导致严重的颌面部发育缺陷，为常染色体显性遗传病，发病率约为 1 : 200 000。Rieger 综合征典型的临床表现为多数恒牙先天缺失，严重上颌骨发育不足，虹膜缺损，以及先天性脐疝病史。

（二）病因及发病机制

牙数目异常是人类进化过程中遗传和变异的体现，牙齿数目的减少被认为是咀嚼器官进化的特征之一，而缺失的牙齿也主要发生在功能相对较弱的牙位上，其病因机制尚不清楚，可能与牙板生成不足或牙胚增殖受抑制有关，推测有先天性和后天性两方面因素。先天性因素与遗传、染色体畸变有关，例如少汗性外胚层发育不良（hypohidrotic ectodermal dysplasia，常伴有外胚叶来源的组织如皮肤、毛发、指甲等异常）、唐氏综合征（Down's syndrome）和软骨外胚层发育不良（chondroectodermal dysplasia），以及妊娠期内的感染、放射线、环境污染、重度子宫内膜失调等。后天性因素既有营养不良、佝偻病等全身疾患，也有牙胚感染、缺血等局部障碍。

遗传学研究表明：*PAX-9* 是引起多数牙先天缺失的主要致病基因，而少数牙的先天缺失主要与 *MSX-1* 基因突变或缺失有关。轴抑制蛋白 2（axis inhibition protein 2，*AXIN2*）、外胚叶发育不全蛋白质类（Ectodysplasin，*EDA*）、*WNT10A* 基因突变也与少牙畸形相关。综合征型先天性缺牙超过 60 种，相关的候选致病基因有 *EDA-EDAR-EDARADD*、*P68*、*P63*、*CXORF5*、*IRF6* 等。

（三）临床表现和意义

1. 受累牙列　先天性缺牙在恒牙列的发病率为 3.5%～6.5%，女性发病率高于男性。先天性缺牙在乳牙列的发病率为 0.1%～0.9%，性别间无显著性差异。

2. 缺失牙齿　好发牙位是上侧切牙、上颌和下颌第二前磨牙以及下切牙。较少发生于上中切牙、上下颌尖牙或第一磨牙，但重度先天性缺失患者中皆可发生。

3. 临床特点　牙齿的缺失常伴有牙槽骨发育障碍，导致牙槽嵴萎缩变薄。恒牙萌出迟缓或异常而致功能咬合缺乏支持。牙齿的外形常表现为过小牙或圆锥形，邻近的恒牙向间隙倾斜导致间隙缩小，而产生美观和功能问题。如果上侧切牙过小或缺失，尖牙可能会移位。多变的临床表现使临床治疗方案的设计和实施变得复杂而困难。

（四）治疗原则

（1）先天性缺牙的早期治疗需多学科协作确定治疗计划，可在患者年幼时即开始，治疗前需要使患者或其家长对治疗计划和目的知情同意。

（2）治疗的选择一般取决于先天性缺牙的严重程度，系列治疗计划的制定需要儿科、正畸科和修复科专家共同参与。

（3）确定治疗计划要顾及各种影响因素：患者年龄、全身健康状况、缺失牙位，余留牙数目及患龋情况、牙周支持组织状况、咬合关系和息止𬌗间隙等。

（4）树脂粘接固定局部义齿和骨结合种植体可应用于轻、中度先天性缺牙患者。

二、多生牙

多生牙（supernumberary teeth）的大小和形态与它所属的磨牙、前磨牙或前牙组中的牙齿相似，也可能在外形上并不相同。有文献报告正中多生牙（mesiodens）发病率在高加索人中为 0.15%～1.0%，男性是女性的 2 倍。

（一）病因和发病机制

多生牙可能是一种返祖遗传现象，也有学者提出多生牙是从邻近恒牙蕾的牙板分化出的第三牙蕾发育而来的，或来源于恒牙蕾自身的分裂。

人多生牙的分子遗传学机制未明，致病基因的研究目前仅限于几种伴发多生牙的综合征。颅骨锁骨发育不良（cleidocranial dysplasia）患者临床可见伴发多生牙畸形，相关基因学研究发现转录因子 *RUNX2* 的突变及其核苷酸序列在染色体上易位、缺失。其他研究表明 WNT 信号家族的调节因子 β 联蛋白（β-catenin）过表达都会导致多生牙。

（二）临床表现

1. 牙位　多生牙在任何牙位都可能发生，约 90% 的多生牙发生在上颌，最常见好发牙位是上颌"正中多生牙"，其次为上颌第四磨牙、上颌侧生磨牙（paramolar）、下颌前磨牙、上颌侧切牙，偶尔下颌中切牙和上颌前磨牙也能看到多生牙。乳牙列的多生牙比较少见，最好发的牙位是乳上侧切牙，偶尔上下乳尖牙有多生牙。

2. 多生牙形态　正中多生牙在两上中切牙之间，单侧或对称发生，已萌出或埋伏阻生，甚至倒长，牙冠通常呈小锥形，牙根较短。侧生磨牙位于上颌磨牙的颊或舌侧，或上颌第一、二磨牙或第二、三磨牙邻间隙，外形较小。上颌第四磨牙位于第三磨牙的远中，偶可见下颌第四磨牙，通常形态较小，或同正常牙大小。

3. 多生牙可萌出或埋伏阻生　因多生牙使牙弓中的牙量额外增加，从而邻牙易错位或阻萌。多发性多生牙常表现为埋伏阻生，为颅骨锁骨发育不良的特征性牙齿表现。

Gardner 综合征（Gardner's syndrome）是一种临床表现具有组织多样性的疾病综合征，是多基因常染色体显性遗传疾病，包括：①家族性肠息肉病；②骨瘤，可发生于长骨、颅骨和颌骨；③皮肤的多发性表皮样囊肿或脂质囊肿，好发于头、背部；④偶见纤维瘤；⑤多生牙及埋伏阻生恒牙。该病的早期诊断常因发现阻生齿和颌骨肿瘤而明确，所以临床上口腔医生应引起相应的重视。

第五节　牙萌出异常
Disturbances of Eruption of Teeth

由于人体的差异，乳牙和恒牙的正常萌出时间有很大的变异范围，所以确定某一个体的牙齿具体萌出时间，既困难也无实际意义。

一、早萌

刚出生的婴儿口腔中，偶见乳牙萌出，称为诞生牙（natal teeth）。在出生后 30 天内早萌的乳牙称为"新生牙"（neonatal teeth）。早萌（premature eruption）的乳牙通常仅有一或两颗，常见于乳下中切牙。

动物实验证明许多内分泌器官如甲状腺、肾上腺和性腺的分泌异常，可能改变牙齿的萌出速率，提示人牙齿的早萌可能与内分泌紊乱有关，然而大多数病例病因不明。

早萌牙齿临床表现基本正常或稍有松动，尽管护理困难，但理应保留。单发恒牙早萌通常是乳牙早失导致的结果。偶有全牙列的早萌，考虑与内分泌紊乱如甲状腺功能亢进等有关。

婴儿出生时，偶尔在下颌切牙区可见一种白色的、很像是萌出牙齿的组织结构，是新生儿牙板囊肿的表现，将其称为乳牙前类牙列（predecidous dentition）并不正确。牙板囊肿常凸现在牙槽嵴顶上，因包含角蛋白，很像"角质"，呈白色，容易被去除，需要与诞生牙辨别区分。

二、迟萌

乳牙迟萌（delayed eruption）较难判断。若出生 1 年后第一颗乳牙仍未萌出，需查找原因，可能与某些系统性疾病有关，如佝偻病（rickets）、呆小症（cretinism）、颅骨锁骨发育不良和 Gardner 综合征等。颅骨锁骨发育不良是一种常染色体显性遗传的骨骼系统疾病，其致病基因为 *RUNX2* 基因。Gardner 综合征中部分患者可出现牙齿异常表现，如迟萌。研究表明，牙骨化性粘连、原发性萌出失败（primary failure of eruption，PFE）、颌骨发育不足导致萌出间隙不足、尖牙压迫等导致的牙萌出异常，可归为同一类基因性疾病，与甲状旁腺素受体 1（parathyroid hormone receptor 1，PTH1R）基因突变有关，该基因产物甲状旁腺激素相关蛋白（parathyroid hormone related peptide，PTHrP）在骨重建中起重要作用，因而影响牙萌出。局部因素或外来因素也可能造成迟萌，如牙龈纤维瘤病，致密的结缔组织阻碍牙齿萌出。

恒牙列的迟萌可能与引起乳牙迟萌的局部和系统因素相同。

三、多牙不萌

乳牙滞留或乳牙已脱落，但恒牙不萌出。临床 X 线片检查可发现颌骨和牙齿均正常，但似乎缺乏萌出力量。如果是由于内分泌紊乱造成的，适当治疗基础疾病也可能使牙齿萌出，但如由颅骨闭锁发育不全引起，或埋伏的牙与周围骨组织发生固连，则目前尚无有效方法。

四、阻生和埋伏牙

阻生牙（impacted teeth）是指机械（物理）性的屏障阻碍牙齿沿萌出路径正常萌出。完全或部分阻生牙的常见原因包括牙弓拥挤、缺乏间隙、乳牙早失造成间隙不足或关闭，或是由于牙胚的旋转导致偏离了正常的萌出路径而难以萌出。任何牙齿萌出时遇到阻碍都有可能阻生，上、下颌第三磨牙和上颌尖牙是最常见的阻生牙，其次为前磨牙和多生牙。上颌尖牙阻生的位置从水平到垂直位都可发生。水平阻生尖牙可位于邻近牙齿的颊或舌侧，牙冠通常朝前，可能顶在切牙或前磨牙的牙根上。垂直阻生尖牙通常位于侧切牙和第一前磨牙牙根之间，因间隙不足导致萌出受阻。阻生磨牙的相关内容详见口腔颌面外科学教材，在此不再赘述。

埋伏牙（embedded teeth）一般指个别因缺乏萌出力而滞留在颌骨中未能萌出的牙齿。

（一）病因

1. 全身性因素　遗传因素或内分泌障碍，如颅骨锁骨发育不良可表现为有多个埋伏牙。

2. 萌出受阻　乳牙早失、邻牙畸形导致萌出间隙不足，额外牙的阻挡，以及幼儿期颌骨感染或外伤等。

3. 牙胚位点异常　牙胚原发位置发生错位，距萌出点过远。

（二）临床表现

好发于第三磨牙，其次为上颌尖牙、第二双尖牙和额外牙等，有时双侧发生，于 X 线检查时被发现。可有额外牙埋伏于上颌中切牙之间，而加宽两中切牙间的间隙。埋伏牙可压迫邻牙，如埋伏的第三磨牙压迫第二磨牙牙根，使第二磨牙发生牙根吸收，当继发牙髓炎和根尖周炎时则会产生疼痛及肿胀等症状。

（三）治疗原则

（1）无症状的埋伏牙暂不处理。

（2）埋伏牙为前牙或前磨牙，评估牙列有充足间隙时，采用外科手术和正畸方法使其萌出至正确位置。

（3）埋伏牙引起邻牙压迫吸收、疼痛等症状时，根据被压迫邻牙临床表现可相应行牙髓治疗、截根术、半切除术或拔除。

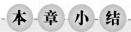

本 章 小 结

　　牙发育异常是胚胎发育过程中在遗传和环境致病因素的共同作用下，牙齿的结构、形态、数目异常和萌出障碍，可以单独发病，也可以作为全身多组织器官缺陷的口腔临床表现。牙结构异常包括釉质发育不全（环境因素、局部因素和遗传因素引起）、牙本质发育不全、氟牙症和四环素牙，形态发育异常有牙内陷和畸形中央尖。临床对牙发育异常的早期识别和正确治疗可预防继发的龋病、牙髓病和根尖周病及牙周病，对保存患牙有重要临床意义。了解牙发育异常的致病因素对预防牙发育异常有积极的指导意义。

（田 华 吕 平）

第十一章 牙慢性损伤

Chronic Injury of Tooth

牙非龋性慢性损伤是指牙齿在长期行使功能的过程中不断接受不利的或过度的物理和化学因素作用导致的牙齿硬组织的损伤，表现为牙齿硬组织的渐进性丧失、劈裂、折断、吸收等，并可继发牙髓和根尖周组织的疾病。

物理因素主要指咀嚼压力，又称咬合压力。牙齿在萌出并与对颌牙齿接触后，开始承受咀嚼压力和摩擦力，一方面可使牙体硬组织长期缓慢磨损，另一方面过大的咀嚼压力可使牙齿发生折裂。

牙齿"磨损"的中英文含义很不一致。广义上讲，磨损（wear）泛指一切理化因素造成的牙齿硬组织渐进性丧失。但从确切的定义讲，凡是能明确因素的磨损又各有不同的命名。例如，咀嚼磨耗（attrition）是指牙齿与对颌牙接触造成的磨损，有的书上指生理性磨耗；磨损（abrasion）指因机械磨损造成的牙齿组织渐进性丧失，也指包括摩擦剂（abrasive）在内的机械性磨损，修复材料的机械性磨损也用这个名称。"磨损"还是一种疾病的名称。一些致病因素不十分清楚或综合因素导致的牙颈部硬组织渐进性丧失，又特称为"楔状缺损"（wedge-shaped defect）。

咀嚼压力作用在牙齿上的部位、强度、方向、持续时间、作用面积等因素和接受压力作用的牙齿硬组织的各种变化，均与牙齿组织承受咀嚼压力的能力和牙齿受力后内应力的分布密切相关。在咀嚼压力产生的压应力与拉应力长期交替作用下，牙齿应力集中的部位和牙齿组织内结构薄弱区，如窝沟底、釉板、釉梭、球间牙本质处可以发生疲劳微裂（fatigue microcrack）。这种细微裂纹在交变应力作用下可以扩展。当裂纹扩展大于临界裂纹深度时，或应力值大于临界抗裂强度时，可以导致牙齿组织劈裂和折断。当人体咀嚼器官出现咬合不协调时，这种物理因素的致病作用更突出。因此，与咬合不协调有关的一组牙齿慢性损伤又被称为"牙齿咬合病"，如牙隐裂、牙根纵裂和创伤性根横折等。

化学因素指在口腔环境内的唾液、食物、胃内反流物，以及生活和工作环境中与牙齿接触的各种化学物，主要是指酸的作用。牙齿的基本成分羟磷灰石可以被酸蚀溶解，发生牙酸蚀症（dental erosion）。

第一节 非龋性牙体慢性缺损
Non-carious Tooth Defects

一、磨损

磨损（abrasion）是指主要由机械摩擦作用造成的牙体硬组织渐进性丧失的疾病。可累及一个或多个牙齿，甚至全牙列。在正常生理咀嚼过程中，随年龄的增长，由于牙齿之间的接触，在牙齿咬合面和邻面由于咀嚼作用而发生的硬组织丧失称为生理性磨耗（attrition）（图 11-1）。牙齿硬组织生理性磨耗的程度随年龄而增加，垂直向的牙齿磨耗可通过根尖牙骨质增生和被动萌出来代偿。关于釉质生理性磨耗量有不同的报道：有学者报道约每年 29（20～38）μm，但有人认为该丧失量仅用半年就可达到。由于正常的丧失量在临床难以量化，因此提出可能损害牙髓存活或引起患牙其他并发症的丧失量可以被认为是病理性的。临床上，常由某种因素引起个别牙或一组牙，甚至全口牙的磨损不均或过度磨损，即为病理性的磨损。

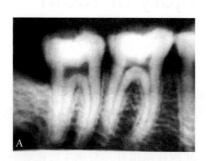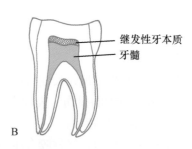

图 11-1　磨牙生理性磨耗
A. 成年人的磨牙 X 线片；**B**. 生理性磨耗的模式图。

（一）病因

1. 牙齿组织结构不完善　发育和矿化不良的釉质与牙本质易出现磨损。

2. 咬合关系不良，𬌗力负担过重　无𬌗关系的牙齿不发生磨损，甚至没有磨耗；深覆𬌗、对刃𬌗或有𬌗干扰的牙齿磨损重。牙齿缺失过多或牙齿排列紊乱可造成个别牙或一组牙负担过重而发生磨损。

3. 硬食习惯　多吃粗糙、坚硬食物的人，如古代人、少数民族，全口牙齿磨损较重。而现代人食物精细，如无其他因素作用，全口牙齿的磨损一般较古代人轻。

4. 不良习惯　工作时咬紧牙或磨牙等不良习惯可以造成局部或全口牙齿的严重磨损，用牙咬物等不良习惯可造成牙齿特定部位的过度磨损。

5. 全身性疾病　胃肠功能紊乱、神经症或内分泌紊乱等导致的咀嚼功能失调可造成牙齿磨损过度。唾液减少或唾液内蛋白质含量减少，降低了对牙齿的润滑作用，使牙齿磨损增加。磨牙症患者在非生理状态下咀嚼肌不自主收缩，不分昼夜磨牙或咬紧导致全口牙齿严重磨损。

（二）病理

因磨损而暴露的牙本质小管内成牙本质细胞突逐渐变性，形成死区或透明层，相应部位近髓端有修复性牙本质形成，牙髓发生营养不良性钙化。修复性牙本质形成的量因牙本质暴露的面积、速度和牙髓反应而定。

（三）临床表现

牙齿磨损从表面向深层进行，在牙外表发生变化的同时陆续出现不同的并发症。

（1）釉质部分磨损，露出黄色牙本质或出现小凹面（图 11-2A）。当釉质全部磨损后，咬合面除了周围环以半透明的釉质外，均为黄色光亮的牙本质。一些磨损快、牙本质暴露迅速的病例可出现牙本质敏感症。

（2）磨损达牙本质中层后，牙髓可因长期受刺激而发生渐进性坏死或髓腔闭锁。牙本质继续迅速磨损，可使髓腔暴露，引起牙髓病和根尖周病。

（3）因磨损不均，还可形成锐利的釉质边缘和高陡牙尖，如上颌磨牙颊尖和下颌磨牙舌

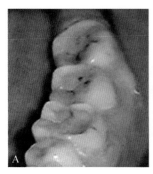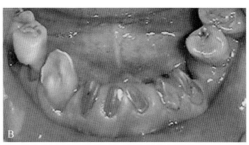

图 11-2 牙磨损的临床表现

尖，使牙齿在咀嚼过程中受到过大的侧向咬合力，产生咬合创伤；或因磨损形成充填式牙尖，造成对殆牙齿食物嵌塞，发生龈乳头炎，甚至牙周炎；过锐的牙尖和边缘还可能刺激颊、舌黏膜，形成黏膜白斑或压疮性溃疡。

（4）全口牙齿磨损严重者，牙冠明显变短甚至呈残根状（图 11-2B），颌间距离过短，可出现关节后压迫症状，并导致颞下颌关节病变。

（四）磨损指数

牙齿磨损的程度用磨损指数（tooth wear index，TWI）表示。Smith 和 Knight（1984）提出的，包括牙齿的咬合面、颊（唇）舌面、切缘以及牙颈部磨损程度在内的牙齿磨损指数较适合于临床应用。

0 度：釉面特点未丧失，牙颈部外形无改变。

1 度：釉面特点丧失，牙颈部外形丧失极少量。

2 度：釉质丧失，牙本质暴露少于殆面的 1/3，切缘釉质丧失，刚刚暴露牙本质，牙颈部缺损深度在 1 mm 以内。

3 度：釉质丧失，牙本质暴露多于殆面的 1/3，切缘釉质和牙本质丧失，但尚未暴露继发牙本质和牙髓，牙颈部缺损深达 1 ~ 2 mm。

4 度：釉质完全丧失，牙髓暴露或继发牙本质暴露，切缘的继发牙本质或牙髓暴露，牙颈部缺损深度大于 2 mm。

（五）防治原则

（1）去除病因：如改变不良习惯，调整咬合，修复缺失牙，治疗引起牙齿磨损的全身疾病等。

（2）对症治疗：磨损引起的牙本质敏感症可行脱敏治疗；个别牙齿重度磨损，与对殆牙之间有空隙的、深的小凹面用充填法恢复咬合接触；对磨损不均造成的高陡牙尖和楔形牙尖可进行调磨；引起牙髓、根尖周疾病或牙周疾病者，做相应的牙髓治疗或牙周治疗。

（3）牙齿组织缺损严重者可在牙髓治疗后用高嵌体或全冠修复。多个牙齿重度磨损可用殆垫适当恢复颌间距离。

二、牙酸蚀症

牙酸蚀症（dental erosion）是指牙齿受内源性或外源性酸性物质侵蚀，硬组织发生进行性丧失的一种疾病。20 世纪，牙酸蚀症主要由外源性酸性物质引起，是长期与酸雾或酸酐接触的工作人员的一种职业病。随着社会进步和劳动条件的改善，这种职业病明显减少。近十几年来，饮食习惯导致的牙酸蚀症增加，尤其是青少年牙酸蚀症患病率升高明显。以下有关牙酸蚀症的患病率、病因、临床表现和防治问题等都以饮食酸引起的牙酸蚀症为主进行讲述。

（一）患病率

牙酸蚀症患病情况的调查结果已由许多国家报道，虽然调查的人群不同，采用的牙酸蚀症分级标准各异，但调查资料可以反映牙酸蚀症的患病是相当普遍的，而且患病率有上升趋势。自 1991 年以来牙酸蚀症患病情况的调查资料见表 11-1。

表 11-1　牙酸蚀症患病率的流行病学调查资料

报道年份	患病率（%）	样本来源（人数）	年龄（岁）	分级指标	调查者
1991	19.6 ～ 65.5	瑞士（391）	26 ～ 30	Lussi 标准	Lussi
	22.8 ～ 82.7		46 ～ 50		
1992	59.4	芬兰（106）	平均 33.6	Eccles 标准	Jarvinen
1993	52	英国（17 061）	5	英国儿童牙齿	英国儿童牙齿
	25		11	普查标准	健康普查
1996	28	沙特（95）	平均 20.9	Eccles 改良标准	Johansson
2000	37	英国（125）	11 ～ 13	英国儿童牙齿	Deery
	41	美国（129）	11 ～ 13	普查标准	
2002	3.3	荷兰（345）	10 ～ 13	Lussi 改良标准	van Rijkom
	41		15 ～ 16		
2002	36.5	美国（304）	19±1.4	Lussi 标准	Mathew
2003	5.8	中国（179）	18 ～ 24	Lussi 改良标准	张清等
2009	10.91	中国（1219）	5	van Rijkom 改良标准	陈亚刚
	22.14	（786）	12		
2012	33.8	希腊（770）	13 ～ 16	NDNS 评估指数	Nikolaos
2014	42.2	波兰（1886）	18	BEWE	Strużycka
2015	3.9 ～ 56.8	法国（339）	14	BEWE	Muller-Bolla
2018	28.3	瑞典（1071）	15	SEPRS	Skalsky Jarkander
	34.3		17		

（二）病因

牙酸蚀症的致病因素主要是酸性物质对牙组织的脱矿作用，而宿主的因素可以影响酸性物质导致牙酸蚀症的作用。酸性物质分为外源性和内源性两种。外源性酸性物质包含饮食酸、职业相关酸性物质以及酸性药物。内源性酸性物质则是胃酸。有发病情况的调查研究发现，无论饮食结构如何，牙酸蚀症仅发生于易感人群。

1. 酸性物质

（1）饮食酸：包括酸性饮料和酸性食物。饮食酸包括果酸、柠檬酸、碳酸、乳酸、醋酸、抗坏血酸和磷酸等弱酸。酸性饮料 pH 常低于 5.5，由于饮用频繁，牙面与酸性物质直接接触时间增加，导致牙酸蚀症。Eccles 曾报告软饮料是 40% 牙齿磨损患者的致病因素。Thomas 的实验发现每天喝橙汁、葡萄汁和可口可乐的实验组，牙面最早出现显微镜下变化是在第 4 ～ 6 周，所有实验组人员的牙面都发生了一定程度的变化。

（2）职业相关酸性物质：工业性牙酸蚀症曾经发生在某些工厂，如化工、电池、电镀、化肥等工厂空气中的酸雾或酸酐浓度超过规定标准，致使酸与工人牙面直接接触，导致职业性牙酸蚀症。盐酸、硫酸和硝酸是对牙齿危害最大的三类酸。其他酸如磷酸、乙酸、柠檬酸等酸蚀作用较弱，主要聚集在唇侧龈缘下釉牙骨质交界处或牙骨质上。接触的时间越长，牙齿破坏越严重。其他曾报道的与职业相关的酸蚀症，如竞技性游泳运动员在氯气处理的游泳池中游泳发生牙酸蚀症，因为 Cl_2 产生 $HClO$ 和 HCl，如果游泳池水的 pH 监测不力，可使其中 pH 过低；另外，职业品酒员也会因频繁接触葡萄酒（pH 3～3.5）发生牙酸蚀症等。

（3）酸性药物：酸性物质的另一个来源与口服药物有关，例如补铁药、口嚼维生素 C、口嚼型阿司匹林和胃酸缺乏症患者用的替代性盐酸等，长期服用均可造成牙酸蚀症。一种防牙石的漱口液（含 EDTA）在离体实验中作用于牙齿，2 小时后牙釉质表面发生明显的酸蚀。

（4）胃酸：消化期胃液含 0.4% 盐酸，胃内容物 pH 3.8。因食管炎、裂孔疝、胃压升高等导致的长期胃液反流，心理性或厌食症、暴食症引起的呕吐，以及慢性乙醇中毒者的胃炎和反胃，均可形成后牙舌面和腭面的牙酸蚀症，有时呈小点状凹陷。

2. 宿主因素

（1）唾液：唾液在改变饮食和饮料的酸蚀作用中有很重要的作用。它可以稀释和清除酸性物质；中和和缓冲饮食酸；在釉质表面形成获得性膜，保护釉质不被饮食中的酸脱矿，同时提供钙、磷酸盐和氟化物来促进被酸蚀的牙釉质和牙本质再矿化。唾液的数量和质量都可以控制牙酸蚀的程度，如果这种作用大，可以阻止牙表面 pH 下降到 5.5 以下，从而阻止牙酸蚀症发生。如果唾液流率和缓冲能力降低，如头颈部化疗、唾液腺异常，或长期服用镇静药、抗组胺药等，则牙面接触酸性物质发生酸蚀症的可能性就更大。

（2）生活方式：生活习惯可能会改变口腔环境，增加酸蚀的风险。酸性饮食增多的生活习惯，尤其在儿童时期就建立的习惯，或临睡前喝酸性饮料的习惯，是酸蚀症发生的主要危险因素。剧烈的体育运动导致脱水和唾液流率下降，加上饮用酸性饮料，可对牙造成双重损害。

（3）刷牙：刷牙的机械摩擦作用加速了牙面因酸脱矿的牙硬组织缺损，是酸蚀症形成的因素之一。对口腔卫生过分关注，如频繁刷牙，尤其是饭后立即刷牙，可能加速牙酸蚀症的进展。

（4）其他因素：咬硬物习惯或夜磨牙等与酸性物质同时作用，可加重牙酸蚀症。

（三）牙酸蚀指数（dental erosion index）

郑麟蕃（1955）关于工业性牙酸蚀症的 5 度指数曾用于调查有关工厂工人牙酸蚀症的发病情况，但该牙酸蚀指数不适用于描述饮食酸引起的牙酸蚀症。Eccles（1974）、Lussi（1991）、Jarvinen（1992）和 van Rijkom（2002）分别提出或改良描述牙酸蚀症的指数，并用于各自的牙酸蚀症患病情况调查。到目前为止，尚无国际统一的牙酸蚀指数。国内第一份牙酸蚀症调查参考上述牙酸蚀症分级标准，提出了较实用于临床和流行病学调查的 6 度指数（图 11-3）。

0 度：釉质无外形缺损，发育性结构完整，表面丝绸样光泽。

1 度：仅牙釉质受累。唇、腭面釉质表面横纹消失，牙面异样平滑，呈熔融状，吹干后色泽晦暗；切端釉质外表熔融状；咬合面牙尖圆钝，外表熔融状，无明显实质缺失。

2 度：仅牙釉质丧失。唇、腭面牙釉质丧失，牙表面凹陷，凹陷宽度明显大于深度；切端沟槽样病损；咬合面牙尖或沟窝有杯口状病损。

3 度：牙釉质和牙本质丧失，牙本质丧失面积小于牙表面积的 1/2。唇、腭面牙釉质和牙本质丧失，颈部呈肩台状，或病损区呈刀削状；切端沟槽样病损明显或呈薄片状，唇面观切端透明；咬合面牙尖或沟窝的杯口状病损明显或呈弹坑状病损，直径≥1 mm。有时可见银汞充填体边缘高于周围牙表面，呈"银汞岛"样。

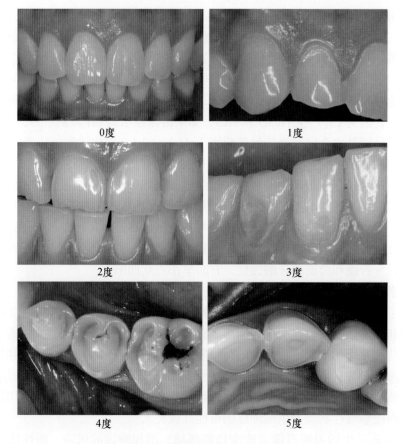

图 11-3   牙酸蚀症指数（0～5 度）

4 度：牙釉质和牙本质丧失，牙本质丧失面积大于牙表面积的 1/2。各牙面的表现同 "3 度" 所描述，范围扩大加深，但尚未暴露继发性牙本质和牙髓。

5 度：釉质大部分丧失，牙本质丧失至继发性牙本质暴露或牙髓暴露，牙髓受累。

（四）临床表现

（1）饮食酸引起的牙酸蚀症牙面的表现见各度酸蚀指数中所描述。2 度以上牙酸蚀症可出现牙本质敏感症，随着牙釉质和牙本质丧失量增加，出现牙髓疾病的症状。

（2）工业牙酸蚀症中，强酸由牙冠表面向内侵蚀，形成典型的刀削状平滑面；弱酸侵蚀硬组织者，在釉牙骨质交界处或牙骨质上形成窄沟状缺损。酸蚀患牙感觉发木、发酸，对冷、热和酸刺激敏感。酸蚀指数 3～4 度时已近髓腔或牙髓暴露。可继发牙髓炎和根尖周病；还可伴有其他口腔症状，如牙龈出血，牙齿咀嚼无力，味觉减退。严重牙酸蚀症患者可出现全身症状：结膜充血、流泪、畏光，皮炎，呼吸道炎症，嗅觉减退，食欲减退、消化障碍等。

（五）防治原则

（1）对因治疗：调整喜酸性饮食习惯和频繁刷牙习惯；改进生产设备，防止空气酸雾或酸酐浓度过高；治疗有关的全身疾病；告知使用酸性药物的注意事项。

（2）个人防护：食酸性饮食后漱口，定期用 3% 的小苏打溶液漱口，用有再矿化作用的牙膏刷牙等。

（3）对症治疗：对牙齿敏感症、牙髓炎和根尖周病进行治疗。

（4）牙体缺损者可行复合树脂、高嵌体或冠修复。

三、楔状缺损

楔状缺损（wedge-shaped defect）是指牙齿牙颈部的硬组织在某些因素长期作用下逐渐丧失，形成由两个光滑斜面组成的楔形缺损。

（一）命名

国内教材一直用"楔状缺损"命名，同时也在进行病因研究。而在国外，近一个世纪以来，由于对这种牙硬组织慢性损伤性疾病的致病因素和发病机制认识不同，对其命名很不一致，早期命名为刷牙磨损（toothbrush abrasion）、颈部磨损（cervical abrasion）、V类洞磨损（class V abrasion lesion）、牙颈部楔形酸蚀（cervical wedge-shaped erosion）、楔状缺损（wedge-shaped defect）、牙颈部磨损 / 酸蚀（cervical abrasion/erosion）、特发性牙颈部病损（idiopathic cervical lesions）等，这些命名多是基于将其病因归结为磨损、酸蚀。1991 年 Grippo 基于咬合应力的研究结果，即牙颈部反复承受拉压应力可致硬组织出现疲劳损伤，提出新名词"内部碎裂"（abfraction），提示殆力因素在病损形成中的作用。1992 年 Grippo 提出非龋性颈部缺损（non-carious cervical lesions，NCCL）的概念，包含磨损、酸蚀和内部碎裂导致的各类牙颈部缺损，涵盖了多种致病因素和临床表现。2019 年世界卫生组织发布的国际疾病分类第 11 版中，关于牙体硬组织特殊疾病的分类里列出了磨损、酸蚀、碎裂等，其中碎裂定义为由非龋病引起的牙体结构丧失，包含了 NCCL。

（二）患病率

楔状缺损的患病率，由于调查的人群和采用的标准不同，国外资料的结果为 5% ～ 85%，国内为 5% ～ 99.1%。所有调查资料的共同结论是，楔状缺损患病率和缺损的严重程度随年龄的增长而增高。国内张清和李萍等开展的两份调查（1998）报告：30 岁左右，患病率为 72%，平均缺损程度为 0.2 mm；50 岁左右，患病率为 90%，平均缺损程度为 0.4 mm；65 岁以后，患病率高达99%，平均缺损程度为 1.1 mm。年龄每增加 5 岁，楔状缺损患病危险增加 0.26 ～ 0.65 倍。

（三）病因

楔状缺损的发生和发展与下列因素有关。

1. 不恰当的刷牙方法　唇（颊）侧牙面的横刷法是最先提出的导致楔状缺损发生的因素。其根据为：此病不见于动物，少发生在年轻人，不刷牙者很少发生楔状缺损。离体牙实验横刷牙颈部可以制造楔状缺损，且为旋转法刷牙所造成牙体组织磨损量的 2 倍以上。

2. 酸的作用　龈沟内的酸性环境可使牙颈部组织脱矿，受摩擦后易缺损。唾液腺的酸性分泌物、喜吃酸食、唾液 pH 的变化、胃病反酸等均与缺损的发生有关。离体牙实验用酸和横刷牙可以形成牙颈部的楔状缺损。

3. 牙颈部结构的特点　牙颈部釉牙骨质交界处是整个牙齿中釉质和牙骨质覆盖量最少或无覆盖的部位，为牙体结构的薄弱环节，且牙龈在该处易发生炎症和萎缩致根面暴露，故该部位耐磨损能力最低。

4. 应力疲劳　牙齿萌出与对颌牙接触后，开始接受咀嚼压力，即殆力。在咀嚼运动的过程中，牙接受的咬合力的大小和方向随着时间周期性地发生改变，相应部位的牙硬组织接受大小不同的压应力和拉应力交替作用。虽然每一次交变的应力值并不大，但长时间反复发生，在应力集中的部位则可以出现微小损伤，即应力疲劳。牙颈部是牙体三种硬组织交汇处，材料力学原理提示不同结构的物质交汇处是牙齿接受咬合力时应力集中的部位。随着时间的推移，牙颈部硬组织内应力疲劳性微小损伤不断积累，发生疲劳微裂，即"内部碎裂"（abfraction）。这种内部变化极大地降低了牙颈部硬组织的抗机械磨损和化学腐蚀能力。因此，牙颈部的应力疲劳被认为是楔状缺损发病的内在因素。应力疲劳损伤的积累作用解释了楔状缺损好发于中、老年人，承受咬合力大的牙位和牙齿应力集中部位的临床现象。

（四）临床表现与并发症

（1）多见于中年以上患者的前磨牙，其次是第一恒磨牙和尖牙，有时范围涉及第二恒磨牙以前的全部牙齿。常见邻近数个牙齿缺损程度不相同，缺损程度较重的患牙常有Ⅰ～Ⅱ度的功能动度和侧方工作侧殆干扰。年轻患者单个牙楔状缺损有时可见，且患牙均有殆干扰。

（2）楔状缺损由浅凹形逐渐加深形成楔形缺损。楔形的两个斜面光滑，边缘整齐，为牙齿本色。牙颈部楔状缺损多发生在颊、唇侧，少见于舌侧。调查资料表明舌侧有楔状缺损的患牙占患牙总数的15.2%，好发牙位是第一、二磨牙，而且舌侧有楔状缺损的患牙咬合面磨损与牙周病程度均较颊、唇侧楔状缺损患牙严重（图11-4）。

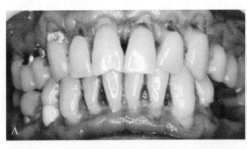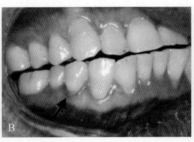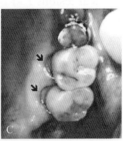

图 11-4　楔状缺损的临床表现

（3）楔状缺损的程度用磨损指数（tooth wear index，TWI）0～4度（见本章第一节）表示。

（4）楔状缺损达牙本质后可出现牙本质敏感症，深及牙髓时可引起牙髓和根尖周病，缺损过多可导致牙冠折断。

（五）防治原则

（1）消除病因：调除患牙的殆干扰，纠正偏侧咀嚼习惯，均衡全口殆力负担；使用正确刷牙方法；纠正口腔内的酸性环境，改变饮食习惯，治疗胃病，用弱碱性含漱液如2% 小苏打溶液漱口。

（2）颈部缺损应尽早行粘接修复以改善该处的应力集中状况，用与牙本质粘接性能好的树脂材料修复缺损。研制适用于牙颈部缺损修复的、生物相容性和力学相容性好的修复材料，提高楔状缺损修复体的质量和寿命。

（3）若患牙出现并发症，应及时进行相应的治疗。

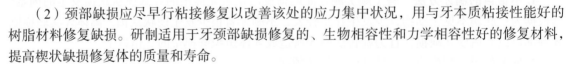

第二节　牙折裂
Tooth Fracture

一、牙隐裂

牙隐裂（incomplete fractured tooth）特指未经治疗的牙齿表面由于某些因素的长期作用而出现的临床不易发现的细微裂纹，又称牙微裂（tooth micro-fracture）。本节讨论的牙隐裂指的是活髓牙发生牙裂的特殊病例，较多见于亚洲人。

牙隐裂是导致中老年人牙齿因劈裂而丧失的一种主要疾病（图11-5）。

（一）病因

1. 牙齿结构的薄弱环节　正常人牙齿结构中的窝沟和釉板均为牙齿发育遗留的缺陷区，不仅本身的抗裂强度最低，而且是牙齿承受正常咬合力时应力集中的部位，因此是牙隐裂发生的内在条件。

2. 牙尖斜面　牙齿在正常情况下，即使受到应力值最小的轴向力，由于牙尖斜面的存在，在窝沟底部同时受到两个方向相反的水平分力作用，即劈裂力的作用。牙尖斜度越大，所产生的水平分力越大（图 11-6）。因此，承受力部位的牙尖斜面是隐裂发生的易感因素。

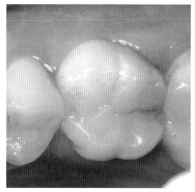

图 11-5　牙隐裂

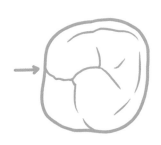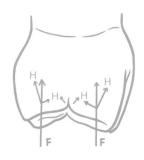

图 11-6　牙隐裂的致病因素——牙尖斜面
F. 与牙长轴平行的力；H. 与牙尖斜面垂直的分力。

3. 创伤性𬌗力　随着年龄的增长，牙齿可由于磨损不均出现高陡牙尖，正常的咀嚼力则变为创伤性𬌗力。原来就存在的窝沟底部劈裂力量明显增大，致使窝沟底部的釉板可向牙本质方向加深、加宽，这是隐裂纹的开始。在咬合力的继续作用下，裂纹逐渐向牙髓方向加深。创伤性𬌗力是牙隐裂发生的重要致病因素。

4. 温度作用　有研究证明，由于釉质和牙本质的膨胀系数不同，在长期的冷热温度循环作用下（0～50℃），釉质表面可出现裂纹。在与力关系较小的唇、颊侧牙面上发生的隐裂与此因素有关。

（二）病理

隐裂起自窝沟底或其下方的釉板，随咬合力作用逐渐加深。体视显微镜下，牙本质中隐裂壁呈底朝咬合面的三角形，其上牙本质小管呈多向性折断，有外来色素与荧光物质沉积，为陈旧裂面。在隐裂牙完全劈裂后的裂面上，陈旧裂面可与周围的新鲜断面明显分开。断面及其周边常可见牙本质暴露和并发龋损（图 11-7）。

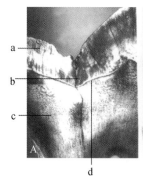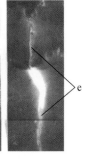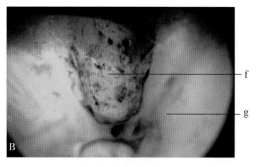

图 11-7　牙隐裂剖面荧光显微镜（**A**）和体视显微镜下（**B**）表现
a. 釉质；b. 窝沟底的釉板；c. 牙本质；d. 釉牙本质界；e. 牙隐裂；f. 陈旧裂面；g. 新鲜裂面。

沿牙尖附近窝沟走行

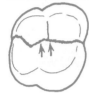

近远中向走行

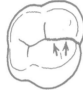

近中或远中向走行

颊舌向走行

图 11-8　牙隐裂发生的位置

（三）临床表现

（1）牙隐裂好发于中老年患者的后牙咬合面，以上颌第一磨牙最常见。

（2）牙隐裂患者最常见的主诉是较长时间的咀嚼不适或咬合痛，病史可长达数月甚至数年。咬在某一特殊部位可引起剧烈疼痛是该病具特征性的症状。

（3）隐裂的位置：隐裂起自磨牙和前磨牙咬合面的窝沟，如磨牙和前磨牙的中央窝沟、上磨牙的舌沟等。临床见隐裂与这些窝沟重叠，向一侧或两侧延伸，越过边缘嵴。隐裂方向多为咬合面的近中和（或）远中向走行，或沿一主要承受咬合力的牙尖，如上磨牙近中舌尖附近的窝沟走行。偶见颊舌向隐裂纹（图 11-8）。

（4）隐裂患牙常见明显磨损和高陡牙尖，与对颌牙咬合紧密，有功能动度。患者全口力分布不均，即其他部位有缺损牙、未治疗的患牙或不良修复体等，患牙长期负担过重。叩诊不适，侧向叩诊反应明显。

（5）隐裂纹达牙本质并逐渐加深的过程可延续数年，并可先后出现牙本质敏感症、根周膜炎等病症，也可并发牙髓和根尖周病。隐裂达根分叉部或牙根尖部时，还可引起牙髓牙周联合病变，最终可导致牙齿完全劈裂。

（6）隐裂患牙 X 线片可见到某部位的牙周膜间隙加宽，相应的硬骨板增宽或牙槽骨出现透射区，也可以无任何表现。

（四）牙隐裂分度

根据隐裂纹的深度和出现的临床症状分为 5 度。

1 度：隐裂纹仅在釉质内，没有临床症状，裂纹不能染色。

2 度：隐裂纹达牙本质浅层，裂纹处有牙本质敏感症状，可染色。

3 度：隐裂纹达牙本质中、深层，出现可复性牙髓炎或牙髓炎症状，裂纹染色明显，并可继发龋损，咬楔测验阳性。

4 度：隐裂纹达牙髓腔，出现牙髓炎、牙髓坏死或根尖周炎症状，裂纹染色明显，咬合痛明显。

5 度：患牙因隐裂而劈裂，可出现牙髓牙周联合病变症状。

（五）诊断

1. 病史和症状　有较长期的咬合不适，咬在某一特殊部位时有剧烈疼痛。

2. 叩诊　分别在各个牙尖和各个方向的叩诊可以帮助定位患牙，叩痛显著处则为隐裂所在位置。

3. 温度测验　当患牙对冷敏感时，以隐裂纹处最明显。

4. 裂纹的染色检查　2.5% 碘酊或其他染料类药物使牙面裂纹清晰可见。

5. 显微镜检查　有助于裂纹的识别。

6. 咬楔法　将韧性物如棉签或小橡皮轮放在可疑隐裂处做咀嚼运动时，可以引起疼痛。注意当隐裂纹为近远中贯通走行时，避免用力咬楔致使患牙劈裂。

（六）防治原则

（1）对因治疗：调除创伤性𬌗力，调磨过陡的牙尖。均衡全口力的负担：诊治其他部位的牙齿疾病，修复缺失牙等。

（2）2～4度隐裂对症治疗：并发牙髓病、根尖周病时进行相应治疗。

（3）防止劈裂：在做牙髓治疗的同时，应该大量调磨牙尖斜面，永久充填体以选用复合树脂为宜。多数隐裂牙仅调整咬合不能消除致劈裂的力量，故对症治疗之后，必须及时做全冠保护。如果隐裂为近远中贯通型，牙髓治疗的同时应做临时冠或全冠保护，防止牙髓治疗过程中牙冠劈裂。

（4）5度隐裂患牙根据牙位和劈裂位置，可做截根术、半切除术或拔除。

二、牙根纵裂

牙根纵裂（vertical root fracture）指在某些致病因素作用下，发生于牙根的平行于牙长轴、由根尖向冠方的纵向裂纹。

发生于活髓牙的牙根纵裂，即原发性牙根纵裂由我国学者首次报告，并于1984年后陆续报道了有关的研究资料（图11-9）。而国外文献所报告的牙根纵裂则多为继发性，多见于牙髓治疗后的牙齿。

（一）原发性牙根纵裂

该疾病常同时侵犯牙体、牙髓和牙周组织，是一种严重的牙齿疾病。由于其发病部位隐蔽，早期症状不明显，早期诊断较困难，不利于患牙的保留。牙根纵裂的致病因素和有效的治疗方法尚待深入研究。

1.病因　临床和生物力学研究发现，原发性牙根纵裂的致病因素主要有以下几方面。

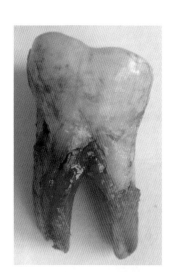

图11-9　因牙根纵裂拔除的患牙，近中根根尖区可见纵裂

（1）创伤性𬌗力：创伤性𬌗力是牙根纵裂的主要致病因素。在患者行使咀嚼功能的状态下，创伤性𬌗力可使牙周、牙髓、根尖周组织发生病理性改变。

牙根纵裂患者可见到由于邻牙或对侧牙患病或缺失，患侧牙齿负担过重的情况。患牙长期负担过重，其咀嚼力则为可导致创伤的咬合力。有报道患牙在出现根纵裂前，临床诊断为创伤性根周膜炎，1～2年后才出现根纵裂。26例根纵裂患者的光𬌗法应力分析表明全口接触合力分布极不均匀，患牙的接触合力最大，且接触合力较大者根纵裂程度也较重（图11-10）。

患牙形态发生异常改变，如磨损不均或高陡牙尖等，而且患牙多数存在侧方的𬌗干扰。咬合面的异常磨损，如下磨牙远中磨损重而近中边缘嵴高陡、上磨牙颊尖或下磨牙舌尖高陡时，行使咀嚼功能时患牙受到的是远近中向的水平力或颊舌向水平力作用。下颌第一恒磨牙模型根尖区应力分布的三维有限元分析结果显示：正常轴向力作用时，根尖孔部位压应力集中，无拉应力出现；而颊舌向水平力作用时，所产生的应力分布不均，在根尖区出现较大的压应力和较大的拉应力；远近中水平加力，在根尖区产生的拉应力值最大，近中根的颊舌侧根管壁出现了较大的拉应力（图11-11）。在根尖孔区产生的拉应力直接危害该处牙髓和牙周组织的健康。拉、压应力交替作用，在根尖部近中根拉应力集中处，牙硬组织可以发生应力疲劳，疲劳损伤的积累致使此处可能发生根纵裂。

（2）牙根发育缺陷和解剖因素：类似于人类颅裂、脊柱裂、腭裂、齿槽嵴裂等，牙根纵裂也可能是由于牙根发育缺陷，经受不起正常或过大的力而发生。临床有25%～30%的患者

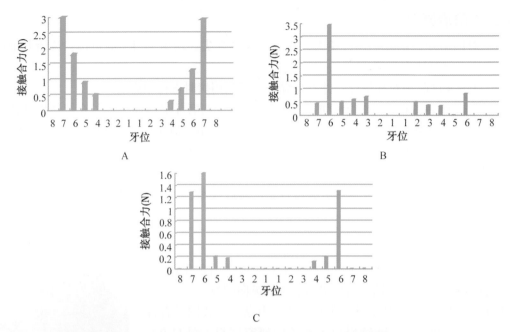

图 11-10 牙根纵裂患者全口牙齿的接触合力的光殆分析图

A. 正常人全口牙齿的接触合力的光殆分析图；**B**. 单侧第一磨牙牙根纵裂患者全口牙齿的接触合力的光殆分析图；**C**. 双侧第一磨牙牙根纵裂患者全口牙齿的接触合力的光殆分析图。

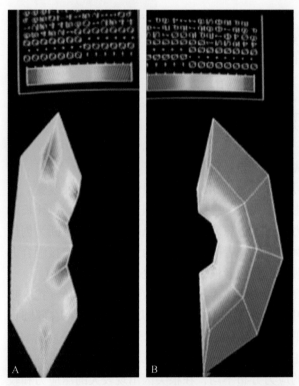

图 11-11 下颌第一恒磨牙根尖部受力三维有限元应力分析图示

A. 近中侧的颊舌侧根管壁出现较大的拉应力（s）；**B**. 远中侧的根管壁受力较均匀。

根纵裂发生在双侧同名牙的对称部位，仅有程度的不同，提示了有某种发育上的因素。上颌第一磨牙近中颊根和下颌第一磨牙近中根均为磨牙承担力较重而牙根解剖结构又相对薄弱的部位，故为根纵裂的好发牙根。

（3）牙周组织局部的慢性炎症：牙周组织局部的慢性炎症可能是牙根纵裂发生的一个原因。牙根纵裂的患者大多数都有牙周袋、牙齿松动和牙槽骨吸收。而牙槽骨的降低使临床牙冠变长，改变了牙齿受力的支点，使牙齿更容易遭受咬合创伤。此外，暴露在牙周袋内的牙根表面可发生吸收或其他损伤，亦使牙根易于折裂。但是，也不能排除牙周袋继发于牙根纵裂的可能性。尤其是那些牙周袋窄而深的病例，可能先发生牙根纵裂，而后才出现牙周袋。也有学者认为牙根纵裂是一种牙髓牙周联合病变。由于牙根纵裂患者就诊时同时有牙髓和牙周的损伤，所以很难区别牙周疾病是原发的或牙髓疾病是原发的，还是一种因素同时导致牙周和牙髓的病变发生。

（4）其他：有学者认为牙齿随年龄增大而变脆，因此更易于折裂。随着年龄的增大，牙本质的有机成分减少而无机成分增加，硬度和密度增大，而抗压强度降低，导致牙本质变得较易折裂；随着年龄的增大，牙齿长期承受正常的咀嚼压力，牙硬组织在交变应力的作用下同样可以出现应力疲劳和疲劳损害的积累而发生折裂。

2. 病理　裂隙由根尖部向冠方延伸，常通过根管并与牙本质小管方向一致。在根尖部，牙根完全断裂，近牙颈部则多为不全裂或无裂隙。根尖部裂隙附近的根管壁前期牙本质消失，牙本质和牙骨质面上均可见不规则的吸收陷窝，偶见牙骨质沉积或菌斑形成。牙髓为慢性炎症表现或有化脓灶或坏死。裂隙附近的根周膜变为炎症性肉芽组织，长入并充满裂隙内。裂隙的管端常见到嗜伊红物质充满裂隙。

3. 临床表现

（1）一般表现：原发性牙根纵裂多发生于中老年人，以41～60岁多见。男性患者发病多于女性。该病多发生于磨牙，尤其是下颌第一磨牙多见。纵裂多发生于近中根或近中颊根，远中根次之，腭侧根罕见。牙根纵裂可单发于一侧，也可双侧对称发生，少数病例可有两个以上的患牙。

（2）临床症状：患者多以咬合不适或咀嚼疼痛就诊。原发性牙根纵裂患者可有温度刺激痛和自发痛等牙髓炎症状，进一步发展可伴有牙龈反复肿胀和瘘管形成。病程长短不等，有的可长达1年以上。

（3）检查：患牙多为磨牙，牙齿咬合面有不同程度的磨损和磨损凹面，未做过根管治疗。原发性牙根纵裂牙髓表现为对冷、热刺激敏感或疼痛等急、慢性牙髓炎的症状，严重者发生坏死。牙周检查可探及深牙周袋，绝大多数患牙的牙周袋位置和深度与牙根纵裂的位置一致。此外，患牙可有叩诊不适或叩痛，患根侧叩诊浊音，牙龈红肿或有扪痛，牙齿有不同程度的松动度及咬合干扰，患牙为承担咬合力的主要牙齿。

4. X 线表现

（1）X 线片：纵裂牙根根管影像从根尖部到根管口有长度不等的直线状均匀增宽，晚期可见裂片从牙颈部断裂分离，或有移位（图 11-12）。牙周组织表现可有患根周围牙周膜间隙增宽，根分歧骨密度降低或骨质丧失，患根周围的牙槽骨垂直或水平吸收或呈局部性骨致密。

（2）CBCT 检查：牙根横断面可见贯穿根管的颊舌向线状低密度影。

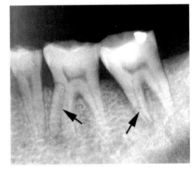

图 11-12　牙根纵裂的 X 线表现

5. 诊断

（1）病史和症状：中、老年人无龋，磨牙有长期咬合痛，未经牙髓治疗的牙齿出现牙髓炎和根尖周炎的症状，应考虑原发性根纵裂的可能。

（2）口腔检查：磨牙磨损重，咬合面形态变化，叩诊痛且一侧呈浊音；探诊有深及根尖的细窄牙周袋。患牙多有𬌗力负担过重，如多个磨牙未经治疗或缺失牙较多等情况。

（3）X 线检查：根管特有的 X 线表现是诊断牙根纵裂的主要依据。若显示不清，可多角度拍摄 X 线根尖片或进行 CBCT 检查。

（4）术中探查：对可疑牙根纵裂但经 X 线根尖片和 CBCT 检查难以确定者，如为未经牙髓治疗并已出现牙髓炎症状的患牙，可在开髓后利用根尖定位仪协助诊断。有研究认为，根尖定位仪对完全纵裂的牙根有较高的诊断准确性。

6. 鉴别诊断　发生于未经牙髓治疗活髓牙齿的牙根纵裂，可与根管治疗后发生的牙根纵裂鉴别。牙根纵裂 X 线片显示起自根尖部的呈窄条状均匀增宽的根管影像，可与因牙髓肉芽性变造成的内吸收相鉴别，后者 X 线表现为髓室或根管某些部位呈圆形、卵圆形或不规则膨大的透射区。牙根纵裂患牙牙冠无任何裂损，可与牙冠劈裂导致的根纵劈相区别。

7. 治疗原则

（1）对症治疗：并发牙髓根尖周病和（或）牙周炎时，进行相应的牙髓牙周联合治疗。

（2）对因治疗：解除𬌗干扰，调磨和充填修整牙冠形态。对全口牙列进行检查和治疗，以均衡全口粭力负担。

（3）如未发生根纵裂牙根的牙周组织损害较少，可行患根的截根术或半截根术，除去纵裂患根，尽量保留部分患牙。

（4）对于松动明显或牙周袋广泛的患牙，予以拔除。

（二）继发性牙根纵裂

继发性牙根纵裂的致病因素除了创伤性粭力及患牙自身的弹性模量和断裂韧性下降外，主要是由于医源性因素所致。例如根管预备时去除牙体组织过多，长时间使用高浓度的冲洗剂，根管充填时垂直或侧方加压的压力过大，以及钉、桩的粘、戴等，均有可能引起牙根纵裂。

继发性牙根纵裂的患者也多有咬合不适或咀嚼疼痛病史。临床检查时可见冠部充填体或修复体，常有叩诊不适或疼痛，除了有局限性深牙周袋外，常在颊侧牙龈近龈缘处有窦道口。与慢性根尖周炎形成的窦道口相比较，继发性牙根纵裂形成的窦道口更偏向牙齿的冠方。其折裂的 X 线表现与原发性牙根纵裂相同。

根据病史、深窄牙周袋、窦道以及典型的 X 线表现可对继发性牙根纵裂做出诊断。若可疑为继发性牙根纵裂，但根尖片及 CBCT 检查均难以确定者，可根据临床情况选择翻瓣术进行探查。

继发性牙根纵裂的治疗主要为截根术、半切术或拔除。牙周组织状况较好时，可对上颌磨牙行截根术，下颌磨牙行截根术或半切术；若牙周组织破坏较重，则拔除患牙。

三、粭创伤性牙根横断

磨牙是人类口腔中承担粭力的主要牙齿，其中承受应力较大的牙根在创伤性粭力作用下有可能发生折断，并导致一系列并发症。国内学者（1991 年）报道了这类牙体牙髓疑难疾病，称为粭创伤性牙根横断（root fracture due to occlusal trauma）。

（一）病因

1. 应力疲劳　患牙长期承受过重的和（或）创伤性咬合力，患者口内有多个缺失牙长期未修复，有不良修复体或其他患牙未治疗，根折患牙在出现症状前为承担咀嚼力的主要牙齿，而且侧方粭非工作侧有明显的粭干扰。生物力学研究证实多根牙因其解剖特点，在受力时各根的应力分布是不均衡的，如上颌第一磨牙，牙根分叉显著，在正中时腭根受力最大；当侧方非工作侧有粭干扰时，腭根颈 1/3 与中 1/3 交界处应力值最大。该部位正是临床上创伤性牙根横断发生处。

2. 突然的咬合外伤　如吃饭时硌小石子，或不慎误咬筷子等硬物。这种外力不同于一般的外伤力量，它选择性地作用在患牙咬合时承受压力最大的牙根，即应力集中的特定部位，造成折断。

（二）临床表现

（1）好发于中、老年人无牙体疾患的上磨牙腭根，其次是远中颊根。

（2）主诉患牙长期咬合不适或疼痛，可有急性咬合外伤史。就诊时可有并发牙髓病、根尖周病以及患根牙周疾病的症状。

（3）患牙叩诊不适或疼痛，根折侧叩诊浊音，探诊可有深达根折线的牙周袋；Ⅰ～Ⅱ度松动，功能性动度明显；侧方粭非工作侧有粭干扰；全口咬合力分布不均衡。

（4）X 线片表现：患牙的某一根有 X 线透射的横折线，还可有牙周膜间隙增宽，偶见折断的根尖移位（图 11-13）。

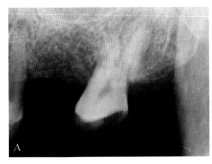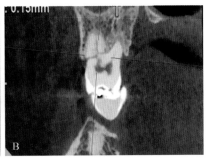

图 11-13　殆创伤性牙根横断的 X 线影像
A. 根尖片；B. CBCT。

（三）诊断

（1）病史：牙冠完整，患牙长期咬合痛，有急性咬合外伤史。
（2）检查：牙冠完整，叩诊痛，根折侧叩诊浊音，侧方非工作侧有殆干扰。
（3）X 线片的横折线表现是主要诊断指征。
（4）开髓后患根在折断线处的异常探诊表现可协助诊断。

（四）治疗原则

（1）对因治疗：患牙调除殆干扰，均衡全口负担。
（2）牙髓活力正常且患牙根牙周组织正常者，可不做牙髓治疗，定期观察。
（3）对症治疗：已并发牙髓、根尖周病者，做相应治疗。
（4）折断根处理：折断的部位如不与龈袋相通，可行保守治疗（根管治疗）；如果相通，则行手术治疗（根尖手术、截根术或半截根切除术）。

本·章·小·结

1. 牙慢性损伤是指牙齿在长期行使功能的过程中，不断接受不利的或过度的物理和化学因素作用导致的牙齿硬组织损伤，表现为牙体硬组织的渐进性丧失、劈裂、折断、吸收等，并可继发牙髓和根尖周组织的疾病。

2. 物理因素主要指咀嚼压力或咬合压力。咀嚼过程中，咀嚼压力产生的压应力与拉应力长期交替作用下，牙齿应力集中的部位和牙齿组织内结构薄弱区可以发生疲劳性微裂。当人体咀嚼器官出现咬合不协调时，这种物理因素的致病作用更突出。该类因素有关的牙齿慢性损伤包括磨损、楔状缺损、牙隐裂、牙根纵裂等。

3. 化学因素主要指酸作用，导致牙体硬组织慢性丧失，如牙酸蚀症。近年来，由饮食酸引起的青少年患病率升高已引起了人们的重视。

4. 楔状缺损是物理和化学因素综合作用下发生的牙颈部缺损。近年研究提出的应力疲劳因素对该病的诊断和治疗有指导作用。

5. 牙慢性损伤疾病的治疗原则均包括对因治疗、对症治疗和修复牙体缺损。

（曾　艳）

第十二章　牙外伤和其他牙体病症

Traumatic Dental Injuries and Other Tooth diseases

第一节　牙外伤
Traumatic Dental Injuries

　　牙外伤指牙受到各种机械外力作用所发生的牙周组织、牙髓组织和牙体硬组织的急剧损伤，临床常见几种损伤同时发生。虽然根据牙主要损伤的部位，临床将牙外伤诊断为牙震荡、牙折、牙脱位和牙脱臼不同类型，但各类型的病因、病史、检查以及并发症均有许多共同之处。下面将一并介绍共同之处，分别叙述各类牙齿外伤的病理、临床表现和防治原则。

一、牙外伤的病因

　　牙外伤的病因为突然加到牙齿上的各种机械外力。外力的性质、大小、速度和作用方向不同，造成了各种不同类型的损伤。直接外力，如工具打在牙上、摔倒时前牙碰地，多造成前牙外伤；间接外力，如外力撞击颏部时下牙猛烈撞击上牙，通常造成前磨牙和磨牙的外伤。较轻的外力仅引起牙周组织的轻损伤；较重的外力可将全部牙周膜撕裂，牙从牙槽窝内脱出。高速度的外力易致牙冠折断，低速度、强度大的外力易致牙周组织损伤。平行于釉柱的外力致牙冠部的水平断裂，而牙本质的折断不一定与牙本质小管的方向有关。

　　口腔的易感因素：有统计资料表明，上颌前突或上前牙前突缺乏上唇保护的患者发生上前牙外伤是正常咬合关系者的两倍。儿童由于正处于身体、生理和心理生长发育的阶段，较成人更易发生牙外伤，尤其是前牙外伤。据报道，恒牙外伤的 50% ～ 70% 发生于 7 ～ 9 岁的儿童。

二、牙外伤的检查

　　牙外伤多为急诊，处理时应首先注意患者的全身情况，查明有无其他部位的骨折和颅脑损伤等重大问题。牙外伤也常伴有牙龈撕裂和牙槽突的折断，均应及时诊断和处理。

　　1.病史　仔细询问受外伤的情况、部位、时间、出血情况等；患者受伤当时的情况，注意有无意识丧失、呕吐等；患者全身的既往病史等。

　　2.全身情况　首先检查患者的呼吸、脉搏、意识、瞳孔、血压等生命体征，如有危及生命的情况应立即组织抢救。检查有无颅脑损伤和其他部位的骨折等重大问题。如全身情况正常，则进一步检查牙外伤情况。

3. 牙外伤情况 注意外伤发生的时间，因为许多牙外伤的处理时间与预后关系密切；如发生脱臼，应立即询问并尽快正确保存离体牙，以免错过脱臼牙再植良好预后的机会。

4. 牙髓活力检查 电测并记录外伤牙的牙髓活力情况。因为外伤后常出现暂时性牙髓感觉丧失，牙髓活力测试无反应不一定代表牙髓坏死，而有可能是牙髓损伤的一种表现，所以应在每次检查时测试牙髓活力，以监测牙髓活力的变化，评估牙髓状态。

5. X 线检查 应拍摄 X 线片，以确定牙根、牙槽骨的损伤和年轻恒牙牙根的发育情况，并留作观察外伤牙修复的基线资料。

三、牙外伤的类型

牙外伤依其损伤部位及形式的不同可分为牙周膜损伤、牙折和牙脱位等。这些损伤可单独发生，亦可同时出现，现分述如下。

（一）牙震荡（concussion）

牙震荡是牙周膜的轻度损伤，又称为牙挫伤或外伤性根周膜炎（traumatic pericementitis）。

1. 病理变化 根尖周围的牙周膜充血、渗出，甚至轻微出血，常伴有牙髓充血和水肿。

2. 临床表现 牙齿轻微酸痛感，垂直向或水平向叩痛（± ～＋），不松动，无移位。可有对冷刺激一过性敏感症状。X 线片表现正常或根尖牙周膜增宽。

3. 治疗原则

1）应嘱患者使患牙休息 1 ～ 2 周，必要时可少量调整咬合，以减轻患牙的牙合力负担。

2）记录患牙牙髓活力测试结果，定期复查牙髓活力（4 周、1 年）。如确定牙髓坏死，则需做根管治疗。

（二）牙折（tooth fracture）

牙折按照程度不同可分为不全冠折和冠折，按部位不同可分为冠折、根折和冠根折。

1. 不全冠折（infraction） 不全冠折指牙面釉质不全折断，牙体组织无缺损。临床常见，但易被忽略，又称为纹裂。

（1）病理：从牙釉表面开始与釉柱方向平行的折断线可止于釉质内，也可到达釉牙本质界（图 12-1）。裂纹常可在釉板的基础上加重。

（2）临床表现：在牙齿的唇（颊）面有与牙长轴平行的、垂直的或呈放射状的细微裂纹。可无任何症状或对冷刺激有一过性敏感的症状。

（3）治疗原则

1）无症状者可不处理。

2）年轻恒牙有症状者可做带环冠，用氧化锌丁香油糊剂粘固6 ～ 8 周，以待继发性牙本质形成。

3）少量调低咬合接触。

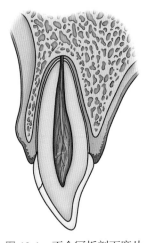

图 12-1　不全冠折剖面磨片

2. 冠折（crown fracture）

（1）病理：牙本质暴露后，成牙本质细胞突发生变性或坏死，或可形成透明牙本质、修复性牙本质或死区。牙髓如果暴露，其创面很快便有一层纤维蛋白膜覆盖，下方有多形核白细胞浸润；牙髓内组织细胞增多，以后这些炎症浸润向深部蔓延。

（2）临床表现：冠折有两种情况（图 12-2）。

1）冠折未露髓：仅限于冠部釉质或釉质和牙本质折断，多见于上中切牙近中切角或切缘

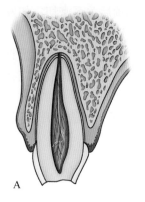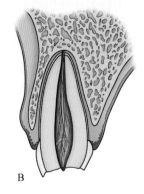

图 12-2　冠折的两种表现
A.未露髓；B.露髓。

水平折断，偶见折断面涉及大部分唇面或舌面。牙本质折断者可出现牙齿敏感症状，有时可见近髓处透红、敏感。

2）冠折露髓：折断面上有微小或明显露髓孔，探诊和冷热刺激时敏感。如未及时处理，露髓处可出现增生的牙髓组织或发生牙髓炎。

（3）治疗原则

1）冠折未露髓：仅釉质折断且无症状者，调磨锐利边缘或复合树脂粘接修复。折断达牙本质者，复合树脂粘接修复或断冠再接；近髓者可间接盖髓。复查时（6～8周、1年），如发生牙髓或根尖周炎症，行根管治疗。

2）冠折露髓：年轻恒牙应做直接盖髓或活髓切断术，待根尖形成后再做根管治疗或直接做牙冠修复；成年人可在根管治疗后修复牙冠。

3. 根折（root fracture）

（1）病理：根折后，折断线处牙髓组织和牙周膜出血，然后凝血发生，牙髓和牙周膜充血。近牙髓端成牙本质细胞和牙髓细胞增殖，部分进入折断线；近牙周膜端，牙周结缔组织增生，并进入折断线。

（2）临床表现

1）多发生在成年人。

2）根折的部位不同，表现的松动度和叩痛不一（图 12-3）。根折发生在根尖 1/3 处，无或轻度叩痛，有轻度松动或不松动；如果中 1/3 或近龈 1/3 根折，则叩痛明显，叩诊浊音，Ⅱ～Ⅲ度松动。

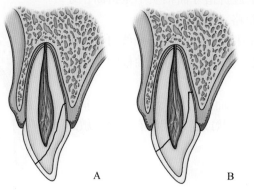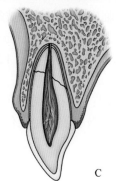

图 12-3　冠根折和根折
A.冠根折未露髓；B.冠根折露髓；C.根折。

3）患牙做正中或前伸咬合时，将手指放唇侧龈可扪及异常的松动度。有时可见患牙轻微变长。

4）根折恒牙的牙髓坏死率为 20%～40%。有些牙齿外伤后，牙髓因血管和神经受损伤引起的"休克"可导致牙髓活力测试无反应，但这可能是暂时的表现，随着牙髓的恢复，6～8周后可逐渐出现反应。

5）X线片表现为牙根不同部位有 X线透射的折断线。如果唇舌面折断部位不在同一水平面上（斜行根折）或根部不止一处折断，X线片上可显示不止一条折断线。

（3）诊断：主要依靠 X 线片表现诊断。根折后近期 X 线检查折断线显示不清时，应换不同角度投照，或待 2 周后再拍 X 线片，可清楚显示折断线，必要时行 CBCT 检查。

（4）治疗原则

1）根尖 1/3、根中 1/3 根折的患牙，弹性夹板固定 4 周。定期复查根折愈合及牙髓状况（4 周、6～8 周、3 个月、6 个月、1 年复查，之后每年复查一次，至少复查 5 年）。若发生牙髓坏死，行根管治疗。

2）根颈 1/3 根折的患牙，可延长固定至 4 个月。于 4 周、6～8 周、4 个月、6 个月、1 年定期复查，之后每年复查一次，至少复查 5 年。

3）折断线与口腔相通者，一般应拔除患牙。如残留断根有一定长度，可摘除断端冠，做根管治疗，然后做龈切除术或冠延长术，或用正畸方法牵引牙根，再以桩核冠修复。

（5）根折的愈合：动物实验观察到的根折后修复过程与骨折愈合过程类似，但断根处血液供应差，修复过程缓慢，易受口腔内多种因素的影响，如牙齿松动度、感染、断端分离的程度和固定条件等。

根折的愈合有 4 种情况（图 12-4）。

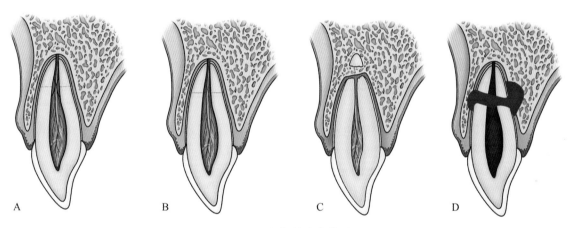

图 12-4　根折的愈合类型
A.硬组织愈合；**B**.结缔组织愈合；**C**.骨和结缔组织愈合；**D**.折断处感染，不能愈合。

1）硬组织愈合：患牙无不适，临床检查无叩痛，不松动，牙龈正常，功能良好。牙髓活力正常或略迟钝，或根管治疗后 X 线片显示原折断线消失。这种情况是牙根折的理想愈合。修复的硬组织近髓端为牙本质和（或）骨样牙本质，近牙周膜端为牙骨质。

2）结缔组织愈合：临床表现同上，但 X 线片上原折断线仍清晰可见。临床上该类愈合并不少见，常在复位、固定不当时出现。

3）骨和结缔组织愈合：临床表现同上，X 线片见断片分离，有骨组织长入，断裂处围绕断端的是正常的牙周组织。根折发生于牙槽突生长发育完成之前，即成年之前的病例可出现该类型愈合。

4）折断线感染，不能愈合：牙齿松动，叩痛，牙髓坏死，牙龈有瘘管，可并发急、慢性根尖周炎。X 线片见折断线增宽，周围牙槽骨出现 X 线透射区。发生该种情况时，则应该做折断根尖摘除手术；如出现牙周袋，则拔除患牙。

4. 冠根折（crown-root fracture）

（1）临床表现：折断线累及牙冠和根部，均与口腔相通，牙髓往往暴露。患牙断片动度大，触痛明显（图 12-3）。

（2）治疗原则：多数患牙需拔除。少数情况下，折断线距龈缘近或剩余牙根长，则可摘除断冠，根管治疗后行冠延长术或正畸牵引，做桩核冠修复。

（三）牙脱位（tooth luxation）

1. 病理　牙脱位时，部分牙周膜撕裂，血管、神经断裂，外伤牙的相应部分与牙槽骨脱离，并常有部分牙槽骨骨折。

2. 临床表现　临床有 3 种脱位情况（图 12-5）。

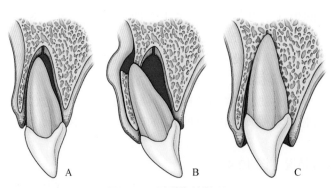

图 12-5　牙脱位的类型
A. 脱出性脱位；**B**. 侧向性脱位；**C**. 挫入性脱位。

（1）脱出性脱位（extrusive luxation）：患牙伸长或倾斜移位、松动，有叩痛、扪痛，伴有龈缘出血，有时 2～3 颗牙齿同时发生。X 线片见根尖部牙周膜间隙明显增宽，无牙根折断表现。

（2）侧向性脱位（lateral luxation）：患牙向唇、舌或近中、远中向移位，常伴有齿槽窝侧壁折断和牙龈裂伤。X 线片有时可见一侧根尖周膜间隙增宽。

（3）挫入性脱位（intrusive luxation）：又称嵌入性脱位。临床牙冠变短，或伴有扭转；叩痛，龈缘出血；伴有牙槽突骨折时，可有扪痛。X 线片见患牙根尖的牙周膜间隙消失。常见于乳牙或年轻患者的恒牙。

3. 治疗原则

（1）局麻下复位，弹性固定。脱出性脱位固定 2 周，侧向性脱位固定 4 周。挫入性脱位若嵌入大于 3 mm，则复位固定 4 周；若嵌入小于 3 mm，可观察 8 周，看患牙能否自行萌出，若不能萌出到位则需复位后再固定 4 周。挫入性脱位的年轻恒牙均可观察自然再萌，4 周内无自行萌出则正畸牵引。

（2）测定并记录牙髓活力情况，定期复查（2 周、4 周、8 周、6 个月、1 年，以后每年复查一次至少 5 年）。

（3）如发生牙髓坏死、根尖周病或 X 线片有吸收现象，应摘除牙髓，诊间氢氧化钙封药，行根管治疗。

（四）牙脱臼（avulsion）

1. 病理　牙脱臼时，牙周膜完全撕开断裂，牙齿完全脱离牙槽窝。

2. 临床表现　根周膜完全撕裂，牙齿完全脱出，牙槽窝空虚。

3. 治疗原则　牙脱臼治疗方法的选择依赖于牙根的发育程度和牙周膜细胞的状态。年轻恒牙牙根发育未完成，根尖孔开放，再植后牙髓血运重建的可能性较大。牙周膜细胞的状态取决于储存介质和在口腔外的时间，尤其是干燥时间对牙周膜细胞的存活至关重要。干燥时间超过 1 小时，所有牙周膜细胞均不能存活。因此，治疗前应了解患牙在再植或储存于介质之前的干燥时间，以评估牙周膜细胞的状况。脱臼后立即或在 15 分钟内再植，牙周膜细胞最有可能存活；已保存于储存介质中，口腔外总干燥时间小于 1 小时，则牙周膜细胞会受损，但有可能存活；口腔外总干燥时间大于 1 小时，则牙周膜细胞不能存活。除了及早治疗，还应向患者宣教脱臼的牙齿应立即手持冠部用牛奶或生理盐水冲洗污物后放入原位，或保存在储存介质中尽快就医，最适合的储存介质是牛奶，其次是汉克盐平衡溶液、唾液（吐在玻璃杯中）或生理盐水。

（1）恒牙

1）尽早再植复位。

2）弹性固定 2 周（伴发牙槽骨骨折或干燥时间大于 1 小时者固定 4 周）。

3）再植术后 2 周内开始根管治疗。

4）口服抗生素 1 周。

5）4 周、3 个月、6 个月、1 年时复查，此后每年复查一次至少 5 年，临床检查结合 X 线片，注意牙根以及咬合情况。

（2）年轻恒牙

与恒牙相比，根尖孔开放的年轻恒牙有可能发生牙髓血运重建。应对牙根发生炎症性外吸收的风险与血运重建的机会进行权衡。若未能发生血运重建，一旦发现牙髓坏死和感染，应立即开始根尖成形术、牙髓再生 / 血运重建术或根管治疗。

1）若干燥时间小于 1 小时，则再植，弹性固定 2 周，观察。要注意除非有牙髓坏死的临床或放射影像学证据，否则避免根管治疗。如果出现牙髓坏死，推荐行再生性牙髓治疗或根管治疗。

2）若干燥时间大于 1 小时，则再植前完成根管治疗。患牙远期预后较差。

四、牙外伤的并发症

1. 牙髓充血（pulp hyperemia） 牙齿外伤无论伤势轻重，均引起程度不等的牙髓充血，其恢复情况与患者的年龄关系密切，应定期观察其恢复情况。

2. 牙髓出血（pulp bleeding） 牙冠呈现粉红色，可于外伤当时出现，也可经一定时间后才出现。年轻恒牙微量出血有可能恢复正常；成年人牙不易恢复，日久变成深浅不等的黄色。患牙如无其他症状，不一定做根管治疗。

3. 牙髓暂时失去感觉（temporary loss of pulp sensation） 牙齿外伤后，牙髓可能失去感觉，对活力测试无反应，大部分可于 3 个月（1 ～ 13 个月）时牙髓活力恢复正常。这种情况多发生于年轻恒牙。因此，牙齿外伤后当时牙髓活力测验无反应不一定说明牙髓坏死，不必立即做牙髓治疗，应定期观察，诊断明确后再处理。

4. 牙髓坏死（pulp necrosis） 脱位、根折、牙齿震荡和处理不当的冠折患牙均可发生牙髓坏死，其中嵌入性脱位的牙髓坏死发生率高达 96%。牙根发育完全的外伤牙牙髓坏死发生率明显升高。发生牙髓坏死后，应立即做根管治疗。

5. 牙髓钙化（pulp calcification） 多见于年轻恒牙的脱位损伤之后，患牙牙冠颜色可略变暗，牙髓活力测试反应迟钝或无反应。X 线片表现牙髓腔和根管影像消失。如无症状可不处理。

6. 牙根吸收（root resorption） 脱位和根折的外伤牙后期可出现牙根外吸收和牙内吸收。根管治疗时，在根管内封入氢氧化钙可以预防和停止牙根吸收的发生及进行。牙根外吸收患牙偶伴有骨性愈着（ankylosis）。

第二节 牙本质敏感症
Dentin Hypersensitivity

牙本质敏感症是指牙齿上暴露的牙本质部分受到机械、化学或温度刺激时，产生一种特殊的酸、"软"、疼痛的症状。牙本质敏感症不是一种独立的疾病，而是多种牙体疾病共有的一种症状。因许多患者以该症为主诉而就诊，其发病机制和治疗均有特殊之处，故在此单独叙述。

一、病因

1. 牙本质的迅速暴露 牙本质暴露是产生牙本质敏感的内在基础。因磨损、酸蚀、楔状缺损、牙周刮治及外伤等原因导致牙颈部或咬合面牙本质迅速暴露，而修复性牙本质尚未形成，故牙齿出现对机械、化学、温度刺激后的特殊敏感症状。敏感症状可随修复性牙本质的形成而自行缓解。

2. 全身应激性增高 当患者身体处于特殊状况时，如神经官能症患者，妇女的月经期和妊娠后期或抵抗力降低时，神经末梢的敏感性增加，使原来一些不足以引起疼痛的刺激也会引起牙本质敏感症；当身体情况恢复正常之后，敏感症状消失。

二、牙本质敏感的机制

关于牙本质痛觉的感受和传递机制有以下 3 种学说解释。

1. 神经传导学说（direct innervation theory） 神经传导学说认为牙髓神经纤维穿过前期牙本质层分布在牙本质中，牙本质表面接受的刺激可由神经末梢直接传至中枢，迅速引起疼痛。根据牙髓–牙本质复合体的形态和功能研究结果，学者们对该学说内容尚存争议。组织病理学研究有学者报告见到部分神经末梢直达釉牙本质界；而也有报道牙本质的外 2/3 未见任何神经结构，仅在前期牙本质和牙本质的内层有无髓鞘神经分布。

2. 传导学说（transduction theory） 传导学说认为牙本质小管内的成牙本质细胞突从牙髓直达釉牙本质界，并可延伸到釉质内部，形成釉梭。其中成牙本质细胞胞浆所含乙酰胆碱酶受刺激后可引起神经传导，产生疼痛感觉。质疑者认为成牙本质细胞突多仅限于牙本质小管的内 1/2 部位，由成牙本质细胞胞浆的传导不足以解释牙本质敏感症迅速出现的酸痛感觉。

3. 液体动力学理论（hydrodynamic theory） 液体动力学理论是解释牙髓或牙本质源的疼痛的主要学说，具有较充足的实验依据。该理论认为牙本质暴露，牙本质小管开放时，牙本质小管内的液体，即牙本质液（dentin fluid）对外界刺激有机械性反应。受到冷刺激时牙本质液由内向外流，受到热刺激时液体由外向内流。成牙本质细胞膜对这种液体的流动和突然的压力变化十分敏感，继而引起成牙本质细胞和突起的舒张和压缩，经周围的牙髓神经末梢传导可立即引起疼痛症状。

三、临床表现

（1）表现为激发痛。以机械刺激最为显著，其次为冷、酸、甜等，刺激除去后疼痛立即消失。

（2）用探针尖在牙面上寻找一个或数个敏感点或敏感区，引起患者特殊的酸、"软"、痛症状。

（3）敏感点多发现在咬合面釉牙本质界、牙本质暴露处或牙颈部釉牙骨质界处，可发现在一个或多个牙上。

四、牙本质敏感的程度

根据机械探诊和冷刺激敏感部位的疼痛程度分为 4 度：0 度，无痛；1 度，轻微痛；2 度，可忍受的痛；3 度，难以忍受的痛。但是，因为疼痛感觉是患者的主观反应，所以探诊所用的力量和器械均应有严格规定才有可比性。

五、诊断注意事项

（1）临床诊断牙本质敏感症并不困难，关键依据是在暴露的牙本质上能用探针探划及敏感点或敏感区。

（2）做出牙本质敏感症诊断前需先排除牙的实体性疾病，如龋齿、楔状缺损、酸蚀（磨损）等，更要排除牙髓病变。当牙齿敏感的症状明确为前述疾病所引发时，临床应以疾病作为诊断，而不宜将患牙诊断为"牙本质敏感症"。

六、治疗原则

（1）症状较轻者、敏感区广泛或位于龈下者，可首选家中自用脱敏剂，如抗牙本质敏感牙膏或漱口液等。

（2）中重度患者，可由医生使用药物脱敏治疗或激光治疗。

（3）长期不愈的重症患者，必要时采取有创性的治疗，如根管治疗等。

（曾　艳　高学军）

第三节　牙根外吸收
External Root Resorption

牙根外吸收是指牙根表面发生的进行性病理性吸收。该病常无明显临床症状，多在 X 线片检查时发现，可引起牙齿的不可逆损伤，严重者甚至导致牙齿丧失。

一、发病因素

病因至今并不十分清楚，多认为与牙骨质外保护屏障的损伤有关。根据已有的资料，牙根外吸收的发生与以下情况有关。

（1）牙齿外伤后，患牙常出现牙根外吸收。

（2）牙根周围局部的压力作用，如𬌗创伤、颌骨内囊肿或肿瘤、阻生或埋伏牙的压迫作用常引起受压区的外吸收。

（3）牙髓感染时，细菌或毒素通过开放的牙本质小管或根尖孔到达受损牙根外表面，引起炎症性外吸收；发生根尖周炎的牙齿常发生根尖吸收。

（4）不良口腔习惯，如咬指甲、紧咬牙、磨牙症等。

（5）某些口腔治疗，如正畸治疗、无髓牙用高浓度过氧化氢漂白治疗，可引起牙根外吸收；自体牙移植、牙再植、牙周刮治、邻牙拔除后也可能引起牙根外吸收。

（6）系统性疾病，某些造成体内钙代谢紊乱的系统性疾病，如甲状旁腺功能减退或亢进、钙质性痛风、戈谢病（Gaucher disease，GD）、佩吉特病（Paget disease）等，也与外吸收有关。

（7）其他因素，如病毒感染、双膦酸盐类药物的使用、化疗史等也与牙根外吸收相关。

（8）原因不明的特发性外吸收，表现为多个牙广泛的、迅速进展的外吸收。

二、发病机制

关于牙根吸收的机制，目前存在的解释如下。

1. 牙根外表面的保护机制

（1）前期牙骨质及成牙骨质细胞层：是位于牙根外表面的重要保护层。破骨细胞与含有精氨酸-甘氨酸-天冬氨酸（arginine-glycine-aspartic acid，RGD）序列的细胞外蛋白质结合才能行使牙根吸收的功能。这些蛋白质只存在于成熟的牙本质和牙骨质内，而不存在于前期牙骨质及成牙骨质细胞层，使其成为防止外吸收的重要屏障。当前期牙骨质及成牙骨质细胞层受损，在炎症存在的情况下，刺激破骨细胞活性，破骨细胞结合到暴露的 RGD 位点，启动吸收过程。

（2）牙骨质：牙骨质细胞可以通过调节骨保护素（osteoprotegerin，OPG）和核因子 κB 受体活化因子配体（receptor activator of nuclear factor-κB ligand，RANKL）的比例，抑制 RANKL 与单核前体细胞膜上核因子 κB 受体活化因子（receptor activator of nuclear factor-κB，RANK）结合，抵抗吸收。

（3）最内层的牙骨质（intermediate cementum）：介于外层含牙周纤维的牙骨质和牙本质之间，高度钙化，可以防止牙髓的感染进入牙周组织。如果这一层由于外伤等原因而被破坏，感染可以通过牙髓进入牙周，进而引起外吸收。

（4）牙周膜：健康的牙周膜可以作为抵抗外吸收的屏障。

（5）上皮根鞘剩余：呈网状围绕牙根，保护牙根不发生吸收或固连。

2. 牙根吸收的发生机制

（1）前期牙骨质、成牙骨质细胞层受到损害：牙根外表面最重要的保护屏障受损，破骨细胞迁移并接触裸露的硬组织，通过细胞膜表面的整合素与硬组织中包含 RGD 氨基酸序列的细胞外蛋白质结合，吸附于硬组织表面并形成封闭区。封闭区内细胞膜形成皱褶缘，分泌氢离子及蛋白水解酶溶解钙化组织及蛋白质。

（2）分子信号通路的调控：破骨细胞的分化成熟受到 OPG-RANKL-RANK 分子信号通路的调控。OPG-RANKL 比例的下调有利于破骨细胞的分化，上调则抑制破骨细胞的产生。

（3）刺激因素：如果没有持续的刺激因素，吸收将自行停止并启动修复过程。若损伤区存在刺激因素，局部发生炎症反应，促进破骨细胞持续活跃，吸收进展。

三、分类

针对牙根外吸收分类，曾提出多种分类方式。以病理学为参考，可将外吸收分为表面性吸收（surface resorption）、炎症性吸收（inflammatory resorption）、替代性吸收（replacement resorption）和牙颈部外吸收（external cervical resorption）。但目前对于牙根外吸收的命名及分类方式尚没有达成共识。

1. 表面性吸收　是牙根表面及邻近牙周膜受到急、慢性损伤的结果。常与牙外伤、正畸治疗、𬌗创伤、肿瘤等因素相关。当损伤因素去除后可发生自发的愈合过程，可由成牙骨质细胞修复。

2. 炎症性吸收　又称为感染相关牙外吸收，与急性创伤，尤其是挫入性脱位、牙脱臼再植等密切相关。炎症性吸收的发生表明发生了牙髓和牙周组织的联合损伤，微生物进入牙髓，通过牙本质小管到达受损根表面，启动破骨细胞，刺激持续吸收。炎症性吸收是一个快速进展的过程，可能在几个月内导致牙根完全吸收。

3. 替代性吸收　表现为局部牙根与骨组织直接接触。牙脱臼是发生替代性牙根外吸收的主要原因。再植后牙槽骨愈合，在牙槽窝壁和根表面之间形成骨桥，牙根成为骨骼重塑的一部分。发生于儿童时非常活跃，可导致患牙出现低咬，相应区域牙槽骨发育受抑制，患牙可能在 1～5 年内丧失；而在年长的个体中，吸收速度明显减慢。

4. 牙颈部外吸收　是发生在结合上皮根方的牙根外吸收。其病因尚不十分清楚，但牙骨质外保护层的缺损是吸收发生的必备因素。研究发现正畸治疗、牙外伤为最常见诱因，超半数患者存在两种及以上诱因，表明牙颈部外吸收可能主要是多因素共同作用的结果。

四、病理表现

牙根表面前期牙骨质层及牙周膜正常结构被破坏，暴露的牙骨质引发炎症反应，激活免疫功能，局部肉芽组织形成，破骨细胞吸收牙骨质，出现蚕食状小凹陷。此时：

（1）若刺激因素及时去除，可由成牙骨质细胞进行修复，形成表面性吸收。

（2）若刺激持续存在，则吸收过程将逐渐进展到累及牙本质甚至牙髓，形成炎症性吸收。

（3）当牙周膜损伤过多时，成骨细胞接触牙根表面替代牙周膜细胞进行修复，骨组织与牙根直接接触形成替代性吸收。

（4）牙颈部外吸收病理过程有其特殊性，分为破坏阶段和修复阶段。在破坏阶段，病变在三维方向扩展，形成入口小、内部大的吸收腔。在修复阶段，骨样组织长入吸收腔，逐渐形成修复性骨组织。由于在根管周围存在由前期牙本质、牙本质、骨样组织组成的管周抗吸收层（pericanalar resorption-resistant sheet，PRRS），可以阻止病变穿透牙髓，因此病变围绕根管发展，至晚期才会出现牙髓症状。

五、临床表现

1. 表面性吸收　患牙长期无任何症状，牙髓活力正常。X 线片上不易分辨，可能观察到牙根表面虫蚀状不规则影像，局部牙周膜增宽。

2. 炎症性吸收　可能出现牙齿动度增加，出现冠部颜色改变、牙髓活力异常等牙髓炎或根尖周炎症状，严重者可能导致牙根大部分吸收，牙齿脱落。X 线片表现为牙根表面碟形凹陷或表现为牙根变短，局部骨硬板影像消失，出现 X 线透射影像。

3. 替代性吸收　临床检查发现牙齿动度消失，叩诊金属音，可能出现低咬。X 线片表现为牙周膜、骨硬板影像消失，牙根表面不规则，牙槽骨直接与根面附着。

4. 牙颈部外吸收　患牙多长期无症状，如果病变累及牙髓，可能出现牙髓炎或根尖周炎症状。可能表现为牙颈部呈粉红色，探诊易出血。X 线片显示为牙颈部透射影，边缘不规则，可以随投照角度变化发生位置变化，根管影像多连续。

六、治疗

1. 针对牙根外吸收的整体防治原则

（1）保护牙齿，减少牙外伤，正确并及时处理外伤牙齿，可以防止外吸收的发生。

（2）去除刺激因素：去除压迫因素，如减轻正畸力、调整咬合、拔除埋伏牙、摘除肿瘤或囊肿等；去除感染因素，如进行牙髓治疗、牙周治疗等。

（3）根管内封置氢氧化钙有利于抑制牙根外吸收的发生和进展，封置皮质类固醇或抗生素糊剂可以抑制牙根外表面炎症反应。

（4）如果外吸收导致穿孔，建议使用生物活性材料修复。

（5）对于牙颈部外吸收，在相应的牙周或牙髓治疗后修复颈部缺损，建议在需要牙周组织再附着处使用生物相容性材料。

2. 对于每一种类型牙根外吸收的具体治疗方式

（1）表面性吸收：有自限性，一般无需临床干预。

（2）炎症性吸收：应及时行牙髓治疗以停止病变进展。发育完全的牙齿最常采用根管治疗，进行有效的机械、化学清创以去除残留微生物。对于牙根未发育完全的牙齿，可行根尖屏障术，或尝试再生性牙髓治疗以促进牙根发育。

（3）替代性吸收：牙髓治疗不能阻止替代性吸收的进展，因此如果是活髓牙，不建议进行牙髓治疗。对于儿童和青少年，可以选择的治疗方式包括自体移植、拔出后重新定位再植及拔除后修复等。为保留位点，可以采用去冠治疗保持牙槽骨的生长，以利于之后的种植修复。

（4）牙颈部外吸收：根据病变范围选择治疗方式。对于缺损较小、未累及牙髓的患牙，可选择翻瓣后使用生物相容性材料外部修复；若病变累及牙髓，应行根管治疗并根据缺损情况选择外部修复或内部修复；若病变进一步扩大，可以尝试意向性再植以修复口内不易到达的缺损。

（邹晓英 岳 林）

第四节　牙色异常
Tooth discoloration

天然健康牙从牙龈、颈部到切端的颜色随牙齿厚度而变化，因为釉质和牙本质具有不同颜色和透射度。牙齿失去本来的颜色、发生颜色或色泽的变化称为牙色异常。各年龄人群都可能发生牙色异常，乳牙和恒牙都可能受累。

因身体和（或）牙齿内部发生改变，导致牙齿本身的光学性质发生改变所致的颜色或色泽变化称为内源性牙色异常（intrinsic tooth discoloration），主要包括局部因素造成个别牙颜色改变（如牙内吸收、髓腔钙化牙等）以及全身因素导致的全口牙色异常（如氟牙症、四环素牙等）。进入口腔的外来色素或口腔中细菌产生的色素在牙面沉积，釉质表面吸收或融合的物质影响了光的传输而形成的牙齿变色称为外源性牙着色（extrinsic tooth discoloration）。外源性牙着色常与牙齿表面的唾液蛋白膜、牙菌斑或牙石共存。

一、临床表现

（一）内源性牙色异常

内源性牙色异常是复杂的物理和化学过程，有色物质与牙齿组织在生理或病理状态下发生结合。牙萌出前发生牙色异常的主要原因有血液病、釉质和牙本质疾病等疾病因素，以及药物和化学元素摄入过量等因素。牙萌出后发生的变色主要由创伤、牙体治疗、牙髓治疗、增龄性变化、正畸治疗等引起。

1. 萌出前发生的牙色异常　多与全身因素相关，如氟牙症、四环素牙，见本篇第十章第二节。

2. 牙髓出血 牙外伤或使用砷剂失活牙髓时牙髓血管破裂，或因拔髓时出血过多，血液分解产物渗入牙本质小管，使周围牙本质变色。变色的程度随时间延长而加重。外伤近期发生牙髓出血可致牙冠呈现粉红色，随着血液渗入髓腔壁牙本质层，日后牙冠呈现浅灰色、浅棕或灰棕色。

3. 牙髓坏死 牙外伤远期常见并发症之一即为牙色改变，主要由于坏死牙髓产生硫化氢，与血红蛋白作用形成黑色的硫化铁。产色素的病原菌也可产生黑色素。黑色物质缓慢渗入牙本质小管，使牙齿呈灰黑色或黑色。血红蛋白和高铁血红素渗入牙本质小管也可能导致牙色改变。

4. 牙体治疗 碘化物、金霉素等可使牙齿变为浅黄色、浅褐色或灰褐色；银汞合金充填体析出的汞离子进入牙本质小管可使充填体周围的牙体组织变为黑色。

5. 牙髓治疗 以往的牙髓治疗方法，如塑化治疗和干髓术，会引起牙齿变色。酚醛树脂使牙齿呈红棕色。遗留残髓逐渐分解可导致牙变色，失髓牙牙本质脱水致使牙齿表面失去原有的半透明光泽而呈现晦暗的灰色。

根管治疗中使用的根管冲洗剂、根管封闭剂、根管封药等都有可能引起不同程度牙变色，而再生性牙髓治疗的并发症之一即为牙变色。

次氯酸钠是最常用的冲洗剂，多项研究报道其单独使用或联合使用都可以引起牙变色，尤其是与氯己定接触会形成红色沉淀，与含氧化铋的材料（如 MTA）接触会形成黑色沉淀。

根管封闭剂中环氧树脂类的 AH26 会引起明显的牙变色，而对其改性的 AH Plus 则仅仅引起轻微牙变色。含丁香酚的封闭剂会随时间氧化，从而导致牙变色。硅酸盐水门汀中的灰色 MTA 可导致牙显著变色，而白色 MTA 因填料不含氧化铁而显著改善治疗后牙变色情况。

再生性牙髓治疗中使用米诺环素，作为三联抗菌药的成分之一，是导致牙变色的原因之一。但有学者使用阿莫西林替代后进行根管封药，仍会引起一定程度牙变色。

6. 增龄性与功能性变化 随着年龄增加，牙齿发生髓腔变窄、牙表面磨损等增龄性与功能性改变，从而引起牙光学性能改变而变色，其程度与牙齿解剖、硬度及磨损量等相关。

另外，牙外伤后髓腔内沿根管壁形成不规则牙本质，牙本质过度钙化造成牙冠部透明度降低，使牙冠发生黄色或黄棕色改变。

7. 正畸治疗 有研究表明正畸力可能引起牙髓血流量减少，导致牙髓状态变化，从而引起牙颜色改变。而固定正畸治疗过程中，会出现内源性和外源性因素综合作用：固定矫治器的放置可能导致菌斑色素和牙石更容易附着，加之酸蚀、粘接与去粘接操作综合作用，从而引起牙齿颜色改变。

（二）外源性牙着色

外源性牙着色的病因主要为牙菌斑、漱口液、饮料、烟草、化学物质等。

1. 牙菌斑 外来色素首先沉着于牙面的黏液膜和菌斑中。口腔卫生不良者，菌斑滞留处，如近龈缘处、邻接面是经常着色的部位。随着菌斑下方牙面的脱矿，色素也可渗入牙体组织内。

2. 漱口液 长期用氯己定或高锰酸钾溶液漱口或用药物牙膏会造成牙齿着色，牙齿局部氨硝酸银处理后，相应部位变成黑色。

3. 饮料 长期喝茶的人，牙齿表面，特别是舌面有褐色或黑褐色着色，刷牙不能除去。

4. 烟草 烟草产物会溶解于唾液，降低其 pH，使色素更易进入窝沟点隙，往往形成棕色或黑色变色。

5. 化学物质 因工作需要接触某些矿物，如铁、硫等，牙齿可着褐色；接触铜、镍、铬等，牙面可出现绿色沉着物。

6. 其他因素 外来色素沉积与唾液的黏稠度、酸碱度，以及口腔内色素细菌的生长有关；

年龄的变化，也使牙齿对外源性着色的敏感性不断提高。

二、鉴别诊断

1.潜行龋　潜行龋患牙冠部可呈墨浸状，看似牙齿变色，但去净龋坏腐质后，牙齿组织色泽正常。

2.严重的牙内吸收　严重的牙颈部内吸收患牙的牙冠呈粉红色，并非牙齿变色，而是因髓腔扩大，硬组织被吸收变薄，透出牙髓组织颜色所致。

三、防治原则

（1）保持口腔卫生，每日早晚两次正确刷牙，注意要刷净各个牙面。

（2）口腔治疗（尤其是牙体牙髓病治疗和正畸治疗）过程中预防牙变色。

（3）对于内源性牙色异常，可采用外漂白技术，酌情结合微量调磨；已完成根管治疗的失髓牙，可用内漂白或内-外漂白联合脱色；脱色效果不佳者，可改行贴面或冠修复。

（4）对于外源性牙着色，需采用洁治、喷砂等口腔卫生清洁措施机械去除牙面附着物和色素。

（陈晓播）

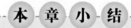

本 章 小 结

1.牙外伤多为急诊，接诊时要首先注意有无其他部位骨折和颅脑损伤等，应及时会诊处理后再诊治牙外伤。还要注意了解牙外伤发生的时间，其与预后密切相关。牙外伤临床类型有牙震荡、牙折、牙脱位和牙脱臼，临床表现和治疗原则及预后各有特点。

2.牙本质敏感症不是一种独立的疾病，而是多种牙体疾病共有的一种症状。诊断时要排除牙实体疾病，重视引起该症状的牙体疾病的治疗。

3.牙根外吸收是在牙根外表面保护机制受损时，由破骨细胞吸收牙根硬组织而发生的进行性病理性破坏。创伤、感染等为其常见诱因。可分为表面性吸收、炎症性吸收、替代性吸收、牙颈部外吸收。及时、准确的诊断利于患牙的治疗。

4.牙色异常根据色素来源分为内源性牙色异常和外源性牙着色。内源性牙色异常的原因主要有疾病因素、药物因素、创伤、龋病、牙体治疗、牙髓治疗、增龄性变化等。外源性牙着色的病因主要为菌斑、漱口液、饮料、烟草、化学物质等。内源性牙色异常可通过漂白、贴面或冠修复等技术改善，外源性牙着色可以通过机械方法去除附着物和色素。

（曾　艳　邹晓英　陈晓播）

第十三章 牙髓病

Pulp Diseases

　　牙髓病（pulp diseases）是指发生于牙髓组织的一系列疾病。牙髓组织因病原刺激物的性质、强度、作用时间及机体抵抗力的不同，可以经历各种病理过程，如充血、炎症、变性、坏死和牙内吸收。在临床上，上述各种牙髓的病理状态又可以表现为不同的临床特点，其中以牙髓炎最为常见，主要症状为疼痛，甚至是剧烈的、难以忍受的疼痛，常会使患者坐卧不安、饮食难进、痛苦不堪。俗话所说的"牙疼不是病，疼起来真要命"就是指这一病程。牙髓炎主要由来自牙体的感染，深龋、楔状缺损等牙体硬组织疾病引发。这些导致牙髓病的牙体硬组织疾患如不能得到及时有效的控制和治疗，必然继发牙髓病，成为口腔中最为多发和最为常见的疾病之一。

　　由于牙髓组织处于四壁坚硬、缺乏弹性的牙髓腔中，其血液循环只能通过细小的根尖孔，缺乏侧支循环，成人恒牙的牙髓一旦发生炎症，炎症渗出物不易得到引流，髓腔内压很快升高，产生疼痛。由于血运的关系，牙髓的炎症多不能自行消除，需要借助外部的手段去除病变牙髓，去除牙髓腔内的感染物，再用生物相容性材料密封根管系统，杜绝再感染的途径。因而牙髓病的治疗复杂，给个人、社会、医疗机构以及政府均造成较大的经济压力。但若能得到及时、有效的治疗，多数患牙可以保存；如若不治，可能引起其他疾病，构成牙体硬组织-牙髓-根尖周组织-颌骨-颌面部-全身等组织、器官及系统的疾病链中重要一环，最终导致牙器官丧失。

第一节　牙髓病的病因
Etiology

　　龋坏组织中的细菌及其毒素侵犯牙髓是引起牙髓炎症最常见的原因。虽然龋坏牙本质中感染的细菌易于通过牙本质小管移动，但其移动的方向因与小管液向外流动的方向相反而并不很容易侵入牙髓，而细菌产生的毒素往往可通过牙本质小管先于细菌抵达牙髓。所以，牙髓的炎症反应主要是针对毒素而非细菌本身，细菌侵入牙髓通常是在龋损进展至晚期，临床表现为露髓时发生。另外，凡是可提供细菌及其毒素侵入牙髓通道的其他牙体硬组织疾病，也可引起牙髓病变。体育运动、意外事故造成的牙齿外伤也直接损害牙髓。医疗操作中的一些物理、化学刺激也可导致牙髓的不可复性损伤。

一、细菌感染

　　感染是牙髓病的主要病因，侵入髓腔的细菌及其毒素是牙髓病变的病原刺激物。入侵的细菌主要来自口腔菌系，无明显特异性，以兼性厌氧菌为主，多为混合感染。炎症牙髓中检出的细菌种类与髓腔开放与否有关。龋源性牙髓感染的细菌主要来自牙本质深层的龋坏组织，因龋损处相对缺氧，有利于厌氧菌的生长繁殖，因此牙髓中所分离到的细菌主要为兼性厌氧球菌和专性厌氧杆菌，如链球菌、放线菌、乳杆菌和革兰氏阴性杆菌。而在髓腔开放的感染牙髓中，可检出口腔多种细菌和真菌，但少有厌氧菌。细菌及其毒素侵入的途径多数从冠方进入，也可经由根尖孔和牙根的侧、副根管逆向进入髓腔。

（一）从冠方经牙体感染

从冠方经牙体感染（coronal ingress）是牙髓感染发生最多、最主要的途径。当牙釉质或牙骨质的完整性被破坏时，细菌产生的毒素先由暴露于口腔中的牙本质小管进入牙髓，细菌可由裸露的牙髓直接侵入，引发牙髓的感染。

1. 深龋 是引起牙髓感染最常见的原因。细菌在感染牙髓之前，其毒性产物可通过牙本质小管引发牙髓的炎症反应。当细菌侵入牙本质的深度距髓腔 < 1 mm 时，牙髓即可出现轻度的炎症；当细菌距牙髓 < 0.5 mm 时，牙髓发生明显的炎症；当细菌距牙髓 < 0.25 mm 时，牙髓内可找到细菌。

2. 形成牙体缺损和发育缺陷的一些非龋性牙体硬组织疾病 如楔状缺损、隐裂等，以及牙发育异常中的牙内陷、畸形中央尖等，这些疾病也可因牙本质小管暴露而引发牙髓感染。

（二）从牙根逆向感染

从牙根逆向感染（radicular retrogenic infection）包括经牙周袋感染和血行感染。

1. 经牙周袋感染 重度牙周病时，牙周袋深达根尖部，袋内细菌可由根尖孔进入髓腔。在磨牙因根分叉处有侧、副根管，即使牙周袋不很深，细菌、毒素也可经由侧支根管侵入牙髓。病原刺激物由根方侵入后，牙髓炎症由根髓开始，临床上又称为逆行性牙髓炎（retrograde pulpitis）。

2. 血行感染（hematogenic infection） 当机体处于菌血症或败血症时，细菌、毒素可随血行进入牙髓，引起牙髓炎症，称为血源性牙髓炎，但临床极为少见。血运中的细菌易于在已有感染、坏死或受损的部位聚集停留，称为引菌作用（anachoresis）。如在狗链球菌菌血症试验模型中，全部氢氧化钙盖髓的健康试验牙髓中均可观察到有链球菌定植。临床上也可见到受创伤的牙髓发生退行性变，再被血行中的细菌感染，导致炎症、坏死。牙髓发生引菌作用有 3 个条件：①牙髓受过损伤或代谢障碍，瘢痕组织对血流中的细菌有很强的亲和性。②机体发生败血症或一过性菌血症，如严重感染性疾病导致的败血症，或因拔牙、洁治、深刮、不规范的根管治疗操作等出现的一过性菌血症，血流中的细菌提供了牙髓感染的来源。③机体免疫功能障碍。正常情况下，机体的免疫机制在数小时内就消灭了进入血液的少量细菌，但若血液中的少量细菌不能被如期消灭，则可能被吸引到病损组织定居、繁殖，最终导致牙髓感染。

二、创伤

（一）急性创伤

突然遭受外力造成外伤性牙冠折断时，牙髓直接受到创伤或裸露的牙髓被细菌感染都可引发牙髓炎。根折患牙由于牙髓的血液供应受阻或中断，牙髓可部分丧失活力甚或全部坏死。外伤或咬硬物硌伤牙齿所造成的牙震荡，患牙根周膜受伤，根尖部的血管挫伤、扭转受压、折断，影响牙髓的血液循环。

（二）慢性创伤

牙齿在长期行使咀嚼功能的过程中所形成的生理磨耗、慢性损伤〔如磨损、牙酸蚀症、磨牙症（bruxism）等]以及长期的咬合创伤（occlusal trauma），一方面造成牙体硬组织的过度丧失，另一方面造成根端血运障碍，进而导致一系列牙髓病理改变。

三、物理和化学因素

在进行牙齿、颌面部检查和治疗的过程中，有些操作过程或修复材料本身的物理、化学变化可能产生对牙髓的刺激，也有因术者的操作失误而造成牙髓的损害。

（一）物理刺激

1. 温度 牙髓对温度有一定的耐受阈（10～60℃）。牙体治疗过程中，用高速旋转器械对牙体硬组织进行预备时的手术切割产热，树脂材料直接修复时的聚合产热，牙冠修复体在干燥条件下修整抛光时的摩擦产热，以及深洞充填直接使用金属材料所产生的温度传导，均可致使阈外温度刺激牙髓，造成牙髓损伤。

2. 电流 口腔中相邻或对颌牙齿上两种以上金属材料作为修复体时，可以唾液为电解质产生流电作用（galvanism）。在口腔检查、治疗中，不正确的操作也可致使较强电流瞬间输入牙髓，如牙髓电活力测试仪的不当操作、口腔手术过程中使用电刀不慎接触牙齿的金属修复体。电流可导致牙髓组织充血、炎症甚至坏死。

3. 过度干燥 在牙体预备过程中，若使用气枪、乙醇、乙醚等过度干燥新切割的牙本质断面，会使牙本质脱水，胶原纤维变性、塌陷，成牙本质细胞及其突起萎缩、坏死，进而造成牙髓病理改变。

（二）化学刺激

1. 窝洞消毒剂 如酚类、硝酸银、乙醇等对细胞有一定毒性。深洞时，若洞底剩余厚度＜1 mm，可造成对牙髓的刺激。

2. 充填材料 充填材料中含有酸和毒性杂质，如磷酸锌水门汀中的正磷酸、硅酸盐水门汀中的有毒杂质，以及复合树脂粘接修复过程中的酸蚀剂、粘接剂的过度渗透等，都有可能对牙髓造成刺激。

（三）操作损伤

治疗过程中的意外露髓、修复体边缘的微渗漏、正畸的种植支抗钉误伤牙根等情况都是导致经治牙牙髓受伤害的直接原因。牙、颌、面的其他医疗操作，如过大的正畸力、牙周刮治、牙槽外科手术、颌面整形手术、激光烧灼、食管或气管插管等，也可致使经治牙或邻牙的牙髓受到不同程度的损伤。

四、其他因素

临床上还可见到一些其他因素导致的牙髓病理改变，多为原因不明或极其罕见的病例。

（一）增龄变化

牙髓和髓腔的增龄变化在组织解剖学上主要表现为牙髓退行性改变和髓腔变小，虽然牙齿可不表现出临床症状，但在牙髓治疗中可能造成操作上的困难。

（二）特发因素（idiopathic causes）

在临床观察中发现，牙内吸收与外伤和活髓保存治疗的经历有关，而引发牙内吸收的真正原因并不清楚。这类尚不明确的致病因素称为特发因素。

（三）全身疾病在牙髓中的表现

全身性疾病有遗传性低磷酸盐血症、镰状红细胞贫血、带状疱疹、获得性免疫缺陷综合征（AIDS，艾滋病）和人类免疫缺陷病毒（HIV）阳性等。这些患者有时可出现牙痛症状，在其牙髓中可查及相关的病理细胞、病毒核酸等改变。

（四）气压骤变

如初上高原地带或在飞行过程中，因气压急剧下降致牙髓组织及体液中氮气析出成为气泡，形成气栓导致牙髓充血、出血。多发生于牙髓受损的牙齿，如龋坏、隐裂、充填修复过的牙齿。

第二节　牙髓病的病理变化和临床表现
Pulpal Pathology and Clinical Manifestation of the Pulp Diseases

牙髓因受到病原刺激物的作用不同以及机体抵抗力的差异，出现不同的病理变化，在临床上会表现为一系列不同的症状和体征。下面，就循着牙髓的病理变化来看其相应的临床表现。

一、牙髓充血

（一）病理变化

牙髓受到刺激后，最初始的病理表现是血管扩张、血液充盈，称为牙髓充血（pulp hyperemia），多为牙髓炎症的初起表现。若及时去除病原刺激物，这种单纯的充血状态可以得到缓解，牙髓恢复到原来的状况，临床上对应为可复性牙髓炎（reversible pulpitis）。

（二）临床表现

1. 症状　当患牙受到冷、热温度刺激或甜、酸化学刺激时，立即出现瞬间的疼痛反应，尤其对冷刺激更敏感，刺激一去除，疼痛短暂持续后消失。没有自发性疼痛。

2. 检查所见

（1）患牙常见有接近髓腔的牙体硬组织病损，如深龋、深楔状缺损，或可查及患牙有深牙周袋，也可受累于咬合创伤。

（2）患牙对温度测验表现为一过性敏感，且反应迅速，尤其对冷测反应较敏感。当去除刺激后，症状随即缓解。

（3）叩诊反应同正常对照牙，即叩痛（－）。

二、牙髓炎

牙髓充血状况持续时间较长后，转化为不可复性牙髓炎（irreversible pulpitis）。

（一）急性牙髓炎

急性牙髓炎（acute pulpitis）可由牙髓充血发展而来，也可由牙髓的慢性炎症急性发作而来。

1. 病理变化　依炎症发展过程分为浆液期和化脓期。

（1）急性浆液性牙髓炎（acute serous pulpitis）：常为牙髓充血的继续发展。病变范围局限在冠部牙髓为局部性浆液性牙髓炎。病变波及根髓时，则为全部性浆液性牙髓炎。

牙髓血管发生充血后，血浆由扩张的血管壁渗出，使组织水肿。随后，多形核白细胞亦由血管壁漏出，形成炎症细胞浸润，成牙本质细胞坏死。

（2）急性化脓性牙髓炎（acute suppurative pulpitis）：在牙髓炎短暂的浆液期过后，随着渗出的白细胞不断坏死、液化，形成脓肿，即转为急性化脓性牙髓炎。化脓可能是局限的，也可能是弥散的。急性牙髓炎的浆液期和化脓期没有截然的分界，而是一个移行过程。

患区有大量白细胞浸润，白细胞液化，组织坏死，形成脓液。周围有扩张、充血的血管。

2. 临床表现

（1）症状：急性牙髓炎（包括慢性牙髓炎急性发作）的主要症状是剧烈疼痛，疼痛的性质具有下列特点。

1）自发性阵发性痛：在未受到任何外界刺激的情况下，突然发生剧烈的自发性尖锐疼痛，疼痛可分作持续过程和缓解过程，又描述为阵发性发作或阵发性加重。在炎症的早期，疼痛持续的时间较短，缓解的时间较长，可能在一天之内发作两三次，每次持续数分钟。到炎症晚期，疼痛时间延长，可持续数小时甚至一整天，而缓解期缩短或疼痛间歇期消失。炎症牙髓出现化脓时，患者可主诉有搏动性跳痛。

2）夜间痛：疼痛往往在夜间发作，或夜间疼痛较白天剧烈。患者常因牙痛难以入眠，或从睡眠中痛醒。

3）温度刺激加剧疼痛：冷、热刺激可激发患牙的剧烈疼痛。若患牙正处于疼痛发作期内，温度刺激可使疼痛加剧。如果牙髓已有化脓或部分坏死，患牙可表现为所谓的"热痛冷缓解"。这可能是因为病变牙髓的气体产物受热膨胀后使髓腔内压力进一步增加，产生剧痛。反之，冷空气或凉水可使气体体积收缩，减小压力而缓解疼痛。临床上常可见到患者携带凉水瓶就诊，随时含漱冷水进行暂时止痛。

4）疼痛不能自行定位：疼痛发作时呈放散性或牵涉性，常常是沿三叉神经第二支或第三支分布区域放射至患牙同侧的上、下颌牙齿或头、颞、耳、面部，致使大多数患者不能明确指出患牙所在或错指患牙。这种放散痛不会发生到患牙的对侧区域。

（2）检查所见

1）患牙多可查及极近髓腔的深龋或其他牙体硬组织疾患，也可见牙冠有充填体存在，或可查到患牙有深牙周袋。

2）探诊常可引起剧烈疼痛。有时可查及微小露髓孔，并可见有少许脓血自露髓孔流出。

3）温度测验时，患牙的反应极其强烈，可表现为热刺激引发出剧痛。刺激去除后，疼痛症状要持续一段时间。也可表现为热测敏感，冷测缓解。

4）牙髓的炎症仅处于冠部时，患牙对叩诊无明显不适；当累及根髓，患牙处于全部性牙髓炎时，因炎症外围区已波及根尖部的牙周膜，可出现垂直方向的轻度叩痛。

（二）慢性牙髓炎

慢性牙髓炎（chronic pulpitis）是临床上最常见的一型，临床症状不典型，有些病例可没有明显的自发性痛。若侵入牙髓的细菌或其产物毒力较低，而机体的抵抗力较强时，牙髓组织的炎症多表现为慢性过程，慢性炎症细胞浸润可以维持较长时间，根尖部牙周膜则可成为牙髓炎症中心的外围区，出现轻度水肿的变化，故临床上患牙可有轻度叩痛，或X线片显示根尖周膜模糊、增宽影像。若牙髓的急性炎症渗出物得到引流，但炎症未能彻底消除时，也可转化为慢性炎症。反之，若机体抵抗力减低，或局部引流不畅，慢性牙髓炎又会转化为急性牙髓炎，即慢性牙髓炎急性发作。

慢性牙髓炎依据病理变化可分为慢性闭锁性牙髓炎、慢性溃疡性牙髓炎和慢性增生性牙髓炎，临床上还有一种特殊的表现，即残髓炎。分述如下：

1. 慢性闭锁性牙髓炎

（1）病理变化：髓腔完整，病变牙髓未暴露于口腔，牙髓中有淋巴细胞和浆细胞浸润，成纤维细胞及新生的毛细血管增殖，故称为慢性闭锁性牙髓炎（chronic closed pulpitis）。有时病变部分的牙髓可被结缔组织包绕局限。如果刺激物毒力未增强，外界又无新的感染侵入，被包绕的病变暂时不会向深部发展。若牙髓长期处于慢性炎症状态，牙髓组织也可发生退行性变，并导致牙髓坏死。

（2）临床表现

1）症状：可有偶发的钝痛，也可无明显的自发痛。但是，曾有过急性发作的病例或由急性牙髓炎转化而来的病例可诉有过剧烈自发痛的病史，也有因忽略自发性隐痛而否认既往症状者。几乎所有患者都有长期的冷、热刺激痛病史。

2）检查所见

- 多可查及深龋洞、冠部充填体或其他近髓的牙体硬组织疾患。
- 洞内探诊患牙感觉较为迟钝，去净腐质后无肉眼可见的露髓孔。
- 患牙对温度测验的反应多为热测引起迟缓性痛，或表现为迟钝。
- 多有轻度叩痛（＋）或叩诊不适感（±）。
- 患牙根尖片上有时可见根尖周膜影像模糊、增宽，年轻患者较为多见。

2. 慢性溃疡性牙髓炎

（1）病理变化：病变牙髓有暴露，在露髓孔处组织表面形成溃疡，溃疡表面的组织已坏死，下方纤维组织增多，慢性炎症细胞浸润，可能还有不完整的钙化物沉积，因此命名为慢性溃疡性牙髓炎（chronic ulcerative pulpitis）。

（2）临床表现

1）症状：多无明显的自发痛，但患者常诉有食物嵌入患牙洞内即出现的剧烈疼痛。有时可追问出自发痛史。另一典型症状是当冷、热刺激激惹患牙时，会产生剧痛。

2）检查所见

- 可查及深龋洞。患者由于怕痛而长期废用患牙，以致患牙有大量软垢、牙石堆积，洞内食物残渣嵌入较多。
- 去除腐质，可见露髓孔。探查露髓孔时，浅探不痛，深探剧痛，且见少量暗色血液渗出。
- 温度测验表现为敏感。
- 一般没有叩痛，或仅有极轻微的叩诊不适。
- 年轻患者的患牙根尖片上也可见根尖周膜影像模糊、增宽的情况。

3. 慢性增生性牙髓炎　慢性增生性牙髓炎（chronic hyperplastic pulpitis）多发生于年轻人，牙髓已暴露，经受轻度而持久的刺激，引起增生反应，牙髓向髓腔外方增殖，形成"蘑菇"形状的牙髓息肉（pulp polyp）。形成牙髓息肉需具备以下条件：①患牙根尖孔粗大，血运丰富；②露髓孔大，能允许炎症增生的牙髓组织呈息肉状发展，由髓腔长出。

（1）病理变化：息肉表面有鳞状上皮覆盖（口腔黏膜上皮脱落播植而来）。息肉为炎症肉芽组织，含有大量炎症细胞，富于血管，但神经纤维很少。息肉下方的牙髓也多形成炎症肉芽组织。根尖周组织可能有充血或慢性炎症。

（2）临床表现

1）症状：一般无自发痛，有时可有患者诉说每进食时患牙感觉疼痛或有进食出血现象，因此长期不敢用患侧咀嚼食物。

2）检查所见：患牙大而深的龋洞中有红色的肉芽组织——牙髓息肉，它可充满整个洞内并达咬合面，探之无痛但极易出血。由于长期废用，常可见患牙及其邻牙有牙石堆积。X线片上偶见根尖周区有局限性透射影像。

4. 残髓炎　临床上经过牙髓治疗的患牙又出现了温度刺激痛或自发性钝痛等慢性牙髓炎不典型的临床症状，经重新完善的牙髓治疗后症状消失，称为残髓炎（residual pulpitis）。

（1）病理变化：由于牙髓治疗过程中残留了少许根髓或多根牙遗漏了根管未作处理，残剩的牙髓组织保持生活状态，有慢性炎症细胞浸润，属于慢性牙髓炎的一种。

（2）临床表现

1）症状：慢性牙髓炎的症状，如温度刺激痛，尤其是热刺激引发疼痛；自发性隐痛，定时痛；常有咬合不适或轻咬合痛。患者可明确指出疼痛患牙，并告知有牙髓治疗史。

2）检查所见

- 患牙牙冠可见做过牙髓治疗的充填体或暂封材料。
- 强温度刺激下患牙有迟缓性痛。
- 叩诊疼痛。
- 再治疗时探查根管内有疼痛感觉。

（三）逆行性牙髓炎

感染通过牙周袋内的侧支根管开口或根尖孔逆行侵入牙髓引起的牙髓炎症，称为逆行性牙髓炎（retrograde pulpitis）。侧支根管的部位可在近牙颈部、根分叉部和根尖 1/3，其中由根尖方向引起的逆行性牙髓炎对牙髓血运影响极大，临床上多以急性牙髓炎的症状表现出来，病理上却多表现为慢性牙髓炎急性发作的特点；也有长期慢性牙髓炎表现的患牙。逆行性牙髓炎是牙周–牙髓联合病变（periodontal-pulpal lesion）的一型。

1. 病理变化　牙髓的炎症由根髓向冠髓蔓延，在全部牙髓弥漫性的慢性炎症细胞浸润的同时，根髓病变更重，可有脓肿形成，甚至局部组织坏死。

2. 临床表现

（1）症状：患者有长期的牙周炎病史，近期出现自发痛、冷热痛症状。

（2）检查所见

1）患牙未查及可引发牙髓病变的牙体硬组织疾病。

2）探及深牙周袋、袋内溢脓、牙齿松动。

3）X 线片显示牙槽骨吸收近根尖或根分叉病变。

4）温度测验激发剧烈疼痛且持续。

三、牙髓变性

牙髓变性（pulp degeneration）是最常见的牙髓病理变化，但引起临床症状需要治疗的情况并不多。牙髓变性的种类很多，与临床关系较为密切的是牙髓钙化（pulp calcification）。

牙髓钙化

1. 病理变化　牙髓血液循环障碍，营养不良，细胞变性，钙盐沉积，形成微小的或大块的钙盐沉积物，又称作髓石（pulp stone）。有的髓石游离于牙髓组织中，有的附着在髓腔壁。有的髓石数目较少，有的却呈无数细砂粒状布满髓腔，后者又称为弥漫性钙化（diffuse calcification）。

2. 临床表现

（1）症状：髓石一般并不引起临床症状。个别情况下出现与体位有关的自发痛，也可沿三叉神经分布区域放散，一般与温度刺激无关。

（2）检查所见

1）患牙对牙髓活力测验有反应，对温度测验的反应可敏感或迟钝。

2）X线片显示髓腔内有阻射的钙化物（髓石）或呈弥漫性阻射影像而致使原髓腔处的透射区消失。

四、牙髓坏死

牙髓坏死（pulp necrosis）常由各型牙髓炎发展而来，也可因外伤打击、正畸矫治所施加的过度创伤力、修复治疗对牙体组织进行预备时的过度手术切割产热，以及使用某些修复材料（如硅酸盐粘固剂、复合树脂）所致的化学刺激或微渗漏而引起。当牙髓组织发生严重的营养不良及退行性改变时，由于血液供应的严重不足，最终可发展为组织坏死，又称为牙髓渐进性坏死（pulpal demise），多见于老年人。坏死的牙髓组织有利于细菌的定植。牙髓坏死如不及时进行治疗，感染可向根尖周组织发展，导致根尖周炎。

1. 病理变化　组织坏死，呈弥漫的无结构样物。由牙髓炎症发展而来的坏死多为液化性坏死（liquefaction necrosis），牙髓分解液化的速度与炎症的程度和组织吸收液体的能力以及渗出物是否得到引流有关。牙髓的坏死区域中含有无结构的组织碎片和细菌，包括需氧菌和厌氧菌，但在与坏死区相邻的炎症牙髓中没有发现细菌。液化坏死区的外周被一极窄的慢性炎症带包围，坏死产物（毒素和酶）作用于邻近组织造成持续的损害。坏死进展到髓腔壁，在胶原酶的作用下，前期牙本质溶解消失，牙髓血管中红细胞破裂所产生的血红蛋白分解产物和细菌及其产物可由此渗透进入牙本质小管，造成牙齿的变色和根管深部的感染。当牙髓出现局部坏死，但根尖部分尚存炎症活髓时，根尖周组织常无炎症细胞出现，只有当整个牙髓几乎完全坏死时，根尖周组织才有炎症的病理表现。在全部牙髓组织坏死后，有时合并不同程度的腐败菌感染，坏死牙髓腐败分解，发出恶臭气味，临床拔髓可见牙髓呈黑色、暗绿色的含脓条索。常见的腐败菌有梭形杆菌、产气荚膜杆菌、奋森螺旋体等，此种坏死类型又称作牙髓坏疽（pulp gangrene）。

2. 临床表现

（1）症状：单纯的牙髓坏死，临床一般无疼痛症状。也可见以牙冠变色为主诉前来就诊者。还常可追问出自发痛史、外伤史、正畸治疗史或充填、修复史等。

（2）检查所见

1）牙冠可存在深龋洞或其他牙体硬组织疾患，或是有充填体、深牙周袋等。也可见有完整牙冠者。

2）牙冠变色，呈暗黄色或灰黑色，失去光泽。

3）牙髓活力测验无反应。

4）叩诊同正常对照牙（－）或有不适感（±）。

5）X线片显示患牙根尖周影像无明显异常。

五、牙内吸收

牙内吸收（internal resorption）是指牙髓组织分化出破牙本质细胞，从髓腔内部吸收牙体硬组织，形成不可复性的损害。牙内吸收的病因和机制至今不十分清楚，目前认为与局部前期牙本质形成受阻或破坏有关。研究表明，牙内吸收发生的条件有：①牙髓组织受损，有炎症细胞浸润，分化出多核的破牙本质细胞；②牙髓炎症或贴近髓腔壁的局部牙髓组织坏死，在坏死产物胶原酶作用下，前期牙本质溶解缺如，使已矿化的牙本质暴露于炎症牙髓，成熟牙本质上的细胞外蛋白 RGD（精氨酸-谷氨酸-天冬氨酸组成的序列氨基酸）位点显露；③炎症因子趋化炎症牙髓中的破牙本质细胞向 RGD 受体迁移、接触，一旦结合，启动内吸收。

临床上牙内吸收多见于受过外伤的牙齿、再植牙以及做过牙体预备或活髓保存治疗的牙齿。内吸收多发生于乳牙，恒牙也有发生，与牙髓的肉芽性变和前期牙本质、成牙本质细胞损伤有关。牙内吸收的发病机制还可参阅本篇第十二章第三节"牙根外吸收"。

1. 病理变化　牙髓组织弥漫性炎症，肉芽性变，某一局部的髓腔壁牙本质被吸收呈蚕食状，在牙本质被吞噬的陷窝中可发现类似破骨细胞（osteoclasts）的多核巨细胞，又称破牙本质细胞（dentinoclasts）。吸收部位的髓腔壁变薄，甚至穿通，严重者可形成病理性牙折。

2. 临床表现

（1）自觉症状：一般无自觉症状，多于 X 线片检查时偶然发现。少数病例可出现自发性阵发痛、放散痛和温度刺激痛等牙髓炎症状。

（2）检查所见

1）内吸收发生在髓室时，肉芽组织的颜色可透过已被吸收成很薄的牙体硬组织层而使牙冠呈现粉红色，有时可见牙冠出现小范围的暗黑色区域。内吸收发生在根管内时，牙冠的颜色没有改变。

2）患牙对牙髓测验的反应可正常，也可表现为迟钝。

3）叩诊检查同正常对照牙（-）或出现不适感（±）。

4）X 线片显示内吸收处的髓腔壁局限性对称不规则透射影（图 13-1）；若髓腔壁被穿通或根折，拍摄 CBCT 可明确识别。

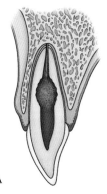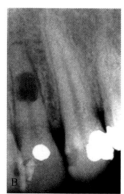

图 13-1　牙内吸收
A. 根管壁吸收示意图；**B**. 牙根内吸收 X 线片。

第三节　牙髓病分型
Classification

一、病理学分型

在组织病理学上，一般将牙髓状态分为正常牙髓和病变牙髓两种。对于病变牙髓，一直沿用如下分类：

1. 牙髓充血

（1）生理性牙髓充血

（2）病理性牙髓充血

2. 急性牙髓炎

（1）急性浆液性牙髓炎

（2）急性化脓性牙髓炎

3. 慢性牙髓炎

（1）慢性闭锁性牙髓炎

（2）慢性溃疡性牙髓炎

（3）慢性增生性牙髓炎

4. 牙髓坏死

5. 牙髓退变

（1）空泡性变

（2）纤维性变

（3）网状萎缩

（4）钙化

6. 牙内吸收

美国牙髓病学家 Seltzer 于 1963 年发表的人龋坏牙齿牙髓组织学的研究结果成为牙髓病分类的经典依据。这项研究及其之后的研究通过观察不同阶段牙髓炎病例的临床状态，试图寻找患牙临床表现和牙髓组织学之间的关系。他从几千张人牙组织学连续切片检查结果中发现，不可能将所见到的牙髓病变按上述病理学分类法去划分，生活牙髓在组织学上变异很大，所谓"正常牙髓"和各种不同类型的"病变牙髓"常存在着各种移行阶段和重叠现象。牙髓发生萎缩性变化而无炎症细胞出现，可能与既往的治疗或龋病史有关。各种退行性变的表现出现在许多无炎症的牙髓、有牙周疾患的患牙牙髓，以及进行过牙体治疗的多数患牙牙髓中。在多数有中龋的患牙和几乎所有深龋的患牙牙髓中，都可见到炎症细胞，炎症细胞的数量与龋洞的深度有关。经历牙体手术的患牙牙髓中一般也都有炎症细胞。上述研究结果指导临床对龋病发展过程中牙髓的病理变化做出相关推断。据此，他提出如下的分型：

- 完整无炎症牙髓
- 萎缩性牙髓，包括各种退行性变
- 完整牙髓，但有散在的慢性炎症细胞，称为移行阶段
- 慢性局部性牙髓炎，包括：部分液化性坏死或部分凝固性坏死
- 慢性全部性牙髓炎，包括：局部液化性坏死或局部凝固性坏死
- 全部牙髓坏死

二、临床分型

在临床工作中，对于不构成临床症状的各种牙髓退行性变无需进行临床上的诊断和处理，对于能够明确判断的牙髓坏死和牙内吸收也无诊断名词的多重性。但越来越多的研究表明，牙髓炎的临床症状和体征与其病理表现并无确定的关联，临床上若以病理名词作为诊断术语，可能与牙髓组织的实际炎症病理表现不完全吻合。比如，临床诊断的急性或慢性牙髓炎是以疼痛症状的程度和性质来确定的，病理上的急、慢性炎症表现则以浸润的炎症细胞类型相区分，临床表现和组织学特征并不能相对应。

（一）牙髓炎以往分型及临床应用诊断术语

为了直观表达牙髓炎的临床表征，曾出现过以下多种分型方法。

1. 按病变性质分型

（1）急性牙髓炎

（2）慢性牙髓炎

2. 按感染途径分型

（1）牙髓炎：急性炎症，慢性炎症

（2）逆行性牙髓炎：急性炎症，慢性炎症

3. 按病变进程分型

（1）早期牙髓炎：病程较短，病变较局限（冠髓），没有化脓

（2）晚期牙髓炎：病程较长，病变较弥散（全髓），有化脓、坏死

4. 按临床症状分型

（1）有症状型牙髓炎：有明确的疼痛症状（急性炎症，慢性炎症）

（2）无症状型牙髓炎：没有典型的疼痛症状（慢性炎症）

5. 按牙髓炎症转归分型

（1）可复性牙髓炎：即病理分型中的牙髓充血。由于"充血"既是组织发生炎症的初期

表现，也是伴随炎症全过程的一种病理表现，因此严格地讲，"牙髓充血"既不能构成一种组织学诊断，也更谈不上作为临床诊断用语了。此阶段牙髓处于炎症的早期，在临床实际工作中，若能彻底去除作用于患牙上的病原刺激因素，同时给予患牙适当的治疗，患牙牙髓是可以恢复到原有状态的。基于这一临床特点，将其称为"可复性牙髓炎"（reversible pulpitis）。

（2）不可复性牙髓炎：急性炎症和慢性炎症均属于不可复性牙髓炎（irreversible pulpitis）。

（二）目前应用的牙髓疾病分类和诊断术语

临床医师虽可根据患者的症状及各种临床检查结果来推测患牙牙髓的病理损伤特点，但实际工作中，既不能也不需要对牙髓疾病作出符合组织学标准的诊断，重要的是需要对牙髓的病理状态及其恢复能力作出正确的估计，以判断哪些患牙可通过实施一些临床保护措施得以保留牙髓的生活状态且不出现临床症状，哪些患牙则必须摘除牙髓进行完善的治疗。从临床治疗的角度出发，对牙髓病理状态的推断实际上是要为治疗方法的选择提供一个参考依据。因此，临床上需要一套更为实用的分型和诊断名词，即根据牙髓病的临床表现和治疗预后进行分类。

1. 世界卫生组织 2019 年疾病分类（WHO ICD-10）中对牙髓疾病的分类

（1）牙髓炎：首先标注 NOS（not otherwise specified），意为用现有方法无法细分。再并列列出急性牙髓炎、慢性牙髓炎（包括增生性牙髓炎和溃疡性牙髓炎）、不可复性牙髓炎、可复性牙髓炎。

（2）牙髓坏死：并列列出牙髓坏疽。

（3）牙髓退变：并列列出牙髓钙化和髓石。

2. 我国长期以来临床诊疗中对牙髓疾病应用的分类和诊断用语

（1）可复性牙髓炎

（2）不可复性牙髓炎
- 急性牙髓炎，包括：慢性牙髓炎急性发作
- 慢性牙髓炎，包括：残髓炎
- 逆行性牙髓炎

（3）牙髓钙化
- 髓石
- 弥漫性钙化

（4）牙髓坏死

（5）牙内吸收

第四节　牙髓病的诊断和鉴别诊断
Diagnosis and Differential Diagnosis

一、诊断方法

对牙髓病的诊断，实际上是一个仔细收集患者的症状、病史和体征等重要信息的过程，其中重要的步骤是聆听和询问，同时结合临床检查和牙髓诊断性试验结果，分析、确认主要问题并找到问题根源，以便制定解决这一问题的治疗方案。

（一）问诊

重点询问"疼痛"，包括疼痛的部位（定位或放散），疼痛的性质（锐痛或钝痛，隐痛，跳痛，烧灼痛，肿痛），疼痛的时间，诱发、加重或缓解疼痛的因素。

（二）口腔检查

口腔检查应循着"颌面部—牙体—牙髓—根尖周—牙周—口腔其他"的检查顺序进行。

1. 牙体　通过视诊和探诊，必要时辅助染色，查找牙体的损坏，包括病损的部位、范围、深浅及探诊反应。

2. 牙髓　牙髓诊断性试验，又称牙髓活力测验（pulp test），包括：温度测验（thermal test）［冷测（cold test）、热测（heat test）］和电活力测验（electric pulp test，EPT）。临床操作时要注意先测对照牙，后测待诊牙。对照牙应选择牙体组织完整、牙髓健康的正常牙，选择顺序是：①同颌对侧同名牙；②对颌对侧同名牙；③体积相近的对侧牙。

（1）患牙对温度测验的反应、结果判断及临床意义：患牙的测试结果必须在与正常对照牙的反应进行比较后作出，以正常、敏感、迟钝或迟缓性反应、无反应4个级别表示，不用（＋）、（－）表示。

1）正常：出现短暂的轻度感觉反应（如凉、热、刺激传入等），该反应随刺激源的撤除而立即消失。患牙的反应程度和时间与对照牙相同。

2）敏感：又分为4种。①"一过性敏感"：测试时立即出现一过性疼痛反应，刺激去除后疼痛随即消失或有数秒的延迟，结合病史无自发痛，表示此时牙髓可能处于可复性炎症状态。②"敏感"：温度刺激引起疼痛反应，疼痛程度较重，刺激反应较快，刺激源去除后疼痛仍持续一段时间，表示被测试牙有不可复性的牙髓炎症。③"激发痛"：有时温度刺激可引起剧烈的疼痛，甚至放散性痛，表示被测试牙的牙髓炎症处于急性期。④"热痛冷缓解"：患牙对热刺激极敏感，冷刺激可缓解疼痛，表示患牙牙髓处于急性化脓性炎症状态。

3）迟钝：被测牙齿较正常对照牙的感觉反应轻微且慢，表示患牙可能有慢性炎症、牙髓变性或牙髓部分坏死。迟缓性反应或迟缓性痛：温度刺激离开牙面片刻以后才出现疼痛反应，表示患牙可能为慢性牙髓炎或牙髓大部分坏死。

4）无反应：表示牙髓可能坏死或牙髓变性。

（2）患牙对电活力测验的结果判断及临床意义：EPT用于反映患牙牙髓活力的有无，而不能指示不同的病理状态。在相同的电流输出档位下，测试牙与对照牙的电测值之差大于10时，表示测试牙的牙髓活力与正常有差异。如电测值到达最大时测试牙仍无反应，表示牙髓已无活力。因此，临床上对电测结果的描述仅为"正常"和"无反应"，不宜用"敏感"或"迟钝"表示。在临床应用时还要注意电测反应的假阳性和假阴性问题。刚萌出的牙齿和新近外伤患牙电测活力常有假阴性现象出现。

3. 根尖周、牙周　通过以下检查方法来反映根尖周组织及牙周组织的状态：①视诊；②叩诊；③松动度；④牙周袋探诊；⑤咬诊；⑥扪诊；⑦拍摄 X 线片，最好是平行投照，影像应包括牙根尖及其周围 2～3 mm 的范围（具体的检查操作见第一篇第四章"口腔检查与患者管理"）。

二、诊断步骤

诊断牙髓炎主要依据患者的自觉症状、病因确定及患牙对温度刺激的反应，综合分析，进行判断。由于牙髓炎的症状主要是疼痛，而且是具有一定特性的疼痛，因其病因明确，大多是通过一定的感染途径引发，以及牙髓炎发生时牙髓的敏感程度增高等情况，一般情况下，临床对牙髓炎的诊断并不困难。但牙髓炎所表现的疼痛又有其特殊性，尤其是急性牙髓炎，疼痛不易定位，故准确找出患牙是诊断牙髓炎的关键。临床上可通过三大步骤进行诊断，称为牙髓炎的"诊断三部曲"。首先是通过问诊获得初步印象；然后检查可能引起牙髓炎的病因，圈出可疑痛牙；再进一步对可疑患牙进行牙髓温度测验，确定患牙。这样由浅入深一步一步地证实所判断的可靠性，才能得出正确的诊断。

（一）自觉症状

根据患者主诉，询问牙痛的时间、疼痛的性质等。若为自发性、阵发性痛，疼痛的范围放散到颌面部较大的区域，温度刺激引起或加重疼痛，则多半是急性牙髓炎。若自发性疼痛不典型，仅有隐痛或钝痛，但进食时或遇到冷热刺激时引起较严重的疼痛，则应怀疑为慢性牙髓炎。这种依据只能得出疾病倾向性的初步印象，并不能确定就是牙髓炎。

（二）检查

当听取患者的主诉症状，产生了一个初步印象，即怀疑为牙髓炎后，便可以检查疼痛一侧的牙齿。首先检查是否有龋齿，若发现有接近牙髓的深龋洞，表明该牙患牙髓炎的可能性很大。应特别注意避免遗漏那些不易发现的龋洞。若牙痛侧同时存在几个龋洞，则离髓最近且探痛明显的最为可疑。若未发现龋洞，则应查看是否有近髓的非龋牙体硬组织疾患存在，同时也要检查有无深牙周袋存在。

（三）牙髓温度测验

通过询问病史，结合检查所见，再对可疑患牙进行牙髓温度测验，即可确诊牙髓炎，并可以确定牙髓炎的患牙。对于诊断牙髓炎，牙髓温度测验是一个非常重要的步骤，可以更有力地证实以上判断是否正确。要注意在没有肯定患牙时，不要轻易对只是怀疑为牙髓炎的牙齿进行牙髓治疗，若判断错误，不但不能及时解除患者痛苦，还会造成患者不必要的损害和增加其更多的痛苦。

一般情况下，通过询问病史、对牙齿的仔细检查及牙髓温度测验即可做出正确的诊断。在不易诊断时，尤其是怀疑有较难发现的邻面龋、继发龋，牙内吸收及牙周组织破坏后引起牙髓炎时，可以用 X 线检查协助诊断。

三、各型牙髓病的诊断要点

（一）可复性牙髓炎

（1）主诉对温度刺激，尤其是冷刺激一过性敏感，但无自发痛的病史。
（2）可找到能引起牙髓病变的牙体病损或牙周组织损害等病因。
（3）冷测反应为一过性敏感。
（4）患牙经安抚或盖髓治疗后，自觉症状消失，牙髓温度测验反应恢复正常。

（二）不可复性牙髓炎

1. 急性牙髓炎

（1）典型的疼痛症状（自发性阵发痛，冷热痛，夜间痛，放散痛不能定位）。
（2）患牙肯定可找到引起牙髓病变的牙体损害或其他病因。
（3）牙髓温度测验结果可帮助定位患牙。对患牙的确定是诊断急性牙髓炎的关键。

急性牙髓炎的临床特点是发病急，疼痛剧烈。临床上绝大多数出现急性疼痛的病例均属于慢性牙髓炎急性发作的表现，龋源性者尤为显著，患牙一般都有长时间的温度刺激症状。在深龋的进展过程中，牙髓早已有了慢性炎症，而此时在临床上可能还未出现典型的牙髓炎症状。疼痛症状的出现是炎症渗出物增多、髓腔内压力升高的结果。这些患牙的叩诊反应也可帮助定位。

2. 慢性牙髓炎

（1）有可以定位患牙的长期冷、热刺激痛病史和（或）自发痛史。

病例解析
急、慢性
牙髓炎

（2）肯定可查到引起牙髓炎的牙体硬组织疾患或其他病因。

（3）患牙对温度测验的异常表现。

（4）叩诊反应可作为很重要的参考指标。

在临床上诊断慢性牙髓炎时，一般仅对患牙诊断"慢性牙髓炎"即可，如有各型的典型表现，可以分别诊断为闭锁型、溃疡型及增生型。这是因为临床对洞底是否与髓腔穿通的检查结果与实际的组织学表现常有出入，再者从治疗方法的选择上，这三种类型也并无区别。还有一点需要注意的是，若无典型临床表现的深龋患牙在去腐未净时露髓，也诊断为"慢性牙髓炎"。

3. 残髓炎

（1）牙髓治疗后近期或远期，患牙出现慢性牙髓炎的症状，常伴有咬合不适或轻咬合痛。

（2）检查患牙牙冠有做过牙髓治疗的充填体或暂封材料。

（3）强温度刺激患牙有迟缓性痛以及叩诊疼痛。

（4）再治疗时探查根管内有疼痛感觉即可确诊。

4. 逆行性牙髓炎

（1）患者有长期的牙周炎病史，近期出现牙髓炎症状。

（2）患牙未查及引发牙髓病变的牙体硬组织疾病。

（3）患牙有严重的牙周炎表现，如查及深牙周袋、牙齿松动，X 线片显示牙槽骨破坏等。

（4）温度测验可引发剧烈疼痛。测试多根牙时可将温度刺激源分别放在一侧牙面（牙冠的颊面或舌／腭面），以帮助确定诊断。

（三）牙髓钙化

（1）X 线检查结果作为重要的诊断依据。

（2）需排除由其他原因引起的自发性放散痛的疾病后，并经过去除钙化物、完善牙髓治疗后疼痛症状得以消除，方能确诊。

（3）询问病史，有外伤或活髓切断治疗史可作为参考。

（四）牙髓坏死

（1）无自觉症状。

（2）牙冠变色。

（3）牙髓电活力测验无反应。

（4）X 线片上根尖周影像无异常表现。

（五）牙内吸收

（1）X 线片的表现作为主要依据。

（2）病史和临床表现作为参考。

（3）如发生在髓室的内吸收较严重，牙冠可透出粉红色。

四、鉴别诊断要点

（一）深龋、可复性牙髓炎与慢性牙髓炎

1. 疼痛症状　均可有冷热痛，但深龋和可复性牙髓炎患牙无自发痛病史，慢性牙髓炎可有自发痛病史。

2. 温度测验　用冰棒冷测牙面，深龋患牙的反应与对照牙是相同的，只有当冰水入洞后方引起疼痛；可复性牙髓炎患牙在冷测牙面时即出现一过性敏感，当深龋与可复性牙髓炎难以

区别时，可先按可复性牙髓炎的治疗进行处理；慢性牙髓炎患牙由温度刺激引起的疼痛反应程度重，持续时间较长久，有时还可出现轻度叩痛。在临床上，若可复性牙髓炎与无典型自发痛症状的慢性牙髓炎一时难以区分，可先采用保守的诊断性治疗的方法，即用氧化锌丁香油酚糊剂、氢氧化钙或玻璃离子水门汀进行安抚、间接盖髓或暂封，在观察期内视其是否出现自发痛症状再明确诊断。

（二）可复性牙髓炎与牙本质过敏症

牙本质过敏症的患牙往往对探、触等机械刺激和酸、甜等化学刺激更敏感，而可复性牙髓炎主要是对冷、热温度刺激一过性敏感。

（三）急性牙髓炎、髓石与三叉神经痛

三叉神经痛（trigeminal neuralgia）的发作一般有疼痛"扳机点"，患者每触及该点即诱发疼痛。患者在诉说病史时，往往忽略此点，应特别加以详细询问。再者三叉神经痛较少在夜间发作，冷、热温度刺激也不引发疼痛。急性牙髓炎有其典型的疼痛，可找到痛因和患牙。髓石引起的牙痛可与体位有关。当牙髓炎引起的疼痛与三叉神经痛均存在时，应先治疗牙髓炎患牙，以鉴别牙源性三叉神经痛和原发性三叉神经痛。

（四）急性牙髓炎与龈乳头炎

龈乳头炎（interdental papillitis）也可出现自发性疼痛，但疼痛性质为持续性胀痛。患牙对温度测验的反应同对照牙，也可有一过性敏感的现象。患者对疼痛多可定位。检查时可发现患者所指示的部位龈乳头有充血、水肿现象，探诊出血，触痛极为明显。患处两邻牙间可见有食物嵌塞的痕迹或有食物嵌塞史。一般未查及可引起牙髓炎的牙体硬组织损害及其他疾患。

（五）急性牙髓炎与急性上颌窦炎

患有急性上颌窦炎（acute maxillary sinusitis）时，患侧的上颌后牙可出现类似牙髓炎的疼痛症状。这是因为上颌后牙根尖区的解剖部位恰与上颌窦底相邻接，且分布于该区域牙髓的神经是先经过上颌窦侧壁或窦底后再进入根尖孔内的。因此，上颌窦内的急性炎症可牵涉到相应上颌后牙的牙髓神经而引发"牙痛"，此时疼痛也可放散至头面部而易被误诊。但通过仔细检查，可发现在急性上颌窦炎时所出现的疼痛为持续性胀痛，患侧的上颌前磨牙和磨牙可同时受累而致两三颗牙齿均有叩痛，但未查及可引起牙髓炎的牙体组织疾患，患牙对温度测验的反应同对照牙。再检查上颌窦前壁可出现压痛，同时，患者还可能伴有头痛、鼻塞、脓涕等上呼吸道感染的症状。

（六）牙髓息肉、牙龈息肉与牙周膜息肉

牙龈息肉（gingival polyp）多是在患牙邻面出现龋洞时，由于食物长期嵌塞，加之患牙龋损处粗糙边缘的刺激，牙龈乳头增生进入龋洞所形成的空间，形成息肉样。牙周膜息肉（dental ligament polyp）系于多根牙的龋损发展过程中，不但髓腔被穿通，进而髓室底亦遭到了破坏，外界刺激使根分叉处的牙周膜反应性增生，息肉状肉芽组织穿过髓底穿孔处进入髓室，外观极像牙髓息肉（pulp polyp）（图 13-2）。在临床上进行鉴别时，应先拍摄 X 线片以观察髓室的封闭性和髓室底的完整性；可用探针探查息肉的蒂部以判断息肉的来源；还可于局麻下自蒂部切除息肉，由出血部位进行判断。若出血部位位于患牙邻面龋洞龈阶外侧的龈乳头位置，即可判断为牙龈息肉；若出血断端位于髓腔内，则需对牙髓息肉和牙周膜息肉进行鉴别，此时更应仔细探查髓室底的完整性，还可辅助显微镜仔细观察，必要时可拍摄 CBCT 进行诊断。

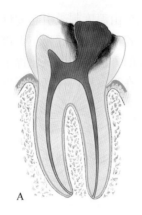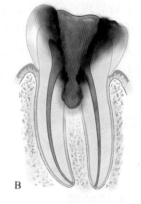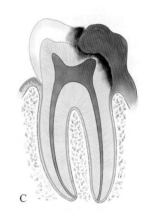

图 13-2　龋洞内息肉的来源
A.牙髓息肉；**B**.牙周膜息肉；**C**.牙龈息肉。

（七）慢性牙髓炎与干槽症

干槽症患者近期有拔牙史。检查可见牙槽窝空虚，骨面暴露，出现臭味。拔牙窝邻牙虽也可有冷、热刺激敏感及叩痛，但无明确的牙髓疾患指征。

（八）牙髓坏死与慢性根尖周炎

牙髓坏死和慢性根尖周炎的患牙均可无明显的临床症状，牙髓均无活力。但是 X 线片上牙髓坏死患牙的根尖周组织没有受累，慢性根尖周炎患牙则显示根尖周骨质影像密度减低或根周膜影像模糊、增宽。

（九）与非牙源性牙痛的鉴别

见本章第六节。

第五节　牙髓病的转归和治疗原则
Prognosis and Treatment Principle

一、牙髓病的转归

牙髓组织是被包裹在四周坚硬的牙本质壁内的疏松结缔组织，一旦发生炎症，髓腔内的炎性渗出物无法得到引流，而局部组织压增高，使感染容易很快扩散到全部牙髓，并压迫神经产生剧烈疼痛。因为牙髓主要是借助于狭窄的根尖孔与根尖周围组织相连通，所以在发生炎症时，牙髓组织几乎不能建立侧支循环，恢复能力严重受限而易于坏死。牙髓炎病变过程随着外界刺激物及机体抵抗力的变化，可有 3 种趋向：一是当外界刺激因素被消除后，牙髓的炎症受到控制，机体修复能力得以充分发挥，牙髓组织逐渐恢复正常。此种情况多见于患牙根尖孔较为粗大，牙髓炎症较局限，全身健康情况良好时。二是当外界刺激长期存在，且刺激强度并不很强或刺激减弱，或牙髓炎症渗出物得到某种程度的引流时，牙髓病变则呈现慢性炎症表现，或成为局限性化脓灶。三是外界刺激较强且持续存在，致使牙髓的炎症进一步发展，局部组织发生严重缺氧、化脓、坏死，以致全部牙髓均失去生活能力。牙髓感染、坏死后，可作为病原刺激物，引发根尖周组织炎症。其相互关系可见图 13-3 所示。

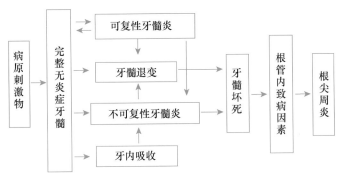

图 13-3 牙髓病的转归

二、治疗原则

治疗牙髓病的原则是保存活髓或保存患牙。保存活髓虽然有很重要的意义，也是最为理想的治疗结果，但是对于成人牙髓炎患牙，保存活髓治疗的适应证极为有限。若不能保存活髓，则要尽量做到保存患牙，以维护咀嚼器官的完整性，保持其行使良好的功能。

（一）保存活髓

牙髓炎时，最理想的治疗是使炎症消除，恢复为健康的牙髓，这样不但保存了患牙，而且牙髓能够继续行使其营养、防御、修复、再生等功能。然而，由于牙髓解剖、生理方面的特点，其一旦发炎，就很难恢复正常。牙髓和牙髓腔的增龄变化对炎症的转归及预后有较大的影响。年轻恒牙，在牙髓处于炎症的早期阶段时，若及时采取保存活髓的治疗措施，较容易取得成功。但是，随着患者年龄的增长，髓腔、根尖孔逐渐缩小，牙髓活力也逐渐减退，老年人的牙髓还多有退行性变，这时，即使是在炎症早期，保存活髓也极为困难。因此，在成人牙髓病中，保存活髓的治疗适应证范围很窄。随着生物活性材料的成功研发和临床应用，以及临床医师对治疗过程中感染控制意识的增强和有效手段的实施，临床上对成人早期炎症牙髓的保存正在做出进一步的研究、探索和尝试，期望成人炎症牙髓能够得到有效保存的目标早日实现。

（二）保存患牙

在不能保存健康生活牙髓时，应当尽力保存患牙。

对于牙髓炎，在不能消除炎症时，须采取控制感染并防止感染进一步扩散到根尖周组织的措施，以使患牙能够无害地保存下来。

牙髓感染坏死后，牙髓腔即成为自身防御功能所不能达到的死腔。对于这种感染根管，治疗原则首先是彻底消除来自根管的感染源，除去对机体的威胁；同时严密地封闭根管死腔，杜绝再感染的条件，给血运丰富、再生力极强的根尖周组织提供一个充分发挥其免疫功能的有利环境，防止根尖周病的发生。

临床治疗时，在上述原则的指导下所应采取的措施如下。

（1）保存活髓：去除病原，护髓安抚。

（2）保存患牙：①缓解急症：摘除牙髓，引流止痛。②控制感染：消除感染源，杜绝再感染。

（3）修复牙体缺损，恢复患牙的形态和功能。

第六节　非牙源性牙痛的鉴别诊断思路
Differential Diagnosis of Non-odontogenic Toothache

对口腔、颜面、头颅部位顽固性疼痛的诊断是临床的一个难题。国际疼痛研究学会（International Association for the Study of Pain，IASP）对疼痛的定义是：一种发生在身体特定组织上的、由实际或潜在损伤引起的主观不愉快感觉或情感体验，是一种复杂的心理活动过程。个体对实际伤害所感知的疼痛和机体障碍有时会有很大差异，是生理因素和心理因素混杂的结果，有时心因性疼痛可能占主导地位。诊断疼痛的关键首先是排除器质性病变。

牙痛是口腔疾病最常见的症状之一，给患者造成极大的痛苦。牙髓炎的特征性临床表现就是牙痛，尤其是那些剧烈的自发性放散痛、不能定位的牵涉痛症状，可能与系统其他疾病引起的疼痛，特别是引发的牙痛相混淆，进而导致误诊、误治。牙髓炎的牵涉痛常发生于单侧后牙，可牵涉至邻牙、对颌牙以及三叉神经分布的其他区域，如上颌牙痛易牵涉至颧骨和太阳穴，下颌牙痛则易牵涉至锁骨、耳和枕部。软组织的疼痛也可以牵涉到牙齿，当临床出现难以定位的牙痛时，可对头、颈软组织进行扣诊，如按压太阳穴或咀嚼肌，若出现扣痛，疼痛很可能来自该软组织，而非牙齿。牵涉痛一般不发生于前牙，也不发生于牙髓治疗中和治疗后的患牙，牙周炎和有窦道的患牙也不会出现牵涉痛。临床工作中需要注意的是，面对牙痛的患者首要做的是判断疼痛的来源，弄清是牙源性痛还是系统来源的痛。除了考虑牙髓炎外，在与疼痛牙位邻近组织的疾病（如本章第四节中介绍的龈乳头炎、干槽症、上颌窦炎、三叉神经痛）相鉴别外，还需了解系统源性疼痛疾病的特征性临床表现，以提供鉴别诊断的思路。

发生于口腔、颜面、头颅部位的慢性疼痛可归纳为以下 8 类：

（1）颅外病变来源的疼痛，如唾液腺病变、耳部炎症、鼻窦病变、颞下颌关节疾病，口腔颌面部肿瘤等。

（2）远隔病灶来源的牵涉痛，如心绞痛和心肌梗死、甲状腺炎、颈动脉痛、颈椎病变等。

（3）颅内病变，如肿瘤、血肿、水肿等。

（4）神经性疼痛，又分为发作性神经痛和持续性神经痛。前者如三叉神经痛、舌咽神经痛、Eagle 综合征等，后者如疱疹后神经痛、创伤后神经痛等。

（5）神经血管痛，如偏头痛、丛集性头痛、高血压等。

（6）灼痛。

（7）肌肉痛。

（8）非典型性面痛。

下面就临床上常易与牙源性疼痛混淆的疾病疼痛特点进行简要介绍。

一、口腔颌面部疾病

（一）颞下颌关节疾病

颞下颌关节疾病（temporomandibular joint articular disorders）表现为颞下颌关节持续疼痛，疼痛部位深在，定位不清，时常发作，出现牵涉痛，可伴有耳部疼痛和张口受限。颌面部肌肉痉挛导致肌筋膜疼痛，扣压肌肉或关节可引起或加重疼痛。疼痛持续时间一般超过半年。影像学检查有助于诊断。

（二）唾液腺疾病

唾液腺疾病（salivary gland disorders）包括发生于唾液腺的多种疾病，如导管阻塞、感染和炎症、肿瘤，均会引起疼痛和压痛的症状。咀嚼食物时，尤其是刚进食时，诱发或加重疼痛，还可出现肿胀、发热和张口痛。通过扣诊、唾液流量检查和影像学检查可明确诊断。

二、远隔器官疾病来源的牵涉痛

能引起颌面部牵涉痛的远隔脏器疾病报道较多的有心绞痛、甲状腺炎、颈动脉痛以及颈椎疾病，这种牵涉痛统称为远隔器官疾病来源的牵涉痛（referred pain from remote pathologic sites）。其中，因主诉牙痛而被确诊为心绞痛或被误诊的病例最为令人关注。

心绞痛

心绞痛（angina pectoris）的典型症状是左胸部沉重感、压迫感，左前胸闷痛，常放散到左肩胛或左臂，另有18%的患者牵涉至左侧下颌或牙齿，出现后牙区牙髓炎样的疼痛。接诊这类牙痛的患者时，医生应详细了解患者的身体状况和既往病史，以及与心脏病有关的危险因素，如高血压、吸烟、肥胖、缺乏锻炼等。在排除牙齿本身疾病后，应对心绞痛的牵涉症状有所警惕，及时将患者转诊至内科进行详细检查和诊断，以免延误病情。

三、神经性疼痛

神经性疼痛（neuropathic pains）是由周围神经组织结构病变或异常导致的疾病。病因包括遗传代谢紊乱（如卟啉病、糖尿病）、机械创伤（如压迫、外伤、手术）、中毒反应、感染或炎症（如疱疹、肝炎、麻风）等因素。头颈部神经痛的特征性表现是单侧剧烈的烧灼痛、撕裂痛或电击痛。根据疼痛的发作模式，又分为发作性神经痛和持续性神经痛两类。发作性神经痛中最为常见的疾病是三叉神经痛（本章第四节），可出现牙痛症状的还有 Eagle 综合征；持续性神经痛主要有疱疹后神经痛和创伤后神经痛。

（一）Eagle 综合征

Eagle 综合征（Eagle's syndrome）的典型表现是患者吞咽、转头、大张口甚至说话时，咽喉部、舌后部出现中重度的疼痛，也有后牙区疼痛的表现，常伴有吞咽困难、耳痛、眩晕性头痛等症状。其原因是茎突舌骨韧带钙化，过长的骨突在下颌运动过程中压迫舌咽神经。用手指扣压患侧的扁桃体隐窝可产生典型的疼痛。

（二）疱疹后神经痛

疱疹后神经痛（postherpetic neuralgia，PHN）常继发于带状疱疹急性发作后，发病率为3.4%。受病毒感染的神经管内出现炎症水肿，压迫神经产生疼痛。受累神经支配区域出现疱疹之前可有不适感或痒感，也有难以忍受的持续性扎、刺、跳痛表现。当疱疹病毒感染三叉神经第二支或第三支时，可出现一个象限内的多颗牙疼痛，症状与牙髓炎痛极其相似，尤其在尚未出现皮肤病损或口内病损的感染潜伏期中，鉴别诊断很难做出。而当皮肤或口腔黏膜出现疱疹后，诊断就十分容易了。有些患者在疱疹急性发作消退后疼痛症状不缓解，或于1～2个月后再度出现疼痛，因此又称疱疹后神经痛。此时的症状为深部钝痛或锐刺痛，也有患者出现感觉异常或皮肤过敏，如蚁走感或轻拂皮肤引发疼痛。由于这种疼痛极为剧烈且不能缓解，给患者带来沉重的精神负担，甚至出现抑郁、药物依赖、自杀倾向。疱疹后神经痛的诊断结合带状疱疹急性发作的病史和患区遗留的瘢痕不难做出。

（三）创伤后神经痛

创伤后神经痛（post-traumatic neuralgias）是外周神经损伤后神经末梢变性或形成瘢痕所致的持续性感觉异常。患者有外伤史、手术史或拔牙史，疼痛常发生于受创部位，呈针刺样、抽搐感或麻木感。根据神经受损程度，疼痛症状可缓慢自愈，也可能永久遗留感觉异常或迟钝。

四、血管神经性痛

血管神经性痛（neurovascular pains）通常为非器质性病变的一组疼痛性疾病，可能与颅内、外血流变化或缺氧有关。疼痛较深在，呈搏动样、重击样或烧灼样，偶有尖锐痛，多为单侧发作，有缓解期。其中常见的可引起牙痛症状的血管神经性痛为丛集性头痛和偏头痛。

（一）丛集性头痛

丛集性头痛（cluster headache）的病因和发病机制不明确，与颈部血管对组胺的超敏反应有关，又称组胺性头痛，亦称岩神经痛、蝶腭神经痛。临床特点是疼痛反复密集发作，常被患者描述为"爆炸样"，疼痛剧烈、持续，有搏动感或烧灼感。疼痛部位多见于一侧眶下区、眼旁或眼后，可放散至前额、颞部和上颌骨，也会涉及上颌牙齿，易与上颌尖牙或前磨牙的牙源性疼痛相混淆，很少牵涉下颌或颈部。可伴有患侧鼻塞、流涕、流泪、脸红、颊肿、结膜充血、前额和面部出汗，上眼睑下垂和瞳孔缩小等交感神经和副交感神经症状。发作期间，患者常因疼痛剧烈难忍而坐卧不安，反复踱步，也常表现为焦虑或抑郁。疼痛可被烟、光、味等刺激激发，也可因紧张、饮酒、服用硝酸甘油而诱发，亦有人认为与缺氧有关，缺乏先兆症状。每次发作时间持续 30 分钟至两三小时，每天发作 2～8 次。男性发病比女性高 6～8 倍，多见于 35～50 岁吸烟者。疼痛发作时用镇痛安定类药物效果不佳，吸氧 15 分钟以上可缓解疼痛，神经阻滞治疗也有明显效果。

（二）偏头痛

偏头痛（migraine）的病因不清，可能由颅内脉管系统释放的血管神经肽造成的神经源性血浆外渗或无菌性炎症所致。20～40 岁女性多见，常有家族史。疼痛可由单纯的痛感发展为跳痛、重击痛，部位局限在单侧颞部、前额或眼后部，也可发生于面部或单一牙齿。伴发症状有头晕、呕吐、畏声、畏光、畏冷或出汗。诱发或加重头痛的因素有压力、疲劳、过多摄取含酪胺的食物、乙醇、组胺和血管扩张剂。疼痛发作持续时间为数小时至两三天，间歇期短则数天，长则数年。有些患者于疼痛发作前有先兆症状出现，常见的是视觉先兆，表现为眼前闪光、出现光环或部分视野丧失；躯体的先兆症状主要为患侧手臂感觉迟钝，逐渐扩散到面、鼻、口。临床尚无特异性的检查，诊断主要依赖于症状和病史。

五、非典型性面痛

当患者颌面部出现超过 6 个月的持续性疼痛，且定位差，症状表述不清，解剖分布不明确，又查不出器质性病变，各种治疗无效，临床上不能确诊时，可能被冠以非典型性面痛（atypical facial pains）的诊断。此类疼痛性质不明，又被视作原发性疼痛。发生于口腔的非典型性面痛主要有非典型性牙痛和灼口综合征两种。

（一）非典型性牙痛

国际头痛学会（International Headache Society，IHS）将非典型性牙痛（atypical odontalgia，

AO）定义为"持续性的特发性面痛"中的一类，与非典型性面痛一样呈现无确定原因的慢性、顽固性牙痛或拔牙后顽固性牙槽窝痛，疼痛持续时间常超过 6 个月而无间歇。非典型性牙痛与牙髓炎痛和三叉神经痛很相似，表现为持续性钝痛、搏动痛、放射痛和烧灼痛，但不受温度刺激影响。患者能够明确指出"引起疼痛"的某颗牙或某几颗牙，但临床和 X 线均检查不出任何病变体征，即使对所谓"痛源牙"进行了牙髓摘除等不恰当处置，疼痛仍不缓解，甚至拔除"痛源牙"后，疼痛依然存在。成年男女均可罹患，以超过 40 岁的女性多见。非典型性牙痛的病因和发病机制尚不清楚，抑郁症、心因性问题、更年期被视为该病的危险因素。2008 年 L. Baad-Hansen 发现非典型性牙痛患者伴有以下几种情况：①常伴有心因性问题，表现为情绪低落和沮丧；② 30% 的非典型性牙痛患者同时患有因血管神经改变而产生的偏头痛；③在牙髓治疗的患者中有 3% ～ 6% 表现为非典型性牙痛，而非典型性牙痛患者中有 83% 认为其疼痛的首次发作与侵入性牙科治疗或外科治疗有关，如根管治疗、拔牙、根尖切除、正颌手术、牙科注射等，侵入性治疗可能造成神经系统初始损害或功能紊乱，进而引发持续性疼痛；④最近的研究表明非典型性牙痛的病理生理机制与特发性面痛和颞下颌关节紊乱综合征相同。因此，非典型性牙痛被归纳为心因性痛、血管性痛、神经病理性痛和特发性痛 4 种，也有人将其称为"幻想性牙痛"或"特发性牙痛"。

非典型性牙痛的诊断一定要在排除了牙及其邻近结构的实质性病变之后才能给出，目前尚无有效的治疗方法。患者常常辗转各家医院就诊，但对诊治结果难以接受，往往会固执地认为疼痛是由于既往诊断的缺陷和治疗的不完善造成的。他们会执着地就医，坚持要求摘除牙髓做根管治疗，甚至要求拔除患牙。在这种情况下，特别容易发生进一步的过度侵入性治疗，其结果可能造成患者更大的损害和痛苦。因此，医生面对非典型性牙痛患者，除了正确的判断、排除患牙之外，所能做的工作就是进行耐心的告知、解释和转诊。

（二）灼口综合征

灼口综合征（burning mouth syndrome）的临床特征是口腔发生持续的烧灼样疼痛，最常见的部位是舌尖和舌缘，也有累及上腭、牙龈和牙齿的病例。疼痛程度与牙痛相似，但烧灼感更为突出，不出现酸痛和跳痛，无温度刺激症状；疼痛于傍晚时最重，随时间加剧。伴随症状有口干、味觉异常、头痛、睡眠障碍。口腔检查黏膜正常，无器质性病变。发病常与牙科治疗或口腔手术有关。该病在美国的患病率为 0.7%，多发生于绝经前后的女性，患者可同时患有先天性免疫缺陷，也常伴发 Sjögren 综合征，部分患者还可能有心因性问题。

六、孟乔森综合征

孟乔森综合征（Munchausen syndrome）是一种心理疾病，患者总是期盼接受不必要的医药措施，部分患者有药物依赖的倾向。他们曾详细学习过医学和牙科教科书，就诊时就模拟一知半解的疾病表现，以寻求获得尽可能多的医药干预。

引起非牙源性疼痛的疾病还有可能是头颈部肿瘤。这些疾病引起的牙痛症状在临床上虽然并不多见，但一旦发生，常很难与牙髓炎的疼痛相鉴别。临床医生应抓住它们的一些共同特点进行分析，如：疼痛发生的部位和累及的牙数；伴随症状；疼痛扳机点或激惹部位；局部麻醉能否缓解疼痛；与精神紧张、情绪波动、运动、头位改变等的关系；更重要的是临床上对患者所指认的疼痛牙齿不能查出可引起牙髓炎的病因问题，受累牙齿如未经治疗，对牙髓诊断测验的反应应为正常；实施摘除牙髓的治疗后疼痛症状并不能消除。

面对牙痛患者，临床医生应建立正确的诊断思路，在临床思辨过程中，应按照疼痛症状所可能涉及疾病的发病率进行一一排除，从最常见的疾病和可疑患牙局部入手，逐渐扩大范围，直至那些罕见的、远隔器官的病症。医生应具备鉴别牙源性痛和非牙源性痛的能力，首先从牙源性痛的角度，尤其是从牙髓源性痛的角度考虑，此时必须强化查寻病源牙和患牙病因问题的意识，正确运用检查手段，综合分析所有的临床信息，最终做出正确的诊断。牙髓治疗的决定一定要在明确诊断的基础上做出。医生若实在对颌面部牵涉痛不能定位或尚不能分辨疼痛的性质，临床应采取的明智策略是"等等看"。如果是牙髓炎，牙痛的症状会随着时间的推移、牙髓坏死范围的扩大而逐渐局限，使诊断依据和治疗指征逐渐明晰。千万不能在诊断不明的情况下，对可疑患牙甚至是患者所指牙齿施行所谓的"试验性治疗"。口腔医师应耐心给予患者进一步诊治的建议，必要时应会同内科医生、疼痛科医生、神经科医生、精神心理医生等专家共同分析和处理。对于非牙源性痛，若在临床上盲目开始不可逆的侵入性牙髓治疗，会给患者造成新的损害和更大的痛苦，由此带来的症状还可能进一步混淆原发疾病的表现，给诊断造成更大的干扰和困难。

本 章 小 结

1. 临床上各型牙髓病中以牙髓炎最为常见，主要病因是来自冠部牙体硬组织的细菌感染，最多见的是由龋病发展所致。也会出现由牙根逆向的感染和因急、慢性创伤以及医源性损伤所造成的牙髓损害。另外，特发性的牙髓病变也不能忽视。

2. 成人牙髓病的临床分型主要有：可复性牙髓炎、不可复性牙髓炎（包括急性牙髓炎、慢性牙髓炎、残髓炎和逆行性牙髓炎）、牙髓钙化、牙髓坏死、牙内吸收。临床表现各有特点，应依据"三部曲"进行诊断，即：询问患者自觉症状获得初步印象，查找病因并圈出可疑患牙，再行温度测验以最终明确诊断和牙位。对牙髓炎尤其是急性牙髓炎的诊断，关键是确定患牙牙位。在诊断过程中，应注意与有疼痛症状的其他各种牙病、牙周疾病、非牙源性疼痛相鉴别，对牙髓病所表现出的其他临床症状和体征（如息肉、牙髓无活力）也要作出相应的鉴别。

3. 成人牙髓受其解剖、生理条件所限，一旦发生病变，绝大多数不能自行恢复正常，最终走向死亡而成为根尖周病的感染源。因此，在治疗时，保存活髓的适应证极为有限。若不能保存活髓，则要尽量保存患牙，以求保持咀嚼器官的完整性，有利于其行使功能。

4. 面对牙痛患者，建立正确的诊断和鉴别诊断思路是每一位医生从事临床工作的必备技能。首先要做的是判断疼痛的来源，弄清是牙源性痛还是系统来源的痛。需了解易与牙髓源性疼痛混淆的系统源性疼痛的疾病特征，以提供鉴别诊断的思路，只有通过缜密的临床思辨，才能对可能涉及的疾病逐一排除。诊断牙髓源性痛的疾病必须强化查寻病源牙和患牙病因问题的意识，牙髓治疗一定要在明确诊断的基础上施行，以避免误诊误治，更不能对患者所指认的痛牙进行盲目、不可逆的侵入性治疗。必要时，要有会诊或转诊的意识。

（岳　林）

第十四章 根尖周病

Periradicular Disease

根尖周病（periradicular disease）是指发生于根尖周围组织的炎症性疾病，又称根尖周炎（apical periodontitis），多为牙髓病的继发病。当牙髓受到外界刺激发生病理改变后，根管系统会出现各种病原刺激物。如果这些刺激物量大、持续时间长，可通过根尖孔或侧、副根管孔侵害根尖周组织，引发局部的免疫反应，导致根尖周组织的破坏，组织学表现为炎症反应和牙槽骨吸收，放射影像学表现为围绕根尖的局限性透射影。当根管内病原刺激物的毒力很强，机体抵抗力较弱时，病变以急性的临床形式表现出来；反之，若机体抵抗力较强，而病原刺激较弱，或经过不彻底的治疗时，病变则呈慢性表现。还有一种较少见的情况是，当机体抵抗力很强，根尖周组织局部长期受到某种轻微、缓和的刺激时，组织的表现以骨增生为主，放射影像学表现为局部骨密度增加的影像。

第一节 致病因素
Etiologic Factors

引起根尖周炎的病因主要是存在于根管系统内的各种刺激物，可分为生物性刺激因素和非生物性刺激因素。前者主要为细菌感染，也是最主要的病原因素；后者为机械刺激、热损伤和化学刺激。临床还可有因创伤因素引发的根尖周炎。

一、感染

（一）根管的细菌感染状态

牙髓坏死后，细菌通过牙体途径、牙周逆向途径以及血行摄菌作用定植在髓腔内，牙髓腔呈严重感染状态，这种根管称为感染根管。根管系统的感染呈现多态性，有 3 种感染形式：①中空的空间有大量悬浮生存的细菌，此外，还充满了组织残渣、组织渗出物、坏死细菌碎片、毒素以及外源性食物残渣或治疗用充填材料等异物。这些感染物不但存在于主根管，也存在于侧根管、副根管、交通支、峡部、根尖三角区（apical delta）的根尖分歧等隐蔽部位。②根管壁表面黏附一层以细菌为主体的生物膜，膜内多种细菌以非浮游状态在有机质薄膜中协同共生，在这一复杂的微生态环境中，产生出远超过各细菌独自生长的集群效应和致病毒素，发挥出更强的致病毒力和耐药性。③生物膜下方的根管壁牙本质小管内有细菌、毒素以及代谢产物侵入，深度可达 $200 \sim 500\,\mu m$。

（二）感染根管中的优势微生物

感染根管通常是多种细菌的混合感染，以厌氧菌为主，如卟啉单胞菌、普氏菌、梭形杆菌、消化链球菌、放线菌、真杆菌、韦荣球菌等。在感染根管中分离出的 5～8 种细菌中通常有 1～2 种为优势菌。在封闭的原发感染根管内多能分离出专性厌氧菌，其中卟啉单胞菌和普氏菌是最为常见的优势菌，以往它们属于产黑色素类杆菌群，现已成为独立的菌属，其中牙髓卟啉单胞菌被视为根管感染的特有病原菌，几乎只在感染根管内出现，且检出率较高。在开放的根管和牙髓治疗失败的继发感染根管中，菌群有所不同，占主导地位的是兼性厌氧菌和革兰氏阳性菌，如口腔链球菌群、粪肠球菌。粪肠球菌在原发和继发的感染根管中均能检出，但后者更为多见，现被认为是根管持续感染和再感染的一种重要的标志性细菌。

感染根管内优势菌的检出与根尖周炎的临床表现密切相关。如患牙肿痛或形成窦道，根管内多可检出卟啉单胞菌和普氏菌、消化链球菌、真杆菌；急性根尖周炎患牙开髓后有臭味，多有产黑色素普氏菌、牙髓卟啉单胞菌以及牙龈卟啉单胞菌出现；顽固性根尖周病变和窦道经久不愈的患牙似乎与放线菌感染有关。

长期以来，人们一直致力于研究根尖周炎患牙的根尖周组织中是否有细菌侵入，大量的研究已证实根尖周脓肿内可分离、培养出多种细菌，检出率较高者为消化球菌、消化链球菌、米勒链球菌、口腔类杆菌、卟啉单胞菌、普氏菌和梭形杆菌等。随着微生物检测技术和手段的发展，根尖周炎病损区内细菌的检出率大为提高，还检出了许多新细菌。一些其他微生物也从感染根管和根尖周病灶中得以检出，包括真菌（白念珠菌）、古生菌、螺旋体（口腔密螺旋体）和病毒（疱疹病毒）等，它们或单独致病，或与其他微生物协同参与疾病的发生。

二、非生物性刺激因素

非生物性刺激因素主要指各种导致根尖周组织炎症性反应的物理、化学因素。根管治疗过程中的机械预备、化学药物、根充材料超出根尖孔或根管侧壁出现穿孔等，均可对根尖周组织造成机械刺激、化学刺激和异物反应；超预备、超充填的操作还可将根管内的感染源带出根尖孔；另外，根管内过热或过长时间的无水超声和不恰当的热牙胶充填，还可对根尖周组织形成热损伤。

三、创伤

急剧的外力施加于牙体，如碰撞、跌倒、打击等暴力作用于牙齿，或长期的咬合创伤以及正畸施力过大、过快，未及时解除牙体修复出现的咬合高点，均可导致根尖部的血管撕裂、扭曲或遭受压迫，影响血运，造成局部组织的缺血坏死，最终表现为炎症反应。

第二节　致病机制
Etio-pathogenesis

感染根管内的细菌通过根尖孔刺激根尖周组织，引发局部的免疫反应，实际上是宿主抵抗外界病原物的一种防御机制。细菌的荚膜、纤毛、胞外小泡、内毒素、酶和代谢产物等多种有害物质既可直接破坏组织细胞，也可通过引发非特异性的炎症反应和特异性的免疫反应间接导致组织损伤。而宿主应激后，局部组织产生许多介入炎症反应的物质，包括神经肽、纤维蛋白溶解肽、激肽、补体片段、花生四烯酸代谢物、血管反应胺、溶酶体酶、细胞因子以及免疫介质，它们共同作用，使根尖周组织发生血管变化、炎症细胞浸润、骨质破坏等病理改变。

一、根尖周病变的炎症介质

1. 神经肽　神经肽是组织损伤后，由躯体感觉神经纤维和自主神经纤维产生的一类蛋白质，其中 P 物质（SP）和降钙素基因相关肽（CGRP）已在根尖周炎症组织中发现。它们的作用是使血管扩张、促进血管壁的通透、加速血流，降钙素基因相关肽还可引起巨细胞释放组胺，加剧炎症反应。

2. 纤维蛋白溶解肽　纤维蛋白溶解肽是纤溶级联反应的中间产物，可致血管通透性增加和白细胞趋化反应。

3. 激肽　激肽的释放可导致炎症细胞趋化反应、平滑肌收缩、外周小动脉扩张、血管通透性增加以及疼痛。

4. 补体片段　在人根尖周病变中发现了补体 C3 成分，它可提高血管通透性并趋化粒细胞和巨噬细胞。而补体的激活因子有免疫球蛋白 IgM 和 IgG、细菌及其产物、来源于中性粒细胞的溶菌酶和凝血因子，它们已在根尖周病损组织中被发现。补体系统被激活后，通过产生前列腺素（PGs）破坏骨组织并抑制新骨形成。

5. 花生四烯酸代谢物　花生四烯酸由细胞膜损伤产生，其进一步的代谢产物可激活产生前列腺素（PGs）和白三烯（LTs）。前列腺素是花生四烯酸经环氧化酶途径激活产生的，可增加血管通透性并产生疼痛。白三烯则由脂氧化酶途径激活产生，主要来源于多形核白细胞和巨噬细胞，作为强趋化因子对嗜酸性粒细胞和巨噬细胞产生趋化作用，还能引起血管通透性升高，刺激多形核白细胞和巨噬细胞释放溶菌酶。

6. 血管活性胺　血管活性胺包括组胺和血清素。组胺存在于肥大细胞、嗜碱性粒细胞和血小板中，血清素只存在于血小板中。血管活性胺可增加血管通透性，引发或加速根尖周组织的炎症反应。

7. 溶酶体酶　溶酶体存在于多形核白细胞、巨噬细胞以及血小板的胞浆膜质小体中，包含碱性磷酸酶、溶菌酶、过氧化氢酶、组织蛋白酶和胶原酶等多种酶。当它们被释放到组织中时，可使血管通透性增加，提高白细胞的趋化性。

8. 细胞因子　参与骨吸收的主要细胞因子是各种白细胞介素（ILs）和肿瘤坏死因子（TNFs）。白细胞介素可直接激活破骨细胞，而肿瘤坏死因子则通过抑制成骨细胞来影响破骨细胞的作用。在牙槽骨破坏过程中，这些细胞因子发挥着重要作用。

二、根尖周组织对刺激物的反应

（一）病原刺激与根尖周组织损伤

在根尖周组织的炎症过程中，感染根管内作为病原刺激物的细菌及其代谢产物通过狭窄的根尖孔持续作用于根尖周围组织，在上述来自宿主的大量炎症介质参与下，局部炎症细胞浸润、牙槽骨破坏，正常组织被炎症组织所取代。在根尖周组织的炎症病损区域可分化出破骨细胞，吸收牙槽骨和牙骨质，使得围绕根尖的牙槽骨缺如，根尖出现内、外吸收，根尖狭窄区破坏。根尖周膜富含感觉神经末梢，本体感受灵敏，对触觉和深压觉能够做出正确的判断，因此，根尖周炎患牙因肿痛而能明确定位。另外，牙周膜内遗留有发育来源的马拉瑟（Malassez）上皮剩余，在炎症的刺激下，可增殖形成囊肿的上皮衬里。

（二）根尖周组织的生理特点与组织防御和再生

根尖周组织为结缔组织，广阔的解剖部位构成丰富的血液循环，血供来源有三：①牙槽骨血管自筛状孔到达根尖区；②牙龈血管从牙颈部进入牙周膜；③牙髓血管在进入根尖孔前分支供应根尖区。因此，根尖周组织的修复再生能力很强，在炎症破坏的同时也能出现修复现象，如炎症病损的外围有成纤维细胞（fibroblasts）形成纤维组织，包绕病变，抵御病原刺激物进一步侵入，限制病损持续扩大；在骨吸收边缘，还可出现成骨细胞（osteoblasts），使得局部牙槽骨新生，根尖牙骨质沉积。

根尖孔恰像一个山间隘口，根管内感染物并不能长驱直入，侵入根尖周组织。因此，宿主有条件动员免疫系统来抵抗入侵之敌，使得根尖周组织成为机体的防御阵营。根尖部的炎症过程可被看作一个根管内病原刺激物与根尖周组织局部防御系统相抗争的敌我双方作战的战场，谁占上风取决于病原刺激的毒力和机体抵抗力间强弱的对比和变化。但根管内因牙髓组织坏死，血运断绝，形成了一个细菌感染的死腔，根管成为机体免疫系统所不能到达的防御盲区。如果不彻底消除根管内的病原，不经过完善的牙髓治疗，病原刺激物就会源源不断地攻击根尖周组织，使局部长期处于炎症状态，即使机体抵抗力再强，宿主对已遭破坏的根尖周组织所进行的修复和再生也不会奏效，局部只能处于肉芽组织所构成的临时防御状态。只有当彻底清除了根管内的感染物，杜绝了再感染，根尖周组织才能得以修复，再生的组织由外周向内迁移，最终完成病损区的骨组织重建和牙周韧带重建。

第三节　临床类型及相互联系
Clinical Classifications

根尖周炎患牙在上述复杂的病变组织炎症动态变化过程中，可出现多种临床症状和体征表现。为了诠释根尖周炎的发生、发展过程，便于临床医师准确识别和正确处置根尖周炎的不同病变阶段，中外学者对根尖周炎从组织学、临床表现以及病因等方面作出了多种分类。

一、我国临床用作诊断术语的分类

1. 急性根尖周炎
（1）急性浆液性根尖周炎（浆液期）
（2）急性化脓性根尖周炎（根尖脓肿期、骨膜下脓肿期、黏膜下脓肿期）
2. 慢性根尖周炎
（1）根尖周肉芽肿
（2）慢性根尖脓肿
（3）根尖周囊肿
（4）根尖周致密性骨炎

长期以来，我国口腔医疗一直使用这套诊断术语，在临床工作中起到了准确、有效的诊断和治疗作用。在全国高等医药规划教材中，从1980年出版的《口腔内科学》（第1版）到2020年出版的《牙体牙髓病学》（第5版），也一直延用这一分类和临床诊断术语。

前已述及，病原刺激物毒力大小和机体抵抗力强弱之间对比的不同，可使根尖周炎或以急、慢性炎症表现为始终，或由慢性炎症转为急性发作，或由急性炎症转变为慢性炎症。其相互关系可见图14-1。

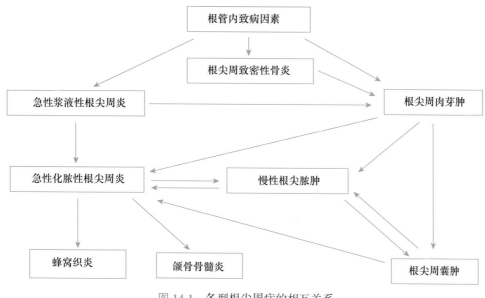

图 14-1　各型根尖周病的相互关系

二、世界卫生组织分类

2019 年世界卫生组织在新版疾病分类 WHO ICD-10 中，仍将根尖周炎分为 5 大类，较以往的分类精简，包括根尖周炎症、脓肿和囊肿。具体如下：

1. 牙髓源急性根尖周炎（acute apical periodontitis of pulpal origin）

急性根尖周炎（不再细分）（acute apical periodontitis NOS）

2. 慢性根尖周炎（chronic apical periodontitis）

根尖（根尖周）肉芽肿（apical or periradicular granuloma）

根尖周炎（不再细分）（apical periodontitis NOS）

3. 有窦型根尖周脓肿（periradicular abscess with sinus）

有窦型牙或牙槽脓肿（dental or dentoalveolar abscess with sinus）

4. 无窦型根尖周脓肿（periradicular abscess without sinus）

牙或牙槽或根尖周脓肿（不再细分）（dental or dentoalveolar or periradicular abscess NOS）

5. 根尖囊肿（radicular cyst）

根尖囊肿包括：根尖囊肿（根周囊肿）、根尖周囊肿、根尖残余囊肿［apical（periodontal），periradicular，residual radicular cyst］

除外：根侧囊肿（lateral periodontal cyst）

三、美国分类

在 Dr. Grossman 的经典牙髓病学著作中，对根尖周病是以"急 / 慢性根尖周炎"和"急 / 慢性牙槽脓肿"展开描述的，在每一诊断术语之下，均详细描述了临床的症状、体征、检查方法、诊断要点、治疗和预后，将根尖周炎病理演变过程和类型、临床表现的产生及发展变化的各个阶段展现出来，与相应采取的治疗措施具有紧密的关联，并有极强的指导意义。而在 20 世纪 90 年代以来的近 30 年里，美国各牙科学校必读的专著 Ingle 的《牙髓病学》（*Endodontics*）对根尖周炎的分类发生了显著变化（表 14-1）。在其第 4 版（1994 年）和第 5 版（2002 年）中，仍将根尖周病变分为"根尖周炎"和"根尖脓肿"两大类，区别是第 4 版中还是按临床表现的急缓将病变分为"急性"和"慢性"，而第 5 版则认为临床诊断不能反映出组织学状态，应强

表 14-1　Endodontics 中对根尖周病变的分类

第 4 版（1994 年）	第 5 版（2002 年）	第 6 版（2008 年）	第 7 版（2019 年）
1. 根尖周炎 [apical periodontitis]	1. 根尖周炎 [apical periodontitis]	1. 正常根尖周组织 [normal periapical tissues]	1. 正常根尖周组织 [normal periapical tissues]
(1) 急性根尖周炎（AAP）[acute apical periodontitis]	(1) 有症状性根尖周炎（SAP）[symptomatic apical periodontitis]	2. 有症状性根尖周炎（急性根尖周炎）[symptomatic apical periodontitis（acute apical/periradicular periodontitis）]	3. 有症状性根尖周炎（急性根尖周炎）[symptomatic apical periodontitis（acute apical periodontitis）]
(2) 慢性根尖周炎（CAP）[chronic apical eriodontitis]	(2) 无症状性根尖周炎（AAP）[asymptomatic apical periodontitis]	3. 无症状性根尖周炎（慢性根尖周炎）[asymptomatic apical periodontitis（chronic apical/periradicular periodontitis）]	2. 无症状性根尖周炎（肉芽肿，囊肿）[asymptomatic apical periodontitis（granuloma/cyst）]
	①根尖周肉芽肿 [periradicular granuloma]　②根尖周囊肿 [periradicular cyst]　③致密性骨炎 [condensing osteitis]		
2. 根尖脓肿 [apical abscess]	2. 根尖脓肿 [apical abscess]		
(1) 急性根尖脓肿（AAA）[acute apical abscess]	(1) 有症状性根尖脓肿（SAA）[symptomatic apical abscess]	4. 急性根尖周脓肿（acute apical abscess）[acute periradicular abscess]	4. 急性根尖脓肿（acute apical abscess）
(2) 慢性根尖脓肿（CAA）[chronic apical abscess]	(2) 无症状性根尖脓肿（AAA）又称"化脓性根尖周炎" [asymptomatic apical abscess/suppurative apical periodontitis]	5. 慢性根尖周脓肿（慢性根尖周脓肿 / 化脓性根尖周炎）[chronic apical abscess（chronic periradicular abscess and suppurative apical/periradicular abscess）]	5. 慢性根尖脓肿（chronic apical abscess）
		6. 蜂窝织炎 [cellulites]	
		7. 致密性骨炎（局限性硬化性骨髓炎 / 根尖周骨硬化症 / 硬化性骨炎 / 硬化骨）[condensing osteitis（focal sclerosing osteomyelitis/periradicular osteosclerosis/sclerosing osteitis/sclerotic bone）]	6. 致密性骨炎（condensing osteitis）
		7. 根尖瘢痕 [apical scar]	

调临床症状的有无，在炎症的所谓"急性期"患牙有疼痛症状和体征，在"慢性期"多无症状，因此，按照有无症状对应出各自的名称。第 5 版分类带来的问题是，"有症状性根尖周炎"并不能体现临床表现多变的急性炎症过程，"无症状性根尖周炎"也不能完全涵盖根尖周慢性炎症所可能表现出的症状和体征，不能解释根尖周病变病程中不同时期的病理变化和临床特征。再有，两版所用的名词缩略语也不一致，还相互有所交叉。如 AAP 在第 4 版中指"急性根尖周炎"，而在第 5 版中则指"无症状性根尖周炎"；AAA 在第 4 版中指"急性根尖脓肿"，在第 5 版中又指"无症状性根尖脓肿"。这给临床上的诊断用语造成一定混乱。在 2008 年的第 6 版和 2019 年的第 7 版中，为了消除混乱，完全根据临床症状、体征和 X 线表现将根尖周组织状态分为 7 种情况，不再使用缩略语。其中"根尖周炎"的用词将第 4 版和第 5 版结合在一起，"有 / 无症状"和"急 / 慢性"共用，还取消了慢性根尖周炎中的组织学分类；在根尖脓肿中恢复使用"急 / 慢性"，不再用"有 / 无症状"的词语；同时，将"正常根尖周组织""蜂窝织炎"和"根尖瘢痕"单独列出。2019 年的第 7 版中，将临床分类和组织病理学分类分别描述，临床分类进一步简化。

四、欧洲学者的分类

瑞士苏黎世大学 Nair 博士通过对根尖周炎大量的组织病理学研究、形态学研究和细菌学研究，根据病变组织中炎症细胞的分布和类型、是否存在上皮细胞、是否已转变为囊肿以及囊肿与根尖孔的位置关系，于 1997 年提出了一种分类。2004 年，西澳大利亚大学的 Abbott 教授结合根尖 X 线表现，对 Nair 分类进行了修改和补充，形成一种能将患牙根尖周组织病理状态与临床表现相结合的分类和诊断术语。具体如下：

1. 临床正常根尖周组织（clinically normal periradicular/periapical tissues）

2. 根尖周炎（apical periodontitis）

（1）急性（acute）：原发（primary）、继发（secondary）[或急性发作（acute exacerbation）]。

（2）慢性（chronic）：肉芽肿（granuloma）、致密性骨炎（condensing osteitis）。

3. 根尖周囊肿（periradicular cyst） 包括真性囊肿（true cyst）、袋状囊肿（pocket cyst）。

4. 根尖脓肿（apical abscess）

（1）急性（acute）：原发（primary），继发（secondary）。

（2）慢性（chronic）。

5. 面部蜂窝织炎（facial cellulites）

6. 根尖外感染（extra-radicular infection）

7. 异物反应（foreign body reaction）

8. 根尖周瘢痕（periradicular scar）

9. 根外吸收（external root resorption） 包括表面性（surface）、炎症性（inflammatory）、替代性（replacement）、侵袭性（invasive）、压迫性（pressure）、正畸治疗性（orthodontic）、生理性（physiological）。

欧洲牙髓病学专著中对根尖周炎的论述多以上述分类为基础。该分类有如下特点：①强调需首先对根尖周组织是否存在病变进行判断，因而提出"临床正常根尖周组织"的诊断名词，用在诊断牙髓疾病时，同时对根尖周组织的状态做出诊断。②在对根尖周炎、根尖脓肿和根尖周囊肿的诊断中，根据临床症状进行区分，如将伴有中到重度疼痛症状的临床情况描述为"急性"，将没有症状或仅有轻微症状的情况视为"慢性"。③对"原发"和"继发"作出了定义：病变发生于原本健康的根尖周组织、可向其他类型的病理或愈合状态转变者被描述为"原发"，而原已存在的根尖周病变的急剧恶化则被描述为"继发"。④在对病变根尖周组织的诊断中，还将根尖病损的其他因素和口外并发症也考虑进去，并对根外吸收做了详细的描述。

　　基于近年来对根尖周炎的广泛研究，还出现了一些用于阐述根尖周炎发病机制或说明根尖周组织病理改变的发生、发展和转归的名词。它们并不是真正意义的分类，也不适合作为临床诊断名词，如初始性根尖周炎（initial apical periodontitis）、囊性根尖周炎（cystic apical periodontitis）、持续性根尖周炎（治疗后根尖周炎）［persistent apical periodontitis（post-treatment apical periodontitis）］、手术后根尖周炎等。

第四节　急性根尖周炎
Acute Apical Periodontitis

　　急性根尖周炎（acute apical periodontitis）是从根尖部牙周膜出现浆液性炎症到根尖周组织形成化脓性炎症的一系列反应过程，是一个病变程度由轻到重、病变范围由小到大的连续过程。在病程进展到达高峰时，牙槽骨的病变已发展为局限性骨髓炎，严重时还将发展为颌骨骨髓炎、颌面部间隙感染，甚至出现全身的菌血症、毒血症及败血症，进而引起全身重要系统的疾病。在根尖周组织的炎症过程中，由于渗出、水肿造成的局部压力的积聚和释放炎症介质的化学作用，临床上以患牙及其周围组织肿痛为主要表现。

一、临床病理过程

　　急性根尖周炎的发生、发展为一个连续过程，由根尖周组织的浆液性炎症逐步发展为化脓性炎症。由于炎症侵犯的组织部位和范围、性质和程度不同，可将病变划分为浆液期、根尖脓肿阶段、骨膜下脓肿阶段及黏膜下脓肿阶段4个发展阶段，它们的临床表现各有特点，对应的应急处理方法也不尽相同。

（一）急性浆液性根尖周炎（acute serous apical periodontitis）

　　急性浆液性根尖周炎又称为急性根尖周炎的浆液期，是根尖周炎发生的初始阶段。炎症局限于根尖部的牙周膜内，以血管扩张、充血、血浆渗出为主要病理表现，局部组织呈现水肿，随即有多形核白细胞浸润。渗出的血浆不仅可以稀释毒素，其所含的抗体还可参与消除抗原物质。此刻的根尖部牙骨质及其周围的牙槽骨尚无明显病理破坏。

　　急性浆液性根尖周炎的临床过程往往很短。如果细菌毒力强，机体抵抗力弱，局部引流不畅，很快发展为化脓性炎症；反之，如果细菌毒力弱，机体抵抗力较强，炎症渗出又得到了引流，则可转为慢性根尖周炎。

（二）急性化脓性根尖周炎（acute suppurative apical periodontitis）

　　急性化脓性根尖周炎又称急性根尖周炎的化脓期，多由急性浆液期发展而来，也可由慢性根尖周炎转化而来。此阶段通常称作急性牙槽脓肿（acute alveolar abscess）或急性根尖脓肿（acute apical abscess）。

　　根尖周组织的浆液性炎症继续发展，局部组织迅速发生化脓性变化，白细胞尤其是多形核白细胞浸润增多，根尖周膜中的炎症细胞被细菌及其产生的毒素破坏致死，细胞溶解、液化并积聚形成脓液，分解、坏死的白细胞释放出如胶原酶等组织水解酶，致使牙周韧带和牙槽骨破坏。脓液最初只局限在根尖孔附近的牙周膜内，炎症细胞浸润主要在根尖孔附近的牙槽骨骨髓腔中。此阶段称为根尖脓肿阶段。之后，炎症细胞在牙槽骨内蔓延，脓液向根尖周围更广泛的骨松质区域扩散，并向阻力较弱的组织结构薄弱之处突破。积聚在根尖附近的脓液可通过以下

3 种方式排出。

1. 通过骨髓腔突破骨膜从黏膜或皮肤向外排脓　炎症细胞自根尖附近的骨髓腔迅速在牙槽骨内蔓延，脓液穿过骨松质到达骨外板，再通过骨皮质上的营养孔到达骨膜下。由于骨膜坚韧、致密，不易穿破，脓液在此处积聚，造成局部压力升高，此阶段称为骨膜下脓肿阶段。当骨膜下的脓液积聚达到相当的压力时，毒素和炎症渗出物溶解组织，骨膜破裂，脓液流注于黏膜下或皮肤下，构成黏膜下脓肿或皮下脓肿。最后，脓肿破溃，脓液排出，急性炎症缓解，转为慢性炎症（图 14-2）。

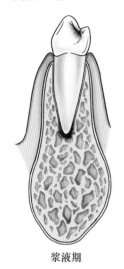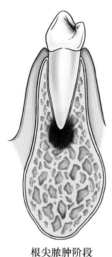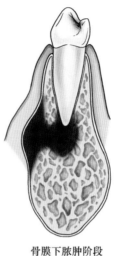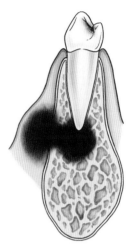

| 浆液期 | 根尖脓肿阶段 | 骨膜下脓肿阶段 | 黏膜下脓肿阶段 |

图 14-2　急性根尖周炎自然发展阶段

上述从黏膜或皮肤排脓的方式是急性根尖周炎最常见的典型自然发展过程，这种排脓途径较为复杂，并常伴发颌面部蜂窝织炎（cellulitis）。脓液穿通骨壁突破的方向及破口的位置与根尖周组织的解剖关系十分密切（图 14-3），临床上可见有 4 种排脓途径。

（1）突破口腔黏膜：牙槽骨唇、颊侧的骨壁较薄，一般情况下上颌前牙、上颌后牙颊根以及下颌牙的根尖脓肿多从牙槽骨的唇、颊侧骨板穿出，形成骨膜下脓肿或黏膜下脓肿，最终在口腔前庭排脓。若患牙的根尖偏向舌（腭）侧，或为上颌后牙的腭根，脓液可穿过舌、腭侧骨板在固有口腔中排脓。破溃于口腔黏膜的排脓孔久不愈合则形成窦道（sinus）或瘘管（fistula），称为龈窦或龈瘘。

（2）突破皮肤：有少数病例根尖部的脓液不在口腔内排脓，而是穿通骨壁、绕过龈颊沟从皮肤排出，久之形成皮窦。如下颌切牙的根尖脓肿有时可穿通颏部皮肤，形成颏窦；上颌尖牙的根尖脓肿可见于同侧眼眶的内下方皮肤排脓，形成面窦；下颌磨牙的根尖部脓液也可排放于颊部皮肤，形成颊窦。

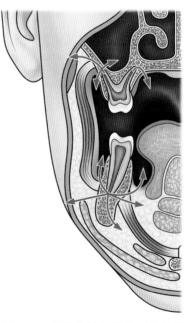

图 14-3　急性化脓性根尖周炎穿通骨壁从黏膜或皮肤排脓的途径

（3）突破上颌窦壁：上颌前磨牙和磨牙牙根与上颌窦相毗邻，当上颌窦处于低位时，上述牙特别是上颌第二前磨牙和第一、二磨牙的根尖部分就可能被包裹在上颌窦当中，此处的上颌窦壁极薄，甚至缺乏骨板，根尖与上颌窦之间只有薄层结缔组织相隔。此种状态下的牙根若发生根尖周炎，极易累及上颌窦并发上颌窦炎，根尖部的脓液有可能穿通薄层上颌窦壁向上颌窦内排脓（图 14-4）。这种情况在临床上较为少见。

（4）突破鼻底黏膜：当上颌中切牙的牙槽突很短而牙根又很长时，其根尖部的脓液排放有可能在穿通唇侧骨壁后，继续沿骨膜上行而流注于鼻底黏膜下形成脓肿，破溃后在鼻腔内排脓（图 14-5）。这是一种极为罕见的排脓途径。

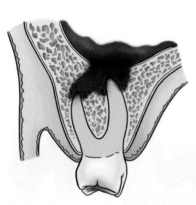

图 14-4　上颌后牙的根尖周脓液突破上颌窦壁排脓

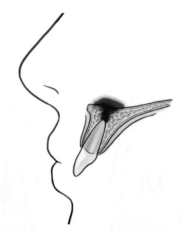

图 14-5　上前牙的根尖周脓液突破鼻底黏膜

2. 通过根尖孔经根管从冠部缺损处排脓　这种排脓方式对根尖周组织的破坏最小。患牙以此方式进行排脓需具备下述条件：根尖孔粗大，根管通畅，冠部缺损（如龋洞）呈开放状态。患有急性根尖周炎的成人患牙很难同时具备这三个条件，因此，在临床上应尽早开通髓腔进行引流，在根尖部脓液尚未广泛扩散到牙槽骨骨松质时，促使其由此通路排放，尽量减轻炎症对根尖周组织的损伤（图 14-6）。

3. 通过牙周膜从龈沟或牙周袋排脓　成人患牙经此方式排脓多发生于同时患有牙周炎的情况，通常预后较差。因根尖部的脓灶与牙周袋底接近，脓液易从该薄弱的牙周膜结缔组织处突破而向牙周袋内排放，形成牙周窦道（图 14-7）。在脓液经此途径引流的过程中，牙周膜纤维遭到严重破坏，加重了牙周病病变，使患牙更为松动，甚至导致患牙脱落。在临床上经此通路进行引流的还可见另一种情况，即乳牙发生根尖脓肿时。由于儿童的牙周膜组织疏松，根尖部

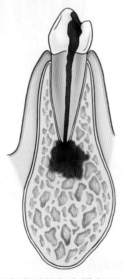

图 14-6　急性化脓性根尖周炎通过根尖孔经根管从冠部缺损处排脓

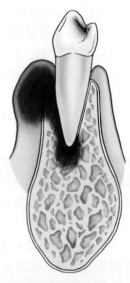

图 14-7　急性化脓性根尖周炎通过牙周膜从龈沟或牙周袋排脓

的脓液可顺牙周间隙扩散，从龈沟排出。但是，此时患者机体正处于生长发育阶段，修复和再生的能力较强，患牙又不伴有牙周疾病，当局部的急性炎症被消除并经完善的治疗后，遭受损伤的牙周组织仍能愈合并恢复正常。

二、临床表现

急性根尖周炎患牙的临床症状主要为不同程度的疼痛和肿胀。临床可查到导致根管感染的病因，如患牙可见龋坏、充填体或其他牙体硬组织疾患，也可能有深牙周袋存在。患牙的牙髓多已坏死，表现为牙冠变色，牙髓诊断性试验无反应，但需注意的是乳牙或年轻恒牙可对牙髓活力测验有反应，甚至出现疼痛。对急性根尖周炎患牙进行 X 线检查，根尖周组织影像并无明显异常表现，根管或髓室内空虚，也可呈现出做过牙髓治疗的强阻射影，而慢性根尖周炎急性发作病例的根尖周组织影像则出现透射影。

（一）急性根尖周炎浆液期

1. 症状 主要为患牙咬合痛，这是因为根尖周膜充血、水肿而表现出来的症状。随着根尖周组织炎症病变的发展，临床上患牙可由初期只有不适、发木、浮出和肿胀感，发展到咬合时患牙与对𬌗牙早接触。此时一般无自发痛或只有轻微钝痛，有时患者还可诉有咬紧患牙反而稍感舒服的症状，这是因为咬合的压力可暂时缓解局部血管的充血状态，使根尖周膜因组织水肿所形成的压力得到减轻。但是，当病变继续发展时，根尖周膜内渗出物淤积，牙周间隙内压力升高，患牙浮出和伸长的感觉逐渐加重，出现自发性、持续性的钝痛，咬合时不仅不能缓解症状，反而因咬合压力增加了根尖部组织的负担，刺激神经导致更为剧烈的疼痛。患者因而不愿咀嚼，影响进食。由于疼痛是牙周膜神经本体感受器受到炎症刺激所引发，所以患者能够明确指出患牙，疼痛范围局限于患牙根部，不引起放散。

2. 检查 患牙叩痛（＋），扪压患牙根尖部位出现不适或疼痛。牙龈尚无明显异常。

（二）急性根尖周炎根尖脓肿阶段

1. 症状 患牙出现自发性、剧烈持续的跳痛，伸长感加重，以致咬合时首先接触患牙并引起剧痛，患者因而不敢对𬌗。

2. 检查

（1）患牙叩痛（＋＋），松动度Ⅱ度。

（2）根尖部牙龈潮红，但尚无明显肿胀。扪诊感轻微疼痛。

（3）相应的下颌下淋巴结或颏下淋巴结可有肿大及压痛。

（三）急性根尖周炎骨膜下脓肿阶段

1. 症状 患牙的持续性、搏动性跳痛更加剧烈，因骨膜坚韧、致密，脓液集聚于骨膜下所产生的压力很大，疼痛达到最高峰。此时，病期多已三五日，患者感到极端痛苦。患牙更觉浮起、松动，即使是不经意地轻触患牙，如说话时舌、颊部碰触患牙，亦感觉疼痛难忍。患者常诉因疼痛逐日加剧而影响睡眠和进食，还可伴有体温升高、身体乏力等全身症状。

2. 检查

（1）患者痛苦面容，精神疲惫。体温可有升高，约38℃。末梢血白细胞增多，计数多在（1.0万～1.2万）/mm^3。患牙所属区域的淋巴结可出现肿大和扪痛。

（2）患牙叩痛（＋＋＋），松动度Ⅱ～Ⅲ度。

（3）患牙牙龈红肿，移行沟变平，有明显的压痛，扪诊深部有波动感。

（4）严重者可在相应的颌面部出现蜂窝织炎，表现为软组织肿胀、压痛，致使面容改变。

如上切牙可引起上唇肿胀；上颌前磨牙及磨牙可引起眶下、面部肿胀；下牙可引起颏部、下颌部肿胀；有时下颌第三磨牙的根尖周化脓性炎症可导致张口受限，还可能引起口底蜂窝织炎。

骨膜下脓肿又称牙槽骨骨膜炎或颌骨骨膜炎。此时，局部症状极为明显，但全身症状并不很重，若全身症状明显，则应注意观察，防止发展为颌骨骨髓炎和败血症等并发症。

（四）急性根尖周炎黏膜下脓肿阶段

1. 症状　由于黏膜下组织较疏松，脓液到达黏膜下时，压力已大为减低，自发性胀痛及咬合痛也随之减轻。全身症状缓解。

2. 检查

（1）患牙叩痛（＋）～（＋＋），松动度Ⅰ度。

（2）患牙根尖区黏膜的肿胀已局限，呈半球形隆起，扪诊时波动感明显，脓肿较表浅而易破溃。

三、诊断和鉴别诊断

（一）诊断要点

病例解析
急性根尖周炎

1. 急性根尖周炎四阶段的特征性诊断　急性根尖周炎的诊断主要依据患牙所表现出来的临床症状及体征。在炎症的全程患牙均可有以下表现：

（1）患牙有咬合痛，能定位；患牙所具有的牙髓病史、外伤史以及不完善的牙髓治疗史均可作为参考。

（2）患牙有深及牙髓的牙体疾病、既往牙体或牙髓治疗史、深牙周袋等。

（3）成人患牙对牙髓诊断性试验无反应，但需结合患者的年龄进行判断。

（4）患牙有不同程度的叩痛，牙龈红肿。

由患者的疼痛及红肿的程度可进一步分辨出患牙所处的炎症阶段。急性根尖周炎 4 个临床阶段的特征性诊断依据见表 14-2。

表 14-2　急性根尖周炎各期的临床表现

症状和体征	浆液期	根尖脓肿期	骨膜下脓肿期	黏膜下脓肿期
疼痛	咬合痛	持续跳痛	胀跳痛极剧烈	减轻
叩痛	（＋）～（＋＋）	（＋＋）～（＋＋＋）	（＋＋＋），最剧烈	（＋＋）～（＋）
扪诊	不适	疼痛	极痛，深波动感	浅波动感
根尖部牙龈	无变化 / 潮红	红肿，局限	红肿明显，广泛	肿胀明显
全身症状	无	无 / 轻	乏力，发热	减轻 / 无

2. 急性根尖周炎与慢性根尖周炎急性发作的诊断　急性根尖周炎可以由牙髓病继发而来，也可由慢性根尖周炎转化而来，后者又称为慢性根尖周炎急性发作期。二者之间的区别在于 X 线片上所显示的影像不同：急性根尖周炎时，X 线片上看不出根尖部有明显改变；而慢性根尖周炎急性发作时，则从 X 线片上可见根尖部有不同程度的牙槽骨破坏所形成的透射影。

（二）鉴别诊断

1. 急性根尖脓肿与急性牙周脓肿（acute periodontal abscess）的鉴别　牙周脓肿多发生在牙周炎的晚期，一般为急性过程，患牙出现了涉及多个牙面的深牙周袋，或牙周袋迂回曲折，而位于牙颈部的袋口软组织又较紧窄时，牙周袋壁或深部牙周组织中的脓液不能从袋口引流，致使袋壁软组织内形成局限性脓肿。在临床上表现为患牙的唇（颊）侧或舌（腭）侧牙龈出现椭圆形或半球状的脓肿突起，肿胀部位的牙龈红肿光亮，扪诊有波动感。患牙可有搏动性疼痛、浮起、松动、咬合痛等症状和体征。

由于急性根尖脓肿（急性牙槽脓肿）与急性牙周脓肿的感染来源和炎症扩散途径不同，因此，二者在临床上的表现是有区别的，鉴别点通常也是较明确的。前已述及，急性根尖脓肿的患牙多由于牙体疾患（如龋病）继发牙髓感染，终至根尖周组织发生炎症性病变，炎症以根尖部为中心并向其周围的牙周组织蔓延扩散。而急性牙周脓肿的感染是源于牙周袋内的病原物，在临床上，患牙除具有急性脓肿的表现外，还有深牙周袋、袋口溢脓、牙槽骨吸收和牙松动等牙周炎的表现。但是，有时患牙同时合并有牙周、牙髓和根尖周组织的病变，如急性根尖周炎在根尖脓肿发生后经牙周膜向牙龈沟排脓，或有长期牙周炎病史的患牙在发生牙周脓肿的同时，感染已经逆行引起了牙髓坏死，甚至出现牙周的骨质破坏与根尖区的病变相连通。在这些情况下，临床上有时易将二者混淆，增加鉴别的困难。

急性根尖脓肿与急性牙周脓肿的鉴别思路可从病史和检查结果来获得（表14-3）。急性根尖脓肿的患牙多有较长时间的牙体缺损（如龋洞）和（或）曾有过牙痛史、牙髓治疗史，急性牙周脓肿患牙的病史则为长期牙周炎史。从临床检查的角度来看，可以循着牙体—牙髓—牙周组织的顺序进行检查比较，着重注意牙体硬组织的完整性、牙髓的活力、有无深牙周袋、脓肿的位置及与牙周袋的关系；X线片所显示的牙槽骨破坏情况和区域对于明确诊断有很大帮助。总之，二者的鉴别诊断应通过仔细询问病史，对牙体、牙髓和牙周组织进行全面的检查并辅助以X线片来进行综合分析。

表 14-3 急性根尖脓肿与急性牙周脓肿的鉴别要点

鉴别点	急性根尖脓肿	急性牙周脓肿
感染来源	感染根管	牙周袋
病史	较长期的牙体缺损史 牙痛史 牙髓治疗史	长期牙周炎病史
牙体情况	深龋洞 近髓的非龋疾患 修复体	多无可引起牙髓坏死的牙体病损
牙髓活力	多无	多有
牙周袋	无	深，迂回曲折
脓肿部位	靠近根尖部 中心位于龈颊沟附近	较近牙龈缘
脓肿范围	较弥散	局限于牙周袋壁
疼痛程度	重	相对较轻
牙松动度	相对轻，病愈后牙恢复稳固	明显，消肿后仍很松动
叩痛	很重	相对较轻
X线片表现	无明显异常表现，若患牙为慢性根尖周炎急性发作，根尖周牙槽骨显现透射影像	牙槽骨嵴破坏，可有骨下袋
病程	相对较长，脓液自根尖周向外排出的时间一般需五六天	相对较短，一般三四天可自溃

2. 口腔颌面部间隙感染 口腔颌面部间隙感染是指发生在口腔、颌骨周围、颜面及颈上部的肌肉、筋膜或皮下组织中的弥散性急性化脓性炎症，又称蜂窝织炎。根尖周炎和冠周炎等牙

源性感染是其主要病因。临床表现为局部黏膜的红肿比急性根尖周炎的范围更大，皮肤也出现红、肿、热、痛，还可出现张口受限、吞咽困难等功能障碍；全身反应轻重不等，轻者无明显全身症状，重者有发热、畏寒、头痛、全身不适，甚至可伴发败血症、中毒性休克等严重并发症；血象中白细胞总数升高，白细胞分类可见中性粒细胞比例增多。

3. 急性中央性颌骨骨髓炎   急性中央性颌骨骨髓炎是颌骨骨膜、骨髓腔和骨髓的化脓性炎症，感染途径主要为根尖周炎和智齿冠周炎等牙源性感染，主要的发生部位是下颌骨体，也可弥散至下颌升支。起病急，全身中毒症状非常明显，高热可达 $39 \sim 40℃$，血象中白细胞计数升高并可出现核左移；局部的表现比急性根尖周炎更广泛，除颌面部肿胀、皮温高、颌骨疼痛等典型的炎症表现外，还可出现下唇麻木、多数牙松动、牙周溢脓、张口困难等症状和体征，严重者可并发败血症或颅内感染。

四、治疗原则

1. 打开髓腔，清除根管内容物，疏通根管，引流根尖炎症渗出物。

2. 评估患牙的可保留性，根据诊断和下一步的治疗方案做不同的处置。

（1）如患牙可保留，在疏通根管并初步清创后，髓腔最好不要外敞于口腔中。应根据急性根尖周炎的临床发展阶段进行相应的处置。

- 浆液期患牙可于根管预备后封抑菌、抗炎消毒药物。
- 根尖脓肿期患牙可于疏通根管后行短暂开放，以将根尖的脓液由根管途径从冠方引流出去。根尖脓肿期于根尖部骨髓腔内已形成的脓液并不能自行消除，若封闭髓腔，脓液会走经典的穿过骨壁排脓途径，患者势必还要经历骨膜下脓肿高峰时最痛苦的病程。关于如何引流根尖脓肿又不行髓腔开放，临床较为棘手，文献也有报道在髓腔封药的同时进行根尖部环钻术予以引流。
- 骨膜下脓肿期和黏膜下脓肿期患牙在髓腔封药的同时需做脓肿切开引流，注意对骨膜下脓肿期的患牙一定要切透骨膜，以助脓液排出。待急性症状缓解后，予以根管治疗。

（2）如患牙不能保留，则开放髓腔，待急性症状缓解后再予拔除。

3. 适当调𬌗，全身应用抗生素和非甾体抗炎药，必要时给予全身支持疗法。

第五节 慢性根尖周炎
Chronic Apical Periodontitis

慢性根尖周炎（chronic apical periodontitis）是指因根管内长期存在感染及病原刺激物而导致的根尖周围组织慢性炎症反应。病变类型主要有根尖周肉芽肿、慢性根尖脓肿、根尖周囊肿和根尖周致密性骨炎，组织学上还可见到根尖周瘢痕。前三种以牙槽骨破坏性病损为特征，三者之间存在一系列的移行阶段和组织结构的交互联系；根尖周致密性骨炎为局部骨质增生性病变；而根尖周瘢痕是一种根尖周病变治疗后病损愈合方式中缺乏矿物沉积的现象。慢性根尖周炎可无明显的疼痛症状，骨病损可长期存在。

慢性根尖周炎的病变过程并不是单一的骨破坏过程，而是一个破坏与修复双向进行的病理变化。当机体抵抗力增强或病原毒力减弱时，病变区肉芽组织中纤维成分增多，炎症成分减少，牙槽骨的吸收也暂告停止，甚至还可出现成骨活动，成骨细胞在病变外围形成新生的骨组织，原已破坏的骨组织有所修复，病变区缩小。但是，如果不彻底清除病原刺激物，并杜绝再感染的途径，虽有骨质修复的过程，根尖区的病变也只能是扩大、缩小交替变化，而不能完全愈合。只有根除了根管内的病原，根尖周组织所受到的损害才可逐渐修复，炎症肉芽组织转化成纤维结缔组织，成骨细胞活动产生新骨，修复已破坏了的牙槽骨，重建牙周膜。

一、临床病理类型

慢性根尖周炎的病理学形式以骨破坏为主，肉芽肿是最常见的组织学表现。1966年，Bhaskar 对 2308 例根尖周病损进行了组织学检查，结果发现 48% 为肉芽肿，42% 为囊肿，10% 为其他病理形式。1996年，Nair 评估了 256 例根尖周炎病变，报告 50% 为肉芽肿，35% 为脓肿，15% 为囊肿。除了上述骨破损的组织学类型，临床还见有少量的以骨增生为特征的根尖周致密性骨炎。

（一）根尖周肉芽肿（periradicular granuloma，periapical granuloma）

根尖部的牙周膜因受根管内病原刺激物的作用而发生慢性炎症性变化，其正常的组织结构被破坏，代之以炎性肉芽组织。在病损周围分化出的破骨细胞可将邻近的牙槽骨和牙骨质吸收破坏，骨质破坏的区域由炎性肉芽组织取代。肉芽组织中含有大量慢性炎症细胞和成纤维细胞，也可见少数多形核白细胞和巨噬细胞。慢性炎症细胞可消灭侵入根尖周组织的细菌和毒素，成纤维细胞则可增殖形成纤维组织，并以纤维被膜的方式包绕病变区域，限制炎症扩散到深部组织。这种非特异的免疫反应可被看作机体对抗外来感染源的局部防御反应，它只存在于有血运的根尖周围的结缔组织中，不能消除根管内的感染病原物。因此，根尖周的肉芽肿病变可维持较长时间并保持相对稳定的状态。当病原毒力增强或机体抵抗力下降时，肉芽肿病变活动，纤维成分减少，炎症细胞和毛细血管增多，产生更多的破骨细胞，造成更大范围的骨质破坏。这种以炎性肉芽组织形成为主要病理变化的慢性根尖周炎即为根尖周肉芽肿，它是慢性根尖周炎的主要病变类型。

（二）慢性根尖脓肿（chronic apical abscess）

随着根尖部炎症肉芽组织病变体积不断增大，血运难以抵达肉芽肿中心，病变中央的组织细胞发生坏死、液化，形成脓液并潴留于根尖部的脓腔内，成为慢性根尖脓肿或慢性根尖周脓肿（chronic periradicular abscess），临床也称为慢性牙槽脓肿（chronic dentoalveolar abscess）。此时包绕脓腔的肉芽组织周围缺乏纤维被膜。根尖部的脓液可逐渐穿通骨壁和软组织，进行不彻底的引流，形成内衬上皮细胞的窦道，此时可称为有窦型慢性根尖脓肿。窦道衬里的上皮细胞有以下来源：①肉芽肿内的上皮团；②口腔黏膜上皮自窦道口爬入；③急性化脓性根尖周炎脓肿破溃或急症处理行脓肿切开引流后不能封口遗留所致。当局部引流不畅，或机体抵抗力降低、病原毒力增强时，慢性根尖脓肿又可以急性发作的形式表现出来。有窦型慢性根尖脓肿由于可从窦道口排出脓液，不易转化为急性炎症；而无窦型慢性根尖脓肿则比较容易转化为急性根尖脓肿。

（三）根尖周囊肿（periradicular cyst，periapical cyst）

根尖周囊肿又称根尖囊肿（apical cyst），囊肿形成的确切机制目前尚不完全清楚，多以以下假说予以解释。

1. 分解理论（breakdown theory） 该理论认为根尖周组织有炎症肉芽组织存在时，原本在牙根表面平行排列呈静止状态的牙周膜内的 Malassez 上皮剩余呈现活跃状态，这些牙根发育期间遗留的 Hertwig 上皮根鞘细胞在慢性炎症的长期刺激下增殖为上皮团块或上皮条索，较大的上皮团中心因缺乏血运，上皮细胞发生退行性变，甚至坏死、液化，形成小囊腔，腔壁表面由复层鳞状上皮细胞覆盖，形成完整或不连续的囊壁。此种理论认为根尖周囊肿是由根尖周肉芽肿继发而来的。

2. 脓腔理论（abscess cavity theory）　该理论认为在根尖周结缔组织中，根尖肉芽肿发生化脓性病变后，就像任何软组织创面的修复一样，脓腔的表面由病变组织内的牙周膜遗留的上皮剩余细胞增生爬入，逐渐铺满、覆盖伤口表面而形成囊壁。该理论认为先有脓肿形成，再继发生成根尖周囊肿。

3. 免疫理论（immunologic theory）　该理论认为上皮细胞增生形成囊壁是由免疫反应介导所致。上皮剩余被炎症激活后变成抗原，针对 Malassez 上皮细胞的免疫反应使细胞异常生长，形成囊壁。

4. 融合理论（fusion theory）　炎性根尖囊肿的形成是上皮向各个方向增殖、融合，形成三维球状团块，结缔组织被包绕在上皮团块之中，由于血管减少，上皮团内的结缔组织逐渐变性，形成囊腔。

无论囊肿以怎样的方式形成，按照时间顺序均可分为 3 个阶段：①"休眠"的 Malassez 上皮细胞在病变产生和释放的炎症介质刺激下开始增殖；②形成囊腔并被上皮覆盖；③随着组织液渗入，以及囊腔中渗透压的升高，小囊腔逐渐扩大或相互融合形成根尖囊肿。不断渗入的组织液成为囊液，因含有含铁血黄素而呈浅褐色，清澈透明，上皮细胞变性分解所产生的胆固醇结晶漂浮于囊液中，使囊液在光照下闪耀发亮。用显微镜观察囊液涂片，可见其中有许多菱形、梭形或长方形的胆固醇结晶。囊肿周围的牙槽骨受压迫而被吸收，同时在破坏区周围有新生骨质增生。

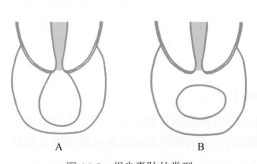

图 14-8　根尖囊肿的类型
A. 袋状囊肿；**B**. 真性囊肿。

依据囊腔与根尖的关系，根尖囊肿又可分为"袋状囊肿"（pocket cyst）和"真性囊肿"（true cyst）（图 14-8）。袋状囊肿是指囊壁在根尖孔开口，囊腔与根管相通，消除根管内感染源后，囊肿可通过机体组织的修复再生而消除，因此，单纯施以根管治疗的疗效较好；而真性囊肿的囊腔在根尖肉芽肿中独立存在，不与根管通连，被认为是袋状囊肿从根尖脱离下来后，上皮衬里完全闭合而成，临床治疗时在行根管治疗后，有时还需手术摘除囊肿。

由于根管内病原刺激物持续存在，根尖囊肿可继发感染，并发化脓性炎症而转为根尖脓肿。

（四）根尖周致密性骨炎（periradicular condensing osteitis）

当根尖周组织受到来自根管长期、轻微、缓和的刺激，而患者的机体抵抗力又很强时，根尖部的牙槽骨并不发生吸收性破坏，反而表现为骨质的增殖，形成围绕根尖的一团致密骨。骨小梁结构比周围骨组织更为致密，其间有少量慢性炎症细胞分布，故称为根尖周致密性骨炎，也称慢性局限硬化性骨髓炎（chronic focal sclerosing osteomyelitis）。这实际是一种机体的防御性反应。

（五）根尖周瘢痕（periradicular scar）

根尖周瘢痕是那些骨破坏性根尖周炎患牙经根管治疗或根尖手术后形成的围绕根尖的瘢痕性改变，由纤维组织构成，严格意义上并非疾病或病理状态，而是一种治疗后病变的愈合方式。根管治疗后，根尖周病损以瘢痕形式愈合的概率很低；在根尖手术之后发生的根尖周瘢痕最常累及的牙齿是上颌侧切牙。根尖周瘢痕在 X 线片上显示为围绕根尖区的月牙形透射影，无法与小范围的肉芽肿、脓肿和囊肿等骨破坏性根尖周病变影像相鉴别，临床上无法独立诊断，研究中是通过病理检查得以证实的。故经过治疗的患牙长期没有任何症状和体征，但 X 线片出现根尖区小的透射影，如考虑为根尖周瘢痕，则没有施行额外治疗的必要。

二、临床表现

（一）症状

慢性根尖周炎可无明显的自觉症状，患牙可在咀嚼时有不适感。也有患者主诉因牙龈起脓包而就诊。

因慢性根尖周炎患牙常由牙髓炎继发而来，既往可有疼痛发作史，有些病例为急性根尖周炎未经彻底治疗迁延而致，也有患者在进行其他治疗（如义齿修复）时偶然发现因既往牙髓治疗不完善所导致的根尖周病变。所以，在临床上多可追问出患牙有牙髓病史、反复肿痛史，或牙髓治疗史。

（二）检查

（1）患牙可查及深龋洞或充填体，以及其他牙体硬组织疾患。

（2）牙冠变色，失去光泽。深洞内探诊无反应，牙髓诊断性试验无反应。

（3）患牙对叩诊的反应无明显异常或仅有不适感，一般不松动。

（4）有窦型慢性根尖周炎患牙根尖部的唇、颊侧或舌、腭侧牙龈表面可查及窦道口。窦道偶尔可开口于远离患根之处，如上颌第二磨牙根尖周病变的窦道有时开口于上颌尖牙或前磨牙根尖部相对应的牙龈处。位于牙龈的窦道口常呈粟粒大小的乳头形状，在皮肤表面开口的窦道（皮窦）多为黄豆大小的肉芽肿样。挤压窦道口有时可有脓液溢出，也有窦道口呈假性闭合的状态。

（5）根尖周囊肿的大小不定，小根尖周囊肿在牙龈表面多无异常表现，囊肿发展较大时，可见患牙根尖部的牙龈处呈半球状隆起，不红，按压扣诊时有乒乓球的弹性手感。囊肿过分增大时，因周围骨质吸收并压迫邻牙，造成邻牙移位或使邻牙牙根吸收。

（6）X线检查显示出患牙根尖区骨质变化的影像，3种骨破坏性慢性根尖周炎表现为根尖周骨组织透射影，不同的X线影像有时可提示慢性根尖周炎的类型（图14-9，表14-4）。

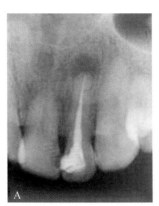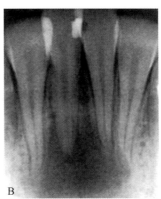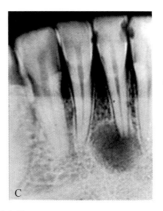

图14-9 慢性根尖周炎患牙的X线根尖片
A.根尖周肉芽肿；**B**.慢性根尖脓肿；**C**.根尖周囊肿。

表14-4 3种骨破坏性慢性根尖周炎的X线影像表现

	形态	范围	边界	周围骨质
根尖周肉芽肿	圆形	较小，直径小于1 cm	清楚	正常或稍显致密
慢性根尖脓肿	不规则	大小不一，较弥散	不清楚	较疏松，呈云雾状
根尖周囊肿	圆形或椭圆形	大小不一，可由豌豆大到鸡蛋大	清晰	有一圈致密骨白线围绕

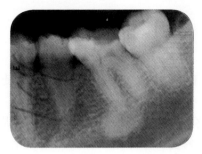

图 14-10　根尖周致密性骨炎患牙的 X 线根尖片

（7）根尖周致密性骨炎患牙的 X 线检查表现为根尖部骨质呈局限性的致密阻射影像（图 14-10），无透射区，一些病例可能在牙根和阻射区之间有轻微增宽的牙周膜间隙。多在下颌后牙发现，牙髓组织可能有慢性炎症或已坏死。

病例解析
慢性根尖周炎

三、诊断

（一）3 种骨破坏性慢性根尖周炎的诊断要点

（1）X 线检查见围绕患牙根尖部的透射区是临床诊断的关键依据。不同类型的慢性根尖周炎可根据 X 线影像的不同表现予以区分，但较小的根尖周囊肿在根尖片上显示的透射影像与根尖周肉芽肿难以区别。

（2）成人恒牙患牙牙髓已无活力，这也是重要的诊断依据。

（3）病史和其他临床表现可作为辅助参考依据。

（4）如果有窦道，确认其来自根尖周病变对诊断慢性根尖脓肿十分重要，应通过认真仔细的检查找出窦道口与患牙的关系，有时需自窦道口插入牙胶尖拍摄诊断丝示踪 X 线片来确定窦道来源。应避免将其他来源的窦道或瘘管误诊为根尖周炎，或将窦道口附近的健康牙误诊为患牙。

（5）根管治疗时根管内流出淡黄色清亮囊液，其涂片镜下见胆固醇结晶是根尖周囊肿的诊断依据。

由于慢性根尖周炎中根尖周肉芽肿、慢性根尖脓肿和根尖周囊肿这 3 种类型单纯依靠临床表现有时很难区别，借助 X 线检查亦不容易准确分辨，加之它们的首选治疗原则和方法基本相同，因此，在临床上诊断可统称为"慢性根尖周炎"。如能对 3 种类型加以区分，则有助于预后的判断。

（二）根尖周致密性骨炎

患牙一般没有任何自觉症状，也无反复肿痛史，只有在进行 X 线检查时偶然发现。

四、鉴别诊断

临床工作中放射影像学检查是诊断根尖周病损不可或缺的方法，但由于 X 线检查技术是将三维的解剖结构压缩投照成二维的图像，对硬组织进行观察时受到很多限制，也不能用于观察软组织，因此 X 线片对病变的实际大小、与解剖标志的空间位置关系及骨吸收量等所提供的信息较为局限。加之临床医生对 X 线影像的解读也会受到多种因素的影响，而临床上对根尖周病变的鉴别又主要集中在 X 线片的判读上，所以仔细观察、谨慎解读 X 线片呈现的二维影像是临床医生必须具备的技能。

（一）解剖重叠影

上、下颌骨的解剖特点之一是多孔腔，如上颌骨的切牙孔和上颌窦、下颌骨的颏孔和下颌管，它们在 X 线片上可能与邻近的牙根形成重叠的影像，可造成假阳性判读，干扰对根尖周病变的正确诊断。

（1）切牙孔是切牙管在硬腭的开口，位于中切牙牙根的上后方，在X线片上可表现为与上颌中切牙根尖有关的透射影像。临床上可根据X线片上根周骨硬板影像的连续性，或采取偏移投照改变透射区和根尖的关系进行鉴别。

（2）在X线片上上颌窦位于第二前磨牙和第一磨牙附近，窦腔形成的透射区边缘由连续间或小中断的薄层阻射线包绕，透射区中还经常可以看到由窦壁间隔构成的一条或几条阻射线。在约1/3的病例中，窦底与第一磨牙根尖的距离仅为0.5 mm，包绕牙根的薄层硬骨板可能与窦底相融合，甚至两者之间没有骨质。此时的X线片就显示不出围绕牙根的骨硬板影像，呈现与根尖周病损相类似的影像。

（3）颏孔开口于下颌前磨牙附近的颊侧骨板，当它投影在前磨牙根尖区的时候，可能呈现与根尖周病变相似的影像。观察下颌管延伸终端与透射区关系或追踪围绕牙根的硬骨板影像的完整性可作为鉴别的方法。

（4）下颌管和下颌后牙牙根的关系变异较大，在X线片上，有的下颌管与磨牙和第二前磨牙根尖紧密接触，有的则与任何后牙都没有密切联系。当后牙的根尖在X线片上重叠于下颌管中时，根周骨硬板可能出现过度曝光，引起硬骨板影像消失。此时，应改变胶片的放置角度或投照角度以使根尖避开下颌管。

（二）颌骨中的骨破坏性病损

除了解剖因素的影响外，临床上还可见牙根附近骨组织病理状态对根尖造成的假阳性影像。

1. 牙周病损　当牙周病患牙唇（颊）侧或舌侧的牙周袋深度超过根尖水平时，骨丧失形成的X线透射区可能与根尖周区域相重叠，在X线片上显现为根尖周低密度影，会使临床医生误认为有根尖周病变（图14-11）。此时，临床测试患牙的牙髓活力是正常的，患牙有牙周附着丧失等临床表现，据此可与牙髓源感染的根尖周炎相鉴别。但当牙周袋较隐蔽或狭窄而不易探查时，要特别注意勿盲目归结为创伤导致的根尖周炎。

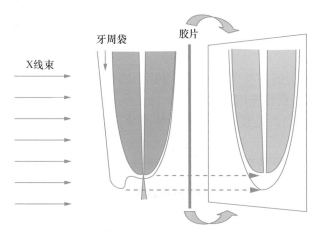

X线束　　牙周袋　　胶片

图14-11　牙周病患牙唇侧牙周袋深度超过根尖所形成的根尖周病变假阳性X线影像

2. 非牙髓源根尖区透射影　当存在非牙髓源性颌骨病变时，如非牙源性的颌骨内囊肿、其他肿物或一些全身疾病，病变在根尖X线片上的透射影也可与其邻近的根尖相重叠，与各型慢性根尖周炎的骨透射影像，尤其是较大的根尖周囊肿的影像有相似之处。临床上可能误诊为牙髓源的根尖周病变，进而导致误治正常牙，延误颌骨疾病的治疗。诊断时，必须结合临床表现与非牙髓源性的根尖区病损相鉴别，鉴别要点如下：

（1）非牙髓源的根尖区病损所涉及的患牙牙髓活力正常。

（2）非牙髓源的根尖区病损所涉及的患牙在X线片上可能分辨出环绕牙根的牙周膜间隙影像连续、均一、完整。

（3）患者还存在非牙髓源根尖区病损疾病的其他临床表现。

（4）应拍照更大范围的X线片（如曲面体层片），将病变的全部透射影都包括进来，整体、全面地观察病变范围和形态特征，以进一步确定病变的性质。必要时可辅以CBCT检查诊断。

3. 根尖周骨病损在X线片中的可视性　X线片诊断根尖周病变主要取决于牙根周围的骨密度，病损的可视性还受其在不同类型骨中位置和与密质骨距离的影响。存在或接近于密质骨的病损比松质骨内的病损更容易检测，因为密质骨比松质骨单位体积的矿物质多，病损部位因骨吸收而丧失掉的矿物质更多，引起X线透射影的对比度改变更明显；反之，局限于松质骨的根尖周病损有可能检查不到（图14-12）。不同个体，或同一个体的不同部位，颌骨骨皮质的厚度可能有显著的不同，同样大小的根尖周病损若被较薄层骨皮质覆盖则可以检测到，而在较厚骨皮质包绕下就检测不到。

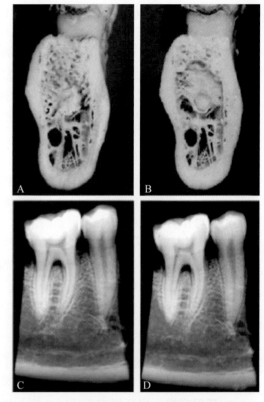

图 14-12　离体下颌骨断面及其X线影像
A.正常骨松质围绕的磨牙远中牙根；**B**.去除根尖周围骨松质的磨牙远中牙根；**C**.与A图对应的离体下颌磨牙X线片，显示根尖周影像正常；**D**.与B图对应的离体下颌磨牙去除远中根尖周围骨松质后的X线片，与骨去除前相比未见差别。

五、治疗原则

（1）首选根管治疗。

（2）有窦型慢性根尖周炎患牙在根管预备后，需行根管封药，以彻底清除根管系统的感染，待窦道口闭合后再行根管充填。

（3）较大的根尖病变，尤其是根尖周囊肿患牙，在根管治疗的基础上有时还需做根尖手术。

（4）根尖周致密性骨炎的患牙如果有牙髓炎或牙髓坏死，经完善的根管治疗后，X线片的影像可恢复正常。

（5）根管治疗后，择期进行牙冠的修复，可根据剩余牙体组织的量选择复合树脂直接粘接修复、嵌体修复，或全冠、桩核冠修复。

（6）无法完成根管治疗、根尖周病变顽固不愈或牙体组织破坏严重且不足以修复的患牙予以拔除。

（岳　林）

第六节　根尖周疾病与全身健康
Periradicular Lesions versus Systemic Health

一、根尖周疾病与口腔病灶

口腔是身体的重要组成部分之一。口腔各组成部分的生理病理过程与全身各器官和系统间关系密切：口腔常见病和多发病如龋齿及其并发病、牙周炎、牙列缺损和缺失等降低了牙齿的咀嚼效率，影响食物的消化吸收，可导致全身营养不良；某些口腔疾病可成为病灶，引起远隔器官的病灶感染；在牙齿生长发育期间，全身疾病及其用药可导致牙齿发育异常；某些系统性疾病可影响根尖周疾病的治疗效果；许多系统性疾病在口腔有特殊表征，对该疾病的早期发现和诊断具有重要意义。本节仅涉及根尖周疾病与系统性疾病的关系。

另外，许多系统性疾病可以引起骨组织的改变。X线检查时，患病的骨组织呈现X线透射区和阻射区。有时这种全身性病损可出现在上、下颌骨的牙根附近，表现为根尖周围的X线透射区，可能被误诊为牙髓源根尖周病；另外，口腔科牙齿的X线检查也常常成为发现患者系统性疾病的线索。

（一）口腔病灶的概念

病灶（focus）是指身体内一个局限的而有致病微生物感染的组织。病灶内的微生物及其毒性产物通过某些途径引起远隔器官或组织的症状或疾病称为病灶感染（focal infection）。人体内某些部位的慢性持续感染都可能成为病灶，如牙病、扁桃体炎、鼻窦炎、阑尾炎等。由牙齿疾病引起的病灶感染称为牙源性病灶感染。来自口腔感染部位的病原微生物，可能会自发性地或在口腔治疗后进入血液循环中，并引起远隔部位的疾病。可引起病灶感染的口腔疾病也称为口腔病灶。

口腔病灶感染的现象早在公元前650年就有记载：埃及国王Auapper Essa患头痛和四肢痛，用了当时可能采用的一切方法均未治好这种奇怪的病。经御医Anad-Nana建议拔除了一些病变的牙齿后，国王奇迹般地恢复了健康。17世纪，法国医师Jean Louis Petit在《外科疾病大全》上指出患龋牙与多种疾病有关，这些疾病在患牙拔除后就会痊愈，但这种观点并未引起当时医学界的重视。1900年Williams Hunter首先提出了口腔病灶感染学说，他对病灶下了定义，并指出微生物源性心脏病及其他一些疾病是牙源性病灶感染（当时称为口源性脓毒症）的后果。这段时期以后，由于不少报道表明某些系统性疾病在拔除患牙后得到痊愈或缓解，病灶学说开始盛行。该学说在医学领域内大约统治了25年，致使大量本可治愈的牙髓根尖周病和牙周炎患牙被拔除。20世纪中叶以后，由于除去病灶后仅有一小部分患者的系统性疾病痊愈的事实和缺乏科学的临床分析与验证，病灶学说逐渐被冷落和否定。20世纪70年代后，口腔疾病与系统性疾病的关系重新受到医学界的关注。研究者们用厌氧菌培养技术从可疑口腔病灶和远隔的感染部位，如心内膜炎处或脑脓肿的脓液中，分离出同样的厌氧菌和链球菌。除了相关的临床报道外，学者们开展大规模的流行病学观察和病例对照研究，采用统计学方法进行分析，发现两者存在一定的关系。因此，当某些原因不明的系统性疾病，特别是在进行了细致的全身检查后仍不能明确诊断或常规治疗无效时，应考虑口腔病灶存在的可能性，请口腔科医师检查会诊。

（二）口腔病灶感染所致的疾病与致病机制

口腔病灶感染的可能机制包括口腔病灶细菌进入血液循环扩散、细菌毒素扩散引起损害、细菌及其产物引起机体免疫反应和炎症，较少见的有急性炎症的直接扩散。根尖周感染可通过组织间隙直接扩散，可能会波及上颌窦、海绵窦、眼眶、脑组织等，引起路德维希（氏）咽峡炎、眶部蜂窝织炎、海绵窦血栓甚至脑脓肿。但是，感染的直接扩散并不是通过循环系统而引起远隔器官感染的，因此并非严格意义上的病灶感染。

健康的机体通过自身的免疫系统抵御病灶感染，口腔病灶感染的靶组织被认为是机体内已经由于某些因素而被削弱的组织或器官。例如，健康人体内发生暂时性菌血症（temporal bacteremia）时，进入血流的微生物约 30 分钟内被网状内皮系统吞噬消灭，不引起任何临床症状。但对患风湿性心脏病或先天性心脏功能不全者，进入血流的微生物可以引发细菌性心内膜炎。

口腔病灶感染所致的感染性疾病种类中，关系最为明确的是亚急性感染性心内膜炎。有研究报告，10% ～ 30% 的急性或亚急性感染性心内膜炎与牙源性感染或牙科治疗有关。若患者已有风湿或先天性心瓣膜病损，在体内出现暂时性菌血症时，可使机体产生循环抗体及凝集素，引发心内膜炎。急性根尖脓肿、感染根管的治疗以及根尖手术均可能引起菌血症，而非手术根管治疗引起菌血症的概率明显低于拔牙和其他牙科手术性治疗。

其次是关节炎和眼病。关节炎主要指风湿性关节炎和类风湿性关节炎，该类患者血清中常有较高水平的抗链球菌抗体。有临床研究表明，拔除患牙后关节炎痊愈或好转。眼病包括虹膜炎、睫状体炎、脉络膜炎和视神经炎等疾病。有文献报告虹膜睫状体炎和脉络膜炎常常与牙齿和扁桃体等处的感染有相关关系。根据调查，虹膜炎中约 12% 与口腔病灶相关。文献中病例报告显示，口腔病灶还可引起其他感染，如拔牙后引发颅内脓肿、牙槽脓肿，或拔牙后发生脑炎或截瘫等。牙周炎孕妇发生早产和低出生体重儿的危险是牙周正常孕妇的 7.5 倍。口腔病灶还可以引起肾病、某些皮肤病（如痤疮、癣、湿疹等）、脓胸或肺炎等疾病。近年来，口腔牙菌斑与引起胃炎、胃溃疡或胃癌的幽门螺杆菌的关系已经引起了学者们的广泛重视。

（三）根尖周疾病与口腔病灶

口腔内发生的感染性疾病很多，并不一定都能造成病灶感染。可能成为病灶的口腔疾病多为慢性炎症，最常见的是牙周炎、坏死的牙髓、各型根尖周炎和牙周-牙髓联合病变。牙周炎累及的患牙多，往往是全口性的，感染面积之大经常不被人注意。有研究报告，牙周炎是以厌氧菌为主的混合感染，牙周袋内有大量毒力强的微生物，加之牙周病患牙均有不同程度的松动，咀嚼时的压力很容易将牙周袋内的微生物和毒素挤压到血管及淋巴管中而播散到邻近部位或远隔器官，引起这些组织的病灶感染性疾病。试验证实：挤压牙周炎患者的患牙，有 86% 的患者出现暂时性菌血症，而无牙周炎患者只有 25% 会出现同样的现象。

根尖周疾病中，可能成为口腔病灶的是未及时治疗的慢性根尖周炎。有研究报道，感染根管内的优势菌是厌氧菌，尤其是专性厌氧菌，而且提出根管内的细菌毒性产物可以破坏机体的防御功能，在某些内在和外在因素的促使下活跃起来，从而使感染扩散，引起病灶感染。

（四）口腔病灶的预防和处理原则

（1）完善治疗口腔疾患，重型牙周炎或慢性根尖周炎患牙治疗后应追踪观察，防止成为口腔病灶。

（2）发生可能与病灶相关的疾病时应积极查找和处理口腔病灶，可以进行治疗性诊断；可疑为病灶的患牙治疗时不宜保守，应该拔除。

（3）进行口腔手术治疗（如拔牙）前应注意调查全身疾病状况。对患有风湿性心脏病、先天性心脏病、糖尿病，留置导尿管，佩戴赝附体或装有人工瓣膜，使用免疫抑制剂的患者，术前应做必要的处理，如预防性给予抗生素等。还应在口腔手术前清洁口腔，洁治前用过氧化氢溶液漱口，尽量减少口腔内的细菌，防止暂时性菌血症发生。

（4）在进行根管治疗时，避免器械超预备。超预备不仅会损伤根尖周组织，而且在预备感染根管时还会将大量病原微生物推入根尖周组织。这些病原微生物可以通过破损的血管或淋巴循环进入血液循环，导致菌血症。此外，还可能会造成术后疼痛和最终治疗的失败。

二、系统性疾病对根尖周疾病诊治的影响

（一）白血病

急性白血病患者中 40%～50% 伴有口腔症状。白血病在口腔组织的表现为：牙龈肿大明显，颜色暗红或苍白，有出血和坏死，牙齿松动。也可以在无龋条件下出现牙髓炎的症候群，如自发痛、夜间痛、温度敏感。病理变化可能是在封闭的髓腔内，大量渗出的白细胞压迫神经末梢或小型脓肿形成后产生化脓性牙髓炎。如果不注意病因而将松动牙拔除，将会出现创口出血、愈合困难或引起严重的坏死性病变等不良后果。

对可疑患者不要急于处理，首先做血常规检查，常可协助早期诊断白血病。

（二）糖尿病

糖尿病为体内胰岛素缺乏引起的糖代谢紊乱，尿糖阳性，血糖升高，也引起蛋白质平衡失调。蛋白质缺乏致使体内抗体产生减少及白细胞附着功能受到抑制，吞噬作用下降，因此易发生感染。

糖尿病患者患根尖周炎时，感染不易控制，应在积极控制血糖的前提下，在治疗过程中注意控制感染，并积极随访。

（三）高血压和心脏病

高血压患者术前最好将血压控制在 180/110 mmHg 以下，必要时在监护下行牙髓治疗，否则应先接受全身治疗，控制系统疾病。病情严重的心脏病患者，如近期频繁发生心绞痛、急性心肌梗死后未超过半年、术前心电图检查出现 Q 波或 ST 段弓背抬高、心力衰竭、心功能 Ⅲ～Ⅳ级、心电图检查为 Lown 分级 3 级以上、室性期前收缩、双束支、三束支、二度Ⅱ型房室传导阻滞、病态窦房结综合征、预激综合征出现心房扑动或心房颤动，以及心脏病合并高血压、血压高达 180/110 mmHg 以上者，应避免或暂缓牙髓治疗。

一般心脏病患者可以安全接受牙髓治疗，病情较重的心脏病患者应经内科医师适当治疗后，在心电监护下进行牙髓治疗。口腔科麻醉应慎重使用含有肾上腺素的局部麻醉药物；风湿性心脏病、先天性心脏病、心瓣膜病或心瓣膜病术后患者应在术前和术后 2～3 天用（口服或肌内注射）抗生素，预防亚急性细菌性心内膜炎发生。

（四）其他系统性疾病对根尖周疾病诊治的影响

甲状旁腺功能亢进（hyperparathyroidism）是系统性疾病，容易诱发牙髓和根尖周组织的感染。甲状腺功能亢进患者可因感染或手术刺激等因素，诱发可能危及生命的甲状腺危象。行牙髓治疗前应注意甲状腺功能亢进患者的病情控制情况，治疗过程中慎用肾上腺素，术后注意预防感染。

（梁宇红）

第七节　根尖周疾病与其他颌骨疾病的影像学鉴别
Differential Diagnosis Radiographically between Periradicular Lesions and Other Jaw Diseases

根尖周疾病的典型 X 线影像学表现为围绕根尖的水滴状 X 线透射区,周围被连续的骨组织包绕。根据感染物质出根尖孔的位置不同,根尖周炎骨病损的位置可能会位于相应的根尖侧方或根管分叉处。当根尖周围骨组织出现 X 线透射区时,切勿盲目诊断为牙髓源性的根尖周病(periradicular lesions of endodontic origin),许多疾病都可以引起根尖骨组织的改变,此时正确诊断十分重要,不仅可以避免不必要的牙髓治疗,还可以避免延误其他疾病的诊疗。牙髓源性的根尖周炎经牙髓治疗后,大部分病损可以缩小和消失;如果 X 线透射区源于全身或颌骨其他疾病,也被称为非牙髓源性的根尖周病损(nonendodontic periradicular lesions),病损可同时在多个部位见到,也可以局限在牙根尖周围,但牙髓治疗不能治愈这些病损。

本节重点叙述可能引起颌骨内根尖周病损的其他疾病及其鉴别诊断要点。

一、颌骨囊肿

(一)牙源性角化囊肿

牙源性角化囊肿(odontogenic keratocyst)好发于下颌第三磨牙区及下颌支,其生物学行为具有浸润性生长的特点,易复发。X 线片显示单囊型或多囊型,有时可有邻近未萌牙或萌出牙在角化囊腔内。囊腔与邻牙根尖周重叠时,在根尖 X 线片上可能被误诊为牙髓源性根尖周病变(图 14-13)。组织学表现为薄层纤维性囊壁,上皮有不全角化或正角化,偶见上皮有异常增生现象,纤维性囊壁内可见上皮岛或子囊,囊内容物可为稀薄囊液或为干酪样物质。高发年龄为 10 ~ 30 岁和 40 ~ 50 岁。病变早期患者通常无自觉症状,随病变逐渐增大,可出现颌骨不同程度的膨胀。诊断时根据需要可拍摄曲面体层片,显示囊肿的边界和范围,或者进行 CBCT 检查,进一步观察根尖周低密度影与病变囊腔的关系,进行客观评价。根据囊肿的边界和范围,以及与囊肿重叠的患牙牙髓活力正常的表现,可以做鉴别诊断,诊断后及早行手术治疗。

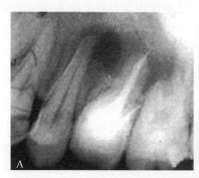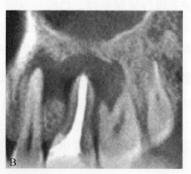

图 14-13　牙源性角化囊肿的 X 线表现

A. X 线片示根尖周透射区以 25 为中心,27 有根尖吸收;**B.** CBCT 显示颌骨多囊性病变。

[引自:王嘉德.中华口腔医学杂志,2009,44(11):697]

(二)发育性根侧牙周囊肿

发育性根侧牙周囊肿(lateral periodontal cyst)是发生于活髓牙根侧或牙根之间的牙源性发育性囊肿,与炎症刺激无关,可能来源于缩余釉上皮、残余上皮或 Malassez 上皮剩余,组织学见到薄层非角化上皮衬里。临床上可发生在任何年龄，平均年龄50岁。常发生在下颌前磨牙区。一般无症状，常在X线检查时发现；牙髓活力正常；牙龈沟与囊肿不相通；根尖X线片和CBCT有助于诊断，可见牙根侧一个单发的、边界清楚、呈圆形或卵圆形的X线透射区，骨板白线完整（图14-14）。有时也可表现为串样的多个小囊样表现，称为葡萄状牙源性囊肿（botryoid odontogenic cyst）。发现后应及早行手术治疗。

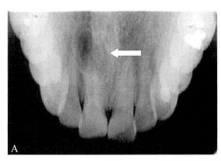
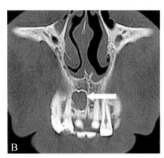

图 14-14　根侧牙周囊肿的X线表现

A. 颌片显示根尖周透射影；**B**. CBCT显示囊肿未与牙根相连。

（引自：Larheim TA. Maxillofacial Imaging. 2006：613）

（三）炎症性根侧囊肿

炎症性根侧囊肿（inflammatory collateral cyst）发生于阻生下颌第三磨牙颊侧或远中颊侧，患者常有冠周炎反复发作史，牙齿为活髓，组织学表现为囊壁内衬无角化的复层鳞状上皮，囊壁内有大量炎症细胞浸润。该囊肿常累及根分叉区，检查见大多数受累牙有所谓釉突延伸至根分叉处，提示囊肿的发生可能与炎症刺激导致该处的结合上皮增生有关。X线片显示部分阻生的下颌第三磨牙远中有边界清楚的透射区，有时病变可延伸至根尖部，可进行CBCT扫描辅助诊断。

（四）鼻腭囊肿

鼻腭囊肿（nasopalatine cyst）也称切牙管囊肿（incisive canal cyst），位于上颌切牙中间，受投照角度和上颌中切牙根尖重叠影响，很容易误诊为根尖周炎。鼻腭囊肿由胚胎发育过程中切牙管内鼻腭导管上皮剩余发展而来，多见于30～60岁患者，男性多见，通常无自觉症状，少数病例因神经受刺激而出现烧灼感、疼痛、麻木。囊肿增大明显时，可有局部膨隆。X线检查表现为心形、圆形、椭圆形密度减低的影像，边界清楚并有密质骨边缘，囊肿较大时，相邻牙根可被分开，偶见牙根吸收。改变X线拍摄水平角度或进行CBCT检查可以进行鉴别，根尖周囊肿有病源牙、牙槽骨骨硬板和牙周膜影像不连续以及牙髓活力丧失等亦有助于鉴别诊断。

（五）血外渗性骨囊肿

血外渗性骨囊肿（extravasation cyst）又称创伤性骨囊肿（traumatic bone cyst）、孤立性骨囊肿（solitary bone cyst），是一种与外伤有关的非牙源性囊肿，一定意义上并非真正的囊肿。囊肿衬里不是上皮细胞，而是结缔组织，囊内中空或有血性渗出物。临床多见于青少年，好发于下颌体和正中联合部，多为单发。患者可有明显的外伤史或咬合创伤。一般无症状，牙髓活力测试正常，常在口腔X线检查时发现。多数呈进行性生长；少数情况下，随着囊肿的生长发生骨质膨隆，伴牙本质敏感或异常感觉。X线片见囊肿在两牙间呈扇形展开，边缘清楚，病变内不含牙，牙根移位很少见，牙根无吸收（图14-15）。可考虑手术治疗。

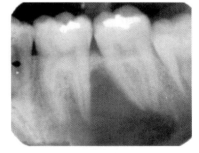

图 14-15　血外渗性骨囊肿的X线表现

（引自：Ingle. Endodontics. 6th. 2008：613）

二、颌骨良性肿瘤和瘤样病变

（一）成釉细胞瘤

成釉细胞瘤（ameloblastoma）是最常见的牙源性良性肿瘤，2017 年 WHO 分类中分为单囊型、骨外 / 外周型、转移性成釉细胞瘤。多发于青壮年，下颌体及下颌角部常见。肿瘤生长缓慢，初期患者无自觉症状，逐渐发展可使颌骨膨大，造成畸形，可有牙齿松动、移位或脱落。成釉细胞瘤的典型 X 线表现为：早期呈蜂房状，以后形成多房性透射影，出现于根尖，根尖可呈锯齿状或截根状不规则吸收（图 14-16）。成釉细胞瘤虽属良性肿瘤，但其生长具有局部侵袭性，常采用外科手术治疗。成釉细胞瘤一般情况下病变体积较大，早期或病变局限在根尖部时需要与牙髓源性的根尖病损进行鉴别诊断。

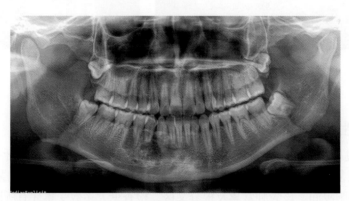

图 14-16　成釉细胞瘤的 X 线表现

（二）骨化纤维瘤

骨化纤维瘤（ossifying fibroma）是颌面骨较常见的结缔组织源性良性肿瘤，当病变较为局限且与相邻牙根尖紧贴时，也可能误诊为根尖周炎。病理变化为大量束状和漩涡状纤维组织中有骨组织形成，发生在牙根周围的骨化纤维瘤组织起源于牙周韧带，有类似牙骨质小体的球状钙化物形成，也被称为牙骨质骨化纤维瘤（cemento-ossifying fibroma）。常见于儿童及青年人，女性多于男性，多发于下颌骨，生长缓慢。开始无症状，逐渐造成颌骨膨胀肿大，面部畸形，牙齿移位。X 线检查可见颌骨内呈单房或多房的外形不规则的 X 线透射区，外被薄层皮质骨板，其中可有骨小梁形成；邻近牙根偏斜，并可有牙根吸收（图 14-17）。由牙周膜来源的牙骨质骨化纤维瘤表现为根尖周附近部位有上述 X 线透射区，牙髓活力正常。如果病变表现为静止性的，患牙无任何不适，则无须治疗，可定期观察；如果肿瘤病变增大明显，则手术切除。

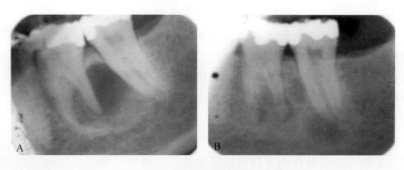

图 14-17　骨化纤维瘤的 X 线表现
A. 根尖区透射影，牙髓有活力；**B**. 2.5 年后病变波及第二恒磨牙。
（引自：Mork Knutsen B. Dentomaxillofac Radiol, 2002, 31: 65-68）

（三）骨纤维异常增殖症

骨纤维异常增殖症（fibrous dysplasia）为一种原因不明的良性纤维骨组织疾病。病理变化是纤维组织逐渐代替了正常骨组织，即骨形成停止在未成熟骨的阶段。临床上本病大多发病于儿童及青年期，病程可长达数十年。按病变侵犯的范围有多骨性和单骨性两类。颅面骨以颌骨、颞骨和枕骨好发。上颌骨见于第一、二磨牙区，骨外形逐渐膨大，可有轻微痛或无痛，触诊为骨性硬度。颌骨典型的 X 线表现为颌骨广泛或局限性沿骨长轴方向发展，呈不同程度的弥漫性膨胀，病变与正常骨组织之间无明显界限（图 14-18）。根据病变区骨组织与纤维组织成分比例的不同，分为骨硬化型、磨砂玻璃型和囊型。当病损表现为根尖周围的 X 线透射区并出现牙齿的症状时，不易与根尖周病相鉴别，根尖手术后病损组织的病理报告为骨纤维异常增殖症。有时骨纤维异常增殖症患者个别牙齿根尖周有不同程度和范围局限的 X 线透射区，牙周膜周围的硬骨板消失但牙周膜影像仍存在。牙齿无症状，牙髓活力测试正常。本病有自限性，青春期后病变可不再发展，一般在青春期后施行以整形为目的的部分病变骨切除术。

（四）根尖周牙骨质-骨质发育不良

根尖周牙骨质-骨质发育不良（periapical cemento-osseous dysplasia）是一种原因不明的良性、无痛性病损。多数人认为由牙周膜发生，与长期的咬合创伤有关。病理变化早期为骨丧失，代之以增生的纤维结缔组织，进而纤维组织内含有中等量的牙骨质团块和牙骨质，成熟期由较大的牙骨质团块和骨组织构成，周围有薄层结缔组织包绕。临床多发生于 20 岁以上的患者，女性多于男性。病损主要在下颌切牙的根尖周围，多发。一般无自觉症状，牙髓活力正常。典型的 X 线片表现分 3 期：①溶骨期：根尖周膜附近有圆形 X 线透射区，边界清楚，酷似根尖周肉芽肿，但牙体无异常表现。②牙骨质形成期：大量的牙骨质形成，根尖周有不规则的透射区，中心出现中等程度阻射的团块影像。③成熟期：牙根尖致密团块影像，周边有密度低的线条状影像围绕（图 14-19）。临床上如果病变静止不变，牙髓活力正常，患牙无任何不适，可定期观察，无须处理。

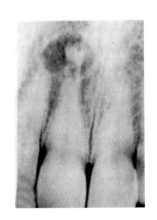

图 14-18　骨纤维异常增殖症患者的右上中切牙根尖周线透射区

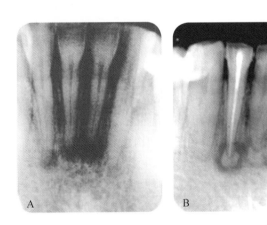

图 14-19　根尖周牙骨质-骨质发育不良的 X 线表现
A.溶骨期，可见 3 颗下切牙根尖区透射影；**B**.牙骨质形成期和成熟期（引自：Ingle. Endodontics. 6th. 2008：614）

三、恶性肿瘤

颌骨恶性肿瘤少见，但会造成严重的骨破坏，使牙齿移位、松动，很少造成牙的吸收和粘连，亦有全身的肿瘤转移发生于颌骨。

（一）浆细胞肉瘤

浆细胞肉瘤（plasma cell sarcoma）又称骨髓瘤（myeloma），是一种骨髓腔内浆细胞增殖的恶性肿瘤，病理变化是满视野不同分化程度的浆细胞。临床见于 40～70 岁的中老年人，可多发也可单发。骨骼痛是本病特征性症状，常见部位是背部和肋骨。在下颌骨，常分布在沿下颌管附近的骨髓腔。可有局部的剧烈疼痛，初起为间歇性，继而为持续性，休息时缓解，劳动后加剧。随病情发展，骨皮质破坏穿孔，出现病理性骨折，全身恶病质，浆细胞数增加，白细胞数减少，尿中有特殊的凝溶蛋白（本周蛋白，Bence-Jones albumose）。X 线片早期可无异常表现，直至骨皮质穿孔时才能见到多个大小不等的圆形溶骨性穿凿样（punched-out appearance）缺损，边缘清晰。口腔表现可以是本病最早的症候，表现为颌骨的痛、肿和麻木，牙齿可松动。偶见牙根尖周的 X 线透射区，但牙齿无疾病，牙髓活力正常。

（二）骨肉瘤

骨肉瘤（osteosarcoma）是颌骨内原发骨肉瘤中的一种。损伤和放射线可能是其诱发因素。组织学见肿瘤细胞形成骨组织或骨样组织。临床常见于青少年，男性多于女性。约 5% 发生在颌骨，下颌骨更多见。早期症状为间歇性疼痛和麻木，患区牙齿叩痛，扪之敏感或松动，类似牙髓病和根尖周病症状。X 线片呈现以肿瘤骨为中心的日光放射状阻射影像（图 14-20）。有人报道该病的早期变化可为邻近牙的牙周膜间隙增宽，牙齿硬骨板消失，下颌管外形不规则。

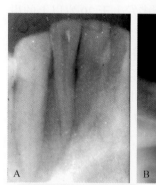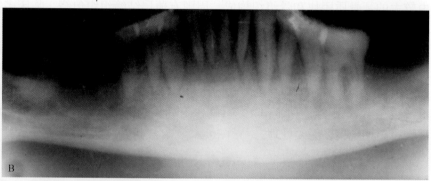

图 14-20　骨肉瘤患者的牙片和曲面体层片
A. 术前半年误诊为下中切牙慢性根尖周炎急性发作；B. 半年后诊断为骨肉瘤时的下颌骨曲面体层片。

（三）颌骨转移性肿瘤

颌骨转移性肿瘤（metastatic tumors of jaws）指发生于全身其他组织器官的恶性肿瘤在颌骨内建立的新病灶。颌骨转移性肿瘤好发于颌骨后部，下颌较上颌多见；50～70 岁为好发年龄，女性多于男性。其定植主要通过血运传播，上皮性癌为其最常见组织学类型，预后不佳。

远处恶性肿瘤转移到颌骨时，影像学表现复杂。多数呈单囊类圆形低密度改变，也可表现为多囊性病变或者不规则形态；病变边界可表现为清晰或模糊，可呈虫蚀样或者硬化改变；内部骨质破坏可表现为溶骨性、成骨性或者混合性；其周围结构可有牙周膜增宽，骨硬板消失，或牙吸收等表现；病变较大时累及颌骨骨皮质。颌骨转移性肿瘤临床常见神经麻木、病理性骨折等症状，且原发灶多数明确而无须鉴别；个别发生于牙周韧带或根尖区的颌骨转移性肿瘤早期病变可以表现为根尖片上根尖局限性骨密度减低，需要运用 CBCT、螺旋 CT 或 MRI 等检查揭示病变的范围加以甄别。

四、颌骨骨髓炎

颌骨骨髓炎（osteomyelitis of the jaw）是指由于细菌感染或物理、化学因素影响，颌骨的骨膜、骨皮质、骨髓及骨髓腔内的血管、神经等产生的炎性病变。临床上以牙源性感染引起的化脓性颌骨骨髓炎最为多见。颌骨骨髓炎的典型影像学表现为骨质破坏与骨质增生，前者的典型表现是骨小梁排列紊乱与死骨形成，后者主要表现为骨膜反应性增生。

但近年来，放射治疗导致的放射性颌骨坏死（osteoradionecrosis of the jaw）及其伴发的骨髓炎，以及由双膦酸盐药物的使用引起的药物相关性颌骨坏死（medication-related osteonecrosis of the jaw）逐渐增多，也有与骨髓炎相似的 X 线表现，需引起临床医师的重视。在诊断时应结合病史、临床症状、病变范围和典型表现等进行鉴别。

五、血液病

（一）地中海贫血综合征

地中海贫血综合征（thalassemia syndrome）为一种遗传性疾病，是我国多见的一种溶血性贫血。病理变化是体内的血红蛋白链合成缺陷，红细胞的血红蛋白含量低，体内细胞得不到充足的氧气，骨髓增生，骨组织中充满了未成熟的网状细胞。临床分重型和轻型：重型患者在成年前死亡；轻型起病缓慢，症状轻微。除了慢性贫血的表现如苍白、乏力、头晕、气短、肝脾大和血液检查异常以外，口腔内表现为颌骨的皮质板变薄，牙齿松动，牙根变短呈针尖形。牙本质形成受干扰且矿化不良，牙冠的沟窝裂隙数目增多。X 线片见后牙区根尖附近的骨组织呈多孔样，骨小梁模糊不清或消失；前牙区骨髓腔不规则地扩大，骨小梁清晰可见。

（二）白血病

白血病（leukemia）为病因不明的造血系统的恶性肿瘤。循环血液中有过量未成熟的白细胞增生。患者表现为进行性贫血，全身酸痛，肝、脾和淋巴结肿大。白细胞计数为（30 ～ 50）×10^9/L。口腔内症状有时成为患者初诊的主诉问题，如牙龈苍白而肿大，牙龈出血和溃疡坏死，牙髓炎样疼痛，牙周脓肿和牙齿松动等。X 线片可见颌骨内根尖周广泛的牙槽骨吸收破坏，呈局灶性骨髓炎表现，牙根一侧的牙槽骨可以全部吸收破坏（图 14-21）。拔牙会加重病情，而牙髓治疗可以降低这种风险。应对症治疗，保持口腔卫生。

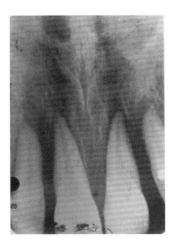

图 14-21　白血病患者上前牙根尖和根周的 X 线透射区

六、其他疾病

硬皮病（scleroderma）是一种免疫源性的皮肤病。病理变化是骨基质形成障碍。临床表现为全身皮肤和皮下组织僵硬，肩胛带、手指和面部可同时受损。X 线片可见上、下颌骨明显的骨质疏松。部分硬皮病患者可在前磨牙和磨牙区出现牙周膜均匀增宽，硬骨板完整。牙齿无任何症状和异常表现，不需要做局部处理。如果系统性疾病得到控制，患者的牙周膜间隙可以恢复正常宽度。

以上介绍的各种疾病各有自身的发病规律和临床表现，但因其病损可以发生在颌骨组织牙根尖附近，而且口腔症候往往最早出现，患者初诊先来口腔科就诊。这就要求口腔科医师遇到根尖周有 X 线透射区但无明显的牙源性因素，且受累牙齿牙髓活力正常的病例时，应对患者的口腔和全身进行检查，积极运用先进的影像学技术如 CBCT 或 MRI，在手术前和组织学检查前进行鉴别，结合牙髓病学专家、口腔颌面外科专家和放射学专家的意见，以做出正确诊断并协助发现一些严重的系统性疾病。

（梁宇红）

本 章 小 结

　　掌握根尖周炎的病变发生、发展过程，了解疾病各个阶段和各种类型的动态性病理变化及相互间的关系，将有助于临床医生深入理解患牙于不同阶段所表现出来的不同临床症状和体征。只有抓住临床特征性的表现，才能够正确区分病变进展阶段和病变的本质，据此进一步选择合理的治疗措施，有效地解除患者的病痛，促进病变的愈合。

　　1.根尖周炎多为牙髓坏死的继发疾病，最主要的病因是来自根管系统的细菌感染。感染形式呈现多态性，以厌氧菌为主，粪肠球菌被认为是根管持续感染和再感染的一种重要的标志性细菌。非生物性刺激因素包括机械刺激、热损伤和化学刺激。临床还可有因创伤引发的根尖周炎。

　　2.根管内细菌感染导致的根尖周炎是细菌及其代谢产物通过根尖孔刺激根尖周组织，引发局部免疫反应，导致牙槽骨破坏。只有彻底清除了根管内的感染源，杜绝了再感染，遭受破坏的根尖周组织才可得以再生和修复。

　　3.根据临床表现，分为急性根尖周炎和慢性根尖周炎。急性根尖周炎又可划分为4个临床阶段：①浆液期；②根尖脓肿期；③骨膜下脓肿期；④黏膜下脓肿期。慢性根尖周炎的病理类型有根尖周肉芽肿、慢性根尖脓肿、根尖周囊肿、根尖周致密性骨炎，前3种为骨破坏性炎症过程，后一种为局部骨增生性的表现。

　　4.急性根尖周炎的临床表现典型，以患牙肿痛为突出表现。常见的排脓方式有3种。

　　（1）通过骨髓腔突破骨膜从黏膜或皮肤向外排脓，此为典型的自然发展过程。有4种排脓途径：①穿通骨壁突破黏膜，最多见；②穿通骨壁突破皮肤，较少见；③突破上颌窦壁，少见；④突破鼻底，罕见。

　　（2）通过根尖孔经根管从冠部缺损处排脓，对根尖周组织的破坏最小。

　　（3）通过牙周膜从龈沟或牙周袋排脓，成人患牙预后较差。

　　临床上只有区分病情发展过程，正确诊断不同的炎症阶段，才能有针对性地实施治疗，进而获得满意的疗效。

　　5.慢性根尖周炎的主要表现为围绕根尖区的骨破坏，关键的诊断依据是X线片呈现的根尖区透射影和牙髓丧失活力。须了解二维X线片影像的局限性和影响因素，掌握鉴别诊断的要点，避免误诊、误治。

　　6.口腔各组成部分的生理病理过程与全身各器官和系统相互关系密切。常见的口腔疾病如坏死的牙髓、各型根尖周炎和牙髓-牙周联合病变均可成为病灶，引起远隔器官的病灶感染，如亚急性感染性心内膜炎、关节炎和眼病。可疑为病灶的患牙治疗时不宜保守，应予以拔除。

　　7.很多系统性疾病在口腔有特殊表征，也有涉及根尖周炎的系统性疾病。对该疾病的早期发现和诊断具有重要意义。

　　8.许多系统性疾病可以引起骨组织的改变。有时这种系统性病损可出现在上、下颌骨的牙根附近，表现为根尖周围的X线透射区，可能误诊为牙髓源性根尖周病；此外，牙齿的X线检查结果也常常为患者的系统性疾病诊断提供线索。了解侵犯颌骨的系统性疾病，掌握其颌骨病损的X线特征，有助于临床做出正确诊断和制定合理的治疗方案。

（岳　林　梁宇红）

第三篇 牙体硬组织疾病的治疗
OPERATIVE DENTISTRY

第十五章 牙体硬组织疾病治疗的策略和原则

Principles and Strategies of Operative Treatment

牙齿是人体特殊的终末器官，牙体硬组织疾病的治疗是涉及"器官的手术治疗"，要求临床医师不仅具备扎实的理论知识，还要熟练掌握操作技术。然而必须认识到，对牙体硬组织疾病的治疗不是单纯的"补牙"过程，而是一个系统综合的疾病控制过程，包括对病因的控制、个人口腔卫生保健、术后的维护等。口腔科医生需要了解疾病的发生、发展和预后，需要重视局部和全身的关系。即使是"补牙"这一环节，也会涉及生物学、生物力学、材料学、美学等一系列知识。因此，医生需要对疾病有深刻的理解，并接受严格的技能训练，实现"科学"和"艺术"在牙体硬组织疾病治疗中的完美结合。

第一节 基础治疗和微创治疗理念
Basic Care and Minimal Invasive Dentistry

大多数牙体疾病对牙齿硬组织的损害是永久性的缺损，不能为机体自身所修复，目前只能用人工材料修复。但是，单纯的修补过程不一定能够完全阻止疾病的发展和防止疾病的复发（如龋病和楔状缺损）。因此，对牙体疾病的治疗是一项系统工程，除了遵循有关的生物学、力学和美学的原则对缺损部分进行必要的修复外，还应该针对每个病例的相关发病因素对患者进行具体的预防指导，并在修复后定期进行口腔检查和修复体的检查，以期及时发现修复后的新问题，并及时纠正。牙体硬组织疾病的基础治疗包括口腔保健措施和病因控制及预防措施，这些基础治疗尤为重要，是系统口腔治疗的基础，不能削弱或忽略。

与此同时，随着科学技术的发展，新技术和新材料不断推出，微创治疗的理念得到更多的实践。在牙科领域，微创牙科学的理念最早实践于龋病相关领域，包括：基于早发现、早预防的疾病风险评估；外源性和内源性再矿化；使用系列修复体、生物相容性牙科材料和器械；只有在必要时或疾病控制以后才进行手术治疗，手术的范围尽可能限制在病变的范围，尽可能保护正常组织。近年来，由于龋病在发达国家得到有效防控，牙体硬组织疾病谱发生了新的变化，例如饮食导致的酸蚀症发生率增加。此外，由于人们对美的期望和需求急剧增加，每年有数百万的健康牙齿以"美学修复"的名义被破坏，远期的口腔组织健康、功能和美观被忽视。因此，一方面须对牙体硬组织疾病的微创治疗重新重视起来，在科学原理的基础上充分理解其出发点，强调在符合医学生物学原则的前提下进行临床实践，研发并应用新材料和新技术以助于微创的实现，并且任何治疗行为都必须坚守确保彻底去除病因和发病因素的原则。另一方面，还应避免为了"微创"而采用过小或非常规的操作入路，不符合原则的所谓"微创"可能会导致遗留感染源，甚至增加临床操作的困难性等问题。

一、口腔保健措施

在诊疗过程中，应对患者进行有针对性的口腔卫生指导，强化口腔保健理念，教习基本口腔保健技术和方法，定期进行口腔健康检查，养成良好的就医行为。

1. 菌斑控制指导　教会患者自我控制菌斑。应让患者知晓菌斑的危害，以及如何有效清除菌斑，这主要包括刷牙、使用牙线和间隙刷、餐后漱口等方法。针对不同患者的患病特点，强化对重点部位的清洁。对自我控制菌斑效果较差的患者，除加强菌斑控制指导外，还可以建议定期到口腔医疗机构清洁牙齿。

2. 健康饮食习惯　针对患者的口腔健康状况进行饮食指导。对于龋病患者，要控制糖的摄入，减少糖的进食频率，进食后要用清水漱口或刷牙，鼓励进食含纤维的食物。对于酸蚀症患者，要减少碳酸饮料、果汁、醋等外源性食物酸的摄入量、频率以及改变摄入方式，或者调理系统性疾病，减少内源性酸对牙齿的侵蚀。对于牙齿磨损的患者，建议改变喜进食硬物的习惯。对于孕妇，在强调口腔保健重要性的同时，应建议平衡膳食，避免营养缺乏造成胎儿牙齿发育畸形。

3. 良好的就医行为　建议患者定期进行口腔检查，以便对口腔疾病早发现和早治疗。对于高危患者，应增加就诊频次。

二、病因控制及预防措施

对于牙体硬组织疾病，除了针对口腔健康状况进行宣教和指导，还应控制疾病病因以及采取相应的预防措施。

1. 龋病　在口腔健康指导基础上，应针对患者牙齿排列情况、牙齿发育矿化情况、唾液分泌情况等，强化控制牙菌斑，建议使用含氟牙膏。龋高危患者，就诊时应常规使用氟化物，如局部涂氟等。

2. 酸蚀症　纠正过量摄入外源性酸，治疗胃肠功能紊乱等系统性疾病以减少内源性酸的刺激。强化口腔健康指导，进食酸性食物后漱口，半小时后再刷牙，使用有再矿化作用的牙膏。已形成实质性牙体组织缺损和牙本质暴露者，应尽早修复缺损。

3. 楔状缺损　对于多个牙齿发生楔状缺损的情形，应让患者掌握正确的刷牙方法，早期进行充填修复。对于个别牙出现楔状缺损的情形，在充填修复的同时，还应去除咬合干扰，预防疾病再次发生。

4. 磨损　酸及摩擦力的协同作用可加速牙齿磨损。应让患者改变饮食习惯，早期修复牙体组织缺损，避免造成牙髓炎症和颌间距离变短。

5. 隐裂、牙根纵裂、根横折　牙齿存在发育缺陷，同时还有局部异常咬合因素存在时，应去除创伤性咬合力，均衡全口咬合力负担，修复缺失牙，定期检查对侧同名牙等。

6. 牙齿外伤　对于容易发生牙齿外伤的患者，如青少年、运动员等，建议使用护牙托，防患于未然。另外，还要普及牙齿外伤发生后的自我救护措施。

7. 牙齿发育畸形　发育畸形的牙齿往往由于牙齿结构和形态异常，更易发生龋坏、磨损和牙髓问题，应引起患者的足够重视，并积极采取预防措施，例如畸形中央尖的早期处理、畸形舌侧窝的预防性充填等。

三、早期诊断和预防

需要强调的是，微创治疗不应仅仅局限于使用微创技术对疾病进行治疗，还应重视疾病的早期诊断和预防。疾病的诊断、治疗和预防环节应该是互有交叉、往复循环的，以此达到控制疾病的目的。

对于疾病的诊断，首先要评估疾病现状，评估疾病发生、发展的危险因素。例如，通过检查口内龋失补牙数、唾液分泌速度及缓冲能力、菌斑致龋能力及变异链球菌、饮食习惯等，筛选龋高危人群。

对于早期发现的尚未成洞的龋损病变，可以首先采取非创伤性治疗，例如早期龋可采用药物治疗、再矿化治疗或者浸润治疗等，常可以起到控制疾病发展的作用。目前用于龋齿诊断的方法有视诊、探诊、拍咬合翼片、测电导率、光纤透照检查以及激光荧光等技术。视诊和探诊对发现已经形成龋洞的病损有极高的灵敏度。对未形成龋洞的病损来说，结合使用视诊和X线片是一种有效方法，使用椅旁光源的光纤透照、电导率以及激光荧光技术，可以起到辅助诊断作用。

对于疾病预防，应当为患者建立口腔健康档案，并提供个性化的预防方案。医生应向患者提供专业预防措施。此外，疾病预防效果更多地依赖于患者的自我保健和配合，而患者预防的根本动力源自医生的教育。例如，龋病预防策略中，医生除了给患者提供专业牙齿清洁、专业使用控释药物和封闭剂等，还应向患者宣教家庭预防措施，包括刷牙、使用含氟制品、使用漱口水以及使用再矿化产品等。

四、微创牙体缺损修复技术的基本策略

对于已形成牙体缺损的牙齿硬组织疾病，目前只能通过手术方法进行修复。修复器械和材料的发展，促进了微创修复技术的发展。但是，微创技术的实施一定要与系统的口腔保健措施相结合才可以达到微创的目的。

在窝洞制备方面，可以在放大系统辅助下，使用微创钻针、气磨、激光或声波技术进入窝洞；通过选择性去龋或激光去除感染龋坏组织，去除过程中应同时考虑龋损组织的硬度和颜色，并使用指示染料。对于猛性龋，若一次去净软化牙本质，可能导致牙髓暴露。若临床检查牙髓为正常表现，可使用分次去腐法，治疗后3个月再次去腐，并去净剩余的腐质。要达到修复体的长期生存，洞缘健康牙釉质和牙本质与充填修复材料的可靠粘接是必要条件。

在缺损修复方面，应使用和牙齿形成化学粘接的材料，最大限度地保护牙齿。同时使用具有治疗效用的材料，防止牙齿组织脱矿和促进再矿化。由于复合树脂直接粘接修复在去腐过程中基于微创理念以及可靠的粘接技术，所以它可以更好地保存健康牙体组织，此外还可进行美学修复。因此，前后牙的牙体缺损均可以使用复合树脂进行直接粘接修复，但前提是患者需满足粘接和充填修复的条件。另外，还可以使用预防性树脂充填技术或在特殊情境下使用无创性修复技术（ART）充填窝洞。

如果发现复合树脂修复体边缘变色或缺损，进行修补或使用封闭剂可达到与更换修复体相同的效果，应该使用能够保存健康牙体组织的充填体修补术。对于继发龋坏的牙齿，如果继发龋坏可被完全去除，而且进行修补的条件充足，应该首选使用充填体修补术。

在早期活跃根面龋很浅时，应该进行无创治疗，使用氟化物促进再矿化并阻止龋坏进展。对于釉质早期龋，可以进行再矿化治疗或渗透树脂浸润治疗。

五、微创美学修复的理念

由于对美的需求提高，牙科治疗的美学效果已成为患者满意度评价的重要指标之一。要避免治疗方法太过具有侵入性，避免过度使用冠、桥、厚的全贴面以及过度牙周美容手术等侵入性操作，避免忽略患者的远期口腔健康、实际需求和个性化特征。

微创美学牙科（microintervention cosmetic dentistry，MICD）治疗定义为"基于患者心理、健康、功能和美观考虑，在早期阶段确定患者的微笑缺陷和美学需求，选择最小干预措施进行治疗的一种整体治疗方案"。

MICD 的核心内容包括：本着越早越好的原则，在早期阶段确定患者的微笑缺陷和美容需求，以减少未来的侵入性治疗；微笑设计应考虑患者心理、健康、功能和美观；本着无伤害原则选择治疗操作，尽最大可能保存健康口腔组织；基于循证原则选择微创治疗的牙科材料和设备；与患者保持密切联系，便于对治疗效果定期维护、及时修补和严格评估。

MICD 有多种治疗方法，效果取决于微笑缺陷的程度、微笑设计的类型、治疗类型和治疗复杂性。在 MICD 中选择治疗形式只有一个原则：侵入性最小的操作作为治疗首选。MICD 涉及的无创和微创治疗方法包括：微笑训练、牙齿美白、白垩斑再矿化、区段正畸、无牙体预备贴面、粘接桥、微研磨技术、牙龈选择性成形、微创牙体预备的直接修复术、贴面和嵌体、微型种植体等。而根据病例的复杂程度，也许还需要传统的侵入性治疗方法。

第二节　个性化的治疗计划
Personalized Treatment Plan

一、牙体缺损修复方法

牙体硬组织疾病治疗方法包括非手术治疗和对缺损的修复治疗。一部分牙体疾患无实质性的牙体缺损，如早期釉质龋、牙本质过敏症，常可通过去除病因或非手术方法如药物进行治疗。早期龋的药物疗法即再矿化治疗，可以取得较好的疗效。对于牙体缺损修复治疗，根据临床操作步骤，可以分为直接修复（direct restoration）和间接修复（indirect restoration）两大类。

直接修复指患者就诊时医生在椅旁直接完成的牙体修复。绝大多数牙体硬组织疾病治疗和绝大部分日常诊疗工作均与直接修复治疗密切相关，直接修复治疗是牙体硬组织疾病治疗中最常用的方法。直接修复治疗是整个疾病治疗过程的重要部分，是牙科医生必须掌握的基本技能。一般是在完成基础治疗的同时，用手术切割器械对牙齿缺损部位进行洞形制备或修整，然后用充填修复材料恢复牙齿的正常外形。直接修复治疗多在一次诊疗过程中完成，较为方便患者。直接修复技术主要包括银汞合金充填技术和复合树脂粘接修复技术。玻璃离子类材料由于可以与牙齿组织形成有效的化学键的结合和具有一定抗龋功能，已得到广泛应用。但也由于其溶解性大、脆性大等缺点，目前主要用于对高发龋患者的修复，较少用于前牙或美学修复。直接修复治疗相对保留了更多的牙体组织，操作较为简便，但对于有较高美学要求的病例或对材料有特殊要求的病例，椅旁的直接修复有一定困难。

间接修复体主要包括嵌体、贴面、全冠和桩核冠。制作间接修复体包括牙体预备、取印模、技工室制作和临床粘接等步骤。间接修复治疗的部分操作在技工室内完成，可选择的材料更为广泛。

计算机辅助设计和计算机辅助制作（CAD/CAM）系统包括光学扫描系统、计算机设计系统和计算机指导的制作系统。CAD/CAM修复技术将传统间接修复技术需要的取模和技工室制作过程全部通过计算机数字化实现，使患者一次就诊即可完成全部修复过程。

二、个性化的牙体缺损治疗设计原则

随着牙体缺损修复治疗技术和材料的发展，进行治疗计划的多元化选择成为可能。为患者制订最适合的治疗计划和获得最佳医患配合关系到整体治疗效果。另外需要强调的是，在提供个性化治疗方案的同时，还应制定个性化的预防方案。

（1）社会的进步和发展使得单纯生物医学模式向社会-生物-心理医学模式转变。因此，在制订治疗计划时，要充分考虑患者的社会背景，接受教育情况，以及经济承受能力。在遵循治疗原则的前提下，制订个性化的治疗计划。

（2）要充分认识到，对牙体缺损的修复治疗只是整体治疗的一部分，诊疗前需进行口腔全面检查和治疗设计，包括制订适当、有效的个性化预防计划。治疗后需进行疗效追踪观察，制订个性化复诊计划。

（3）治疗前，应当进行充分的医患交流，了解患者的治疗期望值以及评估患者心理状态。必要时，应当由专业医师进行心理辅导治疗或适当改变治疗计划。

（4）就诊环境的舒适性有助于患者放松，医患之间的充分交流可以减少患者对治疗的恐惧。同时，采取必要的麻醉措施或采用相对无痛或疼痛程度较低的治疗方法，如激光治疗，让患者在诊疗过程中尽可能感受不到"痛苦"。

（5）在全口治疗设计时要考虑患者的口腔卫生状况、牙周健康情况、全口咬合关系、修复间隙等。对于准备进行牙体缺损充填修复治疗的患牙，必要时先进行牙周或正畸辅助治疗。

（6）进行龋易感性评估后，对于龋易感性高的患者，首先要制订系列治疗计划，对患者实施饮食指导和口腔卫生指导，并采取相应的局部用氟措施。采用暂时充填方法和各项防龋措施降低龋活跃性和制止龋坏进展之后，再开展永久性的充填修复治疗。在选择充填修复材料时，要适当考虑具有防龋功能的材料。

（7）老年人随着全身各项生理功能的老化，疾病呈现出一定的特点，并且给治疗带来了一定的困难。对于口颌系统而言，老年人唾液分泌功能可能有轻度改变；老年人口内存留牙数目减少，但是口内未治牙的比例增加；老年人牙周情况较差，口腔保健意识和采取预防措施较差，医疗就诊行为减少。老年人的牙体疾患表现为由于牙龈萎缩和根面暴露，根面龋的发生率增加，同时牙齿折裂和重度磨耗较为明显。对于根面龋的防治，除了采取常规预防和治疗措施以外，还可以考虑使用抗菌凝胶或保护剂，减少病原刺激，或使用粘接剂封闭牙根表面，增强宿主抗酸能力。对于表浅龋坏，可以单纯使用封闭治疗；对于明显成洞的根面龋，进行充填修复治疗后再进行表面封闭。对于老年患者的牙齿折裂和磨耗，大多数患牙仍保存有活髓，粘接树脂是目前可供选择的方法之一。牙釉质和牙本质的表层再矿化或硬化造成粘接充填修复的困难，可适当延长酸蚀时间或进行表面磨除。老年人折裂牙和磨耗牙的充填修复治疗仍需要进一步研究。老年人的其他系统性疾病可能限制了其对口腔疾患的关注，同时不容忽视的是社会对老年人群的医疗保障还不完善，而大多数老年人经济来源无保障。如何为老年人提供更好的口腔医疗服务也是值得探索和研究的问题。

在我国，牙体硬组织疾病是口腔常见病和多发病，牙体硬组织疾病治疗也占据了日常诊疗工作的主要部分。虽然目前我国牙体硬组织疾病治疗水平较之以前已有长足进步，但与世界先进水平还存在一定的差距，牙体硬组织疾病治疗水平的不均衡性非常显著。不断学习科学理论并及时更新专业知识，提高对牙体硬组织疾病的防治水平，需要我们所有现在的和未来的口腔医师们的共同努力。

第三节　牙体修复的原则
Principles of Dental Restorations

一、生物学考虑

牙齿由牙釉质、牙本质、牙骨质和牙髓构成，并且被牙周组织包绕、支持和营养。牙齿表面结构虽然坚硬，但是在口腔的微生态环境中，最易因疾病而破坏并且不能为机体自身的防御体系所修复。所以，治疗牙体硬组织疾病造成的组织缺损，去除或控制相关致病因素是前提。在实施干预性治疗时，要防止和减少机械切割等操作对牙髓和牙周组织的创伤，要贯彻微创的原则，在去除和控制病原的同时，尽可能地保护正常的健康组织。牙体修复治疗是生物性治疗技术，所用材料和治疗步骤必须考虑牙齿及其支持组织的生物学特性，遵循生物学原则，不可对牙及周围组织或者机体产生任何不利作用。

（一）停止病变发展

停止病变发展包含控制病原和防止病变扩展两个内涵。与牙体病损有关的病原物质包括口腔中的微生物和形成疾病的微环境，如与龋病有关的牙菌斑，还包括病损部位的感染物，如感染坏死的牙本质。以龋病为例，龋坏组织中多含有大量细菌及其代谢产物。遗留的细菌有可能造成牙齿组织的继续破坏和最终感染牙髓组织。只有去除龋坏组织，才能消除刺激物，防止感染扩散。另外，只有控制菌斑的再聚集，才能终止龋病在原位的复发。局部使用氟化物，改善局部微环境，有利于停止病变发展。对于其他原因造成的牙齿组织缺损，也应在修复的同时消除有关致病因素，如造成酸蚀症的酸、造成楔状缺损的咬合因素等。

龋病早期阶段可能仅有部分脱矿而无实质缺损，此时可以采用非手术的治疗，通过去除病原，辅以再矿化处理，达到脱矿组织再矿化的目的。当龋坏进一步发展至牙本质时，则需要采取手术方法去除龋坏组织和进行充填修复。牙本质龋在光镜下可以分为坏死区、细菌侵犯区、牙本质脱矿区和高度矿化区。在病损相应的牙髓腔一侧，还可见修复性牙本质层。在电镜下，牙本质龋表现为细菌感染层和脱矿受累层。脱矿受累层中，牙本质小管周围脱矿，但是牙本质小管结构完整，基本无细菌存在。牙本质脱矿受累层发生再矿化后，可以发挥健康牙本质的功能和作用，是保护健康牙体组织和进行生物再矿化治疗的生物学基础。

在临床治疗中，界定细菌感染范围比较困难，一般通过组织的硬度和着色程度进行判断，去除病变组织。通常，正常的牙釉质和牙本质不能为一般的手用器械所去除，而脱矿牙本质较软，常可用手用锐器去除；正常牙本质无明显着色，吹干后表面仍有光泽，而发生龋之后，脱矿的牙本质可因细菌和口腔物质的进入而呈棕色，表面没有光泽。一部分慢性龋的病例，由于牙本质发生再矿化，牙本质着色范围大于细菌入侵范围。如果去腐后组织硬度接近正常组织，表面光泽正常，则不必强求去除所有着色部分。急性龋病变进展较快，牙本质着色范围较脱矿范围浅，可以通过适当的染液标示出细菌感染的牙本质，避免过多磨除未着色脱矿牙本质。

二次去腐方法主要应用在年轻恒牙急性龋治疗中。若患牙无明显牙髓症状，去净所有感染牙本质时牙髓有可能暴露，此时可考虑二次去腐。二次去腐的基本原理是：去除大部分感染牙本质，仅保留少许近髓部位的感染牙本质，在其上方使用生物矿化剂，如氢氧化钙制剂、各种磷酸钙制剂等，进行窝洞暂时充填。3～6个月后，去除剩余的感染牙本质，此时由于一定的修复性牙本质形成和脱矿牙本质再矿化，去腐后避免了牙髓的暴露。进行二次去腐治疗时，需要对患者进行密切的复诊观察，出现牙髓症状时及时进行牙髓治疗。

同时，注意恢复局部健康状态，教育并指导患者加强口腔护理，局部使用氟化物，限制含糖饮食。这一环节应成为治疗过程的组成部分。

（二）保护健康组织

1. 保护健康的牙体组织　理想的牙体缺损修复治疗应当是只去除龋坏组织，而没有磨除更多的正常组织，利用充填修复材料的粘接作用以及足够的强度和性能恢复牙齿的外形和功能。但是目前应用的充填修复技术和材料离这个理想状态还有距离，由于清创和固位两方面的需要，都不得不去除部分正常组织。但是随着充填修复材料的不断完善，保留更多的健康牙体组织是可能的。

如果将 G. V. Black 经典的备洞原则作为起点，人们会发现，近几年随着充填修复材料和技术的发展，以及对牙体硬组织疾病的深入认识和预防措施的使用，牙体缺损修复治疗的洞形预备越来越趋于保守，保存的健康牙体组织越来越多。

2. 保护牙髓　无论是从胚胎起源还是对外界刺激的反应，都可以将牙髓和牙本质视为生理性复合体，即牙髓-牙本质复合体（pulp-dentin complex）。牙髓和牙本质均起源于牙乳头未分化的间叶细胞。牙髓中的成牙本质细胞位于牙髓和牙本质交界处，其细胞突起走行于牙本质小管内，延伸至釉牙本质界。外界对牙本质的任何刺激，无论是生理的还是病理的，都会引起牙髓的相应反应。当牙本质受到长期较弱的外界刺激时，相应的牙髓端会形成修复性牙本质，对牙髓起到保护作用。当外界刺激较强时，成牙本质细胞可发生变性坏死，造成牙髓炎症和坏死。因此在牙体修复治疗过程中，要考虑牙髓-牙本质复合体的存在，尤其是在麻醉条件下进行治疗时，因为缺乏患者的疼痛反馈，连续不间断的研磨容易对牙髓-牙本质复合体造成更大伤害。

通常损伤牙髓的刺激物为热和化学物质。一般认为切割牙本质的机械力不会造成牙髓组织学变化，真正损伤牙髓的是机械切割牙本质时磨擦产生的热。热刺激在早期可造成成牙本质细胞核移位至牙本质小管，长时间的热刺激有可能造成牙髓的炎症和坏死。牙体修复治疗中过分干燥牙本质导致牙本质小管液体外流脱水，也可造成上述类型的牙髓组织学变化。切割器械对牙组织的过度压力，有可能造成牙髓组织的过度反应。

牙体硬组织缺损需用不同种类的充填修复材料进行修复，某些材料本身对牙髓有一定刺激性，例如磷酸锌水门汀，不宜用在活髓牙；某些材料是温度的良导体，例如银汞合金材料，会对牙髓造成热刺激，需要垫底材料隔绝温度传导。由于单体的刺激性，全酸蚀粘接技术中的磷酸不可用于接近牙髓的牙本质上。而自酸蚀牙本质粘接系统一般不会对牙髓造成不利影响，可用于近髓的粘接。另外，影响牙髓对材料反应的因素很多，如髓壁剩余牙本质的厚度和质量、牙髓本身状态等，参见第一篇第二章的内容。目前常用的光固化型复合树脂材料，固化时产热量少，固化后性状比较稳定，对牙髓健康是安全的。

牙髓的存在对于维持牙齿功能的完整性具有重要的意义。牙体缺损修复治疗过程中应当采取各种措施，减少对牙髓的刺激，最大可能保护活髓。进行深龋治疗时，首先要了解和熟悉牙齿结构、髓腔解剖形态和牙齿增龄性变化；进行洞形设计时，要避开髓角部位，避免意外露髓；去除腐质时，先去除离牙髓较远部位的腐质，及时清理磨除的牙本质碎屑，保持视野清楚；要在去除了大部分感染物质之后，再去除较深部位的病变组织。去除接近牙髓的腐质时，避免向髓腔方向加压；备洞时，采用间断磨除，勿加压。钻磨时，要使用锋利器械并充分冷却术区，减少产热对牙髓的损伤。注意要做到有效冷却，防止窝洞结构阻碍冷却水到达钻针尖端，导致钻针尖端温度过高。另外，要避免用气枪持续吹干窝洞。在用金属材料进行充填修复时，要采用合适的垫底材料和保护牙髓的措施，防止因金属充填修复体导热，刺激牙髓。

3. 保护牙周组织　牙周组织起着支持和营养牙齿的作用。健康牙周组织是牙齿承担正常咀嚼功能的基础。在牙体缺损修复治疗中，要避免对牙周组织的损伤。

牙体缺损修复治疗中的手用或机用器械有可能会造成牙周组织的直接损伤，例如邻间隙的重度牙周膜撕裂，继发局部的牙周病。

在进行牙体缺损修复治疗时，可以考虑以下措施来保护牙周组织。当牙齿缺损位于龈下时，可以考虑使用器械将牙龈推开，或者使用排龈线使牙龈暂时收缩，避免切割器械对牙龈的损伤；存在过长的牙龈时，可用电刀切除过长部分，但要注意电刀的正确操作，避免日后造成牙龈萎缩；牙体缺损修复治疗中，为了避免血液和唾液对操作区的污染，通常会使用橡皮障来隔离手术区域。长时间使用牙龈收缩夹有可能会造成牙龈组织的血运障碍，要注意使用时间不可过长。

完好的牙齿充填修复体可以促进牙周组织的健康，但有缺陷的充填修复体则可能成为破坏牙周组织健康的刺激物。唇、颊、舌侧的充填修复体，若轴面突度过小，咀嚼过程中食物对牙龈的冲击力增大，易引起牙龈炎症；若轴面突度过大，牙龈则会缺乏来自食物的适当按摩作用，自洁作用差，易沉积菌斑。邻面充填修复体的不良邻牙接触关系会造成食物嵌塞，引起牙间乳头炎症，破坏牙周纤维，造成永久性牙周萎缩。充填修复体过高或咬合关系不良，可造成牙周膜过大压力或不正确方向的受力，引起牙周组织的病理性反应。

牙周膜不仅有支持和营养牙齿的作用，还是牙骨质和牙槽骨之间的传导感受器，牙齿的咬合力发生变化时，牙周膜结构也会相应发生变化。长期存在缺损的牙齿，牙周膜会有一定程度的萎缩。通常在进行修复充填之后，牙周膜需要数天的时间来适应新的咬合力的变化，早期会有不适的感觉，需要向患者进行说明解释。但是如果长期存在咬合不适，则提示牙周组织无法适应新的咬合关系或该咬合关系为非生理状态，需要进行咬合调整。

二、生物力学考虑

咀嚼功能是口颌系统的主要功能。恢复牙齿外形和建立良好的咬合关系，是牙体缺损修复治疗的主要目标。咀嚼过程对牙齿形成压应力、拉应力和切应力等多种方式的力。牙体组织的弹性和牙周组织的适应性使口颌系统可以承担大部分的生理性功能。然而病理性异常受力可以导致口颌系统疼痛和功能紊乱，牙齿磨损和移位，牙齿冠根折和充填修复体折裂，甚至导致牙根吸收和牙髓的炎症及坏死。牙体缺损修复治疗的整个过程中要充分考虑并遵循生物力学的基本原则。

（一）充填修复治疗前的咬合检查

在牙体修复前，应该仔细检查患者的咬合情况，分析受力状况，适当进行咬合调整。

如果充填修复治疗部位在后牙区，需要检查正中𬌗和侧方𬌗是否存在早接触。如果存在病理性早接触，并且引起口颌系统结构改变，需要先进行调𬌗治疗。如果该早接触发生在需要治疗的患牙，但未涉及充填修复部位，并且没有发现明显的病理学意义，则不需要进行调𬌗；若早接触涉及充填修复部位，无论是否造成口颌系统病理性改变，均需进行调𬌗治疗。另外，可以标示出正中𬌗和最大牙尖交错𬌗的咬合接触部位，在洞形设计时尽量避开咬合接触部位，尽可能保留患牙原有的生理𬌗面形态，即功能牙尖斜面，尽量少破坏患牙的正中𬌗和侧方𬌗运动轨迹，避免因充填修复治疗造成新的𬌗干扰。如果牙体组织破坏较大，承担咬合力较重，而且咬合接触区位于充填修复体上，可以考虑进行高嵌体或全冠修复。

对于前牙区的充填修复，应仔细检查最大牙尖交错𬌗的𬌗接触关系，确定前伸𬌗的引导牙位。如果患牙有明显磨耗，应先进行咬合调整。

（二）牙体预备时的生物力学考虑

牙体缺损修复的最直接目标是使修复材料与剩余牙齿组织形成良好的结合，有效地行使功能和恢复美观。修复材料与牙齿的良好结合靠的是固位力。牙齿的主要功能是咀嚼，材料的耐磨性和抗力性是要求修复材料具备的主要性能。因此，牙体预备时的生物力学考虑应兼顾固位和抗力两方面。

1. 固位　目前获得固位的方式有两种，即机械固位和粘接固位。机械固位靠的是适当的洞形制备，固位力主要来自于摩擦力和约束力，而粘接固位靠的是材料与牙齿组织的微机械固位和化学粘接力。

固位形（retention form）是防止充填修复体受力时从侧向或垂直方向脱位的窝洞形状，属于机械固位，例如盒状固位形和鸠尾固位形。对于直接修复体，还可以采用倒凹固位形及梯形固位形。可以单独使用一种固位形，或几种固位形结合使用，其目的是提供足够的充填修复体固位力。

对于牙体组织广泛破坏的活髓牙齿的修复，可以采用一些附加固位方法，如固位钉。但是，关于固位钉的使用，目前存在一定的争议。牙本质固位钉为大面积充填修复体提供了一定程度的固位力，但同时削弱了剩余牙体组织的抗力，造成牙齿从固位钉处折裂。临床中应该谨慎使用固位钉。

随着粘接充填修复材料的发展，粘接固位力在充填修复体固位中起了重要作用。相对而言，充填修复体的机械固位形制备要求有所降低，在一定程度上保留了更多的牙体健康组织，是今后牙体缺损修复治疗的发展方向。

2. 抗力　充填修复后牙齿的抗力不仅取决于充填修复体的抗力，还取决于剩余牙体组织的抗力。抗力形（resistance form）指使充填修复体和剩余牙体组织在承受正常咬合力时不发生折裂的窝洞形状。充填修复体获得抗力性靠的是窝洞的抗力形制备和材料的物理特性与适当的厚度。牙体组织的抗力与剩余牙体组织量有关。因此，在磨除牙体组织获得固位形和抗力形的同时，还要兼顾剩余牙体组织的抗力。

牙釉质是人体最硬的组织，基本结构单位是釉柱，按照一定方向规则排列。牙釉质可承受较大的与釉柱方向一致的外力。当牙釉质下方有牙本质支持时，即使牙釉质有细小的裂纹存在，也不会从牙本质上剥脱。当牙本质缺失时，无基釉质受力极易崩失。因此，大多数学者主张备洞时去除无基釉质。在牙体缺损修复治疗过程中要避免过度磨除牙本质，以免人为造成新的无基釉质。对于美观功能要求较高而承受耠力较小的前牙充填修复部位，可适当保留无基釉质，采用粘接修复术保证充填修复体的美观性能。

牙体缺损充填修复时洞形制备的主要目的是，保证充填修复体的固位和强度，保证充填修复后的牙齿能够行使正常咀嚼功能。根据修复材料的不同种类和剩余牙体组织的情况，在制备抗力形和固位形时要充分体现生物力学原则，在尽量保存牙体组织的基础上，保证充填修复效果。

（三）修复材料的生物力学考虑

修复材料应该具有一定的物理机械性能，能够耐受口腔内的各种物理化学老化因素的作用。对于修复材料，并不是材料越硬，修复效果越好。理想的修复材料应该具有和牙体硬组织匹配的物理机械性能，这样才能够在恢复牙齿功能的同时不危害相邻组织，经历和天然牙齿相同的生理变化，并与口颌系统组织的生理状态相匹配。目前，与牙齿硬组织物理机械性能最为匹配的修复材料是金合金，但由于美学性能的限制，已较少使用。全瓷修复材料色泽美观，机械性能好，已广泛应用于牙体缺损修复。但在临床中发现，部分高强度全瓷修复体的对颌牙出现重度磨损现象，因此应根据缺损修复部位的咬合状况合理选择修复材料。有关直接粘接修复材料的选择，参见本篇后面的相关内容。

（四）充填修复治疗后的咬合调整

充填修复体的外形恢复完成后，𬌗面承受咬合力的部位需要进行咬合调整，恢复正常的咬合关系。术后咬合调整一般分两次或数次完成。即刻咬合调整时，检查正中和侧方或前伸咬合关系，去除明显的咬合高点和𬌗干扰。前牙充填修复体在最大牙尖交错𬌗最好避免有咬合接触。注意检查后牙充填修复体是否改变了生理性𬌗运动引导斜面，避免因恢复后牙的𬌗面美学形态而造成牙尖斜面陡度增加。修整抛光充填修复体时，注意保持牙尖斜面。银汞合金充填修复材料完全固化需 24 小时，因此术后的即刻咬合检查让患者注意轻咬，避免充填修复体破裂。另外，如果患牙长期存在缺损，则恢复咬合接触后，患牙会有暂时的咬合不适，需要几天的时间进行适应。

在牙体缺损修复之后，应该对充填修复体进行复诊和咬合调整。通常银汞合金和复合树脂充填修复体术后会有轻微膨胀，复诊时注意修整充填修复体边缘，重新检查并调整正中𬌗、侧方𬌗和前伸𬌗的咬合关系。同时经过患者的咀嚼和进食，可以发现充填修复体的邻面接触关系是否理想，是否存在早接触等𬌗干扰。对于仍有咬合不适症状的患者，需慎重进行全面咬合检查和调整，可以分多次完成。另外，复诊时对充填修复体表面进行再次抛光，可以减少菌斑在充填修复体表面聚集，利于延长充填修复体的寿命。

三、美学考虑

人类对牙齿美的追求可以追溯到史前时期。早在大约公元 1000 年，玛雅人就在牙齿上镶嵌各种不同的饰物来美化牙齿。近年来，容貌美的社会效应逐渐上升，人们对容貌的期望值也相应增加，推动了美学牙科的发展。

美学考虑是牙体治疗原则中不可或缺的重要部分。充分掌握和熟练应用各项美学原则，可以通过调整牙齿的阴影、颜色、色泽和形状等达到美学修复效果。牙齿美学包括形态美学和色彩美学。牙齿在容貌美和个性化表现中起着重要作用。因此，牙体缺损修复治疗时，在遵循普遍美学原则的同时，也要兼顾个性化特征。

（一）基本概念

1915 年，Albert Henry Munsell 创立色彩系统。该系统将色彩分为色相（hue）、彩度（chroma）和明度（value）。色相指颜色在光谱中的名称，例如红、橙、黄、绿、蓝、靛和紫。彩度指色彩的纯度或饱和度。明度指色彩的相对明暗程度。

各种颜色之间的相互关系可以通过色轮来表示，分为基础色（primary hues）、调和色（secondary hues）和互补色（complementary hues）。三基色指红色、黄色和蓝色。调和色由任意两种基色调和形成，如紫色、绿色和橙色。色轮中相对位置的颜色称为互补色。互补色相邻可以加强彼此的彩度，而互补色相互叠加则形成灰色。牙科治疗中，可以通过使用互补色来改变颜色的色相，减轻彩度和降低明度。

色差现象（metanerism）指在一种光源下表现为相同色相的两种颜色，在不同的光源下呈现不同的色相。临床治疗中进行选色时，要注意照明光源的选择。牙科治疗环境中存在以下不同的光源：透过窗户的自然光、牙科治疗灯的白炽光和照明灯的冷白荧光。在 3 种光源下同时呈现最佳效果的配色是最优的选择。

视错觉（illusion）指对物体产生的视觉与真实物体之间存在差别。利用视错觉是牙体美学治疗的方法之一。

𬌗平面（occlusal plane）指包括所有上颌牙牙尖和切缘的平面。𬌗平面应保持水平，避免向一侧倾斜或起伏不平。前牙𬌗平面略显弧度，露齿笑时，与下唇弧度一致。

牙面指前牙或后牙的唇颊面被移行线角包绕的部分。可以通过改变牙面移行线角的位置，改变牙面大小。

可视牙面指从唇颊面观可以看到的牙面，并非实际牙面。可以通过调整阴影部分来调整可视牙面大小。

（二）对称原则

对称原则是口腔颌面部进行美学修复主要依据的法则之一。人类颌面部结构基本呈中线对称。如果两侧结构出现明显的不对称，则会破坏容貌的美感。牙列的中线通过两中切牙之间，与水平面垂直，并且与面部中线一致。

在充填修复牙齿缺损时，应该参照同名对照牙恢复牙齿外形。当患牙条件与同名对照牙不同，如间隙过大或过小，龈缘过高或过低，无法完全按照对照牙来进行修复时，可以适当利用视错觉的技巧，使患牙与对照牙"看上去"完全一致。当患牙与对照牙的牙面大小较为一致时，整体感觉上会产生对称美。

当修复间隙过窄时，可以将牙面近远中移行线向外侧推移和减小牙面突度，从而增大牙面面积，同时可以增加牙面光洁度和增强牙面反光效果。另外，可以考虑选择彩度低的充填修复材料，使其比邻牙略白，看上去体积变大。恢复平直的切缘或适当雕刻一些水平方向的牙齿特征，如发育嵴或发育沟，也可增加牙齿的视觉宽度，达到"增宽"牙齿的目的。

当修复间隙过宽时，则需要采取相反的处理措施，使牙齿"看上去"变窄。将牙面移行线向中央集中，减小牙面面积，增大近远中面的暗影；增加牙齿的彩度，降低其明度；强调纵向的发育特征，从整体上使牙齿在视觉上变窄。同时，增加切缘的弧度和缩短切缘平直部分，增大切外展隙，均可使牙齿"变窄"。

另外，可以通过调整可视平面的大小来使存在差异的牙齿看上去相似。保持牙齿的可视平面大小一致，亦可产生对称美。牙面非可视部分处于视觉达不到的位置，通过阴影处理弱化其视觉效果，对牙齿的整体美观效果影响不大。可视牙面原则更适用于尖牙和前磨牙，其可视牙面和真实牙面之间的差异较大，有较大的改变空间。

（三）协调原则

牙体美学修复的另一原则是协调原则。在进行美学修复时，应该详细分析患牙与邻牙和对颌牙、牙周组织以及邻近口颌面部结构的关系，同时要考虑患者的年龄和性别因素，以达到最佳协调效果。

1. 邻牙和对颌牙　通常牙齿与同名对照牙大小一致，与邻牙大小成一定的比例。露齿笑时，从正面观，所有牙齿均比近中邻牙窄小，约为近中牙齿的60%。如果这种宽度比例符合黄金比例（1.608：1），会产生较强的美感。例如，中切牙宽度为1.608，则侧切牙宽度应该相应是1。也有学者指出，对于牙弓形状过于方正的患者，如果过分强调邻近牙齿的黄金比例，则中切牙显得过于突兀。在自然牙列中很少存在精确的黄金比例，中切牙和侧切牙的比例约为（1.4～1）：1。

牙齿的自然色泽呈多彩度，即颈部彩度较高，中1/3彩度降低而明度增加，切端较为透明。侧切牙的彩度与中切牙相似，明度略低。尖牙的彩度较高，而明度较低，切缘的透明性最低。

上颌前牙的邻面接触区，从中切牙到尖牙逐渐向龈方移行。中切牙的接触区位于切1/3，中切牙与侧切牙接触区在切中1/3交界处，侧切牙和尖牙接触区略偏龈方。因此，上颌前牙之间的切间隙从中切牙到尖牙相应逐渐增大。

2. 上下唇缘和龈缘　牙齿的邻近软组织，例如上下唇和牙龈，对牙齿的外形和色泽起着不可忽视的衬托作用，其颜色的鲜艳程度可直接影响牙齿的比色结果。对于上下唇左右不对称的患者，应该事先告知，上下唇的不对称有可能在牙齿修复后更明显。也可以通过适当改变牙齿大小来弥补上下唇的不对称，但应该与患者充分协商，达成一致意见。

在微笑时，如果上下唇线的位置和牙齿相协调，则会增加美感。露齿笑时，上唇线应与龈缘线移行，位于龈缘上方，整个上前牙牙面均应暴露。但亦有 30% 的人群拥有过高或过低的笑线。露齿笑时，露出的牙面部分过少，则笑容显"老"；但如果露出过多的牙龈（＞2 mm），则会破坏笑容的美感。

上下唇线还可以作为牙齿外形修复的参照物。当所有上前牙切缘位置均需改变时，可以将上唇和牙齿露出的部分作为参照，决定牙齿的大小。露齿笑时，上颌前牙切缘最好与下唇刚刚接触，如果存在间隙，应该尽量减少该间隙并保持一致。

牙龈组织主要具有支持和营养牙齿组织的功能，但是牙龈的颜色和龈缘线的高低及外形同样影响邻近牙齿的外观。龈缘线并非呈对称弧形，其高点略偏向远中，中切牙的龈缘高点应该位于两侧尖牙龈缘高点连线上，侧切牙龈缘高点可以略低于该连线，至多不超过 1.5 mm。

3. 面型与肤色　牙型的选择要与患者的面型和肤色相适应。

人类面型大致可以分为方圆型、卵圆型和尖圆型。方圆面型的上中切牙，颈部较宽，切角接近直角。卵圆面型的上中切牙，切角较圆钝。尖圆面型的上中切牙，近中切角较锐，颈部较窄。如果患者的侧貌较凸，牙齿的唇面突度应该相应较大。如果是直面型患者，牙面唇面则相应较平坦。

肤色是牙色选择时应该考虑的重要因素。同样的牙色，对于肤色较黑的患者会显得较浅和较亮，而对于肤色较白的患者，就显得较黄和较暗。因此对于有暂时性肤色变化的患者，例如暂时性晒黑，应该进行协商选色。

4. 年龄　随着年龄的增长，牙齿发生磨耗，形态和色泽均会发生相应变化，从而使牙齿呈现不同的年龄特征。

老龄牙齿特征：表面光滑，明度较低，彩度较高。龈 1/3 较长（由于牙龈萎缩或切端磨耗），切缘较短，上前牙切间隙变小，龈间隙变大变宽。牙齿表面的个性特点增多，易着色。

年轻牙齿特征：年轻牙齿显得有质感，明度高，彩度较低。龈缘在釉牙骨质界处，切缘较完整，切间隙大，而龈间隙小。牙齿表面特征较少，常会有发育线或发育斑。

随着年龄增长，微笑时下唇线由前向后逐渐升高的弧度减小。微笑时，年轻人切端 1/3 露出较多，侧切牙和中切牙切端距离𬌗平面不同，从而与弧度较大的下唇线相匹配。而老年人下唇线较平，中切牙和侧切牙的切端差别相应变小。

牙齿的年龄特点要与患者的生理和心理年龄相吻合。另外也要考虑部分患者希望通过改变牙齿外形来使自己看起来更年轻的要求，临床治疗中要充分征求患者的意见。

5. 性别　牙列的排列关系和外形特点同样也体现出性别差异，切缘表现出的性别特点最明显。男性特征主要是"阳刚之美"，通过直线和尖锐角体现；女性呈现"阴柔之美"，曲线和圆缓角则充分体现女性特征。

前牙平直的切缘连线表达的男性特征较明显，反之，略带弧形的切缘连线体现出女性的柔和。男性中切牙多呈方形，切角较为明显和尖锐，切间隙不明显；而女性切牙呈圆曲形，邻面与切缘连续性较强，切角圆滑，切间隙明显。在色泽方面，女性前牙较为透明，同时白色的发育沟纹可以增加女性的优雅气质。另外，当中切牙轻度覆盖侧切牙时，给人以坚硬和具有攻击性的感觉，而侧切牙适当覆盖中切牙时，则产生柔和和谦逊的感觉。

同时，要注意不同文化背景对性别特点的诠释差异。西方文化中，女性牙齿若呈现出一定的男性化特征，强烈的对比会增加女性的魅力；而东方文化则倾向于表现女性温柔贤淑的特性。

6. 个性化　牙体修复治疗的终极目标是修复体与口颌系统和面部容貌自然和谐，切忌"千篇一律"和缺乏个体特征。现代审美观中，个性化特点占据了重要地位，"最适合的"而非"最完美的"充填修复治疗成为大多数患者的选择。

　　从广义讲，理想粉是对美的普遍原则的积累，在实际生活中较少存在。美学修复原则中的个性化体现在以下方面。①牙齿生长发育个性化特征：在牙齿发育期间，很多影响因素均会体现在牙齿的色和质上，如牙齿表面的发育沟纹、矿化不全斑等。牙齿的外形特点还可以体现患者的生活和工作习惯，如前牙切缘的磕痕、乐器吹奏演员的特殊前牙咬合关系。如果对侧同名牙存在个性化特征，应征求患者意见，在充填修复时进行适当重现或改变。②牙型与个性化性格：牙型可以体现患者的个性化性格，但要在充填修复治疗中完全体现患者的个性化性格较为困难。尤其在前牙美学修复中，需要和患者进行充分的沟通交流，了解患者的性格特点，尽可能达到患者对充填修复治疗的期望值。

　　以上牙体缺损修复治疗原则主要体现了牙体治疗的局部考虑，在牙体充填修复治疗中，如果能始终遵循以上原则，则可以最大限度保证充填修复体的质量和寿命。同时应该遵循"以人为本"的治疗原则，了解患者术前的生理和心理状态；对患者的口腔状况以及龋和牙周病的易感性进行评估；充分进行医患沟通交流；进行无痛治疗；对于特殊人群，如老年患者，根据其全身和口腔条件，选择和实施对患者最适宜的治疗方法。

本 章 小 结

1. 牙体硬组织疾病的主要表现是牙体组织缺损，治疗缺损的主要方法是人工修复。

2. 牙体硬组织疾病治疗中要注重基础治疗：口腔保健措施、病因控制及预防措施。

3. 牙体缺损修复治疗中要体现和实施微创治疗及个性化治疗。

4. 牙体组织缺损的修复原则包括生物学原则、生物力学原则、美学原则及人文学原则。

5. 生物学原则包括去除致病因素和保护健康组织两大原则。保护健康组织包括保护健康的牙体组织、牙髓组织和牙周组织。

6. 生物力学方面必须考虑材料的固位、抗力和功能三方面，要求不得对正常粉功能有干扰。

7. 美观是牙体缺损修复必须考虑的原则。不仅要遵循对称、协调的基本要求，还必须考虑患者的特殊需求。

8. 应该遵循"以人为本"的治疗原则，选择和实施对患者最适宜的治疗方法。

（王晓燕　高学军）

第十六章　充填修复术

Clinical Technique for Filling Restorations

窝洞充填修复术是修复牙体缺损的临床常用技术之一。窝洞是指采用牙体外科技术，使用手用器械和机用切割工具去净龋坏组织后，将剩余牙体组织制备成的具有机械固位和抗力的规定形状。窝洞充填修复术是指将可塑性的材料，例如银汞合金材料，充填到制备好的窝洞中，以恢复牙齿的形态和功能。

第一节　窝洞的设计及制备
Cavity Design and Preparation

一、窝洞的名称与结构

（一）窝洞的命名

窝洞以窝洞所在的牙面命名，例如位于𬌗面的窝洞称𬌗面洞，位于远中面及𬌗面的双面窝洞称为远中𬌗面洞。为方便临床记录，规定以各牙面英文名称的第一个字母（大写）表示，即：切缘（incisal）为 I，唇面（labial）为 La，颊面（buccal）为 B，舌面（lingual）为 L，𬌗面（occlusal）为 O，近中面（mesial）为 M，远中面（distal）为 D，腭面（palatal）为 P，唇面和颊面又可统一用 F（facial）表示。𬌗面洞和远中𬌗面洞可分别记录为 O 和 DO。

（二）窝洞的结构

所有窝洞都由洞壁（wall）、洞角（angle）和洞缘（cavosurface margin）组成（图 16-1）。

1. 洞壁　包括侧壁和髓壁。侧壁是指与牙面垂直的洞壁，以所在牙面命名，如位于颊面者称为颊壁，依此类推还有舌壁、近中壁、远中壁、龈壁、切壁或𬌗壁。髓壁（pulpal wall）指与洞侧壁垂直，位于洞底覆盖牙髓的洞壁。与牙长轴平行的髓壁又称轴壁（axial wall），与𬌗面平行的髓壁习惯上称为洞底。

2. 洞角　洞壁相交形成洞角。洞角分为线角（line angle）和点角（point angle），两壁相交构成线角，三壁相交构成点角。洞角以其构成的各壁联合命名，如轴壁与髓壁相交构成的线角称为轴髓线角，舌壁、轴壁和龈壁相交构成的点角称为舌轴龈点角。

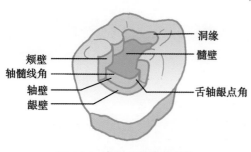

图 16-1　窝洞的结构与名称

3. 洞缘 窝洞侧壁与牙面相交构成的线角即为洞缘，故又称洞缘角或洞面角（cavosurface angle）。

二、窝洞的分类

窝洞（cavity）的分类方法较多，但都不十分完善，目前国际通用的窝洞分类法仍是经典的 G. V. Black 分类法。

G. V. Black 从临床实际出发，根据龋损发生的部位，结合牙齿的结构及窝洞的设计和制备特点，将龋损制备后的窝洞分为 5 类，并以罗马数字表示（图 16-2）。

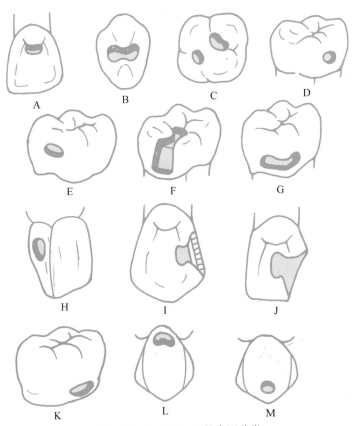

图 16-2　G. V. Black 的窝洞分类
A、B、C、D. Ⅰ类洞；E、F、G. Ⅱ类洞；H、I. Ⅲ类洞；J. Ⅳ类洞；K、L. Ⅴ类洞；M. Ⅵ类洞。

- Ⅰ类洞：为发生在所有牙齿的窝沟点隙的龋损所制备的窝洞。包括磨牙和前磨牙的𬌗面洞，前牙的舌（腭）面洞，磨牙的颊或舌（腭）2/3 的窝洞。Ⅰ类洞多为单面洞（只涉及一个牙面的窝洞），也可为双面洞（涉及两个牙面的窝洞）。
- Ⅱ类洞：为发生于后牙邻面的龋损所制备的窝洞。包括磨牙和前磨牙的邻面洞（单面洞）、邻𬌗面洞（双面洞）、邻𬌗邻面洞（复杂洞，即涉及两个以上牙面的窝洞）以及邻颊面洞和邻舌（腭）面洞。𬌗面龋累及邻面的窝洞也可归为Ⅱ类洞。
- Ⅲ类洞：为发生于前牙邻面但未累及切角的龋损所制备的窝洞。包括切牙和尖牙的邻面洞、邻舌面洞及邻唇面洞。
- Ⅳ类洞：为发生于前牙邻面并累及切角的龋损所制备的窝洞。
- Ⅴ类洞：为发生在所有牙齿的颊（唇）舌面的近龈 1/3 处的龋损所制备的窝洞。

G. V. Black 的 5 类窝洞分类法未能涵盖所有龋损，后人提出了Ⅵ类洞加以补充，但仍不能概括所有的牙体缺损状况。

- Ⅵ类洞：为发生在前牙切嵴和后牙牙尖等自洁区的龋损所制备的窝洞。此类洞较少见，多见于釉质发育不全的患牙或猛性龋患者。

三、窝洞的固位形

固位形（retention form）是指能使充填体保留于窝洞内，承受咬合力后不移位、不脱落的特定形状。临床常用的固位形主要有以下几种。

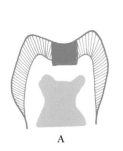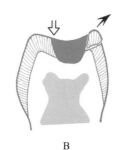

图 16-3　盒状洞形
A. 正确；**B**. 错误。

（一）侧壁固位

侧壁固位是最基本的固位形。它要求窝洞的侧壁应相互平行并具备一定深度，使洞壁和充填体之间产生摩擦固位力。体现侧壁固位的典型窝洞形状为底平、壁直、点线角清晰而圆钝的盒状洞形（图 16-3）。

（二）倒凹固位

倒凹固位是在洞底的线角或点角区，平洞底向侧壁作出的倒凹或沟槽（图 16-4A 和 B），以防止充填体的垂直向脱位。倒凹一般作为大而浅的盒状洞形的辅助固位形。倒凹应位于厚实坚固的牙体组织下方，且必须制作在釉牙本质界下的牙本质内，以免造成悬釉。倒凹不宜过深，以免切割过多的牙本质。

对于邻面洞，当缺损仅波及边缘嵴且范围较小时，可在颊壁或舌壁釉牙本质界内牙本质处制备固位沟槽，以防止充填体的侧向脱位（lateral luxation）（图 16-4C）。

（三）梯形固位

梯形固位是邻𬌗双面洞的邻面部分所采用的固位形，龈方长度大于𬌗方，以防止充填体𬌗向脱位（图 16-5）。

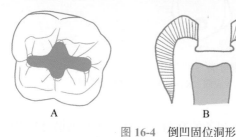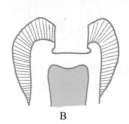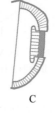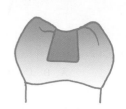

图 16-4　倒凹固位洞形　　　　　　　　　　　　　　　图 16-5　梯形固位洞形

（四）鸠尾固位

鸠尾固位是邻𬌗双面洞的一种固位形，外形类似斑鸠的尾部，由狭窄的峡部和膨大的尾部构成，借助峡部的扣锁作用防止充填体侧向脱位（图 16-6）。鸠尾峡部宽度一般为颊舌牙尖间

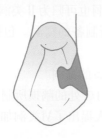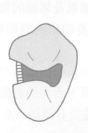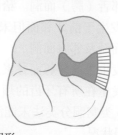

图 16-6　鸠尾固位洞形

距的 1/4 ～ 1/3，是邻面洞缘开口宽度的 1/2 ～ 2/3；鸠尾膨大部只需宽于峡部即可。

四、窝洞的抗力形

抗力形（resistance form）是指使充填体和余留牙齿能够承受正常咬合力而不会破裂的特定形状。抗力形的设计应使应力均匀地分布于充填体和牙齿，尽量减少应力的集中，设计原则如下。

（一）窝洞外形

洞缘外形线应圆缓，转折处勿形成锐角，因为锐角可使传向牙体组织的应力集中而导致牙齿破裂；尽量避让牙尖、嵴等抗力强大的部位，并尽可能与边缘嵴、横（斜）嵴平行（图 16-7）；洞缘线应避开咬合着力接触区，临床上可用咬合纸（articulating paper）来记录正中𬌗及侧方𬌗的着力接触点，将洞缘线放在承受𬌗力最小的区域，使咬合的着力点落在充填体或牙体组织上（图 16-8）。

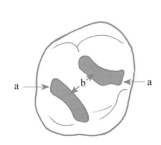

图 16-7　洞缘线位置
a. 平行于边缘嵴；b. 平行于斜嵴。

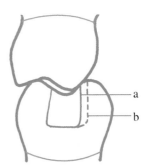

图 16-8　洞缘线位置
当洞缘线正位于咬合接触区时（a），应修整洞缘以避开着力点（b）。

（二）窝洞的深度

为保证充填体具有足够的厚度以抵抗正常的咀嚼压力，要求窝洞必须有一定的深度。需要注意的是，洞深与充填体的强度成正比，但与牙齿的抗折力成反比，故应使窝洞的深度限定在保证充填体能承受正常𬌗力的最小范围内。

充填材料的抗压强度高，相应要求窝洞制备的深度小。银汞合金的最小厚度要求为 1.5 mm。此外，不同部位的窝洞所要求的洞深也不同。𬌗面洞承受的𬌗力较大，洞深一般要求为 1.5 ～ 2.0 mm；而邻面洞承受的𬌗力较小且牙体组织较薄，洞深要求为 1.0 ～ 1.5 mm。

（三）盒状洞形

盒状洞形是最基本的抗力形，它要求窝洞底平、壁直、点线角清晰而圆钝。平整的洞底可使充填体在受到轴向咬合力时保持平稳状态，如洞底为圆弧形，充填体受力后会发生移动而对牙齿产生剪切力，导致牙齿折断（图 16-3B）。清晰而圆钝的点线角可避免点线处应力集中，以使内应力分布均匀。

（四）制备阶梯

在制备邻𬌗面洞时，𬌗面的洞底与邻面的轴壁应形成阶梯。阶梯的设计不仅可保护牙髓，还可分散𬌗力，使𬌗力由𬌗面洞底与邻面龈壁共同承担。邻面龈壁在制备时应与牙长轴垂直，宽度不小于 1.0 mm，才能承担𬌗力。另外，轴髓线角也应圆钝，且不能使轴髓线角与鸠尾峡部处于同一垂直平面上，以免造成充填体自峡部折断（图 16-9）。

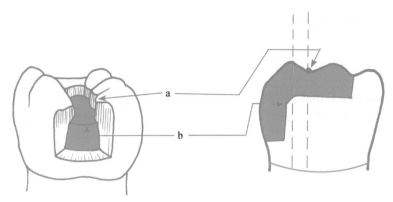

图 16-9　鸠尾峡部与轴髓线角的关系

鸠尾峡部（a）与轴髓线角（b）不能在同一垂直面上，轴髓线角应圆钝。

（五）降低薄壁弱尖

后牙𬌗面缺损制备窝洞时，应去除无牙本质支持的牙釉质（即无基釉质或称悬釉），并避免在制洞过程中产生新的无基釉质，以免在行使咀嚼功能时无基釉质发生折断。

为使洞缘处的充填体和牙体组织获得最大强度，在进行洞缘修整时，应去除没有牙本质支持的牙釉质，同时还应避免洞缘过度外敞而造成充填体形成锐边，以防止洞缘处牙齿或充填体折断（图 16-10）。理想的洞缘应使洞缘处釉质有健康牙本质支持，洞缘成 90° 角，最大不应超过 100°（图 16-11）。

当龋损广泛时，薄弱的牙尖将不能抵抗咀嚼压力，该牙尖应适当降低并用充填材料进行覆盖重建。临床操作时，在拟降低的牙尖处先制作定深沟，在功能牙尖处深度是 2.0 mm，在非功能牙尖处深度是 1.5 mm。如该牙尖为低𬌗，指示沟可适度变浅，反之应加深（图 16-12）。

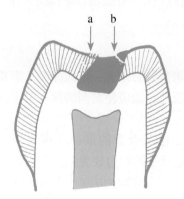

图 16-10　错误的洞面角

a.悬釉折断；b.充填体锐边折断。

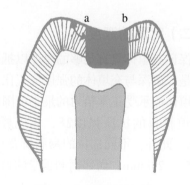

图 16-11　正确的洞面角

a.短釉柱有牙本质支持，但洞面角不能超过 100°；b.釉柱全长有牙本质支持，洞面角等于 90°。

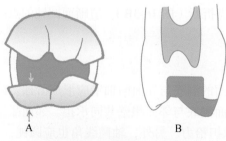

图 16-12　薄弱牙尖的处理

A.窝洞的近中舌尖过于薄弱，应予降低（𬌗面观）；B.降低薄弱牙尖后（侧面观）。

五、窝洞的制备

窝洞制备是在去净龋坏组织的基础上进行的，要根据龋损的部位和范围，结合充填材料的性能，设计和制备抗力形和固位形。同时，窝洞制备要尽可能保存健康牙体组织和牙齿完整性，延长充填修复牙齿的寿命。

（一）寻开口扩大洞口

自然发展的龋损（尤其是窝沟处龋损）一般呈口小底大的潜行状态，为查清病变范围，彻底清除龋坏组织，首先应寻找开口，去除无基釉质，并扩大洞口，使龋损病变区充分暴露。

对于视野充分且器械能够进入的龋损，例如𬌗面和颊舌面龋损，用柱形钻针自龋损部位钻入洞内，然后垂直于牙面向侧方钻磨，去除无基釉质将洞口扩大。

对于后牙邻面的龋损，如接触点已被破坏，但是边缘嵴完整且有邻牙接触，则用球钻从𬌗面边缘嵴内侧钻入，直至有落空感进入邻面龋洞，然后换用柱形钻针向颊舌方向扩展，去除无基釉质将洞口扩大。在去除边缘嵴时，要小心操作，避免损伤邻牙。可以使用保护邻牙的邻面护板，或者放置成形片并楔紧来遮挡保护邻牙，或者使用楔子使牙齿邻面脱离接触。放大辅助设备可以提高操作的精准程度。

对于后牙邻面的龋损，如接触点未被破坏，而且邻间隙较大，钻针能够进入，例如牙周病牙颈部龋坏，此时可从颊侧或舌侧寻开口进入，这样既可减少健康牙体组织的破坏，又可保留接触点的完整性。

对于前牙邻面龋损，从舌侧邻面边缘嵴处钻入龋洞，然后向牙颈部和切缘方向扩展，充分暴露龋洞。

（二）去净腐质

选用适当大小的球钻（一般应选能完全进入洞口的最大号球钻）小心去净腐质。去腐时，应首先去除远离牙髓处的腐质，再去近髓处的腐质。这样一旦发生意外露髓，可减少周边环境对牙髓的污染，保存活髓的概率更高。去腐时建议使用慢速手机，增加手感，以免误伤健康牙本质。慢速手机钻磨时可通过手机喷出的冷却水降温，在未使用冷却水钻磨时应保持术区干燥，以利散热。

关于去腐标准，理论上应依据牙本质龋的病理分层。最外两层的腐败崩解层和细菌侵入层应去除干净，脱矿软化层可予以保留待其再矿化，最内层的透明层在进行银汞合金充填时可保留，在进行美学修复影响美观时可考虑去除。

发生在成年人的龋大多数为慢性龋，去腐时应一次去除干净。判断腐质是否去净时，临床上一般以硬度为首要标准。慢性龋脱矿软化层较薄，以硬度为标准去腐时通常被去除。

年轻恒牙龋或急性龋因病变进展迅速，无细菌侵入的脱矿软化层较厚，洞底距髓腔近。临床上最好使用龋蚀检知液染色，以准确地去除感染的牙本质，保留质软但无感染的牙本质。操作时可采取两次甚至多次去腐法，利用药物（如氢氧化钙、生物活性材料等）促进脱矿的牙本质再矿化。

去腐时要随时仔细检查，注意避免遗留腐质未去净，尤其是釉牙本质界处。对于窝洞边缘及浅层牙本质，应以硬度标准指导去腐，不建议保留脱矿牙体组织，以保证充填体的边缘封闭性。

（三）Ⅰ类洞的制备和修整

1. 后牙𬌗面洞

（1）制备洞形：根据龋损范围，用涡轮裂钻或柱形金刚砂钻针制备成底平壁直的盒状洞形。传统的窝洞制备范围应包括与龋损相邻的深窝沟，现在建议将窝洞范围限定在龋损处，邻近的深窝沟使用窝沟封闭剂进行封闭，以保留更多的健康牙体组织（图 16-13）。窝洞深度应达到釉牙本质界下的牙本质内（如牙釉质较厚，洞底也可在釉质上）。当洞底到达牙本质中深层，用银汞合金充填窝洞时，应该用垫底方法将洞底做平，保护牙髓。

　　殆面窝沟发生两个以上龋损时，在去净腐质后，若龋损之间距离≥1 mm，则分别制备窝洞，以最大限度地保存斜嵴或横嵴；否则将龋损合并制备成一个窝洞。当龋损范围较大，窝洞的颊舌洞壁较薄，薄弱的牙尖将不能抵抗咀嚼压力时，应适当降低薄壁弱尖，并用充填材料进行覆盖重建。

　　（2）修整洞形：用裂钻或金刚砂钻针对窝洞进行修整，使窝洞外形线圆缓流畅。窝洞的洞底原则上与牙长轴垂直，但在牙尖高度差异较大的牙齿（如下颌第一前磨牙），为避免损伤高陡的髓角，洞底应与该牙的牙尖连线平行（图 16-14）。窝洞的侧壁原则上应与洞底垂直并相互平行，但为使洞壁与釉柱方向保持一致，在牙尖部位的侧壁可略内倾，窝沟部位的侧壁则略外敞（图 16-15）。洞缘角呈直角，去除悬釉，但同时切勿形成小斜面。点线角用小球钻修整圆钝。大而浅的窝洞在窝沟部位相应侧髓线角处用 No.1/4 小球钻制备倒凹固位形。

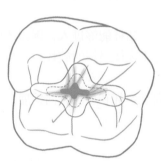

图 16-13   保守的窝洞制备
备洞范围限于去净腐质（a），剩余的深窝沟用封闭剂封闭（b）。

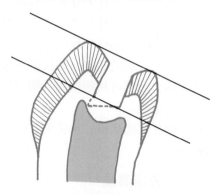

图 16-14   下颌前磨牙的洞底位置
因牙尖高度差异较大，洞底应与牙尖连线平行（实线），如与牙长轴垂直，可能损伤高陡的髓角（虚线）。

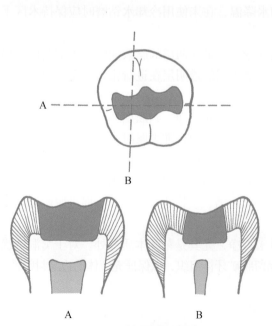

图 16-15   窝洞侧壁的倾斜度
A. 洞侧壁位于窝沟处时略外敞；**B.** 洞侧壁位于牙尖处时略内倾。

2. 上颌磨牙腭沟或下颌磨牙颊沟的单面洞   当上颌磨牙腭沟或下颌磨牙颊沟的龋损范围较小，尚未累及殆面时，可按单面洞制备。此部位不承受咀嚼压力，制备窝洞时主要考虑固位形，应制备成盒状洞形；如制作倒凹固位形，倒凹做在殆壁或龈壁上。

3. 磨牙双面洞   磨牙颊（腭）面龋损累及殆面或殆面龋损在去净腐质后距边缘嵴 <1 mm 时，则须制备成双面洞，备洞方法与Ⅱ类复面洞类似。

（四）Ⅱ类洞的制备和修整

　　Ⅱ类洞多数制备成邻殆双面洞，少数制备为邻面单面洞或邻颊双面洞和邻舌（腭）双面洞。当牙齿的近远中邻面均发生龋坏且已累及接触点时，在前磨牙一般须制备成邻殆邻复杂洞；但在磨牙，如邻面龋坏范围较大，也应制备成邻殆邻复杂洞，若邻面龋坏范围较小，则可制备成两个邻𬌗双面洞。

1. 邻𬌗双面洞　由邻面洞和𬌗面洞两部分构成，先制备邻面洞，再制备𬌗面洞，因为𬌗面洞的范围须根据邻面洞的大小来确定。

（1）制备洞形

1）邻面洞制备：用涡轮裂钻或金刚砂钻针向颊舌方向扩展洞形，邻面窝洞应包括所有龋损，并通常将颊舌壁扩展至外展隙（自洁区），使邻面洞颊舌边缘与邻牙脱离接触。用机用钻针扩展颊舌壁时易伤及邻牙，要小心操作以避免损伤邻牙。可以使用保护邻牙的邻面护板，或者放置成形片并楔紧来遮挡保护邻牙，或者使用楔子使牙齿邻面脱离接触。使用放大辅助设备可提高操作的精准程度。

临床上最好使用手工器械（如釉质凿）去除钻针磨除后遗留的悬釉（图 16-16A）。颊舌壁略外敞，以使洞壁与釉柱方向保持一致（图 16-16B）。邻面洞外形呈向𬌗面略聚拢的梯形。龈壁位置视龋损范围而定，一般首选在龈上，其次齐龈，不得已时放在龈下。龈壁平直，宽度为 1～1.5 mm。为使充填体边缘便于清洁，要求龈壁不放在接触区内，与相邻牙面保持间隙（图 16-17A）。

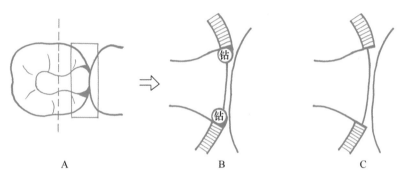

图 16-16　Ⅱ类邻𬌗双面洞颊舌壁悬釉的处理

A. 裂钻扩展邻面洞颊舌侧壁时留下的悬釉应予去除；**B**. 用钻针去除悬釉，使颊舌侧壁的洞面角与邻牙脱离接触；**C**. 修整后的颊舌侧壁略外敞，使洞壁与釉柱方向保持一致。

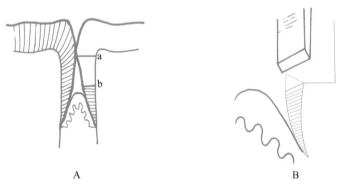

图 16-17　Ⅱ类邻𬌗双面洞龈壁的位置及形态

A. 龈壁边缘与邻牙保持合适的距离，以便于清洁（a 错误，b 正确）；**B**. 龈壁洞缘的釉质壁向牙颈部略倾斜，以与釉柱方向保持一致。

2）𬌗面洞制备：用涡轮裂钻或金刚砂钻针在釉牙本质界处的牙本质内，从邻面洞向𬌗面扩展，制备鸠尾固位形。𬌗面鸠尾榫做在窝沟处，鸠尾峡部位于颊舌牙尖之间，应位于洞内台阶轴髓线角的靠中线侧；鸠尾峡部宽度一般为颊舌牙尖间距的 1/4～1/3，是邻面洞缘开口宽度的 1/2～2/3；鸠尾膨大部只需宽于峡部即可，两侧膨出对称，不必过多磨除健康牙体组织。应注意整个鸠尾的比例协调性。

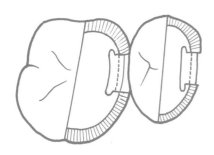

图 16-18　范围较小的邻𬌗双面洞的制备一般不必制备传统的鸠尾固位形，只在邻面洞的颊、舌轴线角处制备固位沟。

对于仅破坏了边缘嵴且范围较小的邻面洞，如果该部位承受的咀嚼压力不大，为了保存更多的健康牙体组织，可不在𬌗面制备鸠尾固位形。但为了防止充填体的水平向脱位，建议在邻面洞的颊轴线角和舌轴线角处制作两个相互对抗的固位沟来加强倒凹固位（图 16-18）。

（2）修整洞形：用裂钻或柱形金刚砂钻针修整轴壁，使其与牙邻面弧度一致。若邻面龋损较深，用银汞合金进行充填时，则应该用垫底方法保持轴壁弧度。用边缘修整器（margin trimmer）或倒锥钻或裂钻修整轴髓线角，使其圆钝或成斜面，使该部位的充填体增厚，加强抗折力。

修整龈壁时，可用边缘修整器或倒锥钻去除龈壁无基釉质，使龈壁与牙长轴成直角，洞缘处的釉质壁可轻微向颈部倾斜，与釉柱方向保持一致（图 16-17B）。若龈壁已低于釉牙骨质界无釉质结构，则不需制备洞缘斜面；若牙体缺损进行粘接修复，则应尽可能保存龈壁釉质。𬌗面洞的修整同 I 类洞。

2. 邻面单面洞　接触点已破坏的邻面龋必须制备成复面洞，但如果与患牙龋坏部位相邻的牙齿缺失，去净腐质后邻面洞的𬌗壁距边缘嵴＞1 mm 时，则可利用足够的操作空间制备单面洞。此类窝洞不承受咀嚼压力，制洞时主要考虑固位形。窝洞一般预备成盒状洞形，洞底与邻面弧度一致，窝洞的颊舌壁略外敞，可在𬌗轴线角和（或）龈轴线角处制作倒凹固位形。

3. 邻颊双面洞和邻舌（腭）双面洞　患牙与相邻的牙齿有接触，且邻面接触点尚未被破坏，则根据龋坏部位选择入口，制备邻颊双面洞或邻舌（腭）双面洞。若龋洞偏颊侧，则从颊侧邻面水平方向入路通向龋洞，使龋洞敞开。去净腐质后，制备舌壁、𬌗壁和龈壁，可在𬌗轴线角和（或）龈轴线角处制作倒凹固位形。

（五）Ⅲ类洞的制备和修整

对前牙邻面龋损制备的Ⅲ类洞现在已基本不采用银汞合金充填，而是通常用复合树脂进行粘接修复，窝洞外形以及抗力形和固位形的设计已发生明显变化。但是，深入理解银汞合金充填时Ⅲ类洞设计和制备的抗力和固位考虑仍具有意义。

1. 邻面洞制备　用涡轮裂钻或金刚砂钻针向切龈方向扩展并制备窝洞。邻面洞的外形呈唇方大于舌方的梯形，龈壁和切壁略向舌方聚拢，在边缘嵴处与舌面相连；龈壁长于切壁，唇壁与唇面平行，洞深 1 ～ 1.5 mm。

2. 舌面洞制备　根据邻面窝洞的大小，在舌面制备与其相适应的沟槽或鸠尾固位形。

对于较小的邻面窝洞，不必制备舌面鸠尾固位形，可在切轴线角及龈轴线角处制作固位沟槽（图 16-19A）。沟槽一般在牙本质内用 No.1/4 球钻制作，切勿造成悬釉。

对于较大的邻面窝洞，则在舌窝处制作鸠尾固位形，深度为 1 ～ 1.5 mm，髓壁与舌面平行，一般不超过中线，避免损伤舌隆突和切缘。鸠尾峡部宽度为邻面洞舌方宽度的 1/3 ～ 1/2；在舌面洞底与邻面洞底相连处制成阶梯，阶梯处线角应圆钝。必要时，也可在切髓线角及龈髓线角处制作固位沟，以加强固位（图 16-19B）。

（六）Ⅴ类洞的制备

Ⅴ类洞因不直接承受咀嚼压力，对抗力要求不高，且其涉及美观问题，所以现多用牙色材料充填。但用做活动义齿的基牙或不影响美观的后牙颈部龋损，仍可采用银汞合金充填。

Ⅴ类洞多为单面洞，银汞合金充填Ⅴ类洞要求洞深 1 ～ 1.5 mm，洞底呈与牙面平行的凸形。一般采用倒锥钻或裂钻制作洞侧壁，制备过程中应使钻针始终与牙面保持垂直，深度一致，制作洞侧壁的同时用钻针的端面形成洞底凸度。

银汞合金充填 V 类洞时，从固位角度考虑，要求窝洞的近远中壁垂直于洞底并向外略敞开，依龋损范围而定，尽量控制在轴角以内；龈壁与龈缘平齐且与龈缘弧度一致；𬌗（切）壁一般为平行于切缘或𬌗面的直线，有时需避让颊沟而制成与龈缘弧度一致的弯曲外形，使窝洞外形呈半圆形或肾形。还可在𬌗轴线角和龈轴线角处制备固位沟，也可在 4 个点角处制备倒凹，增加充填体的固位（图 16-20）。

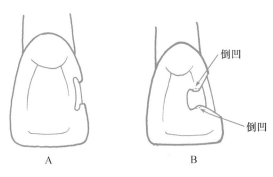

图 16-19 Ⅲ类洞的制备
A. 较小的邻面洞不必制备舌面鸠尾固位形，可在切轴线角及龈轴线角处制备固位沟槽；**B**. 较大的邻面洞在舌窝处制备鸠尾固位形，必要时制备倒凹固位。

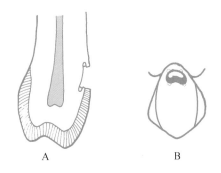

图 16-20 V 类洞的制备
为增加固位或抵抗牙颈部的弯曲力，可在𬌗轴线角及龈轴线角处制备固位沟（**A**），也可在 4 个点角处制备倒凹（**B**）。

第二节 银汞合金充填术
Amalgam Restorations

作为传统充填材料的银汞合金，具有良好的抗压强度、硬度和耐磨性，且操作方便、价格低廉、性能稳定，适用于后牙缺损的充填修复治疗。银汞合金的缺点是颜色与牙齿不匹配，与牙齿无粘接性，须牺牲部分健康牙体组织来获取机械固位。此外，汞生产和使用环节可对环境造成污染。以上缺点限制了银汞合金在牙体缺损充填修复治疗中的使用。

一、银汞合金材料的临床相关性能

银汞合金（amalgam）材料主要由银合金粉和汞组成，两种成分调和后发生汞齐化，形成高强度银汞合金。根据银合金粉的组成不同，可以分为低铜银汞合金和高铜银汞合金。在银汞合金的临床使用中，应该考虑以下临床相关性能。

1. 工作时间 银汞合金调和后 15 ~ 20 分钟内可塑性较大，20 分钟以后可塑性逐渐减小；银汞合金材料完全固化需 24 小时。因此，临床上应该在 20 分钟内完成对银汞合金充填修复体的雕刻成形，24 小时后进行磨光和精细调磨。

2. 尺寸变化 银汞合金固化后有轻微的体积膨胀，体积膨胀大小与调和时间、充填压力及合金成分有关；同时，调和时混入的水分可引起银汞合金的迟缓性膨胀。因此，用银汞合金充填修复时要注意隔湿；对于有隐裂的患牙，避免用银汞合金进行充填修复，以防因银汞合金的膨胀导致牙齿折裂。

3. 传导性 银汞合金材料是热和电的良导体，其导热系数远大于牙体组织。因此，用银汞合金材料充填修复近髓窝洞时，要垫底以保护牙髓。使用牙髓活力电测仪和电刀等有电流通过的检查治疗器械时，避免与银汞合金充填修复体接触。

4. 腐蚀性　银汞合金固化后具有金属普遍存在的腐蚀性，具体可分为生理性腐蚀和流电性腐蚀。银汞合金的生理性腐蚀主要由唾液中的氯引起，该过程较为缓慢。腐蚀性产物一定程度上可以防止微渗漏和减少继发龋的产生，但同时可造成充填修复体表面粗糙，菌斑容易聚集并造成局部软组织的刺激。该腐蚀现象仅存在于充填修复体表层，容易通过抛光去除，因此，银汞合金充填修复体应该定期进行抛光。流电性腐蚀发生在银汞合金与邻近或对𬌗金属充填修复体之间，流电效应可以引发牙齿流电刺激痛，并且使充填修复体表面失去光泽和变粗糙。因此，在临床治疗中应该避免用不同的金属材料充填修复相邻或对𬌗的牙体缺损。

5. 生物相容性　目前，有关银汞合金的争议主要集中在它的生物相容性上，现代社会似乎过高估计了牙科银汞合金材料的危害。据美国公共卫生署（USPHS）的报告（1993 年），人体从银汞合金材料中吸收的汞量只是 WHO 和职业安全和健康协会（OSHA）标准的 1/2 或 1/10。在长期进行临床工作的医师中，血清汞含量会有所升高，但远低于中毒剂量，而且未见有临床症状报道。只要正确操作和使用银汞合金材料，临床医师是安全的。在目前循证医学支持下，银汞合金仍是较好的后牙充填修复材料，其耐磨能力和牙体组织相当，优于大多数的后牙复合树脂。但在临床使用中需要注重对临床医师和助手的汞防护，正确使用和处理银汞合金及其废弃物。

6. 边缘封闭性　银汞合金材料和牙齿组织无粘接性，需要通过制备机械固位形来保证充填修复体的固位。由于口腔内温度和机械应力的变化，银汞合金充填修复体边缘仍然存在微渗漏。研究表明，使用粘接性材料可以提高银汞合金充填修复体的边缘封闭和固位，减少边缘微渗漏带来的继发龋等问题，延长充填修复体的寿命。因此，在用银汞合金进行充填修复时，可以考虑合并使用粘接剂。

二、适应证

（1）后牙因龋或非龋性牙体疾病所致的牙体组织缺损（主要是 I 类洞和 II 类洞），按备洞原则可制成规定形状者。

（2）后牙牙髓病、根尖周病经完善牙髓治疗后的牙体组织缺损。

（3）其他非美学区域的牙体组织缺损。

（4）制作桩核冠的桩核（银汞核）。

在如下情况时慎用：

- 后牙牙尖缺失、边缘嵴缺损范围较大且𬌗力过大者，可考虑做嵌体修复。
- 银汞合金充填后需做全冠修复、缺损面积大的无髓牙，如预计全冠牙体预备后所余牙体组织过薄，应考虑附加根管钉固位或铸造桩核冠修复。
- 牙冠有劈裂可能的牙体缺损（如隐裂），不宜做银汞合金充填。
- 汞过敏的患者禁用。

三、银汞合金充填术的临床操作

银汞合金充填术的临床基本操作包括：对制备好的窝洞垫底、上邻面成形系统（针对邻𬌗面洞）、调制和充填银汞合金、雕刻外形、检查咬合和抛光。

（一）垫底

自然发展的龋损在去净腐质后，一方面洞底不平整，另一方面深洞底距牙髓较近，而银汞合金是热的良导体。因此，为隔绝充填材料的理化刺激、保护牙髓并修平洞底，在对中深度窝洞充填银汞合金前，应该用绝缘的和对牙髓无刺激的材料进行垫底。

窝洞洞底未近髓时可采用单层垫底，聚羧酸盐水门汀因对牙髓刺激性小，为首选垫底材料。对近髓深窝洞应采用双层垫底，即先用氢氧化钙垫底剂或氧化锌丁香油水门汀覆盖近髓洞底，再用聚羧酸盐水门汀或磷酸锌水门汀垫底。

应注意垫底的部位为粭面洞的髓壁和邻面洞的轴壁，侧壁和龈壁切勿覆盖垫底材料。因为垫底材料大多易溶于唾液，如果垫底材料夹在银汞合金充填体和洞壁之间，则其溶解后会留下裂隙而导致继发龋的发生。

垫底时窝洞保持干燥，垫底材料硬固后方可充填银汞合金，以免加压充填银汞合金材料时垫底材料移位。

垫底完成后，应仔细检查窝洞是否符合生物学和力学原则。沟槽、倒凹等辅助固位形的制作一般在垫底完成后进行。

（二）充填前的准备

银汞合金充填前应检查咬合，调磨对颌牙或邻牙异常高陡的牙尖斜面、嵴或边缘嵴。然后仔细干燥窝洞并隔湿，对涉及邻面的双面洞或复杂洞放置成形片和楔子。

1. 安放成形片　成形片（matrix）的主要功能是形成窝洞侧壁，便于银汞合金充填材料的加压充填和成形，以恢复患牙邻面的解剖形态和与邻牙的接触关系。

常用的银汞合金邻面成形片有 3 种规格，即前磨牙双面洞成形片、磨牙双面洞成形片和后牙复杂洞成形片。操作时，选择合适的成形片，用成形片夹固定在患牙上。成形片突出的一边向龈方，成形片的龈端应放置在窝洞龈壁的根方，且超过龈壁边缘至少 1.0 mm，使龈壁位于成形片之内。成形片的粭方边缘应略高于粭面，便于充填体边缘嵴的成形。

2. 安放楔子　为使成形片稳固地紧贴患牙颈部，防止充填材料填入时成形片移位而造成充填体悬突，必须在成形片龈方外侧的牙间隙中安放楔子（wedge）。

楔子一般用木材或塑料制作。楔子的横截面有三角形（或梯形）和圆形两种。圆形楔子适合常规洞形，因为圆形楔子的最大径在中部，更靠近龈壁边缘，可更好地塞紧成形片；而三角形楔子更适合龈壁靠近牙龈的窝洞，因三角形楔子的最大径在底部（图 16-21）。

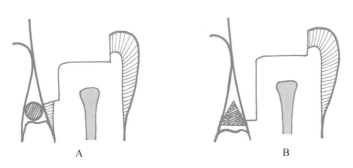

图 16-21　楔子的正确选择
A.常规洞形选择圆形楔子；**B**.龈壁靠近牙龈的洞形选择三角形楔子。

操作时，选择大小和形态适宜的楔子，从外展隙大的一侧插入。插入时稍用力，要有一定的分牙作用，以补偿成形片的厚度，使去除成形片后的充填体与邻牙接触。楔子位置应恰当，过高会使成形片变形，过低则使成形片不能紧贴龈缘，造成充填体悬突（图 16-22），此时可在其上再塞入一个小楔子。有些牙齿邻面接触点以下存在延伸至牙根的凹槽，其窝洞的龈壁也会出现相似的凹形，在这种情况下，可在已插入的楔子和成形片之间再插入一个粭龈向的楔子，使成形片贴紧凹面（图 16-23）。

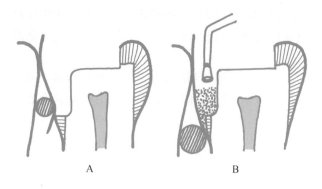

图 16-22　楔子的位置错误
A.过高；B.过低。

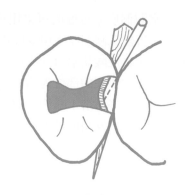

图 16-23　牙颈部存在凹陷的窝洞，
应附加楔子以压紧成形片

（三）银汞合金的调制、充填、刻形和抛光

1. 银汞合金的调制　银汞合金是由汞和银合金粉按正确比例调制而成的。汞和银合金粉的比例对银汞合金的性能影响很大。汞过多，则银汞合金的强度和硬度会下降；汞过少，则汞合作用不完全，其机械性能也会大大降低。

银汞合金调制时，先将银汞胶囊两端加压使隔膜穿通，然后放入银汞合金调拌机震荡，完成混合调制。银汞合金调制完成后放在清洁的橡皮布上，用手指揉搓挤出余汞，使之表面光亮、有握雪感后即可充填。

2. 充填的方式　用银汞合金输送器将银汞合金少量、多次地送入窝洞内。先将银汞合金填入倒凹、沟槽以及点线角处压紧，复面洞先充填邻面，然后逐层填压至略超填，最后用光滑器（burnisher）自中央窝部开始向侧方挤压，将银汞合金进一步压实。

充填应在 3～4 分钟内完成，充填过程中要避免唾液、血液等的污染，以免造成银汞合金的二次膨胀。

3. 雕刻形态

（1）初步刻形：用刻形器去除洞缘外和洞表面多余的银汞合金，初步成形。对于装置成形片的邻面洞，先用探针沿成形片将银汞合金按邻牙边缘嵴高度刮除，然后取出楔子，将成形片颊舌向拉松后沿邻面弧度紧贴邻牙𬌗向拉出。

（2）𬌗面刻形：初步刻形后，让患者轻轻咬合，根据印迹雕刻𬌗面外形。将刻形器刃部以与洞缘垂直相交的方式置于修复体和牙齿交界处，依患牙的解剖形态进行雕刻，恢复𬌗面的窝沟和尖嵴。

（3）邻面刻形：用探针检查并修整邻面，发现悬突及时去除并恢复邻面的正常凸度。

𬌗面修整及调整咬合时，应注意对𬌗牙有无高陡的牙尖、嵴或边缘嵴，且切勿让患者用力咬合，以免充填体受力过大而折断。邻面修整时，探针应从充填体刮向颊、舌、龈方，勿从充填体下方向𬌗方刮出，以防将充填体带出。

银汞合金充填体修整后应达到以下目标：①充填体所有边缘均应与相接的牙体表面平齐，无凸起、凹陷或飞边。②充填体的𬌗面应恢复固有生理形态，并与对𬌗牙尖窝相适应。③充填体的邻面必须消除悬突，恢复其正常凸度和邻接关系，重建边缘嵴（图 16-24）。

4. 抛光　嘱患者术后 24 小时之内勿用患侧咀嚼，24 小时之后可进行抛光，进一步检查充填体，如有咬合高点、悬突，应一并磨除。选用形态适合的磨光钻，对充填体各部进行磨光。最后用橡皮杯蘸浮石粉抛光表面。

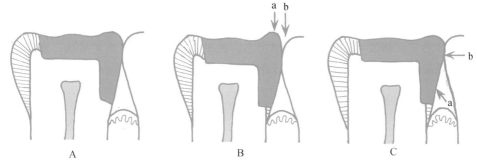

图 16-24　邻面形态的恢复

A. 正确的邻面形态。B. 边缘嵴恢复过高（a），与邻牙的 船向楔状隙不正确（b）。C. 邻面形态太直，接触点下楔状隙不正确（a）；接触点偏高（b）。

四、汞污染的预防

调制比例恰当的银汞合金完全硬固后，无汞蒸气析出，对患者无害。但在调制、充填及对废弃银汞进行处理等环节，可能造成汞污染，应严加防护。

1. 环境设施　诊疗室通风良好，地面、墙壁应光滑平整。银汞调制应在单独房间（汞房）内进行，调制时应在有通风设备的密闭箱中进行。

2. 使用操作　工作人员应戴帽子、口罩和手套，禁止用手直接触摸、揉搓银汞合金。挤出的余汞和废弃的合金残渣不可随意丢弃，应收集并装入盛有深 15 cm 过饱和盐水的容器中。

3. 定期检测　定期测定工作环境空气中的汞含量，定期对工作人员进行体检。

为了减少汞对环境的污染，各国政府和世界上的一些行业组织对此都非常重视。世界牙科联盟（FDI）于 2018 年颁布了关于逐步减少牙科银汞合金使用的政策声明，中华口腔医学会得到 FDI 授权全文翻译成中文并在 FDI 官方网站上发布。中国国家卫生健康委员会也分别于 2020 年、2021 年两度致函中华口腔医学会了解牙科银汞合金应用和替代品的情况。目前，在世界范围内，牙科临床领域整体处于逐步减少银汞合金应用的趋势，鼓励使用其替代材料复合树脂及粘接系统。

本 章 小 结

1. 经典的窝洞分类法是 G. V. Black 分类法。此方法从临床实际出发，根据龋损发生的部位，结合牙齿的结构及窝洞的设计和制备特点，将制备后的窝洞分为 5 类。

2. 窝洞的制备应遵循其生物学原则和力学原则。生物学原则要求备洞时，应彻底清创，保护牙髓，并尽可能地保存健康牙体组织。因窝洞充填术是采用机械固位原理，故备洞时的力学原则要求兼顾固位形与抗力形。常用的固位形包括侧壁固位、倒凹固位、梯形固位和鸠尾固位，其中侧壁固位是最基本的固位形。抗力形的要求是洞缘外形线应圆缓，窝洞具备一定的深度，去除悬釉并降低薄壁弱尖，制备后的窝洞洞形应底平、壁直、点线角清晰而圆钝。

3. 窝洞充填术的最常见洞形是 Ⅰ 类洞和 Ⅱ 类洞，应熟练掌握这两类窝洞的洞形特点及制备方法。由于粘接技术的发展，典型的 Ⅲ 类洞和 Ⅴ 类洞已很少在临床上应用。

4. 自然发展的龋损在去净腐质后，洞底不平整，深洞距牙髓较近。为隔绝银汞合金充填材料的理化刺激、保护牙髓并修平洞底，使窝洞洞形符合生物学和力学原则，在充填永久性修复材料前，应对中深度窝洞采用绝缘的和对牙髓无刺激性的材料垫底。

5. 熟悉银汞合金材料的性能，掌握银汞合金的调制及充填方法。临床上应认真雕刻外形，消除悬突，恢复牙齿固有的生理形态。此外，还应仔细抛光充填体，减少菌斑积聚，防止继发龋的产生，延长充填体的寿命。

（王晓燕　高学军）

第十七章　直接粘接修复术

Clinical Technique for Direct Adhesive Restorations

直接粘接修复术，顾名思义，就是用粘接性材料在口内直接完成牙体缺损的修复。与银汞合金充填术相比，直接粘接修复术的优势主要表现在：固位方式以粘接固位为主、机械固位为辅，可以保留更多的健康牙体组织，降低剩余组织折裂的危险性，扩大了牙体缺损直接修复的适应证。另外，直接粘接修复用材料具有和牙齿相近的颜色以及良好的美学效果，可以满足各类牙齿的美学修复需求。而与依赖技工制作的间接粘接修复术相比，直接粘接修复术能够快速和便捷地修复牙体缺损，并且不需要为了固位过多磨除正常组织，具有更明显的优势。但直接粘接修复术对操作条件和环境的要求比较严格，需要医生对材料性能与粘接环境有更好的了解与掌握。

第一节　直接粘接修复术的材料学基础
Fundamental Material Science for Direct Adhesive Restorations

直接粘接修复材料主要包括复合树脂与玻璃离子水门汀两大类。前者与牙齿组织的粘接需要通过专门的粘接系统（dental adhesive）和粘接过程实现。

一、粘接系统的构成及粘接机制

历经数十年的临床应用，釉质粘接技术已发展成为一项成熟的、疗效肯定的常规牙体缺损修复技术。但牙体缺损所制备的窝洞各壁组成并非都以牙釉质为主，许多窝洞提供的釉质面积有限，尤其是较大的牙体缺损，仅靠牙釉质的粘接提供固位显然不够。因而牙本质粘接的重要性越来越突出，并且在近些年获得突破性进展，已经可以满足绝大多数的临床需要。

（一）牙釉质粘接系统

牙釉质的天然表面光滑，表层下牙釉质由一系列平行排列的釉柱组成。成熟牙釉质的矿化程度很高，无机成分约占重量比的 95% 和体积比的 86%，主要成分是羟磷灰石，水和有机物很少。牙釉质的这种高矿化、低水分的特性有利于粘接剂的渗入，形成比较稳定的粘接。

1. 材料组成　牙釉质粘接系统一般由酸蚀剂（acid etchant）和牙釉质粘接剂（enamel bonding agent）组成。常用的酸蚀剂是 15% ～ 40% 的磷酸，粘接剂多为不含或含少量填料的疏水性树脂单体，如双酚 A 双甲基丙烯酸缩水甘油酯（Bis-GMA）、双甲基丙烯酸尿烷酯（UDMA）、双甲基丙烯酸三甘醇酯（TEGDMA）。

酸蚀是牙釉质粘接技术的关键步骤，通过酸蚀釉质可达到以下目的：①除去釉质表面的玷污层，增加釉质的通透性；②增加釉质粘接面的表面积和粗糙度；③增加釉质表面的自由能；④活化釉质表层，使非极性的釉质表面极性增强。酸蚀后的牙釉质有利于粘接树脂在牙面的润湿、铺展和渗入。

2. 粘接机制   酸蚀后的牙釉质表层形成了 5 ~ 50 μm 深的、类似蜂窝状结构的微孔层。低黏度的粘接树脂通过毛细虹吸作用渗入到这些蜂窝状微孔中，聚合形成树脂突（resin-tags）。树脂突与脱矿釉质形成互相交错存在的混合层（又称树脂化釉质层），从而达到机械锁合性粘接，获得微机械固位（micromechanical retention）。两者之间的剪切粘接强度可达 20 MPa 以上，足以对抗复合树脂聚合收缩和保持修复体良好密封。

由于釉柱和釉柱间区的矿化程度不同，酸蚀后两者的脱矿程度不一致，使釉质酸蚀呈现3 种模式：Ⅰ 型主要为釉柱中心脱矿，Ⅱ 型主要为釉柱间区脱矿，Ⅲ 型为釉柱和釉柱间区均脱矿。形成树脂突的类型有两种：一种为在釉柱周围形成的大树脂突（macrotag），一种是在釉柱内形成的微树脂突（microtag）。微树脂突数量多、面积大，可能是影响树脂与釉质粘接强度的主要因素。

（二）发展中的牙本质粘接系统

牙本质在组成和结构上与牙釉质明显不同，富含有机物和水分。牙本质中无机物、有机物和水分的体积占比分别为 45%、33% 和 22%，重量占比则分别为 70%、20% 和 10%。在结构上，牙本质小管从牙髓放散状贯穿整个牙本质，使牙本质具有很高的通透性。牙本质小管内的液体在牙髓持续的压力之下不断向牙本质表面渗出，使牙本质成为一个内部湿润的组织。然而，高湿性环境不利于粘接，因为水能通过水解作用有效竞争硬组织上的所有粘接位点。因此，与牙本质粘接要比与釉质粘接困难得多。

1956 年 Buonocore 在牙釉质粘接技术基础上研制出第一代牙本质粘接剂，但因粘接剂的性能与牙釉质粘接剂相似，也为疏水性，不能润湿亲水的牙本质表面，所产生的粘接强度仅为2 ~ 3 MPa，故未能在临床上使用。1978 年，以 Clearfil F 牙本质粘接剂（日本 Kuraray 公司）为代表的第二代牙本质粘接剂问世，并提出了多种化学反应形式。但第二代牙本质粘接剂与牙本质的结合是在牙本质表面的玷污层而非真正的牙本质本身，所以粘接力仍然很弱，粘接强度一般不超过 6 MPa，临床试验结果不理想。

1984 年，代表着第三代牙本质粘接剂的 Clearfil 新型牙本质粘接剂诞生，与牙本质的粘接力达到 15 ~ 20 MPa，这一粘接强度被牙科医师所接受并开始在临床应用。第三代牙本质粘接系统是基于牙本质酸蚀技术，对牙本质表面玷污层进行了清除性处理。第三代牙本质粘接系统一般由多种组分构成，包括处理牙本质表面玷污层的调节剂（conditioner）、牙本质预处理剂（primer，曾称底胶）及粘接树脂。牙本质调节剂多为螯合剂或低浓度的酸性溶液，其中乙二胺四乙酸（EDTA）是螯合剂的代表，是打开牙本质小管开口的最佳成分，低浓度的酸性溶液一般包括 10% 磷酸、10% 抗坏血酸、2.5% 硝酸、20% 聚丙烯酸及 10-3 溶液（10% 枸橼酸＋3%三氯化铁）等。预处理剂既含有溶于有机溶剂（如丙酮或乙醇）中的亲水单体，也含有疏水单体。亲水单体对胶原纤维结构具有较高的亲和力，可有效地润湿牙本质。疏水单体可与粘接树脂发生共聚。应用预处理剂的目的就是使牙本质改性，使亲水的牙本质表面变成具有疏水性，利于粘接树脂有效地润湿和渗入脱矿的牙本质胶原纤维网状结构中。粘接树脂又称粘接剂，同釉质粘接剂一样，主要由疏水单体构成，其作用是稳定混合层，形成树脂突。

在 20 世纪 90 年代，根据牙本质表面固有的潮湿特点及临床上牙釉质和牙本质不能截然分开的窝洞特点，有学者提出了"全酸蚀、湿粘接"的技术理念，仍采用磷酸，同时完成牙釉质和牙本质的酸蚀过程。涂预处理剂时牙齿组织保持湿润，以利预处理剂渗入。基于此理论的第四代牙本质粘接系统问世，其主要特征包括：用一种酸蚀剂（通常为30%～40%的磷酸）同时完成对牙釉质和牙本质的酸蚀，酸蚀冲洗后的牙本质表面保持一定的湿润度，使脱矿的牙本质胶原纤维网状结构呈海绵状的蓬松状态。然后，含有亲水基团和疏水基团的预处理剂可以顺利进入脱矿层，一方面粘接树脂包绕脱矿的胶原，避免胶原纤维的塌陷，另一方面预处理剂中的挥发性成分将残余的水分去除。20世纪90年代中后期，第五代牙本质粘接系统中，预处理剂和粘接剂合二为一，酸蚀剂不变，仍采用"全酸蚀、湿粘接技术"，但减少了操作步骤。

随后出现的第六代粘接剂又称自酸蚀粘接系统，是将酸蚀剂与预处理剂合二为一，粘接树脂不变。自酸蚀粘接系统中蚀刻釉质和牙本质的不是磷酸，而是含有磷酸基单体的酸性处理液，该处理液酸性柔和（pH多为1.0以上），一方面将玷污层溶解，另一方面酸蚀矿物。由于无残余酸的存在，不需要水冲洗，操作步骤更加简化、明确。随后推出的第七代粘接剂也是自酸蚀粘接系统，将酸蚀剂、预处理剂和粘接剂合在一起，即自酸蚀一步法粘接系统，临床操作更为简便。

目前的牙本质粘接系统仍然存在不足，主要的问题是长时间后粘接界面会出现老化，导致粘接强度降低，带来修复体粘接界面问题。因此，牙本质粘接系统仍在不断研发，以期提高粘接的持久性。

（三）临床用粘接系统

目前临床常用的粘接系统可以分为酸蚀-冲洗型（etch-and-rinse）和自酸蚀型（self-etching）粘接系统，两者机制不同，各有特点。近年来应用于临床的通用型粘接系统，在产品成分方面进行了改变，加入了硅烷偶联剂和MDP，扩展了使用范围。有学者建议通用型粘接系统既可以作为酸蚀-冲洗型粘接系统使用，也可以作为自酸蚀型粘接系统使用，但目前尚缺乏长期的临床观察结果。

1. 酸蚀-冲洗型粘接系统

（1）材料组成成分：酸蚀-冲洗型粘接系统包括酸蚀剂、预处理剂和粘接剂。经典酸蚀-冲洗型粘接系统的酸蚀剂、预处理剂和粘接剂均为独立包装，分别使用，称为"三步法"酸蚀-冲洗型粘接系统。由于其各成分发挥功能完全，至今仍被认为是牙本质粘接系统的金标准。目前最常用的酸蚀-冲洗型粘接系统将预处理剂和粘接剂合二为一，临床操作分为两个步骤——酸蚀冲洗和预处理粘接。

酸蚀-冲洗型粘接系统中，最常使用的酸蚀剂为35%～37%的磷酸凝胶。预处理剂的主要成分为溶于丙酮、乙醇或水溶剂的亲水性单体和疏水性单体，常用的有甲基丙烯酸羟乙酯（HEMA）、N-苯基甘氨酸甲基丙烯酸缩水甘油酯（NPG-GMA）、二甲基苯丙烯酸联苯酯（BPDM）、TEGDMA等。粘接剂主要为不含或含少量填料的疏水性单体，以及少量亲水性单体和稀释单体，例如Bis-GMA、TEGDMA、UDMA、MMA、PMMA、HEMA等。

（2）粘接机制：牙本质经磷酸酸蚀和冲洗后，表面的玷污层被去除，同时表层牙本质基本完全脱矿。管周牙本质脱矿明显，牙本质小管口直径增大。管间牙本质脱矿后，胶原纤维基质失去羟磷灰石支持，形成含大量微孔的胶原纤维网。这些微孔和牙本质小管是形成粘接固位的基础。在润湿的牙本质表面（防止脱矿胶原纤维网塌陷而变致密）使用预处理剂，亲水性预处理剂能很容易地扩散渗入到蓬松的胶原纤维网和牙本质小管中。然后充分吹干牙面，预处理剂中的溶剂挥发时带走水分，使得表层脱矿牙本质的微孔中充满表面活性单体，牙本质表面由亲水性转化为疏水性。这些表面活性单体多为甲基丙烯酸酯类，与粘接剂组成基本相似，互溶性强。因而，粘接剂也能充分扩散渗入到脱矿牙本质中（胶原纤维网和牙本质小管）。经固化后，粘接剂在牙本质小管内形成突起样结构，称为树脂突；粘接剂与脱矿牙本质胶原纤维网形成混合结构，称为混合层（hybrid layer）。这些结构提供了粘接所需的微机械固位力。这便是酸蚀-冲洗型粘接剂的牙本质粘接机制。

2. 自酸蚀型粘接系统

（1）材料组成成分：包括酸蚀处理剂和粘接剂。自酸蚀型粘接系统分为两瓶装两步法、两瓶装一步法和一瓶装一步法。

自酸蚀型粘接系统中，酸蚀预处理剂的主要成分为酸性功能单体、亲水性单体和溶剂。酸性功能单体具有酸性和聚合两个活性基团。酸性基团可以水解产生 H^+，聚合基团可与粘接剂单体发生共聚反应。常用的酸性功能单体主要有两类：磷酸酯（如 MDP）和聚羧基分子-甲基丙烯酰偏苯三酸单酯（4-MET）。亲水性单体的一端为利于和牙本质胶原纤维网结合的亲水性基团，而另一端为易于与粘接树脂共聚的疏水性基团。目前比较常用的有 HEMA、甲基丙烯酸羟丙酯（HPMA）和 BPDM 等。常用溶剂为水和有机溶剂（乙醇和丙酮）。水溶剂可以避免处理后牙本质表面脱水和胶原纤维塌陷，有利于溶解于水中的亲水性单体向牙本质胶原网的深部渗入。有机溶剂一方面置换去除牙本质的水分，另一方面将可聚合单体（包括亲水性单体）带入脱矿牙本质小管和胶原纤维网中，溶剂挥发后保留可聚合单体（包括酸性功能单体、亲水性单体和小分子粘接单体），利于粘接单体渗入和聚合。根据酸蚀预处理剂的 pH，可将自酸蚀型粘接系统分为强酸型（pH ≤ 1）、中酸型（pH 1～2）和弱酸型（pH ≥ 2）。

自酸蚀粘接系统的粘接剂主要由疏水性单体（Bis-GMA 和疏水性二甲基丙烯酸酯）和引发剂组成，同时含有少量酸性功能单体和亲水性单体。有的粘接剂含有少量填料。

（2）粘接机制：自酸蚀型粘接系统的粘接机制是微机械锁合与化学粘接的结合。当含酸性功能单体的酸蚀处理剂涂布到牙本质表面后，单体的酸性功能基团发生水解，产生 H^+，溶解玷污层或使其改性，并且渗入下方牙本质。酸性功能单体继续在牙本质中水解形成 H^+，使得牙本质脱矿，形成不同脱矿程度的胶原纤维网和牙本质小管（与酸蚀预处理剂的 pH 有关）。在酸性功能单体逐渐渗入脱矿的过程中，其脱矿能力逐渐减弱，并且和其中的钙形成化学结合。酸性功能单体最后变为中性，脱矿过程自动终止。同时，亲水性单体渗入胶原纤维网微隙和牙本质小管，亲水的羧基与暴露胶原纤维结合，疏水的甲基丙烯酰基可与粘接单体共聚。此时充分吹干牙面，增加牙本质疏水性，利于粘接单体充分渗入脱矿微隙，和酸性功能单体可聚合基团以及亲水性单体发生原位聚合反应，形成混合层及树脂突，提供机械或化学固位。自酸蚀型粘接系统的牙本质脱矿深度与粘接单体渗入深度基本一致。

（四）粘接系统的临床选择与考虑

粘接对于直接粘接修复体获得良好的固位和边缘封闭十分重要。如果牙体缺损表面全部为牙釉质，推荐使用牙釉质粘接系统。目前，牙釉质粘接系统产品较少，多用于外伤牙的粘接固定，以及正畸附件粘接和牙周粘接固定。如果牙体缺损表面为牙本质，可以选用酸蚀-冲洗型粘接系统或自酸蚀型粘接系统。如果牙体缺损同时涉及牙釉质和牙本质，可以选择酸蚀-冲洗型粘接系统或者联合应用磷酸酸蚀牙釉质和自酸蚀型粘接系统。对于旧修复体粘接修补，如果粘接面涉及修复材料，如树脂、瓷或金属，应采取其他相应的粘接处理，以保证粘接效果。

对于前牙缺损，其特点为粘接面主要为釉质，从前牙修复美学和功能角度考虑，应注重釉质面的粘接。当后牙缺损较浅，局限于窝沟时，粘接面主要为釉质；缺损较深时，粘接面主要为牙本质，需要考虑对牙髓的保护以及预防发生术后敏感。对于劈裂牙齿的粘接，应考虑粘接系统固化因素，谨慎选择适应证。

对于酸蚀-冲洗型和自酸蚀型粘接系统，在使用广泛程度上存在区域性差异。从本质上而言，两者均可以用于不同类型牙体缺损的直接粘接修复。但酸蚀-冲洗型粘接系统操作技术敏感性高，在预处理时对"湿粘接"不易把握，易出现术后敏感症状。自酸蚀型粘接系统使玷污层溶解或改性后形成混合层，无须冲洗，可有效减少术后敏感症状，但对于未切割釉质的粘接存在不足。医生应在使用时充分考虑粘接系统的特点。

1. 酸蚀-冲洗型粘接系统的使用要点　酸蚀-冲洗型粘接系统在使用过程中酸蚀和粘接操作步骤是分开进行的，因此有可能造成粘接剂不能完全进入脱矿牙本质间隙中，即牙本质脱矿深度大于树脂浸入深度，形成纳米渗漏，导致术后敏感和粘接层水解老化。酸蚀-冲洗型粘接系统对牙本质表面湿润度要求高，牙本质表面不能过干和过湿。临床上很难控制牙本质表面适度湿润，导致操作技术敏感性较高。部分该类粘接系统使用丙酮溶剂，对牙本质适度湿润要求更高。酸蚀-冲洗型三步法粘接系统是目前最可靠的牙釉质和牙本质粘接系统，常在粘接剂研究中被当成金标准。酸蚀-冲洗型两步法粘接系统同步使用预处理剂和粘接剂，减少了操作步骤，但若应用不当，其粘接效果低于三步法。

临床使用时应注意：

（1）可与光固化、化学固化和双重固化复合树脂类充填材料配合使用，避免使用丁香酚类垫底材料。

（2）酸蚀剂为凝胶剂型，有颜色，可以控制和指示酸蚀范围。应限制酸蚀深度，酸蚀时间不宜过长，15秒即可，恒牙釉质不超过30秒。乳牙釉柱结构少，应适当延长酸蚀时间。氟牙症患牙釉质氟含量高，抗酸性强，也应延长酸蚀时间。

（3）用大量流水彻底冲洗去除酸蚀剂（冲洗时间长于酸蚀时间）。冲洗酸蚀剂后，去除多余水分，保持牙本质湿润以及牙釉质干燥（尤其是使用丙酮基预处理剂时）。操作时，可用洁净空气按从轻到中的强度，以及由洞底的牙本质到洞缘的牙釉质的顺序去除牙面的多余水分；也可采用棉球或吸水纸轻蘸的方法，使牙本质表面呈现一个略有光泽的潮湿面，牙釉质相对较干燥，但一般无白垩现象。

（4）预处理剂即取即用，用前混匀，用后盖紧瓶盖，防止溶剂挥发。按照说明充分使用预处理剂（保证时间和量）。注意吹干预处理剂中的溶剂（尤其是水基和乙醇基预处理剂）。

（5）粘接剂用前混匀，避免单体和填料分离。粘接剂应均匀涂布，不宜过厚，避免洞角处存留过多粘接剂，应充分光照固化。

2. 自酸蚀型粘接系统的使用要点　自酸蚀型粘接系统操作简单、快捷且可有效避免治疗后敏感的发生，但其粘接效果与粘接系统类型密切相关。自酸蚀型两步法粘接系统的粘接效果明显优于自酸蚀型一步法粘接系统。其中，中弱酸型自酸蚀型两步法粘接系统与酸蚀-冲洗型三步法粘接系统的牙本质粘接效果相当，临床效果可靠。自酸蚀型一步法粘接系统的操作技术敏感性较高。自酸蚀型粘接系统目前亦存在粘接层降解和纳米渗漏的问题。

临床使用时应注意：

（1）自酸蚀型粘接系统适用于以牙本质为主的粘接表面；应用于釉质粘接表面时，用磷酸进行预酸蚀或机械预备釉质表面可有效提高其粘接强度。

（2）自酸蚀型粘接系统，尤其是一步法粘接系统，影响化学固化复合树脂的聚合反应，不能配伍使用；避免使用丁香酚类垫底材料。

（3）被粘接牙面不能过于干燥，亦不能存留大量液体。

（4）两步法操作时，充分吹干处理剂去除水分和溶剂，使用粘接剂后吹薄，均匀一致，避免洞角处存留过多粘接剂。

（5）一步法操作时，充分吹干去除粘接系统的水分和溶剂。

（6）充分光照固化。

另外，对于所有粘接系统，均需密闭保存，注意保质期和储存条件。使用前仔细阅读使用说明书，注意操作步骤要求。在粘接过程中注意隔湿，防止唾液和血液污染。

二、直接粘接修复材料

理想的修复材料应该具备下列条件：①生物相容性好，无毒、无刺激、无过敏；②机械性能稳定，强度高、抗折裂，耐用性强；③化学性能稳定，抗腐蚀、耐溶解，不随时间改变性质，不老化；④尺寸稳定，不受温度和溶剂影响；⑤是温度和电的不良导体，具有绝缘性；⑥美观自然，具有类似天然组织的外貌；⑦临床易操作，使用方便，允许的操作时间合理；⑧与组织有亲和性，可提供有效的固位和封闭；⑨无不良味觉和气味，无刺激；⑩可清洁、可修补；⑪价钱合理，患者可承受。概括起来，理想的修复材料应该具有足够的机械强度、稳定的化学性能，以及和牙齿相近的物理性能，如热膨胀系数、热和电传导性以及色泽。同时，充填修复材料还必须具有安全的生物学性能，并且操作性能良好。要达到这一系列要求，充填修复材料仍需要不断创新与改良。

临床使用的直接粘接修复材料主要包括复合树脂（composite resin）和玻璃离子水门汀（glass ionomer cement，GIC）两大类材料，两类材料各有其优缺点与适用范围。随着材料学的发展，一些材料结合了复合树脂和玻璃离子材料的特性，形成了新型的复合材料，应用于直接粘接修复术，如光固化玻璃离子（resin-modified glass ionomer cements，RMGIC）、复合体（compomer）和玻璃复合体（giomer）。

（一）复合树脂

1. 材料组成   复合树脂是由有机树脂基质和无机填料组成的高分子充填修复材料。无机填料表面经过硅烷化后均匀分散在树脂基质中，连续相树脂基质包裹粘接分散相无机填料，在一定条件下固化成形。树脂基质在固化前呈单体状态，固化后形成高分子化合物，具有一定刚性。复合树脂的固化是通过树脂基质固化反应实现的。固化后的复合树脂实质上是无机填料增强型高分子复合物。

树脂基质主要为双甲基丙烯酸酯，如 Bis-GMA、UDMA、TEGDMA 等。近年来，为了减少复合树脂的聚合收缩和老化，以及提高生物安全性，对树脂基质在不断改良和研发，如低聚合收缩单体、开环聚合单体、无双酚 A 结构单体、自修复功能单体等。目前经常使用的无机填料有无定形 SiO_2、玻璃粉、球形 SiO_2-ZrO_2、YbF_3、预聚体（prepolymer）等。

树脂基质和无机填料的种类和比例均直接影响复合树脂的性能。复合树脂有多种分类方法，Lutz 和 Philips（1983 年）根据填料粒径的大小将复合树脂分为超微填料型（micro-filler）、细微填料型（mini-filler）、大颗粒填料型（macro-filler）和混合填料型（hybrid filler）。填料粒径越大，可加入的填料含量越高，材料的强度就越好，但耐磨性能和抛光性能较差；填料粒径越小，材料的可抛光性就越好，但可加入的填料含量降低，材料的强度降低。随着材料学的发展，目前大颗粒填料型和细微填料型复合树脂已经被淘汰，超微填料型复合树脂正逐渐淡出，纳米填料及纳米混合填料型复合树脂已经成为主要临床产品。

2. 临床相关性能   复合树脂固化方式分为化学固化和光固化。目前临床使用的充填复合树脂多采用光固化方式，利于临床操作。复合树脂充填修复体固化后，可即刻进行修整和抛光，提高其表面光泽和耐磨性。

（1）聚合收缩（polymerization shrinkage）：复合树脂的树脂基质成分主要为甲基丙烯酸酯类单体，一般为几种单体的混合物。甲基丙烯酸酯类单体形成高分子化合物的聚合反应为自由基引发加成聚合。引发系统激活后生成初级自由基，初级自由基再引发单体生成单体自由基。带自由基的单体和其他单体反应，形成链增长的带自由基的单体，如此反应形成带自由基的长链单体，最终形成高聚物。复合树脂的加成聚合反应造成材料固化后体积收缩，产生一定的收缩应力。

复合树脂聚合收缩产生的应力可能导致界面粘接失败，形成裂隙，发生微渗漏和继发龋。聚合收缩应力的大小不仅取决于材料的性质，如聚合收缩率、聚合转化率和弹性模量，还取决于窝洞种类、充填修复方法、固化方式等。降低复合树脂材料的聚合收缩率可通过改善树脂基质的种类和比例、优化填料的体积和分布以及增大填料含量实现。通常以甲基丙烯酸树脂为基质的复合树脂聚合收缩率为 2% 左右。以新型高分子单体（如 Silorane 单体）为树脂基质的复合树脂，其聚合收缩率降低至 1% 以下。相对而言，填料含量越高，复合树脂的聚合收缩率越小。

（2）耐磨性能（wear resistance）：复合树脂材料抗压强度为 250 ～ 350 MPa，耐磨性低于银汞合金材料，但拉伸强度略高于银汞合金材料。混合填料型复合树脂的耐磨性能优于超微填料型复合树脂。实验室研究结果显示，新型纳米填料型复合树脂的耐磨性能优于其他种类的复合树脂，但还需要长期临床证据。复合树脂材料的耐磨性能不仅取决于树脂基质种类、填料种类及含量，还取决于材料的临床聚合转化率。复合树脂材料聚合转化率的临床影响因素包括：材料的颜色和透明性，光固化灯头的位置，填充材料的厚度等。

（3）可抛光性能（polishing property）：复合树脂因无机填料的种类、含量、粒度大小以及粒度分布等不同而表现出不同的可抛光性。无机填料粒径越小，可抛光性越好。超微填料型复合树脂的可抛光性显著优于混合填料型复合树脂，被广泛用于前牙美学修复。纳米填料型复合树脂的可抛光性好。临床上，除外材料本身的可抛光性能，抛光工具和抛光程序对修复体的抛光效果而言也至关重要。

（二）玻璃离子水门汀

玻璃离子水门汀类充填修复材料主要通过酸碱反应固化。其优点是能够和牙齿组织发生化学粘接并释放氟，但机械性能和美观性能较复合树脂差，限制了其在临床中的使用范围。

1. 材料组成 玻璃离子水门汀的主要成分为氟铝硅玻璃、聚酸和水。在粉液调和后，聚酸和玻璃粉之间发生酸碱反应，形成聚盐类基质，未反应的玻璃粉通过表面硅凝胶结构与聚盐基质结合。玻璃离子水门汀的固化反应可持续 24 小时甚至更长时间。

玻璃离子水门汀的生物相容性很好，已经广泛应用于骨组织的重建和再生。在牙体充填修复治疗中，选择玻璃离子水门汀时主要是考虑其独特的释氟性能和粘接性能。可以说，玻璃离子水门汀是唯一具有生物活性的充填修复材料。

2. 临床相关性能

（1）释氟性能（fluoride release）：玻璃离子水门汀通过释氟可以防止牙齿组织的脱矿，并促进周围脱矿牙齿组织再矿化。玻璃离子水门汀在发生酸碱反应后，玻璃粉中的氟以共价形式存在于聚盐基质中，但并不参与聚盐基质的结构组成。因此，玻璃离子水门汀长期释氟并不影响其物理性能。玻璃离子水门汀同时还具有再摄氟的能力，即修复体可以通过局部用氟，如含氟牙膏、含氟漱口水等，从外界摄取氟然后再释放。玻璃离子水门汀的释氟防龋性能使其成为龋易感患者的首选充填修复材料。

（2）粘接性能：玻璃离子水门汀与牙釉质和牙本质均可以发生化学粘接。通过离子交换，玻璃离子水门汀和牙齿结构中的聚酸、钙、铝和磷酸盐发生化学反应，形成粘接混合层。玻璃离子水门汀和牙齿的化学粘接强度高，大多数玻璃离子水门汀修复体的破坏发生在材料内部，牙齿表面形成的粘接层多保留在原位，使得牙本质小管得到很好的封闭，避免细菌的入侵和感染。同时，和牙齿相近的热膨胀系数使得玻璃离子水门汀修复体的边缘微渗漏较少。但是应该注意，牙齿表面的清洁程度影响玻璃离子水门汀和牙齿的粘接效果。应该保持粘接牙面清洁，使用聚羧酸预处理牙面可以提高玻璃离子水门汀和牙齿的粘接强度。

（3）机械性能：玻璃离子水门汀的缺点在于物理机械性能较低，美观性能无法和复合树脂相比。对于玻璃离子水门汀材料的进一步研究和改性，主要集中在提高和改善材料的物理强度及美观性能上。树脂改性的玻璃离子水门汀、高强度玻璃离子和金属增强型玻璃离子水门汀的研制，均是在此方面的尝试。目前，玻璃离子水门汀在恒牙中的应用范围逐渐扩大。玻璃离子水门汀的粘接性能和释氟性能，使其成为高发龋患者的首选充填修复材料。鉴于其可接受的临床美学效果，玻璃离子水门汀主要用于Ⅴ类洞、小面积Ⅲ类洞和Ⅰ类洞的充填修复。通常，玻璃离子水门汀材料并不被建议用于𬌗力承受区。不过，随着材料物理性能的不断提高，高强度的玻璃离子水门汀也开始应用于𬌗面窝洞的充填修复。

由于其出色的粘接性能和释氟性能，玻璃离子水门汀材料的临床使用特点还在于可以进行微小洞形制备，保留部分无基釉质，以及和复合树脂联合使用充填修复牙体缺损。

（三）其他材料

1. 光固化玻璃离子水门汀（RMGIC）　又称树脂改性玻璃离子水门汀。RMGIC是在传统玻璃离子成分基础上加入了光固化引发体系和亲水性单体。双组分材料调拌后，可通过光引发固化或化学固化。RMGIC在光引发下可迅速聚合，在无光条件下聚合时间较长，可达 5 ~ 7分钟。RMGIC保持了玻璃离子释氟和再摄氟的特性，固化和操作性能改善，具有和牙本质匹配的弹性模量，但是其机械性能和美学性能低于复合树脂。

2. 复合体（compomer）　名称起源于"composite"＋"glass ionomer"的缩写，其更确切的名称应该是聚酸改性的复合树脂（polyacid-modified composite resin）。复合体主要由树脂基质和填料组成，与复合树脂的差别主要在于树脂基质中含有酸性功能基团，在聚合反应后可以参与酸碱反应。复合体主要通过聚合反应达到完全固化，当水存在时可发生类似玻璃离子的酸碱反应，同时释放一定量的氟。复合体具有长期释氟性，但释氟能力低于玻璃离子材料，且再摄氟能力较弱。复合体的强度和抛光性能低于混合填料型复合树脂，其与牙体组织的粘接性低于玻璃离子。材料使用说明建议在窝洞中直接使用复合体，但是使用牙面预处理技术可以显著提高复合体的固位和边缘封闭能力。

3. 玻璃复合体（Giomer）　本质上是复合树脂类充填修复材料。Giomer含有树脂基质和特殊无机填料，通过光固化反应固化，其特征性无机填料为表面或全部预聚的玻璃离子体（PRG）。将氟铝硅玻璃粉预先与聚酸发生酸碱反应，形成稳定的玻璃离子相湿硅酸水凝胶，经过冻干、研磨和硅烷化处理，然后形成PRG填料。氟离子的游离释放来自于酸碱反应阶段，具有一定的氟释放功能。Giomer释氟能力低于玻璃离子，其他机械性能和美学性能与混合填料型复合树脂相当。临床适用范围与复合树脂相似，更适用于微创治疗。

目前，还没有一种直接粘接修复材料能够达到理想材料的要求。相比而言，复合树脂材料的机械性能和美学性能优于玻璃离子类材料。即便如此，仍没有一种复合树脂材料能够同时拥有卓越的美观性能和超强的机械性能，适应各种临床治疗需要。因此，在牙体缺损治疗中要根据患者具体情况，选择合适的修复材料。通常，前牙修复材料主要考虑美学性能，后牙修复材料应该首先保证足够的机械强度和耐磨性能。对于龋易感患者，要考虑选择具有防龋功能的材料，同时配合其他防龋措施。对树脂材料过敏以及口腔卫生差的患者，要谨慎使用修复材料。另外，要考虑患者对美观的要求和经济承受能力，为患者进行充填修复材料的个性化选择。

三、复合树脂材料的临床选择

（一）复合树脂产品的临床类型

复合树脂生产厂家按照推荐使用范围，将复合树脂分为前牙用、后牙用和前后牙通用复合树脂（universal composite resin）。此外，复合树脂种类多，商品名称也较为繁杂，有的根据材料的组成成分命名，有的则反映材料的操作性能。

1. 前牙用复合树脂　前牙用复合树脂多为超微填料型复合树脂和纳米填料型复合树脂。前牙用复合树脂的填料粒度较小，抛光性能好，能够很好地满足美学要求。超微填料和纳米填料的比表面积非常大，因此填料添加量较小。将超微和纳米填料进行预处理可以提高前牙用复合树脂的填料含量（可达总重量的60%），例如使用纳米颗粒簇（微米级），以及将固化后超微填料型复合树脂再粉碎成超微颗粒等。前牙用复合树脂颜色多，涵盖Vita比色系统的所有颜色，以及一些少见颜色，例如漂白色、四环素牙色和各种透明色。根据复合树脂的透明性，前牙树脂又可细分用于修复牙釉质和牙本质，或者牙颈部、体部和切端。前牙美容修复时，如贴面、关闭间隙、畸形牙改形等，常选用分别模拟牙本质和牙釉质光学性能的前牙用复合树脂。

2. 后牙用复合树脂　后牙用复合树脂要求有较高的机械强度和抗磨损性能，多为高填料含量混合填料型复合树脂。后牙用复合树脂采用呈一定粒度分布的多种粒径填料，有效提高了填料含量，其填料含量最高可达总重量的88%。后牙用复合树脂的操作性能要求较高，例如材料不粘器械并容易填放至窝洞的所有部位，能够很好地保持雕刻后外形，易于恢复邻面接触等。后牙咬合面缺损可用高填料含量的后牙树脂。

3. 前后牙通用复合树脂　前后牙通用复合树脂（即通用复合树脂）为混合填料型复合树脂，填料含量可达总重量的80%。近年来，随着填料技术的改进，填料粒度分布有向微小颗粒偏移的趋势。通用复合树脂在保证一定美学性能的基础上，物理机械性能有较大提高。混合填料型复合树脂中既有直径0.04 μm的微颗粒填料，也有直径1 μm左右的小颗粒填料，在保持了较高的抛光性的同时，还在一定程度上提高了树脂的强度。厂家推荐通用复合树脂可同时使用于前牙和后牙。对于前牙Ⅲ类和Ⅳ类洞形、前后牙Ⅴ类洞形以及一般后牙缺损，通用复合树脂完全能满足临床需求。后牙缺损处咬合力负担过重时，应慎用。近年来，含有纳米颗粒填料（直径为0.005～0.01 μm）的前后牙通用复合树脂应用于临床。这种新型的复合树脂既有较高的抛光特性，又有较好的强度和耐磨性，因此既可以用于前牙缺损的修复，也可以用于后牙缺损的修复，使修复材料的种类更加丰富，使临床医生有了更多的选择。

4. 流动树脂（flowable composite resin）　流动树脂在静态下有一定黏稠度，在外力作用下表现出一定的流动性，因而得名。流动树脂也多采用混合型填料，一般填料含量相对较低，因此比通用混合填料型复合树脂的物理机械性能低。随着材料学进展，一些填料含量高的流动树脂的聚合收缩和磨耗性能均有改善。流动树脂的弹性模量低于常规膏体型和高填料含量混合填料型复合树脂，可以缓解收缩应力。流动树脂具有一定的流动性，与窝洞适应性好，可用于微小洞形充填、窝沟封闭以及深窝洞的洞衬。流动树脂的弹性模量与牙颈部组织相似，在颈部非磨损区应用效果好。流动树脂还可用于充填修复体边缘和微隙的修补。近年来，新型高强度流动树脂的机械性能有一定程度的提高。

5. 可压树脂（condensable/packable composite resin）　可压树脂也可称为后牙树脂。可压树脂的填料颗粒粒径大于或等于通用复合树脂填料，填料比例较普通复合树脂增加了1%～2%。临床医师和研制者期望可压树脂拥有和银汞合金相似的操作特性，易于充填和雕刻外形。在实际临床操作中，可压树脂不粘器械且在固化前能保持一定外形，操作性能优于一般复合树脂，但在修复体邻面恢复方面仍然存在一定的问题。使用传统邻面成形系统时，可压树脂无法达到和银汞合金充填修复体一样的邻面修复效果，因此临床中需要使用分段式成形片系统，同样需要像所有的复合树脂一样，进行分层充填。目前临床使用的可压树脂可供选择的色度较少，美观性能和抛光性能较通用混合填料型复合树脂差。

6. 整块充填树脂（bulk-fill composite resin）　针对分层技术可能带来树脂层间的问题，以及修复大面积缺损时费时较多，近年来复合树脂整块充填技术应运而生。整块充填树脂在成分方面有新的改进，例如采用新型高效光固化引发系统、高透光性填料，以及可以降低收缩应力的新型单体，具备高光通透性和低聚合收缩应力，使得固化光能够穿透较厚的材料（至少

4 mm）并使其固化。目前已有的临床研究结果表明，整块充填技术的临床疗效与传统分层充填技术相当。

（二）复合树脂修复应考虑的临床因素

前牙修复首要考虑的因素是美观，因此选用的材料要求除了能够模拟牙体组织色泽和质地以外，还应具有良好的可抛光性。超微填料型复合树脂中填料颗粒的平均直径为 0.04 μm，质地细腻，具有良好的抛光性，是前牙唇面缺损修复的首选材料。但超微填料型复合树脂的缺点是强度较差，一般不适合修复需承受咬合力的前牙切端处的Ⅳ类洞缺损。修复前牙切端缺损时，需要联合应用混合填料型复合树脂，即在需要承受咬合力的前牙舌面使用混合填料型复合树脂，在需要体现美观的前牙唇面使用超微填料型复合树脂。纳米填料型树脂不仅有多种颜色和透明性可供选择，抛光性能和机械性能也均有提升，适合用于前牙缺损的修复。

后牙需要承担较大的咬合力，对材料的机械强度和抗磨损性能要求较高，一般选用通用混合填料型树脂或可压树脂（后牙树脂）。前后牙通用混合填料型树脂兼顾了美观与强度，色彩齐全，可用于后牙一般缺损的粘接修复，尤其适用于美观要求较高的患牙。可压树脂的填料含量一般较通用型树脂高，可采用与银汞合金类似的方式进行操作，加压充填，不粘器械，一般操作性能优于通用型复合树脂，但尚无确切证据表明其长期耐磨性能有明显提高。可压树脂供选择的颜色较少，美观性能低于通用型复合树脂。流动树脂可以进入窝洞边角的部位，形成良好的结合。对于复杂的包含功能尖或面积较大的牙体缺损，可选择抗挠曲性能较好的通用型树脂完成修复体的主体部分，在磨损大的部位放耐磨性能好的树脂，亦或考虑间接修复方式。聚合收缩和承受较大应力时磨耗量过大仍是复合树脂的两大缺陷。应用复合树脂进行牙体缺损直接修复时，注意尽量避免修复体位于高应力承受区，对于夜磨牙患者不适合选用。由于复合树脂无主动的防龋能力，对龋易感人群使用时应加强其他防龋措施。

（三）复合树脂材料临床使用注意事项

1. 光固化灯的选择　光固化型复合树脂是临床最常用的复合树脂，临床选择光固化灯时要考虑发射光谱应覆盖复合树脂光引发剂的光吸收范围。最常用的光引发剂 CQ 的敏感光波长在蓝光光谱范围内，光吸收高峰为 465 ～ 475 nm；有些树脂添加了 Lucirin TPO 光引发剂，其光吸收高峰为 370 ～ 380 nm。

根据光源的不同，光固化灯分为卤素灯（halogen light）、发光二极管（light emitting diode，LED）灯、等离子弧（plasma arc）光灯和氩激光灯（argon laser）。等离子弧光灯和氩激光灯分别使用氧化铝高压灯泡和氩激光作为光源，瞬间产生高强度光，但因其价格昂贵，少在临床使用。卤素灯的光源为卤素灯泡，发射光波长为 360 ～ 550 nm，通过滤光片让小于 500 nm 波长的光到达照射部位，能固化所有光固化复合树脂。卤素灯能量转化率较低，耗能较大，需接电源使用。卤素灯产热较多，常配有内置风扇，因此体积较大，使用时有一定噪声。LED 灯采用发光二极管作为光源，产热较低。大多数 LED 灯发射光谱窄，波长为 440 ～ 470 nm，能够固化含 CQ 光引发剂的复合树脂，但对于含非 CQ 光引发剂的复合树脂固化效能低。早期 LED 灯光强较低，复合树脂固化不充分。新一代 LED 灯增加了发光二极管的数目，发射光强有大幅度提高。但是高强度 LED 灯产热较高，多通过散热系统储热缓慢释放，连续工作时间不能过长，需间断使用。有的新型 LED 灯引入发射不同波长光的发光二极管，弥补了 LED 灯发射光谱窄的缺点，可以固化所有光固化复合树脂。

使用光固化灯时应注意：①仔细确认复合树脂的光引发系统，选择发光谱合适的光固化灯。②应定期检查光固化灯线路连接，清洁照射头，检测光强和定时设备，保证复合树脂材料固化效果。③光固化灯强度越高，复合树脂固化速度越快，局部产热也越多，产生的收缩应力越大。因此，使用粘接剂以及在近髓处使用复合树脂时，可以使用低强度光进行固化。

2. 复合树脂的使用要点　对于光固化复合树脂，固化时可出现聚合不全现象。聚合不全的复合树脂中，一些小分子物质是潜在的致敏原。避免聚合不全的方法有：定期检查光固化灯强度，及时更换光源；用前清洁光固化灯照射头，保证其透光性；放置光固化灯时尽量靠近复合树脂，减少照射距离；采取分层充填（incremental technique），每层厚度不超过 2 mm；注意光照时间，保证总光照强度达到 16 000 mW/cm²，即 400 mW/cm² 光强的固化灯应照射 40 秒。高光强固化灯的照射时间可相应缩短；当光固化灯照射头小于被照射复合树脂面积时，需进行多次重叠照射；在光源不易达到的部位，例如 II 类洞的龈阶部位，应该多角度进行投照或使用导光设备，如小直径导光头等；深色和不透明复合树脂的照射时间应适当延长。

复合树脂固化时会发生聚合收缩，在牙齿-树脂粘接界面产生聚合收缩应力（polymerization stress）。减小复合树脂聚合收缩应力的方法有：粘接剂和初始层复合树脂用低强度光固化；初始层复合树脂不宜过厚，约 0.5 mm；可在粘接界面使用弹性模量较低的材料做衬层，形成弹性洞壁；采用分层充填技术，避免一次放置较大体积复合树脂；采用斜行充填技术，减小 C 因素（C-factor，cavity configuration factor），即粘接面积和非粘接面积的比值；恢复后牙咬合面形态时，可单个牙尖依次恢复外形；使用光强变化的光固化模式，如软启动（soft-start）或脉冲式（pulse cure）。此外，早期用低强度光进行固化，复合树脂材料发生流动和弹性形变，缓解收缩应力；洞壁较薄时，可从洞壁外侧透过牙齿组织透照，使复合树脂向牙齿组织方向收缩；可使用玻璃离子垫底，减少复合树脂使用量；可选聚合收缩小或无聚合收缩的复合树脂。

分层充填时，层间的结合是借助于复合树脂表面氧阻聚层中的不饱和烯键与新加入树脂单体的共聚作用，层间不产生界面，因此不会影响修复体强度。但在临床操作时，应注意每层已固化的树脂表面切勿被污染或磨除，以免破坏复合树脂表面的氧阻聚层。一旦被污染，应磨糙树脂表面，并涂布粘接树脂后再充填新的复合树脂。

另外，复合树脂应避光保存，取用时应避免交叉感染，可使用一次性包装，如胶囊装。复合树脂具有一定的吸水性，固化后可即刻进行修形和抛光，1 周后可进行再次修形、抛光。对于缺损近髓的活髓牙修复，可能还需要配合使用其他材料，如氢氧化钙盖髓剂和玻璃离子水门汀。

无论选择何种材料进行直接粘接修复，都要进行修复体的定期检查和维护，根据患者口腔状况，配合其他预防措施。

第二节　前牙复合树脂直接粘接修复术
Direct Anterior Composite Resin Restorations

牙齿在人的语言和咀嚼功能中起着非常重要的作用，同时也对容貌产生巨大的影响，这在前牙上表现得尤为突出。前牙除切咬功能外，美观特性几乎就是其最重要的功能。在前牙牙体组织缺损的修复治疗中，患者对修复体的色泽、外形、质地和抛光性等涉及美观的性能要求较高。前牙牙体缺损修复效果的好坏包含了技术层面和美学层面双重含义，技术层面要求粘得牢，美学层面要求看着美。

复合树脂直接粘接修复技术用于前牙牙体组织缺损修复的优势包括：磨除牙体组织较少，可更多地保留健康的牙体组织，进而保护牙髓；修复体与牙体组织间的过渡自然，具有与天然牙体组织融成一体的视觉效果；可以对薄弱的牙体组织起到加强作用，有效增加剩余牙体组织的强度；粘接界面处理得当、操作规范保证了粘接的效果，减少修复体边缘微渗漏，对剩余牙体组织起到保护作用；直接粘接修复多为一次疗程，治疗过程比较快捷；美学修复适应证扩大。但是，复合树脂直接粘接修复技术也存在一定的局限性：不适用于色泽、形态和排列严重异常患牙的遮色、修复和矫正，不适用于需重建大量牙体结构患牙的修复，不适用于承受较大咬合力患牙的修复。

一、前牙牙体缺损修复的基本临床要点

（一）适应证与非适应证

复合树脂直接粘接修复技术用于前牙美学修复的适应证包括下列临床情况：

（1）前牙的牙体缺损（Ⅲ、Ⅳ、Ⅴ类洞）。

（2）前牙色泽异常（四环素牙、氟牙症、无髓变色牙等）的直接贴面修复。

（3）前牙形态异常（畸形牙、扭转牙等）的改形修复。

（4）前牙小间隙的关闭。

（5）前牙外伤冠折牙的粘接修复。

（6）制作桩核冠的桩核（树脂核）。

患牙（特别是缺损部位）承受巨大咬合力和患牙局部无法进行隔湿操作时，不适合做复合树脂直接粘接修复。复合树脂直接粘接修复技术的非适应证包括：

（1）洞缘在龈下较深处，不能用排龈法或冠延长术暴露洞缘的。

（2）术区受到血液、龈沟液、唾液和组织液等污染且无法隔离的。

（3）牙体组织破坏过大，无法提供足够粘接面积的。

（二）基本操作要点

对前牙缺损进行直接粘接修复时，美学考虑应该放在首位，预先分析并与患者沟通后制订具体的修复方案。治疗时，必须遵循前文中强调的各项基本原则。

1. 操作流程

（1）牙体预备：去净腐质和变色牙本质，尽量保留健康的牙体组织，特别是唇面的牙体组织。为了保证色彩的过渡与粘接效果，必要时需制备洞斜面。

（2）比色：在自然光或色温 5000 ～ 5500 K 光线下，使用 Vita 比色板、复合树脂材料生产商提供的比色板或电子比色仪进行比色。

（3）隔湿：推荐使用橡皮障隔离术区。

（4）护髓和垫底：对于活髓牙的治疗，必要时在近髓处可使用少量护髓剂和垫底材料保护牙髓。由于护髓剂或多数垫底材料与牙齿组织无粘接作用或只有较弱的粘接力，应避免这些材料覆盖牙本质粘接面的范围过大而影响修复体的粘接效果。

（5）粘接面处理：按粘接剂使用说明对需粘接的牙体组织界面进行处理并涂布粘接剂。

（6）复合树脂堆塑：使用复合树脂恢复患牙的形态和色泽，可根据修复的需要选择单色树脂或双色、多色树脂分层修复技术。

（7）修整形态和抛光：修整修复体的外形，精细抛光。

2. 基本操作要点

（1）术区准备：对于复合树脂直接粘接修复，良好的隔湿是必不可少的。橡皮障是理想的隔湿方法，在无法使用橡皮障时，替代的方法应该能有效地防止唾液、血液和龈沟液对术区的污染。排龈线对于控制来自牙龈方向的污染十分有效，应善于利用。

（2）Ⅰ类洞缺损的修复：前牙的Ⅰ类洞最多见于上颌切牙舌侧窝龋坏造成的缺损。由于此类牙体组织缺损位于舌侧，故较少涉及美观的问题，固位力也较好。去净腐质后大多无须制备标准Ⅰ类洞洞形，可最大限度地保留健康的牙体组织。磷酸酸蚀粘接技术用于处理牙釉质界面，并将全酸蚀或自酸蚀粘接技术用于处理牙本质界面，充填材料可选用前牙用或通用复合树脂。如果缺损部位承受较大咬合力，也可以使用耐磨度较高的后牙用复合树脂充填。

（3）Ⅲ类洞缺损的修复：Ⅲ类洞缺损为前牙未涉及切角的邻面牙体组织缺损，是临床上最常见的一类前牙缺损。对于局限于牙釉质的浅表缺损，只需由舌侧入路去除所有腐质和变色的牙釉质，无须制备标准Ⅲ类洞洞形和倒凹，尽量保留唇面的健康牙釉质，只形成浅碟状洞形即可（图17-1），洞深限于去腐后的自然洞底，不必像银汞合金充填术那样制备到牙本质浅层，依靠磷酸酸蚀牙釉质粘接可提供足够的固位力。

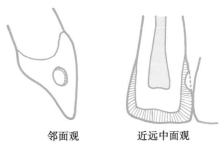

邻面观　　　近远中面观

图 17-1　小Ⅲ类洞的制备

小的Ⅲ类洞不必制备洞缘斜面，完成后的洞形呈碟状。

进展到牙本质的缺损，除非龋坏已涉及唇面，都应尽量从舌侧入路，去除所有的腐质以及可能影响美观的变色牙釉质和牙本质，特别需注意去除釉牙本质界处深染的牙本质。应尽量保留唇面的健康牙釉质，即使唇面只剩下无基釉质，也应尽量保留，这样有利于保持原有天然牙唇面的形态和质地，同时也可以提高粘接强度。如果龋损波及唇面，去腐时可从唇侧入路，以保留抗力强大的舌侧边缘嵴；对于排列拥挤错位的牙齿，遵循操作方便、破坏牙体组织少的原则寻找入径。

开扩洞口时钻针从相当于釉牙本质界的位置进入，以免伤及邻牙。如果缺损达到根面，去除腐质后根方的洞缘没有牙釉质存留，应使用牙本质粘接系统处理根方洞壁的牙本质和其他部位的牙本质，牙釉质处制备洞斜面，并使用磷酸酸蚀粘接技术。一般无须在舌窝中制备帮助固位的鸠尾形，无基釉质内表面可以用磷酸酸蚀粘接技术从洞内进行处理。

为了使充填材料和剩余牙体组织交界面处的色泽有良好的过渡，需要在非咬合面的洞缘牙釉质上制备洞斜面。使用金刚砂钻针在洞缘处釉质表面制备一个宽约1 mm、约呈45°角的斜面。洞斜面的缺点是窝洞外缘线的终止点不明确，用牙色材料修复时易超填而形成飞边（图17-2）；另外，较薄的充填体边缘受力时易折断，使修复体边缘产生缺陷。所以，承受咬合力的部位不制备洞斜面，防止将来充填体边缘部分碎裂。

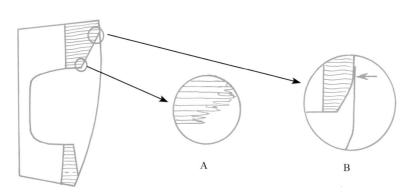

A　　　　　B

图 17-2　传统洞缘釉质斜面的制备

传统的洞缘斜面可形成釉柱的末端酸蚀，提高粘接力（A）；缺点是洞缘终止点不明确，易使充填体形成飞边（B）。

为保证修复体的边缘厚度，明确窝洞外缘线的终止点，防止飞边的产生，可采用凹形洞缘斜面（hollow-ground bevel）（图17-3）。制备凹形洞缘斜面时，一般使用杵状金刚砂钻将洞缘釉质厚度的外2/3磨成凹形，使窝洞的外缘与充填体呈90°角的接触关系。凹形洞缘斜面既保证了充填体的边缘厚度从而增加了抗力，又可像传统洞缘斜面一样增加了牙釉质的粘接面积，即使在直接受力的部位也可使用。

（4）Ⅳ类洞缺损的修复：Ⅳ类洞是前牙邻面破坏累及切角的牙体组织缺损，是另一种常见的前牙缺损形态，多因大面积的龋坏和外伤造成。Ⅳ类洞的修复中，固位力是最优先要考虑的因素。第一步需先去净腐质，再去除切端薄弱的无基釉质。然后在唇面釉质上制备不少于1 mm宽的洞斜面，牙釉质厚度大的区域斜面可宽些（图17-4）。虽然研究显示超过1 mm宽的

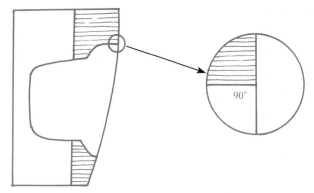

图 17-3　凹形洞缘釉质斜面的制备
凹形洞缘斜面可使窝洞外缘与充填体呈 90° 角的接触关系。

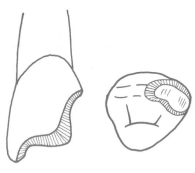

图 17-4　Ⅳ类洞的牙体预备
根据牙体缺损面积，在洞缘四周的釉质上制备不同宽度的斜面。

洞斜面不会增加额外的粘接固位力，但较宽的洞斜面有利于充填材料和剩余牙体组织交界面处的色泽过渡，从而达到充填体"隐形"的美学效果。如果需要增加固位力，可在舌窝中制备鸠尾固位形。

关于树脂材料色泽的选择，使用多色复合树脂分层充填技术时，应在缺损处舌侧面使用具有一定遮色效果的牙本质色或体部色复合树脂，而在唇面部位使用半透明的牙釉质色树脂，从而模拟天然牙的色泽和质地。

（5）Ⅴ类洞缺损的修复：Ⅴ类洞是前牙唇面牙颈部的缺损形成的窝洞，这一部位不直接承受咬合力，因此固位力和美学效果成为首要考虑的因素。随着粘接技术的发展，目前修复牙颈部缺损已无须制备标准的Ⅴ类洞洞形，健康的牙体组织得以最大限度地保存。最常见的Ⅴ类洞缺损是一种慢性的损伤——楔状缺损，这种缺损的表面多为硬化牙本质（sclerotic dentin），修复前应去除表面的附着物，并将其打磨粗糙，以便于粘接系统的处理和渗透。牙颈部邻近牙龈，病损处常受到龈沟液和血液的污染，操作过程中保持术区的隔离十分重要，必要时可以单独或联合使用排龈线和止血剂，防止术区受到污染，保证粘接面的干燥。牙颈部的色泽明度较低、彩度较高，在选择相匹配的树脂时应加以考虑，以使用牙本质色或体部色树脂为宜。

（三）美学设计

进行前牙缺损的美学修复应符合对称、协调和个性化的美学原则。目前商品化的复合树脂材料已能够在很大程度上模拟出天然牙齿的色泽和半透明的质地，但是任何修复技术都无法完全复原天然牙釉质的细微纹理、自然色泽和天然质地，要达到使修复体隐形和以假乱真的修复效果，还需在修复治疗中考虑一些美学和光学因素。

1. 牙体预备　首先，应去净所有的龋坏组织和变色深染的牙体组织，避免残留变色组织影响修复体的美观。在操作中需要注意尽量保留和充分利用剩余的健康牙釉质，因为再好的复合树脂修复材料也没有保持天然牙原有的结构显得更加自然和逼真。如果缺损前牙的唇面牙体形态未被破坏，则应尽量保留唇面的牙釉质。对于复合树脂和牙体组织衔接处的处理，应制备洞斜面，斜面的外形及深度可不规则，使复合树脂材料和牙体组织有移行过渡，使充填体的边缘不容易被发现。有些复合树脂修复材料具有所谓的"变色龙"效果，其色泽可以随着材料周围牙体组织的色泽变化而变化，用于洞缘处的修复具有较好的效果。

2. 比色　牙色材料的色彩标定一般按 Vita 比色系统制定，大多数厂商将材料按色相分为 4 类：A. 棕黄色，B. 黄色，C. 灰黄色，D. 红黄色。亚洲人种牙齿的色相多为棕黄色；A1、A2、A3、A3.5、A4 的数字由小到大表示彩度逐渐增加、明度逐渐减小；同一色相的材料，数字越大表示材料色彩越深。

要在上橡皮障隔湿之前、牙面保持湿润的情况下进行比色。比色需要适宜的光线环境，自然光是最佳光源，也可在标准光源下进行比色。比色时应瞬间比色（一般为5秒内），长时间观察牙齿会使术者对颜色的敏锐性降低。当术者眼睛疲劳时，可通过远眺或看浅蓝色或灰色物体达到休息目的。

对牙颈部、中间区和切端或咬合面分别进行比色，记录比色值，以便选择相应的复合树脂修复材料。有些厂家可提供用于分层多色充填技术的复合树脂修复材料，比色时根据牙体中部的比色值，从比色板上得到一组复合树脂修复材料的比色值，分别用于颈部、体部和切端的修复，简化了比色和材料选择的环节。

也可以把少量复合树脂材料直接放在未经酸蚀或处理的牙面上或窝洞中固化，观察修复的效果来选取合适的材料。年轻人的牙齿缺损修复应选用明度高、彩度低的材料，而老年人则应选用彩度高、明度低的材料，从而更好地模拟不同人群牙齿的细部特征。

3. 材料选择及操作　前牙美学修复中对唇侧缺损的修复质量最终决定了修复体的美学修复效果，修复体应能模拟出患牙天然存在的色泽、质地和个性解剖结构，使修复体和患牙剩余牙体组织融为一体，并能栩栩如生地恢复缺损牙体组织的原貌。

修复前牙缺损时，如果缺损贯通了整个牙体组织，只使用单一的、具有半透明效果的通用型树脂或牙釉质色树脂材料，修复的效果会比较差，口腔内的黑色背景会通过半透明树脂材料透到牙齿唇面，使修复的缺损部位看上去发暗而缺乏生气。为了避免这些问题，唇舌侧贯通的牙体缺损修复中，需要在患牙的舌侧充填具有遮色效果的牙本质色或牙体部色树脂，用于模拟牙本质的质地。对于唇面解剖形态的恢复，在舌侧使用具有遮色效果的树脂材料的基础上，唇面应使用具有半透明质感的牙釉质色树脂材料，以模拟天然牙的质地。必要时还可以使用树脂遮色剂，这些具有遮色效果的树脂材料的作用是更好地遮蔽口腔中的暗背景，使牙齿的色泽和质地看上去更加逼真。

为了更加逼真地恢复患牙的形态和解剖特征，在充填最外层牙釉质色树脂材料之前，使用细金属丝、根管锉或毛刷等辅助器械刻画出模拟天然牙齿上的细裂纹、发育叶和釉柱纹理等解剖特征，这样的修复体会显得更加逼真和富有个性。有些复合树脂材料还模拟了牙齿组织的荧光特性，使用这种材料充填的修复体与牙齿具有相似的荧光特性，即使在荧光灯的照射下也难以分辨出来。另外，在遇到某些要求较高的个性化修复时，还需要使用白色、蓝色、橙色和棕色等着色剂来模拟天然牙上的颜色特征。

4. 辅助固位装置　金属根管桩和牙本质钉辅助固位在银汞充填体中得到广泛应用，但是，不建议使用金属的桩和钉作为复合树脂直接粘接修复的辅助固位装置。如果需要增加额外的固位力，经过牙髓治疗的牙齿修复可以利用髓腔粘接提供辅助固位，也可以在完成根管治疗的根管内置入纤维桩以增加固位。纤维桩的色泽接近牙色，不会造成牙齿充填体变色，其树脂成分也能和复合树脂充填体牢固结合。

5. 修形和抛光　前牙修复体的修形（finishing）和抛光（polishing）对其美学效果至关重要。修形和抛光应遵循由粗到细的原则序列进行，各种器械结合使用，使修复体抛光全面，不留死角。每更换车针（盘）时都要磨除一定量树脂，以消除前一个车针（盘）的痕迹，使修复体表面逐渐变得细腻。

修形时，车针的运动幅度要大（树脂表面较软，小幅度钻磨易形成沟槽），由树脂磨向牙面，修整至修复体与牙面无明显高低界线为止。在前牙还要注意切缘、发育叶、唇面角等结构与邻牙的对称和协调。

抛光可采用干抛光或湿抛光两种方法进行。干抛光易产生高热，导致修复体表层出现微小裂纹，并对牙髓有一定刺激性，因此在操作时应间断进行，勿加压施力，且每次抛光后更换新的抛光器械前对修复体充分冲洗，以去除前一个抛光器械遗留的大颗粒或残屑，同时也避免残留颗粒划伤修复体的光滑表面。

正确地选择和应用抛光工具对于提高直接粘接修复体的抛光效果十分重要，相关内容参阅第一篇第七章。

（四）单色、双色和多色复合树脂修复的临床应用

根据患者对美学修复的要求以及患牙的条件，可以选用单色、双色和多色复合树脂修复技术，相应的操作步骤也由简到繁，操作时间由短到长，美学修复的效果也越来越逼真。

1. 单色复合树脂修复技术　如果缺损部位呈现单一色泽变化，用一种色号复合树脂即可完成前牙色和形的修复，称为单色复合树脂修复技术（single layer technique）（图 17-5A）。一般用于患牙色泽、形态以及咬合关系等比较正常，患者对美学修复要求不太高的情况。

2. 双色复合树脂修复技术　如果缺损部位有色泽的变化，单色树脂无法完全模拟这种变化，则需要两种色系（如牙本质色和牙釉质色）的材料进行修复，称为双色复合树脂修复技术（double layer technique）（图 17-5B）。多用于对美学修复有更高要求的患者。

3. 多色复合树脂修复技术　如果缺损部位除了有色泽的变化，还有许多个性化特征，如切端透明、特殊染色等，则需要选择多种色系的复合树脂进行修复，称为多色复合树脂修复技术（multiple layer technique）（图 17-5C）。多用于对美学修复要求非常高以及要求更加个性化修复的患者。

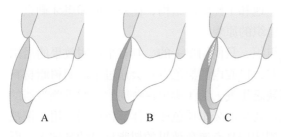

图 17-5　单色、双色和多色复合树脂修复技术
A. 单色；**B**. 双色；**C**. 多色。

二、前牙牙体缺损修复的特殊临床方法

（一）模板技术

唇舌侧贯通破坏的情况常见于龋病和外伤造成的牙体缺损，在应用复合树脂直接粘接修复技术修复这类缺损时，舌侧的修复在操作上比较困难，却又十分关键。在形态恢复方面，为了恢复舌侧的牙齿外形，可以采用制作舌侧印模背板（matrix technique）的方法方便临床操作（图 17-6）。使用模板技术预先恢复舌面缺损，既有利于形态恢复，更重要的是能够在多色分层修复时，更好地把握每种层次的厚度。

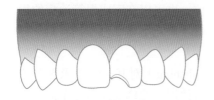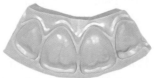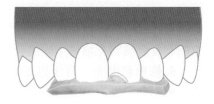

图 17-6　舌侧印模背板技术

如果在术前患牙舌侧的形态正常，可以直接用硅橡胶印模材料或热塑片取患牙及两侧邻牙的阴模，然后再去除旧的修复体，待恢复舌侧外形时将舌侧印模背板放在患牙舌侧就位后再放置复合树脂材料，有利于塑形和准确恢复咬合关系。如果因外伤等原因牙冠有较大缺损，可以在不使用粘接系统的情况下用树脂材料直接恢复患牙舌侧的牙体形态，用硅橡胶印模材料制取阴模背板。还可以取全口印模翻制石膏模型后，在模型上用蜡修复患牙的缺损部位，然后用硅橡胶印模材料取患牙及两侧邻牙的阴模背板。待修复患牙时，将阴模背板放回口内辅助放置复

合树脂恢复舌侧形态，这是一种半间接的修复方法。

（二）直接复合树脂贴面修复技术

直接复合树脂贴面修复（direct resin composite veneer）常用于变色牙遮盖、畸形牙改形和关闭前牙小间隙，能够在一次就诊中完成矫正牙齿色泽、形态和排列异常方面的问题。虽然瓷修复体在这方面有着极佳的治疗效果，但直接粘接树脂修复技术因具有快捷和保留健康牙体组织多等特点，仍不失为一种重要的修复手段。特别是选择美学修复的套装复合树脂材料，运用多层分色充填修复技术，也可以达到不亚于瓷修复体的、以假乱真的修复效果。

使用直接复合树脂贴面修复技术关闭前牙间隙时，几乎不需要进行牙体预备，只把患牙牙釉质打磨粗糙即可。使用磷酸酸蚀粘接技术处理牙釉质即可提供足够的固位力。畸形牙改形治疗也几乎不需要进行牙体预备，使用磷酸酸蚀粘接技术即可。关闭前牙间隙时要注意保持中线的位置和方向不变，中线两侧的牙齿一般需平分间隙。随着牙齿的加宽，其长度也应相应增加，以维持一定的牙齿解剖比例，使其看上去美观协调。

变色牙进行直接复合树脂贴面修复治疗时，则需要在患牙唇面磨除大约 0.5 mm 厚的牙釉质，唇面中间可少磨除一些牙体组织，周边应稍多磨除一些，有利于牙体组织和树脂材料移行部位的颜色协调。但近远中边缘牙体预备时不能破坏邻牙接触点。龈缘位置在不影响美观的前提下，宜在龈上或齐龈。变色较严重的患牙需多磨除一些牙体组织，以保证充填后有足够厚度的树脂遮蔽下方变色的牙体组织。

（三）外伤冠折牙再接修复技术

外伤导致的冠折可见于各年龄段的患者，以青少年最多见。发生冠折的前牙，如果断离牙冠部分形态较完整，可以利用粘接修复技术将断离的牙冠粘接到残留的牙体组织上，恢复牙齿的形态和功能。使用患者自体组织进行缺损修复，能够更好地恢复患牙的形态和色泽。

牙髓未暴露且牙髓状态保持正常的，可以直接利用粘接修复技术将断离的牙冠粘接到残留的牙体组织上。在修复这类牙体损伤时，牙体组织断离两侧的粘接面分别按照常规粘接面处理程序进行处理，粘接界面分别涂布粘接剂，暂不光照固化。将断离牙冠复位固定后，再自唇舌侧反复光照固化至粘接牢固为止。如果冠折露髓，可以先完成根管治疗，然后再行粘接修复。必要时，还可以在根管内打纤维桩作为辅助固位装置。

由于牙冠折裂时，断缘有时可能达牙龈边缘以下，因此控制术区牙龈出血和充分暴露断面，保证隔湿效果，是本技术成功的关键。可以采用高频电刀或激光切除牙龈、使用止血剂和排龈线（retraction cord）等措施。对于牙冠折裂合并牙根折裂、隔湿效果无法保证的病例，并非本技术的适应证。

（四）修复体修补技术

运用粘接技术可以将复合树脂材料与旧的树脂、瓷和金属进行粘接，从而修复已有修复体的缺陷，如破损的树脂充填体、崩瓷的烤瓷冠等。修补旧的树脂修复体时，应确认原有的树脂修复体与其下方的牙体组织间没有继发龋坏、边缘缝隙以及微渗漏造成的着色，否则应去除原有树脂，重新充填。

旧树脂修复体边缘健康牙体组织的表面处理原则与前述相同，对牙釉质和牙本质可以分别使用磷酸酸蚀粘接技术和牙本质粘接技术。旧的树脂表面可以使用树脂活化剂处理，瓷表面的处理可以使用瓷处理剂，贵金属的表面则需使用专用的金属处理剂进行处理，最常用的处理方式是硅烷化处理。处理完成后，涂粘接剂并光照固化，根据需要进行遮色后，再按照常规的树脂充填程序修复缺损即可。

第三节　后牙复合树脂直接粘接修复术
Direct Posterior Composite Resin Restorations

后牙承担着较大的咬合力，修复后牙龋坏或牙体缺损时，首先要均衡考虑材料的固位、机械强度和耐磨性。不同于传统的充填修复，复合树脂修复通过粘接技术明显提高了修复体的固位能力，不完全依赖机械固位，因此磨除的正常牙齿组织越来越少。综合报道表明，目前后牙复合树脂粘接修复体的临床平均寿命在 10 年以上，已接近甚至高于一些银汞合金充填体临床寿命的研究报告。与前牙相比，后牙复合树脂直接粘接修复技术在材料选择和临床操作等方面均存在不同。

一、适应证与非适应证

复合树脂直接粘接修复后牙因龋坏或非龋性牙体疾病所致的牙体组织缺损时，适用于以下情况：

（1）后牙 V 类洞和 I 类洞。

（2）Ⅱ类洞中小洞形的充填修复。

（3）对于后牙承力点完全在树脂材料上的情况（如大面积牙体缺损、牙尖缺失等），还缺乏长期修复效果的临床观察，选用时应注意随访观察，积累经验。

复合树脂直接粘接修复后牙缺损的非适应证包括：

（1）窝洞边缘在龈下较深处，不能用排龈法或冠延长术使其暴露或患牙无法隔湿。

（2）功能尖缺失。

（3）夜磨牙患者。

二、操作要点

后牙复合树脂直接粘接修复主要涉及 I 类洞、Ⅱ类洞和 V 类洞，基本操作流程与前牙相似。其中 V 类洞的操作要点同前牙，下面主要介绍 I 类洞和Ⅱ类洞的基本操作要点。

（一）检查与记录咬合情况

修复前需要对患牙缺损情况、咬合状态进行评估。使用橡皮障隔湿的患牙在术前用咬合纸标记咬合接触点，以便在牙体预备时指导窝洞外形线的制备，避开咬合接触区。根据咬合情况确定下一步洞形制备的方案。

（二）隔湿

有效隔湿对于后牙直接粘接修复的成功至关重要。建议使用橡皮障隔湿，以获得可靠、持久的隔湿效果。替代方法为使用棉卷隔湿，此时一定要配合良好的吸唾设备，并及时更换棉卷。使用橡皮障隔湿时，应同时暴露患牙近远中相邻的牙齿，以便恢复外形尤其是邻面接触。

（三）洞形制备

粘接固位是直接粘接修复术的主要固位方式，因此，洞形制备的范围可根据牙齿受力的情况做相应修改，应该比传统的方法保守，一般不需要特别制备机械固位形。但是在去除腐质和预防龋病发展方面，则应该遵循 G. V. Black 基本原则。洞形制备时，首先要去净腐质，为保证牙髓的安全，可以在近髓处保留虽有着色但质地硬的牙本质。但对于位于洞缘附近的着色牙齿组织，最好去净，以保证粘接的可靠性。去腐后局限在釉质内的缺损，不必扩展到牙本质层。去腐后的洞底可以保持自然状态，不必做平。窝洞内部点线角应圆缓，以利较黏稠的复合树脂放入就位。窝洞的外形线与银汞合金充填相比可以更窄。窝洞制备时对于龋洞周边的易感窝沟可不进行预防性的机械扩展，利用粘接剂的流动性进行窝沟封闭可以达到预防继发龋的效果。对于邻面洞非自洁区部位的龋损，要结合患者的口腔保健状况、接受牙医保健的可能性以及所用修复材料是否具有预防继发龋功能等综合考虑，最终确定窝洞边缘是否需要适当做预防性扩展。总之，在进行洞形设计时要充分考虑复合树脂的优缺点，灵活运用 G. V. Black 的洞形设计原则。

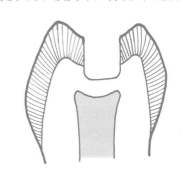

图 17-7 后牙𬌗面窝洞的牙体预备
后牙𬌗面洞缘不宜制备洞缘斜面，因洞壁做直后洞缘釉柱已被斜切。

1. Ⅰ类洞制备 后牙咬合面釉柱向窝沟方向聚拢，制备垂直洞侧壁时，咬合面洞缘为斜行切割的釉柱，可以获得足够的粘接固位力（图 17-7）。洞斜面的制备虽然可以增加粘接面积，但也磨除了健康的牙体组织，所以要根据临床的实际情况决定。当窝洞较小、洞斜面的位置位于咬合接触区时，过薄的树脂材料很容易在此处折断。备洞完成后还要重点检查一下咬合关系，尤其注意检查对颌牙功能牙尖在正中𬌗及非正中𬌗时的接触点是否位于窝洞边缘，洞缘线应避开咬合接触区。

2. Ⅱ类洞制备 Ⅱ类洞咬合面部分的制备与Ⅰ类洞相似。当咬合面无龋损时，去净邻面腐质后视咬合接触力情况决定是否做固位形。若无明显的𬌗力负担，可不必向中央窝扩展制备标准的鸠尾固位形。为增加固位力，可在颊轴线角及舌轴线角处制作固位沟。如咬合面窝沟有龋损，应在去净腐质后的外形基础上考虑𬌗面固位抗力形的制备。

Ⅱ类洞邻面颊舌壁应尽可能地保留与相邻牙的自然接触关系，可适当考虑向自洁区的扩展。颊舌侧壁的釉质边缘应制备与表面成 45°角的洞斜面。研究表明，颊舌侧的洞斜面可以有效地减少边缘的微渗漏。当龈壁有足够的釉质时，可制备短斜面；当龈壁接近釉牙骨质界时，应与牙长轴垂直而不做斜面。如果在龈壁存留悬釉，可将龈壁制备成内斜面加以保留，以增加龈壁的封闭性（图 17-8）。

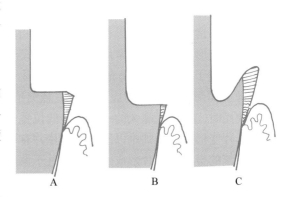

图 17-8 后牙Ⅱ类洞邻面部分龈壁的制备
A. 龈壁有足够的釉质时可制备短斜面；**B.** 龈壁釉质较薄时不做洞斜面；**C.** 悬釉较多时制备内斜面。

对于较大面积涉及牙尖缺损的病例，如果选择直接粘接修复，需要适当磨除部分𬌗面的牙体组织，使树脂修复体形成类似于高嵌体的形状，以避免剩余牙尖折裂。

（四）护髓

自酸蚀粘接系统在牙本质表面形成由粘接剂和胶原纤维支架互相嵌合的混合层，具有良好的封闭屏障作用，对牙髓组织无明显刺激。因此，对于中等深度的窝洞，不需要进行特殊的护髓处理。由于使用护髓剂影响牙本质粘接效果，对深窝洞也仅需在近髓处使用少量护髓剂。

（五）排龈

窝洞的龈壁距离龈缘较近或位于龈下时，局部牙龈出血或龈沟渗出液均易造成牙齿粘接界面污染，导致修复体边缘微渗漏。窝洞边缘暴露不全时，还可能在充填时将牙龈压入窝洞内，导致龈壁出现空隙。

对于轻微的龈缘出血，可以使用止血剂压迫。必须在出血完全控制后，才可以进行下一步的操作。对于龈壁不能完全暴露的情况，需先进行排龈，以获得清洁、干燥、清晰的龈壁粘接界面。临床最常用的排龈方法是使用排龈线。排龈线还可以与一些牙龈收缩剂或止血药物联合使用，增强排龈和止血效果。对于排龈线无法暴露的龈壁洞缘，可以使用电刀切除部分牙龈组织。边缘位于龈下过深者，需要进行牙冠延长术暴露洞缘。

使用排龈线时，应根据龈沟的宽窄选择相应型号或粗细的排龈线，取适当长度，用排龈器自颊面顺序将排龈线压入龈沟，推开牙龈，使牙齿窝洞龈壁洞缘完全暴露。排龈线的机械压迫作用可以减少龈沟的渗出液。压入排龈线时应用力轻柔，防止损伤沟底上皮及附着龈。

（六）粘接

后牙缺损较浅且局限于窝沟釉质时，可采用磷酸全酸蚀树脂粘接系统，以获得更好的釉质粘接效果。若窝洞洞底位于牙本质层，洞缘有较厚釉质，可以在釉质部分使用磷酸酸蚀，牙本质部分使用自酸蚀粘接系统，一方面能够提高洞缘釉质的粘接强度，另一方面减少了术后牙本质过敏的发生。

不论使用何种粘接系统，操作前一定要仔细阅读说明书，严格按照说明书的步骤操作。不同的产品对操作要求也不同，没有统一的标准。在粘接剂涂布、固化及与树脂粘接固化前，要严格避免水分或血液对粘接界面的污染。出现污染时，必须重新进行酸蚀预处理等粘接步骤。粘接面的有效隔湿是粘接修复成功的关键。

（七）邻面成形与接触点恢复

邻面成形与接触点的恢复是Ⅱ类洞直接粘接修复的难点，推荐使用邻面成形系统。在酸蚀或涂粘接剂前放置成形系统，以防止酸蚀邻牙或与邻牙粘连。另外，成形片将牙龈隔离也可防止术中牙龈出血污染粘接面，有一定的龈缘隔湿作用。为防止可能出现的修复体邻面间隙过大或接触点不良的问题，可以在邻面复合树脂固化前通过适当的方式将患牙与邻牙分开，预留间隙，补偿成形片的厚度。常用的方法包括楔子和卡环分牙法。

使用楔子（wedge）是充填体邻面成形与恢复接触点最常用的方法，可以让牙齿适当分开并保证邻面龈方充填体的成形，避免悬突形成。必须根据邻面洞形选择大小、形态合适的楔子。使用时，从外展隙大的一侧适合的位置插入，稍用力，让牙齿适当分开。楔子位置过高会使成形片变形，过低则难以压紧成形片并有可能形成悬突。

传统的金属成形片形成的接触点过于偏向咬合面，容易在邻面形成三角形间隙，采用分段式成形片系统有利于获得良好的邻面接触关系（图17-9）。分段式成形片系统由带有一定凸度的金属成形片和具有弹性的卡式金属环两部分组成。金属卡环分牙力量较大且持续，可确保形成良好的邻面接触。成形片的凸度使邻面接触点位于邻面中1/3与𬌗面1/3之间，减少了三角

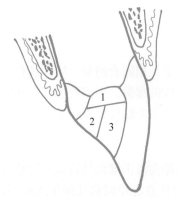
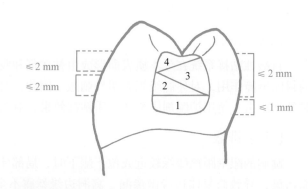

图 17-9　复合树脂斜分层充填技术

形间隙的出现。此外，使用较薄的金属成形片更易获得良好的邻面接触。

对于使用普通成形片难以恢复与邻牙接触的病例，也可采用特殊的充填器将材料推向邻牙，与此同时，助手协助光照固化。这样既可以增加邻面接触，也可以缩小间隙。

（八）复合树脂充填与固化

聚合收缩是复合树脂材料聚合过程中不可避免的，由此可以在粘接界面产生应力变化，可导致界面缺陷，为术后微渗漏、继发龋、牙本质过敏的发生埋下隐患。但复合树脂的聚合收缩和应力变化有其特点，即向材料中心聚缩，以及向粘接力更强的方向聚缩。临床操作时应充分利用材料的聚缩特点，采用有效的方法，减少由复合树脂的聚合收缩所带来的不利影响。有学者用洞形因素（C 因素）来说明粘接应力的影响：

$$C 因素 = 窝洞的粘接面积 / 非粘接面积$$

C 因素值越大，聚合收缩应力越大，越不利于修复体粘接效果。解决的办法是分层充填并固化，减少应力的不利影响。

1. Ⅰ类洞的充填修复　可以采用逐一修复牙尖的分层技术，每层厚度小于 2 mm，依据牙尖位置与形态形成半锥形。分层技术的目的是减小 C 因素。对于窄而深的Ⅰ、Ⅱ类洞，可以采用水平分层充填，每层厚度小于 2 mm，应避免类似银汞合金充填术中的整块充填（bulk filling）。如果使用特殊的整块充填复合树脂，每层的厚度不超过 4 mm，恢复𬌗面的表层时，要根据材料使用说明适当联合应用常规复合树脂材料。

2. Ⅱ类洞的充填修复　首先充填修复龈壁部位，这一层对于获得良好的龈方封闭非常重要。树脂厚度不超过 1 mm，尽量选择浅色树脂以利于固化，可以使用流动树脂充填。流动树脂具有较好的流动性，边缘适应性好，不易出现窄隙，易于操作。流动树脂聚合收缩率稍大，但因弹性模量低，当树脂较薄时，所产生的聚合收缩应力小于普通混合填料型树脂。如果使用透明成形片与透明楔子，可从楔子末端照射，使树脂向龈阶方向收缩。

第一层完成后，其他层一般采用斜分层技术（oblique layering technique）充填（图 17-9），即分别在窝洞颊舌侧壁充填树脂并从颊舌向照射，使树脂材料充分固化。对于使用透明成形片的Ⅱ类洞，由于光固化灯可以在牙齿颊舌侧进行照射，也可以采用垂直分层技术（vertical layering technique）。有学者将膏体树脂加热后使用，加热后树脂流动性增加，窝洞适应性增强。

对于较大的缺损，可以选择先修复邻面，将Ⅱ类洞变成Ⅰ类洞，然后按照Ⅰ类洞充填修复方法恢复咬合面形态。

在后牙直接粘接修复时，一般采用模拟牙釉质和牙本质的双层充填修复技术即可满足大多数患者的美学要求。在窝洞深层使用透明度低、彩度高的树脂材料，在窝洞浅层使用透明度高、彩度低的树脂材料。恢复𬌗面解剖形态时，在窝沟处可以使用遮色剂模拟窝沟着色，增加立体感，以获得更加仿真的效果。

对于𬌗面完整的隐匿性龋，可以在术前制取𬌗面印模制作𬌗面模板。在去净腐质修复牙体缺损时，要准确地恢复𬌗面形态和咬合关系。

3. 固化　复合树脂固化时务必注意光固化灯的照射方向，尤其对磨牙Ⅱ类洞的龈壁部位，需调整照射方向，保证树脂充分固化。面积大的修复体还应分区固化。此外，采用光强可变化的光固化灯，起始光强度较低有利于减小聚合收缩应力。

4. 洞衬剂（cavity liner）　为了减小复合树脂聚合收缩在粘接界面产生的应力，有学者主张在窝洞壁使用具有流动性和一定弹性的材料，形成"弹性洞壁"，缓解牙齿在行使咀嚼功能时粘接界面处的应力。其临床有效性还有待于验证。

5. 整块充填技术　当使用整块充填树脂进行临床操作时，可以将材料一次放置于洞内，厚度达到 4 mm，然后一次光照固化。目前可用于整块充填的复合树脂产品有流体和膏体两种形式，但是整块充填流体树脂的强度较低，需要表面使用其他膏体树脂。此外，当窝洞不规则或存在倒凹时，会阻碍固化光照射到所有材料，造成树脂材料固化不全，必要时仍需要进行小块分层充填。

随着修复材料和器械的发展，一些学者在有良好的口腔保健体系的前提下，提出了能够保存更多牙体组织的、更为保守的修复方法，例如预防性树脂修复技术（preventive resin restoration）、三明治修复技术（sandwich restoration）、隧道式修复技术（tunnel restoration）等。但是采用这些技术时，一定要正确选择适应证，操作时需确保彻底去除病因和发病因素，临床上应谨慎使用。

复合树脂直接粘接修复技术在后牙的运用日益广泛，欲获得良好的治疗效果，需要认真谨慎地完成每一个治疗步骤。正确的隔湿、合理的洞形制备、选择合适的粘接系统和复合树脂、良好的邻面成形与接触点恢复、正确的充填方式、完善的修形和抛光等，缺一不可。随着材料和操作技术的发展，后牙直接粘接修复的适应证也将不断扩大。

第四节　玻璃离子水门汀修复术
Glass-ionomer Cement Restorations

传统的玻璃离子水门汀与复合树脂相比有其优点。它可释放氟离子，具有防龋能力；与牙齿有内在的粘接性，无须使用额外的粘接剂；与牙体组织有近似的热膨胀系数和较少的固化收缩，能提供良好的边缘封闭，减少微渗漏，有较强的固位能力；具有良好的生物相容性，对牙髓刺激性小。但在抗磨性、美观性、临床操作性及材料的稳定性等方面不及复合树脂，这在一定程度上限制了其临床应用的范围。

一、适应证与非适应证

玻璃离子水门汀适用于下列临床情况：
（1）所有牙齿的楔状缺损（用作基牙者除外）。
（2）未累及咬合面的邻面龋、根面龋。
（3）冠折未露髓的牙本质断端的覆盖。
（4）复合树脂修复术的垫底材料。
（5）猛性龋、放射性龋等龋高易感者的Ⅲ、Ⅴ类洞充填。
（6）患牙因故暂时不能做冠者的暂时充填。

玻璃离子水门汀的机械强度还不能满足后牙长期行使咀嚼功能的需要，不适合作为永久材料修复恒牙列的𬌗面缺损，尤其是咬合承力区的缺损。

二、基本操作要点

（1）牙体预备的基本原则与复合树脂相同。因材料与牙体组织有化学粘接性，固位形的要求可以放宽，一般去净腐质、去除无基釉质即可。对于非龋性缺损，可用橡皮杯蘸细浮石粉糊剂打磨清洁缺损处及邻近部位，或用球钻磨除缺损处薄层表面。因材料本身脆性较大、强度较小，不主张制备洞缘斜面。对于缺损较大的窝洞，可制作倒凹等固位形以辅助固位。

（2）充填修复时，近髓洞（洞底剩余牙本质厚度不足 0.5 mm）用氢氧化钙护髓，一般无须垫底。

（3）进行窝洞隔湿、干燥牙面，将调制好的材料即刻用充填器一次性填入缺损处，在2分钟内完成外形修整。充填体的外形修整在材料凝固后应立即停止，否则会影响玻璃离子水门汀在固化初期与牙本质的粘接性。在 V 类洞，可使用专用成形片解决尽快修形的问题。

为使玻璃离子水门汀与窝洞取得更好的粘接与密封，可在充填材料前使用窝洞预处理剂，其主要成分为弱酸，例如 10% 聚丙烯酸。

（4）充填后的修复体表面应涂一层隔水剂，如凡士林油、釉质粘接剂、表面保护剂等，以防止材料受唾液的影响而增加溶解性，也防止材料在固化反应过程中脱水而产生龟裂。

（5）建议在充填 24 小时后进行修形与抛光，方法同复合树脂。对于机混胶囊型高强度玻璃离子，最快可以在固化后 3 分钟进行修形和抛光。

三、材料调拌注意事项

玻璃离子水门汀修复体的质量很大程度上取决于材料的调拌和使用。玻璃离子材料的调拌技术会影响其最终的物理和机械性能。

在调拌前应检查产品的有效期，推荐使用塑料调刀和纸板进行调拌。不能使用金属类调拌工具，否则容易使材料颜色变黑。需按比例取用玻璃离子水门汀材料，并在一定时间内调拌（30 秒至 1 分钟内完成），在标准调拌时间结束后，材料硬固且具有最佳的充填操作性能。调拌时应注意避免产生气泡。当环境温度高时，材料固化时间加快，应注意。冷藏粉液可以延长操作时间。为了减少材料调拌过程对材料性能的影响，已有胶囊剂型玻璃离子水门汀产品应用于临床。它将固定比例的粉和液分开放置于同一胶囊内，用一定频率的调拌机器混匀 10 秒后，使用枪式输送器将材料放入窝洞中。

玻璃离子水门汀材料可以与复合树脂材料联合使用，进行隧道式修复和三明治修复。玻璃离子水门汀还可用于无创性修复技术（ART）。该技术主要适用于治疗条件较差的地区，当无法采用完全的牙体充填修复技术时，无创性修复技术是一种变通的方法，较之对龋坏的完全不干预，有着显著的治疗效果。同时，无创性修复技术还适用于因各种原因暂时无法接受系统牙体治疗的患者，达到停止病变进展的目的，待时机成熟，再进一步进行充填修复治疗。

本 章 小 结

复合树脂粘接修复术与银汞合金充填术相比，优点是可以保留更多的健康牙体组织，扩大了牙体缺损修复的适应证。酸蚀-冲洗粘接技术是成熟的、疗效肯定的釉质粘接技术，而自酸蚀粘接技术对牙本质粘接具有独特优势。粘接机制在釉质是形成树脂突的微机械固位，在牙本质是形成混合层。掌握粘接系统和修复材料的特性以及临床操作步骤，是获取粘接修复成功的基础。

粘接修复术的牙体预备仍需遵循去除病损、固位、抗力的基本原则，但在固位形和抗力形方面有所变化。复合树脂粘接修复可以更好地重现牙齿的美观性和功能，是口腔科医生必须掌握的基本技能。

（王晓燕 高学军）

第十八章 椅旁 CAD/CAM 牙体修复技术

Clinical Technique for Chairside CAD/CAM Restorations

计算机辅助设计和计算机辅助制作（computer aided design and computer aided manufacture，CAD/CAM）是 20 世纪 50 年代以来在计算机发展的基础上形成的一门综合性计算机应用技术，通常指应用计算机及其外围设备，辅助工程技术人员完成产品的设计和制造，目前已经越来越多地用于牙科修复领域。本章主要简介用于椅旁即刻牙体修复的 CAD/CAM 技术。

第一节 椅旁 CAD/CAM 系统的原理和构成
Introduction of Chairside CAD/CAM Systems

一、CAD/CAM 系统组成及工作原理

CAD/CAM 为"计算机辅助设计和计算机辅助制作"的英文缩写。椅旁 CAD/CAM 系统通常由采集牙体/牙列数据信息（口内扫描采集数字化印模）、计算机辅助设计（CAD）修复体、计算机辅助制作（CAM）修复体 3 个子系统组成，即包含口内三维扫描、图像处理软硬件和小型数控切削设备 3 个部分。

CAD/CAM 基本工作原理就是将临床印模制取和修复体加工制作的繁琐工序简化为口内扫描获取预备体数据、修复体的计算机设计和数控加工 3 个主要程序，从而大大缩短修复体制作周期，节约时间和人力。临床上完成牙体预备后，先利用光学摄像头进行口内扫描获取目标牙或牙列的三维数字化印模，接着在计算机图像软件的辅助下设计修复体形态、咬合及邻面接触，然后通过计算机控制数控机床切削可切割修复材料制作修复体。应用完整的 CAD/CAM 系统，患者一次就诊即可在椅旁完成从牙体预备到修复体粘固的全过程，便捷舒适。

自 20 世纪 70 年代法国 Duret 医生尝试将 CAD/CAM 技术引入到牙科修复领域以来，牙科 CAD/CAM 技术的应用和发展已历经约 50 年，CAD/CAM 系统 3 个主要组成部分一直在交互改进发展中。口内扫描系统从红光拍照模式的采像，到采用更加精准的蓝光，发展为如今更为简单方便、不需要喷粉的摄像成像方式，图像也由黑白二维模式发展到真彩三维图像。CAD 软件设计功能越来越完善和强大，操作更加简便和人性化，甚至开发出了数字比色系统和模拟咬合运动轨迹的𬌗架功能。CAM 切削设备也越来越高效、精确，由最初液压双轴的金刚砂盘切削到电动三轴甚至五轴切削系统，完成的修复体解剖结构越来越精细、逼真。到目前为止，

CAD/CAM 系统不仅可以完成牙体缺损中嵌体、冠、固定桥等修复，CAD 还能进行数字化椅旁种植设计和隐形矫治的全牙列图像采集等，甚至还有牙体预备质量评估系统，功能越来越丰富、完善。

近些年，国内外都着力于口内数字化印模技术的研发，陆续推出了多个品牌的口内扫描设备。临床上也越来越多地仅应用口内扫描部分来采集数字化印模，而计算机辅助设计和计算机辅助制作部分往往在技工加工室完成。临床上使用口内扫描设备采集数字化印模信息后，可通过网络发送到数字化加工中心，由加工中心进行修复体的计算机辅助设计和计算机辅助制作，修复体完成后期加工后（上釉染色或抛光）返回到临床端。

二、CAD/CAM 设备及其扫描原理

（一）口内扫描仪

口内扫描仪（intraoral scanners，IOS）是指用于获取牙齿及周围软组织数字化信息的设备，包括图像采集和图像的三维重建两部分，通过硬软件配合同时进行图像采集和成像，具有舒适度更高、速度更快、存储和运输要求以及总体成本降低等优点。临床端配置了口内扫描仪后，即可开展部分数字化修复工作。临床医师在完成牙体预备后可应用口内扫描仪采集数字化印模，然后将数据发送至数字化加工中心，由技师完成修复体的计算机设计和计算机辅助制作部分，患者第二次就诊再进行试戴粘接。虽然不能一次完成修复，但是减少了临床医生的椅旁时间。如果配备切削设备，就可在椅旁一次完成修复体的设计制作和粘戴。

口内扫描是整个数字化修复流程中的关键步骤，数字化印模能否清晰准确决定了修复体的精密性、边缘适合性，印模精度不佳有可能导致修复体边缘渗漏而继发龋坏，影响修复体的长期稳定性和远期疗效。

1. 口内扫描仪的扫描原理　各种口内扫描仪的扫描成像原理有所不同，对扫描精度有一定影响，了解扫描原理有助于临床选择合适的口内扫描设备和采取更好的扫描策略。口内直接扫描技术的扫描原理主要有主动三角测量技术（active stereovision and triangulation）、共聚焦激光扫描显微成像技术（confocal laser scanner microscopy）和主动波阵面采样技术（active wavefront sampling）。

（1）光学三角测量法：是最常用的一种光学三维测量技术，通过待测点相机对光学基准线偏移产生的角度变化计算该点的深度信息。主动三角测量技术指相机主动投射结构光到被测物体表面，发生漫反射，通过成像系统在另一角度对部分反射光进行汇聚，被测面移动或者其表面变化时，反射光角度也会随之改变，计算机通过相似三角形原理计算确定被测物的尺寸参数，获得三维印模图像。采用该扫描原理的有朗呈真彩口内扫描仪和瓷睿刻（CEREC）椅旁 CAD/CAM 的扫描技术。三角测量技术的优点是图像获取快速、简洁，扫描精度较高。但是由于光束从牙列近中的一定角度发出，预备体轴壁的阻挡使光线无法到达预备体远中肩台部分，或者成像设备无法接受该区域的反射光束而形成阴影，即远中阴影现象，会降低局部印模精度。最新的研究发现邻牙对扫描取像也会产生遮挡，影响最终的扫描精度。

（2）共聚焦激光扫描显微成像技术：基本工作方法和共聚焦显微镜的工作原理相似，利用透镜从不同层面动态连续扫描及获取三维图像重组点，在不同焦点和不同角度拍摄连续图像后拼接形成 3D 形态，是相机在单个位置采集不同深度的图像信息，比如牙齿外形轮廓，然后将所有的外形轮廓组合成该位置的三维图像。使用共聚焦激光扫描显微成像技术的代表产品有 iTero（Cadent，NJ，USA）和 TRIOS（3Shape，Copenhagen，Denmark），其共同特点是扫描时不需要喷粉，并且共聚焦显微成像技术获取的聚焦图像扫描精度较高，其数据清晰度高，细节表现力也好。但是共聚焦的逐层扫描方式使扫描速度相对较慢，并且因结构元件复杂，使扫

描头较为笨重，口腔深远区域取像相对困难。不过各厂家也采用一些辅助技术来不断提高系统的取像和图像计算速度，减小扫描头体积。

（3）主动波阵面采样技术：利用设置在采样光路中的旋转偏心孔装置，过滤牙齿上被测点的反射光线，并在成像平面内形成圆形轨迹的失焦图像，通过测量失焦图像半径，结合已知光路系统参数，计算获得牙齿表面被测点的空间坐标。采用该技术的代表产品有 Lava True Definition 口内扫描系统，其特点是采用了动态 3D 印模采集技术，高速摄像每秒可捕获 20 张 3D 图像，扫描过程中可随时识别口内软硬组织进行图像扫描，并快速构建三维图像，能实时给予临床医生信息反馈。

上述口内扫描设备各有特点，在扫描精度上都能很好地满足临床要求。大部分口内扫描仪取像获得的数字化数据格式都是通用、开放的，因此，除了发送数据至数字化加工中心制作修复体外，只要配合 CAM 切削设备，也可以在椅旁一次完成修复。

2. 口内扫描仪的扫描精度　复制预备体的精准数字印模是数字化修复成败的关键。口内扫描是数字化修复流程中的第一步，也是最关键的一步。国际上通常使用精度（accuracy）来评价口内扫描仪的综合性能，因此，扫描精度和设备本身性能有关，而在性能稳定的情况下则更多取决于临床操作和预备体情况。扫描精度高低与否决定了修复体的精密度，很大程度上影响着修复质量和远期效果。

精度包括正确度（trueness）和精密度（precision）。精密度是指设备系统本身测量结果的可重复性，当数次测量的结果分布越集中时，测量的稳定程度越好，结果得到了良好的再现，就说明仪器的精密度越高。正确度是大量测量值的均值与参考值间的一致程度，正确度越高表明测量结果越接近真实值，说明该扫描仪的此次扫描越接近被测对象的实际尺寸。精密度和设备稳定性有关，属于随机误差。而正确度反映系统误差，往往受操作因素、被扫描对象位置环境和牙体预备质量等因素影响，通过临床训练和掌握临床注意事项可以提高扫描正确度。

临床上影响扫描精度的因素主要有以下几个方面：

首先，牙体预备质量和扫描对象本身特性对扫描精度会产生影响。牙体预备要求圆缓光滑，一些常见的错误如过陡斜面、过锐线角、边缘尖角等增加了表面形态特征的复杂性，反射性能较差，从而降低扫描精度。受设备分辨率的限制，预备体表面的粗糙突起和倒凹也常常不能被扫描仪识别。除了牙体组织外，当扫描对象是合金、陶瓷等半透性材料时，由于通透性不同或有较强的不均匀反光，取像系统接收这些材料的反射光强有差异，对扫描精度也有影响。扫描前可以对特殊扫描对象进行喷粉，获得性能统一的表面以提高扫描精度。另外要注意扫描摄像头都有一定的光学景深，存在一定局限性，冠内固位修复体如嵌体若预备深度过深，会降低扫描精度。

其次，扫描精度会受到口腔解剖和扫描牙位局部环境的影响。口腔特殊的解剖结构会影响扫描操作，如上腭和舌体对扫描头活动和扫描方向有一定限制。磨牙舌侧面扫描时就会因为舌侧解剖结构的限制，使扫描头无法垂直于舌面扫描，因此舌侧的扫描精度下降。预备体邻面也是口内扫描的盲区，邻牙对光线的遮挡会影响预备体邻面的扫描精度。扫描拥挤牙列时，牙齿的重叠也会影响扫描效果，并且随着拥挤程度的加重，扫描精度降低。临床上，选择小的取像探头可以一定程度上解决上述问题。另外，预备体边缘残留的唾液、血液、龈沟液会导致终止线误差达毫米量级，操作过程中患者不经意的移动也会导致扫描错误发生。

最后，扫描方式或扫描策略也会影响扫描精度。口内扫描仪扫描时的角度、扫描动作和方案、扫描是否喷粉等因素对扫描精度有一定影响。当扫描头与扫描对象成 90° 扫描时，扫描精度最高，角度偏差越大，扫描精度越低。临床上也要注意扫描策略的选择，一般建议扫描对象位于采集区域的中心，操作者控制扫描头按一定路径进行流畅运动，对于重点区域或取像不完善位置可以进行补扫。但是应减少反复来回运动，以减少图像处理中过多图片拼接产生错误。如前所述，对通透性不同的金属合金、陶瓷等修复体进行扫描时，可以使用喷粉改变这些材料的表面光线反射特性，获得良好的漫反射，从而改善扫描精度。

口内扫描包含了图像采集和图像的三维重建两个部分，除了上述图像采集过程中的因素会影响口内扫描精度外，图像数据的计算、三维重建过程也会有一定影响。如前所述，选择合理的扫描方案可以减少图像拼接重建产生的错误，另外较慢的扫描过程可提供更好的信噪比和对比度，分辨率更高，从而提高扫描精度。计算机也可通过统计计算消除极端值，以减少噪声，最终将重建三维模型数据转换为标准的 STL 开放格式或其他储存格式。

（二）CAD 和 CAM

传统修复体制作历经石膏印模翻制、蜡型雕刻或堆瓷，到最后包埋烧制等复杂工艺，程序繁琐、耗时较长，并且需要由受过专门训练的技师来完成。CAD 和 CAM 让医师可以摆脱传统制作工艺的限制，在计算机软件辅助下完成修复体外形、咬合接触、邻面接触等设计，然后同样通过计算机连接小型数控切削设备切割陶瓷、复合树脂等预成块材料，完成修复体的切削制作，整个过程简单、高效。

1. 计算机设计软件　CAD 是将预制的工程设计软件应用到口腔领域，通过智能化计算将复杂的修复体设计过程简化。软件系统中储存了每一牙位的标准化解剖形态，操作者只需要在传输到计算机的牙预备体图形上描画出准确的边缘线，软件即可自动生成个性化修复体。修复体形态可以通过复制模式复制原有牙齿解剖特点生成，也可利用系统预先存储的天然牙形态完成，目前甚至可以根据患牙剩余牙体组织、邻牙和对𬌗牙的形态特点生成符合生理特点的修复体。并且通过经验参数的设置，修复体邻面接触位置和松紧、咬合接触等都可按预设条件自动生成，也可手动调整进行个性化设计。操作步骤按软件固定流程引导进行，快速流畅，大大节省了制作时间，操作者学习使用也较方便。目前应用于口腔的 CAD 不仅仅局限于牙体缺损修复体的设计，还可设计个别托盘、种植导板，甚至个性化的正畸附件。

2. 数控机床　椅旁 CAD/CAM 系统的修复体制作主要还是采用减材制造技术。CAM 软件可将 CAD 数字模型转移到小型数控设备的工作路径中，通过计算进行内部排序，规划切削车针的运动方向和位置，切除不需要的部分。由于牙齿修复的解剖学差异，机床将不同形态的车针结合在一起，切削获得不同解剖形态的修复体。目前椅旁数控切削的主要材料为玻璃陶瓷和复合树脂材料的预成块，种类相对单一。近年，数控切削设备实现了水冷加工与风冷加工多种类型口腔材料的功能，已经可以加工切削氧化锆瓷块。同时，相应出现的椅旁快速氧化锆烧结技术使得氧化锆椅旁修复也成为可能。在修复体类型方面，除了切削制作嵌体和全冠外，还能切削三单位固定桥，甚至在软件支持下可以同次混合加工多种色号、多种类型修复体材料。目前的数控切削设备都可以切削出具有全解剖形态的嵌体和冠，包括解剖型基台等。这和数控切削设备的切削轴数量有关，轴数越多切削自由度越高，表面切削的复杂程度就越高，可以较好地表现出天然牙的解剖细节。目前的切削设备切削轴一般都在 3 轴以上。

三维打印属于增材制造技术，近几年来也快速发展，是未来 CAM 的方向。采用光固化成形和熔凝成形打印技术，结合 CAD 系统可完成临时修复体的椅旁打印。基于三维打印材料，目前椅旁三维打印还可完成个别托盘和诊断义齿的制作，大大提高了临床效率和便捷性。

三、计算机辅助制作的可切削材料

（一）玻璃陶瓷

玻璃陶瓷种类较多，其中可切削玻璃陶瓷是椅旁 CAD/CAM 修复中应用最多的材料。初期应用较多的玻璃陶瓷有长石质陶瓷和白榴石陶瓷，长石质可切削瓷，如 Vita Mark Ⅱ、

Ivoclar Procad，是含白榴石晶体的玻璃陶瓷，IPS-Empress 是白榴石热压铸玻璃陶瓷。这两种陶瓷强度相对较低，挠曲强度在 150 MPa 左右，可用于嵌体修复。若用于冠修复则需要较大的修复空间，以增加修复体厚度，提高强度，但牙体预备的量更大。加强型玻璃陶瓷的强度相对较高，如二烯酸锂强化型玻璃陶瓷和氧化锆加强型二烯酸锂瓷，挠曲强度在 360 MPa 左右，甚至接近 400 MPa，一般单颗牙的冠修复可选用这类材料。

（二）复合物陶瓷

复合物陶瓷是复合树脂和瓷的混合物，弹性模量较低，接近牙本质，虽然挠曲强度在 200 MPa 左右，但是由于弹性模量低、韧性好，因此抗折能力较强，并且有利于应力的合理分布，更适合于大面积缺损牙的嵌入性修复。

（三）氧化物陶瓷

氧化物陶瓷有氧化铝和氧化锆陶瓷，临床上应用较多的氧化物陶瓷是氧化锆陶瓷，为部分烧结的瓷块，切削制作后需要再烧结。二次烧结后的氧化锆陶瓷强度高，具有高强度、高韧性的特点，可用于固定桥和咬合力较大情况下的冠修复。

（四）金属

可切削金属材料有部分烧结的钴铬合金，在切削后同样需要烧结才能获得应有的强度。

（五）高分子材料

牙科 CAD/CAM 应用的高分子材料主要是预聚合的复合树脂，目前这类树脂是在高温、高压条件下通过精密的工业聚合过程获得的。其主要成分是含高分子交联微充填物的丙烯酸聚合物，同质性很高，较直接充填用复合树脂具有更好的机械特性和较持久稳定的美学色彩，较多应用于嵌体修复和临时冠制作，目前也有厂家的树脂块具有较高强度而可用于全冠修复。

随着三维打印技术的发展，高分子材料可用于打印牙模、蜡型、诊断义齿和临时修复体，金属材料可用于打印修复体和正畸矫治器附件等。

以上各种类型的材料在机械特性和美学特性上均有所不同，牙体缺损修复选择材料时，要考虑材料本身的强度、弹性模量和美学特点，根据牙体缺损量和美学需求来选择。

四、椅旁 CAD/CAM 在牙体缺损修复中的应用

CAD/CAM 椅旁修复系统在早期只能制作嵌体。随着计算机技术、小型精密数控切削设备和修复材料的快速发展，几乎所有牙体缺损的修复体类型都可通过牙科 CAD/CAM 系统完成。CAD/CAM 制作修复体的精确性、边缘密合性、规范性达到或超过传统人工制作的水平。

采用牙科 CAD/CAM 进行牙体缺损的修复，要根据牙体缺损的病因、大小、位置和咬合特点选择合适的修复体类型。要制订详细的治疗计划，做好修复前准备，包括进行口腔卫生指导和牙周治疗，甚至是修复前的正畸治疗。

牙科椅旁 CAD/CAM 对牙体缺损的修复和传统牙体缺损修复一样，也要遵循各项修复原则，包括生物学原则、生物力学原则和美学原则。其临床修复牙体缺损的适应证虽然与各类经典间接修复体技术的原则一致，但因 CAD/CAM 在技术、材料和修复方式方面有一些特殊性，临床修复体类型的适应证也有个性化要求。

（一）CAD/CAM 嵌体修复的适应证和非适应证

嵌体（inlay）是嵌入牙体内部的修复体，用以恢复缺损患牙的形态和功能。适用于剩余牙体组织足够支持修复体抗力与固位的情况，对于恢复与邻牙良好的接触有独特的优势。嵌体固位包括粘接和机械磨擦两种方式。临床选择时要同时考虑剩余牙体组织和修复体的抗力。

根据修复体是否覆盖牙尖，可以分为嵌体（inlay）和高嵌体（onlay），前者不覆盖牙尖，后者覆盖一个或多个牙尖。根据嵌体覆盖的牙面数可以分为单面嵌体、双面嵌体和多面嵌体。双面或多面嵌体根据修复体位置又可以具体称为：近中𬌗面嵌体（MO 嵌体）、远中𬌗面嵌体（DO 嵌体）、近远中𬌗面嵌体（MOD 嵌体）。这里所说的嵌体 / 高嵌体修复是针对活髓牙的牙体缺损修复。

1. 适应证　多用于邻𬌗面洞形和颊 / 舌𬌗面洞等缺损较大，临床上无法用直接法恢复邻面或咬合面接触和解剖形态，且剩余牙体组织具有足够的抗力并可提供固位的病例。

2. 非适应证

（1）龋易感或因唾液腺功能破坏而导致猛性龋的患者，无法控制龋进程。

（2）有口腔功能异常，如紧咬牙、夜磨牙和咬合不平衡等。

（3）口腔卫生不佳，牙周炎症未得到控制。

（4）间隙不足。

（5）大面积缺损患牙，牙齿结构不足，无法保证剩余牙体组织抗力和修复体固位。

在所有修复体中，嵌体的边缘线最长，相对更容易发生继发龋。因此，要做好修复前准备工作，对患者进行口腔卫生指导，教会患者如何有效地控制菌斑，有牙周病时要先进行牙周治疗，在牙周健康的条件下才能进行修复治疗。

（二）CAD/CAM 髓腔固位冠的适应证和非适应证

髓腔固位冠（endo-crown）又称嵌体冠，是一种将修复体延伸入髓腔的全冠，包含与剩余牙体组织呈对接形式的边缘和深入至髓腔的中心固位形（图 18-1），适用于根管治疗后的磨牙。牙体预备包括四周对接的边缘，以及伸入整个髓腔的中心固位洞形以取代根管桩，主要用于大面积缺损的根管治疗后磨牙的修复。

对于一些大面积缺损的根管治疗牙，根部有可能承受不了常规桩核冠修复方式产生的应力。由于椅旁 CAD/CAM 系统所采用的可切削瓷材料在机械物理性能，特别是弹性模量上较接近天然牙体组织，与弹性模量较高的金属材料相比，修复体与牙体组织界面间的应力分布更加均匀，并且树脂水门汀粘接层也可以较好地传递分散应力，从而使得这一修复形式成为可能。

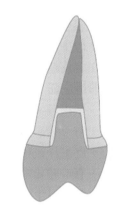

图 18-1　嵌体冠，中心固位形深入髓腔

1. 适应证

（1）经过根管治疗、大面积缺损的磨牙，可获得髓腔固位和足够的粘接面积（髓腔可利用深度不低于 2 mm）。

（2）颈周牙本质厚度大于 1 mm。

（3）塑化治疗牙无法取出根管内塑化物，或者根管钙化无法进行根管治疗获取桩道的患牙，无根尖周病变。

（4）临床冠短。

2. 非适应证

（1）大面积缺损无法获得髓腔机械固位形（髓腔可利用深度低于 2 mm）。

（2）颈周牙本质厚度小于 1 mm。

（3）隐裂牙。

（4）口腔卫生不佳，牙周炎症未控制，或者根尖有病变。

对于龋易感或者因唾液腺功能破坏而导致猛性龋的患者，修复体边缘应尽量置于龈上，以便于清洁，定期复查。

（三）CAD/CAM 全冠的适应证和非适应证

全冠（full crown）是覆盖全部牙冠表面的修复体，较多地用于根管治疗后的牙体修复。

1. 适应证

（1）根管治疗后的牙或较大面积牙体缺损，剩余牙体组织可以提供足够的抗力和固位形。

（2）因美观问题需要修复的牙，如变色的死髓牙、四环素牙和氟斑牙等。

（3）发育异常导致的畸形牙、错位扭转牙等，需要修复改形。

2. 非适应证

（1）间隙过小。

（2）临床冠过短，无法提供固位形。

（3）口腔卫生不佳，牙周炎症未控制。

（四）CAD/CAM 瓷贴面的适应证和非适应证

瓷贴面是利用粘接技术，将薄层瓷材料覆盖在缺损牙体、变色牙或者畸形牙表面，以恢复正常牙体颜色和形态的一种修复方法。粘接固位是瓷贴面的唯一固位方式，不需要预备机械固位形，因此牙体磨除量少，是一种比较理想的牙齿美学修复方式。

目前有适合椅旁 CAD/CAM 系统的多色瓷块和模仿真牙结构的可切削瓷块，必要时配合外染色，能够较满意地恢复前牙美学效果。

1. 适应证

（1）轻中度变色牙，包括死髓牙、四环素牙和氟斑牙。

（2）轻中度牙体缺损。

（3）轻度错位牙、畸形牙、前牙间隙等。

2. 非适应证

（1）缺损较大的患牙，应选择全冠。

（2）对刃𬌗、反𬌗牙，应仔细检查咬合。

（3）严重深覆𬌗的患牙。

（4）有口腔异常功能，如夜磨牙、咬异物习惯等。

（5）口腔卫生不佳，牙周炎症未控制。

第二节　CAD/CAM 临床修复流程及操作要点
Clinical Workflow for Chairside CAD/CAM Restorations

椅旁 CAD/CAM 修复流程包含牙体预备、口内扫描、修复体的计算机辅助设计和数控机床辅助制作、修复体试戴、抛光和粘接等环节，这是传统修复和数字化修复流程交汇融合的过程，每个环节对获得最终长期稳定的修复效果都非常重要。椅旁数字化修复技术和传统间接修复技术在工作流程上均可分为临床操作和技工加工两个部分，两种技术各有异同（表 18-1）。

以下对椅旁数字化修复各种类型修复的牙体预备、口内扫描设计和修复体制作等流程做专门介绍。

一、牙体预备

以下对嵌体、髓腔固位冠、全冠和瓷贴面等常规牙体缺损修复方式的牙体预备要点进行介绍。

表 18-1　椅旁 CAD/CAM 修复技术与传统间接修复技术工作流程比较

	传统间接修复技术	椅旁 CAD/CAM 修复技术
牙体预备	• 根据修复体类型进行牙体预备	• 同"传统间接修复技术"
		• 牙体预备细节有特殊要求
印模制取	• 采用印模材料获取预备体阴模（藻酸盐、硅橡胶、聚醚橡胶）	• 口内扫描，存储图形数据
修复体制作	• 临床医师制作暂时冠，粘戴	• 椅旁计算机将图形数据转换为数字化工作模型
	• 由阴模翻制石膏阳模制作工作模型	• 用特定软件识别数字印模终止线，设置参数，设计修复体
	• 加工所技师制作修复体	• 数控机床按照设计方案自动切削修复体
修复体试戴和粘固	• 检查就位和邻面接触，观察边缘适合性，调整咬合	
	• 根据修复材料种类进行修复体组织面表面处理，粘固	
	• 患者需再次就诊	• 患者椅旁等待，当次试戴粘固

（一）嵌体 / 高嵌体洞形制备

在制备洞形前要先了解患牙缺损情况、髓角位置和牙髓活力状态，检查邻牙（如是否有邻面龋坏、牙轴方向是否会影响修复体就位等），检查对颌牙及咬合接触情况，做好充分的修复体设计后才能开始牙体预备。

1. 去净腐质　如果牙体缺损是因为龋齿造成的，则首先要去净腐质。遗留腐质不仅可能会造成龋进一步发展，而且会影响全瓷修复体的粘接效果。

2. 设计边缘线　无论是从防龋角度还是强度上来看，修复体边缘都是薄弱区域。因此，为了保护瓷修复体和剩余牙体组织，修复体𬌗面边缘线应该离开咬合接触点 1 mm。如果是邻𬌗面洞，邻面洞缘线应扩展至自洁区，即在龈方应该位于邻面接触点以下，在颊舌向应该离开接触区。另外，为了保护牙周组织，应尽量把龈阶置于龈上。如果缺损达龈下，则扫描获取光学印模前应排龈，可采用双线排龈法，必要时应于修复前行冠延长术，保证光学印模的边缘线清晰和粘接时龈壁的绝对干燥。

3. 制备固位形和抗力形　根据设计的边缘线，用金刚砂钻针扩展洞形。颊舌向扩展去除悬釉、修整洞壁，去除侧壁倒凹。为了尽可能多地保护健康牙体组织，减少颊舌尖折裂，侧壁较大的倒凹可以用树脂粘接充填。修整洞底，嵌体洞形要求底平，同样为了保护牙髓，洞底较深处可以用树脂垫底形成平面。由于瓷材料相对金属材料易折裂，因此不需要设计洞缘斜面。

如果缺损波及邻面，则需要预备邻𬌗面洞形（Ⅱ类洞形，需要预备鸠尾）。注意预备时避免损伤邻牙。邻面洞缘线要离开接触区，进入自洁区。为了保证修复体强度，龈阶宽度不能窄于 1 mm（图 18-2）。考虑到椅旁 CAD/CAM 可切削瓷的材料特性，若以长石质瓷为修复材料，为了保证修复体抗力，𬌗面厚度不能小于 1.5 ~ 2 mm（图 18-3 和图 18-4），颊舌面厚度及邻面的轴壁厚度不能小于 1.5 mm（图 18-5），峡部宽度应该是鸠尾宽度的 1/2 ~ 2/3，最低不能

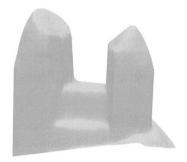

图 18-2　Ⅱ类洞形，龈阶宽度不小于 1 mm

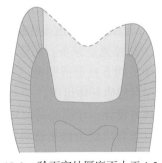

图 18-3　𬌗面窝处厚度不小于 1.5 mm

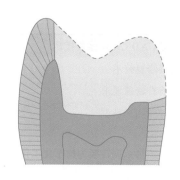

图 18-4　牙尖处厚度不小于 2 mm

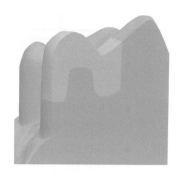

图 18-5　颊舌面厚度不小于 1.5 mm

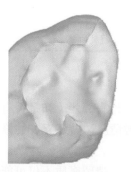

图 18-6　外形线应圆缓，避免形成直径小于 1 mm 的死角

小于 2 mm。若牙尖厚度小于 2 mm，则应该降低进行覆盖，即高嵌体。

轴壁稍外展，获取就位道。由于椅旁 CAD/CAM 使用具有可粘接的瓷材料，粘接固位是修复体主要的固位形式，机械固位是辅助形式，对固位形的要求相对金属嵌体要低，因此各轴壁外展可稍大至 15°～ 20°，便于修复体就位。

4. 精修完成　用细砂粒金刚砂钻针修整各壁，注意将组织面精心打磨圆钝，使窝洞轮廓形成圆滑的曲线，这是全瓷修复中牙体预备的关键。将窝洞侧壁和各壁之间的过渡部分修整圆钝，不出现锐角，以减小应力集中，同时保证点线角清晰。这样也可以保证口内扫描取像获得的数字化印模具有较高的精度。要注意一点的是，椅旁 CAD/CAM 系统中切削组织面的研磨车针直径都是 1 mm，因此车针无法进入狭小的死角区域，牙体预备中应避免在洞形边缘形成直径小于 1 mm 的死角（图 18-6）。最后用咬合纸检查边缘线是否离开接触点 1 mm。

（二）髓腔固位冠预备体的制备

1. 𬌗面预备　髓腔固位冠为四周与牙体组织对接的修复体，因此其𬌗面边缘线呈圆周形，接近龈缘。

牙体预备时顺应剩余牙体组织的形态，降低薄壁弱尖，在𬌗方将四壁预备成圆缓的平台状。邻面边缘线应该位于邻面接触点以下，离开接触区。边缘线可尽量设计于龈上，便于检查和清洁；如果缺损达龈下，则扫描获取光学印模前应排龈，必要时应于修复前行冠延长术，保证光学印模的边缘线清晰。

2. 髓腔预备　即中心固位形的预备。

（1）髓腔底壁预备：去除根管口牙胶至根管口下 1～ 2 mm，用流动树脂封闭根管口。以复合树脂充填垫平髓腔底壁。为了确保有一定的机械固位，垫底后髓腔深度应不小于 2 mm。但是髓腔不能过深，考虑到椅旁 CAD/CAM 系统中切削修复体组织面的阶梯车针长度为 10.5 mm，因此髓腔深度不能超过 10.5 mm，以免因车针长度不够而无法完成组织面形态的切削。

（2）髓腔侧壁预备：顺应髓腔的形态，用金刚砂钻针修整髓腔侧壁。去除悬釉，将髓腔预备成圆钝四方柱形或圆钝三角形，并稍稍外展（10°～ 12°）。侧壁倒凹可以用树脂充填，以尽量保存健康牙体组织。

3. 抗力设计　牙颈部剩余牙体组织厚度应 ≥ 2 mm，以保证牙齿颈部抗力。

若以长石质瓷为修复材料，髓腔固位冠𬌗面点隙窝沟处的厚度不能小于 1.5 mm，牙尖处的厚度不能小于 2 mm。由于髓腔固位冠都包含一个伸入髓腔的中心固位形，因此修复体整体都具有较大的厚度，足以承担正常的咀嚼力，这也是嵌体冠的优势之一。

4. 精修完成 最后用细砂粒金刚砂钻针修整各壁，将组织面点线角处精心打磨圆钝，使窝洞轮廓形成圆滑的曲线。髓腔侧壁各壁之间的过渡部分也应修整圆钝，不出现锐角，以减小应力集中。

髓腔固位冠的结构特点是修复体和剩余牙体组织形成对接边缘，不需要预备肩领（ferrule），因而保存了本来相对较薄弱的颈部牙体组织，有利于增强颈部抗力。另外，嵌体冠包含一个伸入髓腔的中心固位形，避免了传统桩核冠修复中对根管壁的进一步切削，降低了根管折裂的风险。

（三）全冠预备体的制备

椅旁 CAD/CAM 全冠的预备要求及标准与传统全瓷冠一样，同样也是从固位形和抗力形这两个因素来考虑，对于不同的可切削瓷材料，要求略有不同。下面以二硅酸锂瓷为例介绍全冠预备要点。

1. 殆面或切端预备 对于后牙，用金刚砂钻针分别沿着颊舌尖斜面先切割出 2～3 个深约 1.5 mm 的指示沟。对于前牙，可以在切端平行殆平面做出垂直于切缘的指示沟，深 1.0～1.5 mm。然后将指示沟间的牙体组织磨除至邻面边缘。如果选用氧化锆瓷，殆面预备量为 1.0 mm。

2. 唇颊面预备 同样可先在唇颊面做指示沟，大于等于 1.0 mm。对于前牙，唇面的龈 1/3 和切 2/3 应分别做指示沟，然后磨除指示沟间的牙体组织。后牙边缘线可终止于龈上，前牙边缘线一般为龈下 0.5 mm。

3. 邻面预备 先用细针状金刚砂钻针磨开邻面，打开接触区，注意不要损伤邻牙。然后用锥形金刚砂钻针进一步修整邻面，去除倒凹，与唇颊面移行衔接，近远中轴壁可稍内聚以便于修复体就位。

4. 舌面预备 后牙舌面预备与颊面预备相同。前牙舌面有舌面窝，可以分成舌窝和舌隆突下轴壁两个面来预备。预备舌隆突下轴壁时，同样在平行于唇面颈部的方向先做出深约 1.0 mm 的指示沟，磨除指示沟间的牙体组织，形成与唇面颈部平行的轴壁，进一步修整，与邻面移行。预备舌窝时，可以先用小球状金刚砂钻针在舌面窝处做深约 1.0 mm 的指示沟，然后用轮状或者橄榄状金刚砂钻针磨除沟间组织。

5. 肩台预备 肩台位于预备体颈缘，是修复体和牙体组织衔接的位置，其预备质量会影响到修复体的边缘密合性，对于预防继发龋坏非常重要。同时，修复体颈部边缘是应力集中的部位，不恰当的肩台形态有可能导致瓷的折裂。因此，肩台预备至关重要。对于全瓷修复体，一般采用无角肩台（图 18-7A），若采用直角肩台，则内线角应圆钝（图 18-7B），避免应

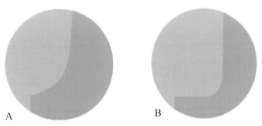

图 18-7 肩台预备
A. 无角肩台；**B.** 直角肩台，内线角圆钝。

力集中。预备时可先用平头金刚砂钻针（尖端直径 1 mm），沿颈缘四周预备出宽 1 mm 的肩台，然后再用圆头金刚砂钻针使肩台内线角圆钝，形成一个绕牙颈部四周、光滑平整并宽度均匀的台阶。若选用氧化锆材料，肩台宽度为 0.5 mm。

在前牙，唇颊侧肩台位置一般置于龈下，因此预备前要先排龈，邻面和舌面可置于龈上。后牙肩台应尽量置于龈上。

肩台有利于将咀嚼应力均匀分散于剩余牙体组织，但肩台的预备又需要磨除一定厚度的牙体组织，会降低牙齿颈部的抗力，容易导致牙齿在颈部折裂，因此预备过程中应注意避免磨除过多组织。

6.精修完成　最后检查正中殆、侧方殆及前伸殆时与对颌牙之间的间隙是否合适，并做相应的调整。然后用细金刚砂钻针修整抛光预备体，使线角圆钝，修整并光滑肩台，去除龈缘的无基釉质，形成连续、清晰的边缘。

对于根管治疗后的牙齿，若冠方固位不足，可以在完成桩核修复的基础上完成 CAD/CAM 冠修复。

（四）瓷贴面（veneer）牙的预备

贴面的牙体预备分为三型：开窗型、对接型和包绕型。修复设计中一般要使修复体和牙体组织交界线避开咬合接触区，防止瓷修复体折裂，因此往往上颌前牙选择开窗型，下颌前牙多选择对接型或包绕型。如果牙齿不需要加长，可以选择开窗型。如果牙齿需要加长，则采用对接型或者包绕型牙体预备方法，后者一般在牙齿切端有足够厚度时选择。

贴面的牙体预备要遵循：尽量少磨除牙体组织；均匀磨除牙体组织，保证修复体有足够的空间，一般在颈部 1/3 预备量约 0.3 mm，在体部 1/3 预备量约 0.5 mm，在切 1/3 预备量约 0.7 mm；唇颊面边界止于釉质层，以提供良好的粘接；边缘线位于自洁区，邻面不进入接触区；内线角圆钝，无倒凹。

1.唇面预备　先用刻度指示钻针在唇面制备深 0.3～0.7 mm 的指示沟，注意分为颈 1/3 和切 2/3 两个方向制备，然后用金刚砂钻针磨除剩余釉质，至 0.3～0.7 mm。如果牙齿着色较深，需要增加牙体预备量从而增加修复体厚度来遮色，但尽量保证预备界面终止在釉质层内。唇面应分为切、龈两个平面来分别预备，然后再修整移行（图 18-8）。暂时先将边缘置于龈上。

2.邻面预备　若邻面接触区良好，则预备时进入接触区但不破坏接触点，边缘位于邻面自洁区和不影响美观的位置，一般在接触点唇侧（图 18-9）。如果邻面无接触，有牙间隙，则边缘应包绕整个邻面，消除倒凹。

3.切端预备　切端边缘线有 3 种预备方法（图 18-10）。①开窗型：唇面预备终止于切缘，用圆头的金刚砂钻针平行于牙长轴沿切缘制备成无角肩台，不改变牙齿长度。②对接型：将切

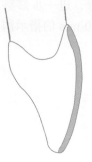

图 18-8　唇面预备，牙体预备量均匀一致

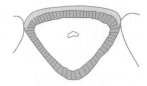

图 18-9　邻面预备，进入接触区但不破坏接触点

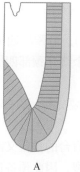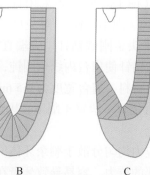

图 18-10　切端预备形态
A.开窗型；**B.**包绕型；**C.**对接型。

端均匀磨除 1 mm。③包绕型：在对接型的基础上，在舌面切端向龈方 1 ～ 3 mm 的位置制备 0.5 ～ 1 mm 宽的无角肩台，注意避开咬合接触区。

4. 龈缘预备　按美观需求，用圆头锥形钻针进一步制备龈缘至龈下 0.5 mm 或者近龈缘处。若要将边缘预备至龈下，则应先排龈。

5. 精修完成　最后用细金刚砂钻针修形抛光，使线角光滑圆钝，去除尖锐的无基釉质。

二、口内扫描

口内扫描是整个数字化修复流程中最关键的一步，其取像精度很大程度上决定了修复体的质量。

（一）扫描前准备

扫描前一般需要提前打开口内扫描仪预热扫描头，避免取像屏出现哈气影响取像质量。

口内通过吹干唾液保持预备体干燥，边缘暴露清晰。龈下边缘需要排龈，以免龈沟液和血液影响边缘数据采集。因此，有牙周炎症的患者一定要先进行牙周治疗，在牙龈健康的条件下可以比较好地控制龈沟液和血液的影响。

唇颊肌肉、上腭和下颌舌体可能影响口内扫描，尤其在后牙区影响较大。建议进行四手配合操作，用口镜牵拉遮挡唇颊肌肉和舌体运动，减少其对扫描精度的影响。

（二）扫描路径和方法

一般先扫描预备体所在牙列，然后再扫描对颌牙列，最后扫描咬合关系。

在扫描预备体所在牙列时，一般要将扫描对象置于采集区域的中心。先从咬合面或切端开始，从预备体远中至少一颗邻牙开始扫描，保持流畅运动至近中，然后转向舌侧或颊侧扫描回到起点牙位，再转向颊侧或舌侧扫描至终点，最后进行补扫。前牙扫描区域一般包括前牙区和第一前磨牙，后牙扫描区域一般为后牙区域至同侧尖牙。尽量避免前后无序地来回扫描，会增加图像处理量而降低数字化印模精度。

针对不同的口内扫描系统，若扫描原理不同，还应采取相应的改良扫描方法提高扫描正确度。采用三角测量扫描原理的口内扫描设备如 CEREC，由于投射光线由近中至远中，因此预备体的远中边缘受遮挡，存在远中阴影现象，扫描正确度下降，甚至是近中边缘也会受邻牙遮挡而导致扫描正确度下降。临床上需要进行变角度补扫，除了常规的平行于咬合面进行水平移动扫描外，还应在预备体𬌗方进行波浪式补扫，即近远中向改变扫描头方向，进行与𬌗面成 0° ～ 60° 的连续变角度波浪式扫描，这样可以有效避开遮挡，提高全冠预备体近远中终止线的扫描正确度。而采用共聚焦激光扫描显微成像技术的口内扫描仪如 3Shape，扫描光线从预备体𬌗面上方平行投射，逐点、逐层扫描成像，不存在投射角度引起的远中阴影现象，平行于咬合面进行稳定的水平移动扫描就可获得较高的正确度。不管采用上述哪种扫描成像技术，增加颊舌面的补扫可以拉近对颊舌边缘的扫描距离，从而提高颊舌边缘的扫描正确度。另外，预备体相邻牙的邻面涉及将来修复体邻面接触的设计，也要进行变角度补扫以保证邻面取像完整。扫描结束后要仔细检查数字化模型质量，尤其是预备体和邻牙邻面是否存在取像不全的情况，必要时进行补扫，边缘不清的位置甚至需要重新扫描。

临床经验和水平会影响操作结果，建议使用之前进行培训和多加练习，规范操作，提高熟练程度。

三、修复体设计

修复体的设计主要是画边缘线、确定就位道、设计邻面接触和咬合接触。CAD 软件已比较成熟，并且都是流程化操作，大大降低了设计环节的复杂程度。

画边缘线有自动模式和手动模式。不管使用哪种模式，只要牙体预备质量高，有清晰、圆滑的边缘线，设计过程就简单流畅。如果牙体预备不合格，边缘不清晰，或者边缘位于龈下，并且牙周不健康，有明显的龈沟液和血液渗出，则很难画清边缘，最终造成边缘不密合。

画完边缘线，按流程设定就位道后，就可以利用 CAD 进行修复体设计。修复体解剖形态的设计可以选择"生物再造模式"，利用 CAD 自带智能修复体形态设计算法，通过识别剩余牙体组织、邻牙和对颌牙形态，自动生成适合于患者个性化牙列形态及咬合特征的牙冠外形。修复体设计也可采用"复制"或镜像"复制"模式，复制患牙术前的完整形态或对侧同名牙解剖形态，生成的修复体不仅仅复制了天然牙个性化的解剖形态，同时也复制了咬合接触。这些软件辅助功能大大减少了椅旁手工调改的工作量和时间，不需要再进行额外设计。

邻面接触和咬合接触的设计可以预设参数，软件自动按要求生成修复体。在参数合适的情况下，切削生成的修复体在粘戴时甚至不需要调整咬合与邻面接触，大大减少临床调磨时间。不过即便这样，临床医生还是应该熟悉并掌握基本的咬合知识，熟悉天然牙的邻面接触位置和大小，有时需要根据临床情况进行必要的手动调整。

CAD 软件在计算设计过程中可以自动消除预备体中小的倒凹，但是较大的倒凹无法消除，还是会影响修复体就位，因此高质量的牙体预备还是最重要的。

CAD 的功能越来越强大，操作越来越简便，但是临床医生还是要掌握基本的牙齿解剖和咬合等方面的知识，以更好地恢复天然牙的形态和生理功能。

四、修复体制作

CAM 技术已比较成熟，加工精度能很好地满足临床要求。只要预备体合格并且经过正确的 CAD 设计，CAM 软件就可自动将 CAD 模型传送至小型数控切削设备，切削制作出精密度较高的修复体。需要注意的是，应根据具体的临床要求选择合适的修复材料，注意铸道尽量放置在不涉及邻面接触的位置，例如颊舌侧。

修复体切削制作完成后，首先要去除铸道，进行修整和打磨。然后，根据不同的材料性能，还需要进行后期加工。一般加强型玻璃陶瓷都需要二次烧结，长石质陶瓷、复合物陶瓷以及复合树脂材料切削完成后只需抛光即可粘戴。因美学需求，玻璃陶瓷可以进行上釉染色，对于前牙还可以进行切端回切加饰瓷，以获得天然牙的切端乳光效果。

五、试戴与粘接

修复体制作完成后当天即可在口内试戴，进行必要的调磨至修复体完全就位、边缘密合后才能粘接。由于嵌体体积较小，不容易夹持，试戴时要避免脱落误吞，可使用橡皮障。

（一）试戴

试戴过程中要检查修复体的就位、固位、边缘、邻面接触和外形。

1. 就位　修复体就位后龈边缘应达到设计的位置，边缘密合，在颊舌向和近远中向稳定而没有翘动，咬合良好，没有明显高点。

影响就位的情况往往包括接触点过紧、修复体组织面有不规则高点，或者预备体上有过锐凸点。当不能就位时，可先在计算机上将光学印模放大，观察预备体组织面是否有尖锐的突出区域，接着用薄咬合纸确定位置，将其小心磨除（不过这一步应尽量在取光学印模前完成）。然后用薄咬合纸检查邻面接触和组织面有无障碍，进行必要的调磨。预备体有倒凹时也会影响就位，如果倒凹较大，需要重新进行牙体预备，重新制作修复体。注意试戴时不要用力摁压修复体，防止修复体折裂。

2. 固位　由于椅旁 CAD/CAM 系统使用可切削瓷或者树脂作为修复材料，主要依靠粘接来获得固位，因此不要求严格的固位形。但并不是完全依赖粘接固位，当修复体完全就位、修复体和预备体密合时，也有一定的固位力。如果预备体无机械固位形，或者修复体调改过多而与预备体不密合，则有可能影响固位，需要重新制作修复体。

3. 边缘　边缘不密合容易造成继发龋和牙龈炎，因此要求修复体和预备体边缘密合，同时不能有悬突和台阶。

4. 邻面接触区　恢复生理性的邻面接触对预防食物嵌塞、保护龈乳头健康和维护牙列稳定十分重要。椅旁 CAD/CAM 系统可以在计算机辅助下设计接触区的位置、大小和松紧度，恢复生理性的邻面接触。试戴过程中可以用牙线来检查，理想的邻面接触是用力时牙线能够勉强通过接触区。如果邻面接触过松，则应该重新制作修复体。

5. 外形　外形突度良好，与邻牙、同名牙一致，必要时进行修形，这对牙周的健康也具有重要意义。

试戴修复体能够完全就位，并且检查可见边缘密合、接触区良好后，可以先进行精细抛光，特别是在邻面和接近龈缘的位置，这些位置在粘接后无法进行完善的抛光。

（二）粘接

临床上一般采用双重固化树脂水门汀粘接全瓷修复体。现代树脂水门汀套装包括用于和牙齿组织粘接的牙本质粘接剂，以及用于和修复体粘接的双重固化树脂水门汀。树脂粘接力与全瓷粘接力主要通过微机械锁合作用和化学性结合获得。前者指树脂水门汀渗入到经过酸蚀处理的粗糙而具有微孔的瓷表面形成树脂突，固化后相互嵌合；后者指粘接剂与硅烷偶联剂处理过的瓷表面发生化学反应而结合。

树脂水门汀粘接系统包括酸蚀-冲洗型粘接系统、自酸蚀粘接系统和自粘接系统，其中酸蚀-冲洗型粘接系统是目前比较公认的粘接效果较好的一种粘接系统。本文以此为例介绍具体的粘接步骤，包括橡皮障隔湿、粘接界面处理、调拌树脂水门汀、修复体就位、光照固化等。

1. 橡皮障隔湿　树脂粘接剂是一种疏水性高分子材料，因此粘接需要在一个相对干燥的环境中进行，上橡皮障将预备体和口腔隔离开来，可以避免口腔湿气对粘接效果的影响。另外，上橡皮障也可以避免修复体滑脱进入口腔造成误咽。

2. 粘接界面处理　瓷修复体和牙体组织的粘接存在着两个粘接界面，即牙齿界面和瓷（树脂水门汀）界面。正确处理这两个界面以提供有效的粘接界面对获得良好的远期疗效十分重要，是决定修复体能否成功的重要因素。

（1）瓷界面的处理：对于玻璃基和有晶体填料的玻璃基瓷，用 5% 氢氟酸酸蚀修复体组织面 60 秒，冲洗 60 秒，再涂布硅烷偶联剂 60 秒，吹干待用；对于氧化铝和氧化锆等多晶基瓷，涂布磷酸酯类的粘接前处理剂，可以提高化学粘接力。

（2）牙齿界面的处理：牙体组织包括牙釉质和牙本质。这两种组织在有机物和无机物组成比例上不同，并且牙本质中有牙本质小管液的存在，为了获得更好的粘接效果，两者表面的处理方法有所不同。

首先用 75% 乙醇棉球清洁牙齿表面，擦净喷粉。然后用 37% 磷酸酸蚀釉质 30 秒，酸蚀牙本质 15 秒，冲洗 30 秒，轻轻吹干，牙本质表面用小棉球蘸干保持湿润，涂布粘接剂并吹成薄薄一层（对于活髓牙，牙本质表面可选择直接涂布自酸蚀粘接剂而不经过磷酸酸蚀步骤）。

3. 调拌树脂水门汀　树脂水门汀一般由树脂基质和催化剂两种组分构成，用塑料调刀将基质和催化剂在调合板上调匀，然后用小刷子均匀涂布于窝洞内，注意窝洞的所有壁和点线角处都要涂布到。

4. 修复体就位　迅速将嵌体放置入窝洞内，多余的粘接剂会从修复体和侧壁之间挤出，这时可以用探针探查边缘，确认修复体已完全就位。各个面先光照 2～3 秒，粘接剂呈面团状，然后去除多余的粘接剂，邻面的粘接剂可以用牙线清理。残留的粘接剂容易引起菌斑滞留和牙龈炎症，因此注意一定要去净邻面多余的粘接剂。

5. 光照固化　从颊舌面、𬌗面等各个方向光照至少 20 秒。

6. 修形抛光　取下橡皮障，检查正中𬌗、侧方𬌗并进行调磨直至没有早接触和𬌗干扰。

注意应在完成粘接后调𬌗，粘接前进行咬合测试容易导致修复体折裂。最后用细金刚砂钻针进一步去除边缘残余粘接剂，修整外形，进行系列抛光。

六、修复体抛光

良好的抛光可以延长修复体寿命，维护口腔健康。修复体光滑的表面具有更好的生物相容性，减少牙龈刺激。抛光后的修复体不容易有菌斑黏附，尤其在修复体邻面最容易堆积菌斑，邻面抛光可以显著减少继发龋和牙周病。理想的抛光可以大大提高修复体耐磨性，也减少对𬌗牙的磨损。另外，高度抛光可以提高修复体本身的反射和折射系数，获得更自然的美学效果，也能增加患者舒适度。

在椅旁 CAD/CAM 修复中，有些瓷块不需要上釉烧结，应该在试戴后粘接前完成抛光，粘接调𬌗后再在口内对调磨处和边缘位置进行抛光。对于需要上釉烧结的修复材料，也建议在烧结前进行抛光，粘接调𬌗后再在口内对调磨处和边缘位置进行抛光。

抛光时要选择合适的抛光材料，不同的修复材料所选用的抛光器械材质不同，一般树脂类材料的抛光器械成分以氧化铝颗粒为主，陶瓷类材料的抛光器械成分以金刚砂颗粒为主。抛光步骤要选择从粗颗粒器械到细颗粒器械逐步抛光，不能跳号，并注意掌握转速和抛光压力。

本 · 章 · 小 · 结

椅旁 CAD/CAM 系统是目前发展较成熟的数字化牙科的代表之一。它将繁琐的临床过程转化为简单的数据处理，使得修复过程更加标准化、精确化，甚至可以规模化。椅旁 CAD/CAM 理念的精髓是一次就诊完成全部修复过程，大大减少了就诊时间，节省了医疗资源。

目前，牙科椅旁 CAD/CAM 系统已经能完成几乎所有牙体缺损的各类修复，并且可以获得很好的美学效果。同时，数字化技术还在不断完善和发展中，临床医生应该学习并掌握数字化技术的基本原理和方法。但和传统修复治疗一样，在修复过程中我们依然要遵守修复的生物学原则、生物力学原则和美学原则，要根据牙体缺损的病因、大小、位置和咬合特点来选择合适的修复材料和修复体类型，在获取固位和抗力的同时保存更多的健康牙体组织。

（包旭东　高学军）

第十九章 牙体修复治疗疗效评价及并发症处理

Clinical Evaluation and Complications in Operative Treatment

第一节 牙体修复治疗临床疗效评价
Clinical Evaluation of Direct Restorations

牙体修复治疗中的新材料和新技术层出不穷，让临床医师在选择时常常困惑。科学和客观评价牙体疾病治疗疗效是牙体缺损修复领域临床研究的主要目的。这方面的临床研究有助于临床医师正确认识和掌握新材料及新技术，为患者提供最适宜的治疗，同时也将推动牙体修复治疗学的进一步发展。

一、临床研究设计的基本要求

对牙体充填修复治疗的客观疗效评定，应建立在合理严谨的临床科学研究基础之上。临床科研不仅仅是简单收集和展示病例，其中经常存在各种偏倚和许多不可控因素，因此需要进行临床科研的严密设计，科学收集、整理、分析数据，并且得出合理、有临床意义的结论。

临床研究设计从顶层设计到方案选择和细节设计，既要考虑到科学问题的需求，又要考虑到研究开展的实际条件。一项完整的临床研究设计应包括收集资料、整理资料、统计分析等全过程。设计中应考虑和明确：研究目的、研究方法、研究对象的纳入和排除标准、研究样本大小、如何进行资料收集和整理分析，以及科研资金的来源等。

临床科研设计的种类很多，大致可以分为描述性研究、分析性研究和实验性研究。描述性研究包括病例报告和横断面研究（cross sectional study）。分析性研究包括病例对照研究（case-control study）和队列研究（cohort study）。实验性研究主要为临床随机对照研究。其中，临床随机对照研究的证据分级最高，而病例报告的证据分级最低。总体而言，前瞻性研究的证据分级高于回顾性研究，开展前瞻性多中心临床研究已成为临床研究的发展趋势。

临床科研设计中，应该尽可能遵循对照、随机和盲法的原则。临床科研中常用的对照类型有随机对照（randomized control）、非随机同期对照（non-randomized concurrent control）、历史对照（historical control）和自身交叉对照（cross over design）。使用随机和盲法主要是为了避免来自患者和医生的期望偏倚和观察偏倚。

二、牙体修复材料的临床试验

在新材料临床准入前，须对其性能进行全面检测评估，牙体修复材料也不例外。除成分和理化机械性能之外，大多数材料还应提供相应的生物学性能试验或者动物试验结果。如果该产品声明有新用途、全新成分设计、全新使用技术等，最好提供临床试验结果。临床试验的目的是验证新材料的安全性和有效性。这类临床试验往往有国际、国家或行业规范指导，已纳入政府主导的管理体系。

目前用于牙体缺损直接粘接修复的主体材料是复合树脂和牙齿粘接系统。在我国，复合树脂和牙齿粘接系统属于第Ⅲ类医疗器械，新产品上市前，根据国家食品药品监督管理总局令第4号（2014年），除外免于进行临床试验的情形，均应进行临床试验。《聚合物基牙体修复材料临床试验指南 YY/T 0990—2015》经历2年多的起草和广泛论证，由国家食品药品监督管理总局于2015年正式发布。该指南规定了对后牙牙体缺损进行直接修复的聚合物基牙体修复材料的临床试验要求，包括了受试者、充填体数目、操作步骤、临床观察、结果判定、终止试验情况及试验报告等内容。其中，对试验牙的要求是能充分反映复合树脂材料在口内环境下行使咀嚼功能的表现：磨牙优先，试验充填体总数目至少为50个，观察12个月的充填体数目不少于40个。临床试验操作程序与实际临床操作要求相同。评价时点规定为术后1周和12个月，评价指标中要求重点观察修复体的固位、折裂、外形和边缘适合性，进行成功或失败的判定。该文件的颁布标志着拟上市的复合树脂新产品必须依据该临床试验指南进行临床试验。

除外新材料上市前临床试验，我们还需要通过临床试验了解牙体修复材料的长期临床表现，以及修复材料失效的原因，为临床医师的诊疗工作提供参考，为进一步研发新材料提供依据。设计和实施高质量的随机对照研究，其研究结果可信度高，能够提供关于牙体修复材料临床疗效的有效信息。其他一些基于临床实践的非随机对照的临床试验，通过对特定临床问题进行观察，有的结果对临床实践具有针对性指导意义。由于牙体缺损修复体失败多数为远期发生，所以应注意临床试验的观察时间要足够长。此外，临床研究的目的一定要先期明确，结果报告要避免倾向性。牙体缺损修复临床试验的核心指标还有必要进一步明确和达成共识。

三、牙体充填修复治疗疗效评价

1971年，Cvar和Ryge提出充填体临床评价标准，包括颜色匹配性、边缘变色、解剖外形、边缘适合性和龋坏。1980年对内容进行改良，加入咬合、术后敏感、折裂、固位等内容，称为改良USPHS标准并广泛应用于充填体临床评价。应用改良USPHS标准进行充填体评价的首项临床研究发表于1984年，从1999年开始，每年有10余项临床研究结果发表，迄今已超过250篇。

2007年，Hickel从美学、功能和生物学性能3个方面提出更为细致的评价标准。设立该标准的目的是早期发现充填体缺陷，包括16项评价内容，每项内容分为5个级别。该标准被世界牙科联盟（FDI）推荐用于临床研究评价。2010年Hickel提出对该标准进行改良，在临床研究中可选择部分相关项目进行评价，各项评价标准可设为"临床接受"和"临床不接受"或4个级别。迄今为止，使用FDI标准进行充填修复体评价的临床研究约25项。在对该标准使用10年的回顾中发现，最常选择的核心评价项目与改良USPHS标准相似，主要为充填体边缘适合性、充填体折裂和固位、充填体表面和边缘着色、继发龋和术后敏感。

牙体充填修复体的疗效评价结果与检查者的临床经验及专业教育程度等因素密切相关，因此有必要制定统一的评价方法，避免偏倚。牙体充填治疗的疗效评价方法大致可以分为直接方法和间接方法。

（一）直接方法

直接方法多为描述性评价方法。描述性评价方法是指在充足光源下，检查者使用口镜和探针对患者口内充填修复体进行检查，依据评价标准对充填修复体作出评价。根据不同研究目的，可在 Ryge 或改良 USPHS 评价标准的基础上适当增减项目，建立适合的评价标准。

表 19-1 中，A 为优，B 为良，结果表示临床满意，为成功病例；C、D 为差，为临床不满意，为失败病例，须更换修复体。评价项目还可根据不同材料的修复体增减。

表 19-1　牙体缺损修复体临床评价标准

等级	修复体表面	边缘密合性	边缘着色	色泽协调性	继发龋	牙龈炎症	牙髓反应
A	表面光滑或略粗糙，可磨光，与存留的牙体解剖形态相连续	用锐探针轻滑过边缘不能探查到裂隙或裂隙浅小，不能探入	修复体与牙体组织之间任何部位无变色	修复体与牙体组织之间在色泽、半透明性和遮光性上无差别或协调	修复体边缘无继发龋	与修复体相关的牙龈指数无改变	患牙可有短期牙髓充血症状，但无牙髓炎症，牙髓活力测试正常或略敏感
B	较粗糙，有小坑，未露出牙本质或基底	裂隙可探入，但未露出牙本质或基底	修复体与牙体组织之间有着色，但未沿洞缘向牙髓方向渗透	修复体与牙体组织之间色泽不协调，但在正常牙色范围内	—	—	—
C	破碎，露出牙本质或基底	裂隙明显，牙本质或基底暴露，修复体未折裂或部分脱落	修复体与牙体组织之间变色，沿洞缘向牙髓方向渗透	不协调，超出正常牙色范围	修复体边缘有继发龋	与修复体相关的牙龈指数增加	患牙有牙髓炎或牙髓坏死症状
D	全部脱落	修复体折裂或部分脱落	—				

A 为优，B 为良，结果表示临床满意，为成功病例；C、D 为差，为临床不满意，为失败病例，须更换修复体。

在使用描述性评价方法时，要注意保持检查环境和条件的一致性。同时需要对检查者进行培训，定期进行一致性检验，检查者自身和检查者之间的一致性至少达到 85% 后再开始进行评价。

描述性评价方法花费低廉，简单易行，适用于充填修复体的临床评价。但是，描述性评价方法的客观性差，未经过训练的检查者之间难以达到高度一致性，导致检查结果的重复性差。直接描述性评价方法的灵敏度低于间接方法。当评价标准分级较少时，该方法的灵敏度低，无法显示出充填修复体之间的微小差异；若增加评价标准的分级数目，检查者之间的一致性又会降低。因此，非常有必要制定和使用简单易行、高灵敏度和高重复性的评价标准，同时可补充使用其他灵敏度较高的间接评价法。

（二）间接方法

间接方法指通过一定的媒介物将口内充填修复体信息转移至体外，在体外对充填修复体进行评价。该方法可以保存充填修复体的永久记录。

1. 照片评价法　照片评价法指把待评价的充填修复体在固定条件下拍成照片，与标准片进行比较，进行疗效评定分级。照片法在评价充填修复体边缘、充填修复体颜色和透明度配比方面具有优势。牙列照片还有助于判断患者口腔卫生状况、接受牙科治疗情况、明显的充填修复体和牙齿磨耗、重度着色以及义齿修复情况。

使用照片评价法必须保证照相技术标准化，拍咬合面、唇面和舌面均需采用固定角度。牙齿和充填修复体要保持干燥。同样，标准片的评价项目分级越多，该方法灵敏度越高，则越能早期检查出充填修复体的变化。

照片评价法无法检查充填修复体龈下边缘和邻面区域，不容易检查出菌斑和小面积龋坏。评价充填修复体磨耗时，照片评价法的有效性和灵敏度低于模型评价法。

2. 模型评价法　使用模型评价法需事先制取充填修复体的阴模，再灌注人造石得到充填修复体模型，然后对模型进行观察或测量。该方法多用于评价充填修复体磨耗情况。

模型评价法中使用的标准对比模型通常为 Leinfelder 模型和 Moffa-Lugassy 模型。Leinfelder 模型中，5 个模型𬌗面平均磨耗量分别为 100 μm、200 μm、300 μm、400 μm 和 500 μm。Moffa-Lugassy 模型共有 18 个柱状模型，磨耗范围为 0 ~ 1000 μm。Vivadent 将 Moffa-Lugassy 的柱状模型改进为牙齿𬌗面形态，更利于精确评价充填修复体磨耗。使用模型评价法也需要对检查者进行评价一致性训练。

使用模型评价法时，若在模型上作出标记参考点，根据标记点评价可有效提高评价精确性。另外，可以使用各种不同的计算机辅助定量测量系统，如立体成像系统、视觉测量系统、模型数字化分析、双悬臂笔式记录仪和形貌仪等，减少肉眼观察模型带来的误差，提高模型评价法的精确度和灵敏度。模型评价法和扫描电镜结合使用，可精确评价充填修复体边缘情况。

（三）其他方法

根据不同研究目的，还可以使用其他的评价方法，例如用色度仪测量复合树脂充填修复体颜色的改变，用牙髓活力电测仪评价牙髓状态。另外，采用联合研究方法，如描述性研究结合使用照片评价法和模型评价法，对充填修复体进行全面的综合评价，可提高评价方法的客观性、灵敏度、重现性和有效性。

四、复合树脂直接粘接修复疗效评价

自 20 世纪 60 年代提出复合树脂直接粘接修复技术以来，复合树脂和粘接系统这两类核心材料一直在不断地研发和改进。经过大半个世纪的材料研发，取得了许多突破性的技术进展，如减小材料的聚合收缩、增强材料的力学性能和美学性能、解决复杂粘接界面的难题、简化临床操作使用等。目前，复合树脂直接粘接修复术已成为牙体缺损治疗的首选方法。尽管如此，该技术的临床操作和疗效一直与材料性能和所存在的问题密切相关，技术敏感性高，疗效也报道不一。

目前的临床循证医学证据表明，复合树脂充填体平均寿命 6 ~ 7 年，平均年失败率约 1.8%（5 年）和 2.4%（10 年）。20 世纪 80 年代初，复合树脂修复体失败的主要原因为表面解剖形态丧失、邻面接触关系不良和材料降解，这主要是由于复合树脂材料的耐磨性能较差。20 世纪 90 年代初的临床研究显示，化学固化复合树脂修复体的 5 年生存率为 56.3% ~ 70%，混合型光固化复合树脂修复体的 8 年生存率为 73%。随着填料技术的发展，临床研究显示纳米填料型复合树脂修复体的 10 年成功率为 80%。复合树脂修复体远期主要表现出边缘问题和表面粗糙失去光泽。关于新近出现的整块充填树脂修复体，小样本临床研究报告年失败率为 1.4%（5 年），最主要的失败原因是牙尖折裂和继发龋，与传统复合树脂无明显差别。目前还没有更远期的临床疗效报告。

复合树脂直接粘接修复技术敏感性高，操作者不同的临床经验以及患者不同的口腔环境均会影响其疗效。一项基于口腔全科医师操作的非随机对照临床研究（1999—2011 年）显示，后牙复合树脂修复体的年失败率为 4.9%（10 年）。系统综述和 Meta 分析结果也显示，高度或中度龋易感患者的复合树脂修复体的年失败率约为 3.5%（5 年）～ 4.6%（10 年），明显高于低度龋易感患者的年失败率 1.6%（10 年）。对于重度磨损的患牙，复合树脂修复体的年失败率从 0.4% 至 26.3% 不等。从复合树脂修复体类型而言，磨牙复合树脂修复体的失败率高于前磨牙，复合树脂修复体范围越大，失败率越高。

近年来，复合树脂充填修复体的耐磨性能有了很大改善，但仍存在着高分子材料所共有的至今尚未解决的老化问题。该问题仍影响着复合树脂直接粘接修复体的寿命，使得继发龋以及充填修复体折裂、变色和边缘不密合成为影响复合树脂充填修复体寿命的主要原因。因此，复合树脂材料和粘接系统仍在不断改进，相应的临床操作技术也在持续发展，以期获得更好的临床疗效。

（王晓燕　岳　林）

第二节　牙体修复治疗并发症及处理
Complications in Operative Treatment

一、意外穿髓

牙体充填修复治疗制备窝洞过程中可能发生意外穿髓，应避免发生。以下是注意事项：

（1）髓腔的解剖形态与牙体外形一致，髓角位于牙尖处，是髓腔的高点，备洞时注意避让。部分牙齿的某个髓角还可能特别高（如下颌第一前磨牙的颊侧髓角、上颌第一磨牙的近中颊侧髓角等），在制备窝洞前，拍摄 X 线片以协助了解牙髓腔的情况。

（2）对于颈部缩窄的牙齿，制备邻面洞时轴壁弧度要顺应牙齿外形。

（3）年轻恒牙的髓腔较大，牙体硬组织较薄，备洞时应注意窝洞的深度。

（4）老年人由于继发性牙本质的形成，在穿通髓角时因不敏感、不出血而不易被发现，造成术后疼痛，故在备洞完成后应仔细探查，确认有无穿髓点。

（5）去腐时，用慢速手机或手用器械（如挖匙）先去除外围腐质，再去除近髓处的腐质。近髓处的操作应小心谨慎，忌用高速涡轮机。

（6）急性龋的软化牙本质多，修复性牙本质薄，一次去腐极易穿髓，可采取分次去腐法。

（7）银汞合金充填时，深的窝洞洞底应该用材料垫平而非磨平。

（8）当发生意外穿髓时，可根据患牙的牙髓生活状态和穿髓孔的大小选择直接盖髓术或进行根管治疗。

二、术后疼痛

（一）冷热刺激痛

冷热刺激痛指牙体治疗后出现一过性冷热刺激痛的症状，即当患牙遇冷热刺激时，出现敏感或疼痛症状，刺激去除后，敏感或疼痛很快消失。造成冷热刺激痛的原因很多，可能是龋病（尤其是深龋）治疗过程的术后反应，即病程的自然转归，也可能是治疗过程对牙髓的刺激所致，预防及处理措施如下：

（1）术前仔细判断牙髓状态。对于可复性牙髓炎患牙，应行安抚治疗，待症状消失后再行充填修复治疗。

（2）进行窝洞制备时，过大的压力或冷却不足均可造成牙髓刺激，要尽量避免。例如：①持续钻磨产生的热刺激大于间断钻磨。②钻针陈旧钝化或选择的钻头过小，钻磨过程会延长，且要增加钻磨压力，给牙髓造成更大的刺激。③慢速手机去腐且无冷却水时，如窝洞较湿润，会使钻磨产生的热量不易扩散，增加了热刺激。④使用高速涡轮机时，如降温措施不到位，可产生较强的热刺激。⑤制备及修整窝洞时，过多且长时间切割牙本质小管可对牙髓-牙本质复合体造成机械刺激。

（3）去净腐质后，剩余牙本质厚度较薄时，应行间接盖髓术。

（4）银汞合金充填时，若深窝洞未垫底或垫底不全，冷热刺激可通过银汞合金这一良导体进行传递，使牙髓出现敏感症状。此时，应除去充填体，进行安抚治疗，待症状消失后再行充填。

（5）银汞合金充填时，不能直接使用磷酸锌水门汀垫底材料，可选用聚羧酸锌或玻璃离子水门汀垫底。

（6）复合树脂直接粘接修复时，如果使用全酸蚀粘接系统，要充分冲洗酸蚀剂，建议使用三用枪高压冲洗，冲洗时间至少等于酸蚀时间。另外，要严格控制牙本质的酸蚀时间，避免牙本质过度酸蚀。建议牙本质用自酸蚀粘接系统进行粘接处理。

（7）使用全酸蚀粘接系统时，如果粘接剂不能完全封闭脱矿的牙本质小管，会导致术后敏感性增加。湿粘接步骤是影响牙本质小管是否完全封闭的关键。临床操作时，可用轻到中等强度的洁净空气去除牙面的多余水分，也可采用棉球轻蘸的方法，使牙本质表面呈现一个略有光泽的潮湿面。

（8）避免遗漏龋洞或其他牙体组织病损。检查患牙时应注意该牙本身是否另有未发现的龋洞或其他牙体组织病损，发现时应给予处理。另外，要排查邻近牙齿是否存在冷热刺激痛，如果存在则予以治疗。

（9）如果术前诊断正确、操作步骤无缺陷，可嘱观察 1～2 周。如果症状好转但未消失，或症状维持原状但未出现新的临床反应，可继续观察 2～3 个月。如果仍不好转，应除去充填体进行安抚治疗，待症状消失后再修复。

（二）自发痛

牙体治疗后出现的自发痛可能是牙髓源性或牙周源性疼痛。牙髓源性自发痛表现为阵发性、放散性疼痛，不能定位，同时伴有冷热刺激痛，且冷热刺激痛多为迁延性。牙周源性自发痛表现为持续性胀痛，可定位，冷热刺激不引发疼痛，常伴有咬合痛。

1. 牙髓源性自发痛

（1）近期出现自发痛：可能是可复性牙髓炎进展为不可复性牙髓炎，或无症状的慢性闭锁性牙髓炎诊断为深龋，或深龋已有穿髓点而未发现，应排除同侧有其他牙髓炎的患牙。

（2）远期（数月或数年）出现自发痛：可能为银汞合金充填深洞未垫底，长期温度刺激发展为牙髓炎；也可能为腐质未除净，龋坏发展致牙髓炎。

患牙出现牙髓源性自发痛时应进行牙髓治疗。

2. 牙周源性自发痛

（1）牙体治疗时的机械刺激（如钻针、器械划伤牙龈）或化学药物刺激（如酸蚀液）所致的牙龈炎症：轻度炎症可不处理，嘱患者注意口腔卫生；也可局部冲洗，创面涂碘甘油。

（2）充填体悬突所致龈乳头炎：临床检查可见充填体处的牙龈乳头红肿，牙龈探痛，易出血，X线片示充填体有悬突。若充填体悬突长时间未处理，可引起牙龈萎缩，X线片可见牙槽骨吸收。处理时，可用金刚砂钻针或修整条磨除悬突，或去除充填体，重新充填，炎症牙龈冲洗上药。

（3）食物嵌塞所致龈乳头炎：充填体与邻牙邻面接触区存在异常，如无接触或接触点面积过大、过小，充填体边缘嵴与邻牙边缘嵴高度不一致，邻牙边缘嵴缺损等，或对𬌗牙尖或嵴过锐且正对患牙牙间隙，咀嚼时使食物嵌入患牙牙间隙。临床检查患牙区常有食物嵌塞，牙龈乳头红肿或萎缩。处理时，可磨改邻面充填体形态或调整邻牙，磨改后仍不理想时，应重新充填，间隙过大者可行全冠修复。对于对𬌗牙过锐的牙尖嵴，可以多次调磨。

（4）颊舌侧充填体凸度异常所致牙龈炎症：凸度过小时，食物可直接撞击牙龈边缘，引起牙龈炎症；凸度过大时，食物失去对牙龈的按摩、自洁作用，牙龈也易发炎。处理时，凸度过小者重新充填，凸度过大者进行磨改。

（三）咬合痛

以咬合痛为主诉症状者，应先考虑并排除以下情况：

1. 高点　𬌗面充填体存在高点，咬合时出现早接触所致。临床检查时可见银汞合金充填体上有小光亮面，牙色材料则需用咬合纸检测高点。如果早接触部位的对𬌗牙有过锐的尖嵴，应先予磨除，然后调磨充填体的早接触点。

2. 流电作用　用银汞合金充填的患牙，如若对𬌗牙为异种金属修复体，咬合接触时出现电击样刺痛，脱离接触或反复咬合多次后疼痛消失，应考虑是否为异种金属间产生的流电作用。处理时，可去除银汞合金充填体，更换为非金属材料充填。

3. 复合树脂聚合应力　常规型后牙复合树脂整块充填时，可因充填体聚合收缩应力，导致咬合痛。处理时可先去除中央大部分的修复体，用暂时材料封闭。症状消失后，再采用分层充填修复。

三、食物嵌塞

当患牙牙龈乳头萎缩时，容易出现食物水平嵌塞。牙齿缺损充填修复并不能有效缓解水平嵌塞状况，因此要注重术前告知，教授患者使用牙间隙刷等去除嵌塞食物的方法。

若邻面缺损充填修复后牙齿出现垂直嵌塞，一方面可能是充填体与邻牙接触不良，包括无接触、接触点面积过大或过小、边缘嵴高度不一致、邻牙边缘嵴缺损等；另一方面，对𬌗牙尖或嵴过锐且正对患牙牙间隙，咀嚼时可使食物嵌入患牙牙间隙，导致食物嵌塞。当邻牙松动时，咀嚼时邻牙移位可使邻面接触丧失，发生食物嵌塞。

对于充填体与邻牙接触不良者，可磨改邻面充填体形态，或调整邻牙，磨改后仍不理想时，应重新充填，间隙过大者可行全冠修复。对于对𬌗牙过锐的牙尖嵴，可以分次调磨。另外，要教授患者使用牙线等邻面清洁方法。

四、继发龋

短期内出现的继发龋多与操作因素有关。主要原因有：

（1）原有腐质未去净，龋损继续发展。

（2）洞缘未在自洁区或可洁区，不利于洞缘的清洁维护。位于隐蔽部位的洞缘易使牙菌斑滞留而产生继发龋。

（3）边缘不密合是造成继发龋的最主要病因，主要包括：

1）无基釉质或修复体边缘折断，使洞缘出现缝隙，牙菌斑滞留而不易清除。

2）修复体存在飞边且未及时去除，飞边极易破碎或折断，使修复体边缘出现裂隙。

3）复合树脂材料聚合收缩会导致修复体与牙齿不密合，产生微渗漏。临床操作时应根据窝洞所在的部位，选择恰当的粘接剂及操作技术，以减少聚合收缩造成的微渗漏。

4）对于银汞合金充填体，如果垫底材料存在于充填体和洞壁之间，垫底材料溶解后会留下裂隙而导致继发龋。

发生继发龋后，应去除全部充填体，并将腐质清除干净，修整洞形，重新充填。另外，对于龋易感患者，应采取其他局部防龋措施。

五、牙折裂

主要由剩余牙体组织抗力不足所致，常见原因有：

（1）备洞时留有无基釉质或未适当降低薄壁弱尖，可导致这些无健康牙本质支持的悬釉或脆弱牙尖折断。临床研究报告显示，窝洞的颊舌径与牙齿折裂的危险性成正相关，当窝洞颊舌径超过牙齿颊舌径的2/3时，建议降低牙尖进行覆盖重建，以利于获得足够的抗力。

（2）窝洞的点线角过锐，洞缘外形线的转折处形成锐角，可导致这些区域的应力集中，易使牙齿折裂。

（3）银汞合金充填时，洞底不平呈圆弧形，充填体受力后会发生移动而对牙齿产生剪切力，导致牙齿折断。

（4）患牙存在隐裂未发现。隐裂一般隐藏在牙齿的正常发育沟内，不明显的隐裂不易发现，临床可用染色法或透照法仔细检查。

（5）银汞合金凝固后会有轻微膨胀，但如果在固化过程中与水接触，则可造成充填体的延缓性膨胀。因此，隐裂牙或可疑隐裂牙不宜用银汞合金充填。

（6）牙髓治疗后牙齿较活髓牙牙体缺损范围大，有折裂的潜在危险，建议做𬌗面覆盖修复。

（7）咬合关系异常、对颌有异常牙尖者应予以调磨。

牙齿折裂后，如果冠折片小，则去除旧充填体后重新充填。若折裂片较大，但断端位于龈上，则重新备洞充填或采用嵌体修复；对于折裂片较大的牙髓治疗后的牙齿，建议行充填后冠修复或桩核冠修复。牙齿折裂至龈下但不深者，视情况做冠延长术，重新修复；若在龈下过深（＞4mm），考虑拔除。

若牙齿发生纵折，根据情况可考虑做半切除术、分牙术或拔除。

若单根牙齿发生根裂，可在体外进行粘接后再植或拔除。若多根牙齿发生根裂，可酌情截除折裂的牙根或拔除。

六、修复体并发症

（一）充填修复体折断或脱落

当充填修复体发生折断或脱落时，应仔细检查，正确分析，找出原因所在，对症修整窝洞，严格各种材料的操作规程，重新充填。常见的原因可能有：

（1）窝洞制备缺陷：腐质未去净；抗力形和（或）固位形不佳，如窝洞过浅或垫底材料过厚致充填体太薄，鸠尾峡部过窄、过宽，轴髓线角过锐或与鸠尾峡部同处一个垂直平面；在粘接修复时，被粘接面的粘接面积不足而且未增加机械固位形等。

（2）银汞合金充填材料调制不当：材料各组分比例失调、材料在调制过程中被污染、调制时间过长或过短等均可影响材料的性能，致使充填体结构疏松。

（3）充填或修复方法不当：银汞合金材料充填时压力不够，材料未填入点线角、倒凹等微小区域，使充填体与牙体之间存在间隙；粘接修复分层充填时，层间结合存在气泡或缝隙。

（4）粘接修复时粘接界面处理不当：酸蚀不充分，隔湿不足，酸蚀后的牙面被污染；粘接剂过薄、过厚；垫底材料过多等。

（5）充填物存在高点，咬合关系异常。

（6）术后医嘱不足：银汞合金充填后的 24 小时之内，用患牙咀嚼食物；未及时纠正患者的不良饮食习惯及错误的刷牙方法。

（二）修复体边缘或表面着色

1. 边缘着色　复合树脂材料修复后发生的边缘着色一般由窝洞边缘的不密合所致。修复体若存在飞边，也易发生边缘着色。边缘着色后，若修复体与牙体组织之间的着色未沿洞缘向牙髓方向渗透，可进行简单的磨除及抛光；若变色沿洞缘向牙髓方向渗透，则应磨除部分或全部充填体，重新充填修复。

2. 表面着色　复合树脂材料修复后，有些修复体发生表面着色。可能的原因有：

（1）修复体表面粗糙：材料本身耐磨性差，修复后易磨损；修复体抛光不够；修复体修整后未抛光，而采用涂粘接剂的方式增光，因粘接剂不耐磨，很快会使修复体的粗糙表面暴露。临床应注意抛光步骤，主要通过抛光使修复体具有光泽，如若使用光泽剂，应选用耐磨的专用光泽剂。

（2）口腔卫生及饮食习惯不良：使用不合格的牙刷及牙膏，刷牙方法不当，经常进食色素重的食物，吸烟等。

修复术后做好医嘱，尽量避免修复体发生表面着色。表面着色较轻、表面粗糙度较小者，修整抛光即可；重者应磨除部分或全部充填体，重新充填修复。

七、其他

（一）磨损

近年来，复合树脂材料发展很快，材料自身的缺陷已得到明显改善，但复合树脂的耐磨性差仍是未能完全解决的问题，尤其对后牙缺损修复来说，磨损问题更值得关注。复合树脂修复体磨损的高峰期一般在修复后的 1 年内，随后磨耗量随时间的延长而减少，这是因为复合树脂经过初期的快速磨损后失去了与对𬌗牙的直接接触，这种𬌗间间隙和周围自然牙的保护分散了食物产生的咀嚼压力而使磨耗速度减缓。

材料自身的耐磨性差固然是复合树脂修复体发生磨损的重要原因，但临床一些不规范的操作会使磨耗加重，如修复体表面粗糙、修整抛光时的产热等。另外，错误的刷牙方法（如用力横刷）、喜食硬物、夜磨牙等不良习惯也会加速磨耗。

（二）美学问题

由于光固化复合树脂遮色能力有限，加之当邻牙颜色及排列存在一定异常情况时，不能完全模拟邻牙，可能出现修复后的牙齿不够自然。此外，美学问题还包括与同名牙不协调对称，两颗中切牙近中龋损修复时发生中线偏移，牙冠短小的牙齿贴面修复后明显臃肿等。

所以，在进行前牙美学修复时，一定要做好病例选择、术前设计，并与患者进行很好的沟通，使修复后的牙齿取得满意的效果。

（王晓燕　高学军）

本 章 小 结

1.牙体修复治疗前,应告知患者可能发生的并发症,取得患者对牙体修复治疗的知情同意。

2.在进行牙体缺损的充填修复时,应熟悉牙体及髓腔的解剖结构,熟练掌握各类窝洞的制备技术,充分了解充填修复材料的性能,规范操作,避免发生并发症。

3.对于已发生的并发症,要仔细检查和明确原因,及时进行对因对症治疗。

4.牙体修复治疗疗效评价有助于临床医师正确认识和掌握新材料及新技术,为患者提供最适宜的治疗,同时也将推动牙体修复治疗学的进一步发展。

（王晓燕　岳　林　高学军）

第二十章　非手术牙体治疗

Non-operative Management

第一节　早期龋的非手术治疗
Non-operative Treatments of Early Caries

龋齿的非手术治疗是针对牙齿未成洞的早期龋的一种保守疗法，主要是采用化学方法或再矿化方法终止龋病的发展并使脱矿部分再矿化，多数时候对已有实质性缺损的成洞龋齿不适用。

一、再矿化疗法

再矿化疗法是在化学药物疗法的基础上发展起来的一种方法。它依据牙齿与唾液之间可进行离子交换的原理，通过人工方法提高牙齿外环境中的钙、氟、磷等矿物离子的浓度，使牙齿外环境的矿物离子浓度高于牙齿釉质内部的矿物离子浓度，矿物离子就会向釉质渗透，使已经脱矿变软的釉质发生再矿化。

（一）适应证

（1）发生于恒牙光滑面的、尚未形成龋洞的早期釉质龋。

（2）龋易感者的预防，例如：进行头颈部放疗的患者，在放疗前、中、后进行再矿化治疗，可预防放射性龋；使用固定矫治器的正畸患者，在矫正前、中、后进行再矿化治疗，可有效地预防龋齿的发生。

（3）急性龋、猛性龋充填修复治疗时的辅助用药。

（二）再矿化液的组成

根据用途不同，再矿化液有多种配方，但主要成分都是钙、磷和氟。氟可以促进钙、磷在牙釉质中的沉积，并可抑制其溶解。此外，为加强再矿化液的稳定性，常在再矿化液中加入钠和氯。

（三）再矿化液的使用方法

1.湿敷　适用于个别牙齿的再矿化。用橡皮杯等清除牙面的菌斑，隔湿并干燥患区牙面，用浸有再矿化液的棉纸片或棉絮片湿敷牙面的脱矿部位，每日1次，每次15分钟，连续15～20次为1个疗程。可连续做2～3个疗程，各疗程间隔1周。

2.含漱　适用于全口多个牙齿再矿化的家庭治疗。正规、细致地刷牙后，用再矿化液含漱，每次含漱2～3口，每口含3～5分钟，每日3次。再矿化液的含漱建议在餐后进行，含漱后2小时内不要进食。再矿化液如作为预防使用，应从相关的治疗开始前1周含漱，直至治疗停止后 3 个月或更长时间。

二、化学药物疗法

化学药物疗法是采用化学药物处理龋损，使龋病终止的方法，包括氟化物对釉质龋的早期治疗和氟化氨银促进牙本质龋损静止两类方法。

（一）釉质龋的氟化物治疗

1. 适应证

（1）发生于恒牙光滑面的、尚未形成龋洞的早期釉质龋。

（2）接近替换期的乳前牙邻面浅龋和乳磨牙殆面的广泛性浅龋。

（3）恒牙釉质发育不全并发殆面广泛性浅龋且备洞困难者。

2. 组成和作用机制

（1）常用的氟化物有 75% 的氟化钠甘油糊剂、8% 氟化亚锡溶液、单氟磷酸钠溶液及含氟凝胶、含氟涂料（Duraphat）等。

（2）氟化物防治龋齿的机制：氟化物可影响牙菌斑微生物的代谢，抑制细菌产酸；氟化物能降低牙釉质在酸中的溶解性，增强釉质的抵抗力；氟化物还可以促进牙釉质的再矿化。早期釉质龋呈多孔状态，氟化物可渗入牙釉质的表层，这些多孔部位将优先获得氟化物，促使龋损处的脱矿釉质再矿化，从而终止龋病的发展。

（3）氟化物对软组织无刺激，使用安全；不使牙齿变色，前后牙均可使用。

3. 操作步骤

（1）用球钻除净龋损的腐质，暴露病变部位；调磨薄壁弱尖，避免牙折的发生及锐尖对软组织的刺激，消除食物滞留的环境。

（2）用橡皮杯等清除牙面的菌斑，隔湿并干燥患区牙面。

（3）涂布药物：用浸有氟化物药物的小棉球反复涂擦患处 3～5 分钟即可，如用含氟涂料，可不必反复涂擦。视患区病情和效果可连续多次涂擦。专业用氟化物浓度较高，不可让患者吞食。

（4）治疗后半小时内避免进食或漱口。

（二）牙本质龋损的氟化氨银治疗

氟化氨银是通过银离子作用于脱矿牙本质，起到使活动性龋损静止的作用。

1. 适应证

（1）改善龋高危患者口腔易感状态，例如患有急性龋、猛性龋、低龄儿童龋（early childhood caries，ECC）等无法一次完成治疗的患者。

（2）因身体或精神状况无法承受牙体治疗者。

（3）充填治疗困难的患牙，例如修复体边缘龋坏、根分歧龋、有修复价值但无法有效隔湿的部分萌出智齿等。

2. 组成和作用机制   常用氟化氨银浓度为 38%。其中银能杀菌，氟能促进再矿化，而氨则保证高浓度的溶液性质稳定。

氟化氨银能与牙本质龋损中暴露的胶原蛋白结合，持续发挥抗菌作用，因此能有效静止龋损，尤其是活跃的牙本质龋损。当其作用于脱矿龋损时，会形成鳞状的蛋白银偶联物层，增强组织的抗酸溶解性及抗酶降解性。而脱矿暴露的基质表面也会被氯化银、金属银、羟磷灰石和氟磷灰石等沉积覆盖，龋损区矿物密度和硬度升高，病损深度降低。此外，脱矿牙本质内的大量银离子储备不仅能有效杀灭牙本质小管内的细菌，还能在新细菌进入时再次活化、继续杀菌，从而阻止细菌生物膜的形成。

使用氟化氨银后牙面会变黑，但局部刺激性小，性能优于硝酸银等传统防龋制剂。

3. 操作步骤

（1）清洁、隔湿、干燥患区牙面。

（2）涂布药物：药物浸润患处 1 ～ 3 分钟，擦除多余的药物防止误吞。

（3）治疗后半小时内避免进食或漱口。

（4）每半年复诊，再次治疗。

三、窝沟封闭

窝沟封闭又称点隙沟裂封闭，是预防𬌗面窝沟龋的有效方法。其原理是将窝沟封闭剂（一种高分子树脂材料）涂布于𬌗面的窝沟点隙处，形成保护屏障，阻止食物碎屑、细菌及其酸性代谢产物等进入窝沟，达到防龋的目的。而对于有明确龋损的早期窝沟龋，不能将龋损封闭在树脂下方，而应该使用微创的"预防性树脂充填术"进行治疗。

1. 适应证

（1）窄而深的窝沟。

（2）对侧同名牙患龋或有患龋倾向的磨牙及前磨牙。

（3）𬌗面有充填体，但同时存在窄而深的窝沟者。

（4）限于窝沟的早期龋。

2. 窝沟封闭剂的种类　依固化方式分为光固化窝沟封闭剂和化学固化窝沟封闭剂两种，目前常用的是光固化窝沟封闭剂。窝沟封闭剂的组成与复合树脂类似，都是采用 Bis-GMA 配方，有些封闭剂添加了一定量的填料（增加强度）或染料（方便及时确认操作的准确性）。

3. 操作步骤

（1）清洁牙面：用橡皮杯或小毛刷蘸适量摩擦剂或牙膏清除牙面的菌斑。

（2）术区隔湿：用棉卷隔离唾液，干燥患区牙面。

（3）酸蚀：用细毛刷或小海绵块在患区牙面涂布酸蚀剂（限于拟封闭的区域），静置30 ～ 60 秒，不要反复涂擦，以免破坏酸蚀牙面的釉柱。

（4）冲洗与干燥：高压冲洗 10 ～ 15 秒，用洁净空气吹干，酸蚀部位干燥后应呈白垩色，否则须重新酸蚀。酸蚀后的牙面严禁污染。

（5）涂布封闭剂：用细毛刷或小海绵块涂布封闭剂，注意要涂布全面，排出窝沟内的空气，也要避免材料内部气泡的产生。

（6）光固化 20 ～ 40 秒。

（7）检查：用探针仔细探查，搜寻有无遗留的窝沟，有则重新封闭；封闭剂过厚处应修整去除，不明显的高点不必磨除，一般可自行磨掉。

四、树脂浸润治疗

树脂浸润治疗（resin infiltration）是一种治疗早期龋的微侵入性治疗方法。其原理是使具有低黏度、高渗透系数的树脂材料渗透进入脱矿牙釉质的微孔隙中，经光固化封闭脱矿的牙釉质，防止外界致龋因素对牙齿的进一步作用。龋损区的致龋微生物由于缺乏代谢底物而受到抑制，从而防止龋病进一步发展，同时还可以提高脱矿牙齿表面的物理性能。树脂渗入脱矿孔隙固化后，由于折光系数的改变，能大大改善患牙的美观性，特别适用于治疗前牙唇面早期龋的白垩样改变。由于临床应用时间较短，其长期疗效仍需进一步观察。

树脂浸润治疗产品由酸蚀剂（15% HCl）、干燥剂（乙醇）和可流动的树脂 3 部分组成。

对于光滑面和邻面，分别有不同设计的专用装置。

1. 适应证　光滑面或邻面早期龋，临床多用于治疗前牙以白垩斑为表现的龋损。

2. 操作步骤

（1）清洁牙面：用橡皮杯或小毛刷蘸适量摩擦剂或牙膏清除牙面的菌斑。

（2）术区隔湿：隔离唾液，干燥患区牙面。

（3）患牙隔离：对于邻面早期龋的患牙，需用楔子将患牙和邻牙分离以利于操作。

（4）酸蚀：用专用装置在患区牙面涂布酸蚀剂，静置 120 秒。

（5）冲洗与干燥：高压水冲洗 30 秒，用洁净空气吹干。涂布干燥剂 30 秒，再用洁净空气吹干。治疗前牙白垩斑时，如果用干燥剂润湿牙面后仍呈白垩样外观，需重复酸蚀 1 ～ 2 次。

（6）涂布浸润树脂：用专用器械涂布浸润树脂，静候 3 分钟。用棉球或牙线去除表面多余材料。

（7）光固化 40 秒：注意邻面区需从不同角度光照。

（8）再次涂布浸润树脂，静候 1 分钟，去除表面多余材料。

（9）光固化 40 秒。

（10）检查和抛光：用探针仔细探查，必要时可用橡皮杯或邻面砂条进行表面抛光。

第二节　牙本质敏感症的脱敏治疗
Desensitization Treatment of Dentin Hypersensitivity

牙本质暴露是产生牙本质敏感症状的基础。牙本质敏感症可以是许多牙体硬组织疾病的共有症状，治疗前应首先确定并消除发病的危险因素，排除牙齿有导致实质性缺损的龋病、磨损或楔状缺损等问题。当患牙已经形成实质性牙体组织缺损时，用充填修复材料覆盖暴露的牙本质，牙本质敏感症状即可缓解。磨损较重而近髓者，可以考虑牙髓治疗后再行修复。对于反复脱敏无效而过敏症状严重的患牙，也可以采取有创治疗，如膜龈手术、复合树脂粘接修复术、牙髓及根管治疗等。下面主要阐述脱敏治疗方法。

一、脱敏治疗的作用机制

降低或消除牙本质敏感的方法主要有两种，即降低局部神经敏感性和（或）封闭暴露的牙本质小管，隔绝刺激的传导。

（一）降低局部牙髓神经感受器的敏感性

通常局部应用钾盐制剂，钾离子可透过牙本质，增加牙髓感觉神经感受器周围的细胞外钾离子浓度，导致其产生去极化现象而降低其兴奋性，达到脱敏效果。

（二）封闭暴露的牙本质小管

1. 阻塞暴露的牙本质小管　主要是利用药物的反应产物，形成无机盐（主要是钙盐和锶盐）或蛋白质沉淀（主要是酚类、醛类药物），阻塞牙本质小管。

2. 覆盖暴露的牙本质小管　主要是利用材料覆盖牙本质表面，同时材料渗入牙本质小管，形成管突而堵塞牙本质小管。常用材料包括树脂和玻璃离子类的保护漆，以及牙本质粘接剂。一些树脂类脱敏剂加入其他脱敏成分以增强效果，例如 Gluma 脱敏剂，主要成分为 HEMA、戊二醛和氟化物。

3. 熔融封闭暴露的牙本质小管　激光能使牙本质小管熔融后再结晶封闭，也会令牙本质小管内的神经纤维发生理化改变，从而达到脱敏效果。

4. 促进第三期牙本质形成　氢氧化钙、硝酸钾等可刺激牙髓的修复性反应，促使成牙本质细胞形成新生牙本质屏障，隔绝对牙髓组织的刺激。

二、脱敏方法及药物

因牙本质敏感症的病因复杂，病情反复，尽管脱敏方法很多，但目前尚无特效的治疗方法。脱敏方法可以分为医用疗法和家用方法两类。

（一）医用脱敏疗法

常用的脱敏剂型有液体、糊剂或凝胶。最常用的方法是局部涂擦。在使用脱敏药物之前，须用橡皮杯等清除患牙牙面的菌斑、隔湿、干燥患区牙面。蘸取药物涂擦敏感区 2～3 分钟，可反复涂擦，直至敏感消失。诊室用脱敏剂有效成分浓度高，起效迅速，但需小心使用。对牙龈有刺激性的脱敏剂应局限于咬合面使用。各种脱敏剂的使用方法及注意事项如下：

1. 75% 氟化钠甘油糊剂　涂擦时，初期患牙可感酸痛，一般在涂擦过程中酸痛感可逐渐减轻，如疼痛明显，用温水洗去药物，5～10 分钟后再继续操作。

2. 0.76% 单氟磷酸钠凝胶（pH = 6.0）　用于牙面涂布，为了保持氟的有效浓度，也可配合托盘使用，使牙面药物浓度保持，增进脱敏效果。

3. 氟保护漆　将药液涂于牙面保持一定时间，使其在牙面形成一层薄膜，延长药物成分作用时间。常用的产品含 5% 氟化钠，药液遇唾液凝固，呈淡黄色。

4. 氟化泡沫　常用氟离子浓度 6000 mg/L，药剂呈泡沫状，配合托盘使用更易被牙齿吸收。操作中应避免被吞咽，造成恶心、呕吐及氟中毒。建议低剂量多频次使用。

5. 麝香草酚熨热法　麝香草酚能与牙本质及小管液蛋白质作用形成蛋白质沉淀，适用于咬合面个别敏感点的脱敏治疗。将浸有 50% 麝香草酚乙醇溶液的小棉片置于磨牙殆面确定的敏感位点处，用烧热的金属充填器平头端熨烫小棉片，反复一两次，即可达到立竿见影的脱敏效果。操作时须注意避免烫伤口腔软组织；由于熨烫麝香草酚小棉片时可产生有刺激性的烟雾，可嘱患者憋气或呼气，同时用强吸引器吸走烟雾。

6. 双组分药剂　使用时应注意药液使用顺序，并避免药液相互污染，降低有效成分。例如极固宁，1 液是两种可溶性钾盐，2 液含有钙盐、锶盐。先使用 1 液使神经纤维去极化，降低神经纤维的兴奋性，产生初期脱敏作用；再使用 2 液在牙本质上形成不溶性盐沉淀层，深度封闭原来呈暴露状态的牙本质小管。

7. 专用树脂类脱敏剂　有光固化和化学固化两种类型，也可使用牙本质粘接剂。使用时严格参照操作说明。

8. 激光　半导体激光、Nd∶YAG 激光、Er∶YAG 激光、水激光和二氧化碳激光均能用于脱敏，效果与激光器参数设置以及作用时间和使用方式密切相关，成功率从 5.2% 至 100% 均有报道。

（二）家用脱敏方法

通常将多种脱敏成分制成牙膏或漱口水，方便患者使用。为了满足刺激性小、安全性高的要求，家庭用脱敏剂有效成分浓度低、起效慢，而且疗效与脱敏剂作用时间密切相关。使用脱敏牙膏应适当延长刷牙时间，患区应反复涂擦。使用漱口液应使药液在口内停留一定时间，或增加含漱频次。

第三节　牙色异常的漂白治疗
Discolored Teeth Bleaching

牙漂白治疗作为改善牙齿颜色的方法已经有一百多年的历史了。19世纪80年代，临床将过氧化氢用于活髓牙外漂白治疗，并沿用至今；进入20世纪，高强度光源开始用于辅助化学漂白过程，通过升高过氧化氢的温度来加速漂白的过程。近20年来，各种漂白物质和催化装置也在不断改进，同时，在临床医师指导下的家庭漂白开始使用。

一、漂白机制

临床常用漂白剂一般为氧化剂，如各种浓度的过氧化氢、过氧化脲和过硼酸钠。

1. 过氧化氢（hydrogen peroxide，HP）　过氧化氢是最有效的漂白剂，各种浓度（3%～40%）均可使用，但最常用的是30%～35%的过氧化氢水溶液或含有35%过氧化氢的凝胶。过氧化氢主要用于冠外漂白，也可用于冠内漂白。但应注意高浓度的过氧化氢对软组织有腐蚀性，接触后会有剧烈的烧灼感，临床使用时应注意防护。高浓度过氧化氢受热易爆，应避光冷藏保存。

2. 过氧化脲（carbamide peroxide，CP）　过氧化脲相对稳定，分解后可产生脲、氨气、二氧化碳和过氧化氢，10%的过氧化脲分解后可产生近3.5%的过氧化氢。常用浓度为5%～20%，对牙髓及其周围软组织有刺激性，主要用于冠外漂白。研究证明，使用20%的过氧化脲相当于使用7.2%的过氧化氢，漂白效果没有差异，但过氧化脲具有抗龋的功效且比较稳定，在临床上应用也较广泛。

3. 过硼酸钠（sodium perborate）　过硼酸钠是一种氧化剂，可制成各种剂型。新鲜的过硼酸钠含有95%的过硼酸盐，可释放9.9%的氧气。干燥的过硼酸钠比较稳定，当遇酸、热或水时分解成偏硼酸钠、水及新生态氧。过硼酸钠比过氧化氢容易控制，使用安全，是冠内漂白的首选。

牙齿漂白的机制尚未完全清楚，主要是通过漂白剂的氧化还原反应完成漂白的过程。高浓度过氧化氢是极不稳定的过氧化物，在反应中释放出高活性的 O· 和 HO₂·，作用于长链色素分子，切断其未饱和的二价键，将其分解为不显色的短链小分子。过氧化脲则是通过分解为过氧化氢和尿素发挥作用。

关于漂白剂的作用部位，目前有两种学说。第一种是隐藏学说，认为漂白剂作用于牙齿表面釉质，通过化学反应改变釉质表面的光学性能，使其屈光率改变，半透明性降低，从而产生遮色效果。诊室漂白的作用原理以此学说为主导，但作用主要在浅层，药物作用时间较短，很容易复发。第二种是渗透学说，认为过氧化物会穿过釉小柱从而改变牙本质的颜色。家庭漂白以此学说为基础，治疗周期长，但是漂白效果维持久。因此，二者配合可能有更好的效果。常用的漂白技术包括多用于活髓牙的冠外漂白技术和用于失髓牙的冠内漂白技术。

二、活髓牙漂白技术

主要采用冠外漂白法，具体方法有诊室漂白技术和家庭漂白技术。诊室漂白技术采用的脱色剂浓度10倍于家庭漂白技术，特点是见效快，但有可能灼伤口腔软组织，且长期疗效可能略逊于家庭漂白技术。

（一）适应证

（1）外源性和增龄性着色，这两类着色的冠外漂白效果很好。

（2）程度较轻的内源性着色牙齿，例如没有实质性缺损的轻度氟牙症、着色局限在切端的轻中度黄色四环素牙。

（3）全瓷、树脂粘接修复治疗前改善牙齿基础色调。

（二）活髓牙漂白的禁忌证

（1）牙本质敏感症患者。

（2）牙齿有大面积充填体。

（3）牙齿发育不全，髓腔过大或有裂纹。

（4）充填物有缺损或裂纹。

（5）牙齿局部变色，可通过充填修复手段改善者。

（6）孕妇、哺乳期妇女及对过氧化物制剂过敏者。

（三）活髓牙诊室冠外漂白操作步骤

诊室漂白技术每次的治疗时间为 45～60 分钟，一般需治疗 2～6 次，每次间隔 1～2 周。治疗前，最好拍摄 X 线根尖片，了解患牙有无隐匿性龋损及髓腔有无异常，谨慎对待非适应证患牙。治疗时不能使用麻醉剂，以便于医生随时监控牙髓的敏感状况，出现牙齿敏感症状者应立即终止治疗，下次的治疗时间取决于牙齿敏感的恢复情况，无症状时再继续治疗。具体操作步骤如下：

1. 术前准备　拍摄照片或用比色板（仪）记录原始颜色。对牙面彻底清理，用橡皮杯蘸适量浮石粉和水清除牙面的菌斑，去除遮挡牙面的材料，使牙齿与漂白剂充分接触；对于刚刚完成正畸治疗的患者，特别留意清除残留的粘接材料。避免使用含有甘油或氟的清洁剂。

2. 保护牙周软组织　选择和安放适当的唇、颊牵拉器，在牙周、唇、颊软组织上涂布保护性软膏，使用与牙颈部贴合性很好的橡皮障或树脂牙龈保护剂隔离患牙。如果使用加热灯，应避免使用金属夹。

3. 涂布漂白剂　根据产品操作说明，将漂白剂按照要求的时间间隔涂在牙齿的唇面和邻面。可以选择专用的辅助工具，以加速化学物质的反应，增加漂白效果。关于漂白辅助工具的促进作用还存在一定争议。

4. 冲洗　治疗结束后，用温水将牙齿表面的漂白剂冲洗干净，拆除橡皮障或牙龈保护剂。勿用冷水降温，避免温差过大引起患者不适。评估牙齿颜色是否有改善，询问患者有无牙齿敏感情况。

5. 应用氟化物　干燥牙面，用中性氟化钠糊剂涂布所有漂白过的牙面 5～10 分钟，并嘱患者在复诊间歇期使用含氟牙膏刷牙或用再矿化液含漱。建议患者在近两周内避免接触咖啡、茶等深色饮食。

（四）氟牙症患牙漂白

氟牙症患者的着色通常发生在釉质表层，对于没有实质性缺损的氟斑牙，通常上述冠外漂白治疗为主要方法，也可在此基础上再配合釉质表面微量调磨，去除部分深染着色以获得更好的脱色效果。釉质表面微量调磨后，使其形成没有釉柱且为无定形状态的表层结构，表现为平滑且有光泽的釉质。

（五）四环素牙的漂白

四环素牙染色部位在牙本质，冠外漂白方法不易透过牙釉质到达染色区，因此治疗难度较大。四环素牙中，对于淡黄色的变色病例及变色区域局限在切端的病例，冠外漂白效果尚可，较重的灰黑色患牙漂白效果很差。对四环素牙有效的脱色方法是冠内漂白法（见下文"无髓牙漂白技术"的"冠内漂白法"）。该方法效果虽然明显，但须将生活牙髓摘除，临床应谨慎使用。

（六）家庭漂白

家庭漂白因是患者自行在家操作，医师在术前应对患者进行充分告知和指导，让患者了解治疗程序、方法、可能出现的问题及在出现问题后应采取的合适措施等，与患者保持联系，及时回应患者反馈的问题，减少并发症的发生。在患者居家自行操作前，医师需先行做以下工作：

1. 制作个性化牙套　给患者取牙列印模，灌制模型，将上下颌模型修整为马鞍形，保留上颌或下颌的牙齿及牙周组织模型，不包括腭部或舌侧组织。模型基底平坦，与中切牙保持垂直。这样使得真空压制的牙套更易与模型贴合，避免加工过程中形成各种皱褶。可在拟漂白的牙齿模型的唇颊侧预留空间，制作储药池，有助于牙托固位，减少对牙龈的过度压力。修整并试戴牙套，使牙套边缘覆盖至牙龈缘 1 mm 以上，打磨光滑，避免牙套边缘对口腔软组织造成刺激。

2. 教授患者使用脱色用品　教会患者如何摘戴牙套、如何放置漂白剂。家庭漂白技术常用的漂白剂为 3% 过氧化氢或 10% 过氧化脲。告知脱色剂用量适当，勿溢出牙齿范围，如有溢出应及时去除，以防吞咽；每次的戴用时间按照产品使用建议执行。每次漂白完成后及时冲洗、擦干牙套，存放在阴凉处。出现牙齿敏感、牙龈炎症时，停戴 1 ～ 2 天，并与医师联系。漂白期间建议使用含氟牙膏刷牙。

总的疗程难以确定，一般需 1 ～ 6 个月。每 2 周请患者复诊一次，了解患者的操作是否正确，检查牙色改变状况、牙龈有无炎症、牙套有无缺陷等，发现问题及时解决。

三、无髓牙漂白技术

适用于外伤或牙髓治疗后引起的内源性牙齿变色。临床疗效较好，颜色恢复率为 83% ～ 91%，但疗效不持久，治疗后 1 ～ 5 年，50% ～ 65% 的患牙可出现程度不同的颜色回退现象。

（一）冠内漂白法

冠内漂白法是无髓牙漂白技术常用的方法，使用的脱色剂浓度较高，治疗须在诊室内由口腔医生操作完成。通常有热催化法（thermocatalytic technique）和渐进漂白法（walking bleach technique）两种技术。热催化法的操作过程是在 30 分钟内将放入髓腔内的 30% ～ 35% 过氧化氢加热数次，然后进行彻底冲洗。热催化法的优点是疗效好、疗程短，缺点是易引起牙根的外吸收，目前临床已少用。渐进漂白法每次就诊时间短且较安全，但疗程相对较长。渐进漂白法是目前临床常用技术，操作步骤如下：

1. 完善根管治疗　漂白治疗前，必须拍摄 X 线片，确认根管已做过完善根充。

2. 隔离术区　安装橡皮障，保护牙龈不被强氧化剂烧伤。

3. 清理髓腔　慢速球钻清除髓腔内容物，揭净髓顶，确保髓角及其他可能隐藏牙髓组织的区域充分暴露。髓腔内有树脂充填体时更应仔细清理，切勿残留树脂材料，以便使脱色剂与牙本质紧密接触并有效渗透。

4. 去除部分根充物　用玻璃离子水门汀封闭根管口，阻止脱色剂向根方渗透。材料厚度至少 2 mm，冠方高度与牙龈的附着上皮一致，以使脱色剂能渗入牙颈部 S 形的牙本质小管，脱去牙冠颈部的颜色。

5. 置入漂白剂　将30%过氧化氢溶液与过硼酸钠粉末调和成稠糊剂直接放入髓腔。为安全起见，也可将过硼酸钠与水或生理盐水调和成糊剂使用或将10%过氧化脲放入髓腔。用一干棉球挤压去除多余水分，并为暂封材料提供空间。

6. 髓腔封闭　用玻璃离子水门汀暂封，暂封材料最小厚度为2 mm。由于漂白材料会释放氧离子，产生的压力可能使暂封材料被顶脱。

7. 复诊　封药后3～7天复诊。每次复诊均应记录牙齿颜色，复诊次数依颜色的变化而定，一般需3～6次。漂白完成时的牙色应略白于同名牙，给牙色回退留以空间。若牙色经多次复诊后未达到预定目标，且颜色已无明显变化，应征求患者意见，终止漂白治疗，改用贴面修复方式改善牙色。

8. 完成　漂白治疗终止后2周，用适合牙色的复合树脂修复髓腔入口。

（二）冠外漂白

当无髓变色牙无法做冠内漂白时，可选用冠外漂白。在具体操作中不需要去除现存的修复体，直接将漂白剂涂在专用的漂白牙托上。

四、影响漂白效果的因素

牙漂白治疗的疗程较长，漂白效果持续时间不易预测，有些病例的预后可能达不到患者的期望值，治疗前应向患者说明。不同的牙齿变色类型对漂白治疗的反应也不同。影响牙齿漂白效果有诸多因素，归纳如下。

1. 牙齿表面清洁度　在漂白前彻底清洁牙齿表面，保证漂白剂与牙齿表面充分接触。一般建议在牙齿洁治后两周开始漂白，以减少洁治带来的敏感和牙龈不适。

2. 过氧化物浓度　随着过氧化物浓度的升高，氧化作用增强，漂白速度会加快。使用高浓度过氧化氢时，要注意保护牙龈，避免化学性灼伤。

3. 温度（诊室漂白）　温度越高，氧释放的速度越快，牙齿颜色改变的速度也越快。当温度升高到令人不适的水平时，会引起牙齿敏感甚至不可复性的牙髓炎症。

4. pH　过氧化氢在酸性pH条件下有助于在运输和存储过程中保持它的效力，而在漂白过程中过氧化氢发挥效力的最佳pH为9.5～10.8。

5. 时间　漂白的效果与漂白剂接触牙面的时间直接相关。在一定范围内接触时间越长，漂白效果越好，但同时患者术后敏感的可能性也会增加。

6. 密闭的环境　将牙面的漂白剂封闭在局部可以减少活性物质向空气中挥发，从而提高漂白效率。

五、牙漂白并发症

（一）牙根外吸收

牙根外吸收是无髓牙冠内漂白技术的主要并发症，发生率为7%，原因不完全清楚。回顾性的临床研究表明，出现牙根外吸收的患者年龄多在25岁以下，且牙齿变色原因多为牙外伤。动物实验显示，使用热催化法发生牙根外吸收的概率为18%～25%，而不用热催化法者为0～6%。推测牙根外吸收的发生机制可能是强氧化剂经无牙骨质覆盖的牙本质小管（约10%的牙齿存在此种解剖缺陷）或有缺陷的牙骨质渗透到牙周，引起牙骨质坏死及牙周膜炎症，感染使炎症持续，最终导致牙根外吸收。采取使用封闭性强的材料垫底以形成保护层、用过硼酸钠等弱氧化剂代替强氧化剂及不使用热催化技术等措施，也许会减少此类并发症的发生。

（二）牙齿敏感

牙齿敏感是活髓牙冠外漂白技术的主要并发症，约 2/3 的患者会出现轻微而短暂的牙齿敏感症状，但一般不会对牙髓造成实质性损伤，终止治疗后基本可恢复。为减少牙齿敏感症状的发生，可于漂白术前和术后使用氟化物。

（三）软组织损伤

诊室内使用的高浓度过氧化氢容易造成软组织烧伤，烧伤深度通常较浅，大量水冲洗后在创面上涂布防腐抗炎类药物，一般会很快恢复，不会遗留后遗症。家庭漂白时出现的软组织损伤多为不合适的牙套所致，正常剂量的漂白剂不会造成明显的软组织损伤。

（四）对釉质表面的影响

研究表明，漂白剂会造成釉质表面显微硬度下降，但漂白后使用氟化物可以促进再矿化。漂白过程会释放很多氧到牙齿中，抑制了树脂的聚合，因此漂白后等待 1～2 周时间可以让这种副作用减弱，不仅能获得良好的粘接效果，还可以保证比色时牙齿颜色更稳定。

（五）漂白药物对修复材料的影响

漂白剂对瓷和金没有影响。漂白剂会增加复合树脂表面的粗糙度和硬度，对其颜色并无显著影响，但会增加修复体边缘的微渗漏。漂白剂可能有促进银汞合金中汞释放的作用。漂白剂还会使临时冠用材料甲基丙烯酸甲酯变色，可通过改变玻璃离子水门汀中的基质结构而影响其功能。

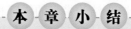

本 章 小 结

非手术药物治疗有微创、预防效果好的特点，是牙体硬组织疾病防控的重要组成部分。

漂白治疗通过漂白剂氧化色素达到治疗效果，治疗过程较长，漂白效果以及持续时间不易预测。术前需与患者进行良好的沟通，充分告知术中、术后可能出现的反应和并发症。

（刘颖熠　王晓燕）

第四篇　牙髓病及根尖周病的治疗

Treatment of Pulpal and Periradicular Diseases

第二十一章 概　述

General Description

第一节　牙髓和根尖周疾病治疗应遵循的原则
Principles for Treatments of Endodontic Diseases

一、保护与保存健康的牙髓组织

牙髓组织的健康对于牙齿行使正常功能具有重要的意义，牙髓组织健康与否直接关系到牙齿的结构和功能。牙髓坏死后，釉质和牙本质因失去牙髓的营养供给，有可能变得脆弱、易折裂，釉质失去光泽，无法继续形成新的牙本质；如果在牙根发育期，牙根及根尖停止发育，导致牙根较短，根尖孔呈喇叭口状。因此，努力保护和保存健康的牙髓组织，尤其是对于年轻恒牙，是牙科治疗的首要原则。

二、保存患牙与防治根尖周病变

由于牙髓所处的特殊解剖环境，对于多数发育完成的恒牙来说，牙髓炎症造成的损伤常常是不可逆转的，治疗中无法保存生活的病变牙髓。此时，为了解除患者痛苦，防止疾病扩展，保存患牙则成为主要的目标。保存患牙的首要条件是牙周和根尖周组织的健康。因此，去除髓腔内病变组织或控制感染物质，预防和治愈根尖周病变，是牙齿得以保存的先决条件。

三、治疗过程以清除或控制髓腔根管系统的感染为目标

牙髓的原发性感染物质主要来自牙体硬组织屏障被破坏后的微生物感染，最常见的是龋病。牙周组织的感染也可以通过根尖孔或其他牙髓-牙周的交通感染牙髓，但所占比例很小。口腔中的微生物还可以通过其他途径如外伤导致的牙硬组织破损、裂纹感染牙髓，或通过各种原因暴露的牙本质小管感染牙髓。另外，微生物也有可能通过血运感染牙髓（引菌作用）。另一方面，对牙髓感染播散途径的研究表明，除了根尖组织脓肿形成或窦道形成等特殊情况外，多数牙髓或根尖周组织的原发感染物质都局限在髓腔内，根尖狭窄部是机体最有效的微生物防护屏障，可以在一定程度上抵御感染向根管系统外扩散。因此，清理根管内的感染要避免破坏根尖的这一重要生理屏障。临床上通过有效地控制和消除根管系统的感染，并且有效地封闭根管腔隙，可以治疗绝大多数牙髓病和根尖周病的感染，从而使其治愈。

鉴于上述特征，在牙髓治疗中，应该尽可能做到：①不使根管系统现有的微生物感染扩散；②不增加新的感染；③清理和消除已有的感染物质；④不将感染物质推出根尖狭窄部；⑤封闭清理过的根管系统，防止再感染或感染复发。

四、治疗步骤和所用药物不应对机体产生不良生物学作用

由于根管系统的复杂性，机械清创时在清除根管内感染物质环节上还必须同时应用药物消毒。两者相辅相成，互相补充。然而，鉴于根管内用药可能溢出根管系统，刺激根周组织，必须考虑这些药物可能或潜在的危害，谨慎选择。

传统的根管治疗将根管消毒作为一项重要的内容。从消除感染的角度考虑，要求根管消毒的药物应该有强而有效的消毒作用。由于牙髓感染常通过牙本质小管感染一定范围的牙本质组织，因此希望消毒药具备一定的渗透性，可以渗透到感染的牙本质中，起到消毒的作用。但是，选择药物必须考虑的问题是，任何生物制剂在对病原物质发挥作用的时候，都可能会影响正常组织。将液态的药物放在根管中，最可能出现的情况是药物通过根尖孔刺激根尖周组织。因此，实际操作中要尽可能地防止药物溢出的发生，避免对正常组织造成不可逆的损伤。早期根管消毒广泛使用醛和酚，以及其他一些苛性药物，因为它们具备十分强大和有效的杀菌及控制感染的作用。然而近代的研究表明，上述苛性药物会对与之接触的正常组织有破坏作用，还可能作为半抗原对人的免疫系统起作用，甚至可能具有潜在的致畸或致癌作用。尽管目前还没有证据表明牙科所用的这些杀菌制剂正常使用时会导致任何临床问题，但基于医学的谨慎原则，目前临床上使用这类药物的范围越来越小，尤其不主张将这类药物直接与生活的正常组织长期接触。

在一个时期，抗菌杀菌类药物被加入根管充填材料中，以期加强控制根管内感染的作用。关于这类药物对机体的长期作用，仍需更多的临床观察和研究。作为一项基本的原则，任何一种滞留在机体中的材料，都应该具备生物相容性，对机体无副作用。对于具有持久抗菌作用的材料是否应该作为永久性的根管充填材料，应谨慎处之，深入研究。

观察药物或材料对机体的作用，不仅要从组织学方面看，还应结合最新的细胞学和分子生物学手段进行更为深入的研究，尤其应该重视大样本的长期临床流行病学研究，将循证医学的原则用于牙髓病治疗技术临床效果的研究。

治疗步骤的正确与否不仅影响即刻的疗效，也可能对患者的长远利益产生影响。在根管治疗中必须遵循有关的原则、步骤，使用合格的药物和器械。例如，在根管预备中必须遵循准确的工作长度，必须使用消毒器械，避免感染物质进入根尖周组织等。

五、保护与保存健康的牙体组织

患牙髓病的牙齿由于龋损和其他病变，牙体组织本身往往已经比较薄弱。与此同时，牙髓治疗需要彻底清除根管内的感染物质，为了手术的方便不得不切割一定量的正常牙组织，可能会进一步削弱患牙抗咬合力的能力。故在治疗时，必须考虑尽可能地保护健康的牙体组织，为后续的缺损修复和功能恢复留存基础。

首先，在髓腔进入预备时，术者要清楚地了解各牙的解剖形态，操作之前就应该考虑好对缺损牙体的修复方案。要选择正确的入髓洞形，在获得有效根管通路的同时，尽可能更好地保护健康的牙体组织，过度切割只会给未来的修复和恢复功能增加困难。根管预备时要避免过度切割，尤其要对各个牙根解剖和结构上的薄弱点有足够的了解。进行根管加压充填时，要注意力量、方向适当，避免出现根裂的情况。

另外，由于术者经验的局限、患牙解剖结构的变异、患者口腔环境的变化等诸多因素，根管治疗失败的病例不能完全避免。如果治疗失败，有必要仔细分析原因，进行再治疗。为了保证在失败时能够进行再治疗，要求在选择根管充填材料时，尽可能选择易取出的材料。

目前的根管治疗方法仍存在切割正常组织过多的缺陷，并且治疗步骤繁多，器械种类繁

杂。因此，进一步的研究需要考虑在清创方法上加以改进，从而在最大限度去除感染组织的同时，尽可能多地保护正常的牙体组织，并简化治疗步骤。

六、患者知情、理解与配合

牙髓治疗，尤其是根管治疗的过程复杂，使用的器械繁多，患者需承担一定数额的治疗费用。术者要站在患者的角度，术前向患者充分解释病情，讲述治疗的必要性、复杂性、主要步骤、可能出现的并发症、预计的花费、替代疗法以及不治疗的预后等。患者的知情权要得到完全的尊重。根管治疗前应该与患者充分沟通，使患者对病情和治疗方案知晓，并获得他们的理解和同意，必要时须签署知情同意书。由于我国牙科医学知识普及程度较低，许多时候患者不能理解治疗的复杂性，这会给治疗工作和愈后情况的解释带来一定困难。医者应该耐心细致地向患者解释，任何时候都必须在患者完全理解和同意下，才可以开始治疗。

第二节　牙髓和根尖周疾病治疗技术的发展
History of Endodontic Treatment

一、活髓保存治疗

保存活髓始终是牙髓病研究者和临床工作者追求的目标。由于成人牙髓组织所处的特殊解剖环境和组织学特点，一旦发生炎症，难以自行恢复。即使部分切除病变组织，使用目前的活髓保存方法和药物，临床上成功的可能性仍很小。目前尚无理想的办法既可以让病变的牙髓组织自行修复并恢复功能，又不会对正常的组织产生损伤和破坏。近年来，研究的重点集中于盖髓剂。随着生物活性材料的成功研发和临床应用，临床医师对治疗过程中感染的有效控制，以及生物矿化研究的进展和对炎症机制的进一步认识，更为有效的诱导新生牙髓组织和新生牙本质组织的生物学制剂开始初试于临床。进入21世纪，具有促进成骨和成牙功能的生物活性材料已经面世并应用于临床，收到良好效果，受到临床医师和患者的欢迎。成人早期炎症牙髓保存的可能性已显现曙光。但是，在临床实践中，有两个障碍始终难以逾越：一是对牙髓炎症程度和范围的判断，二是手术过程对正常牙髓组织的损伤。减少手术损伤、促进受损牙髓的愈合也是此类研究的重点。

二、牙髓失活法和干髓术

相伴而生的牙髓失活法和干髓术是早期开创的用于控制牙髓病疼痛并使病变牙髓木乃伊化而存于体内的治疗方法。在根管治疗没有提出和普及的时代，它们曾经是主要的止痛和保存牙髓病患牙的方法。由于所用药物的毒副作用，这两种方法现已为主流口腔医学界所废弃。为了让读者全面地了解牙科治疗的发展史，本章以延伸阅读的形式，对牙髓失活法和干髓术做简要的回顾和评价。

延伸阅读：
牙髓失活法

三、牙髓塑化治疗的探索

"牙髓塑化治疗"是20世纪50年代，北医老一辈学者在当时国内无条件进行根管内病原"彻底清除"治疗的情况下，根据"无害化"思路，参考前苏联学者提出的液体充填技术，研究并在临床上普及应用的一种治疗牙髓病的方法。这项技术曾经在我国应用广泛。但近年来随

延伸阅读：
干髓术回顾与
评述

着国内口腔医学治疗条件的改善，现代根管治疗技术和器械、设备的引进，在有条件进行根管治疗的口腔专科医院和综合医院口腔科，牙髓塑化治疗逐渐被根管治疗所取代。为了让读者全面了解牙髓病治疗的发展历程和老一辈学者的努力，本篇第三十四章专门介绍牙髓塑化治疗。

四、设备器材的发展促进根管治疗技术精细化水平的提高

根管治疗术是目前治疗牙髓病、根尖周病最主要的方法。对于外伤冠折露髓患牙、活髓牙因修复需要和患有牙髓炎的患牙，为了治疗患者的病痛并防止根尖周组织的感染，需要将牙髓摘除后进行根管治疗；对于牙髓感染坏死并已经发生根尖周病变的患牙，需要清除根管系统的感染物质，行根管治疗术。牙根管系统解剖结构的复杂性决定了根管治疗操作技术和步骤的复杂性。围绕着有效清除根管系统感染的基本原则，近年探寻的改革途径从日新月异的机械切削预备根管的镍钛合金锉针及动力驱动设备，到利用化学及声波、超声波、激光等物理动能对根管系统进行冲洗清理，在提高清创效能上多有尝试和进步。根管治疗的研究与实践贯穿整个牙髓病学的发展史并且主导着近现代的牙髓疾病临床治疗，本篇第二十四章至第三十章将对这一技术进行系统介绍。

近30年来，随着影像学技术、材料科学的发展和交叉学科的兴起，新型的医用电子设备、器械、材料不断发明并应用于临床，例如专门用于牙科的CBCT、牙科显微镜，用于根管治疗准确定位根尖孔的电子根管长度测量仪，根管超声清理仪，机动镍钛合金根管锉系统，热牙胶根管充填系统等。这些设备器材大大提高了牙髓疾病诊断的正确性、治疗技术的精细水平和临床操作的工作效率。上述许多设备、器材已是口腔科诊室的必备设施，成为现代牙体牙髓病学诊治技术的重要组成部分。根管治疗器械与设备的发展与多样化，极大地推动了根管治疗技术的普及，提高了牙髓病治疗的疗效。但是随着根管治疗精细化的要求，以及临床上更加普及应用具有加强照明和放大视野作用的牙科显微镜，在治疗器械和操作程序上反而更加繁复，治疗成本也在增加。因此，进一步提高疗效而同时简化治疗过程仍是需要追求的目标。

五、根尖周骨病损的识别和根管治疗疗效评价

诊断慢性根尖周炎的重要依据是X线影像学表现的变化。X线片呈现的影像是将牙和骨的三维立体结构压缩成二维的平面图像，在成像过程中，许多信息衰减或丢失；加之颌骨解剖结构的复杂性，一些重要结构存在相互遮挡、影像变形、重叠等局限，使临床在解读X线片影像时可能出现误判或漏判。随着口腔CBCT问世并在临床广泛应用，该领域成为研究热点，人们对根尖周骨病损是否存在、形貌特征、临床表现、治疗后愈合规律都有了越来越深入的认识。在不断推进的研究结果指导下，临床诊断根尖周骨病损的敏感性、准确性大大提高，对慢性根尖周炎的根管治疗疗效也有了更为精准的判断。目前仍存在的问题是，由于CBCT的成像原理，其视野内存在阻射物质时会产生较大伪影。伪影的存在严重干扰了邻近信息的读取和判断，对这一类影像的甄别是当今研究和设备改进的焦点。为了提高影像分辨率，消除伪影，目前的研究多在扫描参数设定、图像重建算法更新、能谱成像技术应用等方面进行探索。随着CBCT在口腔临床工作中的普及和推广，其辐射剂量的安全性、临床适应证、应用策略以及解读责任和医师的解读判断能力等问题也摆在面前。

六、显微根尖手术的应用

在针对根管内感染进行清理成形和充填封闭的根管治疗技术不断改进的同时，针对根尖外感染的处理手段也在迅速加强。显微根尖手术技术和设备器材的引入及研发，使根尖手术的

临床疗效大为提高，增加了保存天然牙的有效手段和机会。手术治疗一般是在规范的非手术再治疗尝试不能凑效后，所采用的去除患牙病灶、达到保存患牙目标的一种外科手术方法。术前对患牙及其牙周组织的可修复性和预后进行判断非常重要，同时也必须了解患者全身的健康状况，患者的身心健康是术后患牙平稳痊愈的重要影响因素。因此，术前应采集完整病史，与患者本人或患者的内科医生讨论咨询，排除潜在的风险。所有医疗中可能出现的问题应在术前解决或采取相应的预防措施，包括用药反应等。本篇将于第三十二章专门介绍手术治疗。

七、发展中的数字化技术不断被引入牙髓病学专业

数字化技术通过借助数字化硬件、软件以及辅助工程技术，达到精确、高效、自动、智能操作的目标。在医学领域里，数字化的硬件或软件包括但不限于光学三维扫描、软件设计、加工制造、人工智能、导航、机器人及相关材料，因其可提高疾病临床诊断和治疗的精度、降低诊疗风险、提高诊疗效率，近年得到了迅速发展。随着近年来数字口腔医学（digital dentistry）的发展，数字化技术已可贯穿牙髓病诊疗流程的各个环节。CBCT 在展示根管细节、根尖周病损全貌等方面具有显著优势；显微 CT 及其影像三维立体重建可凭借高分辨率、重复性好、非侵入性等优点，在深入研究和分析根管形态等方面发挥作用；3D 打印技术可通过打印患牙模型制作治疗的辅助装置，为临床诊疗提供直观、准确的操作依据。应用 CBCT、3D 打印技术实现数字化定位或导航操作，也多在根管治疗髓腔进入、寻找根管口、阻塞根管疏通，以及显微根尖手术中病变根尖的确定、切除和倒预备、倒充填等环节有所尝试和探索，以期获得快捷、精准的操作，提高疑难牙髓病的治疗效果。"数字化口腔医学诊疗模式"正逐渐被认知、应用和推广，正在改变着牙髓病学专业的传统诊疗模式，成为口腔医学未来的发展趋势之一。

本 章 小 结

1. 牙髓和根尖周疾病的治疗是口腔科临床工作的重要部分。

2. 牙髓和根尖周疾病治疗应该遵循以下原则：尽量保存活髓牙；对于无法保存活髓或者已经不存在活髓的牙齿，应以保存患牙为目标，包括清除感染源，注意所用药物和治疗步骤不得对机体有不利作用，为患者的整体利益考虑，尽可能保护健康的牙体组织；医师在治疗前和治疗过程中要取得患者的完全理解和配合。

3. 了解牙髓病学的发展，了解我国牙髓和根尖周疾病治疗的现状与问题。作为一名口腔医学生或口腔医师，必须掌握生物相容性好和远期效果好的治疗方法，以满足人们对保存健康天然牙齿的愿望和要求。

（岳 林 高学军 梁宇红）

第二十二章　活髓保存治疗

Vital Pulp Therapy

健康的牙髓组织对于牙齿行使功能和长期生存具有重要意义。保存牙髓活力一方面会使年轻恒牙牙根持续发育；另一方面牙髓作为生物感受器可对外界病理刺激产生防御性反应，具有使牙本质再生的能力；此外，还有利于阻止细菌感染，减少根尖周炎的发生，维持牙齿的正常功能。因此，尽可能保存牙髓组织活力是牙髓治疗的首要考虑。

活髓保存治疗（vital pulp therapy）是在牙髓损伤局限或可逆时，选择以保存牙髓、牙本质器官功能和活性为目的的治疗方法，包括间接盖髓术、直接盖髓术和牙髓切断术。活髓保存治疗的特点是应用盖髓材料，防止牙髓继续遭受损伤并促进牙髓组织愈合和修复；治疗原则是清除感染，隔绝刺激，保护牙髓，以及促进修复性牙本质的形成。然而，牙髓处于硬组织包围的环境中，解剖条件不利于牙髓组织损伤的修复再生。因此，活髓保存治疗的适应证一直局限于可复性牙髓炎症阶段或年轻恒牙，尚无理想办法既让病变牙髓组织自行修复，又不破坏正常牙髓组织。临床医生只有掌握适应证选择的原则，止血、去腐、放大系统的使用方法，以及盖髓材料的性能，才可取得活髓保存治疗的成功。

第一节　间接盖髓术
Indirect Pulp Cap

间接盖髓术（indirect pulp cap）是在接近牙髓的牙本质表面覆盖活髓保存材料（又称盖髓材料），以隔离外界对牙髓组织的刺激，保护牙髓，从而达到保存牙髓活力的目的（见图22-1）。

一、适应证和病例选择

1.适应证　主要为深龋、牙外伤冠折近髓、可复性牙髓炎。

2.病例选择　临床上以下情况可选择进行间接盖髓术。

（1）深龋、外伤等造成近髓的患牙。

（2）可复性牙髓炎但去腐后未及髓的患牙。

（3）无自发痛，去除腐质后未露髓，但龋损极近髓，难以排除慢性牙髓炎时，可以采用间接盖髓术作为诊断性治疗。

（4）术前诊断为深龋或可复性牙髓炎，为避免穿髓，采取选择性去腐法或分次去腐法的患牙。

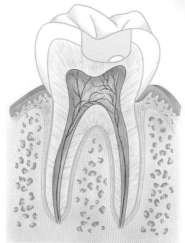

图 22-1　间接盖髓术示意图

二、治疗方法

推荐采用橡皮障技术隔离患牙，局部麻醉后进行治疗。

1. 去腐 原则参见深龋治疗。对于深龋近髓的患牙，去腐时应先去除洞壁和洞底的龋坏组织，近牙髓处的腐质最后可用挖匙清除，以避免不慎穿髓。对于急性龋和年轻恒牙，为避免牙髓暴露，可采取选择性去腐法（selective removal）或分次去腐法（stepwise technique），保留少量近髓处的软牙本质。

2. 盖髓及充填一次完成 清洗并干燥窝洞，选择可粘接性盖髓材料置于近髓处，也可直接选用自酸蚀粘接剂涂布整个洞壁，复合树脂永久充填。

3. 盖髓及充填分次完成 清洗并干燥窝洞，放置一薄层氢氧化钙盖髓材料于近髓处，用玻璃离子水门汀或复合树脂封闭窝洞。观察 1～2 周后，如果无任何症状且牙髓活力正常，可去除部分暂封材料，进行永久充填。

对于采取分次去腐法的患牙，需暂封 6～8 周，如果无任何症状且牙髓活力正常，再打开窝洞，去除腐质后行永久充填。

三、预后及转归

治疗成功的患牙，术后牙髓组织可恢复正常，洞底近髓处可形成修复性牙本质。如果牙髓充血症状未能恢复，发展为不可复性牙髓炎，则表明间接盖髓治疗失败。

如果术前诊断正确，术中处理得当，间接盖髓术后患牙多预后良好。

第二节　直接盖髓术
Direct Pulp Cap

直接盖髓术（direct pulp cap）是将盖髓材料直接覆盖于牙髓组织暴露处，封闭露髓孔，隔绝外界刺激，促进牙髓损伤愈合和修复性牙本质形成，以保存牙髓活力的方法（图22-2）。

一、适应证和病例选择

1. 适应证

（1）牙髓状态正常的患牙于牙体预备时机械性意外穿髓。

（2）牙外伤后露髓孔较小且时间较短，并且临床检查牙髓状态正常。

（3）术前诊断深龋或可复性牙髓炎，术中去净腐质后有点状露髓。

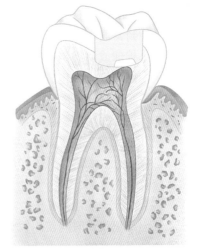

图 22-2　直接盖髓术示意图

2. 病例选择 临床上符合以上适应证的患牙可考虑选择
直接盖髓术以保存活髓，但在临床病例选择时还应进行以下几方面的考量。

（1）术前牙髓状态：应为正常或为可复性牙髓炎，而无不可复性牙髓炎的临床表征。患牙术前应满足：①无自发痛主诉；②临床检查无叩痛，温度测试正常或一过性敏感；③X线片检查显示无根尖周异常。

（2）牙髓暴露情况：①出血和止血：露髓后牙髓出血情况可反映牙髓的状态，如活动性出血量少、颜色鲜红且在 1～5 分钟内可止住，可尝试进行直接盖髓治疗。若牙髓活动性出血难以止住，或颜色暗红，或可见渗出液或脓液，表明牙髓的炎症程度较重，则不应再行直接盖髓治疗。②露髓孔大小：以往直接盖髓术适应证很窄，露髓孔直径仅限于"点状"或直径不超过 0.5 mm。目前研究认为露髓孔的大小不是判断活髓保存治疗适应证的绝对指征，但牙髓暴露范围越大，牙髓组织感染的程度就越重，则预后就越差。因此，建议露髓孔直径在 1 mm 以内选择直接盖髓术较为适宜，如超过 2 mm 则不建议再进行直接盖髓治疗。

（3）修复方式：患牙无须桩核冠修复。

二、治疗方法

1. 术区隔离、消毒   直接盖髓术应严格无菌操作，应使用橡皮障隔离术野，消毒患牙。

2. 去腐   对于深龋近髓患牙，可在局麻下先使用高速金刚砂钻针去除无基釉，再以球钻去除腐质。去腐时应先去除洞壁和洞底的龋坏组织，最后再用挖匙清除近牙髓处的腐质。推荐利用放大设备（如牙科显微镜等放大照明设备）和龋蚀检知液，以避免不必要的牙髓暴露，尽量减少细菌污染牙髓的机会。

术中应使用无菌、锐利的器械，以减少牙髓再感染和损伤的机会。去除近髓软牙本质时，如考虑可能会露髓，应再次更换无菌锐利器械，以避免将感染物质带入髓腔。

3. 观察与控制牙髓出血   术中一旦牙髓暴露，应立即用生理盐水或次氯酸钠冲洗窝洞内的牙体组织碎屑，并在显微镜下观察露髓处的牙髓出血情况。如果露髓孔处活动性出血较少，颜色鲜红，且在 1～5 分钟内可止住，则可进行下一步的盖髓治疗（图 22-3A 和 B）。

止血的方法：目前临床最常用的是将生理盐水棉球或 2.5%～5.25% 次氯酸钠棉球置于露髓孔处，或在冲洗去除牙本质碎屑、消毒的同时止血。如有条件，也可以采用一些适宜的激光进行止血，但不建议使用止血剂。

4. 放置盖髓材料   用水缓慢冲洗窝洞，去除多余的次氯酸钠，消毒棉球拭干窝洞，勿用气枪吹干。选用生物活性盖髓材料覆盖于暴露的牙髓处及周围 1～2 mm 的牙本质上，厚度应至少达 1～2 mm，可用小棉球轻压材料，使其与牙本质贴紧（图 22-3C）。

5. 暂封窝洞和永久修复   如计划一次完成治疗，为确保取得良好的封闭，放置盖髓材料后需使用小棉球或海绵刷在材料周围清理出 1～2 mm 的牙体组织，再用干燥的棉球去除多余的水分；使用少量光固化玻璃离子水门汀或流动树脂覆盖盖髓材料并进行光固化，随后进行复合树脂直接粘接修复（图 22-3D）。

如计划分次治疗，放置盖髓材料后可直接用玻璃离子水门汀暂封窝洞。观察 1～2 周后复诊，患牙如无自发痛、咬合痛等症状且牙髓活力正常，可除去暂封材料，探查盖髓材料以确保其已经硬固，修整窝洞的边缘，需至少留 1～2 mm 的牙体硬组织，随后进行复合树脂粘接修复。

多数患牙盖髓治疗 1～2 周后症状可以消失。如对温度刺激仍敏感但无自发痛，可再观察数周。但不建议长时间使用暂封材料进行冠方封闭，应尽早行复合树脂修复。良好的冠方封闭是避免已经暴露的牙髓再感染的保障，是影响直接盖髓治疗成功率的因素之一。

6. 术后医嘱及复查   直接盖髓术后应嘱咐患者不适随诊。如果患牙出现自发痛、夜间痛等症状，表明病情已向不可复性牙髓炎发展，则应改行根管治疗。

术后每半年应复查 1 次，至少到术后 1 年。复查时根据临床表现、牙髓活力测验及 X 线检查等判断疗效，如有异常应行根管治疗术。

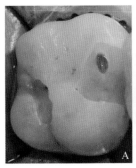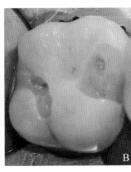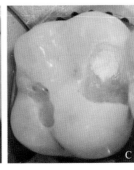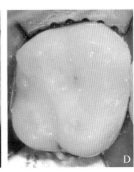

图 22-3　可复性牙髓炎行直接盖髓治疗

A. 露髓后出血呈鲜红色；B. 1 分钟止住出血；C. iRoot BP 直接盖髓；D. 复合树脂修复。

三、直接盖髓术后牙髓组织的转归及影响因素

1. 牙髓组织的转归

（1）成功：在露髓孔处形成血凝块，其下方的牙髓组织充血，出现暂时性炎症反应。随后血凝块机化，成牙本质细胞样细胞形成修复性牙本质，封闭穿髓孔，其余部分牙髓组织正常，这种修复一般在术后 2 个月左右完成。牙本质桥形成预示牙髓创面愈合，但也有文献报道有些病例盖髓术后牙髓组织表现正常，但却无牙本质桥形成。

（2）失败：直接盖髓后，牙髓也可能发展为牙髓炎，炎症性肉芽组织可能引起牙内吸收。牙髓出现纤维退行性变、钙化、渐进性坏死等表现时，提示盖髓治疗失败。牙髓钙化是牙髓组织持续性慢性炎症作用的结果。

2. 影响牙髓组织转归的因素

（1）正确判断牙髓的状态：正确判断牙髓的状态，选择恰当的适应证是活髓保存治疗成功与否的关键因素。盖髓术术后数天或数周内出现不可复性牙髓炎的失败病例，多是术前、术中牙髓状态判断不准确所致。目前，临床上缺乏判断牙髓确切状态的客观检查手段。临床医师需结合患者主观症状、临床检查（包括一般口腔检查、牙髓温度测验和 X 线根尖片），并结合术中露髓后牙髓状况和出血情况，方能做出较为准确的判断。直接盖髓术后患牙的牙髓状态还需要长期动态观察。

（2）清除感染：一方面应彻底去净腐质，杜绝因龋坏再感染牙髓的机会；另一方面，应精准去除龋坏组织的细菌感染层，保留脱矿层，以避免不必要的露髓。临床以硬度为标准去腐并不确切，利用牙髓治疗的放大设备和龋蚀检知液，有利于彻底去除腐质而保留未被细菌感染的牙本质。

（3）术中避免对牙髓进一步损伤：术中对牙髓的任何机械、化学、温度等不适当的刺激均可能会影响盖髓治疗的预后。显微镜下采用微创、精准的治疗手段有助于减少治疗带来的牙髓损伤。

（4）选择具有生物活性的盖髓材料：既能够诱导修复性牙本质形成，又能抑制牙髓创面炎症反应，还具有良好的封闭性的盖髓材料，有助于提高盖髓治疗的成功率。

（5）严密封闭：来自于盖髓材料以及永久修复体的微渗漏是导致盖髓治疗远期失败的原因。选择具有生物活性且封闭性能好的盖髓材料，及时完好地永久性修复冠部牙体组织缺损，有助于减少因微渗漏而导致的治疗失败。

第三节　牙髓切断术
Pulpotomy

　　牙髓切断术（pulpotomy）是在判断牙髓炎症范围的基础上，切除部分或全部冠部炎症的牙髓组织，用盖髓材料覆盖于牙髓断面，封闭髓腔并诱导牙本质桥形成，以保存剩余牙髓活力和功能的治疗方法。

　　根据切除牙髓组织量的不同，牙髓切断术可分为部分冠髓切断术（partial pulpotomy）和全部冠髓切断术（full pulpotomy）（图 22-4）。

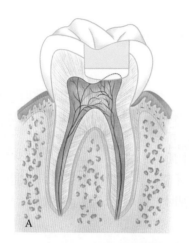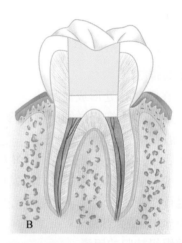

图 22-4　牙髓切断术示意图
A. 部分冠髓切断术；B. 全部冠髓切断术。

一、适应证

　　（1）龋源性、外伤性或机械性露髓，但无法行直接盖髓治疗的年轻恒牙。

　　（2）年轻恒牙早期或局部性牙髓炎。迄今为止并没有可靠的手段或方法来准确评估牙髓炎症程度和感染范围。临床研究多建议在术前诊断的基础上，通过术中观察露髓和牙髓切断后牙髓断面的出血情况来判断牙髓状态。

　　年轻恒牙即使仅保存根部活髓，也可使牙根发育完成，因此进行活髓切断治疗十分有意义。对于成年恒牙，以往不主张进行牙髓切断术，但现认为保存活髓的意义不仅限于使牙根发育，因此如果临床上能够判断牙髓的炎症程度，术中可以控制感染和损伤，也可以尝试。

二、治疗方法

　　牙髓切断术与直接盖髓术的治疗过程类似，只是露髓后增加了切除冠髓的步骤。

　　1. 术区隔离、消毒　对患牙行局部麻醉，遵循无菌操作原则，橡皮障隔离术野并消毒患牙，防止牙髓组织再感染。

　　2. 清除龋坏组织　应去净腐质，要点同直接盖髓术。

　　3. 切除冠髓　部分冠髓切断术可直接从露髓孔处切除局部感染或有炎症的牙髓；全部冠髓切断术则需先揭净髓室顶，再齐根管口或自根管口略下方将冠髓完全切除。

　　牙髓切除可用无菌、锐利的挖匙或高速球钻。切除时应避免撕拉牙髓，切除后冠髓或根髓的断面应齐整、连续。在切髓过程中，应配合使用生理盐水冲洗组织断面，去除组织碎屑。用小棉球蘸少许生理盐水或 2.5% ～ 5.25% 次氯酸钠棉球置于牙髓断面，出血应可在几分钟内得到控制。如果牙髓断面的出血量多，且活动性出血在 1 ～ 5 分钟内不能止住，提示炎症性牙髓组织未去净，还应进一步切除。

也可采用激光进行牙髓切除。激光在气化牙髓组织的同时，兼具止血、消毒的功能。

4. 放置盖髓材料和暂封材料　方法基本同直接盖髓术。消毒棉球拭干窝洞，将生物活性盖髓材料覆盖于牙髓断面上，厚度约 1.5 mm，然后用玻璃离子粘固剂垫底或暂时封闭窝洞。操作中不要使用气枪，以免造成牙髓组织脱水和损伤。

5. 永久修复　盖髓术后可立即行永久修复。亦可暂封后观察 1 ～ 2 周，若无症状，则除去部分暂封剂，再行复合树脂直接粘接修复。

6. 定期复查　术后每半年复查 1 次，直至 2 年。根据临床表现、牙髓活力测验及 X 线检查等判断疗效，如有异常应立即行根管治疗术。

三、预后及剩余牙髓组织的转归

牙髓切断术后，牙髓断面发生急性炎症反应或表层坏死。随着时间推移，可出现 3 种组织变化：①断面处形成牙本质桥，牙髓面有成牙本质细胞样细胞形成的牙本质，封闭根管口，根髓保持正常活力；②断面处形成不规则钙化物；③断面处有部分牙本质桥形成，根髓已发展为慢性炎症，或发生内吸收。

如果牙髓切断术失败，对年轻恒牙应首先考虑再生性牙髓治疗，以达到促进根尖孔闭合、牙根增长、根管壁增厚的目的；如仍不成功，则需行根尖屏障术以封闭粗大的根尖孔。对于成年恒牙，应改做根管治疗。

牙髓切断术的基本步骤是手术切除病变的牙髓组织，保留正常的牙髓组织。因此，影响疗效的关键因素包括两方面：一是识别正常和炎症牙髓组织的分界线，二是切除病变牙髓时控制对牙髓组织的损伤。在实际操作中，手术过程对牙髓组织的损伤是一个难以逾越的障碍。希望研究更加微创的手术方法、更为有效的促进损伤愈合和修复的生物材料，以提高活髓保存治疗的疗效。

第四节　活髓保存治疗的疗效评定
Evaluation of Vital Pulp Therapy

活髓保存治疗术后应通过定期随访进行疗效评定。

一、疗效评定时间

临床研究发现活髓保存术后失败病例多发生于术后 1 年以内，术后 3 ～ 4 年疗效趋稳定。因此，对活髓保存治疗的疗效评定时间建议为术后每半年 1 次，至少到 1 年。如果术后 1 年复查时仍无法根据检查结果确定预后，则继续延长复查时间。

二、疗效评定的方法和内容

临床上，活髓保存治疗的疗效评定主要结合患者自觉症状、临床口腔检查进行综合评定。

1. 患者自觉症状　自觉症状主要是患牙对温度的反应是否正常，是否有自发痛。患牙对温度无任何不适的自觉症状表明牙髓组织可能是正常的；对冷刺激一过性敏感或对冷和热刺激敏感的自觉症状都表明牙髓组织不正常，可能有可复性或不可复性牙髓炎存在。有自发痛表明有不可复性牙髓炎存在。

2. 口腔一般检查   患牙的一般检查包括视、探、叩、扪等，重点应检查患牙充填体情况、叩诊是否有疼痛，以及牙龈是否肿胀和有无窦道等情况。

3. 牙髓活力测验   包括牙髓温度测验和牙髓电活力测验，主要判断牙髓组织的活力是否正常。

温度测验结果与对照牙比较有类似反应表明牙髓组织可能是正常的；如出现敏感、迟缓性痛、迟钝或无反应，均表明患牙的牙髓组织发生了不可复性牙髓炎、牙髓变性或牙髓坏死。

牙髓电活力测验的结果与对照牙比较有相似反应表明牙髓组织活力是正常的，测验的结果为无反应表明牙髓组织已坏死。

4. 影像学检查   一般采用 X 线根尖片进行检查。观察内容包括患牙牙本质桥形成情况、根管内是否有异常钙化、牙根内吸收或外吸收情况，以及根尖周组织情况。如为年轻恒牙，还应观察根尖孔闭合情况。

三、疗效评定标准

1. 成功   患牙无自觉症状，临床检查无异常所见，牙髓活力测验结果正常。X 线片示根尖周组织正常，穿髓孔处有或有部分牙本质桥形成。

活髓保存治疗成功的评价标准应包括以下几点：

（1）患牙无自发痛、叩痛，无软组织肿胀或窦道。

（2）盖髓术和部分冠髓切断术后牙髓活力测验正常。

（3）影像学检查可见修复性牙本质桥形成。

（4）影像学检查无牙髓异常钙化、根尖周透射影以及牙根吸收。

（5）年轻恒牙牙根继续发育生长，根管壁增厚，根尖孔逐渐闭合。

2. 失败   临床检查出现不符合上述成功标准的应视为活髓保存治疗失败。

完全冠髓切断术后，牙髓活力测验可以没有反应。

如果仅未在 X 线片观察到牙本质桥形成，其余检查均无异常，也应暂时评定为治疗成功，可延长随访时间，继续复查。

活髓保存治疗失败后，患牙均需行牙髓摘除术或根管治疗术。

第五节   活髓保存材料
Materials for Vital Pulp Therapy

活髓保存治疗能否成功，牙髓是否按活髓保存的原理发生预期变化，除了适应证的正确选择以及手术中控制感染和创伤外，活髓保存材料也是一个很重要的因素。活髓保存材料又称盖髓材料、盖髓剂。良好的盖髓材料应具有良好的生物相容性和组织诱导性，能诱导牙髓细胞成牙本质向分化，促进修复性牙本质形成；同时也应具有良好的封闭性，以隔绝外界微生物等不良刺激因素对牙髓组织的进一步损伤。

理想的盖髓材料应具备的性质包括以下几方面：

（1）具有良好的生物相容性。

（2）可促进修复性牙本质形成。

（3）材料体积稳定，封闭性好。

（4）有较强的杀菌或抑菌作用。

（5）便于临床操作。

在过去的一个世纪里，人们研究和使用了各种盖髓材料，以促进形成牙本质桥，达到保存活髓的目的。目前，用于活髓保存治疗的材料主要包括氢氧化钙、生物活性材料，以及玻璃离子水门汀和粘接树脂材料等。

一、氢氧化钙

1930年，Hermann首先使用氢氧化钙（calcium hydroxide）成功进行了盖髓治疗，并指出用氢氧化钙覆盖活髓可以诱导形成修复性牙本质。

1. 作用机制

（1）强碱性的作用：氢氧化钙溶解度较低，溶解缓慢，可以在局部保持pH较高的环境（pH 9～12），中和炎症所产生的酸性产物，利于消除炎症和减轻疼痛，抑制细菌生长，具有一定的抗菌性能。

（2）促进硬组织形成：研究认为作为刺激物或诱导剂，氢氧化钙可激活碱性磷酸酶的活性，激活牙髓组织的防御机制和修复活动。

（3）诱导修复性牙本质形成：对氢氧化钙在盖髓治疗中促进牙本质桥形成的机制虽未完全清楚，但组织学研究发现接触氢氧化钙处的牙髓组织发生凝固性坏死，下方牙髓组织中的细胞分化为成牙本质细胞，形成牙本质基质，随后发生钙离子沉积，在此界面上形成牙本质桥。钙离子来源于血运，而非氢氧化钙本身的钙离子作用。凝固坏死层消失后，可以从X线片分辨出牙本质桥形成。

2. 临床常用剂型 氢氧化钙是对溶媒或载体较为敏感的药物，不同的溶媒明显影响到药物离子的释放速度和浓度。氢氧化钙可以和水性溶媒调和，比如生理盐水、牙科用局麻药物、甲基纤维素水悬液等；也可以和油性溶媒调和，比如甘油、聚乙二醇等；此外还可和黏性溶媒调和，比如硅酮、异硬脂酸等。其中作为盖髓剂使用时，常用的剂型是氢氧化钙和水性或黏性溶媒调和的糊剂，如临床广泛使用的商品制剂Dycal。Dycal（Denstply Caulk，DE，USA）为双糊剂型，其成分如下：

甲：氢氧化钙、硬脂酸锌和氨磺酰乙基甲苯。

乙：TiO_2、钨酸钙、硫酸钙和1-3丁基二醇酯。

3. 氢氧化钙盖髓材料的局限性 过去几十年来，氢氧化钙一直因其良好的抗菌性、可诱导硬组织形成、价格便宜而成为临床普遍使用的盖髓材料。但由于其强碱性、缺乏黏性、封闭性较差，可能会存在以下问题：

（1）牙髓慢性炎症：强碱性的盖髓材料氢氧化钙与牙髓创面接触，引起接触面组织迅速凝固性坏死，还会引起下方牙髓组织轻度慢性炎症，有时会发生牙根内吸收。

（2）牙髓钙化：伴随着牙本质桥形成，钙化可以蔓延至牙髓组织深部，发生髓腔弥散性的营养不良性钙化，甚至根管钙化狭窄。

（3）牙髓的再感染：研究发现氢氧化钙盖髓后1～2年，盖髓材料下方的坏死层逐渐降解，而其下方的牙本质桥大多有隧孔样结构，微孔的直径可以达到200 μm，在充填材料和牙髓组织间形成间隙，细菌及其代谢产物可以通过微孔向牙髓渗漏，影响其远期封闭能力，造成再感染。这种情况下，50%的患牙会由于微渗漏出现牙髓感染和坏死。

二、生物活性材料

生物活性材料是指材料植入生理环境中能与周围组织形成化学键性结合的材料，这种键性结合使材料与组织结合的强度可以承载较大的机械力量，从而可满足组织所承担的生理功能的需求。生物活性材料最早在骨科取得良好的治疗效果，现已广泛应用于骨、牙及皮肤等软硬组织的损伤修复，其种类主要包括生物活性陶瓷、生物活性玻璃及一系列具有生物活性的复合材料。

目前应用于牙髓治疗的生物活性材料主要包括硅酸钙类和磷酸钙类生物活性陶瓷，除了具有生物相容性好、细胞毒性小、可诱导软硬组织形成及抗菌性等特点，还依据牙髓治疗的需求特点，添加了其他无机氧化物或少量高分子成分，以调整材料的化学物理性质，使材料具有良好的封闭性、机械强度、X 线阻射性及临床操作性能。该类材料除了作为活髓保存材料，还用于髓腔壁穿孔修补术、根尖倒充填术、根尖屏障术以及再生性牙髓治疗，均取得了良好的临床疗效。

生物活性材料作为盖髓材料的作用机制在于其可诱导牙髓干细胞向成牙本质向分化，形成第三期牙本质，从而在露髓处形成"牙本质桥"，封闭髓腔；其抗菌性和免疫调节作用还可抑制牙髓组织的促炎介质，促进盖髓材料下方受损牙髓组织的修复，从而起到保存活髓的作用。

无机氧化物聚集体（mineral trioxide aggregate，MTA）是最早应用于牙髓治疗，且临床应用较普及和研究较丰富的生物活性材料。该材料的基本性能如下：

1. 成分　MTA 由多种氧化矿物质与水混合形成，主要成分为硅酸三钙、硅酸二钙、铝酸三钙、铁铝酸四钙、氧化三钙和氧化硅酸盐、三氧化二铋等。

2. 剂型　MTA 是一种灰色的细腻粉末，使用时将 MTA 粉和蒸馏水以 3∶1 比例混合调匀即可。如临床治疗操作过程中 MTA 变干，可再加入少量蒸馏水重新调制。

MTA 完全硬固大约需要 4 小时。

3. 性能

（1）生物相容性好，促进软硬组织再生：MTA 除有良好的生物相容性，还具有诱导矿化组织形成的特性。研究显示 MTA 可诱导牙髓中未分化细胞向损伤部位迁移，促进其增殖和分化为成牙本质细胞，可诱导前期牙本质（predentin）及修复性牙本质（reparative dentin）形成。MTA 直接盖髓后形成的牙本质桥完整，下方牙髓组织无炎症反应。MTA 用于活髓保存治疗，其临床疗效比氢氧化钙更好。此外，在修补侧穿孔和作为倒充填材料使用的动物实验研究中，观察到牙骨质和骨组织的再生，周围组织没有受到炎症的波及，显示出良好的生物相容性和组织诱导性。

（2）封闭性好：MTA 粉末中含有吸湿性颗粒，粉末吸水形成凝胶状，约 4 小时后硬固成固态。MTA 硬固过程需要水的存在，在口腔湿润的环境中 MTA 可以获得最佳的封闭性。

（3）强碱性，具有抗菌作用：MTA 混合后呈强碱性，固化过程中 pH 可由 10.2 升至 12.5，与氢氧化钙接近，可以抑制细菌的生长。

（4）机械性能好：MTA 硬固后的抗压强度从 24 小时的 40 MPa 逐步上升到 21 天的 67 MPa，与氧化锌类暂封材料（intermediate restorative material，IRM）的抗压强度类似，但是小于银汞合金（311 MPa）。

（5）局限性：MTA 固化时间较长（4 小时左右），临床上盖髓后无法即刻完成牙体修复。临床发现灰色 MTA 盖髓后会造成牙齿变色，后续改进的 MTA 调整了材料中含铝的成分，颜色呈浅黄色，适用于前牙。

尽管 MTA 的生物学性能和机械性能优异，临床效果良好，但仍存在着固化时间较长、操作性能欠佳、可导致牙齿变色等不足。因此，近年来研究出各种新型生物活性材料，它们在保持 MTA 理化性能和生物学性能的基础上不断改良，克服 MTA 存在的问题。例如，在液体成分中加入氯化钙，加速了材料的固化反应，可将临床硬固时间由 4 小时缩短至 10 分钟；以氧化锆、氧化钽取代氧化铝和氧化铋作为 X 线阻射剂，充填后不会引起牙齿着色，克服了 MTA 导致牙齿变色的不足；将材料制备成预混合的膏状，有一定的黏性，不易溃散，易于临床操作。

作为硅酸钙和磷酸钙生物陶瓷材料，新一代生物活性盖髓材料的生物相容性好、有组织诱导作用，与传统的盖髓材料氢氧化钙相比，不仅其诱导形成的牙本质桥更厚、更致密，还具有良好的封闭性和机械强度。临床观察结果表明，生物活性盖髓材料在活髓保存治疗中成功率为85%～100%，其临床疗效显著优于氢氧化钙、玻璃离子水门汀和粘接树脂材料。目前，生物活性盖髓材料已被推荐作为直接盖髓术和活髓切断术的首选材料应用于活髓保存治疗。

三、粘接树脂材料

近年来复合树脂类粘接材料用于盖髓治疗的研究普遍认为，牙本质粘接树脂材料用于间接盖髓是安全有效的，但用于直接盖髓却未能取得预期的效果，研究显示其未能促进牙髓愈合和牙本质桥形成。自酸蚀复合树脂类粘接材料用于盖髓治疗的优点在于其有效的封闭性能，优于氢氧化钙，可以减少因盖髓剂微渗漏造成的盖髓失败。

粘接树脂材料中对牙髓的损伤主要来自于酸蚀剂、硬固过程释放的单体、双酚-A-甲基丙烯酸二环氧甘油酯（Bis-GMA）和甲基丙烯酸羟乙基酯（HEMA）等，还有聚合收缩引起的微渗漏以及硬固过程中的温度变化。

不同粘接剂以及树脂成分对牙髓的刺激程度也不同。35%的磷酸酸蚀剂对牙髓的损伤非常明显，而牙本质粘接系统中自酸蚀粘接剂等对牙髓的损伤并不持久。研究发现，自酸蚀粘接剂SE-BOND在近髓深龋的充填治疗中，与用Dycal护髓的对照组相比，其术后出现牙髓炎症反应和细菌渗透的程度并无统计学差异。可见，自酸蚀粘接剂用于间接盖髓具备一定的安全性。因此，如果没有露髓，可以直接采用自酸蚀粘接剂处理，之后进行复合树脂修复。如果牙髓已经暴露，则建议先以生物相容性好的盖髓材料进行直接盖髓，然后再行复合树脂粘接修复，以减少牙髓损伤，促进修复性牙本质桥形成。

玻璃离子水门汀（glass ionomer cement，GIC）的主要成分为：氟铝硅酸钙（盐）玻璃粉和聚烯烃酸或丙烯酸与衣康酸或马来酸的共聚物水溶液。GIC的优点是与牙体组织有黏结性，具有释氟能力和抗菌性。然而，GIC具有一定的细胞毒性，也无明显的促进修复性牙本质形成的作用，因此不适宜用于直接盖髓治疗。

四、活髓保存材料的研究展望

活髓保存疗法一直是牙体牙髓病学研究的发展方向和目标。具有诱导牙本质再生作用的活髓治疗材料是活髓保存治疗成功的关键因素之一。氢氧化钙作为活髓治疗材料，在临床上使用已经超过百年。随着口腔医学和材料学的发展，新兴的活髓保存材料在近些年不断问世。近年来，对生物活性材料的研究不断深入，材料的性能不断改善，临床可选择的材料也逐渐增多。然而，目前活髓保存治疗的适应证范围仍然比较局限，临床上应用的活髓保存材料也存在着一些不足之处。努力发展可调控牙髓组织炎症反应、促进牙髓-牙本质复合体的材料，已经成为目前活髓保存材料的研究重点。

除了硅酸盐材料，生物活性玻璃、磷酸钙类生物材料也用于活髓保存研究，并取得良好效果。一些具有诱导修复性牙本质形成作用的生物活性蛋白和生长因子，如骨形成蛋白（bone morphogenetic proteins，BMPs）、转化生长因子β（transforming growth factor β，TGFβ）、富血小板血浆（platelet-rich plasma，PRP）等用于活髓保存治疗也有研究。不过，由于该类材料制取成本较高，临床操作复杂，同时治疗效果具有不确定性，目前还主要停留在实验室研究阶段，临床研究多只限于个案报道，并未广泛应用于临床当中，尚缺乏系统的研究。抗炎类药物因其具有抑制炎症因子、抗感染的作用也被纳入考虑，如辛伐他丁、阿司匹林、肾上腺皮质激素等，但研究发现抗生素在控制牙髓炎症或刺激牙本质形成方面作用很小，皮质类激素会抑制修复性牙本质的形成且不利于慢性炎症的控制。

未来的发展方向主要着力于改进现有材料的性能，研发新型材料和复合材料，以满足最大限度保存具有活力的牙髓的临床需求。

本 章 小 结

1. 活髓保存治疗是牙髓治疗首选的方法，其特点是清除感染，应用盖髓材料隔绝外界刺激，促进修复性牙本质形成，保护牙髓组织健康。

2. 掌握各种活髓保存治疗方法的适应证选择和临床操作方法。活髓保存治疗成功的关键点包括：①正确判断牙髓状态；②清除感染的同时避免对牙髓的进一步损伤；③盖髓材料的生物学性能；④冠方严密封闭。

3. 掌握活髓保存治疗疗效评定方法和影响疗效的因素。

4. 掌握临床常用活髓保存材料，包括氢氧化钙和生物活性材料的特性。

活髓保存治疗是牙髓病学重要的研究方向之一。深入研究牙髓损伤修复的分子生物学机制，研发和改进具有功能性生物活性的盖髓材料、微创治疗技术，以及开展前瞻性的长期临床疗效评价等，都是该领域重要的研究课题。

（董艳梅　梁宇红）

第二十三章　牙髓和根尖周病急症管理

Management of Endodontic Emergencies

第一节　牙髓和根尖周病的急症处理
Treatment of Endodontic Emergency

一、常见急症

急症处理指快速有效地解除或缓解由疾病引起的急性症状，目的是迅速解除患者的痛苦，阻止疾病进展。在急性症状缓解后，还需做彻底的治疗。

牙髓和根尖周病常见的急症包括：

（1）急性牙髓炎，包括慢性牙髓炎急性发作。

（2）急性根尖周炎，包括慢性根尖周炎急性发作。

（3）牙髓治疗中或治疗后的急性并发症。

牙髓和根尖周病急症的共同症状是由牙髓暴露、炎症或坏死引起的剧烈疼痛，当炎症波及根尖周时还可以引起局部组织的肿胀。因此，牙髓和根尖周病急症处理的核心是迅速解除疼痛，阻止炎症的进展。

临床上，牙髓和根尖周病急症的患者由于剧烈的疼痛，前来就诊时常伴随着焦虑和恐惧。医师应充分理解患者的恐惧、痛苦和需求，首先从精神上给予其同情和安慰。患者稳定的情绪、对医师的信任、对检查治疗的合作，是急症治疗顺利进行的重要因素。

二、急性牙髓炎的处理

（一）处理原则

急性牙髓炎，包括慢性牙髓炎急性发作，产生剧烈疼痛的原因是由于牙髓炎所致渗出物增多，形成了髓腔高压。因此，打开髓腔减压、引流便可迅速缓解疼痛；完全摘除牙髓，患牙的疼痛即可消失。因此，开髓、摘除牙髓是缓解急性牙髓炎疼痛的基本治疗原则。

（二）处理方法

确诊后首先麻醉患牙，安置橡皮障；去尽龋坏组织和阻挡在髓腔入路上的修复体，穿通髓腔并揭净髓室顶后摘除牙髓。对于确诊牙髓炎且无根尖周炎迹象的患牙，摘除牙髓后应进行根管清理与成形，可直接行根管充填；否则可行根管封药，约诊再做根管充填。

对急性牙髓炎的处理应在麻醉下实施无痛治疗，以避免加重患者的痛苦。应使用橡皮障隔离患牙，以避免口腔内的细菌在操作时进入根管。摘除牙髓要完全，否则有炎症的牙髓被撕裂，残留于根管中会使疼痛持续或加重，炎症还可能继续扩展至根尖周组织，引起根尖周炎。摘除牙髓后，如无法同期完成根管治疗，可在根管预备或根管初步清理后放置氢氧化钙糊剂，旨在控制感染的扩散；应用合适的材料如玻璃离子水门汀，严密封闭开髓孔，以避免诊间感染物质进入髓腔。急性牙髓炎的患牙在开髓后原则上不应开放髓腔，因为会造成根管系统的感染。

摘除牙髓是控制急性牙髓炎疼痛的最可靠方法。急症处理后，要嘱患者尽快安排复诊，防止病变向根尖周方向发展。

三、急性根尖周炎的处理

（一）处理原则

急性根尖周炎发生时，患者可有持续性剧烈疼痛，如不及时处理，炎症可以扩散，引起局部肿胀，甚至全身症状如发热等。缓解急性根尖周炎急症的处理原则是：①明确急性根尖周炎所处的病变发展阶段，尽早建立与之对应的有效引流通路，以终止炎症进展；②辅以镇痛药物，以缓解患者疼痛；③必要时给予抗菌药物，以加强抗炎效果。

（二）处理方法

1. 髓腔引流　急性根尖周炎的任何阶段都要首先清除根管系统内的病原刺激物，建立髓腔引流通路。髓腔引流通路可使根尖周炎症渗出物或脓液通过根尖孔经根管至口腔引流。尤其是在急性根尖周炎早期阶段（浆液期、根尖脓肿阶段），这种最佳引流途径既可不破坏根尖周膜，也可避免炎症向周围组织扩散。当炎症处于浆液期时，可以在根管清理、成形后进行根管封药。根尖脓肿阶段，在根管清理、建立有效的髓腔引流通路后，可髓腔封药或进行短暂的开放引流。

建立髓腔引流通路的方法是开髓后，彻底清除坏死的牙髓，疏通根管，使根尖周炎症的渗出物或脓液通过根管引流。若根管内持续有脓液流出，可短暂开放髓腔，再做进一步的处理。文献表明，长时间开放髓腔会为口腔微生物进入并定植于根管提供机会，可能使后续治疗更复杂。因此，若患牙可保留，则尽可能不开放髓腔，更不要长时间开放髓腔。

治疗时应注意：①清除坏死牙髓时应辅以大量冲洗液反复冲洗，避免坏死牙髓残留在根管内，使感染得不到彻底控制。②疏通根管时应注意控制工作长度，在有效建立根尖引流通路的同时，避免将根管内的感染物质推至根尖周组织。

2. 切开引流　当急性根尖周炎已达骨膜或黏膜下脓肿阶段时，仅通过髓腔引流已不能达到有效引流，难以控制炎症的扩散，缓解疼痛。此时，在髓腔清理封药的同时，还需切开脓肿，建立从根尖周经牙槽骨到黏膜的引流通道。而打开髓腔疏通根管后，如根管内无明显渗出和脓液流出，则可清理根管后进行封药，待急性炎症消退后再完成根管治疗。

脓肿切开的时机应为在局部可扪及脓肿的波动感。切开脓肿时应注意：①在脓肿波动感最明显的部位切开；②应切透软组织达脓腔，确保引流通畅；③术后局部可用温盐水漱口，保持切口清洁并促进引流。

3. 镇痛剂的选择和使用　口服镇痛剂的种类很多，急性根尖周炎时推荐首选非甾体抗炎药（nonsteroidal antiinflammatory drugs，NSAIDs），如布洛芬（ibuprofen）。研究表明对于中度到重度的牙痛，布洛芬的镇痛效果不仅优于阿司匹林和对乙酰氨基酚类药物，而且副作用小。布洛芬还有一定的抑制水肿的作用，如预计可能会发生术后肿痛，则可术后服用1～2天或医师根据情况决定服药时间。布洛芬 24 小时内的最大服用量为 3.2 g。

应该强调服用镇痛剂不能替代清理根管、去除感染源、建立有效的引流通路和后续的根管治疗。

4. 抗生素的选择和使用　急性根尖周炎早期若炎症局限，髓腔引流通畅，一般可不用抗生素。应用抗生素的适应证包括：①有系统性疾病（如糖尿病）的患者，即使感染较轻，也要及早应用抗生素；②感染弥散或有全身症状（如发热）；③无法建立根管引流通路。

青霉素（penicillin）是口腔感染常选的药物，可有效地对抗口腔内厌氧菌和需氧菌。甲硝唑（metronidazole）可抗厌氧菌，对兼性厌氧菌无效，常与青霉素类药物联合使用。阿莫西林（amoxicillin）是广谱抗生素，也可选用。红霉素（erythromycin）对多数牙髓感染的厌氧菌无效，已不推荐使用。使用抗生素的一般原则为首量加倍，而后常规剂量使用 5 ~ 7 天。

建立引流、抗炎止痛是处理根尖周急症的基本原则。当炎症局限在根尖周时，最有效的引流途径是开髓后从根尖孔经根管引流，当脓肿达骨膜下和黏膜下时则还需切开黏骨膜排脓。有效的急症处理可使疼痛、肿胀等症状在数日内逐渐缓解，此时应尽快安排患者复诊进行根管治疗。

（董艳梅）

第二节　系统性疾病患者口腔急症处理的风险评估与防范

Risk Evaluation for Treatment of Patients with Systematic Diseases

随着医学的发展和生活水平的提高，人均寿命持续增长。老龄化社会中，口腔患者全身疾病患病率持续升高。高血压、糖尿病、冠心病、艾滋病甚至癌症等患者的疾病可以通过药物或治疗得到控制，此类患者承受疼痛等各类刺激的能力下降，口腔治疗对患者心理和生理造成的应激反应会增加原有疾病恶化的可能性，增加了口腔治疗的潜在风险。

疼痛与焦虑是引起口腔诊室意外事件发生的最常见因素。牙髓和根尖周病急症患者疼痛难忍，且大多数伴有焦虑与恐惧情绪，无疑是意外事件的高发人群。因此，对患有系统性疾病的患者，建议在口腔治疗前进行必要的风险评估，并记录在案。有研究表明，通过仔细的评估并制订有效的治疗方案，大约可避免 90% 发生在口腔诊室的意外事件。

一、系统性疾病患者口腔治疗前的风险评估

（一）评估方法

治疗前评估的方法包括病史询问、体格检查及实验室检查。对口腔医师而言，主要的评估信息来自于患者的病史询问和简单的体格检查。

1. 病史询问　病史调查方式一般是患者以书面形式完成病史问卷，医师依此对患者的健康状况作出评估。口腔医师应常规询问初诊患者的全身健康状况，对患有系统性疾病的患者，应进一步询问其临床症状、体征及治疗史，依据其临床表现大致判断该疾病可能存在的口腔治疗风险。常规询问的系统性疾病主要包括高血压、心脏病、脑血管病、糖尿病、甲状腺功能异常、癫痫、肝肾疾病、哮喘、血液病等，对妇女还应视情况询问是否妊娠、是否处于月经期。

2. 体格检查　对患有系统性疾病的患者应进行最基本的生命体征检查。首诊时获得的生命

体征为基础生命体征，依此可评估患者承受口腔治疗的能力，其次可在出现危急状况时用做数据对比。生命体征包括血压、心率、心律、呼吸频率、体温、身高和体重。其中血压、心率、心律及呼吸频率是评价患者心脏与呼吸系统功能最基本的信息，此4项应作为最基本的查体内容记录在病历上；体温、身高和体重视情况作为选择性项目。

口腔诊室内可进行的心率和心律检查主要依靠脉诊方式，测量时间至少持续30秒，正常成人心率为60～100次/分；心律有异常时应建议患者做心电图检查。呼吸频率的检查可通过观察患者胸部起伏次数获得，观察时间至少持续30秒，正常成人呼吸频率为12～20次/分。

（二）评估标准

患者健康状况的评估标准主要参考2019年美国麻醉师协会（American Society of Anesthesiologists，ASA）修订的ASA身体状况分级系统，广泛应用于围术期的风险评估，大量文献的研究结果表明该评估系统具有很好的实用性。

1. ASA Ⅰ级　正常、健康、没有系统性疾病的患者。

2. ASA Ⅱ级　患有轻度系统性疾病，无症状表现（功能代偿阶段），日常活动无显著影响的患者。

3. ASA Ⅲ级　患有明显的系统性疾病，日常活动受限但无功能不全（早期失代偿阶段）的患者。

4. ASA Ⅳ级　患有严重系统性疾病，行动受限（失代偿阶段），经常有生命危险的患者。

5. ASA Ⅴ级　濒临死亡，无论手术与否都不能活过24小时的临终患者。

6. ASA Ⅵ级　临床死亡、脑死亡患者，仅作为器官移植供体。

（三）患者健康程度与口腔治疗风险

（1）ASA Ⅰ级是口腔治疗的"绿灯"患者，可以进行常规的口腔治疗。

（2）ASA Ⅱ级是口腔治疗的"黄灯"患者，治疗风险较小，可进行常规的口腔治疗，但须谨慎，最好在减压（语言安抚或镇静）和监护下进行治疗，此级患者一般无须请其他专业医师监护。

（3）ASA Ⅲ级也是口腔治疗的"黄灯"患者，但口腔治疗风险较大，治疗前最好经疾病相关专业医师会诊以确定是否适宜口腔治疗，治疗时应准备好急救药物和器材，在减压和监护下进行，此级患者视情况可请疾病相关专业医师监护。

（4）ASA Ⅳ级是口腔治疗的"红灯"患者，不能进行有创性的口腔治疗，急诊患者必须在相关专业医师的严格监护下或住院条件下进行无创或微创性治疗。

（5）ASA Ⅴ级也是口腔治疗的"红灯"患者，但此类患者的预期存活时间不超过24小时，又被称为DNAR（不要试图复苏）或没有生存希望的患者，一般不会出现在口腔医院中；如必须进行口腔治疗，也只限于缓解疼痛。

二、常见系统性疾病口腔治疗的风险评估与防范

（一）高血压

收缩压≥140 mmHg或舒张压≥90 mmHg即为高血压。高血压是卒中、冠心病、心力衰竭等危及患者生命疾病的重要危险因素，患者对口腔治疗的高度恐惧或口腔治疗中的不良刺激会使血压有不同程度的升高，治疗前评估和治疗中采取必要的减压措施并注意监护可降低发生意外事件的概率。

1. 风险评估　高血压患者就诊时，应进行病史访谈并现场测量血压水平。询问内容包括：①是否存在危险因素（男≥55岁，女≥65岁，吸烟，血胆固醇水平异常，早发心血管疾病家

族史，肥胖）；②是否伴发糖尿病；③是否有靶器官受损；④有无心、脑、肾、血管等部位并发疾病。根据患者血压水平和病史访谈结果进行风险评估，高血压的风险评估见表 23-1。

表 23-1　高血压风险评估对照表

	血压水平（mmHg）		
	收缩压 140 ～ 159 或舒张压 90 ～ 99	收缩压 160 ～ 179 或舒张压 100 ～ 109	收缩压 ≥ 180 或舒张压 ≥ 110
无危险因素	低度风险（ASA Ⅱ 级）	中度风险（ASA Ⅱ 级）	高度风险（ASA Ⅲ 级）
1 ～ 2 个危险因素	中度风险（ASA Ⅱ 级）	中度风险（ASA Ⅱ 级）	极高风险（ASA Ⅳ 级）
≥ 3 个危险因素或糖尿病或靶器官受损	高度风险（ASA Ⅲ 级）	高度风险（ASA Ⅲ 级）	极高风险（ASA Ⅳ 级）
有并发疾病	极高风险（ASA Ⅳ 级）	极高风险（ASA Ⅳ 级）	极高风险（ASA Ⅳ 级）

2. 风险防范　低度风险患者可以进行常规的口腔治疗。中度风险患者休息 5 分钟后复测，复测结果无明显变化时，建议患者舌下含服硝苯地平 10 mg（推荐使用）或硝酸甘油 0.5 mg（最好使用患者自带的药物），患者血压降到下一级水平时可以进行口腔治疗，但需更加谨慎。对于高度风险患者，建议在内科医师严格心电监护下进行口腔治疗。极高风险患者不宜进行有创性的口腔治疗，建议使用药物控制疼痛。

高血压患者治疗时应注意以下问题：①治疗前采用心理安抚或镇静措施减轻患者的焦虑情绪；②检查并记录患者的生命体征，治疗中注意监护，不断与患者交流，如患者有不适症状，应停止操作，测量血压，进行生命体征的再评估；③无痛操作，可以使用含肾上腺素的局部麻醉药，但要注意控制剂量和注射方式（推荐使用局部浸润技术或牙周膜注射技术）；④使用硝酸甘油降压时，建议从小剂量开始服用，效果不明显时再逐渐追加剂量，用药过程中要密切监测血压，避免血压骤降。

（二）心脏病

心脏病的种类很多，临床以心绞痛最为常见，以心肌梗死和心力衰竭风险最大。运动、寒冷、精神紧张、情绪激动、饱餐、焦虑或疼痛等均可诱发心脏病的急性发作，无论风险等级如何，在口腔治疗时均应高度警惕，并将治疗的不良刺激降到最低。

1. 风险评估　心脏病患者就诊时，应注意询问所患心脏病类型、发作频率、诱发因素、行动受限状况及有无其他伴发疾病，根据患者的心力储备能力进行风险评估。

（1）心绞痛的风险评估：①低度风险（ASA Ⅱ 级）：发作频率 0 ～ 1 次 / 月，一般体力活动不受限，可轻松走 200 米或爬 1 层楼，在强、快或持续用力时诱发，无伴发疾病。②中度风险（ASA Ⅲ 级）：发作频率 2 ～ 4 次 / 月，日常体力活动受限，可断续走完 200 米或爬 1 层楼，在餐后、遇冷风、情绪紧张时明显，无伴发疾病。③高度风险（ASA Ⅲ 级）：发作频率 2 ～ 3 次 / 周，日常体力活动显著受限，不能走完 200 米或爬 1 层楼。④极高风险（ASA Ⅳ 级）：轻微活动或休息时发生，或每日均发生疼痛，或发生时间长达 20 分钟以上（不稳定型心绞痛、梗死前心绞痛）。

（2）心肌梗死的风险评估：①高度风险（ASA Ⅲ 级）：首次发生心肌梗死，时间超过 6 个月以上，且没有遗留心肌梗死的症状与体征。②极高风险（ASA Ⅳ 级）：首次发生心肌梗死，但发生时间距现在不到 6 个月；或首次发生心肌梗死，且时间已超过 6 个月，但仍遗留心肌梗死的症状与体征；或有 2 次及以上心肌梗死发作史。

（3）心力衰竭的风险评估：①高度风险（ASA Ⅲ 级）：休息时心力衰竭症状不明显，日常活动后感到疲劳，爬 1 层楼梯可出现心力衰竭症状，药物控制良好，无急诊或住院治疗史。②极高风险（ASA Ⅳ级）：严重的心力衰竭，在休息时也可出现心力衰竭症状，伴有端坐呼吸和踝部肿胀，有时夜间睡眠时因呼吸急促而醒来，仰卧位睡眠时呼吸困难，需要经常吸氧或坐轮椅，有急诊或住院治疗史。

2. 风险防范   低度风险患者在准备好急救药物和设备（主要是氧气和硝酸甘油）的前提下可进行常规的口腔治疗，治疗时应注意以下问题：①治疗前检查并记录患者的生命体征，治疗中注意监护，如患者有不适症状，应停止所有口腔操作，再次评估生命体征，如有胸痛发作，应及时让患者自己调整到最舒适体位，并立即启动诊室急救程序。②心理安抚，减轻压力，必要时可采取镇静措施。③常规剂量的局部麻醉药一般不会对心血管系统产生不利影响，也可以使用含肾上腺素的麻醉药，麻醉时注意无痛操作、剂量控制及注射方式。④治疗全程可以给予氧气吸入（鼻导管氧气流量为 3 ～ 5 L/min，鼻罩氧气流量为 5 ～ 7 L/min）。

建议对中度风险患者在内科医师心电监护下进行口腔治疗，并尽量缩短治疗时间；高度风险或极高风险患者尽量使用药物控制，如必须进行操作性治疗，建议在内科医师的严格监护下或住院条件下进行无创或微创性治疗。

（三）糖尿病

糖尿病患者未经治疗或虽经治疗但未能很好地控制，血糖水平可出现明显波动，口腔治疗的应激反应会加重血糖波动，存在发生糖尿病危象的可能性。此外，糖尿病患者抗感染能力较差，容易引起创口感染或愈合缓慢。

为预防糖尿病危象、减少口腔治疗的术后并发症，治疗前最好对未经治疗或血糖控制不稳定的糖尿病患者进行血糖快速检测。

1. 风险评估   糖尿病患者就诊时，应询问所患糖尿病的类型、控制方式，是否易发生低血糖或高血糖症状，目前血糖和糖化血红蛋白水平，是否伴发心、脑、肾、视网膜等部位的并发症及严重程度，根据糖尿病类型和控制程度进行风险评估。

（1）低度风险（ASA Ⅱ级）：控制良好的 2 型糖尿病，空腹血糖 4.4 ～ 7.2 mmol/L，非空腹血糖 10 mmol/L 以下，糖化血红蛋白＜ 7.0%，无严重并发症。

（2）中度风险（ASA Ⅲ级）：①控制良好的 1 型糖尿病，具体控制目标见表 23-2。②控制不太理想的 2 型糖尿病，但未达到 ASA Ⅳ级程度。

表 23-2   儿童和青少年 1 型糖尿病控制目标

年龄段	餐前（mmol/L）	餐后（mmol/L）	糖化血红蛋白 HbA$_{1c}$
0 ～ 6 岁	5.6 ～ 10.0	6.1 ～ 11.1	7.5% ～ 8.5%
7 ～ 12 岁	5.0 ～ 10.0	5.6 ～ 10.0	＜ 8%
13 ～ 19 岁	5.0 ～ 7.2	5.0 ～ 8.3	＜ 7.5%

（3）高度风险（ASA Ⅳ级）：① 2 型糖尿病未控制，血糖＞ 22.2 mmol/L，糖化血红蛋白＞ 9.5%。②未达到控制目标的 1 型糖尿病。③伴发心、脑、肾、视网膜等部位严重并发症的各型糖尿病。④经常出现低血糖或高血糖症状的各型糖尿病。

2. 风险防范   低度风险和中度风险患者均可常规进行口腔治疗，高度风险患者不宜进行有创的口腔治疗，建议先到综合医院治疗糖尿病。

糖尿病患者治疗时应注意以下问题：①空腹血糖接近正常值下限（血糖水平 4.44 ～ 6.6 mmol/L）时，易出现低血糖症状，建议在治疗前进食含糖食物予以纠正。②避免或限制使用含肾上腺素的局部麻醉药，推荐使用不含肾上腺素的利多卡因，以防造成注射部位组织坏死。③治疗时密切监测患者的生命体征和意识状态，当出现低血糖或高血糖症状时，启动应急处理预案。④对于炎症程度较重的急性根尖周炎患者，建议术后给予广谱抗生素控制感染。⑤1 型糖尿病患者在治疗后应监测血糖水平，如血糖出现较大波动，建议患者到综合医院治疗。

（四）妊娠期

妊娠是口腔治疗的相对禁忌证，非急症情况下最好建议患者择期治疗，如情况允许，最好在分娩 6 周之后再进行口腔治疗；如患者希望在妊娠期内进行口腔治疗，建议将治疗时间选择在妊娠的 4～6 个月。

急症情况下，根据患者所患的口腔病症、拟采取的治疗措施及患者的全身健康状况进行口腔治疗的风险评估，并与患者及家属充分沟通。

1. 风险评估　询问患者妊娠史，妊娠过程中是否合并心脏病、高血压、甲状腺功能亢进症、糖尿病、肾病、血液病等系统性疾病，此次妊娠有无异常状况，同时测量血压，依据患者全身状况综合判断口腔治疗的风险。

（1）低度风险：妊娠中期（第 4～6 个月）且未合并系统性疾病。

（2）中度风险：妊娠早期（第 1～3 个月）、妊娠晚期（第 7～9 个月）且未合并系统性疾病。

（3）高度风险：合并心脏病、高血压、甲状腺功能亢进症、糖尿病、肾病、血液病等系统性疾病。

2. 风险防范　低度风险患者可以常规进行操作简单的应急处理；中度风险患者治疗前最好向患者的产科医师咨询，对本次或既往妊娠异常的患者更应谨慎，若必须进行口腔急症处理，建议在严密监护下进行；高度风险患者治疗风险很大，不宜进行有创性的口腔治疗，若必须进行操作性治疗，术前须请患者的产科医师评估健康状况并在相关医师的严密监护下进行治疗。

妊娠期患者治疗时应注意以下问题：①治疗前记录患者的血压、心率、心律、呼吸频率等生命体征，并采取语言安抚等减压措施，尽可能地缩短口腔治疗时间。②让患者采用舒适体位，妊娠后期宜采用半卧位。③治疗应在无痛状态下进行，口腔局部麻醉药（无论是否含肾上腺素）没有致畸作用，理论上可以使用于妊娠各阶段，但目前的麻醉药均没有达到基本安全的 A 级标准，利多卡因相对安全（B 级），甲哌卡因为 C 级，阿替卡因风险未知；局部麻醉时要注意小剂量、低浓度、慢速推注。④必须使用抗生素的患者，无青霉素过敏史者可选用青霉素类或头孢菌素类药物。⑤必须拍 X 线片的患者则需穿着铅衣。

（五）老年口腔急症患者

老年人口腔急症主要有急性牙痛、牙源性蜂窝组织炎、颌面部创伤、牙源性出血、颞下颌关节脱臼。由于年龄、基础健康以及合并其他系统的疾病而长期服药病史的影响，老年人口腔疾病的疗程和转归不像其他年龄组那样规律。同时，心理和生理上的原因使他们对口腔急症治疗的耐受性明显降低，突出表现为：就医主动性差，恐惧治疗带来的痛苦；担心疾病的转归危及生命安全；厌烦多次的复诊以及顾虑医疗费用不足等。基于上述特点，老年人在口腔急症的治疗过程中容易突发心肌梗死、脑血管意外、呼吸道梗阻、感染性休克、顽固性口腔出血、颞下颌关节脱臼等严重的并发症。因此，对老年人口腔急症术前医疗风险的评估与预防措施的实施是确保医疗安全的关键。

1. 治疗中存在的风险　除了常见系统性疾病的风险之外，老年急症患者还可能存在以下风险。

（1）无陪伴老年口腔急症患者的风险：由于老年人行动不便，记忆力差，就诊时对所发生的病情不能详细描述，对医生的治疗方案和病情转归不能充分地理解及合作。在就医流程中由于无人照顾，易发生跌倒损伤；治疗后无人陪护观察，健康宣教的依从性差，不能有效地配合治疗。

（2）人体衰老后都伴有不同程度的器官功能降低和病理改变，特别是老年人伴有的心血管疾病、中枢神经系统疾病和糖尿病等基础疾病会导致免疫力低下，治疗时会因恐惧感而引发血压升高和心率加快，增大了发生心肌梗死、脑血管意外的可能性。

（3）长期服用抗凝药物可加剧老年患者颌面外伤治疗中的出血控制难度。长期糖尿病可加重患者颌面部炎症的发展，治疗时应延长抗炎的治疗时间。

（4）由于老年人神经系统的退变，其吞咽功能较其他年龄组均有所下降。在口腔急症治疗时应注意防止患者发生误吸，导致呼吸道梗阻而危及生命。

（5）对于老年习惯性脱臼的患者，由于骨骼脆弱和牙齿松动，治疗时有发生颌骨骨折的风险，关节复位过程中松动牙齿的脱落易导致误吸，阻塞呼吸道而危及生命。

2. 预防措施

（1）在老年口腔急症患者的治疗中，做好心理干预和健康宣教对于降低医疗风险是非常必要的。通过医患沟通，加强患者对所患疾病、就诊流程的理解以及对疾病转归的信心；医护人员的心理诱导和人文关怀对于避免因紧张、畏惧而引发全身不良反应非常重要，应贯穿治疗全过程。健康宣教不仅要针对患者本人，同时也要使患者的陪伴者知晓，以帮助、督促患者完成宣教的内容，确保整体医疗方案得到实施。

（2）必要时采用心电监护仪对患有心脑血管的老年患者在治疗前、中、后实施心电监护，随时监控患者的生命体征变化。

（3）做好呼吸道监护，根据老年人吞咽反射不灵敏的特点，治疗时可采用"橡皮障""四手操作"，随时吸净口腔内的过滤水、唾液、血液、脓液，防止误吸、误吞。

（4）严格遵循无菌、无痛、无伤害的理念，开展微创治疗。

（刘颖熠　王泽泗）

第三节　口腔诊室的急救管理
Management of Medical Emergencies in the Dental Office

细致的术前全身评估和治疗前准备可以有效避免口腔诊室内突发事件，尤其是大多数危及生命的突发事件。但突发事件仍会发生，一项对美国及加拿大 4309 位口腔医生的调查显示，96.6% 的受访者在过去 10 年内均遭遇过发生在口腔诊室内的突发事件。而英国的一项千人调查显示，所有遭遇的突发事件中，有 36.7% 发生在治疗过程中，20.1% 发生在局麻过程中，治疗前发生的突发事件占 23.1%，而治疗完成后发生的突发事件占 16.4%。对于突发事件发生时的具体口腔操作，有研究报告 26.9% 发生于牙髓摘除术，甚至有报告 52.5% 的突发事件发生在牙体治疗中。

而另一方面，由于口腔患者发生意外事件的概率较低，部分口腔医护人员的急救意识不足，急救经验缺乏，很可能造成应对突发事件时不能迅速、有效地采取相应措施。因此，严格、规范的口腔诊室急救管理以及定期、有效的急救培训很有必要。

为防范意外事件发生，保证医疗安全，口腔诊室应当配备基本急救药物和基本急救设备，口腔医护人员必须掌握基本的急救知识和基本急救技能。当意外事件发生时，口腔医护人员可第一时间开展施救工作，为患者提供基础生命支持，为急救专业人员的高级生命支持创造条件，提高救治成功率。

一、基本急救药物

口腔医生在临床工作中，最易观察到的突发临床症状主要有意识变化、呼吸窘迫、癫痫发作、药物相关急症和胸部疼痛。其中最可能发生的突发危急事件是过敏性休克或心搏骤停。对于这一类患者，在急救专业人员到达之前必须争分夺秒地开展救治，口腔诊室必须配备应对的抢救药物，从而为后续专业急救人员处理争取宝贵时间。针对一些普通意外事件，如晕厥、体位性低血压、心绞痛和过度换气等，口腔诊室也应配备应对的急救药物。北京大学口腔医院为保障临床抢救工作顺利开展，制定了抢救车管理规定，并对其中急救药物、物品配置等进行规范化管理。根据卫生部 2011 年发布《三级综合医院评审标准实施细则》（2011 年版）、中国药学会医院药学专业委员会 2012 年发布《高危药品分级管理策略及推荐目录》的要求，急救药物中属于高危药物者需符合上述高危药品管理要求。

（一）高危急救药物

1. 盐酸异丙肾上腺素注射液（2 ml：1 mg） 强心药物，主要用于心源性或感染性休克及心搏骤停患者的抢救。

2. 重酒石酸去甲肾上腺素注射液（1 ml：2 mg） 升血压药物，主要用于纠正急性心肌梗死引起的低血压和低血容量性休克、中毒性休克、心源性休克的急救。

3. 盐酸肾上腺素注射液（1 ml：1 mg）

（1）适应证：抗过敏性休克、强心药物，主要用于过敏性休克的抢救和各种原因导致的心脏骤停的复苏。

（2）用法用量：皮下注射，一次 0.25～1 mg（1/4～1 支），一次剂量不能超过 1 mg（1 支）。

（3）注意事项：患有高血压、器质性心脏病、冠状动脉疾病、糖尿病、甲状腺功能亢进症、洋地黄中毒的患者慎用。

4. 重酒石酸间羟胺注射液（阿拉明，1 ml：10 mg） 升血压药物，主要用于休克早期的治疗，也可用于治疗心源性休克或败血症所致的低血压。

5. 盐酸乌拉地尔注射液（亚宁定，5 ml：25 mg） 用于治疗高血压危象（如血压急剧升高）、重度和极重度高血压及难治性高血压。

6. 盐酸多巴胺注射液（2 ml：20 mg） 升血压药物，主要用于各类休克的急救。

7. 盐酸普罗帕酮注射液（心律平，10 ml：35 mg） 用于阵发性室性心动过速、阵发性室上性心动过速及预激综合征伴室上性心动过速、心房扑动或心房颤动的预防及各种早搏的治疗。

8. 盐酸利多卡因注射液（5 ml：0.1 mg） 抗心律失常药物，主要用于急性心肌梗死后的室性心动过速的救治。

9. 盐酸胺碘酮注射液（可达龙，3 ml：0.15 g） 不宜口服给药时用本品治疗严重心律失常，尤其适用于治疗房性心律失常伴快速室性心律、W-P-W 综合征的心动过速、严重室性心律失常，以及体外电除颤无效的心室颤动相关心脏停搏的心肺复苏。

10. 去乙酰毛花苷注射液（西地兰，2 ml：0.4 mg） 抗心律失常药物，主要用于充血性心力衰竭的急救。

（二）非高危急救药物

1. 盐酸维拉帕米注射液（异搏定，2 ml：5 mg） 用于快速阵发性室上性心动过速的转复以及心房扑动或心房颤动心室率的暂时控制。

2. 硝酸甘油片（每片 0.5 mg）

（1）适应证：冠状动脉扩张、快速降压药物，主要用于缓解心绞痛发作症状和高血压的临时降压。

（2）用法用量：舌下含服，1～3分钟起效，5分钟达到最大效应；成人一次用0.25～0.5 mg（半片至1片），每5分钟重复一次，推荐使用患者自带的药物。

（3）注意事项：①从小剂量开始使用，依据效果逐渐加量，5～10分钟后可重复用药，每天最多用药3次；②用药过程中密切监测血压，使血压平稳下降。

3. 硝酸甘油注射液（1 ml∶5 mg） 抗心绞痛药，药物功能与硝酸甘油片相同，适用于不能口服用药的患者。

4. 地塞米松磷酸钠注射液（1 ml∶5 mg） 抗过敏、抗炎药物，主要用于过敏性与自身免疫性炎症性疾病的治疗。

5. 碳酸氢钠注射液（1 ml∶5 mg） 用于轻至中度代谢性酸中毒的治疗。

6. 尼可刹米注射液（可拉明，1.5 ml∶0.375 g） 呼吸兴奋药，主要用于中枢性呼吸抑制及其他原因引起的呼吸抑制。

7. 盐酸洛贝林注射液（1 ml∶3 mg） 呼吸兴奋药，主要用于各种原因引起的中枢性呼吸抑制。

8. 氨茶碱注射液（2 ml∶0.25 g） 适用于支气管哮喘、慢性喘息性支气管炎、慢性阻塞性肺病等缓解喘息症状，也可用于治疗心功能不全和心源性哮喘。

9. 硫酸阿托品注射液（1 ml∶0.5 mg） 抗休克、抗心动过缓药物，主要用于感染性休克患者的抢救。

10. 呋塞米注射液（速尿，2 ml∶20 mg） 利尿药物，适用于治疗高血压伴肾功能不全或出现高血压危象、水肿性疾病、各种原因导致的肾血流灌注不足以及高钙血症和高钾血症。

11. 盐酸多沙普仑注射液（佳苏仑，5 ml∶0.1 g） 用于呼吸衰竭。

12. 苯海拉明注射液（1 ml∶20 mg）

（1）适应证：抗过敏药物，主要用于急性过敏反应的抢救，也适用于不能口服用药的普通过敏反应患者。

（2）用法用量：深部肌内注射，一次20 mg，一日1～2次。

（3）注意事项：重症肌无力、闭角型青光眼、前列腺肥大患者，对本药过敏者，以及新生儿、早产儿禁用。

（三）急救药物管理

对急救药品做到定人管理、定期清点、定区放置、固定数量，并有制度保障。确保急救药品种类齐全，数量固定，按序摆放，无过期、无破损、无变质，标签清楚，并严格管理。具体管理必须做到以下4点：

1. 专人管理 指定急救药物责任护士，定期清点数量、核对药物内容及有效期；设急救药物清点登记本并详细记录，封存前需两人核对并双签字；失效期前3个月更换新批号。

2. 固定放置 设置专用抢救车放置急救药物，并摆放于固定位置，使用后必须放回原位；急救药物不能外借。

3. 层级摆放 急救药物需分类分区放置；使用过程中，采用左放右取的方式，按日期顺序摆放；药物包装需原药装原盒；高危药盒外均贴高危药标识。

4. 三级管理 护士接班时提前检查并核对抢救车内药物，急救药物责任护士每周定期检查并及时更换临近失效期药物，急救主管护师定期巡查抢救车内药物并检查记录本登记情况。

二、基本急救设备

基本急救设备是指抢救时必备的常规医疗设备。口腔诊室的基本急救设备应该包括氧气瓶、简易呼吸器、血压计、药物注射器、强力吸引器和除颤仪。

（一）氧气瓶

1. 使用方法

（1）连接：先将湿化瓶内灌入蒸馏水，注水量不高于瓶体最高水位线，然后安装湿化瓶，最后连接一次性吸氧管。

（2）调节氧流量：打开总开关，调节流量表，检查一次性吸氧管是否通畅；按病情需要调节氧流量，抢救时需使用高流量（6～9 L/min），持续时间不超过 10 分钟，一般情况下采用中流量（3～6 L/min）或低流量（1～3 L/min）。

（3）输氧：用生理盐水棉签湿润患者鼻腔，并确认鼻腔无破损后将鼻导管放入患者鼻前庭处，用胶布协助固定，开始输氧。

（4）关闭：输氧结束后，先取下鼻导管，然后关闭流量表，再关闭总开关，最后再次打开流量表放出余气后关闭。

2. 注意事项

（1）输氧过程中应保持患者呼吸道通畅，并保持吸氧管路通畅，无打折、扭曲，无分泌物堵塞。

（2）面罩输氧时，应经常检查患者面部及耳廓皮肤的受压情况，防止鼻面部压迫性损伤。

（3）输氧时需先调节好氧流量，再与患者连接。输氧过程中如需调节氧流量，须先取下鼻导管或面罩；停氧时需先取下鼻导管或面罩，再关闭氧流量表。

（4）使用氧气瓶输氧时应注意防火、防油、防热、防震。

（5）氧气瓶使用后剩余容积小于 0.05 mPa 时，需进行灌装充气。

（二）简易呼吸器

简易呼吸器包括面罩、单向阀、氧气储气阀和氧气储气袋。

1. 使用方法

（1）医患准备：①患者仰卧位，施救者位于患者头部的上方；②将患者头部偏向一侧，清除口腔内分泌物及义齿等可见的异物，扶正头部，托起下颌使其头部向后仰（仰头抬颏法），保持气道通畅。

（2）操作步骤：使面罩扣住患者口鼻，并用拇指和示指紧紧按住面罩，其他的手指则紧按住下颌的骨性部分，形成"EC"手法固定面罩；另一只手挤压球体，将气体送入患者肺中。吸气与呼气时间比应为 1:1。

2. 注意事项

（1）有氧源时，氧流量调至 8～10 L/min，挤压球体 1/2，潮气量为 6～8 ml/kg。

（2）无氧源时，应去除氧气储气袋，挤压球体 2/3，潮气量为 10 ml/kg。

（3）接氧气时，注意检查氧气管是否紧实。

（4）操作过程中单向阀如受到呕吐物、血液等污染，应及时清洗。

3. 设备保养

使用后先将简易呼吸器各配件拆开，储氧袋及球体用 500 mg/L 含氯消毒液擦拭，消毒后的配件进行干燥处理，检查确认无损坏后组装备用。

（三）除颤仪

由于口腔诊室发生急救事件概率较低，建议选择自动体外除颤仪（automated external defibrillator, AED）。自动体外除颤仪具有体积小、携带方便、易于操作的优点，并具有自动诊断、自动除颤的功能。自动体外除颤仪一般适用于 8 岁以上或体重＞25 kg 的心搏骤停患者。

1. 使用方法

（1）患者准备：患者仰卧，其左手臂离开胸壁。若患者胸毛较多，需用力压紧电极或剔除胸毛，以免妨碍电极与皮肤的有效接触；若患者出汗较多，应先用毛巾擦干皮肤。

（2）电极摆放：将除颤仪的心肺复苏感应器红"＋"字标记放于患者胸骨中央，红"－"线与两乳头对齐，红"I"线与胸骨中心对齐；将红色标示的电极放在患者右上胸壁（锁骨下方），紫色标示的电极放在患者左乳头外侧，上缘距腋窝 7 cm 左右。

（3）操作步骤：打开电源开关，除颤仪自动进入除颤模式。仪器发出语音提示，开始自动分析心律，此时医护人员不要与患者有肢体接触。如果患者发生心室颤动，仪器会发出提示音报警，开始自动充电；充电完成后，语音提示周围人员清场，施救者确认未与患者接触后，按动电击键（Shock）进行放电除颤。

注意：第一次除颤后，施救者应立即开始心肺复苏术，5 组胸外按压和人工呼吸后再用除颤仪进行心律分析。若心律仍为心室颤动或无脉性室性心动过速，除颤仪会提示需立即再次除颤；如果为无脉性电活动或有脉性室性心动过速或心室停搏，则除颤仪提示继续实施 5 组胸外按压和人工呼吸，如此往复，直至患者心律转为窦性心律或急救专业医师到达。

2. 注意事项　患者装有起搏器或自动体内除颤器时，应略调整电极角度，避免电极与体内装置接触而产生干扰。

3. 设备保养

（1）定期检查设备状态：设备开启时指示器显示红色"×"，并在开机 10 秒后变成绿色"√"，说明设备完好。

（2）每次使用后，用 500 mg/L 含氯消毒液擦拭设备表面。

（3）设备在使用过程中不能更换电池，否则会自动转至非急救模式；当每分钟发出一次声音和文字提示"更换电池"时，需更换电池组，以免意外关机影响使用。

（四）急救设备管理

对急救设备同样要做到"四定"，即定人管理、定期清点、定区放置、固定数量，并有严格、健全的制度保障，以确保急救设备始终处于良好的备用状态。有条件的单位可以配备抢救车，对其摆放、物品配置和管理等制定相关规定。具体管理必须做到以下 4 点：

1. 专人管理　指定急救责任护士专职管理，对所负责设备按要求定期保养维护；设备使用后进行清点和性能检测。专职护士必须熟悉急救设备及位置。

2. 固定放置　所有急救设备应摆放于固定位置，不可擅自移动，使用后必须放回原位；急救设备不能擅自外借以保证可以准确、迅速地及时取用。

3. 层级摆放　急救物品、设备需分类、分区放置，并进行标识。

4. 三级管理　急救设备均需设有保养和使用登记本，护士接班时均需核对物品，责任护士定期记录，急救主管护师定期巡查设备维护状况并检查记录本登记情况。

三、基本急救技术

心肺复苏技术是大多数急救流程中必备的最基本急救技术，熟练掌握心肺复苏技术是对口腔医护人员急救技能的基本要求。定期的急救演练有助于保证急救程序清晰、技术操作准确而流畅，从而提高救治成功率。2019 年 11 月，美国心脏协会在《循环》杂志上最新发布了《2019 美国心脏协会心肺复苏和心血管急救指南——成人基本/高级生命支持和院前急救》，沿用 2015、2018 年指南更新评价体系、推荐级别和证据，并进行更新以指导心脏骤停急救工作。国内相关专家和学者亦有相应指南解读发布于中文核心杂志。

（一）单人心肺复苏

1. 评估与判断　立即评估患者周边环境，确保急救操作环境安全。判断患者神志突然消失，立即两指检查颈动脉搏动情况，同时靠近患者面部判断其有无自主呼吸，观察患者胸廓无呼吸起伏动作，口鼻亦无气息吐出，时间不超过 10 秒。如判断颈动脉搏动消失，呼吸、心搏停止，则立即启动急救反应体系，呼叫他人帮助拨打 120，记录抢救时间。立即进行胸外按压。有条件者取来自动体外除颤仪。

2. 调整患者体位　置患者于平卧位，躺在坚硬、固定、平坦的地面或物体表面上，解开患者衣扣，松解腰带。

施救者应同时进行以上步骤，以缩短开始首次胸外按压的时间。

3. 胸外按压　术者站立或跪在患者身体一侧。术者两手掌根重叠置于女性患者胸骨中下 1/3 处、男性患者两乳头连线中点。肘关节伸直，借助身体重力向患者脊柱方向按压。按压时双臂伸直，利用上身的重量，垂直向下用力，有节奏地按压。按压应使成人及儿童胸骨下陷 5 ～ 6 cm 或胸部前后径的 1/3（婴儿为 4 cm），然后突然放松。按压频率为 100 ～ 120 次 / 分。单人抢救时，每按压 30 次，做口对口人工呼吸（见后文）2 次（30∶2）。按压 5 个循环周期（约 2 分钟）后对患者做一次判断，包括触摸颈动脉（不超过 5 秒）和观察自主呼吸的恢复（3 ～ 5 秒）。如果患者出现生命迹象，也应该停下按压进行判断。

4. 开放气道　用纱布清除患者口鼻分泌物及异物，通过下列方法打开患者呼吸道。①仰头抬颏法：一手抬起患者颈部，使其头部后仰，另一手压迫患者前额保持其头部后仰位置，使患者下颌和耳垂连线与床面垂直。②双手提颌法：一手将患者的下颌向上提起，另一手以拇指和示指捏紧患者鼻孔。

5. 人工呼吸　施救者平静吸气后，将口唇紧贴患者口唇，把患者嘴完全包住，深而快地向患者口内吹气，时间持续 1 秒以上，直至患者胸廓向上抬起。此时，立刻脱离接触，面向患者胸部再吸空气，以便再行下次人工呼吸。与此同时，使患者口张开，并松开捏鼻的手指，观察胸部恢复状况，并有气体从患者口中排出。然后再进行第二次人工呼吸。吹气量每次500 ～ 600 ml。

若配备有简易呼吸器，则在气道开放后，迅速将简易呼吸器的面罩扣在患者口鼻处，面罩应与患者面部紧密贴合，避免漏气。用拇指和示指紧紧按住面罩，其他的手指则紧按住下颌的骨性部分，形成 "EC" 手法固定面罩；另一只手挤压球体，将气体送入肺中，吸气与呼气时间比应为 1∶1。

2 次人工呼吸后，继续 30 次的胸外按压（即按压与通气比为 30∶2）。5 个循环的心肺复苏后，检查患者的主动脉搏动及自主呼吸是否恢复。若仍未恢复，应继续给予 5 个循环的心肺复苏。

（二）团队心肺复苏

2015 年的《美国心脏协会心肺复苏和心血管急救指南》，以及 2019 年 11 月公布的《美国心脏协会心肺复苏和心血管急救指南——成人基本 / 高级生命支持和院前急救》均持续推荐多名施救者形成综合小组，以同时完成多个步骤。口腔诊室最小的医疗团队至少 2 人，可以组成一个最基本的急救小组，如果人人训练有素，加之配合默契，必能高效完成急救工作。

急救小组可以由 1 名医师和 1 ～ 2 名医师或护士组成。主要施救者和团队领导者一般由医师担任，其主要职责是实施基础生命支持，包括评估环境、识别患者意识、调整患者体位、判断主动脉搏动及自主呼吸、实施胸外按压以及除颤仪送达时的电除颤操作等。另外一名成员由护士或医师担任，负责将简易呼吸器和氧气瓶等急救仪器和设备带到急救现场，并辅助主要施救者进行气道管理，如开放气道、使用简易呼吸器进行人工呼吸、连接氧源等。若还能有一位急救小组成员，可由其携带除颤仪到达急救现场并协助安装，辅助前两位成员进行其他急救操作，如准备急救药物、开放静脉、拨打急救医疗电话、监测患者生命体征、记录抢救时间及内容等。

（陈晓播）

本 章 小 结

1. 解除急性牙髓炎，包括慢性牙髓炎急性发作疼痛症状的有效方法是在局部麻醉下开髓并摘除牙髓。

2. 对急性根尖周炎或慢性根尖周炎急性发作进行处理的原则是，依据病变发展阶段建立有效的炎症引流通路，必要时辅以抗菌药物和镇痛药治疗。根据炎症的不同阶段，解除急症的方法为：①如炎症局限于根尖周围，则应在开髓、去除牙髓、清理根管后建立经根尖孔引流的途径；②如炎症已经扩散至骨膜或黏膜下，形成骨膜下脓肿或黏膜下脓肿，最有效的引流途径是切开黏骨膜排脓；③必要时应辅以抗菌药物和镇痛药治疗。有效的急症处理可使疼痛、肿胀等症状在数日内逐渐缓解。

3. 牙科治疗前须对患者的身体健康状况进行细致的评估和记录，有助于制订有效的治疗方案，可减少或避免在口腔诊室发生意外事件。伴有高血压、心脏病、糖尿病等系统性疾病的患者，妊娠期女性及老年患者都需要在评估全身状况后选择恰当的牙科急症处理方式。

4. 口腔诊室严格、规范的急救管理以及定期、有效的急救培训很有必要。口腔诊室应当配备基本急救药物和基本急救设备，口腔医护人员必须掌握基本的急救知识和基本急救技能。

（董艳梅　刘颖熠　王泽泗　陈晓播）

第二十四章　根管治疗术（一）：现代理念与术前准备

Root Canal Therapy Ⅰ：Updated Concepts and Operation Preparation

根管治疗术（root canal therapy，RCT）自 20 世纪 80 年代以来，逐步发展为理论体系完善、操作步骤规范、器械设备标准化的一种保存患牙的治疗方法。由于疗效肯定，它已成为治疗牙髓病和根尖周病的首选方法。近 30 年来，与根管治疗有关的生物医学科学研究有了很大的发展，器械、设备日新月异，优化的材料和药物也不断涌现，进而推动了治疗技术进一步改革和完善，使得操作方法日臻精细。随着多种现代技术的普及应用，如机动镍钛器械根管预备、热牙胶垂直加压根管充填，加之牙科显微镜和显微根尖手术的推广，明显提高了根管治疗的临床效率和效果，也扩大了保存牙齿的范围。上述令人瞩目的发展构成了现代根管治疗术。

第一节　根管治疗术的原理和感染控制环节
Principle and Infection Control in Root Canal Therapy

根管治疗术的核心思想是"感染控制"，包括两个方面：一是彻底去除根管内的感染源，即用机械和化学的方法预备根管，达到清创的效果；二是杜绝再感染，通过严密地封闭根管，堵塞空腔，消灭再感染的途径。通过完善的根管治疗，可为血运丰富、修复再生力强的根尖周组织提供良好的生物学环境，进而达到防止根尖周炎的发生或促进原有根尖周病变愈合的目的。

根管治疗术由根管预备、根管消毒和根管充填三大步骤组成。现代根管治疗术将根管清理、成形、消毒合为一体，强调机械预备和化学冲洗在实现去除感染目标中的作用；通过严密堵塞根管实现杜绝再感染。高质量地完成根管预备和根管充填是实现有效控制感染的前提，其中根管根尖部的感染控制水平是根管治疗成功的技术关键，而根管系统的解剖结构又往往可能成为制约技术实现的因素。

一、根管系统解剖结构的复杂性给根管清创和封闭带来挑战

根管系统的解剖结构十分复杂，体现在以下各个方面。

（一）根管数目和走行的多样性

不同牙位牙根数目不同，每一牙根中所含根管数目不同，可为一根单管、一根双管甚或一根多管；根管自根管口向根尖孔的走行过程中，可有合并或分叉，或分支成侧、副根管；几乎所有的根管均有不同程度的弯曲，<5°可视为直根管，>20°视为重度弯曲根管，介于10°～20°之间则为中度弯曲根管。一个根管可有多个弯曲（如S弯、刺刀样弯），也可有不同方向的弯曲（如同时向远中和舌侧弯曲），根管弯曲的程度、部位和方向均会对根管治疗的各步操作产生直接的影响。在临床上术者主要依赖X线片判断根管走向，需要指出的是X线片只能反映近远中向的弯曲，而颊舌向（唇舌向）的弯曲往往成为影像信息的盲点。

（二）根管系统形态的不规则性

根管的横断面除圆形外，还有卵圆形、扁形、丝带形、C形、逗号形、哑铃形、不规则形；根管的纵剖面从根管口到根尖孔总体上由粗到细，至根尖牙本质-牙骨质界为最狭窄部位，但在其间任何部位均可存在两根管间复杂的交通网或断续、不规则的连接峡部；在根尖部还可出现一种被称为"根尖三角"（apical delta）的特殊形态，即由主根管分出数个分叉，类似"船锚"结构；增龄性变化和牙髓病变可造成根管钙化狭窄、堵塞，内吸收可造成根管局部膨大，根尖外吸收可导致根尖狭窄破坏。目前根管机械清创的操作多为切线行进、圆周切割，上述根管系统的不规则区域在清创过程中均可成为死角，遗留感染物，形成继发感染的潜在根源。

（三）根尖部位的解剖概念

根尖部有3个重要的解剖概念（图2-11）：①根尖孔，是解剖学的概念；②牙本质-牙骨质界，是组织学的概念；③根尖狭窄，是解剖学和临床概念。多数根尖孔并不开在根尖顶端，而是位于根尖的一侧，可有一个、两个或数个；根尖孔的形态多数为椭圆形，也有圆形，极少数为不规则形。牙本质-牙骨质界既为两种硬组织的交界，也是牙髓与牙周这两种软组织的分界，此处通常被认为是根管的最狭窄处。根管内是机体防御系统不能到达的惰性区域，可容纳、留存大量的病原刺激物，而"狭窄"以外的广大根尖周组织血运丰富，机体的防御、修复功能在此部位较强。所以，牙本质-牙骨质界好比山间的隘口，一方面有助于机体抵御来自根管的外侵之敌，另一方面临床上在根管内所施加的任何清创干预性操作也须止于此，即根管预备、用药和充填的器械、药品、材料均应限制在该界限以内的空间，禁止跨越到根尖周组织中，否则只会造成生活组织的进一步损伤。牙本质-牙骨质界形成的根尖狭窄一般位于距根尖顶端2 mm的水平，临床上确定操作止点通常采用的指标是：活髓患牙距X线片根尖顶端2～3 mm处，死髓患牙距根尖2 mm范围内，再治疗患牙应控制在距根尖1～2 mm处。

对根管系统解剖细节的了解是正确运用各种治疗操作技术的生物学基础。掌握根管系统的解剖学知识，了解根管系统的变异，具备X线影像的解读能力，是使根管机械、化学清创和封闭奏效的必要保障。

二、追求根管清创的质量和封闭的有效性是控制根管内感染的关键环节

（一）根管清理和成形与牙齿保存的协调平衡

根管在清理和成形过程中必须同时伴随化学消毒才能达到消除根管内感染源的目标，临床的各种操作必须在严格把握工作长度（working length，WL）和工作宽度（working width，WW）的基础上进行。工作长度是指牙冠标志点到根尖狭窄部的尺寸，用于限制操作的纵向空间。工作宽度有两个指标：①初始工作宽度（initial working width，IWW），是指预备前根管根尖部的水平尺寸，用于确定根管壁的切削基线，通过选定初锉号数来指示根尖狭窄的大小。②终末预备宽度（final working width，FWW），是指预备后根管根尖部的水平尺寸，用于

指示去除根尖区感染牙本质壁的量（常以主锉号数来反映），限制根管壁横向切割的范围，还指示根管的立体锥形形态。根管根尖部的成形目标是要在根尖狭窄的牙本质方形成一个底托状结构，即根尖止点（apical stop），同时须保持根尖狭窄原有的解剖位置和形态，目的是将所有干预性操作限制在根尖狭窄以内的根管空间，并有利于根管充填时将根充材料在根管内压紧充实，限制超填，防止对根尖周组织的损害。根尖止点并不等同于根尖狭窄或牙本质–牙骨质界，前者是机械预备形成的人工形态，而后两种属于天然的解剖结构，不能混淆。

根管治疗的最终目的是保存患牙，但是在机械预备过程中，会造成一部分牙体组织的丧失，进而消弱了患牙的抗力和咀嚼时的功能负荷。为了解决这一矛盾，临床一般遵循3个原则：①尽量清创，理论上应全部清除感染根管中细菌进入牙本质小管的厚度层。②适当成形，使根管形成冠根向由大到小、平滑、连续的锥度形态，不要过分扩大。③最大保存，保证根管壁有一定的厚度，使之具有安全的抗力和应力。临床操作中应找到三者在每一患牙的个性化最佳平衡点。

化学冲洗和消毒是消除根管内感染的重要手段，但需要注意的是根管用药的有效性和安全性之间是相互制约的。最被推荐使用的根管冲洗液是次氯酸钠结合 EDTA，可有效去除根管壁的玷污层；超声清洗技术可提高根管内消除感染的效果；氯己定溶液因其可螯合到牙本质壁上，可起到缓释作用，更适宜用作再治疗根管的末次冲洗。现代根管治疗术并不强调根管内封药，鼓励在有效控制根管内感染的前提下一次完成根管治疗。活髓患牙一般不需要做根管封药，提倡根管预备和根管充填一次完成。死髓牙感染根管和再治疗顽固感染根管，当机械预备和化学冲洗难以达到彻底清创效果时，有必要考虑在根管中封入有效的抑菌药物，以进一步减少主根管和牙本质小管内的细菌数量；如能做到高质量的清创，也可一次完成治疗。但若存在严重的肿痛症状或活动性渗出，最好经根管封药减缓症状后再行根管充填。目前更提倡使用杀菌力强的糊剂（如氢氧化钙糊剂），药物需与作用部位接触并以物理屏障的方式密封髓腔，以达到消除根管内残余感染的目的。

（二）重视清创后根管两端的封闭，防止微渗漏的发生

根管充填的最终目标是以生物相容性良好的材料严密充填根管，消除死腔，"隔离"或"包埋"根管内微量的残余病原刺激物，封闭根尖孔，杜绝来自根尖的渗漏途径，防止根管内的残余细菌穿过根尖孔进入根尖周组织；长期的冠部渗漏是根管治疗失败的主要原因之一，根管治疗后是否立即对冠部进行有效的封闭直接影响疗效。需充分重视根充后的暂封，防止口腔细菌再度进入根管，须注意的操作环节如下：①平齐根管口或于根管口下 1～2 mm 切断牙胶尖并垂直压实，暂封前擦净髓室内的糊剂。②暂封物厚度大于 3.5 mm，最好使用双层材料从而提供必要的封闭；氧化锌类暂封物持续的时间一般为 1 周左右，玻璃离子水门汀持续的时间可至 1～3 个月。③及时进行永久修复，桩核冠修复的桩道预备后，根尖部根充物的剩余量至少要保留 5 mm 以上，以确保根尖的封闭质量；桩放置后，其末端与剩余根充物之间应紧密接触，不能留有空间，以保持根管系统严密封闭的完整性。如果在几周内不能对患牙牙冠施行固定修复，应在髓腔垫底后予以过渡性充填或直接粘接修复。④临床上有时会遇到牙冠的既往修复体已脱落，髓腔长期开放在口腔中，根充物暴露于唾液、食物残渣、菌斑之中，但患牙没有症状，检查也无阳性体征，X 线片无根尖周阴影，如果检查时发现根充物仅为糊剂或银尖，则必须重做根管治疗后再做冠部的永久修复。

根管治疗过程中控制和消除感染的原则是：不使感染扩散，不增加新的感染，尽可能清除感染，将残存的感染封闭并使之无害化。所有医疗干预性措施最终的目的是帮助机体修复而不是取而代之，在施加控制感染措施的同时，要特别考虑机体的反应，考虑机体自身的免疫抗炎能力和修复再生能力。

（岳 林）

第二节　根管治疗术的适应证和非适应证
Indications and Non-indications

一、适应证

（1）牙髓疾病：不能保存活髓的各型牙髓炎，牙髓坏死，牙内吸收，牙髓钙化（仅指可以除去髓腔内的钙化物，根管通畅达根尖部者）。

（2）根尖周病：急性根尖周炎须在急性症状缓解后再行根管治疗，各型慢性根尖周炎。

（3）牙周-牙髓联合病变。

（4）外伤牙：牙根已发育完成，牙冠折断牙髓暴露者；或牙冠折断虽未露髓，但修复设计需进行全冠或桩核冠修复者；或根折患牙断根尚可保留用于修复者。

（5）某些非龋牙体硬组织疾病：①重度的釉质发育不全、氟牙症、四环素牙等牙发育异常患牙需行全冠或桩核冠修复者；②重度磨损患牙出现严重的牙本质敏感症状又无法用脱敏治疗缓解者；③隐裂牙行全冠修复之前；④牙根纵裂患牙需行截根手术的非裂根管。

（6）意向性摘除牙髓的患牙：①牙体缺损过大，牙冠修复时需要去除牙髓；②错位、扭转或过长牙，义齿修复需要大量磨改牙冠，可能累及牙髓；③颌骨手术涉及的牙齿，如颌骨囊肿、肿瘤、颌骨畸形等，手术前应先做根管治疗；④移植牙，再植牙。

二、临床施行根管治疗的患牙类型

辨识牙髓感染的程度并加以区别对待是根管治疗成功的先决条件。临床上可根据患牙根管感染的程度，将适合做根管治疗的患牙分为3类：

（一）活髓患牙

牙髓已遭受不可复性损害，但根管深部尚未感染，临床上视为非感染根管。对活髓患牙进行根管治疗需行牙髓摘除术。此时的治疗操作要注意避免将医源性感染带入根管深部。提倡局部麻醉下一次完成根管治疗，可以最大程度地防止感染扩散及引发新的感染。

（二）死髓患牙

对牙髓坏死和根尖周病患牙的感染根管进行清创，要特别注意对以下3种形式感染的彻底清理。机械和化学方法清除髓腔内悬浮细菌和组织残渣相对容易，除此之外，更需重视对根管壁生物膜以及根管壁牙本质小管内的细菌侵入层的有效处理，尤其是复杂的根管系统隐蔽区内的感染，此时更依赖于化学冲洗、浸泡和超声振荡。另外，还须注意的是髓腔在口腔中开放可导致根管深部菌群的改变，使根管内原本相对单纯的细菌感染变得复杂，定植的细菌毒力增强并更具致病性和抗药性。因此，临床上应慎用髓腔开放，以免增加治疗难度。

（三）牙髓经治患牙

既往牙髓治疗失败，非感染根管患牙出现了根尖病变，或感染根管的根尖病变未得到控制，临床上需要重新进行根管治疗，即根管再治疗（root canal retreatment）。这类病例多数与初始治疗中感染控制不足有关，应作为顽固感染根管对待。患牙可能存在解剖结构的特异性、诊断的不确定性、操作缺陷或微渗漏等问题。当来自口腔中的渗漏物进入根管，或根尖周组织液及炎症渗出物向根管空隙反流时，原来埋藏于根管系统或根尖周组织生物膜内处于饥饿状态的细菌会重新获得营养并迅速复苏，形成新的活动性感染状态。实施治疗前必须分析既往失败的原因，才有可能提出有效的处理对策。对于可确诊为感染控制不佳的病例，再治疗成功的关键仍然依赖对根管内感染的有效处置，盲目掏取既往治疗的根充物、过度预备根管和超填不但不会有助于根尖周组织病变的恢复，甚至产生进一步损害。

三、非适应证

（1）在牙列中没有功能也没有修复价值的患牙。

（2）牙周情况差、缺少足够牙周组织支持的患牙。

（3）患牙可疑为病灶感染的病源牙。

（4）患者张口受限，无法实施治疗操作。

（5）患者全身情况不佳，患有较严重的系统性疾病，无法耐受治疗。

（6）患者不愿意接受根管治疗。

（岳　林）

第三节　治疗前病例分析与准备
Case Assessment and Preparation Before Operation

一、病例分析

根管治疗过程、使用的器械和材料有可能导致根尖周组织产生短时的急性炎症性反应，出现术后的不适症状。另外，根管治疗中可能需要多次拍摄 X 线片，治疗时间较长，导致患者焦虑、紧张、疲劳。根据这些特点，在选择病例和治疗时机时，必须考虑患者的全身情况，综合分析后再作决策，以保证治疗的顺利完成和治疗效果。

1. 患者全身情况的分析

（1）全身情况能否承受治疗：患者如果有不能承受治疗过程的疾病，必须在经过医学治疗、情况稳定之后，重新评估后再制定和实施治疗计划。可以根据患者的当前情况，针对主诉问题采取应急的临时处理措施。对患急性心肌梗死、严重冠心病、心瓣膜疾患的患者，以及身体特别虚弱者，应该暂缓系统治疗。对糖尿病患者要了解患者的血糖控制情况，手术前后增加抗感染措施，避免一次治疗时间过长。对孕妇在妊娠头 3 个月要尽可能避免 X 线投照。对植有心脏起搏器的患者要慎用电子设备，必要时应请教内科医师。对有吞咽反射敏感的患者要充分评估，采取措施。

（2）有无影响术后愈合的全身问题：患者的全身状况，如糖尿病和其他代谢性疾病，可能减慢或影响根尖周围骨病变的愈合过程。

（3）患者口腔卫生的维护程度：患者的口腔卫生保健状况会直接影响牙体牙髓病治疗的效果。必须对患者的口腔卫生状况进行评估，必要时对患者的口腔保健方法进行适当校正。

当确定患者目前全身和口腔整体的情况允许或经过适当校正后可以接受计划中的治疗时，接下去必须对患者本人口腔情况进行具体的分析与评估。

2. 口腔局部与患牙的分析　根管治疗后的牙能否得到有效的修复并恢复功能，是另一项必须考虑的问题。对于能否修复或做覆盖义齿，应在术前作出初步的决定，或请有关的修复专家会诊讨论。

（1）患牙在牙列和口腔中的重要性：包括在维持咬合等功能和美观中的作用，可能存留的时间等。

（2）治疗困难程度和可能的风险：必须考虑患者通过治疗可能获益的程度，同时也要平衡治疗者所要经历的困难和风险。

（3）治疗预后：治疗的效果是医患都关心的问题，治疗前要对此有充分的了解、理解与认识。

（4）患牙的可修复程度：制订计划时就应该对患牙最后的修复可能性和效果作出评估。完成了根管治疗后再决定拔牙是件既尴尬又不公平的事，一定要避免。

（5）患牙的牙周情况：对牙周情况的考虑涉及治疗后患牙和牙根能否在口腔中存留和行使功能。只有获得足够牙周膜和骨支持的牙根才有保留的价值。

3. 患者自身需求、期望值和依从性的考虑　患者对治疗的期望值差异很大，术者必须充分认识和理解。由于专业知识的缺乏，患者多数对根管治疗的复杂性和必要性不了解，可能产生依从性方面的问题。患者的心理状态和社会经济文化状态也可能影响患者对根管治疗接受的程度，术者对此也应有充分的估计。

（1）患者对所患疾病和相关治疗的认知程度：医师要通过沟通提高患者对疾病和相关治疗的认知和认可度。不可以在患者不认知、不认可的情况下制订与实施计划。

（2）患者的期望值：了解患者对预后的期望程度非常必要。对于患者过高的期望值，要适当校正，使医者与患者达成一致。否则，平衡并调整治疗计划。

（3）患者的依从性：患者良好的依从性是治疗得以按计划实施的必要条件。必须对此有所评估，并告知患者。

（4）患者的经济支付状况：口腔治疗花费较大，不可以在患者不了解或不认可治疗收费的情况下开始治疗。

二、治疗计划

牙体牙髓病的治疗计划立足于对疾病的诊断，同时也受到医师专业能力、患者身体和社会因素等多方面因素的影响。形成治疗计划的过程中要给予患者充分的知情权，尊重其价值观，从患者最大利益出发制订个性化的方案。

（一）制订治疗计划前必须考虑的问题

1. 与患者沟通讨论，获取知情同意　获取患者的知情同意是必需的。医生需要将与患者主诉有关的口腔问题、解决的方法，口腔的其他问题及与主诉问题的关系，解决其他问题对患者口腔健康和全身健康的重要性，以及治疗方法、治疗过程、治疗周期、治疗费用、支付方式，逐条与患者沟通。同时要告知替代的方法和不治疗的预后。知情同意可以是口头的，适用于一些小的、无明显创伤的、费用不高的、应急性的处理。对于涉及问题较多、费用较多和具有一定治疗风险的整体治疗计划，必须以书面知情同意书的形式由患者本人（或授权的监护人和直系亲属）签署。知情同意的核心是，患者要对治疗目的和治疗内容了解、理解、知情，在这样的基础上同意。医者必须明白，知情同意是医疗行为的大前提。没有患者的知情与同意，开始任何治疗都是不合逻辑的。而签了知情同意书，也不意味着医者可以从任何不良行为中解脱责任。

2. 主诉问题优先　在作出全面的评估与诊断之后，需要制订全面的治疗计划并付诸实施。首先，需要重新回顾患者第一次进入诊室的目的与诉求。要首先考虑患者的诉求，先解决患者的主诉问题。然后，根据患者的疾病，就整个口腔疾病状况和口腔状况，提出整体的治疗建议。根据患者的意愿与条件，制订具体的治疗计划。按照步骤实施计划，评价治疗效果。

如果患者主诉的问题是由感染引起的疼痛，那么治疗计划的第一步是控制感染并消除疼痛。在控制了感染、解除了疼痛之后，需要继续对患牙状况进行分析，以确定保留和治疗患牙的方案。

（二）制订局部和全面的治疗计划

患者应该参与计划的最后确定。治疗计划的细致工作和患者的参与可以减少日后发生医患纠纷的概率。通常，患者寻求医师只是为了解决一个局部的问题，因此制订治疗计划可以分为两个部分：第一部分是围绕主诉的诊断与治疗计划，第二部分是针对更多口腔问题（不限于牙体牙髓疾患）的治疗建议与计划。第一部分针对主诉的治疗计划也应该是整个全口腔治疗计划的一个部分，不应该有冲突。两个部分的计划均应该获得患者的知情同意（可分开签署）。

1. 以解决主诉问题为目的的局部治疗方案

（1）与主诉相关患牙的治疗计划：如果患者主诉的症状涉及的是一颗患牙，则应该制订对该患牙的治疗方案，包括牙髓治疗、牙体修复和牙周的治疗。同时应该告知患者复查追踪疗效的时间。

（2）牙髓治疗方法的选择、替代方法与不治疗：医师有责任向患者介绍目前临床和科学证明有效的方法，同时也要介绍目前国家医政管理部门允许使用并且本院也使用的替代方法，介绍各自的优缺点，由患者自主选择。患者可以选择不治疗，医师需要向其说明相关的后果。医师应尊重患者不治疗的选择。

（3）牙体缺损修复方法和修复材料的选择：医师要向患者介绍所有正在和允许使用的方法与材料。介绍各自的优缺点，由患者自主作出选择。

2. 给出口腔整体状况的分析意见与口腔保健指导

（1）对龋易感性的评估意见：根据获得的信息对患者的龋齿易感性给出诊断性评估意见，提出预防和控制的方法与意见。

（2）对牙周病易感性的评估意见：根据获得的信息对患者牙周病易感性给出诊断性评估意见，提出预防和控制的方法与意见。

（3）对口腔保健与饮食习惯给出适当评价与指导：针对患者的口腔保健状况、饮食与生活习惯中不利于口腔健康的因素给出具体的意见。

告知患者上述意见对于维持口腔治疗的效果是必要的。

3. 给出整体考虑下的口腔治疗计划或建议

（1）校正不足的口腔卫生保健，建立有效的菌斑控制方法：这是牙体牙髓病治疗疗效得以维持的前提。要花一点时间与患者沟通，让患者理解并实施有效的方法。要检查效果，让患者体会到进步并坚持。

（2）校正不良的饮食习惯：龋齿、酸蚀症、磨损这些发生在牙体组织的疾病都与不良的饮食习惯有关。不良习惯得不到纠正，治疗效果难以保证。

（3）治疗牙髓病：要在确定患牙在口腔中的位置并有了全面的口腔疾病治疗计划之后，才开始对牙髓病的治疗。

（4）治疗牙周病：需要控制与治疗已有的牙龈和牙周疾病。

（5）修复牙体缺损：需要在牙龈、牙周炎症和出血情况得到控制之后再进行牙体缺损的修复。对于根管治疗后的牙体修复，应该尽可能早，以获取可靠的冠方封闭。对于因需要观察根尖周病变愈合，暂时不适宜复杂修复的病例，可以使用玻璃离子水门汀或复合树脂进行过渡性修复。

其他口腔问题的进一步诊断与治疗：对于需要进一步诊断和治疗的其他口腔问题，要告知患者，积极转到其他分支领域专家那里就诊。

三、治疗前的准备

1. 临床资料的分析　复习病历，对患牙本身、牙周组织、对颌牙进行再次检查，复核治疗方案。必须有术前 X 线片。X 线片应该以患牙为中心采用平行投照技术，要反映患牙、根尖周组织和根尖病变的全貌，也应反映邻牙的情况。

2. 对治疗难度和成功率的分析　术者事先对失败与成功率的正确分析有利于正确地制订治疗计划，更有助于医患双方的沟通与理解。下列因素会增加治疗难度，降低成功率。

（1）患牙的情况：口腔后部的牙齿，髓腔和根管系统解剖结构变异，根管系统细小、弯曲，无法达到对患牙有效的术野隔离等多种情况，都会增加治疗的难度，降低治疗的成功率。

（2）患者的情况：患者开口度小，患者对治疗过程高度敏感，无法控制唾液，患者全身健康情况差，可能降低治疗的成功率。

（3）再治疗的病例：前次治疗失败，再次治疗时的成功率据统计只有 2/3。

3. 术前谈话签署知情同意书　治疗前，术者需要与患者或患者的家属谈话。术前谈话应包括下述内容：交代病情，讲解治疗的必要性，就治疗方案征求意见，简介治疗步骤，介绍治疗的预后和并发症，介绍替代的治疗方法，介绍收费原则和总的预算，介绍疗程和疗次，以及医师认为应该与患者或家属交流的内容或患者需要了解的内容。

术前谈话的内容要记录在病历中，必要时应签订正式的知情同意书或有明确的患者或家属同意接受治疗的记录。知情同意书应概括术者与患者术前谈话的核心内容，反映患者对谈话内容的理解并同意治疗。知情同意书应有患者或家属的签名。

签署知情同意书是为了保证医患间的有效沟通，也是为了保护患者的知情权。作为医者，要尽最大的努力争取治疗的成功，同时也应该让患者或家属了解治疗可能出现的困难、风险和问题，共同面对。

4. 器械准备　根管治疗应该在充分准备的情况下进行。器械准备是术前准备的重要部分，包括对必要器械的配置、打包和消毒。除了对相关器械的了解之外，要充分遵守下列原则。

（1）无菌的原则：根管治疗全过程必须达到有效的术野隔离，所用器械必须遵循防止交叉感染的原则进行处理，进入根管内的器械必须经过灭菌消毒处理。术区要有效地采用隔湿措施，推荐采用橡皮障隔湿。橡皮障隔湿除了可以防止唾液和外界对术区的污染外，还能够防止器械滑脱造成的误咽、误吞。在无法施行橡皮障隔湿的情况下，有必要采取棉卷隔湿等替代方法。

（2）减少手术时长的原则：熟悉手术过程和流程，尽可能将术中器械准备齐全并且放在术中容易拿到的位置。要有外科手术的意识，尽可能减少手术时长。

（3）患者舒适的原则：遵循无痛的原则，尽可能减少治疗过程对机体的创伤。必要时，对患牙区域实施局部麻醉，减少治疗过程中患者的不适或疼痛。诊室内要备有处理应急问题的设备和药品。

（4）医者方便的原则：及时更新并配备必要的器械、设备，以满足术者的需要，保证疗效。

（高学军）

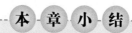

本章小结

1. 现代根管治疗术是治疗牙髓和根尖周病最有效的方法，其核心原则是有效地控制根管内的感染，包括去除感染源和杜绝再感染两个重要的环节。

2. 适应证：根管治疗术适用于一切需要摘除牙髓或清除根管系统感染，以保留整个患牙或牙根为目的，且具有足够的牙周组织支持的患牙的情况。

3. 非适应证：患牙在牙列中没有功能，也没有其他修复的价值；患牙牙周情况不佳，缺少足够的牙周组织和骨的支持；患者全身情况不佳，无法完成治疗；患牙可疑为病灶感染的病源牙；患者不愿意接受根管治疗。

4. 治疗前要制订全面的治疗计划并做必要的难度分析。

5. 治疗需遵循有关的治疗常规和步骤。

（岳　林　高学军）

第二十五章　根管治疗术（二）：髓腔进入及冠部初预备

Root Canal Therapy Ⅱ : Preparation of the Access Cavity and Coronal Spaces

　　根管治疗的首要任务是将髓腔清理干净。临床上通过机械和化学方法去除牙髓组织，最大程度减少髓腔内感染物载量，并将髓腔壁切割塑形，为冲洗消毒和充填封闭根管提供适宜的空间。髓腔的机械预备包括 6 个操作步骤：①髓腔进入；②髓室预备；③根管口定位；④根管入路预备和根管口预敞；⑤疏通根管建立顺滑通道；⑥根管中下段预备。由此可见，髓腔进入（access opening）是根管治疗的第一步骤，目的是为后续的髓腔预备打开入口，其操作是否规范、到位，直接关系到后续治疗是否顺利，甚至影响到治疗的效果。而对髓室的预备、根管口定位、根管入路预备和根管口预敞以及疏通根管建立顺滑通道均纳入髓腔冠部初预备的内容，目的是为获得无阻力到达根管根尖部的流畅通路，以及对根管进行彻底清理、成形和严密充填操作做好准备。因此，髓腔进入及其冠部初预备包含两层含义：一是由牙冠外部进入髓室，又称作“开髓”，要求能够直接到达、进入根管口；二是髓腔冠部预备，通过对髓室的初步预备、改形，使清理、成形根管的器械能够顺畅进入根管深部。一个良好的髓腔入口设计和完善的髓腔冠部初预备是获得成功根管治疗的技术基础。

第一节　髓腔进入和初预备的原则
Principles of Endodontic Cavity Access and Coronal Preparation

　　根管治疗中对髓腔的预备通常分为两个解剖部分：髓腔的冠部预备和根部预备。但实际上，从牙齿表面的进入到根尖部的清创、成形是一个不可分割的连贯过程，后者的操作质量往往取决于髓腔冠部预备所获得的外形、大小和开敞程度。

　　髓腔冠部预备的原则包括入口洞形的设计、便宜形的制备、去除全部龋坏牙本质和不完好修复体以及形成宽敞的冲洗、浸泡空间（图 25-1）。

一、入口洞形的设计和进入原则

　　1. 适应牙髓腔的解剖形态　入口洞形（outline form）的设计是在牙冠表面对进入髓腔的位置、形态和大小进行规划，设计依据是髓腔的解剖形态。最佳的入口洞形设计必须考虑 3 个

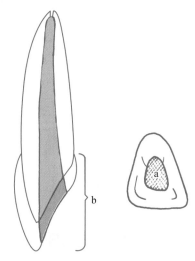

图 25-1　髓腔进入和髓腔冠部的预备
a. 入口洞形；b. 便宜形。

解剖要素：①髓腔的形态；②髓腔的大小；③根管的数目、根管口的位置、根管的弯曲程度和弯曲方向。不同的牙位应设计不同的入口洞形。洞形轮廓是髓腔外形在冠面的投影，确定各髓角或各根管口在拟进入的牙冠表面的投影位置，其圆滑的连线即为进入洞口的外形。前牙拟进入髓腔的牙面通常为牙冠舌面，后牙通常为咬合面。

2. 揭净髓室顶　揭净髓室顶并去除冠部牙髓有助于术者看清髓室底，定位根管口。彻底去除牙髓组织和残屑，还可防止牙冠变色和继发的感染。

对活髓牙的治疗，去除冠髓可有助于定位根管口。在切断冠部牙髓后，根髓断面的细微渗血可提供根管口所处位置的信息。这种情况在发现额外根管的根管口时更可起提示作用。

3. 保留髓室侧壁、髓室底以及各根管口的连续和自然的形态　髓室底呈拱状形态，颜色比髓室侧壁的牙本质色深且暗，有一些标志样的暗区或暗线，根管口呈漏斗形态。上述解剖特征有助于寻找、分析、判断根管口的数目、位置、开口方向，根管的走行、弯曲角度以及钙化情况。髓室侧壁、髓室底和各根管口的自然、连续的形态也有助于便宜形的设计和操作。

对根管口明显的患牙进行治疗时，一般不会遗漏根管。但对于髓腔有钙化物的患牙，需加强对髓室底的观看和探查，了解根管口的分布和根管走行，仔细辨别牙髓退缩后遗留在髓室底的微细颜色改变以及根管口的钙化形态。这些操作均应在清晰的视野下完成，入口过小会给操作增加困难。

二、形成便宜形的操作原则

便宜形（convenience form）是为使所有根管口能够暴露于入口视野中，根管器械能够无阻挡进入根管深部而设计的髓腔入路形态。良好的便宜形能给术者带来许多操作上的有利条件：①可以无阻挡地定位和进入根管口；②可以直接进入根管根尖部；③修整后的髓腔可以容纳根管操作器械并满足特殊治疗操作的要求，如提供显微镜下的视野；④术者可以完全掌控根管内的操作器械。

在形成便宜形的过程中，有时需要切割掉一些健康的牙体组织，此时要特别小心谨慎，兼顾剩余牙体组织的抗力强度，努力使丧失的牙体组织量达到最小，需要兼顾"方便"和"适宜"两方面。

制备便宜形的同时，应不断地修整入口洞形。不完善的入路可引发髓腔侧壁穿孔（perforation）、根管内台阶形成（ledge or shelf）、根管内器械断离（instrument seperation）、根尖移位（apical transportation）或拉开（zipping）等操作缺陷，最终导致治疗失败。

（一）形成进入根管的顺畅通路

进入根管的顺畅通路是指当器械进入到根管深部时，只有根管壁与器械工作端相接触，入口洞缘、髓室侧壁等入路的其他部分均不应阻碍器械的进入。为表达进入根管过程中的无阻挡路径，曾有"直线通路"的提法，是指洞口至根管弯曲上段形成近乎直线的髓腔侧壁，以利根管器械贴壁顺势滑入根管深部，故又称作"根管滑道"（glide path）。临床操作中应将洞口略敞开，将髓室侧壁修整改形，去除根管口的不规则钙化物，使冠部洞口和根管口均形成漏斗形状，入路应预备成自洞口至根管口乃至根管冠段的连续、平滑、流畅的锥体形态，达到引领器械顺利进入根管的目的。对髓室侧壁的修整改形工作，前牙主要是去除入口切缘和舌隆突处的阻挡，后牙主要是去除髓室四周侧壁牙颈部的牙本质凸起，又称牙本质领（dentin collar, cervical ledge）。由于消除了冠部牙齿结构对进入根管器械的卡压，此时的器械仅受两个因素的制约，即术者手指对器械柄的操纵和器械尖部对根管壁的作用。因此，术者能够通过灵敏的手感达到对操作器械的完全控制。

（二）尽量保留健康牙体组织

虽然治疗操作中发生的缺陷多与入口过小、位置不合适和形态欠佳等入路预备时所产生的问题相关联，但若单纯为获得足够的空间和开阔的视野而过度扩大入口，或者操作中过度预备，如髓室侧壁被掏成"啤酒桶"状凹陷（gouging），均可造成牙体组织过分损失，而减弱了牙齿的抗力。因此，在进行入路预备建立便宜形的过程中，必须考虑到如何与保持牙齿结构以及终末修复的固位和美观相平衡的问题。

三、去除全部不健康牙体组织和不完好修复体

在进入髓腔前应去除所有可能危及牙齿支持结构的组织并完全拆除冠部修复体，包括去除全部龋坏牙体组织、着色的牙体组织、薄壁弱尖，以及各种充填体、粘接修复体、嵌体和全冠，以确保剩余的牙体组织是健康、可修复的。

1. 先行去除不健康牙体组织的目的

（1）去净龋坏组织，消除冠部细菌感染源，防止感染进入根管或增加新污染。

（2）去除着色的牙体组织，防止牙冠变色。

（3）消除任何细菌、唾液渗漏的可能性。

（4）去除薄壁弱尖，适当降低咬合，防止牙齿劈裂，辅助便宜形，增加视觉效果，使操作更接近髓室底。

（5）综合评价牙齿的可修复性。

2. 带有全冠修复体患牙的髓腔进入会遇到的问题

（1）全冠内牙体组织存在龋坏。

（2）根尖 X 线片不能显示髓室的解剖形态。

（3）全冠修复体外形可掩盖、改变冠下自然牙的原始位置和形态（扭转、倾斜、错位）。

（4）入口可视性差。

（5）全冠修复体坚硬，增加了进入阻力，进入操作时易发生崩瓷折裂，磨除的大量金属或烤瓷碎屑落入髓腔，可能造成根管堵塞。

3. 在临床操作中必须拆除牙冠修复体的指征

（1）牙冠修复体不完好。

（2）治疗方案中计划重新修复患牙。

（3）修复体下方牙体组织有龋坏。

（4）髓腔进入途中发现牙体硬组织裂纹。

（5）修复体下方自然牙有扭转、倾斜或错位。

（6）髓腔进入困难的患牙，例如进入方向难以确定，髓腔或根管口钙化。

（7）髓腔壁穿孔需确定患牙可否保留。

四、形成宽敞的浸泡、冲洗空间

在进行根管机械预备之前和过程中，应通过大量的冲洗液进行冲洗和浸泡，清除髓室内

所有的病变坏死组织和入路预备产生的残渣及碎屑。如果病变坏死组织进入根管，可作为感染源，增加根管内的细菌数量。如果牙本质碎屑、钙化物质或修复体残渣落入根管，可造成根管堵塞。髓室内残留上述物质还可导致牙冠变色。因此，形成足够的空间以容纳冲洗液并允许其向冠口回流是十分重要的。

第二节　髓腔冠部预备的步骤
Procedures of Endodontic Cavity Access and Coronal Preparation

　　髓腔的入路一般是由前牙的舌面和后牙的咬合面进入，每一牙位根据其牙体解剖形态均有"标准开髓洞形"。但临床上需做根管治疗的患牙多有龋坏、大面积修复体、髓腔不同程度的钙化或上述各因素结合在一起，临床医生面对的是这些复杂、综合的因素。术者的操作有时较为困难，常会受到以下因素的影响：①患者开口度的限制，使工作空间非常狭小；②术者的视觉常受限于不足的光线和患牙所处的不利于观察的位置；③根管口常因钙化发生变形、狭窄，也可因髓石和牙本质突起而阻塞；④根龋、全冠修复体等致使牙体解剖形态改变。这些都给临床医生的操作带来很大困难。临床医生应将标准洞形牢记于头脑中，严格遵循操作原则，结合复杂的临床因素，实现针对每一患牙的个性化完善入路预备。

　　髓腔进入和髓腔冠部预备的操作应按照以下步骤进行。

　　1. 确定患牙冠、根、髓腔的解剖位置　因为牙齿、髓腔的解剖形态是决定髓腔进入的关键因素，所以确定患牙冠根、髓腔的位置是操作的首要步骤。通过观察牙冠与牙槽骨的关系和与之相交的角度，确定牙齿的位置。在附着龈上进行扣诊有助于确定牙根的走行。仔细研读术前 X 线片，可评估髓腔的位置、大小、顶底距离、钙化程度，还可估计根管的长度和近远中向的弯曲程度。术者通过对上述信息的了解和掌握，从而决定操作时钻针进入的长轴方向和深度。

　　2. 去除龋坏组织、修复体和薄壁弱尖，降低咬合　在进入髓腔前一定要去净龋坏组织，拆除牙冠修复体。去腐时应先将龋洞外围的龋坏组织清除干净，再向髓腔方向钻磨。拆除修复体和进入髓腔应分两步进行，修复体去除后的洞内应用冲洗液冲洗干净，或用湿棉球擦拭干净。若用压缩空气吹，需注意气枪孔的方向不要朝向根管口，并注意吹气的强度。洞口的修复体边缘也应去除干净，以免在后续操作过程中因需对洞口进行调整而使磨除的修复体碎渣掉落入根管，造成根管堵塞。去除腐质和牙冠修复体后，需适当磨除薄壁弱尖及无基釉，同时降低咬合，为后续根管工作长度的确定提供一个稳固的冠方标志位置，也防止诊间、诊后牙齿劈裂。

　　3. 设计入口洞形，穿通髓腔，揭净髓室顶　根据患牙的髓腔在拟进入牙面的投影形态，寻找、确定冠部入口的位置。术者必须仔细观察和评估 X 线片中的髓腔形态、髓室冠根向和近远中向的空间位置关系以及辨别根管自髓室分离后的走向和根管口的位置。先制备一个具有入口形态的牙本质深洞，然后再寻找穿髓点。一般情况下，最好选择在高耸的髓角处穿髓，髓室较宽大时，在穿通的瞬间会有明显的落空手感；若髓室较小、顶底相近甚至相接，可考虑从对应于最粗的根管口处穿入。穿通髓腔后，可沿各髓角相连的髓室顶线角将髓室顶完整揭除。操作要领是应用钻针侧刃向外提拉式切割牙本质，而非向根尖方向钻磨。揭除髓室顶的同时可去除冠髓。

　　在临床操作过程中，应随时调整钻针的进入方向，保持其与牙长轴平行。严格控制进钻的深度，可通过将带钻机头放在 X 线片上与患牙牙冠的影像进行比试，或标记进入洞内的钻针深度后将带钻机头放到患牙表面进行比试来评估已经到达的深度。若已钻磨到预计的髓室底深度，仍未有明显的穿通髓腔的迹象，应及时将钻针从机头上取下，按原角度和深度插回到入口洞中，并在洞内钻针的周围塞住棉球以固定钻针的位置，拍摄 X 线片，明确进入的方向和深度有无偏差。

4. 修整髓室侧壁，形成便宜形　已形成的入口洞形有时并不能完全显露根管口，因此，在揭除髓室顶的过程中以及揭顶之后，应不断地修整入口洞缘和髓腔侧壁。前牙主要是去除入口切缘和舌隆突处的阻挡，后牙主要是去除髓室四壁牙颈部的牙本质凸起（牙本质领），后者常会遮挡住根管口的位置，也妨碍根管器械进入根管。牙本质领的大小、厚度通常不会超过 4 号圆钻（直径 1.4 mm）的大小。操作仍为向外提拉式动作。为了尽量少地磨除健康牙体组织，可在洞缘局部预备出切峰或凹槽（notch），以帮助相应根管口的定位。

5. 定位根管口　定位根管口（root canal orifice location）的目的是使根管口，尤其是多根管牙的所有根管口更加易于识别和进入。其先决条件是已经形成了到达根管口部位的髓室侧壁直线路径，同时，还要彻底清理髓室，保持髓室底的完整、洁净和干燥。定位根管口的最佳工具是 DG-16 探针。可循着髓室底色素标志（如暗区、暗线）查找根管口，也可寻找髓室底颜色有改变或牙本质不规则的迹象，根据这些线索在髓室底根管口的解剖部位稍用力探查，能卡住（tug back）DG-16 探针针尖的位点提示根管口的存在，通过观察探针进入的角度了解根管的初始走行方向，以此确定根管口的位置和分布。有时还需用通畅或预备根管的技术修改根管口的位置、形态和朝向，将其做成漏斗形状。术者应花费一定的时间来做根管口的预敞和修形，这一工作旨在加快后续治疗的操作进度并减少操作缺陷。在探查根管口的整个过程中，还应随时注意有无额外根管的存在。当髓腔钙化较重，定位根管口发生困难时，应加强照明，辅以放大系统，如使用光纤照射仪、放大镜和显微镜，也可通过髓室底亚甲蓝染色观察深染缝隙，或滴加 5.25% 次氯酸钠注意密集的冒泡部位，以发现那些未完全钙化的细小、隐蔽或额外、变异的根管口。

6. 去除根髓　选择与根管粗细相适应的拔髓针插入根管至近根尖区（离根尖狭窄部 2 ～ 3 mm 处），旋转拔除牙髓。若冠髓已经坏死，应先将 1% ～ 5.25% 次氯酸钠溶液滴入髓腔，然后再拔髓。根管较细、较弯曲时，拔髓针难以到达根尖 1/3 区，可用根管锉插入根管，轻微旋转搅碎牙髓，然后冲洗，反复数次可去净牙髓。

7. 探查、通畅根管，建立根管通路　各根管口的位置确定以后，选用小号 K 锉（8 号、10 号、15 号）自根管口向根管内插入，以探明根管的分布、走向和根管内阻塞物的情况。这种用于探查根管的小号 K 锉又称作根管通畅锉（patency file），使用时应常规在距锉针尖端 2 ～ 3 mm 处预弯，在冲洗液伴随下自根管口向根尖方向以 15° ～ 30° 轻微往返捻转进入，小幅提拉，遇阻力时不要向根尖方向强行施压。预弯的器械尖端在不断地往返转动进入过程中可以绕过或避开根管壁上的不规则钙化物及台阶（图 25-2），顺利地到达根尖部，建立起根管通路（patency），为根管预备做好准备。在建立根管通路期间，可伴随使用 EDTA 凝胶或溶液，还

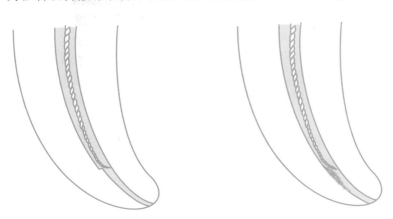

图 25-2　预弯器械尖端通过根管壁上的台阶及钙化物

要以大量的冲洗液充盈、浸泡髓腔并反复冲洗，冲洗液推荐使用次氯酸钠溶液。

8. 预敞根管上段，确定根管工作长度和初始工作宽度 通畅根管后，要用开敞锉对根管口进行预敞和修形，重塑根管口的形态或朝向，将其做成漏斗形状，以利后续治疗操作的顺利进行，提高速度，减少缺陷。接下来，在患牙术前平行投照的X线片上量取由切端或牙尖至根尖的长度，将此值减1mm作为估计工作长度。用通畅锉连接根尖定位仪进入根管确定根尖狭窄部，以此作为操作止点。将锉针上的橡皮止动片固定在牙冠切端（前牙）或洞缘（后牙），取出锉针量取其尖端至止动片的距离确定为根管工作长度（WL）。若用根尖定位仪不能成功获得工作长度，可按照估计工作长度将通畅锉插入根管拍摄诊断丝X线片，再调整确定工作长度。在通畅锉的基础上，逐号增大锉针以工作长度进入根管，测量根尖狭窄部的宽度，最终将那支能够抵达全工作长度、又不超出根尖孔且锉尖有紧缩感的锉针定为初锉（initial apical file，IAF），代表根管初始工作宽度。以根管工作长度为纵向限制，以根管初始工作宽度为横向切削基线，开始下一步的根管清理和成形。

第三节　髓腔冠部预备的器械和设备
Instruments and Armamentarium for Access and Cavity Preparation

一、常用器械

用于髓腔进入的常用器械包含：裂钻，球钻（圆钻），金刚砂圆钻，锥形金刚砂钻，安全钻针（如endo Z），外科长柄球钻，长颈球钻（mueller burs），根管口探针（如DG-16），根管口开敞器械（如根管口开扩器、Endo Flare、GG钻）等。

1. 裂钻（fissure burs）和球钻（round burs） 在无全冠修复体且有明显根管的自然牙上做髓腔进入常用球钻或裂钻（碳钢或不锈钢）。6号（直径1.8 mm）或8号（直径2.3 mm）圆钻用于去腐，557号（直径1 mm）、558号（直径1.2 mm）直裂钻或701号（尖端直径1.2 mm）锥形裂钻用于进入釉质和牙本质。

2. 金刚砂圆钻（round diamond burs） 新的4号或6号金刚砂圆钻用于快速进入烤瓷冠、金属全冠。操作应在水喷雾冷却的条件下进行，轻微施加压力，间断磨除，避免冠裂、崩瓷。在穿过瓷层和金属基底层后，可换用普通裂钻。

3. 锥形金刚砂钻（tapered diamonds） 火焰形或末端呈球形的锥形金刚砂钻是入路预备的最佳器械，它们能安全地切割龋坏的和自然的牙齿结构以及各种全冠修复体。

4. 安全钻针（如endo Z） 在锥形金刚砂钻或锥形不锈钢裂钻的头端代以一个无切割刃的半球形光滑小帽，即为安全钻针。是在穿通髓腔后，用于形成冠部髓腔便宜形的最理想工具。利用其长长的切割面能同时开敞入口并将不规则的髓腔侧壁凸起修整平滑，使入口到根管口形成一锥形、外敞的连续无阻碍路径。其安全头端保证了钻磨过程中不损伤正常的髓室壁、底及根管口的自然形态，它还可避免用球钻揭顶所导致的对髓室侧壁超预备而形成的"啤酒桶"样凹陷（gouging）。

5. 外科长柄球钻（surgical length burs） ISO标准中的常规球钻长度为22 mm，长柄球钻有两个长度：26 mm和36 mm。长柄球钻用于外科用途。在髓腔入路预备中有时需要26 mm长的2号（直径1.0 mm）或4号（直径1.4 mm）圆钻，用以去除根管口不规则的牙本质，改形、定位根管口。

6. 长颈球钻（mueller burs） 长颈球钻是在其球形工作头下方的颈部有一个细长的杆，

有利于在洞深部操作时让开术者的视线，使术者可以直接看到操作的部位，在去除根管口钙化物上有优势。术者可在髓室底循着"白点"或"白线"小心地去除牙本质，仔细探查根管口。

7. 根管口探针（canal orifice explorer） 用于探查根管口的探针尖端应该锐利而坚硬，工作头较长。如 DG-16 探针，提供了两端不同角度的直工作头，便于查找各部位、各方向的根管口。

8. 根管口开敞器械（canal orifice flaring instruments） 定位根管口后，有时需要修整根管口的形态，调整根管口的开口朝向，并敞开根管口和根管上段。可选用各种根管口开敞器械进行操作，如手用根管口开扩器、机用 G 型扩孔钻（GG 钻）和大锥度（锥度 0.08～0.12）的镍钛器械（Endo Flare、GT files，Protaper SX file 等）。

二、特殊器械和设备

1. 超声器械（ultrasonics） 超声工作尖去除髓石、髓腔内遮盖根管口的不规则牙本质悬突（lip of dentin）非常安全有效。还用于定位额外根管时切割凸起的牙本质壁。

2. 显微放大设备和辅助照明设备（vision，magnification and illumination） 入路预备辅助放大系统使操作更快、更精确、更安全。显微镜是最好的解剖学教师，它可使以往处理困难的病例变得容易，使不可能完成的治疗变得可以常规对待。在显微镜下，放大的视野结合加强的辅助照明（光纤照射），给术者以一个崭新的"可见"工作模式。

第四节　各牙位髓腔进入和冠部预备的操作注意点
Practice Guidelines of Access for All Teeth

一、各组牙齿髓腔进入的入口洞形和便宜形的操作要点

（一）上颌前牙

一般只有一个根管，髓腔与根管分界不明显，根管较粗大。除侧切牙根尖部向远中或舌侧弯曲外，其余根管大多无明显弯曲。髓角包含在发育叶内。根管的横断面为钝三角形，髓腔膨大部分在牙颈部近舌隆凸处。上颌中切牙很少有多根管，但有约 60% 的牙齿存在侧支根管和副根管，45% 的牙齿根尖孔在根尖侧方。上颌侧切牙舌侧卷叠的发生率为 0.04%～10%。上颌尖牙的形态几乎不发生变异，也很少有侧支根管和副根管。

髓腔进入操作时，从舌面窝中央近舌隆凸处垂直于舌面的方向钻入，穿过釉牙本质界后，改成平行于牙长轴方向穿通髓腔，再向唇舌向扩展揭净髓室顶（图 25-3）。

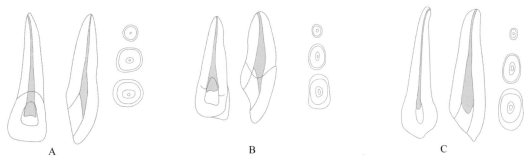

图 25-3　上颌前牙髓腔解剖及髓腔进入位置和形态
A. 上颌中切牙；**B**. 上颌侧切牙；**C**. 上颌尖牙。

1. 入口洞形

（1）形态：圆钝的三角形（切牙），椭圆形（尖牙）。

（2）部位：舌面窝中央，近远中边缘嵴之间。

2. 便宜形

（1）器械进入时阻挡位于舌隆凸和切缘，操作时可于局部洞缘做切槽（notch）以适应直线进入。

（2）必须仔细去净所有髓腔内容物，包括冠髓、着色牙本质和预备残渣，否则会引起牙齿变色。髓角处组织不能去净是最常见的问题。

（二）下颌前牙

冠根形状同上前牙组，但体积小，牙体组织薄，牙齿直立在牙槽窝内。多为单根管，下颌切牙约 30% ～ 40% 有两个根管，唇舌向排列，但仅 1.3% 有两个分开的根尖孔。入路预备中应将下颌切牙视为双根管对待，直至确定没有第二根管，舌侧根管容易遗漏。下颌尖牙偶尔可见有双根管。

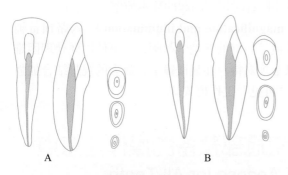

图 25-4　下颌前牙髓腔解剖及髓腔进入位置和形态
A. 下颌切牙；**B**. 下颌尖牙。

行髓腔进入操作时，从舌面中央平行于牙长轴方向钻入（图 25-4）。因牙颈部的根管横断面近远中径非常窄，注意切勿近远中向偏斜，以免发生侧穿。

1. 入口洞形

（1）形态：椭圆形。

（2）部位：舌面窝正中。

2. 便宜形

（1）髓腔直线入路的投影穿过切缘，有时甚至投影在切缘的唇侧。所以，入口的唇舌向需有足够的扩展，以形成无阻挡入路，预备时对切缘局部的损伤可由牙色材料给予修复。

（2）若下颌前牙拥挤错位，患牙舌侧倾斜，可选择在切缘或唇面设计入路进口。

（三）上颌前磨牙

牙冠的近远中径于颈部缩窄，牙根颈部横断面呈椭圆形，颊舌径明显大于近远中径。牙根为扁根。上颌第一前磨牙多为颊舌二根，根分叉位置接近根尖部，一般为双根管，两根管间多有网状交通支，根管的刺刀样弯曲（bayonet curve）给根管预备带来较大困难，在通畅根管时，由根管内取出的通畅锉呈现"S"样双弯将提示术者根管存在刺刀样弯曲。上颌第二前磨牙以单扁根管多见，双根管约占 24%。

行髓腔进入操作时，用细裂钻从𬌗面中央钻入，达牙本质后沿颊舌方向移动，从一侧髓角穿入髓腔，再扩向另一侧，注意钻针方向与牙长轴一致（图 25-5）。

1. 入口洞形

（1）形态：长椭圆形。

（2）部位：颊舌三角嵴中点之间，咬合面近远中向的中 1/3。

2. 便宜形

（1）髓腔扁长，入口的颊舌方向注意扩展到位。

（2）髓顶应去净，不要将 2 个髓角处的穿髓孔误认为根管口。

（3）牙冠颈部缩窄，其近远中向宽度仅为牙冠接触区处宽度的 2/3，尤其是近中颈部牙本质壁较薄，应警惕该部位的穿孔。

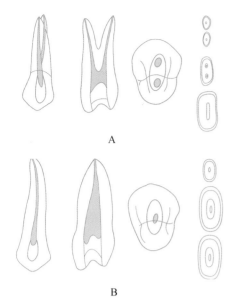

图 25-5　上颌前磨牙髓腔解剖及髓腔
进入位置和形态
　　A. 上颌第一前磨牙；**B**. 上颌第二前磨牙。

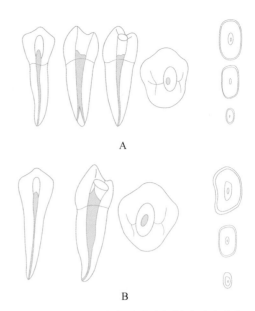

图 25-6　下颌前磨牙髓腔解剖及髓腔进入
位置和形态
　　A. 下颌第一前磨牙；**B**. 下颌第二前磨牙。

（四）下颌前磨牙

下颌前磨牙的牙冠向舌侧倾斜，多为 1 个根管，下颌第一前磨牙双根管发生率 26% 左右，下颌第二前磨牙双根管发生率 2.5% ～ 13%。少数有 3 个根管。有文献报告 14% 的下颌第一前磨牙根管呈 C 形。

操作时，从𬌗面中央窝偏颊侧处平行于牙长轴钻入，稍作颊舌向扩展（图 25-6）。

1. 入口洞形

（1）形态：颊舌径略长的椭圆形或卵圆形。

（2）部位：咬合面颊尖至中央沟。

2. 便宜形　注意钻针钻入的位置要偏颊侧，避免从舌侧穿孔。

（五）上颌磨牙

上颌磨牙略向近中倾斜，牙冠颈部的近远中径缩窄，尤其是远中面向颈部收缩更为明显。有 3 个根，一般在每个牙根中有 1 个根管，颊侧根管较细弯，腭侧根管较粗直。从牙颈部的横断面可见 3 ～ 4 个根管口，颊侧根管口相距较近，与腭侧粗大根管口距离稍远，各根管口排列成颊舌长、近远中略短的三角形或斜梯形。上颌第一磨牙的解剖变异主要在近中颊根，此根较扁，有时出现 2 个根管（MB 和 MB2），两根管间有较多的不规则峡部和网状交通存在。有研究报告，以传统的入口操作仅能定位第一磨牙约 54% 的 MB2 根管，圆钻去除髓底不规则钙化物质又可发现 31% 的 MB2，再加上显微镜的辅助，又可发现 10% 的 MB2。上颌第二磨牙比上颌第一磨牙变异更多，可见两根管融合，甚至三根管融合，根管数目 1 ～ 5 个。

操作时，由𬌗面中央窝钻入，到达牙本质后，钻针向颊侧和近中舌尖方向移动，从近中舌髓角进入髓腔，沿各髓角扩展。注意钻针勿向近远中方向倾斜，避免牙颈部侧穿（图 25-7）。上颌磨牙根管变异发生率较高，牙根弯曲度较大，故髓腔进入操作的风险也较高。加之临床上诸多的复杂因素，如开口受限、存在全冠修复体、牙齿倾斜和移位、髓腔钙化，即使对有经验的牙髓专科医生来说，在伴有牙科显微镜、超声器械以及旋转器械的条件下，上颌磨牙的入路预备操作也是一个挑战。

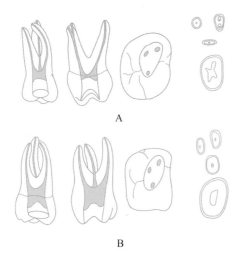

图 25-7   上颌磨牙髓腔解剖及髓腔进入位置和形态
A. 上颌第一磨牙；**B**. 上颌第二磨牙。

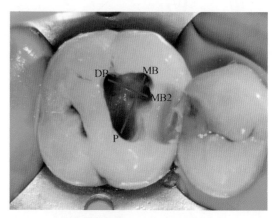

图 25-8   上颌磨牙 MB2 根管口定位

1. 入口洞形

（1）形态：钝圆的三角形。

（2）部位：顶位于腭侧，底边位于颊侧，一腰在斜嵴的近中侧，与斜嵴平行，另一腰在近中边缘嵴内侧且与之平行。

2. 便宜形

（1）去除髓室内的颈部牙本质凸起，形成直线到达各根管口的入路是该组牙初预备的重点。

（2）上颌第一磨牙的根管口定位规则与上颌第二磨牙不同。

上颌第一磨牙近中颊根管口（MB）位于近中颊尖之下，远中颊根管口（DB）位于 MB 根管口的远中，比 MB 根管口的位置略偏舌侧。腭根管口（P）最粗大，一般位于近中舌尖下方。

上颌第二磨牙的根管口定位与上颌第一磨牙类似，但由于髓腔较窄，各根管口的分布更趋于在 MB 和腭根管口的连线区域呈线形排列。有时存在"假性根管口"（false orifice），它们虽可被牙髓探针探入，但并不通畅。

（3）定位近中颊根的第二根管口（MB2）是该组牙入路预备的一个难点，有时三角形冠部入口常不足以暴露 MB2 根管口。MB2 根管口通常位于 MB 根管口的舌侧近中，可将钝圆三角形顶略向近中拉开呈斜梯形入口，以去除 MB2 根管口上方的遮挡，使器械更易于查找、发现 MB2 根管口。临床上简易、有效地定位 MB2 根管口的方法为：在 MB 根管口和 P 根管口的连线上，由 DB 根管口向 MB-P 连线引一条垂线，两线交点的近中部位即为 MB2 根管口的位置区域（图 25-8）。

（4）MB 根弯曲，开敞入口和根管口更为重要。为获得直线入路，冠部开口有时可不在咬合面正中央而偏至近中颊尖上。当发现近中颊根有两个根管时，应将入口洞形修整成斜梯形，以适应四根管口分布的形态。

（六）下颌磨牙

牙冠向舌侧倾斜，髓腔却偏向颊侧。一般有近、远中 2 个牙根。近中根较扁，含颊、舌 2 个根管；远中根较粗，多只有 1 个粗大根管，少数也有 2 个根管。下颌磨牙的根管类型如下。

下颌第一磨牙：一般为 3 ～ 4 个根管，当远中根为 2 个根管时，容易遗漏其中之一，可能是因为传统的三角形入口遮挡了该根管口的位置。文献中也有报道 5 ～ 6 个根管，但发生率极低。

下颌第二磨牙：根管比下颌第一磨牙变异多，最典型的变异是牙根在颊侧融合，根管在融合处也彼此连通，在颈部横断面根管呈"C"字形，缺口朝向舌侧。Melton 根据"C"形根管横断面形态将其分为 3 种类型（图 25-9）：① "C" 形，3 个根管（ML、MB、D）在颊侧融合，卷叠成口袋状，下方又可再分为 2～3 个独立的根管，之间有交通支相连；② "；" 形，ML 根管单独存在，MB 和 D 根管相融合；③ "，" 形，3 个根管（ML、MB、D）虽独立存在，但每一根管横断面均有横向延伸，形似逗号。亚洲人下颌磨牙 "C" 形根管较多，约占 1/3 以上。

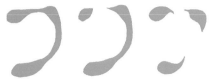
图 25-9　下颌第二磨牙 "C" 形根管 Melton 分类

行髓腔进入操作时，由𬌗面中央偏颊侧钻入，沿近远中和颊舌方向扩展，从一侧髓角进入髓腔，沿各髓角扩展。注意钻入的位置不要偏舌侧，避免发生舌侧颈部穿孔（图 25-10）。

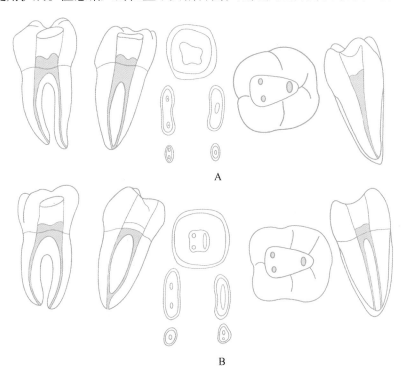

A

B

图 25-10　下颌磨牙髓腔解剖及髓腔进入位置和形态
A.下颌第一磨牙；**B**.下颌第二磨牙。

1. 入口洞形
（1）形态：钝圆角的梯形，近中边稍长，远中边稍短，舌侧洞缘在中央沟处。
（2）部位：咬合面近远中向中 1/3，偏颊侧。

2. 便宜形
（1）下颌磨牙传统的三角形入口洞形仅可针对远中只有一个根管口的下颌磨牙，当发现远中有两个根管时，应将入口洞形修整成梯形，以适应四根管口分布的形态。
（2）去除髓室内的颈部牙本质凸起，形成直线到达各根管口的入路是该组牙初预备的重点。
（3）应在初始入口完成后，根据根管口的位置再做髓室四壁便宜形的修整。
（4）定位根管口：近中颊根管口（MB）位于近中颊尖下，近中舌根管口（ML）位于中央沟走向近中边缘嵴的直线上，远中根管口（D）常位于咬合面颊沟、舌沟和中央沟的交叉处下方。四根管发生率约 35%～43%，DB 根管口常位于 D 根管的颊侧偏近中。远中根管口的定位为：在近中二根管的连线中点向远中做垂线或顺着髓室底表面近远中向的暗线向远中探寻，若远中根管口恰好位于垂线之上或暗线的尽头，多数为一个远中根管；若远中根管口偏于垂线或暗线的一侧，则还应在其对侧寻找第四根管口（图 25-11）。

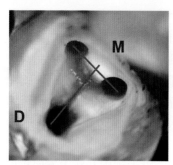 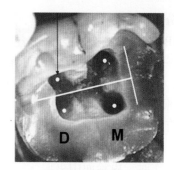

下颌磨牙远中1个根管口   下颌磨牙远中2个根管口
箭头所指处为髓底暗线   箭头所指处为DB根管口

图 25-11   下颌磨牙远中根管口的定位

二、特殊情况的患牙髓腔进入

（一）带全冠修复体的患牙

在临床上，如果患牙所带全冠修复体完好无缺，可考虑将其保存下来。但是，全冠的修复是为了与对颌牙建立良好的咬合关系，所以临床上存在因患牙本身倾斜而致全冠与牙体长轴不一致的情况。对带有全冠的患牙进行髓腔进入操作时应注意以下几点：

（1）仔细、全面评价 X 线影像，必要时拍摄咬合翼片。不能仅以全冠的形态和牙冠位置决定进入角度。

（2）用带钻机头比试 X 线片，确定钻针进入的角度和深度。

（3）为了不妨碍对患牙冠、根角度的判断，髓腔进入操作时可不使用橡皮障。

（4）术前必须告知患者术中有崩瓷或拆冠的可能性，征得患者同意。

（5）钻磨牙冠时，应用高速旋转的金刚砂钻针，在水喷雾冷却条件下轻施力，短时间、间断层层磨除。穿过瓷层后改换锐利钢钻。

（6）进入髓腔后，钻针切割方式改为侧向、向外提拉或冠向扩展。

（7）操作全过程始终伴随大量冲洗。

（二）牙齿倾斜、扭转或错位

任何牙均可能发生倾斜、扭转或错位，特别是磨牙和缺牙区的远端牙齿常发生近中向倾斜。颊舌向倾斜较少发生，且较易从牙弓、牙列及咬合关系中辨别出来。髓腔入口的形态及钻针方向应注意调整至与牙长轴保持一致。

（三）开口受限

医生对开口受限的患者进行髓腔进入的操作极为困难。髓腔入口往往扩得更大、更偏近中以方便器械于极狭小的空间进入根管。此类病例更易发生穿孔和遗漏根管。

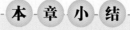

1.髓腔进入包括两层含义：由牙冠表面进入髓室强调入口洞形的设计，进入根管则强调便宜形的制备。其目的是获得无阻力进入根管根尖部的直线通道，以利于进行彻底的清洁和根管成形。适当的入口洞形、到位的根管操作便宜形可减少或消除在后续根管治疗过程中所遇到的各种技术困难，如细窄、钙化根管的定位和进入，根管的清洁和成

形，根管充填，再治疗等。

2.合格的髓腔入口标准为：①全部龋腐去净；②全部髓顶揭净；③全部根管口暴露，由洞口可直视见到；④通畅锉可直线进入根管，到达根尖部；⑤进入器械仅尖端接触根管壁，洞缘和髓室侧壁不与器械接触；⑥最大程度保存了牙体组织，无操作缺陷。

3.术者必须全面掌握髓腔系统及相关的解剖知识，具有正确评估牙齿、髓腔X线影像的能力以及熟练的操作技能。

（岳　林　梁宇红）

第二十六章 根管治疗术（三）：根管机械清理和成形

Root Canal Therapy Ⅲ: Cleaning and Shaping of the Root Canal

第一节 根管清理与成形的目标和标准
Objectives and Criteria of Cleaning and Shaping

一、目标

美国学者 Schilder 于 1974 年提出了经典的根管清理和成形的 5 个目标：

（1）完善清理根管系统的所有部分。

（2）形成自根尖孔至根管口的连续锥形的管状形态。

（3）预备后的根管应保持根管的原始形态。

（4）保持根尖狭窄区的原始位置。

（5）适应根管的自然弯曲，避免根尖堵塞和过度预备。

可以看出，上述内容的核心有两点：一是通过机械和化学的方法进行根管清创，达到生物学清理（cleaning）的目标；二是通过器械切削的机械方法，达到根管成形（shaping）的目标。

（一）清理目标

成功的根管治疗的关键在于有效控制感染，因而在根管预备过程中从生物学角度追求最大限度清除根管系统内的感染物质，类似外科清创的过程，这是获得最佳疗效的根本。在根管清理的过程中，采用机械切削的方法可将根管空间内的绝大多数有形物质和感染物质从根管壁剥离开，再通过液体冲洗和化学消毒的方法将根管内的感染物带出和溶解。

根管系统内的感染物质包括：病变的牙髓组织、细菌及其产物、感染的充填材料、牙本质屑、感染的根管壁等。感染的根管壁是指细菌及其毒素侵入的牙本质，研究发现其侵入深度可以达到 200 ～ 500 μm，因而在预备过程中需要切除一定厚度的牙本质壁，以保证感染物的清除。

（二）成形目标

通过机械切割使根管形成特定的形状。成形的指标有两个，具体如下。

1. 锥度（taper）形态　将根管管径扩大，形成由根管口向根尖孔管径逐渐减小、管壁连续流畅的锥体形态，以保证冲洗液充分进入根管深部，并允许液体向冠部回流。这样的形状也为根管消毒药物的放置提供了良好的空间和通道，同时也利于根管充填的操作，允许各种加压充填器械进入根管深部。但在这一操作过程中，应尽可能保存牙体组织，以维护患牙的抗力。

锥度是指根管自根尖部向冠方每行进 1 mm 直径增加的尺寸，是长度和宽度的综合指标，用以描述根管的立体形态。预备后根管的锥度通常与所用预备器械的锥度和预备技术相关。

2. 根尖止点（apical stop）　在根管的根尖部用器械制备出一个类似底托的形状，即根尖止点，以限制器械、充填材料和药物超出根尖，避免对根尖周组织的医源性刺激，也被称为根尖挡，是根管预备的终止点。根尖止点的位置应放在牙本质牙骨质界的牙本质方，尽量不要损伤和破坏由牙本质牙骨质界形成的根尖狭窄，应保持其原有的解剖位置和形态。

总而言之，根管预备的最终目标是创造出一个利于根尖周组织发挥机体免疫作用、保持健康或发生愈合的良好的生物学环境。

二、工作长度

根管的工作长度（working length，WL）是根管预备和根管充填的范围，指从牙冠部参照点到根尖牙本质牙骨质界的距离。牙本质牙骨质界通常位于根管最狭窄处，一般选择切端、牙尖或洞缘作为冠部参照点。

根管的根尖区是学者们关注和研究最多的部位。为了正确地确定工作长度，应首先掌握有关根尖区的几个解剖术语或概念。

牙本质牙骨质界是牙本质和牙骨质两种硬组织的交界，也是牙髓与牙周两种软组织的分界，通常位于根管的最狭窄处，因此临床上将根管最狭窄处作为牙本质牙骨质界的标志。根管狭窄部好比山隘口，临床上在根管内的清创操作，即根管治疗的器械、药品、材料均应限制在该界限以内的空间，避免对根尖周生活组织造成进一步损伤。

解剖根尖（anatomic apex）是指牙根外形上的顶点或末端（tip or end of the root），X 线相根尖（radiographic apex）是指从 X 线片上看到的牙齿的根尖部。由于牙齿根尖部结构的变异，以及 X 线投照的部位和角度的影响，X 线片上的根尖位置不一定与解剖根尖完全一致。

根尖孔（apical foramen）是解剖学概念，是指根管在根尖区的主要开口。多数根尖孔并不开在根尖顶端，而是位于解剖根尖的侧方。副根尖孔（accessory foramen，副孔）是根面上与侧支根管或副根管相连的开口。

根尖狭窄（apical constriction）是解剖学和临床概念，是根管在根尖区直径最小的地方，一般距离根尖顶端 2 mm，在离根尖孔中心点垂直距离 0.5 ~ 1 mm 的位置。从根尖狭窄处到根尖孔，根管呈外敞形。

根尖区的根尖狭窄处解剖变异很大，根管最狭窄处并非仅有 1 个环状狭窄，实际上根管最狭窄处有 4 种不同的形状：传统的 1 个狭窄；锥形狭窄，根管最狭窄处靠近根尖；多个狭窄；1 个狭窄但是呈现管壁相互平行的较长狭窄区域。除上述 4 种狭窄类型外，还存在另外一型，即第 5 型，特点为根尖孔完全被牙骨质封闭。Dummer 等学者报告有 6% 的根尖狭窄处被牙骨质堵塞。

应注意牙本质牙骨质界只是组织学上的标志点，临床上或 X 线片不能对此准确定位。由于根尖孔中心至解剖根尖（anatomic apex）的距离平均为 0.5 ~ 1.0 mm，而根尖狭窄一般在距离根尖孔中心点 0.5 ~ 1 mm 的位置，因此临床上普遍接受的是根尖狭窄到解剖根尖的平均距离为 1 ~ 2 mm。

（一）确定工作长度的临床考虑

1. 测量工作长度的条件和时机   测量工作长度时，髓腔预备应已完成，开髓孔和髓腔应与根管口形成直线通道，保证小号的 K 锉（8 号、10 号、15 号）能无障碍地到达根尖区。小号的不锈钢 K 锉（8 号、10 号、15 号）是寻找和疏通根管以及测量工作长度的最佳工具。

2. 影响确定工作长度的因素   根尖区 2～3 mm 处牙本质和牙髓碎屑堆积导致的根尖孔堵塞、器械折断、台阶形成、根尖孔偏移和侧穿等，都可能影响准确获得工作长度。工作长度过短会造成根管预备短于根尖狭窄处，导致不完善的根管预备和根充欠填，降低根管治疗的成功率。工作长度过长，器械超出根尖孔会造成根尖狭窄区破坏，感染物推出根尖，同样会降低成功率。

3. 冠部参考点的选择   工作长度一般应精确到 0.5 mm 范围。因此，牙冠部的参考点应该在治疗过程中保持不变。需要调整咬合的牙齿应先调磨，最好不选充填体或薄弱的牙尖作为参考点。参考点应与被测量根管的直线通道邻近，避免测量过程中根管锉柄部的弯曲。

4. 止动片的作用   止动片有多种，最常用的是硅橡胶止动片，用于标识工作长度。止动片上的缺口有助于确定不锈钢器械的预弯方向。止动片一定要与根管锉的柄部垂直。

（二）确定工作长度的方法

确定工作长度的理想方法应具备下列条件：医生和患者舒适、无电子辐射、费用低、适应于不同的根管状况（干或湿）、能快速准确地确定根尖狭窄部的位置、能监测到工作长度的变化。但到目前为止，没有任何一种方法能完全达到要求，临床上应结合应用几种不同的方法。确定工作长度的方法主要有根尖孔定位仪测量法和根尖 X 线片诊断丝法。根尖孔定位仪测量法简便、快捷、准确，也减少了 X 线辐射；根尖 X 线片诊断丝法采用根管锉插入根管达预估根尖位置后，以平行投照技术拍摄根尖 X 线片。

1. 根尖孔定位仪测量法（electronic method）   根尖孔定位仪（apex locator）测量法又称电测法，是目前临床上最常用的根管长度的测定设备，其准确率可达 90% 以上。根尖孔定位仪可以分为电阻抗型和频率依赖型。

电阻抗型根尖孔定位仪的工作原理：牙周韧带和口腔黏膜之间的电阻抗值是一个常数。Suzuki（1942）的实验研究发现狗牙牙周膜与口腔黏膜间的电阻恒定为 6.5 kΩ，从而成为大多数根尖孔定位仪的理论基础。将这一常数设置于根尖孔定位仪的循环电路中，定位仪的一端（唇夹）接触口腔黏膜，另外一端和根管锉相连，在锉进入根管到达牙周韧带（根尖孔）时，阻抗和设置值一致，帮助临床医生确定工作长度。测量要求干燥的操作环境，根管内血液、渗出液较多时，影响测量准确性。其他的电子物理效应也会影响到定位仪的正常工作。

现在临床使用的多为频率依赖型定位仪，工作原理是通过比较高频信号和低频信号之间的比率差异来确定工作长度。锉向根尖区进入时，这一比率发生改变，当锉到达根尖狭窄处时，该比率变化最大。该法的优点是可以在潮湿环境（冲洗液、脓液、血液）下工作，且输出电压小，消除了有些患者偶尔的刺痛感。测量时要求锉与根管壁贴合。频率依赖型定位仪测量的稳定性和准确性较高，具有简便、快速、准确、可以减少 X 线照射的优点，但是仍然受到根管内电解质、根尖解剖形态及大小的影响，有金属修复体、牙根吸收的患者使用受到局限。根尖孔定位仪测量法还不能完全取代 X 线法，须两者结合使用。

目前临床上常用的频率依赖型定位仪有 Root ZX、ProPex Ⅱ、Diagnostic 和 Raypex5 等。Root ZX 是双频交流阻抗根尖孔定位仪，为第三代根测仪，能克服根管内电解质对测量准确性的影响，但不足之处是在根管内存在电解质的时候，其准确性会随着根尖孔直径的增大而下降；而后面 3 种是多频交流阻抗根尖孔定位仪，为第四代产品，能有效克服根管内电解质和根尖孔大小这两个主要因素的影响，准确性更高，而且可以用于佩戴心脏起搏器的患者，不会干扰起搏器的正常工作。

2. X 线片估测法（radiographic method）　Ingle 提出的 X 线片估测法也是临床上比较常用的工作长度的测量方法。其准确性在很大程度上受拍照时 X 线光束与牙齿长轴和胶片的角度影响。采用平行投照技术拍 X 线片较分角技术准确；可向近中偏移 20° 投照，以显示颊舌根管，减少重叠。具体方法：将冠部参考点到短于 X 线片根尖 1 mm 处的距离记录为该牙的"估计工作长度"。若 X 线片上所看到的器械尖到预定的操作终点（根尖内 1 mm 处）的距离小于 3 mm，可由"估计工作长度"值直接加或减去上述距离值，计算出工作长度；若该距离值大于 3 mm，说明第一张 X 线片有明显失真，应重新投照 X 线片。根管锉针作为诊断丝，插入根管至有轻微阻力感时拍摄 X 线片，也可以帮助确定工作长度，也称为诊断丝片。

注意事项：对于弯曲根管，预备完成以后，工作长度可能由于根管变直而缩小，因此有时需要在根管预备完成以后再次确定核准最终的工作长度。

另外，临床工作中，有经验的医师在根管冠部扩展良好、根管锉进入根管无阻力的情况下，通过手持器械可以感知锉尖接触根管壁的感觉，当根管锉进入根尖区 2 ～ 3 mm 时，阻力逐渐增加，根管锉进一步进入时常有突破感，此处即可能为根管出根尖孔之前的最狭窄区，以此定位根尖止点。这种"手感法"（tactile method）不应作为临床常规确定根管工作长度的方法，有时可作为电测法或 X 线片法的补充。但当遇到根尖孔未发育完成的年轻恒牙、钙化根管、过度弯曲根管、根尖区有吸收的根管时，手感往往并不准确。对于根尖孔宽大的患牙，还可用纸尖轻轻地插入根管达到根尖区，根据纸尖尖端的浸湿部位估计根尖孔的位置。对于根尖区吸收、穿孔或过度预备、根尖狭窄处丧失的病例，纸捻法可以作为辅助手段。

三、工作宽度

根管清理过程中，除了要将根管腔中的内容物去除，对于感染根管还需将根管壁 200 ～ 500 μm 厚的细菌侵入层清除掉，根管成形的过程也需切削根管壁牙本质，这就涉及根管横向切削起止点的确定。初始工作宽度（initial working width，IWW），即根管的原始宽度，代表根管横向切削的起点，在根尖区则反映根尖狭窄处的大小，临床上通过确定初锉来测量这一指标。终末预备宽度（final working width，FWW）是指根管预备后水平向的尺寸，代表根管横向切削的止点，指示去除根管壁牙本质进行清理和成形的横向范围。根尖部通常以主锉号数表示在根尖部形成的根尖挡宽度，更是确定根管充填选取主牙胶尖的依据。主锉应大于初锉 3 个 ISO 标准号（Grossman 原则），在根管冠段以根管预备成形的锥度代表。

第二节　根管机械预备的基本概念和操作手法
Terms and Techniques for Cleaning and Shaping

一、基本概念

1. 通畅锉（patency file）　可以将根管通畅锉看作是根管预备前的"侦察兵"，作用在于探查根管、形成通路。根管预备之前首先要感知和了解整个根管的走向、弯曲程度、所含内容物的性质，以及根管的自然通畅程度。多采用细的不锈钢 K 锉（15 号以下），预弯后以捻转的动作进入根管探查并疏通根管。

2. 初锉（initial apical file，IAF）　疏通根管后，从通畅锉开始逐号增大探入根管，能达到工作长度（即到达根尖狭窄处）且在抽出时有紧缩感的最大号锉，称为初锉或初尖锉，用以指示根尖部的初始工作宽度。例如，10 号锉作为通畅锉已疏通了根管，但它达到工作长度时较为宽松，无紧缩感；换 15 号锉探查，既能达到工作长度，锉尖又有紧缩感；再换 20 号锉，进入根管后未达到工作长度就感觉到阻力。因此，将 15 号锉定为初锉。

3. 主锉（master apical file，MAF）　完成根尖预备的最大号锉即为主锉或主尖锉，用以指示根尖部的终末工作宽度。完成主锉预备后的根管，主锉应可宽松、无阻力地插入根管达到工作长度，向根尖方向加压遇阻力，有根尖止点（apical stop）形成。由于牙齿的解剖差异导致根管粗细不同，预备后的主锉（MAF）也应互不相同，而不应一律预备至统一大小。经典的操作方法是将比初锉大 3 号（ISO 标准锉针）的锉定为主锉。在应用旋转镍钛锉预备根管后，建议再采用相应号数的 ISO 标准锉针测量根尖部的根管宽度。

4. 终末锉（final file）　完成根管预备的最后锉。如完成步退法预备时最后步退完成的锉针为 55 号，则终末锉为 55 号。

5. 回锉（recapitulation）　根管预备过程中，在换下一号锉预备之前，常使用小号锉再次进入根管达到全工作长度，以达到消除台阶、带出残屑、保持根管通畅的目的。因此，回锉是一个操作动作，并非某一支锉。回锉操作所用的器械可选通畅锉、初锉或前一号锉。

二、常用根管切削器械的操作手法

根管的清理和成形均通过机械切割的手段来实现，各种形状、材质的根管切割器械是实现根管成形的武器，仿佛外科医师的"手术刀"。下面介绍临床常用的根管手用器械操作手法。

1. 锉法（filing motion）　当根管空间对进入器械已有一定自由度时，将锉针贴管壁施加适当压力，沿管壁上下提拉，锉除局部根管壁牙本质，用于扩大根管管径。锉法是预备根管的常用手法，例如根管横断面为不规则的卵圆形或扁根管时，锉法可以保证管壁的均匀切割。但需注意的是，锉法的操作容易在根管内形成"活塞效应"，尤其当器械直径与根管接近，贴合较紧，或者根管弯曲度较大时，容易出现将感染物推出根尖孔，或者形成预备缺陷（台阶、侧穿）等。

2. 钻法（reaming motion）　将根管器械顺时针持续旋转进入根管，在转动过程中，锉刃不断切咬下根管壁牙本质。钻法的切削效率高，但对器械材质对抗扭力的要求也高，扭力过大时器械容易折断。镍钛合金较不锈钢器械更适合应用钻法。

3. 扩锉法（turn-and-pull motion）　也称旋转提拉法，将根管器械紧贴管壁顺时针旋入1/4 圈，拉出，将局部咬住的牙本质切割带出。一般适用于直根管，使用 H 锉。

4. 捻转法（watch-winding motion）　又称为"上表弦"或"拧发条式"。顾名思义，是将器械像拧手表发条般进行小幅度往复捻转，顺时针旋入，遇到阻力则逆时针旋松，在捻转的过程中少量切割管壁，轻度扩大管径，逐渐进入根管深处。一般捻转的角度根据手感反馈控制在30° ～ 60° 较为安全。捻转法适于用细扩大器或 K 锉探查、疏通细窄弯曲根管。

5. 捻转提拉法（watch-winding and pull motion）　在捻转法的基础上，锉针在根管内经两三次的往复捻转后，向冠方回撤，将切割碎屑带出。取出器械后，应清洁、重新预弯、蘸润滑剂，然后重复上面的操作。这个过程持续下去，直到器械在这个深度变得松动，可更换大号器械进行预备。这一预备手法多用于弯曲根管根尖部通畅和预备。

6. 平衡力法（balanced-force motion）　1985 年 Roane 等提出采用平衡力法预备根管。平衡力法的一个循环由 3 个基本动作组成：①将锉针插入根管至有阻力，贴壁加压顺时针旋转1/4 圈，在旋转锉针过程中，根据手感阻力的大小，止于不同旋转的角度，但最多不要超过90°，使锉刃切咬入根管壁牙本质内。②将锉针抵住切咬侧的根管壁，逆时针旋转锉针 3/4 圈（180° ～270°），同时将锉向根方略施压力，将咬住的牙本质切除，并防止根管锉冠向脱出。

根据锉的直径和产生碎屑的多少，第一步和第二步可重复操作 2～4 次。③将根管锉顺时针旋转半圈至一圈，器械自然旋出，将切割产生的牙本质碎屑带出。

平衡力法的核心在于加压顺时针旋转切入牙本质，逆时针旋转更大角度加少许根向力完成切割。施压力量的大小以保持器械置入时的深度为适。平衡力技术的应用应当尽量用最小限度的根向力完成，保持器械较小的载荷。如果使用不当，会造成器械的折断，出现局部根管的偏移。

平衡力法主要适用于弯曲根管的根尖部预备，建议使用一种特殊设计的不锈钢弹性锉（Flex-R 锉）进行预备。Flex-R 锉的设计中去除了 K 锉的锉尖过渡角，并设计了一个引导平面，可以减少根管偏移的发生，更为安全。

7. 反弯预备法（anticurvature motion）　1980 年 About-Rass 等针对弯曲度较大、预备较困难的根管（如下磨牙近中根），利用根管预备器械的"反弹性"，在器械插入根管的过程中，将柄主动压向与根尖弯曲方向相反的根管侧壁，同时进行小幅度上下提拉的动作。因为器械柄被压向弯曲反侧，器械的尖端可由金属的回弹力顺应于根尖弯曲的方向，从而避免了对根管根尖部的弯曲外侧壁和根管冠部的弯曲内侧壁的过度切割，减少对这些危险区的损伤。比如在预备下磨牙近中颊根管时，应将器械柄主动压向近中方向，避免对根管根分叉一侧的根管壁进行过度切割，也避免了根尖部的根管偏移。在侧向对器械加压时，保持小幅提拉切割管壁，建议不要做旋转动作。

使用反弯曲预备法可以有效避免根管拉直、过度切割的问题，但是能够将器械主动压向根管的外壁，必须在根管通路充分畅通甚至外敞，并且器械在冠部根管内有一定自由度的条件下才能实现。

总之，对各种切割器械和根管解剖的充分了解和认识，是选择合适的预备手法的基础。深刻理解根管治疗的相关概念，熟练掌握预备的操作手法和适应证，是在临床灵活运用各种根管预备技术的必要条件。

第三节　根管机械预备的常用技术
Cleaning and Shaping：Clinical Strategies

根管预备的技术主要有两种：一是步退技术（step-back technique，也称逐步后退技术），以直径较小的器械从根尖部开始预备，随着器械直径增加逐步向冠方后退；二是冠向下技术（crown-down technique），先使用直径较大的器械预备根管上 2/3 部分，再用直径较小的器械逐步深入预备到根尖部。

还有一种组合方法结合了上述的两种技术：从冠方根管开始预备，以采用直径大的机用器械为主，然后再预备根尖部，开始按照由小到大的顺序使用器械，逐步向冠部移动，这种方法也被称为双敞技术（double-flared technique）或步进技术（step-down technique）。步退技术和冠向下技术实施的先决条件均要求根管已充分疏通。

下面重点介绍逐步后退技术和冠向下技术。

一、步退技术

Weine 等最早采用逐步后退法预备根管，它是最基本的根管预备方法，适用于直和轻度弯曲根管。Martin 在 1974 年称其为"telescopic technique"，形容预备后的根管像望远镜一样由根尖到髓腔逐步加粗。

步退技术的操作过程是确定工作长度后，以小号器械从根尖部开始预备，按顺序增大器械号数，器械进入根管的深度逐步向冠方后退，逐渐形成根尖部根管的锥度形态。多使用手用不锈钢器械以锉法完成步退法根管预备。

（一）技术要点

（1）探查并通畅根管。

（2）确定工作长度（WL）和初锉（IAF）。

（3）根尖部预备。

（4）根管中部逐步后退。

（5）根管上 1/3 预备。

（二）操作步骤

1. 探查并通畅根管　根管通畅锉（patency file）是根管预备前的"侦察兵"，多采用 8 号或 10 号预弯的不锈钢 K 锉。探查内容包括根管的走向、弯曲程度及内容物，并做到根管通畅。根管的弯曲方向和角度可依据术前 X 线片和根管通畅锉探查情况确定，尤其是颊舌向弯曲。

根管不通畅时，要将根管通畅锉预弯，尖端蘸上润滑剂（EDTA、Glyde、RC-Prep 等），往返捻动旋转（watch-winding）2 ～ 3 次，然后小幅度提拉；重复上述操作，直到预弯的锉针达到工作长度，并能无阻力地进出根管。

2. 确定工作长度（WL）和初锉（IAF）　临床确定工作长度最常用的方法包括 X 线片法和根尖孔定位仪方法，此外还常结合手感法、纸尖法。

准确地确定初锉（initial apical file，IAF）非常重要，它标志着根管预备前根尖直径的大小，是切割根管壁的基线。初锉还常常作为诊断丝插入根管，拍摄 X 线片来帮助确定工作长度。

3. 根尖部预备　根尖部预备前需使用细的器械探查并充分通畅（glide path）根管，而且已初步确定工作长度和初始工作宽度（初锉）。这是采用任何预备方法前都必须做的准备工作，对于之后的顺利操作尤其重要。

根尖部的预备每号锉都要达到工作长度全长，仍然采用捻转提拉法，即 30° ～ 60° 往返捻动旋转并结合侧壁提拉的动作，直到器械在该位置变松，充分冲洗和回锉后更换大一号的根管锉。每根锉针进入根管前要准确定长、预弯，蘸取润滑剂。这一过程中，注意冲洗、润滑、回锉操作。

根尖预备完成后，主锉应顺利无阻力达到工作长度，但向根尖方施力时可以感觉到明显的阻挡感，表示有根尖止点（apical stop）形成。根尖止点是根尖预备完成后在根尖狭窄部的牙本质方形成的底托状结构，防止器械、药物、材料超出根尖，可以减少对根尖周组织造成刺激；同时根尖止点也是加压充填时的"成形片"，可以承受充填压力，防止材料超填。

牙齿解剖差异导致不同根管的主锉（master apical file，MAF）也不一致，也即预备根管应具有各自的终末工作宽度。经典的操作标准是主锉比初锉至少大 3 个号（ISO 标准锉针）。例如初锉为 20 号，根尖预备顺序则为 20 号—25 号—20 号（回锉）—30 号—20 号（回锉）—35 号—20 号（回锉），主锉则为 35 号。这样，可保证在安全切割、避免过度预备的前提下，清除根管内的感染物。对于过于狭窄弯曲的根管，主锉至少应达到 25 号，以便于根管充填。将不同患者某一牙位的根管都预备到统一的大小是错误的，会造成根管的过度预备或预备不足。

4. 根管中部预备　当根尖区预备完成后，每增大一号根管锉，进入根管的长度减少 1 mm，称为步退 1 mm。当 MAF 小于 60 号时，一般做 3 ～ 4 mm 的后退预备。如果 MAF 大于 60 号，后退扩大 2 号即可。例如主锉为 35 号，工作长度为 20 mm，逐步后退 1 mm 从 40 号开始。

顺序为 40 号（19 mm）—35 号（20 mm，回锉）—45 号（18 mm）—35 号（20 mm，回锉）—50 号（17 mm）—35 号（20 mm，回锉）—55 号（16 mm）—35 号（20 mm，回锉）。逐步后退时，每次都要用主锉回锉，以维持根管通畅，防止根管堵塞。也可以每次步退 0.5 mm，预备后根管中部的锥度更大，更加利于之后的加压充填。

5. 根管上 1/3 预备 常用 GG 钻（2 号至 4 号）做冠部根管的预备，仅限于根管弯曲的上部。2 号 GG 钻应不超过工作长度的 2/3，3 号 GG 钻进入深度比 2 号短 2～3 mm，4 号仅用于根管口的成形。冠部根管扩大后，再用主尖锉回锉根管，以使管壁光滑，根管通畅。

小号不锈钢器械（10 号至 25 号）尚可以顺应根管的弯曲形态，但是随着器械直径增加（30 号以上），容易出现形态偏移、根管拉直等缺陷。逐步后退技术为了避免弯曲根管根尖部拉开，在使用大号器械时采用逐步后退方法（图 26-1）。

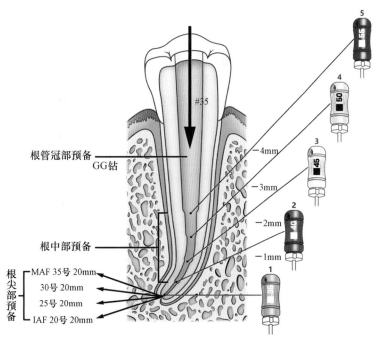

根管冠部预备 GG 钻

根中部预备

根尖部预备 ┌ MAF 35号 20mm
            │ 30号 20mm
            │ 25号 20mm
            └ IAF 20号 20mm

图 26-1 步退技术

（三）步退技术的优缺点

1. 优点 简便易学，容易掌握，对于大部分根管安全有效。

2. 缺点 步退技术多采用手用器械从根尖部开始预备，锉针切割面积大，耗时费力；同时随着锉针直径增加，管壁限制器械，出现"活塞运动"，导致残屑堵塞根尖或推出到根尖周组织，容易发生诊间急症；用直径大的不锈钢器械预备弯曲根管后容易造成根管形态偏移，根管拉直，出现台阶、侧穿或工作长度丧失等缺陷。

二、冠向下技术

1980 年 Marshall 和 Pappin 提出"冠向下无压力预备技术"。这种技术依据外科清创原理，核心是先使用直径较大的器械进行根管冠 2/3 预备，然后再用直径小的器械向下深入预备根尖区，用大号器械为小号器械向根尖区深入提供空间。现在临床上医生多采用大锥度机动旋转镍钛器械（rotary nickel titanium instruments）冠向下预备技术来完成预备，在扭矩和速度可监控的马达驱动下，器械以连续旋转切割的方式工作。

（一）冠向下预备技术的优点

（1）相比于逐步后退技术，冠向下预备技术首先去除了根管冠部的阻力，以获得良好的进入根尖 1/3 的通道，使得进入根管内操作的器械受到的冠方束缚减少，避免了"气缸活塞效应"。

（2）预展开根管冠部有助于预弯的根管锉进入根尖区，术者预备根尖部时有更好的手感，更容易控制器械尖端，可以避免根管形态偏移。

（3）预备根尖 1/3 之前大部分根管感染物已去除，碎屑推出减少，术后并发症发生率降低。

（4）先进行根管上部预备也有利于冲洗液进入根管深部。

但是冠向下预备技术常采用镍钛旋转器械作为预备工具，需要操作者具备一定的临床经验，有较好的判断力和手感反馈的经验，否则易形成台阶和侧穿。

（二）技术要点

应用镍钛旋转器械可以最好地体现冠向下预备技术。具体操作步骤根据器械设计不同，操作方法和规程各异，但是无论使用哪种镍钛系统，首要步骤是使用 ISO 标准的细小不锈钢手用器械进行根管探查，建立通畅的入路（glide path），并确定 3 个重要的参数：工作长度（WL）、初始工作宽度（IWW）和终末工作宽度（FWW）。在此基础上才能使用镍钛旋转器械进行根管预备。本章于第四节对常用旋转镍钛系统的演变和预备根管的操作要点做了简要介绍。

三、步进技术

步进技术（step-down technique）也被称为组合技术，1982 年由 Goerig 提出，它结合了步退技术和冠向下技术的特点。

（一）预备要点

先使用机用器械预备冠方根管，然后从根尖开始由小号到大号顺序使用器械预备根尖部根管，这种方法也被称为改良双敞技术。

（二）操作步骤

（1）冠部根管预备：髓腔初预备后通畅根管，形成顺畅的通路。再依次使用 K 或 H 锉（15 号、20 号、25 号），预备根管的冠 2/3 部位，进入深度为 16～18 mm，即根管的弯曲部以上。注意勿向根尖向用力，将器械柄部推向远离根分叉方向预备，即向弯曲外侧预备，这种手法也被称作反弯曲预备手法（anticurvature filling）。然后用 GG 钻（2 号至 4 号）开敞根管上 2/3。一般来说，2 号 GG 钻进入达 14～16 mm，3 号 GG 钻进入 11～13 mm（短于 2 号进入深度 2～3 mm），4 号 GG 钻仅进入根管口下 2～3 mm 即可。

（2）确定工作长度后，根尖区预备同步退法的根尖预备步骤，不再赘述。

第四节　机动镍钛器械的根管预备
Rotary Instrumentation

自 1988 年 Walia 报道使用镍钛合金制造根管器械以来，镍钛器械以其超弹性、良好的记忆性以及生物相容性在临床使用越来越广泛。镍钛器械按照其使用方法可分为手用器械和机用器械。手用镍钛器械在设计上类似于不锈钢器械，但其柔韧性要明显优于前者。机动镍钛器械可明显提高根管预备的效率和减轻术者劳动强度，具有超弹性和极佳的柔韧性，最大程度保持根管原有走行，使其在弯曲根管预备中减少偏移和台阶的形成。镍钛锉针多为大锥度设计，更易预备出有利于根管冲洗和充填的形态。

一、机动旋转镍钛器械预备根管的注意事项

机动旋转镍钛器械并不适合用于过度弯曲、双重弯曲、根管融合、根管分叉的根管。在临床操作中，需按照正确的操作规程实施，最大程度预防器械分离的发生。

（1）手用锉先行通畅根管，确定初始工作宽度。不可试图用旋转镍钛锉钻通阻塞根管。将根管用手用不锈钢锉或小锥度旋转镍钛通畅锉初预备至 15 号，再上镍钛锉系统较为安全可行。

（2）限定扭矩，恒定低速旋转。镍钛锉的旋转驱动设备需为电动马达，使用中要按照建议设置电动马达程序，有 3 个参数指标：①转速，按各镍钛锉系统设定转速，一般为 300 转 / 分左右；②扭矩控制，相当于旋转器械的安全阀门，主要用于预防扭转折断——当锉针卡入根管壁内，马达感受到器械承载的扭矩达到设定值时，即自动停止转动并随即反转，使嵌入根管壁的锉针刃松脱、退出根管；③减速比，设定在马达上的减速比需与所用机头相一致，如两者均为 16：1，这样大小齿轮匹配，最终输出的转速才与设定速度相符。

（3）锉针开敞根管上段后，按照产品建议的器械使用顺序或号数逐渐向根管深方伸入，直至全工作长度。操作中勿向根尖方向施压，不要跳号，保持外拉手力。

（4）每支器械以旋转状态在一根管中上下提拉 3 ～ 4 次即可，勿在同一根管深度停留时间过长或反复操作，防止锉针于弯曲根管发生疲劳折断。

（5）锉针在根管内遇阻力停转时，勿慌张，勿硬拔，按反转钮取出器械。

（6）换大号锉进入根管遇到困难时，重用预弯的小号手用锉探查、回锉、疏通根管。

（7）锉针需在润滑剂（如 EDTA 凝胶）伴随下操作，每次换锉须大剂量充分冲洗。

（8）完成镍钛锉系列预备后，可用末锉同号的 ISO 手用锉检查根尖止点是否形成并量取其宽度，以找到能达到全工作长度的最大号锉作为主锉，来确定终末工作宽度。

（9）锉针用后随手擦除碎屑，清洁后高温高压消毒；遵守产品指导使用限次；使用前、后均须仔细检查锉刃是否有螺纹松解、旋紧或闪点等异样表现，及时废弃可疑有损的器械。

二、机动镍钛根管预备器械的演变和发展

机用镍钛根管预备器械发展更迭，种类繁多，新型的结构设计、制造工艺、金属晶相改变以及运动方式等方面的改进，不断提高器械的性能和安全性，进而使临床操作质量和效率不断提高。

（一）改进镍钛锉结构设计，改善临床预备效果

根管锉的结构设计主要体现在横截面、锥度、切割刃导角、尖端形态以及螺距切槽等方面。

1. 横截面 机动镍钛器械的横截面设计不同，使其具有不同的临床特点。ProTaper Universal 系统采用的凸三角形的横截面与 ProFile 系统和 LightSpeed 系统的 U 形横截面相比，前者切削力更好，同时器械分离风险降低，而 U 形横截面碎屑带出能力更强。Mtwo 系统采用了 2 个切刃的 S 形横截面设计，切削刃尖锐、刃间凹槽低深，增强了器械的切削力和柔韧性。PathFile 器械的方形横截面除了具备很高的切割效率，也可增强器械的抗扭转力。

2. 锥度 绝大多数镍钛器械采用了非 ISO 标准的恒定大锥度设计，提高切削和成形效率。ProTaper 系统在同一支器械上不同部位设计多个锥度，则在满足切割效率的基础上兼顾器械弹性，并按照设定目标更精准地完成根管成形。

3. 切割刃导角 Hero 系统、K3 系统均采用高切削效率的正向导角，而 ProFile、ProTaper Universal 系统则采用负向切割角度，降低器械嵌入牙本质壁效应。

4. 器械尖端形态　多数机动镍钛器械的尖端不设计螺纹切割刃，只有钝圆的导引头以引导器械向阻力小处前行，避免形成管壁台阶或侧穿。

（二）改变合金晶相，增加器械抗疲劳性能

镍钛合金中两元素近等原子比（镍 55%，钛 45%），合金可存在两种晶相，即较高温度下的体心立方奥氏体（Austenite）和较低温度下的面心立方马氏体（Martensite）。奥氏体合金较硬，有记忆特性；马氏体合金相比较柔软，更抗疲劳，失去记忆。两晶相在特定条件下可发生转换，奥氏体向马氏体转换的温度通常低于体温或室温，一般在 16～31℃。也就是说，传统的镍钛合金在室温环境中是以奥氏体形式存在的，当降低温度时，奥氏体晶相可部分或全部转变为马氏体；在中间极小的温度范围还可出现一个伪马氏体晶相，称为 R 相，表现出更好的可塑性。当升高温度时，马氏体晶相又可转回为奥氏体。基于金属学原理，可通过热处理改变镍钛锉的物理性能。

1. M- 丝（martensite wire）　将以奥氏体相为主的传统镍钛合金热处理后拉伸而成，通过将转换温度提高至 47℃ 而使室温条件下合金含有大量稳定马氏体。M- 丝合金的柔韧性和抗疲劳强度得以增强，具有更好的抗折断性，且器械的中心定位能力更好，例如 ProTaper Next 系统、ProFile Vortex 系统。

2. CM- 丝（controlled memory wire）　合金中镍的体积比重降低为 52%，同时应用专利技术将奥氏体相转换温度提高为 55℃，则室温状态下器械的晶体结构以马氏体为主。合金柔韧性和抗循环疲劳较好，抗折强度提高，失去记忆，可预弯器械以顺应根管弯曲形态，如 Hyflex CM、M3 系统。CM- 丝器械使用后若发生形变（如解螺旋），可经过加热后令其形态回复原状，即具有所谓控制记忆效应。

3. 蓝丝（blue wire）和金丝（gold wire）　CM- 丝合金经过热处理后冷却的反复循环可生成氧化钛层，不同氧化钛层的厚度对应着不同的合金表面颜色。厚度为 60～80 nm 时，表面颜色为蓝色，即 CM-Blue 丝，转换温度为 33～38℃；厚度为 100～140 nm 时，表面颜色为金黄色，即 CM-Gold 丝，转换温度为 55℃。氧化钛层补偿了 CM- 丝合金加工时丢失的硬度，增加了切削效率和耐磨性。代表器械有 Vortex Blue、Sequence Rotary、Reciproc Blue、ProTaper Gold 等系统。

4. Max- 丝　经热处理后的 Max- 丝合金，在温度等于或大于 35℃ 时合金晶体结构会从马氏体向奥氏体转变。在根管预备初始阶段，器械温度低，仍处于直线状的马氏体相；当进入根管后，温度升高，马氏体向奥氏体转变。由于奥氏体的形状记忆功能，器械形状发生变化，成为半圆的"勺"形，进行偏心旋转运动，增加了与根管壁的接触范围和荡洗作用，提高了根管清洁效果。代表器械为 XP-endo Shaper 系统。

（三）制作工艺的变化

1. 车削螺纹成形　镍钛合金为记忆合金，受外力发生形变后可自行回复原状。故若将镍钛丝制造成螺纹针，需经车削工艺在镍钛丝上切割出螺纹刃，经典的镍钛锉如 ProFile、LightSpeed、ProTaper、Mtwo、Hero 等系统均属此类。这些器械切割根管壁的效率高，但制作加工过程中遗留的切痕等缺陷影响临床使用中器械的性能。

2. 电解抛光（electropolishing）　电解抛光工艺即将机械车削加工之后的器械浸泡在电解质槽中令其发生氧化还原反应，在器械表面形成均匀的氧化层，掩盖加工缺陷，提高器械抗循环疲劳性及切削效率，如 Race、EndoSequence、One Shape 等系统。

3. 扭制螺纹成形　镍钛合金经热处理形成的 R 相（R-phase）可扭制形成螺纹，代表系统是 TF 系统。由于 R 相镍钛合金的刚性与相变应变低于马氏体相和奥氏体相，在镍钛丝处于 R 相时完成扭制可避免车削螺纹过程中出现的缺陷，释放镍钛合金内部应力，保护晶体结构不被

破坏，提高了器械的抗疲劳折断能力，减少器械折断。但因为器械螺纹扭制而成，在临床根管预备中产生较强的旋转钻入手感，且器械螺纹易于拉开。

（四）器械运动方式

大部分机动镍钛器械采用的运动方式是连续360°旋转运动（continuous rotation motion），切割效率高，但连续旋转器械易嵌入牙本质导致器械折断。近年来也不断有新的镍钛系统问世，模拟手动器械的工作方式。

1. 机动回旋式运动预备根管　2008年Yared提出机动镍钛器械往复运动（reciprocating movement）的概念，设计特殊的驱动马达以机动的方式模拟平衡力法的回旋式运动，逆时针旋转较大角度行使切割功能，顺时针回旋较小角度释放应力，往复进行3次完成一圈的切削。此方式无需控制扭矩，从而提高器械的安全性。操作时，根据根管的粗细，选择一支器械即可完成大部分根管的预备。代表性器械有3种：Reciproc系统逆时针旋转角度为150°，顺时针回旋30°；而WaveOne系统为逆时针旋转170°，顺时针旋转50°；TFA系统能根据器械在根管内所受压力的不同，在单向旋转与往复运动间自如切换，使根管预备过程更安全和高效。以Reciproc和WaveOne系统为代表的单锉回旋式镍钛锉系统，其锉针采用经过特殊处理的镍钛合金材料M-丝制成。

2. 机动锉式运动预备根管　无论是连续旋转运动还是往复旋转运动，器械切割根管壁的轨迹均为圆圈。而根管的横截面除圆形外，还有许多为椭圆形、丝带形、哑铃形、C形等，圆形的切割预备显然不能均匀覆盖根管各壁，会遗留预备不足之处，也有过度预备之所。2010年Metzger发明一种自适应锉（self-adjusting files，SAF），它是由100～120 μm镍钛丝编织而成的空心筒状结构，尖端不对称（尖端直径1.5 mm，弹性收缩后相当于ISO 20号K锉），具有良好的形态适应性，可进入根管的不规则区域。操作时，马达驱动贴住根管壁的锉针上下锉动，顺应着非圆形的根管截面进行清理（频率3000～5000转/分，振幅0.4 mm）。镍钛丝上密布的直径3 μm的小凸起形成的粗糙表面利于刮除根管壁感染层，器械的中空结构可注入冲洗液随锉动冲掉碎屑，在根管预备的同时伴随冲洗。

根管镍钛器械通过结构设计、制作工艺、金属晶相以及运动方式的不断改进，其机械性能和安全性不断提高，在根管预备过程中可以更好地保持根管原有走行，降低器械分离的风险，大大减轻术者劳动强度并提高临床工作效率。

本 章 小 结

1. 根管治疗的最终目的是保存患牙，核心原则是有效控制根管内的感染，而高质量地完成根管预备是实现有效控制感染的前提。根管机械预备是通过金属器械对根管壁进行机械切割和扩锉，去除根管内的有形物质和根管壁的感染组织，达到根管清创的目的；同时，通过对根管塑形，为化学冲洗和后续根管充填创造空间条件。根管的机械预备是保证根管冲洗和根管充填的重要基础，是后续操作能够顺利实施的关键所在。在预备过程中，应严格遵循根管治疗的机械学和生物学原则，适度切割，合理预备，既做到最大限度清除感染，也要注意保存和保护牙体组织，防止过度预备。

2. 预备过程中，工作长度是根管预备和根管充填的范围，准确确定工作长度、严格遵守工作长度非常关键，可以避免对根尖周组织的医源性刺激，创造出一个利于根尖周组织发挥机体免疫作用、保持健康或发生愈合的良好的生物学环境。

3. 安全完成根管机械预备需要掌握复杂的根管系统解剖知识，具备 X 线影像资料的解读能力，并根据根管解剖条件和感染程度，设定合理的预备目标，充分了解各种预备器械的特点，掌握技术要点，进行规范操作，从而实现根管清理和成形的目标。同时，应适度切割，维护组织正常结构和功能，为机体修复损伤提供良好的生物学条件，做到安全预备。

（梁宇红　岳　林）

第二十七章 根管治疗术（四）：根管系统的冲洗与消毒

Root canal therapy Ⅳ : Irrigation and Disinfection of the Root Canal System

　　根管治疗是利用机械预备和化学消毒等感染控制措施去除根管系统内的感染，再通过严密的根管封闭防止微生物再次定植。由于根管内的感染物常常以生物膜的形式存在于玷污层和牙本质小管内，很难通过机械切割方式进行完全清理；而且根管系统结构错综复杂，根尖部根管横截面有时甚至呈筛孔状，对于侧副根管、根尖部根管分叉、根管峡部等这些根管系统的复杂结构，单纯采用机械预备方法并不能达到理想的根管清创效果。因此，需要使用化学药物清除或中和感染根管内的微生物及其产物。

　　在根管清创的过程中，机械预备和化学消毒是相辅相成、互为补充的重要步骤。机械预备时根管器械将被感染的牙本质切除，同时使根管腔变得开敞和通畅，有利于化学药物到达根管深部发挥作用。而同时利用化学药物的杀菌和渗透作用，在根管内使用化学消毒制剂，联合应用多种化学药物，并结合其他动能冲洗设备加强冲洗效果，可以最大限度去除根管内感染。对于感染根管，在各疗次间，可将根管消毒药物充填于根管内，起到进一步抑菌和物理屏障的作用，防止再感染。

第一节　根管冲洗
Root Canal Irrigation

一、根管冲洗的目的

　　根管冲洗是在根管治疗过程中预备根管时，将化学药液通过冲洗器注入根管，或联合超声波、声波、激光等动能设备辅助进行强化灌洗。一方面是通过流体冲刷起到清除切削下来的牙本质残屑的作用，另一方面是通过化学药物杀灭或抑制根管内感染微生物、溶解坏死牙髓组织、中和毒素，并起到润滑作用。

二、常用的根管化学冲洗药物

　　目前临床上常用的根管冲洗药物包括抗菌剂次氯酸钠和氯己定以及金属螯合剂等。尚无任何一种单一的冲洗剂能达到全部的冲洗目的，下面介绍目前临床上常用的根管冲洗剂。

（一）次氯酸钠

次氯酸钠（sodium hypochlorite）固体呈黄色，性质不稳定，与有机物或还原剂混合时易发生爆炸。分子式为 NaClO。次氯酸钠水溶液呈碱性，是强氧化剂，有类似氯气的气味，受热或被光照会快速分解。其水溶液具有广谱杀菌效力，也用作消毒剂和家用漂白剂。次氯酸钠能迅速杀灭常见的致病菌和病毒，如粪肠球菌（Enterococcus faecalis）、金黄色葡萄球菌（Staphylococcus aureus）、白念珠菌（Candida albicans）以及乙型肝炎病毒（hepatitis B virus，HBV）等。

次氯酸钠是应用最为广泛的根管冲洗药物，具有广谱杀菌、组织溶解、中和细菌毒素的能力，并具有一定的润滑功能。NaClO 在水溶液中解离为 Na$^+$ 和 ClO$^-$，当溶液处于酸性状态时，可生成次氯酸（HClO），干扰细菌细胞生物膜的氧化磷酸化和细菌 DNA 的合成过程，从而发挥灭菌作用。次氯酸钠溶液的有效氯浓度指溶液中次氯酸（HClO）的浓度，可以反映含氯化合物的效能。

温度和浓度均会对次氯酸钠杀菌效果产生影响。临床使用的次氯酸钠溶液浓度为 0.5% ~ 5.25%，2.5% 以上的次氯酸钠具有溶解有机组织的作用，且随着浓度升高，杀菌效果和组织溶解能力逐渐增强。同时，其对组织的刺激性、腐蚀性和细胞毒性也增加。次氯酸钠溶液加热至 37℃ 以上杀菌效果增强。

除了具有良好的杀菌能力外，次氯酸钠根管冲洗药物的另一个重要特点是具有溶解牙髓组织的能力（图 27-1）。次氯酸钠还可以中和或灭活细菌产生的毒素脂多糖，是目前仅有的能够破坏或清除细菌生物膜的制剂。

用次氯酸钠溶液冲洗根管常与根管机械预备伴随，也用于根管预备完成后的终末冲洗。次氯酸钠溶液需即配即用，避免受到光和热的影响。考虑到药物的细胞毒性和对皮肤黏膜的腐蚀性，利用次氯酸钠溶液进行根管冲洗的过程中应做好对医患双方的隔离防护，避免将次氯酸钠推出根尖孔造成根尖周组织损伤，治疗时使用橡皮障避免灼伤牙龈和口腔黏膜，也应避免次氯酸钠溶液溅出接触眼睛，或造成衣物损坏变色。对于有含氯消毒剂过敏史的患者，可以考虑换

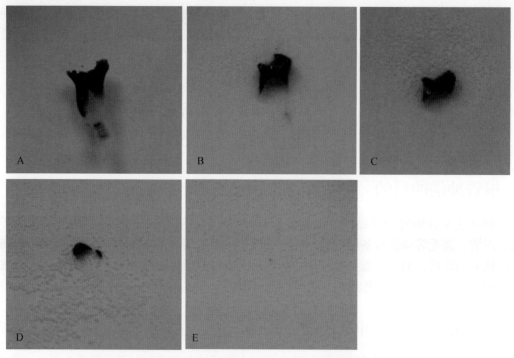

图 27-1　5.25% 次氯酸钠体外浸泡牙髓组织实验

A. 牙髓浸泡即刻；**B**. 浸泡 10 分钟；**C**. 浸泡 20 分钟；**D**. 浸泡 30 分钟；**E**. 浸泡 40 分钟。

用氯己定或其他根管消毒剂。

（二）乙二胺四乙酸

乙二胺四乙酸（ethylene diamine tetraacetic acid，EDTA）微溶于热水、氢氧化钠和碳酸钠及氨溶液中，不溶于冷水和有机溶剂。分子式为 $C_{10}H_{16}N_2O_8$。EDTA 可与金属离子形成稳定的螯合物，医学上利用这个特点治疗汞、铅等重金属中毒。

口腔临床用作根管冲洗剂的 EDTA 是浓度为 17% 的 EDTA 二钠盐溶液，通过与根管壁表面及玷污层中无机物成分起螯合作用，将玷污层清除并暴露牙本质小管。EDTA 冲洗剂并无任何杀菌效果，其结合牙本质中的钙离子并使牙本质脱矿，发生螯合作用使根管壁牙本质表面的硬度降低，在根管内长时间放置 EDTA 会造成根管牙本质壁的强度下降。临床上通常将 EDTA 冲洗放在根管机械预备完成后使用，EDTA 与次氯酸钠配合使用交替冲洗根管，可促进次氯酸钠的杀菌效果。但是在终末冲洗联合应用时应注意：EDTA 与次氯酸钠接触后，会使游离氯浓度降低，次氯酸钠组织溶解能力下降；与氯己定混合会产生白色雾状沉淀。临床上 EDTA 的另一个剂型是凝胶，它的作用是作为根管机械预备的润滑剂。

另一个具有清除玷污层作用的根管冲洗剂是枸橼酸，常用的浓度范围为 1% ～ 50%，其使用方法和作用效果均与 EDTA 十分相似。

（三）氯己定

氯己定（chlorhexidine，CHX）也称双氯苯双胍己烷，商品名为洗必泰，是一种阳离子表面活性剂，可以吸附于细菌胞壁等带负电荷的物质表面，因而具有广谱抗菌的特性，是在医疗和日常生活中应用最广泛的杀菌消毒剂之一，不溶于水，需与葡萄糖酸或乙酸形成水溶性的二葡萄糖酸盐或二乙酸盐。其抗菌机制是药物穿透细菌胞壁或细胞外膜，攻击细菌的胞质膜或内膜，从而杀灭生物膜中的细菌。它能够与根管壁钙离子螯合，也具有结合蛋白质的能力。其吸附在根管壁表面，可在根管系统中保留抑菌活性长达 12 周，进而减少细菌繁殖，因此多用于严重感染根管和再治疗根管的终末冲洗，其在根管壁发挥缓释功能，延长根管内的抑菌时间。临床上所用 0.2% ～ 2% 的葡萄糖酸氯己定溶液具有稳定、长效的广谱抗菌特性，作为根管冲洗剂使用时质量浓度为 2%。

但是，氯己定既不具有溶解坏死组织的能力，也不能去除玷污层和细菌生物膜，故临床操作中，伴随根管机械预备过程的冲洗液首先推荐使用次氯酸钠。需注意的是，氯己定与次氯酸钠混合会产生有细胞毒性和致癌性的橘红色沉淀物氯苯胺（PCA），还能堵塞牙本质小管造成牙本质小管通透性降低，影响冲洗剂对深部牙本质的杀菌效果，也会影响到根管充填的封闭性。因此，在使用氯己定进行根管终末冲洗时，需用生理盐水或蒸馏水先行将根管内的次氯酸钠替换出来。

氯己定没有难闻的刺激性气味，对根尖周组织的刺激性也小，过敏反应少见，和次氯酸钠相比，组织相容性更好。另外，氯己定对织物纤维没有漂白作用，不会对衣物造成损坏。

（四）其他根管冲洗剂

在根管充填之前，根管的终末冲洗还可选用 95% 乙醇（无水乙醇，ethanol，分子式为 C_2H_5OH）。利用其强挥发性快速、有效地带走根管系统内的水分，起到干燥根管的作用，还可以降低表面张力，利于根管充填时封闭剂进入根管和牙本质小管的细微结构，提高封闭效果。此外，生理盐水也被用于单纯冲洗，以及稀释和冲刷其他冲洗剂，防止刺激性冲洗剂在根管系统内残留。3% 过氧化氢（双氧水，H_2O_2）在根管内杀菌作用有限，并不推荐用于根管冲洗。

三、根管冲洗方法和策略

根管冲洗往往和机械预备根管同时进行，不容忽视，下面介绍常用的冲洗器械、辅助设备和冲洗技术。根管预备过程中，多采用手用冲洗器进行次氯酸钠冲洗，但是牙根被包绕在牙槽骨中，由于根尖部根管存在"气锁效应"（vapor lock effect），手用冲洗器很难将冲洗液输送到相对封闭的根尖部根管，导致感染物残留。气锁效应是指液体进入末端闭合的毛细管时，气体栓于毛细管末端，使液体无法完全渗透的现象。对此，在根管冲洗过程中应用各种动能辅助冲洗设备，可以活化或促进化学药物发挥作用，使之进入根管深部并促进液体回流，最大限度去除根管内感染。动能辅助设备往往在根管机械预备完成后进行终末冲洗环节中使用。

（一）传统手用冲洗器冲洗

根管冲洗器的作用是将冲洗剂推送入根管深部，不妨碍根管内液体向冠方回流。冲洗器尖端管径、开口设计和进入根管深度会影响根管冲洗的效果。临床推荐使用 5 ml 专用根管冲洗器针头：27 号管径 0.45 mm，30 号管径 0.3 mm，尖端为平头或盲端，针头开口于针管侧方，保证针管与根管壁之间留有液体回流的空间。黏膜注射针头容易卡顿于根管，在加力冲洗的操作中易将冲洗剂推出根尖孔，故不建议使用（图 7-42）。

根管冲洗的操作要点和注意事项：

（1）在根管治疗第一步进入髓腔后即需在髓腔和根管内注满冲洗剂，所有的机械预备过程都要在根管内有冲洗剂的湿润条件下进行，保持根管湿润。一定不要在干燥的根管内使用任何根管器械，用毕的根管器械应清理干净后再进入根管。

（2）保证频繁对根管进行大量灌洗，每次更换根管机械预备器械时均使用约 2 ml 冲洗剂进行冲洗。整个机械预备过程中，每个根管大约使用 10 ～ 20 ml 冲洗剂。

（3）冲洗过程中上下小幅提拉冲洗器，轻轻推送冲洗剂针栓，切勿向根尖施加过大压力。冲洗器针头尽可能插入根管深部，避免卡压太紧导致回流不畅，防止将冲洗剂和根管内碎屑推出根尖孔。

（4）建议在冲洗过程中使用橡皮障，既能防止新的感染进入髓腔，也便于使用次氯酸钠等化学药液时对患者进行保护。

（二）动能辅助荡洗

1. 超声冲洗和超声荡洗（ultrasonic irrigation） 超声波是一种频率大于 25 kHz 的声能，超声冲洗或荡洗的工作原理是利用超声波在根管中液体里的声流作用、空穴作用，促进冲洗液发挥作用。所谓空穴作用是指超声波引起冲洗液高频振动后频繁产生气泡，气泡破裂使周围压力升高，形成冲击波作用于根管壁，清除根管中残屑与微生物。此外，超声工作尖的振荡与空化气泡爆破产生的冲击波在液体中传播，产生声流，可以打破根尖区的气锁效应，促进冲洗液向根尖和侧方运动，从而加强根管清洁的效果。同时周围温度升高，可以提高次氯酸钠冲洗液的抗菌性和组织溶解性。

超声冲洗过程中可以使用不具切削功能的光滑金属丝或 15 号至 25 号超声 K 锉进行根管超声荡洗，避免根管拉直、根管壁穿孔。

超声波辅助根管冲洗有两种操作模式。

（1）连续超声荡洗法：流动水随超声工作尖不断进入根管进行超声冲洗，将超声工作尖置于预备完成的根管内但不与根管壁接触、不切割根管壁，才能产生较好的根管清理效果。这就是 1987 年 Ahmad 提出的所谓"被动超声冲洗"（passive ultrasonic irrigation，PUI）。

（2）间断超声荡洗法：在根管内注入化学冲洗液，再置入超声工作尖，深入根管短于工作长度 1 ～ 2 mm 进行间断荡洗。超声工作尖尽量不接触管壁，以产生更强的声流作用，每

20秒用手用冲洗器更新一次冲洗液（2 ml），每个根管间断荡洗3次，共1分钟。

与传统手用注射器冲洗相比较，被动超声冲洗联合次氯酸钠溶液和EDTA溶液荡洗能更好地去除根尖区与根管不规则区、根管峡部的微生物、牙本质碎屑、玷污层等，提高根管冲洗效果。超声冲洗或荡洗建议在根管机械预备完成后进行。

2. 声波荡洗（sonic irrigation） 声波不同于超声波，超声波设备工作频率为25～40 kHz，声波冲洗设备（如Endo Activator、Eddy，Sonicare Canal Brush等）工作频率较超声波低（1～6 kHz），振幅较大，产生的剪切应力小。声波荡洗的原理是利用声波在根管中对液体产生机械振动，加速打破根尖部根管的气阻，使冲洗液顺利进入根尖区。声波冲洗效果优于冲洗器冲洗，但是不如超声波。

3. 根管搅动荡洗 在根管冲洗过程中，在根管内置入器械至根尖段进行搅动，使冲洗液进入根尖部根管。以往曾有以手用K锉进行如上操作的报道，但效果有限。近年来出现了热处理后的镍钛合金丝制成的机动旋转荡洗锉针（XP-endo Finisher，M3-Max），小锥度或无锥度、勺形末端。锉针在根管内可随根管粗细而伸展或压缩，增加了与根管壁的接触范围，在器械旋转过程中弧形勺背抽打根管壁，刮除不规则根管壁上的贴附物，同时更强地搅动根管内的液体，促使根尖部液体与根管中上部液体交换，从而增加根管清洁的效果。

4. 激光活化荡洗 自1965年Stern将激光应用于口腔医学领域以来，有关各类激光去除根管内微生物效果的研究已经有多年的历史。目前应用于牙髓治疗领域的激光有二极管激光、Nd：YAG激光、铒激光及CO_2激光等，多利用其热效应发挥作用。采用波长2940 nm的Er：YAG红外激光与冲洗剂联合的冲洗方法被称为激光活化冲洗法（laser activated irrigation，LAI）。Er：YAG激光与冲洗剂二者可产生协同作用，激光产生的能量被水强烈吸收，在根管冲洗液中产生蒸汽和气泡，并发生光机械效应，这些气泡形成和内爆产生的冲击波使液体快速移动，在根管壁产生剪切应力，从而清除根管壁的碎屑，破坏玷污层；同时，光机械作用还可以提高冲洗剂的化学性能和渗透性，有效去除玷污层。激光活化冲洗时，根管内置入的激光工作头所产生的热效应可对根管壁和根尖周组织造成热损伤。

2012年Divito提出光诱导光声流（photon-initiated photoacoustic streaming，PIPS）冲洗技术，该技术采用低功率、短脉宽激光，仅将工作头浸入充满冲洗液的髓室中，通过产生冲击波推动液体在根管内流动，达到冲洗根管的目的。PIPS技术可避免对根管壁及根尖周组织的热损伤。由于激光辅助根管冲洗需要较为昂贵的激光设备，根管清理效果尚需要更多的研究证据支持，在临床应用还不普及。

5. 负压冲洗系统 负压冲洗系统如EndoVac的工作原理如下：与注射器相连的主输送头向髓腔内注入冲洗剂，与此同时，外径为0.55 mm的大套管深入根管中段，或外径0.32 mm的小套管伸到近工作长度处，不断从根管深部抽吸液体，以解除根尖区的气锁效应，使冲洗剂达到根尖部，促进感染物的清除。由于根管冲洗中的根尖区气锁效应会限制冲洗液与根管壁之间的有效接触，负压吸引可以在根尖部形成真空，解除气锁效应。

6. GentleWave GentleWave是近年新出现的根管冲洗设备，包括发出多频声波的控制台和伸入髓腔的专用机头。专用机头通过封闭装置安放于髓腔洞口，冲洗液通过机头驱动被输送进入髓腔和根管系统，机头内置吸嘴，在推送冲洗液的同时将髓腔内液体吸出。流动液体与髓腔内存液体相互作用，形成空化微泡和广谱声场，清洁根管系统。研究表明GentleWave系统可以提高次氯酸钠的组织溶解能力和根管峡部的冲洗效果。

（三）根管冲洗策略

根管冲洗的策略简单概括为冲洗先行、频繁大量、贯穿始终。根管冲洗的工作流程如下：髓腔进入后，即于髓室内滴入次氯酸钠冲洗液充盈，充分浸泡髓室和根管，并在髓腔初预备和根管机械预备全过程中，每次更换根管器械均使用 2 ml 次氯酸钠溶液充分冲洗。整个机械预备过程均以次氯酸钠冲洗剂伴随，直至完成根管预备。

机械预备全部完成后，即可以进行终末冲洗。经机械预备后，根管管腔已得到扩大，冲洗器和冲洗液能到达根管深部，此时终末冲洗非常重要。终末冲洗前根尖部预备应充分，建议根尖部至少预备到 30 号（尖端直径 0.30 mm），以便冲洗器针头可到达根管的根尖区域。

终末冲洗首先选用次氯酸钠（NaClO）冲洗剂，应使用足量次氯酸钠冲洗剂充分冲洗每个根管，直到冲洗液清亮；再用 EDTA 溶液冲洗以清除玷污层；最后使用次氯酸钠冲洗剂，以替换掉根管内的 EDTA，并使其渗入开放的牙本质小管中。在上述操作过程中，为保证冲洗剂进入根管深部，可配合使用各种辅助动能冲洗方法，如超声、声波、激光、负压吸引或机械搅动等措施对化学冲洗药液进行活化；或每个根管换化学冲洗液 3 次，间隔用有水模式超声冲洗 20 秒，共 1 分钟，以增加冲洗效果。对于严重感染根管，尤其是窦道溢脓或再治疗的患牙根管，推荐采用 2% 氯己定作为终末冲洗剂，但应先以水或 95% 乙醇去除机械预备时留在根管内的次氯酸钠或 EDTA。

在根管充填之前，可选用 95% 乙醇每根管注入 3 ml 进行荡洗，以使根管系统得以干燥，降低表面张力，利于根管封闭剂渗透和封闭。

简而言之，多种冲洗液联合应用的根管冲洗策略可以获得互补或增强的效果，比单独应用一种冲洗液具有更好的清除根管细菌的作用。

第二节　根管封药
Root Canal Medicaments

根管封药的目的是通过在根管内放置抑菌杀菌的化学药物，进一步减少根管预备后根管内残留的细菌，并形成物理屏障，防止根管内残留的细菌再度繁殖和冠方渗漏。目前提倡使用杀菌力强的糊剂，药物需与根管壁接触并密封髓腔。封药时间一般为 1～2 周，患牙无不适症状、根管内无渗出，即可进行后续治疗步骤。

一、适应证

（1）患牙根管感染严重和（或）有根尖区急性炎症表现，存在严重肿痛症状、有窦道、根管内有活动性渗出时，通过在根管内封药，进一步减少根管预备后根管内的细菌量，并形成物理屏障，减轻患牙的症状。根管内封药需与根管壁接触并密封髓腔。

（2）因时间或其他因素所限无法一次完成根管治疗的，需多个疗次完成根管治疗时，也需要进行暂时的根管封药。

需要注意的是，非感染根管一般不主张根管封药，提倡一次完成根管预备和充填，以减少诊间感染的风险。

二、常用的根管封药

（一）氢氧化钙 [calcium hydroxide，分子式：Ca (OH)$_2$]

氢氧化钙糊剂是目前临床中最为常用的诊间抗菌消毒药物，强碱性（pH 12.5～12.8）。一般将氢氧化钙粉与生理盐水调拌成糊状，或采用成品的水基氢氧化钙，将糊剂封入根管 1～2 周；如需要长时间封药（大于 1 个月），可以选择油基氢氧化钙药物如 Vitapex。

氢氧化钙具有较强的杀菌作用，能中和细菌脂多糖的生物活性，也能使坏死组织变性从而更易被次氯酸钠溶液溶解和清除。氢氧化钙生物相容性好，使用安全，而且有刺激骨组织形成的功能。

（二）氯己定（chlorhexidine，CHX）

氯己定除了用作根管冲洗剂外，还可以作为诊间根管内封药使用。氯己定可单独作为根管消毒药物用于诊间封药，也可与氢氧化钙联合使用。研究证实氯己定凝胶与 $Ca(OH)_2$ 混合作为根管内封药具有很好的杀菌效果，能更有效地清除粪肠球菌感染。

（三）其他根管封药

抗生素制剂作为根管内封药在历史上曾有一段时间应用于临床，也有人用抗生素联合皮质类固醇糊剂进行根管封药，消除根尖部牙周膜的炎症和水肿。因抗生素大多只有抑菌效果，局部应用杀菌效果有限，且可能会出现耐药，所以根管内使用抗生素制剂进行封药并未作为常规治疗方法。近来，抗生素封药出现在牙髓血运重建技术中，治疗中使用甲硝唑、米诺环素和环丙沙星三联抗生素进行根管消毒。欧洲牙髓病学会提出由于三联抗生素的抑菌效果与氢氧化钙没有明显差别，且米诺环素可能会引起牙齿变色，推荐在牙髓血运重建术中使用氢氧化钙封药。酚类、醛类如甲醛甲酚、樟脑酚等药物根管内杀菌力强，但其毒性也大，生物相容性差，由于安全性问题，近年来的应用越来越少。

三、根管封药的临床操作要点

诊间根管封药首选的药物是氢氧化钙制剂，其剂型可能因生产厂商不同而异。根管一般需预备至25号或以上，干燥根管后，用根管锉、纸尖、螺旋充填器或超声锉将药物糊剂导入根管，或使用成品注射头直接注入根管内，尽量充满根管。推荐采用X线阻射的氢氧化钙行根管封药并拍摄X线片检查封药质量。封药后需要做好严密的冠部封闭，防止渗漏使根管再感染。

氢氧化钙制剂的有效作用时间一般为 $1\sim2$ 周，故封药时间应在此时限内，如需延长药物作用时间，应定期更换新的药剂直至完成整个治疗。患牙无不适症状、根管内无渗出，即可进行后续治疗步骤。

根管内封药的取出可以采用次氯酸钠冲洗液冲洗，并辅助使用超声或其他辅助手段，比如应用机动勺形末端的小锥度细根管锉，可有效清理不规则区域根管壁上的封药糊剂。

本 章 小 结

1. 根管化学冲洗和消毒是根管预备过程中一个不可或缺的重要环节，可以弥补机械预备的不足。充分了解和利用化学药物的作用，并根据根管系统的感染特征，联合应用多种化学药物，结合超声等动能冲洗方法，可以增强冲洗效果，最大限度去除根管内感染。

2. 首选的根管冲洗剂是次氯酸钠溶液，与其他冲洗药物联合使用可以加强根管清洁和杀菌的效果。根管冲洗的操作要点是频繁大量、贯穿始终，并做好防护。

3. 首选的根管封药是氢氧化钙制剂。应正确看待诊间根管封药的作用，感染根管通过封入有效的抗菌糊剂，可起到抑菌和物理屏障防止再感染的作用。需要权衡根管内封药的杀菌渗透作用以及对根尖周组织的刺激性和潜在危害，对于非感染根管，提倡单疗次完成根管治疗。

（梁宇红　岳　林）

第二十八章 根管治疗术（五）：根管充填

Root canal therapy V : Obturation of the Root Canal System

第一节 根管充填的目的和时机
Rationale of Obturation

一、根管充填的目的

　　根管充填（root canal obturation）是利用具有生物相容性的材料，将经过清洁和成形的根管系统进行严密的充填和封闭，是根管治疗的重要步骤。

　　一方面，经过根管预备，对根管系统已经进行了有效的清洁和成形，但口腔中的细菌及细菌的营养物质仍可通过冠部的开髓口进入根管系统，根尖周组织中的病原体和组织液也可经根尖孔及副孔进入根管系统，从而有可能引起根管系统的再感染。研究表明，根管充填不完善，以及根管治疗后未进行良好的冠部修复，是根管治疗失败的主要原因。因此，根管充填的作用在于通过严密的填塞（obturation）来封闭（seal）根管系统，消除病原体从口腔和根尖周组织进入根管系统的途径，杜绝根管系统的再感染。

　　另一方面，根管预备虽可去除根管内的大部分感染物质，但根管内仍可能残留少量的病原体。根管充填材料可将残留的病原体包绕和封闭，使其无害化。由于根管系统解剖结构十分复杂，根管预备器械难以到达根管系统中的侧支根管（lateral canal）、角（cul de sac）、根尖鳍状（fin）、峡部（isthmus）和根尖三角区（apical delta）等部位，根管预备后根管内仍可能残存少量感染物质难以彻底清除。这些病原刺激物在根管内有可能继续生长繁殖，引起根管系统的再感染。因此，根管充填的另一个作用是将这些残留的病原刺激物包裹于根充材料之中，使其与根尖周组织或与主根管隔离。包裹于根充材料和残留在角、峡部中的病原体可因失去营养而丧失致病力；而对于残留在侧支根管及根尖三角区中的病原体，根尖周组织中的防御细胞可发挥作用，破坏细菌，吸收坏死组织。但对于较粗大的侧支根管，如果残留的病原体数量大、毒力较强，不能够被根尖周组织的防御系统所杀灭，则会进一步繁殖，并侵入根尖周组织，引起根尖周病变。

　　因此，在已完成根管清洁和成形的基础上，根管充填的目的在于通过严密的填塞来封闭根管系统，消除病原体进入根管系统的途径，并隔离残留于根管中的病原体，以达到预防根管系统再感染的目的，为防治根尖周组织疾病创造有利的生物学环境。

二、根管充填的时机

选择根管充填时机的基本原则如下：

（1）已经完成完善的根管预备。

（2）患牙无疼痛、不适等自觉症状。

（3）临床检查无肿胀、无叩痛，根管内无渗出、无异味等异常情况。

除以上基本原则外，选择根管充填的时机还需要考虑患牙牙髓和根周组织的状态、根管系统解剖以及治疗的难易程度等因素。

对于临床诊断为急慢性牙髓炎的患牙，其感染多局限在冠髓，临床疼痛症状也源于牙髓组织的炎症，摘除牙髓后二者即可消除。因此，根管预备完成后即可进行根管充填，而不需要进行诊间根管封药，即一疗次完成根管治疗，又称一疗次治疗（one-visit treatment）。一疗次治疗的优点是既可避免诊间根管系统的再感染，又可缩短疗程。

对于临床诊断为急慢性根尖周炎的患牙，由于感染已达根管深部，根管预备后应根据根管内感染控制的程度，酌情决定是否可行根管充填。对于根管内感染较重者，例如根尖病变大、有窦道形成、根管预备后根管内仍有渗出和异味，以及患牙有根尖周组织急性感染的症状和体征者，应先在根管内封药消毒，以进一步去除根管内可能残留的病原刺激物，缓解患者的症状和体征，待再次就诊再行根管充填，即多疗次完成根管治疗，也称为多疗次治疗（mutiple-visit treatment）。多疗次治疗的优点是可以进一步清除根管内可能残留的病原刺激物，也可观察根管预备后感染控制是否有效。

根管预备后若出现根尖周组织急性感染的症状和体征，也应待急性炎症消除后再进行根管充填。

第二节　根管充填的材料
Obturation Materials

1940 年 Grossman 提出了理想根管充填材料应具备的性质，包括易操作、液态或半固态且可以变硬、可封闭根尖和侧支、无收缩、无渗漏、抑菌、不使牙齿着色、不刺激根尖周组织、易取出、可消毒和 X 线阻射等。但迄今为止尚无一种根管充填材料可完全满足上述要求。归纳这些要求，最基本的应是根管充填材料需要具有良好的充填性、封闭性和生物相容性。现代根管充填技术多采用牙胶作为根管充填的主要材料，同时辅以根管封闭剂，以达到严密封闭根管系统的目的。

一、牙胶

（一）牙胶的特性

天然牙胶（gutta-percha）来源于巴西树和马来树的树胶，加热至 56～64℃时，可呈熔融状，有流动性。因此，用加热后可流动的牙胶充填根管，可使牙胶较好地适应根管系统的形态，封闭根管系统。熔融状的牙胶在冷却变硬的过程中有收缩，需加压压紧。

牙胶为生物学惰性材料，对根尖周组织刺激性小，过敏反应少，易于放入和取出。此外，它不使牙齿着色，可阻射 X 线，具有三维稳定性，加热变软后呈流动性，能较好地封闭根管系统。

大量的临床实践和研究表明，牙胶是较为理想的根管充填材料。现代根管充填技术主要以牙胶为核心充填材料，辅以根管封闭剂来达到封闭根管系统的目的。

（二）牙胶尖的成分

牙胶被加工成牙胶尖供临床上进行根管充填使用。牙胶尖（gutta-percha point）中含有大约 20% 的天然牙胶，59%～75% 是氧化锌，另外还含有蜡、树脂和金属盐等。蜡和树脂可增加牙胶尖的柔韧性，金属盐可增加牙胶尖的阻射性（表 28-1）。

表 28-1　牙胶尖的成分及作用

成分	比例	作用
牙胶	19%～22%	
氧化锌	59%～75%	增加牙胶尖的硬度
金属盐	5%～17%	X 线阻射
蜡／树脂	1%～4%	增加柔韧性和操作性
着色剂	< 1%	易辨认

（三）牙胶尖的规格

目前临床根管充填中常用的牙胶尖按其与 ISO 牙胶尖标准制定规格的一致性，可分为 ISO 标准牙胶尖和非 ISO 标准牙胶尖，其规格简述如下。

1. ISO 标准牙胶尖　符合 ISO 牙胶尖标准制定的规格，锥度和颜色的标记与 ISO 标准的手用根管锉相一致（图 28-1），锥度均为 0.02，尖端型号从 15 号至 140 号，临床多在使用侧方加压技术进行根管充填时选用。

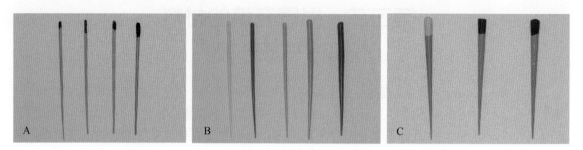

图 28-1　ISO 标准（**A**）、非 ISO 标准（**B**）和大锥度（**C**）牙胶尖

2. 非 ISO 标准牙胶尖　常用的有 9 种不同型号（表 28-2），锥度由小到大。因其与根管形态一致，在根管充填时多用于热牙胶垂直加压技术。使用时，可根据根管预备的情况，先选择牙胶尖的锥度，再使用牙胶尖直径测量尺（sizing instrument，图 28-2）修整牙胶尖的尖端直径至合适的号数。

表 28-2　非 ISO 标准牙胶尖的型号和锥度

型号	XF	FF	MF	F	FM	M	ML	L	XL
锥度	0.019	0.025	0.032	0.038	0.041	0.054	0.063	0.082	0.083

也有与大锥度镍钛锉的规格相匹配的非 ISO 标准牙胶尖，如牙胶尖锥度为 0.04、0.06 等，但其尖端直径与 ISO 标准的型号相一致，颜色标识也一致，更加便于临床使用。

（四）牙胶尖的保存与消毒

牙胶尖应避光保存，否则易老化变脆；保存时间过久也会使牙胶尖氧化变脆。临床使用前牙胶尖应再次消毒，消毒方法可采用 2.5% ～ 5.25%NaClO、75% 乙醇以及 3%H_2O_2 浸泡片刻。

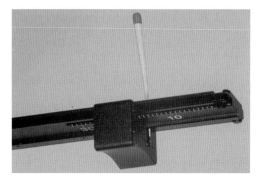

图 28-2　修整牙胶尖尖端直径

二、根管封闭剂

根管封闭剂（root canal sealer）的作用是粘结根管壁和牙胶之间的间隙，包埋根管内残留的细菌，以及充填根管系统的不规则结构，如侧支根管、峡部、根尖三角区等。根管封闭剂可提高根管充填的封闭性，并有抑菌作用。作为永久性充填材料，根管封闭剂与组织直接接触，因此要求其理化性能稳定，有良好的生物相容性。

（一）理想根管封闭剂的特性

理想的根管封闭剂应具备如下性质：①颗粒细，易于调合，调合后具有黏性，密封性好。②有抑菌性。③对根尖周组织无刺激性，不会引起根尖周组织的炎症反应。④缓慢硬固，无收缩。⑤阻射 X 线。⑥不使牙齿着色，不溶于组织液。⑦不引起根尖周组织的免疫反应，无致畸、致突变和致癌性。⑧溶于有机溶剂，可从根管中取出。

迄今为止尚未有根管封闭剂可以满足上述全部要求。现有的根管封闭剂，从材料的物理学性质上讲，其硬固后多有一定的收缩性；从材料的生物学性质上讲，对组织均有一定的刺激性。因此，应避免根管封闭剂超出根尖孔进入根尖周组织。多数根管封闭剂在接触组织液后均可溶解，所以根管充填时只应用少量的根管封闭剂，根管的大部分空间应由牙胶充填。

（二）根管封闭剂的种类和特点

目前常用的根管封闭剂按其主要成分分为氧化锌丁香油封闭剂、氢氧化钙封闭剂、树脂类封闭剂、玻璃离子类封闭剂、硅树脂封闭剂和生物陶瓷封闭剂。

1. 氧化锌丁香油封闭剂（zinc oxide and eugenol-based sealers）

（1）成分：由氧化锌粉和丁香油液调制而成的糊剂，数小时后可硬固。为提高其根管充填的性能，常在其中加入一些化学成分，如加入一些金属盐以提高其 X 线阻射性，加入松香（rosin）和加拿大香脂可以增加其与牙本质的粘结性，加入微量多聚甲醛（paraformaldehyde）和杀菌剂（germicides）可使其具有抗菌作用，加入皮质激素可抑制根管充填后的炎症反应。

（2）性能：氧化锌丁香油材料如果超出根尖孔，将引起根尖周组织的炎症反应，并会持续一段时间。氧化锌丁香油材料有一定的细胞毒性（cytotoxic）；含醛的根管封闭剂有较好的抗菌性，但对组织的刺激性强；含有银的封闭剂能增加材料的 X 线阻射性，但可引起牙本质着色，因此在前牙应慎用。氧化锌丁香油封闭剂可被组织吸收溶解。

2. 氢氧化钙封闭剂（calcium hydroxide sealers）　氢氧化钙封闭剂主要含有氢氧化钙制剂，与氧化锌丁香油封闭剂的根尖封闭效果类似，其优点是具有较好的抗菌效果，可使类牙本质和类牙槽骨沉积，促进牙槽骨的生长。但如果长时间暴露于组织液，由于氢氧化钙的释放，可使材料溶解。

3. 树脂类封闭剂（resin sealers）　树脂类封闭剂是以环氧树脂为基质的封闭剂，与引发剂（activator）混合时可缓慢固化。该根管封闭剂的根尖封闭性好，有较好的抗菌性和粘结性。如果进入组织，最初可引起严重的炎症反应，但几周后可消退，其后有较好的组织耐受性。

4. 玻璃离子类封闭剂（glass ionomer sealers）　该类根管封闭剂的最大优点是其成分玻璃离子水门汀与牙本质有良好的粘结性。固化时玻璃离子水门汀有细胞毒性，但其炎症反应随时间减弱。实验表明该材料的根尖封闭性与氧化锌丁香油封闭剂类似，用于牙髓治疗后封闭髓腔时，其冠部封闭性好。

该材料的问题在于难以从根管系统中取出，因此若治疗失败需进行再治疗，则比较困难。

5. 硅树脂封闭剂（silicone sealer）　以硅氧烷（polydimethylsilo xane）为主要成分的硅树脂封闭剂，聚合时有轻微的体积膨胀，加之具有不溶性、不被吸收，使其具有良好的密封性。硅氧烷类封闭剂与牙本质无化学粘结，易取出，再治疗容易。此外，这类封闭剂还具有良好的生物学性能，新鲜调和时具有一定的抑菌性，不含丁香油，对根尖周组织刺激小。

6. 生物陶瓷封闭剂（bioceramc sealer）　生物陶瓷封闭剂由硅酸钙、氧化锆、氧化钽、磷酸二氢钙、氢氧化钙、增固剂、填料等成分组成。该封闭剂进入根管后可吸收根管和牙本质小管内残留的水分引发固化反应，反应过程中可升高局部 pH，形成羟基磷灰石样矿化产物。生物陶瓷封闭剂具有良好的生物相容性和生物活性；有抗菌性；流动性好，在根管充填过程中可通过挤压可进入牙本质小管，具有良好的封闭性。

尽管目前根管封闭剂的商品很多，但每种材料各有其局限性。研究者们仍致力于研制更为理想的根管封闭剂。根管封闭剂的研究方向为可渗入开放的牙本质小管，可与牙本质中的无机物和有机物粘结，可中和或破坏细菌及其产物，可诱导根尖孔处牙骨质的再生，以及可增强牙根系统。

第三节　根管充填技术
Techniques of Obturation

现代根管充填技术是通过向根管中填入牙胶和根管封闭剂来实现对已经清理和成形的根管系统的三维充填。由于大多数根管封闭剂固化时会发生体积收缩，牙胶尖应为充填根管系统的主体部分，根管封闭剂可借助其良好的流动性充盈根管系统的不规则区域，以及弥补牙胶的收缩和填补牙胶尖之间的缝隙。根管充填技术按照对牙胶的加压方向，可分为侧方加压技术和垂直加压技术；按照充填牙胶的温度，可分为冷牙胶充填和热牙胶充填。目前，临床最常用的根管充填方法是冷牙胶侧方加压技术和热牙胶垂直加压技术。

无论采用何种技术，根管充填的基本原则均为：①根管充填的成功与否首先取决于根管预备的质量，预备后的根管应形成坚实的根充挡（apical stop）和合适的锥度。②根管充填材料以牙胶尖做主体，并辅以封闭剂。③牙胶尖或牙胶需要加压充填，以获取完好的三维充填效果。

一、冷牙胶侧方加压技术

侧方加压技术（lateral compaction technique）是最经典的根管充填技术，适用于多数根管的充填，常常被用作评价新技术优劣的比较标准，其操作方法如下。

（一）充填前的准备

1. 选择主牙胶尖（master gutta-percha cone selection）

（1）主牙胶尖的要求：主牙胶尖（master gutta-percha cone）应可达工作长度，放入根管后在根尖部 1 ～ 3 mm 处与根管壁紧密贴合，向根管外拉出主牙胶尖时会感觉有一定的阻力，即有"回抽阻力"（tug-back）；同时在根中、上 1/3，主牙胶尖与根管壁之间有一定的间隙，以使侧压器可进入到根尖部（图 28-3A）。

（2）主牙胶尖的选择方法

1）预选主牙胶尖：一般先选择与根管预备时主尖锉（MAF）相同型号的 ISO 标准的牙胶尖，可用牙胶尖测量尺修整牙胶尖的尖端直径，并标记工作长度。

2）试尖（cone fit）：将预选的主牙胶尖插入根管中以确定其是否符合要求。如此尖可达工作长度，且向根管外拉出时有"回抽阻力"，则可初步确定其合适。

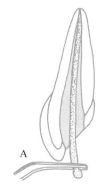
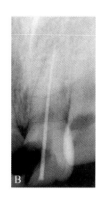

图 28-3 试主牙胶尖（侧压法）
A. 示意图；B. X 线片。

3）拍 X 线片确定主牙胶尖：试尖后应将初步选定的牙胶尖插在根管中拍 X 线片（图 28-3B），检查所选主牙胶尖是否符合要求。如不能完全符合，则应针对问题进行处理（见第二十九章第三节）。

放入主牙胶尖的 X 线片也是根管充填前检查前面的治疗过程是否恰当的最后时机，例如工作长度是否合适，根管预备是否符合要求，有无穿孔、根尖偏移形成等。一旦发现问题，应在根管充填前给予解决。

（3）牙胶尖的消毒：牙胶尖可用 2.5% ～ 5.25% NaClO、75% 乙醇以及 3% H_2O_2 浸泡消毒后使用。

2. 侧压器的选择（spreader selection） 常可选用与根管预备时主尖锉（MAF）相同型号或小一号的侧压器。所选侧压器在根管中应可较宽松地达到工作长度，并与根管壁之间留有空间。在进行侧压时，侧压器插入深度决定着根充的致密性，理想深度是可达根尖 1 ～ 3 mm 处。侧压器不应超出根尖狭窄部；如遇弯曲根管，应预弯侧压器或选用镍钛合金的侧压器。

根管在机械预备时如果形成良好的锥度，侧压器便可插入至近根尖部。侧压器进入根管的深度对更好地封闭根尖孔、减少根尖渗漏起重要作用。

3. 根管的准备（canal preparation） 完成根管冲洗后，根管充填前用吸潮纸尖彻底干燥根管系统。如果根管无法干燥，则不应进行根管充填。

4. 调制根管封闭剂（mixing of sealer） 严格遵守所选用根管封闭剂的产品说明书要求的粉液比或双糊比进行混合。调制好的封闭剂为奶油状糊剂，要求质感细腻、黏稠度适当（图 28-4）。封闭剂黏稠度适当可减少其硬固后的体积收缩，并可延长临床工作时间。封闭剂太稀和太稠均影响其性能，调制好的封闭剂应即调即用，不应久置，以免变硬影响使用。

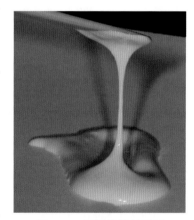

图 28-4 调制根管封闭剂

（二）根管充填

1. 导入根管封闭剂 有许多方法可将根管封闭剂导入根管内。例如，可用纸尖、牙胶尖或锉蘸上封闭剂将其涂布在根管壁上；也可将螺旋充填器（lentula spirals）尖端蘸上封闭剂置于根管中，通过机械旋转将封闭剂导入根管内；还可以将超声锉的尖端蘸上封闭剂置于根管中，通过超声震荡将封闭剂覆盖于根管壁上。总之，无论采用何种方法，其目的是将根管封闭剂均匀地覆盖在整个根管系统的根管壁上，如能进入侧支根管和牙本质小管则更为理想。

2. 充填牙胶尖

（1）充填主牙胶尖（master cone placement）：将已选择好的主牙胶尖尖端蘸少许封闭剂，缓慢插入至标记的长度，使牙胶尖在此位置保持 20～30 秒以确保其根尖位置的稳定。应避免插入牙胶尖的速度过快，否则会将空气或封闭剂挤出根尖孔，引起患者疼痛或不适。

（2）侧方加压主牙胶尖（master cone lateral compaction，图 28-5A）：沿主牙胶尖的一侧插入侧压器至标记长度（WL － 1 mm），并将主牙胶尖压向根管壁的一侧，停留 15 秒，以防牙胶回弹。侧压器可旋转 180° 并施以侧向力进入根管，但在弯曲根管侧压器旋转应小于 90°，以防器械折断。侧压完成后，也应旋转侧压器，使其变松后再从根管中取出，以免将已充填的牙胶尖带出。

（3）充填辅牙胶尖（accessory cone placement，图 28-5B）：在侧方加压形成的间隙中插入相应的辅牙胶尖，其深度应至侧压器进入的深度，其型号可与侧压器相同或小一号。继续侧方加压已经填入的牙胶尖，并填入相应的辅牙胶尖，直至侧压器只能进入根管口 2～3 mm（图 28-5C）。用垂直加压器加热后齐根管口烫断牙胶尖（图 28-5D），并在根管口向根方做垂直加压，使根管冠方的牙胶与根管壁贴合。每支辅牙胶尖放入前其尖端均应蘸少量封闭剂。

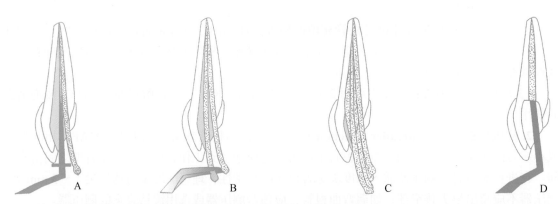

图 28-5　侧方加压充填示意图
A. 侧压器插根管内侧方加压主牙胶尖；**B**. 插入辅尖；**C**. 重复插入辅尖；**D**. 烫断牙胶尖。

3. 清理髓室　去除髓室内多余的根充材料，用乙醇棉球擦净髓室壁上的封闭剂，准备进行冠方封闭（见本章第四节）。

（三）拍摄 X 线片评价根管充填的质量

根管充填后应即刻拍摄 X 线片，判断根管充填的质量是否符合标准（见本章第四节）。

二、热牙胶垂直加压技术

1967 年 Schilder 指出根管充填必须是在三维上充填满根管系统的所有空间，并提出了热牙胶垂直加压技术（warm vertical compaction technique），此法又被称为 "Schilder 技术"。热牙胶垂直加压技术利用牙胶加热后熔融、可流动、易塑形的特点，不仅使牙胶与根管形态有良好的适合性，还易于进入侧支根管。但当时缺乏适宜的牙胶加热装置，只能在明火上加热牙胶，使得 Schilder 技术繁复耗时，限制了临床的广泛应用。随着各种加热牙胶的充填装置不断问世，先后出现了热塑牙胶充填技术（thermoplastic gutta-percha technique）、载核热牙胶充填技术（core carrier technique）、SystemB 连续波技术（continuous wave technique）以及热机械加压技术（thermomechanical compaction）等热牙胶技术。

目前临床上广泛采用的热牙胶垂直加压技术的具体操作方法如下。

（一）充填前的准备

1. 选择主牙胶尖（cone fit）　选择合适的主牙胶尖是热垂直加压技术成功的重要步骤。使用热垂直加压技术应选择非 ISO 标准、大锥度的牙胶尖，锥度与所预备的根管尽可能相一致，尖端直径用牙胶尖测量尺修整至与根管预备终末锉尖端直径相一致，并标记工作长度。

将上述选好的牙胶尖插入根管进行试尖（cone fit）。主牙胶尖在根尖 1/3 应与根管壁紧密贴合，有明显的"回抽阻力"（tug-back）；在根管中 1/3 和冠 1/3 也应尽可能与根管壁相贴合（图 28-6）。

应拍 X 线片检查主牙胶尖是否符合要求。

2. 试垂直加压器（fitting vertical plugger）　可选择 2～3 个垂直加压器，一个与根尖部 3 mm 处相适合，另 1～2 个分别与根中 1/3 或根管口相适合（图 28-7）。

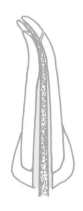

图 28-6　试主牙胶尖（垂直加压技术）

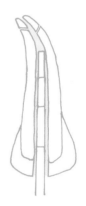

图 28-7　试垂直加压器

将所选垂直加压器放入根管内，如果达到所需要的长度，垂直加压器与根管壁相接触，又不被卡紧，则较为合适。垂直加压器在根管内若卡得太紧，加压时易发生牙根折裂。

3. 选择根充仪携热器（heat transfer instrument）的工作端　目前临床使用的热牙胶根充仪（见第七章）多由基于 SystemB 的热压器和基于 Obtura 技术的回填器两部分组成。热压器的工作端为电携热头，需能进入根管达到距根尖 3～5 mm 处，回填器的工作端也应到达此部位，两者均需用止动片于"工作长度－（3～5）mm"处标记。

4. 根管的准备　根管充填前用吸潮纸尖彻底干燥已经清理好的根管系统。

5. 调制根管封闭剂　热牙胶冷却后会有少量收缩，因此采用热垂直加压技术也需使用根管封闭剂。封闭剂的调制方法同前。

（二）根管充填

1. 充填根管的根尖 1/3（down-pack，图 28-8）

（1）将选择好的主牙胶尖的尖端蘸一薄层根管封闭剂，轻轻插入根管中至标记好的工作长度，在到达根管中下部时轻轻贴壁转动主尖，使封闭剂涂布于根尖 1/3 的根管壁上。如遇扁根管，则可以加入若干辅尖充满根管。

（2）用携热器的工作端将牙胶尖齐根管口烫断，并用大号垂直加压器将牙胶压实。

（3）用携热头由冠部向根尖部边加热边加压，使其进入根管，持续加热时间小于 4 秒。

（4）携热器停止加热并保持向根尖方向的加压约 10 秒，使软化的牙胶挤入根管空隙。

（5）再加热 1 秒，停留 1 秒并切断牙胶，然后迅速取出并将包裹在携热头的牙胶一并带出。

（6）用垂直加压器压紧根管内剩余的牙胶。

（7）如此反复 1 ～ 2 次，至仅余根尖部 3 ～ 5 mm 牙胶时，则完成根尖 1/3 的充填。

注意：①携热器工作端在根管内的加热时间不能过长，以免引起牙周膜的热损伤；②加热变软的牙胶应使用垂直加压器压紧，以免出现气泡或缝隙；③携热器工作端进入根管内的深度应达根尖冠方 3 ～ 5 mm 处，既避免加热过深造成超充，也要避免加热不足造成根尖部充填不密合。④推荐拍 X 线片检查根尖部充填情况。

2. 充填根管的冠方（backfill）   X 线片显示根尖部充填完善，则可充填根管的冠方（或称回填），完成根管充填。如果患牙需要桩核修复，则不需要回填，可直接修复。

回填的方法为：

（1）将牙胶棒或牙胶胶囊置于回填器内加热到所要求的温度（180 ～ 200℃）。

（2）将回填器的工作端插入根管内抵住根管内的牙胶，边注入流动的热牙胶边回退，每注入大约 3 mm 热牙胶即用垂直加压器压紧，以免产生空隙。

（3）边注入边回退，即刻加压，如此反复 1 ～ 2 次，直至填满根管至根管口（图 28-9）。

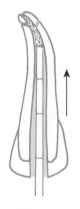

图 28-8　充填根管的根尖部（垂直加压已被加热的牙胶尖）

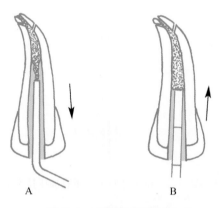

图 28-9　充填根管的冠方
A. 回填热牙胶；**B**. 用垂直加压器压紧牙胶。

3. 清理髓室   去除髓室内多余的材料，用乙醇棉球擦净髓室壁上的封闭剂，准备进行冠方封闭（见本章第四节）。

（三）拍摄 X 线片评价根管充填的质量

见本章第四节。

三、根尖屏障术

根尖屏障术（apical barrier technique）是将生物活性材料放置在根尖区，其硬固后可作为屏障以防止根管充填材料从根尖孔挤出至根尖周组织。该技术通常用于根尖孔敞开的患牙。

1. 适应证

（1）成年人因在牙发育时期遭受牙外伤，致根尖停止发育而呈"喇叭口样"。

（2）因根尖周组织炎症造成根尖内、外吸收，根尖狭窄区破坏，根尖孔呈敞开状或形态不规则。

（3）无根尖狭窄或根尖狭窄已经破坏，根管预备无法形成根尖挡。

2. 临床操作方法

（1）在显微镜下干燥根管，将生物活性材料（如 MTA、iRoot BP plus）置于垂直加压器的顶端，放入根管根尖部，用垂直加压器轻轻压紧。可用纸尖的末端将粘在根管中上段根管壁的多余材料清理，或将材料中多余的水分吸出。为达到有效的根尖封闭，材料应填满根尖冠方 3～5 mm 处。

（2）在根管中上段或根管口放置潮湿棉球，暂封髓腔。

（3）拍摄根尖 X 线片，确认根尖封闭材料放置的位置、厚度及质量（图 28-10A）；如果不合格，应趁材料尚未固化即刻返工。

（4）1～3 天后打开髓腔，探查根尖封闭材料，如已硬固，则用热牙胶回填技术充填根管中上段（图 28-10B），完成根管充填。

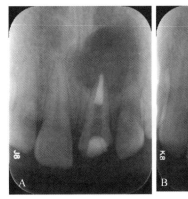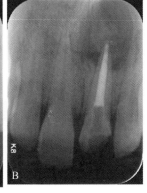

图 28-10　根尖屏障术
A. 生物活性材料形成根尖屏障；**B**. 热牙胶回填技术完成根管充填。

第四节　根管充填的质量评价和冠方封闭
Evaluation of Root Canal Obturation and Coronal Seal

一、根管充填的质量评价

现代根管治疗学认为理想的根管充填应该是致密的三维充填，恰达根尖狭窄部（apical constriction），并维持根管的自然形态。在临床上评价根管充填的质量，主要依据 X 线片上根管充填物的影像。X 线片上根管充填的效果可分为以下几种情况。

1. 恰填　在 X 线片上根管内充填物恰好严密填满根尖狭窄部以上的空间，充填物距根尖端 0.5～2 mm，且根尖部无 X 线投射的根管影像（图 28-11）。

恰填视为根管充填合格，可进一步对患牙进行冠部充填或修复。

2. 超填　在 X 线片上根管内充填物不仅充满根管，而且超出了根尖孔，进入根尖周组织和（或）根尖周病损区（图 28-12）。

超填分为两种情况：①根管内充填致密，根充物超出根尖孔，可称为超充（over-filling）。由于根管已封闭良好，如仅为封闭剂超充，无需进一步处理；如有牙胶尖超出根尖孔，因其难以用非手术的方法取出，先不急于取出根管充填物，可行临床观察。②根管内充填不严密，根充物超出根尖孔，可称为超欠（over-extension）。由于根管系统未被严密充填，此种情况为根管充填不合格，应取出根充物重新进行根管充填。

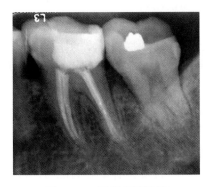

图 28-11　根管充填恰填

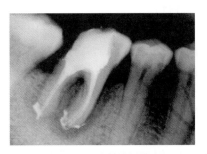

图 28-12　根管充填超填
右下颌第一磨牙慢性根尖周炎。

超填常会引起患牙术后不适、疼痛，甚至肿胀，应尽量避免。如果患者出现症状，应给予抗炎止痛治疗。

3. 欠填　欠填（underfilling）是指在 X 线片上根管内充填物距根尖端 2 mm 以上，或在充填物的根尖部仍可见 X 线投射的根管影像（图 28-13）。

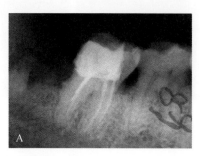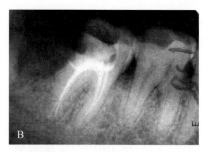

图 28-13　根管充填欠填
A. 欠填，远中遗漏根管；B. 重新根管充填。

如果在 X 线片上充填物虽已达根尖端 0.5 ～ 2 mm 处，但存在根尖 1/3 不致密或可见气泡、根管壁与根充物之间有间隙（暗影）等情况，则由于存在充填不严密，也视为欠填。

欠填被视为根管充填不合格，应将原根充物取出重新进行根管充填。

根据 X 线片对根管充填结果进行评价是有局限性的，其二维图像无法完全反映根管系统三维充填的全貌。另外，受投照角度、多个解剖影像重叠、牙胶及糊剂对 X 线的阻射程度不同等因素的干扰，也会影响对根管充填结果的判读。此外，根尖狭窄部是根管内牙本质和牙骨质交界处，受牙骨质沉积、根尖吸收的影响会发生改变。临床上患牙由于受到年龄、创伤、正畸、根尖周病理变化、牙周病等因素的影响，可能使根尖狭窄部的位置发生变化。由于根尖狭窄部是组织学位置，在临床上仅凭借 X 线片难以准确判断，应结合根尖孔定位仪的测量结果综合判断。

临床研究表明，当根充恰填时根管治疗的成功率可高达 90% 以上，而无论是超填抑或欠填，均会使成功率下降。

二、冠方封闭

根管治疗的诊间应重视髓腔冠方封闭，根管充填完善后应及时对冠部缺损进行修复，以避免由于冠方渗漏引起根管系统的再感染，导致根管治疗失败。

1. 暂时修复（temporary restoration，provisional restoration）　根管治疗的诊间或根管治疗后暂不适合进行永久修复的患牙，需进行暂时修复以暂时封闭髓腔。临床常用的暂时封闭材料，如仅需暂封 1 周左右可用氧化锌类材料，如超过 2 周则须使用封闭性更好的玻璃离子水门汀类材料。

暂时封闭材料需直接覆盖根管口，还要保证一定厚度，方能起到物理屏障的作用。体外试验表明，用玻璃离子类材料在根管口内设置 1 ～ 2 mm 厚的根管口屏障能够明显地减少冠方渗漏的发生，暂封材料厚度达 3.5 mm 才可有效防止微渗漏，使用双层材料的封闭效果更好。

暂时修复也应该具备基本的牙齿外形和合适的咬合面高度，要注意避免咬合高点和悬突，以防止咬合创伤和对牙周组织造成不良刺激。

2. 永久修复（definitive restoration）　根管充填完善后应及时对冠部缺损进行修复，以避免由于冠方渗漏引起根管系统的再感染。如果冠部剩余牙体组织较多，有足够的抗力，可采用复合树脂直接粘接修复；如果牙冠缺损较大，尤其是后牙边缘嵴丧失，剩余牙体组织薄弱，则复合树脂修复后还应进行全冠修复，或直接采用桩核冠修复，以防牙齿劈裂。永久修复的时机和修复方式还要考虑原发疾病的诊断、根尖周病变的大小、根管治疗疗效判断等因素进行合理选择。

本 章 小 结

　　根管充填是根管治疗最重要的步骤之一。通过本章学习应掌握：①根管充填的目的和时机。②牙胶以及各种根管封闭剂的成分和特点。③冷牙胶侧方加压技术、热牙胶垂直加压技术以及根尖屏障术的技术要点。④根管充填的临床质量评价原则。⑤根管充填后冠方封闭的原则和方法。

（董艳梅）

第二十九章 根管治疗的临床问题和处理对策

Problems Solving in Root Canal Therapy

在根管治疗的各个临床环节，因患者、患牙以及术者的原因，均可能发生操作中的问题，甚至导致并发症的出现，有些严重的并发症因无法补救，可致患牙丧失。因此，在临床操作中，首要的是如何预防和避免操作问题及并发症的发生。一旦出现异常情况，应能够及时、准确地识别问题，并正确分析出产生问题的原因，进而找到解决问题的办法，在此基础上，才能争取获得最佳的处理和善后效果。

第一节 髓腔进入操作中的常见问题和并发症
Problems in Endodontic Cavity Access and Coronal Preparation

髓腔进入及其冠部初预备是根管治疗的初始步骤，操作是否到位关乎后续治疗能否顺利进行。在此步操作中最易出现的问题有：①进入髓腔前牙体准备不到位。若未去净龋腐，可导致感染扩散和修复体渗漏；若未去除薄壁弱尖和无基釉质，可形成治疗中牙体组织折断的潜在因素；若未去除牙冠修复体，会影响正确评估患牙的可修复性。②未能建立进入根管的合适通路。髓腔入路预备不足，可导致遗漏根管，或令根管预备困难，产生预备缺陷；若预备过度，则损失牙体组织过多，降低牙齿抗力，有时还可造成髓底穿孔等严重并发症。③未能识别冠根角度和牙倾斜角度，牙冠钻入的位置和方向错误，一方面可能致髓腔暴露不充分，更差的后果是过度去除牙体组织，甚至发生侧穿。④对患牙带有修复体的潜在问题认识不足，髓腔进入操作时视野不清，盲目操作可造成髓腔显露不全或髓腔侧壁及髓底穿孔。⑤治疗牙齿错误，误将其他牙齿当作患牙予以开髓。下面将临床操作中发生的典型问题和并发症予以详述。

一、髓腔入路预备不足或过度

在髓腔入路建立过程中，出现进入过深或过浅、髓室壁预备量过多或过少的问题。预备不足或过度都源于对髓腔的生理和病理解剖形态缺乏足够的了解。

（一）问题识别

1. 入路预备不足

可表现为入口洞形不当，未形成便宜形，原因如下：

（1）进入深度过浅，误将髓角处的穿髓孔当作根管孔。

（2）髓室顶揭除不净，髓角残留。

（3）髓室侧壁根管口冠方的牙本质领未予去除。

（4）髓腔内和髓室底的钙化牙本质或髓石覆盖了部分或全部根管口。

这些问题均可导致髓腔暴露不充分，根管口定位困难，进而遗漏根管。临床上即使找到了根管，根管口上方的牙本质领仍使锉针在根管上部受到局限和卡压，增加了进入根管下方弯曲部分的难度，使操作者对器械尖端的控制差，也增加了器械断离的风险。入路不足时锉针更容易切割到靠近根分叉侧的管壁，导致切削不均匀，甚而出现带状侧穿，影响进一步进入根管操作和清除感染。前牙髓角揭除不净，残留的牙髓组织会引起牙冠变色。

2. 髓腔预备过度　髓腔预备过度是指进入髓腔过深或冠部牙体组织去除过多，表现为髓室侧壁过多磨除呈"啤酒桶"状，或侧壁开敞过大，或出现髓室底不同程度的损伤，甚至穿孔。

预备过度的结果是削弱了牙体组织，降低了牙齿抗力，在治疗中或根管治疗后，患牙容易出现牙体组织折裂，也使牙体修复的困难增加，影响患牙的长期预后。预备过度破坏了髓腔自然流畅的形态，丧失了根管器械沿髓室壁滑入根管的天然"漏斗"形引导，增加了定位根管和器械进入根管的难度。

（二）处理

预备不足的问题比较容易解决。在根管治疗的过程中，只要发现入路不足，都是补充预备的良好时机，可以说入路预备是贯穿在根管预备的整个过程中的。使用长颈（柄）球钻、安全钻针或超声工作尖可以去除根管口的牙本质领；对于髓腔钙化严重的患牙，可以在显微镜下区分正常的髓室结构和钙化物的界限，去除钙化物，使根管口充分暴露。

预备过度只能通过设计合理的修复体来弥补，以延长牙齿的使用寿命，减少折裂的风险，延长患牙的使用寿命。

（三）预防

为了避免过多去除或预备不足，临床医生应牢记标准入口洞形，严格遵循操作原则，不断积累对各种复杂的临床病例的处理经验，尤其是在髓腔发生钙化，髓石阻塞根管口，牙本质领使根管口狭窄、变形时，更需要清晰的视野和丰富的操作经验。

二、遗漏根管

髓腔进入过程中的操作不到位可使根管口定位出现问题，导致有些根管未被发现而不能得到治疗。原因有几个方面：一是术者对髓腔系统的解剖知识和变异情况不熟悉，或缺乏临床识别的方位意识；二是髓腔进入操作中入口洞形或操作便宜形制备不到位，根管定位技术和经验欠缺。

（一）问题识别

遗漏根管可以在治疗中和治疗后发现，根尖 X 线片是判断根管遗漏的重要手段。无论投照角度如何，牙根内只有一个根管时，根管的影像应位于牙根的中央，如果发现插入根管的诊断器械或根充材料不在牙根的中央，应高度怀疑存在另外一个根管。采用 X 线偏移投照可以显示和判断遗漏根管的存在，偏移投照片可以将颊舌向原本重叠的两个根管影像分开。在牙科显微镜下进行查找对发现和定位遗漏根管非常有效。但临床上许多病例并不能及时发现遗漏根管，直到初始根管治疗失败、遗漏根管的牙根出现根尖周病变时，这一问题才得以显露。

（二）处理

发现遗漏根管后，重新进行根管定位、清创和充填等再处理是首选的措施，不建议在未对遗漏根管做常规根管治疗的情况下就进行根尖手术。

（三）预防

熟悉髓腔解剖知识、注意术前 X 线片研读、掌握髓腔预备的操作技术、术中细心探查是预防遗漏根管的关键。如果在 X 线片上发现牙根内根管的影像由清晰骤然变为模糊甚而消失，提示存在 1-2 型根管或者 2 个重叠的根管影像在此分开。如果在根充 X 线片上发现根管中上部存在与根充物平行的透射线，也应高度怀疑有遗漏的根管。此时推荐应用 X 线偏移投照进行确认。另外，在定位根管口的操作中，应首先充分打开髓腔，细心观察髓室底和髓室各壁的解剖形态及生理特征，查找到全部根管口的位置。最常发生遗漏的根管有上颌磨牙的近中第二根管（MB2）、下颌磨牙的远中第二根管以及下颌切牙的第二根管。临床上除了掌握解剖知识和规范操作外，还应有意识地仔细寻找，提高额外、变异根管的发现率。

三、髓腔壁穿孔

髓腔壁穿孔是指在髓腔进入过程中由于医源性原因使髓腔和牙齿外表面意外穿通的情况。多发生于髓室的侧壁，或通过髓室底进入根分叉区。主要原因多为操作者术前准备不足，对 X 线片研读不充分，没有把握髓室和根管的位置、方向、钙化程度等信息，建立髓腔入路时没有注意钻针与牙齿长轴保持一致，造成入路偏斜，将进入髓腔的路径误穿通到牙齿表面。

（一）问题识别

当穿孔位置高于牙周附着时，会出现唾液进入髓腔或根管冲洗药物溢出进入口腔的现象。当穿孔位置低于牙槽嵴顶时，髓腔与牙周膜通连，根管内异常出血是重要的提示信息。

（二）处理

髓腔壁穿孔无疑会妨碍根管治疗的顺利进行，也必然对疗效产生影响。发现穿孔后应及时、准确地予以定位并进行修补，穿孔的位置、大小，患牙的牙周情况以及修补的时机决定了远期的预后。当穿孔位置高于牙槽嵴顶时，修补工作相对容易，可以在髓腔内进行修补。而穿孔位置低于牙槽嵴顶与牙周膜相连处时，应尽可能快地定位和修补，以减少对牙周组织的损害。此时应先使用止血药物或明胶海绵在穿孔处进行止血，在牙科显微镜下观察穿孔损伤的情况，再行精准的修补操作。对于陈旧穿孔或者难以获得髓腔内操作入路的情况，可以考虑采用手术翻瓣的方法从牙齿外表面进行修补。

修补材料的选择原则：良好的封闭性、良好的生物相容性和良好的促成骨性。生物活性材料被推荐为修补穿孔首选和理想的材料。

（三）预防

掌握髓腔解剖学的知识和精准的操作技术是避免此类错误的关键。术前充分研读 X 线片，对于髓室的顶底位置和钙化程度要烂熟于心；操作过程中要随时调整钻针进入方向，严格保持钻针与牙齿长轴的一致性，保证开髓洞口合适的大小和正确的位置。如果超出解剖深度仍未能进入髓腔，应及时插入锉针或牙胶尖等阻射器械或材料拍摄诊断丝 X 线片，检查、校正髓腔进入的方向和钻针到达的位置，避免穿孔发生。对于髓室严重钙化者，定位根管困难，可以借助牙科显微镜和超声器械，寻找正确入口。

四、治疗牙齿错误

治疗牙齿错误即所谓的"开错髓"。此类错误有时在治疗过程中发现，也有在根管治疗后患者症状并没有得到解除才发现。

（一）原因和识别

具体分析原因，可能会有以下两种情况：一是误诊导致的误治，有些患者以牙痛为主诉来诊，接诊医生在临床检查中未注意辨别引起症状的病源牙齿，或并未查出真正的牙痛原因，为了缓解症状，在诊断依据不足的情况下便按照患者指认的所谓"痛牙"贸然开髓，导致治疗错误。患者原有牙痛症状未解除或更加严重，再次就诊时才发现误治的问题。另一种开错髓的情况见于术者的操作疏忽大意，比如诊断第二前磨牙慢性根尖周炎，却将橡皮障安置在了第一前磨牙上，从而出现了操作牙位的错误。

（二）处理

发生操作牙位错误后，向患者隐瞒真实情况并不明智，最妥当的做法是向患者承认尴尬的错误，恰当处理所涉及的牙齿，包括理应得到处理的患牙和不幸被错误操作的牙齿。

（三）预防

由于误诊导致的错误，可以通过在诊断过程中注重诊断细节和获得尽量多的诊断依据来加以避免。比如观察到 X 线片牙冠邻面的低密度影像时，还应该结合临床的探诊、视诊检查，以及牙髓活力测试反应再建立诊断。诊断前多方的证据应该互相印证，合乎情理、合乎逻辑。只有建立正确的诊断，才能避免或尽可能减少错误的发生。如果临床上尚不能做出明确的诊断，等待和观察应是首选和最佳的措施。一旦做出了诊断，对容易操作错误的牙位，如牙冠的缺损部位在邻面或颈部，且解剖形态相似（两颗前磨牙、两颗磨牙），可以在安装橡皮障之前将患牙进行标记。

（岳　林　梁宇红）

第二节　根管预备中易出现的问题和并发症
Problems and Complications in Root Canal Preparation

一、工作长度丧失

当根管预备过程中出现进入根管的器械不能达到原工作长度时，即称为工作长度丧失（loss of working length）。工作长度丧失往往是各种预备缺陷的继发临床表现，可能的原因有二：一是根管通路阻塞，阻塞物可以是根尖牙本质碎屑挤压成坚硬的牙本质泥、断离器械或其他根管异物；二是预备过程中根管的原始通路发生改变，出现根管形态偏移、根管壁形成台阶或穿孔等。下面就最常见的原因进行分析。

（一）根管阻塞（blockage）

根管阻塞是工作长度丧失最常见的原因，阻塞物常为预备过程中切割下来的牙本质碎屑（dentin debris）或断离的器械，也可能是冠部龋坏组织或充填物的颗粒进入根管后发生阻塞（图 29-1）。其中器械断离比较特殊，后面有专门讨论。

1. 问题识别　当原本畅通并已确定了工作长度的根管在预备过程中根管器械又不能达到

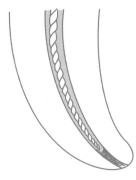

图 29-1　根管阻塞

工作长度，并且感觉器械尖端有阻力时，应考虑可能是切割下来的牙本质碎屑堵塞了根尖。原因是在根管预备过程中，根管壁牙本质被根管器械不断切削下来，碎屑未被及时、有效地清除出根管，反而被活塞样运动的根管器械挤压、夯实在根尖部，形成了牙本质泥（dentin mud）阻塞。此时的探入手感仍然有卡抱、嗫吸或黏合的感觉，与形成台阶或发生器械断离时的探入手感不同。插入根管器械拍摄诊断丝 X 线片，可以观察到器械长轴仍然位于根管中央顺应根管的自然形态，即没有发生器械进入方向的偏移，只是向根尖方向的"道路"被堵住了。

2. 处理　发现工作长度丧失后，首先应确定阻塞原因，检查器械是否变短，并插入器械诊断丝，拍摄 X 线根尖片，除外器械断离、台阶形成。排除这两个原因后，用 5.25% 次氯酸钠冲洗液充分冲洗根管，采用新的小号（8 号或 10 号）不锈钢锉针或扩大器，于锉尖 3 mm 处做 45° 预弯，蘸根管润滑剂 EDTA 凝胶插入根管并沿管壁以环锉方式探查，找到有黏嗫手感的位置，小角度捻转（stem-winding fashion）结合小幅度轻轻提拉的方式操作器械，使阻塞物逐渐松解，直至重新疏通根管。一旦重新达到工作长度，应该拍摄 X 线根尖片予以确认；不要急于取出器械，否则易再次丢失找回的通路。在重新疏通根管的过程中，应避免用刚直的器械向根尖方向施力，以防将阻塞的牙本质泥推出根尖孔。在手术显微镜下应用超声法，辅助使用 EDTA，均对通过堵塞部位有帮助。如果堵塞部位不能通过，应预备到堵塞部位，并做根充。定期观察，必要时行根尖手术。

3. 预防　在建立髓腔入路过程中，注意去除薄弱的牙齿结构和已经松动或需要去除的旧充填体，在操作过程中保持不间断地喷水和吸引，以免材料碎屑进入髓腔，阻塞根管。在每次复诊时，应去净开髓洞口附近的暂封物。根管预备过程中，保证根管的润滑和湿润，须进行频繁和充分的冲洗，防止切割产生的牙本质屑积聚在根尖 1/3。器械在根管内的操作应尽量避免上下反复提拉冲压的"活塞运动"，每次进入根管前，需将器械除屑槽内的牙本质屑或牙髓组织清洁干净。遵循从小号到大号顺序使用器械的原则，避免跳号，避免在小号器械预备不充分的情况下更换大号器械，导致器械与根管壁贴合过紧，碎屑被推挤向根尖。每次更换大号器械后，及时回锉，以利于带出残屑。

（二）根管形态偏移、根管壁台阶和根管壁穿孔

它们也常常是工作长度丧失的主要原因，多由于器械没有顺应根管的自然弯曲走行，刺入根管侧壁，过度切割，发生形态偏移（transportation），形成台阶（ledge），严重者甚至出现根管壁穿孔（perforation），而这些并发症也会表现为工作长度的丧失。根管形态偏移、根管壁台阶和穿孔会在本章后续并发症内容里专门讨论，根管壁穿孔的识别和处理见第三十章第二节"非手术根管再治疗"。

此外，工作长度丧失也可源于医师的疏忽大意，比如在建立工作长度后，止动片位置放置错误或牙齿冠部参照点发生变换，而导致工作长度丧失。选择固定、可重复的牙齿表面作为参照点，并使用完好、牢靠的止动片。止动片始终保持与锉针的长轴垂直，不要发生偏斜。利用止动片上的标识（色标、切迹或突起）来指示根管的弯曲方向，保证器械与根管的解剖方向保持一致。

二、根管壁台阶

台阶（ledge）形成多由于在根管内使用刚性器械或者直径较大的器械并向根尖方向过度施力所致，器械在向根尖部行进的过程中因不能顺应根管的弯曲而刺入根管侧壁，局部的反复切割导致根管侧壁形成类似"台阶"状的凹凸结构，这种缺陷常发生在根管弯曲的外侧管壁

（图 29-2）。

1. 问题识别 当根管器械不能达到根管工作长度并感觉器械尖端"杵"在坚硬的平台上时，则考虑管壁可能形成了台阶。在此深度插入根管器械拍摄诊断丝 X 线片，可以观察到器械偏离根管中心长轴，沿根管弯曲外侧壁偏移，器械的尖端离开根管弯曲的内侧壁。

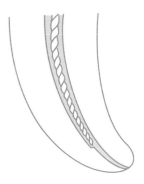

图 29-2 台阶形成

2. 处理 可尝试应用"台阶通过术"重新找到根管原道。用新的细小不锈钢手用锉针（10 号或 15 号），在尖端 2～3 mm 左右部位进行预弯，用橡皮止动片上的标识来指示器械尖端预弯的方向。器械的尖端指向台阶相反方向的内壁，采取"钟摆"运动方式捻转进入根管，沿管壁小心探查，遇到阻力时稍微撤回器械，小幅度捻转，继续前进，以弯曲的尖端探索、绕过台阶，寻找原始根管的走行。当器械尖端通过了台阶进入根管原道时，术者会重新获得器械黏嗒的手感，将止动片标识指向根管弯曲方向，继续向根尖轻微施力，慢慢探查达到工作长度。在使用根尖孔定位仪或诊断丝 X 线片重新确认器械找回了正确路径后，不要急于从根管内拿出器械，应以 1 mm 左右的幅度采用上下提拉的手法将台阶的凸起锉掉，以利后续器械的再次进入。

3. 预防 首先，建立通畅的髓腔入路非常关键，冠部阻力的去除可以使器械顺畅进入根管深部，避免来自髓腔侧壁和根管口附近的卡压阻力，否则器械所受冠部阻力过大，操作者对器械的控制和手感减弱，容易出现台阶。此外，在通畅根管的过程中，应细心观察和感觉根管通畅锉的弯曲方向及角度，根管预备过程中，手用不锈钢器械先进行预弯，保持回锉，频繁冲洗根管，并伴随使用润滑剂。一旦发现有台阶形成，耐心地回到小号器械寻找路径。如果过于急躁，用大号器械用力扩挫，不仅会加重台阶，还可能最后形成穿孔。建议使用尖端没有切割效能的、弹性较好的镍钛合金器械进行弯曲根管预备。

三、根管形态偏移

根尖拉开（zipping）是根管形态偏移（transportation）的一种临床表现，指根管预备后根尖部发生偏移，根尖部外侧管壁被过度切割，导致正常的根尖狭窄部消失并被拉开的现象，弯曲根管的根尖 1/3 区变直，根尖孔远离原始位置（图 29-3）。

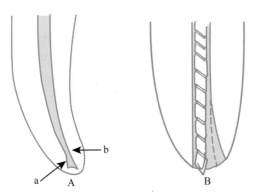

图 29-3 根尖部根管形态偏移
A. 根尖孔呈泪滴状（a），上方"肘部"形成（b）；**B.** 根尖孔拉开。

1. 问题识别 从纵向观察，拉开的根尖自然狭窄被破坏，根尖部根管弯曲外侧管壁过度切割，呈现"拉链样"（zip）；从根尖部水平向观察，圆形的横断面由于预备长轴偏离原始根管而呈现"泪滴样"（teardrop shape）或"椭圆样"（elliptication）改变。

由于器械受力后试图恢复原来直线形状的回弹作用，导致在弯曲根管预备过程中，过多去除了根尖部弯曲外侧壁的牙体组织，使预备后根管的长轴偏离原始根管。根尖的偏移程度继续发展，就会出现根管根尖 1/3 处的弯曲被拉直，根尖部根管外侧壁出现拉链状的台阶，甚至穿通根管壁形成根尖拉开和"肘部"（elbow）。后者是指在根尖拉开的冠方根管人为造成根管最窄处，根充时尤其是使用冷牙胶侧方加压充填技术时，充填材料常常在肘部终止，导致根尖部拉开区无法严密充填材料而形成空腔。

2. 处理　当出现根尖拉开而尚未发生明确的根管侧方穿孔时，可直接进行根管充填，推荐使用热牙胶充填技术。在有明确肘部形成时，肘部以下很难进行严密充填，可以将肘部作为新的根尖止点进行充填，定期随访，出现症状和体征者可考虑根尖手术。

3. 预防　参照术前 X 线根尖片，并用手用锉针细心探查和发现根尖部的弯曲方向。根管锉适当预弯后对根管根尖区 3 ～ 4 mm 或弯曲部进行预备，操作动作应为短幅提拉，而不要在根管内旋转器械。应利用小号器械充分预备，不要急于使用坚硬且弹性较差的大号器械，避免根尖拉开。在预备弯曲根管时，推荐使用反弯曲预备技术（anticurvature technique），具体参照根管机械预备技术章节。这种技术可以在根管预备过程中有效避开根管中上段的弯曲内侧管壁和根尖部弯曲的外侧管壁的"危险区"，预备时主动施力将器械手柄压向弯曲反侧的外侧管壁，这样由于器械尖端反弹力，可避免根尖部外侧管壁过多切割，避免根尖拉开。

四、根管预备不足或过度预备

（一）根管预备不足

根管预备不足（underpreparation，insufficient canal preparation）指预备过程未能有效去除根管系统内的感染物质（微生物和感染的牙本质、牙髓组织等），也包括根管成形不当，不利于进行严密的根管充填。简单地说，预备不足包括生物学和机械方面预备不足。

1. 问题识别　当工作长度明显短于根尖狭窄区，或根管水平径扩大不足（比如主锉过小或主锉无法达到工作长度）时，就会出现预备不足。当出现台阶、根管阻塞等操作缺陷时，更应考虑在过度预备的对侧根管壁区域可能存在清创不净、感染物滞留的情况。以上问题可以在进行试尖和试加压器时发现，有时也在根管充填后的 X 线根尖片上发现。但是要注意的是，因根管系统解剖复杂性造成的机械预备不到位、化学预备有效性不足，则不容易从临床发现。

2. 处理　最好的补救方法是重新进行根管预备，严格遵循根管清理和成形的原则，合理应用化学清创手段。预备完成后，在根管充填前，须进行主尖核准，并进行侧压器或垂直加压器的预试，保证达到合适的成形。治疗后定期随访并评价疗效也非常关键，对于不易发现或无法矫正的预备不足，可以通过随访的方法，确定是否需要采取进一步的补救措施。

3. 预防　根管预备时获得准确的工作长度；进行充分的根管冲洗；严格遵守根管预备的原则和步骤；根充之前拍摄主尖片，评价根管预备情况。

（二）根管过度预备

根管过度预备可以表现为两种情况：一是根管壁水平向的过度切割和损伤，即"过预备"（overpreparation）；二是纵向切割超出根尖狭窄区，称为"超预备"（overinstrumentation）。过度水平向切割造成的损伤，临床可以表现为根管壁台阶、根尖拉开和穿孔，还可见弯曲根管的弯曲段内侧根管壁被过度切削，形成薄壁危险区，易发生根管壁带状侧穿或折裂。下面重点介绍纵向超预备造成的问题。

超预备是指根管预备纵向超出根尖狭窄区，侵犯了牙周膜和牙槽骨。多由于工作长度确定不准确或预备时过度扩锉引起。

1. 问题识别　发生超预备时，医师可以发现用纸捻擦拭根管时，根尖部位出血，操作过程中患者有时会有疼痛的感觉；术后常出现诊间急症，患者表现为比较严重的疼痛和（或）肿胀。超预备往往还伴随着超充，在根充后拍摄 X 线根尖片得以发现。

2. 处理　由于工作长度不准确或器械过度扩挫引起的超预备，根尖狭窄区已经遭到破坏，应重新建立新的工作长度和根尖止点。一般选择在 X 线根尖片根尖冠方 1 ～ 2 mm 处，在器械感觉贴合的基础上，再顺序扩挫 2 ～ 3 号，重新建立根尖止点。对于其下方 2 mm 开放的根尖部位，可以使用生物陶瓷修补材料进行封闭，然后再进行上方的根充。

对于根尖狭窄处遭到严重破坏，根尖部持续存在病变的情况，可考虑根尖外科手术。

3. 预防　准确确定工作长度，在预备过程中严格保持工作长度是预防超预备的良策。利用投照角度准确的 X 线根尖片和根管长度测量仪建立正确的工作长度后，选择稳定、可重复的牙面参考点，并在器械上准确标识止动片；预备过程中，注意工作长度的核准，并合理应用术中的诊断丝片和主尖片，确认保持术中工作长度。在预备时，根尖部的扩大应适度，避免过度预备导致狭窄区丧失。

五、器械断离

任何进入根管操作的手术器械都有可能发生折断，当折断器械的游离段滞留在根管内时，称为根管内器械断离或器械分离（breakage or separation of instruments in the canal）。最常见的断离器械是锉针，尤其是机用旋转器械。常见原因有：根管器械由于材料的特点和加工工艺，以及多次反复使用，容易出现疲劳折断；此外在牙髓钙化、弯曲根管，根管器械容易发生卡压、变形而扭转折断；操作过程中技术方法不当，给器械过度施力，或进行连续旋转运动，也会导致器械出现扭转折断。在临床上，疲劳和扭转折断经常共存。

1. 问题识别　当原本畅通的根管在预备过程中突然丧失工作长度，并感觉下方非常坚硬，原有操作器械尖端丧失，即应考虑有器械断离发生。怀疑有器械断离时，首先要检查操作的器械长度是否变短，拍摄 X 线片可观察到根管内有高密度的阻射影像（图 29-4）。

2. 处理　术前医生应对发生器械断离有所预见，包括术前告知内容的准备和一旦发生时处置技术上的准备。处理的最佳方法是取出断离器械，可以在牙科手术显微镜下，选择合适的钻针，制备进

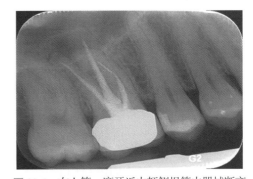

图 29-4　右上第一磨牙近中颊侧根管内器械断离

入根管口的直线入路，采用超声波器械在断离器械端的冠方根管侧壁扩展制备出一个环状平台或沟槽；然后可用超声工作尖或套管配套环钻沿器械的冠周环切，去除周围的牙本质，暴露器械冠方 2 mm，解除根管壁对嵌入器械的束缚，令其松动后再利用超声水流将断离器械冲出根管。也有一些特殊设计的套管器械或取出工具帮助医生取出分离的器械，如 H 锉、长钳或套管系统。

无论使用哪种方法取出器械，都面临进一步切割管壁、削弱牙根抗力或发生根管壁穿孔的风险，因此在取出前要评估安全取出的可能性，充分考虑诸多因素，包括断离器械的位置、牙根解剖特点，如牙根长度和弯曲度、根管壁的厚度、牙根的外部形态（凹陷的深度）等。通常情况下，如果分离器械的冠向可建立直线入路，器械总长度的 1/3 能被分离暴露出来，可以考虑尝试取出。此外，处理断离的根管器械需要丰富的解剖知识和临床技能，在显微镜等放大照明设备下才能进行。

对于取出困难、操作风险大的情况，可以尝试使用小号器械旁路绕过断离器械的方法，这

种情况多见于椭圆形或不规则根管。一旦可以旁路通过，即可继续完成根管预备和根管充填。

当取出器械和旁路通过都不可行时，只能在断离器械的冠方根管进行预备和充填。旁路通过和留置根管两种处置方法都是将断离器械当作根充物的一部分留于根管中，应定期复查随诊。

对于断离器械穿出根尖孔且有临床症状和体征，或器械全部位于根尖弯曲部分，无法建立安全的直线入路而难以取出者，则可以先进行清创和封闭根管空间，然后进行根尖手术，包括去除断离的器械并进行倒充填。

发生器械断离后，医生应如实记录病历，选择合适的处理方法，及时安排转诊；并且应积极随访，观察预后。

3. 预防　经过正规培训和反复练习，掌握正确使用器械的方法，是预防器械断离的关键。在临床操作中遵守操作规程，安全使用器械，消毒前后仔细检查器械有无变形，如螺纹松解或旋紧、切割刃出现闪点等，这些现象均提示我们应及时废弃受损器械；但有些损伤人肉眼不能发现，临床工作中必须限次、计次使用锉针，及时更换。在使用镍钛旋转机用器械前，必须以手用器械将根管初步预备至 15 号或 20 号，先行通畅根管，这样可以减少器械断离的风险。

六、器械误吞、误吸

1. 问题识别　根管治疗操作过程中，手用器械突然滑脱或者钻针、锉针从牙科手机脱落，均可能造成器械落入口腔，患者出现吞咽或者呛咳，进而发生误吞、误吸。

2. 处理　一旦发现器械落入口腔，立即协助患者抬头、平坐，保持张口，将器械吐出，或者使用镊子或手直接将器械取出，同时告知患者保持镇定。

如果发生误吞，应尽快拍摄 X 线片，确定器械位置，嘱患者进食粗纤维食物，X 线片追踪观察，大部分误吞器械可以自然排出；如遇尖锐或较大器械，需请内科或外科医师会诊，必要时胃镜下或手术取出。

如果发生误吸，应尽快负压吸引，实施急救，用海姆利希急救法（Heimlich maneuver）击背，冲击腹部使气管内阻塞异物喷出；如不能取出，则送呼吸科就诊，必要时在气管镜下取出器械或施行开胸手术。

3. 预防　在根管治疗过程中，应正确调整患者体位，避免患者头过于后仰，防止突然呛咳，对有卒中等可能存在吞咽功能障碍而容易发生误吸、误吞者，可以将椅位调节为半仰卧位。操作前注意检查机用钻针和锉针与牙科手机紧密连接就位，防止滑脱；手用根管器械栓安全丝，并保证安全丝尾置于口外。术者握持器械的操作手需保持干燥，捏紧夹牢器械，注意力集中，不让器械离手。在治疗过程中，安放橡皮障进行术野隔离是最有效防止器械误吞、误吸的措施。

七、根管冲洗并发症

根管冲洗是实现根管消毒的重要环节，但是在冲洗过程中可能会发生严重的并发症。下面就冲洗过程中容易出现的冲洗液推出根尖、过敏、软组织损伤等失误进行分析。

（一）冲洗液推出根尖（injection of irrigant beyond the apex，apical extrusion of irrigant）

冲洗过程中工作长度不准确、根尖孔过度扩大、冲洗器进入过深或冲洗过程中压力过大等原因均可能造成冲洗液溢出根尖孔。次氯酸钠冲洗液会刺激和损伤根尖周软硬组织，甚至可能进入上颌窦和下颌神经管。

1. 问题识别　当次氯酸钠溢出根尖孔时，患者立即出现剧烈的疼痛，局部软组织可能出现组织破坏和后续的炎症反应，临床表现为肿胀、出血、皮下瘀斑等，肿胀范围较大时可能波及唇部和面部。若发生于上颌后牙，患者可能感觉到眶周疼痛或咽部刺激。若发生在下颌牙，溢出的冲洗液进入颌下或舌下区域时可能阻塞气道（comprise the airway）。冲洗液还可能引起根尖周围的感觉神经和运动神经障碍。损伤严重程度视溢出的次氯酸钠溶液的量和持续时间而定。

若采用过氧化氢冲洗液，当冲洗液大量溢出根尖孔时，释放的氧气可以引起严重的组织气肿（air emphysema），并出现明显疼痛和肿胀。

2. 处理　冲洗液溢出根尖孔时，临床医生必须立即停止治疗，并采取措施。告知患者发生的原因和预后，以缓解其紧张情绪；可以予以局部麻醉，用生理盐水冲洗根管，或使用负压冲洗系统置换冲洗液，如次氯酸钠冲入上颌窦，立即使用生理盐水冲洗；服用镇痛药物和抗生素，同时局部冷敷缓解肿胀。伴有颌面部软组织肿胀者，可以冷敷1天后温敷，减轻胀痛。酌情应用类固醇类激素。密切监测患者，大部分预后较好，但是若肿胀范围显著增大或阻塞气道，应立即转诊进行治疗。

大多数情况下，冲洗过程产生的气肿是自限的，肿胀疼痛通常会随着氧气被吸收，在几天内消退。

3. 预防　临床医生应确定准确的工作长度，并在机械和化学预备操作中严格遵守工作长度，避免过度扩大根尖孔；使用侧方开口的冲洗针头，并做标记以控制进入根管的深度；保持针头移动，缓慢冲洗，避免过大冲洗压力，避免治疗过程中冲洗液溢出根尖孔。

（二）过敏（allergic reactions）

在极少数情况下，可能发生次氯酸钠的过敏和接触性皮炎。

1. 问题识别　用次氯酸钠冲洗根管时，患者立即出现剧烈疼痛和灼烧感；几秒钟内，上唇、面颊至眶下发生肿胀，并伴有瘀斑。几分钟后疼痛减轻，但患者感觉呼吸困难。

2. 处理　应立即进行急救，使用镇痛剂、抗生素和抗组胺药治疗。进一步行根管治疗应考虑使用其他替代的具有强抗菌效力的冲洗剂。在使用之前，必须排除对碘过敏的可能性。

3. 预防　治疗前应询问过敏史，有无接触性皮炎，对家用漂白剂和室内游泳池有无过敏反应。必要时进行皮肤斑贴试验。

（三）软组织损伤（soft tissue injury，damage to eyes and skin）

在冲洗过程中，若冲洗器和针头发生分离，冲洗液飞溅可能会对患者的眼睛和皮肤造成损害。此外，次氯酸钠冲洗液直接接触口腔软组织可能会造成软组织损伤。

1. 问题识别　次氯酸钠溶液飞溅入患者或医生的眼睛会立即引起疼痛、大量流泪、强烈灼烧感和红斑，角膜外层细胞可能会被灼伤，结膜组织充血水肿。若橡皮障隔离不当或发生渗漏，刺激性强的次氯酸钠冲洗液可能会损伤皮肤黏膜，多发生于牙龈、唇部和面部。牙龈可出现灼烧感，甚至强烈疼痛，立即出现血肿和瘀斑，逐渐形成溃疡；面部皮肤出现化学烧伤和皮疹。

2. 处理　应立即用大量自来水或无菌盐水冲洗眼睛，并进行进一步眼科检查和治疗。对于皮肤黏膜的烧伤，立即用大量生理盐水冲洗，并进行湿敷或服用止痛药物以减轻患者的疼痛和灼烧感，予以抗生素治疗，防止感染，必要时手术切除坏死组织。

3. 预防　最好使用锁扣式（luer lock）冲洗器，治疗前检查注射器与针头是否连接紧密；使用新鲜配置液体，因冲洗液放置时间过长易产生沉淀阻塞针头；避免冲洗压力过大；采用次氯酸钠冲洗液应严格安放橡皮障，注意采用封闭剂防止橡皮障渗漏，并使用强力吸唾器。治疗过程中医生、助手、患者均应佩戴护目镜保护。

（四）腐蚀衣物（damage to clothing）

次氯酸钠是一种常见的家用漂白剂，次氯酸钠冲洗液发生滴漏或喷溅会使衣物纤维受到破坏，发生褪色。治疗前应注意检查注射器与针头是否连接紧密，防止发生分离，造成冲洗液喷溅，并适当采用隔离巾保护患者衣物；在医护配合过程中也要防止冲洗液滴漏。

此外，次氯酸钠是强氧化剂，具有组织溶解能力，在临床使用中要按照临床流程，将冲洗器与麻醉注射器做出标记，使用不同大小或颜色的针头进行区分；麻药注射前反复核对使用药物是否正确。若将次氯酸钠冲洗液误作麻药注射，会引起剧烈疼痛、肿胀和痉挛，感觉异常甚至严重的组织坏死。若肿胀波及咽部，可导致吞咽困难。一旦发生误注射，应立即停止注射，并给予抗生素和止痛治疗，必要时进行手术清创。

（梁宇红　岳　林）

第三节　根管充填操作中的常见问题和并发症
Problems and Complications in Root Canal Obturation

一、根管充填前的问题

（一）方法的选择

根管充填技术有很多种，如何选择合适的方法是临床医师所关心的问题。要明确这一问题，首先需要比较各种方法的优缺点。

1. 冷牙胶侧方加压技术

优点：易控制工作长度，操作简便，不需要特殊设备，初学者易掌握。

缺点：充填后材料的均质性差，根充材料与根管形态适合性较差，三维空间的密合性不理想。

2. 热牙胶垂直加压技术

优点：牙胶加热后具有可塑性，可形成均匀的团块与根管形态相适合，加压充填后三维空间的密合性好。牙胶加热后还具有流动性，易进入弯曲根管、侧支根管和根管峡部，也更适合于C形根管及有内吸收根管的充填。

缺点：需要特殊设备，技术依赖性较强。

（二）试尖中的问题

1. 主牙胶尖无法达到工作长度　常见原因及相应的处理对策见表29-1。

表 29-1　主牙胶尖不能达到工作长度的常见原因及处理对策

原因	处理对策
根管内形成台阶	重新预备根管
根尖 1/3 到根中 1/3 缺乏合适的锥度	重新预备根管
根管有弯曲	查明弯曲方向，将牙胶尖预弯
弯曲根管被拉直，工作长度丧失	重新确定工作长度
牙胶尖过粗	换小号牙胶尖
根尖部被牙本质碎屑堵塞	用小号 H 锉将堵塞的牙本质碎屑弄松，大量冲洗液冲洗去除碎屑，主尖锉通畅根管达工作长度

2. 主牙胶尖超出根尖孔　原因是所选择的牙胶尖太细，应重新选用较粗牙胶尖或用牙胶尖尖端直径测量尺修整牙胶尖尖端的直径。

3. 主牙胶尖无法获得"回拉阻力"（tug-back）　试尖时主牙胶尖在根尖部与根管壁不能紧密贴合，不能获得"回拉阻力"，或在根管的中上 1/3 牙胶尖与根管壁之间无侧压器可进入的间隙。

（1）常见原因

1）所选择的牙胶尖型号或锥度不合适。

2）根管预备不恰当，如未形成合适的锥度、根管过度预备、根尖拉开等。

3）根尖孔未完全闭合，或牙根有外吸收。

（2）解决对策

1）选择合适型号或锥度的牙胶尖，可用牙胶尖尖端直径测量尺修整牙胶尖尖端的直径。

2）重新预备根管，以形成合适的锥度和根充挡。

3）如果根尖孔破坏或较粗大，无法获得根充挡，应先行根尖屏障术。

二、根管充填中的问题

（一）加压器械不能达到根管预定深度

1. 常见原因

（1）加压器械型号与根管不匹配。

（2）根管预备缺乏合适的形态和锥度。

（3）根管有弯曲。

2. 解决对策

（1）重新选择加压器械的型号。

（2）重新进行根管预备，形成合适的锥度。

（3）预弯加压器械或选用镍钛加压器械。

镍钛加压器械更容易进入弯曲根管，可对弯曲根管的根尖区进行充分加压。调查表明用镍钛器械加压对牙根的施力较小，减少了牙根折裂的可能性。但镍钛器械易弯曲，有时难以充分施力。因此，有学者推荐在根尖 1/3 使用镍钛加压器械，在根管中部和冠方使用不锈钢加压器械。

（二）移出加压器械时将根充材料从根管内带出

1. 常见原因

（1）所选主牙胶尖不合适，在根尖部无"回拉阻力"。

（2）封闭剂过多。

（3）没有将加压器械上的糊剂擦干净。

（4）根管潮湿，未彻底干燥。

（5）加压操作方法不规范。

2. 解决对策

（1）重新选择合适的主牙胶尖。

（2）封闭剂只需在根管壁上覆盖一薄层，无须充满根管。

（3）进入根管前加压器械应用棉球或乙醇（分离剂）棉球擦干净。

（4）根管要始终保持干燥。

（5）按技术规范要求操作：侧压器取出时应旋转 90° ～ 180°，直到在根管内较松弛再取出。垂直加压器移出时，器械上携带的牙胶应与下方牙胶充分断离；对于粗大根管或扁根管，除主牙胶尖外，可多插入几支牙胶尖充满根管。

三、根管充填后的并发症

（一）不适或疼痛

1. 常见原因

（1）工作长度不准确，导致超预备。

（2）根管预备时将根管内的牙髓、牙本质碎屑等感染物质推出根尖孔。

（3）根管冲洗液冲出根尖孔。

（4）根管充填时机选择不当，根尖周急性炎症尚未控制。

（5）超充，根充材料进入根尖周组织。

（6）冠方充填材料过高，导致咬合创伤。

（7）根管内感染控制不佳，如欠填、根尖部封闭不严密、遗漏根管等。

2. 解决对策

（1）应规范操作，以预防为主。

（2）如患牙疼痛明显，可予以抗炎止痛治疗；如仅有不适，可以观察。

（3）检查咬合情况，去除充填体上的咬合高点。

（4）如疼痛原因是根管内感染控制不佳，应进行根管再治疗。

（二）下唇麻木

下唇麻木是由于颏神经或下牙槽神经受到损伤，可发生在下颌第二前磨牙和磨牙的根管治疗中。

1. 常见原因

（1）超预备：器械进入到下颌神经管，直接造成神经血管的机械损伤。

（2）超充：根管封药的药物或根管充填的材料超出根尖孔，进入了下颌神经管或到达颏孔周围，压迫神经后产生水肿，同时药物或材料的化学刺激也会造成神经损伤，特别是含甲醛成分的根充糊剂、强碱性的氢氧化钙等。

2. 解决对策

（1）评价患者主观感觉改变情况，并予以记录。

（2）及时给予激素类药物，对抗神经水肿。

（3）可给予维生素 B_1、B_{12} 促进神经恢复。

（4）有条件时可辅助物理治疗。

（5）观察：定期复查，检查并记录患者主观感觉改变情况。

经上述处理后，一部分神经损伤较轻的患者下唇麻木感会逐渐消失，其余则难以恢复。

3. 预防策略

（1）术前拍摄 X 线片，掌握患牙解剖结构：对于下颌磨牙根尖接近下颌神经管、下颌第二前磨牙接近颏孔的患者，在治疗时应予以警觉。

（2）多方确定工作长度，避免超预备：器械超预备，特别是使用旋转器械，会直接对神经血管造成机械损伤，导致出血、水肿；创伤严重的，常常难以恢复。

（3）根管预备要形成根充挡，避免超充。

（4）根管充填要选择生物相容性好的根充材料：含多聚甲醛的材料可引起神经不可逆性损伤，应避免使用。

（5）恰当选择根充方法：接近下颌神经管和颏孔的牙位进行根充时，如果使用螺旋充填器导入或注射器挤入糊剂类药物和材料，应非常小心，建议最好采用其他方法。

下唇麻木是根管治疗中较为严重的并发症，应重视预防，避免发生。

（董艳梅）

第四节　诊间急症
Interappointment Flare-up

在根管预备或充填后，患者可能会出现不同程度的不适或疼痛，多数患牙的症状会短时间消失。诊间急症（interappointment flare-up）是指在根管治疗过程中或治疗后几小时至几天内出现患牙的明显疼痛和（或）肿胀，常需要临床医师急诊处理。据研究统计，其发生率为1.5% ~ 5.5%。诊间急症常在根管预备或者根管充填后发生，会出现自发痛、咬合痛、局部肿胀等症状，主要以急性牙髓炎、急性根尖周炎形式表现出来。只有准确判断原因，及时进行处置，才能有效缓解患者的痛苦。

一、诊间急症的原因

根管治疗过程中，感染、物理和化学刺激对牙髓或根尖周组织的损伤是发病的原因，三者常常协同作用。其中感染因素是最重要的，后两者物理和化学刺激往往与医源性损伤有关。

1. 感染因素　根管治疗打破了细菌与宿主防御机制之间的平衡，常见的根管治疗操作中容易引起诊间急症的因素有：根尖残屑推出，根管清理不彻底导致牙髓和感染物残留，以及根管再感染。

2. 理化因素　主要是医源性的刺激，根管超预备和超填可以对根尖周组织造成机械性刺激，而超填的根管封闭剂内的化学成分也可以对根尖周组织造成化学刺激。

牙髓失活剂、根管化学冲洗和消毒药物可以引起根尖周组织的化学刺激。根管内化学药物的不当使用，比如根管内封入过饱和的甲醛甲酚，化学冲洗时压力过大导致冲洗药物如次氯酸钠进入根尖周组织，均可以引起患者由于根尖周组织受到化学刺激而出现疼痛、肿胀，甚至气肿。

二、诊间急症的临床处理

诊间急症的处理原则为建立引流、抗菌止痛。

1. 心理关注　重视术前谈话、交流，诊间急症发生后耐心倾听，给予同情和安慰。消除患者由于剧烈的疼痛而产生的焦虑和不信任情绪。

2. 明确诊断　通过详细询问、进行仔细的临床检查及影像学检查，确定疼痛的性质是牙髓炎疼痛还是急性根尖周炎表现，并判断疼痛来源和病因。

3. 局部治疗　以建立引流为主，包括根管引流和局部切开引流。

（1）根管引流：根管是诊间急症最佳的引流途径，由于牙髓组织残留出现急性牙髓炎症，或者由于预备不当导致根管内感染进入根尖周组织出现急性根尖周炎，处于根尖脓肿阶段时，应重新打开髓腔和根管，清除感染物，包括没有去净的牙髓组织，用小号锉针保持根管通畅，使用化学消毒药物正确冲洗根管。多数情况下，根管内脓液或分泌物的引流只需要几分钟。最后在髓腔内封入消毒药物，以暂封材料封闭髓腔入口，防止冠部再感染。不建议长时间开放根管，以免造成再感染。

（2）切开引流：常针对根管预备后出现的急性根尖周炎，达到骨膜下或黏膜下脓肿阶段，仅仅通过根管引流已经不能控制炎症扩散，此时须及时切开引流，必要时放置引流条。根管充填后出现组织肿胀且无法通过根管引流者，可切开引流。对于蜂窝织炎病例，即使未形成脓肿，也可以考虑切开，避免危及邻近组织器官。

4.全身治疗　以抗菌止痛为原则，以减轻疼痛症状为主，酌情使用抗生素治疗。

口服非甾体抗炎类镇痛剂（布洛芬、酮洛芬、氟比洛芬）对控制牙髓和根尖部疼痛很有效，安全性好，可以作用于炎症周围组织和中枢神经系统。大多数患者服用后可以很好地缓解疼痛。

抗生素使用是辅助手段，不能代替根管清理和分泌物引流。建议临床医生慎重使用抗生素。全身使用抗生素的适应证为：

（1）患者出现全身症状，包括发热不适、并发蜂窝织炎、感染有扩散趋势。

（2）菌血症高危人群，曾患感染性心内膜炎、心脏瓣膜病、免疫功能低下、糖尿病、风湿热以及植入人工关节患者。

对于高危患者，也可考虑预防性使用抗生素。首选青霉素类广谱抗生素，可以与甲硝唑联合应用。

（梁宇红）

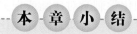

本 章 小 结

1.规范的髓腔进入是根管治疗成功的技术基础。在临床上，很多根管治疗的失误追溯其源头往往来自髓腔初预备不当。因此，避免髓腔入路的缺陷和失误，在很大程度上可以减少或避免后续根管预备的失误和缺陷。

2.根管预备过程中的操作问题和并发症对患牙的治疗预后可能产生不良影响，有些严重的操作缺陷甚至无法纠正，导致患牙提前丧失。临床工作中，应重在预防，避免缺陷的发生。根管预备过程中一旦发生妨碍继续进行治疗的操作问题，应在病历中予以记录，并以适当的方式告知患者。对于这些问题或并发症，应客观评估预后并及时审慎处理，如果超出了医生本人的能力，须及时转诊给牙髓专科医生。

3.根管充填的质量取决于根管成形的质量。严格按照技术规范进行每一步操作是预防根管充填出现问题的关键。一旦在根管充填操作中出现问题，应分析原因，有针对性地处理。

4.发生诊间急症的主要原因是感染扩散或理化刺激因素侵害，明确病因才能有效处置。处置以局部引流为主，辅以全身治疗，减轻疼痛，酌情使用抗生素。避免或预防诊间急症的关键是严格按照操作流程实施根管的清理、成形和充填。

（岳　林　梁宇红　董艳梅）

第三十章 根管治疗疗效评价和非手术再治疗

Outcome Assessment of Root Canal Treatment and Non-surgical Endodontic Retreatment

第一节 根管治疗的临床疗效评价标准和方法
Criteria for Outcome Evaluation of Root Canal Treatment

疗效评价是根管治疗的重要临床组成部分。在患者接受治疗前，医生根据临床疗效循证医学证据，进行疗效预测和分析，在患者知情前提下选择治疗方案。对根管治疗进行科学的疗效评定有助于准确确定患牙修复治疗时机，判断治疗效果，合理进行再治疗的决策和选择再治疗时机。此外，疗效评价还是评价新的材料、技术、方法的"试金石"，它可以帮助医师观察和确定新技术、新器械的临床效果，决策和筛选临床关键技术。

一、根管治疗疗效评价标准

疗效评价标准应基于治疗目标而设立，达到目标视为治疗成功。根管治疗的终极目标是防止根尖周病发生，治愈已经发生的根尖周病。简言之，根管治疗后没有根尖周病损。基于这一目标，目前临床实践和科学研究中常用的根管治疗成功的标准为：患牙无临床症状，能够良好行使功能；临床检查无阳性体征；影像学检查无根尖周病变。如果持续存在临床症状，和（或）出现新发的根尖周病变，或原有病变变大，或治疗后病变没有明显变化，则建议分析原因，采取相应的处理措施。

结合临床和影像学检查结果，根管治疗的疗效评价有多种系统。

（一）Strindberg 于 1956 年提出成功、失败、不确定的评价标准

1. 成功 临床检查无症状和体征，影像学上根尖周膜宽度正常或仅在根充物周围有轻度增宽，且骨硬板完整连续。

2. 失败 临床检查有症状或体征，和（或）影像学上出现新发病变或原有根尖周病变无明显变化、缩小或增大。

3. 不确定 患牙影像学检查质量差，无法进行评价；根尖周膜增宽小于 1 mm 且骨硬板不连续；患牙在疗效评价前因非牙髓原因拔除。

（二）Frideman 和 Mor 于 2004 年提出愈合、愈合中、不愈合的评价标准

1. 愈合（healed）   是指临床及影像学表现完全正常，即无自觉症状，临床检查无异常，功能良好，影像学上显示根尖周组织影像无异常。

2. 愈合中（healing）   指在 4 年观察期内，临床表现正常，影像学上原根尖周透射区明显减小。

3. 不愈合（disease）   有自觉症状，临床检查异常，不能正常行使功能，和（或）影像学上表现为新发的根尖周病变、根尖周病变的大小无明显变化，或者经过 4 年或以上的观察根尖周病变仅表现为缩小。

（三）Wu 等研究者于 2011 年提出有效、无效、不确定的评价标准

1. 有效（effective）   对于术前有根尖周病变的患牙，要求术后 1 年复查时无临床症状，同时影像学表现为根尖周病变完全愈合或缩小。对于术前无根尖周病变的患牙，要求无临床症状，同时影像学上无新发的根尖周病变。

2. 无效（ineffective）   术后 1 年复查时，影像学上出现新发的根尖周病变或原有的病变增大，或出现临床症状。在该情况下建议及时进行再治疗。

3. 不确定（uncertain）   术后 1 年复查时，影像学上的根尖周病变无明显变化，同时无临床症状。建议继续观察。

以上分类均结合了临床和影像学表现，从根尖周健康状态、根尖周病变动态变化、提示临床决策选择等方面对治疗后效果进行评价。

二、根管治疗疗效评价方法和指标

（一）科学的疗效评价指标要求

1. 有效性   所用指标能反映该疾病的本质，能将病情轻重顺序排列，能区别疾病改善与恶化的程度。

2. 重现性   无论何时、何地、何人用所制定出的指标来进行评定，均应得到相近的评价结果。应注意评价者间和评价者自身各次评价结果的一致性。

3. 客观性   所用指标最好为仪器测量、化验检测等可量化的客观指标。主观指标只能用于定性评价，而且变通大。

4. 灵敏性   所用指标能表现病情发生的微小变化。

（二）根管治疗临床疗效评价常用指标

1. 临床症状   自觉症状是患者对本身疾病的主观感受，是一定程度上反映客观事实的主观指标，包括自发持续性痛、咬合痛、触痛，功能是否良好，有无牙龈和面部的肿胀等。

2. 临床检查   一般口腔检查是临床指标的主要内容，包括叩诊、扪诊、松动度和有无牙龈窦道口等。其中许多指标是主观指标，如疼痛程度的表达、温度测验、叩诊、扪诊和松动度检查等。医生进行检查的手法、温度的高低、所用力量等均不一致和不恒定，并且测验的结果是由患者表达的，患者的痛阈存在个体差异。因此，在进行临床检查时，应有意识地在检查手法和结果判断中增加客观成分，克服主观成分，增加重现性。例如对临床体征分级或设指数级别，将定性指标改变为半定量指标；检查的结果仅与患者正常牙齿的检查结果对比；尽量利用仪器测定，如采用触痛计、动度测量仪和咬合力测定仪；统一检查器械、方法和检查标准，检验检查者自身和检查者之间的一致性；固定检查项目，用表格形式记录检查内容等。

自觉症状、一般口腔检查和功能情况的评定中如果出现异常表现，则不能视为成功。根充后几天可能会出现临床轻到中度不适症状，可能是治疗操作对组织刺激所致，可以观察待其缓

解。但是无临床阳性体征不意味着根尖周组织恢复正常，所以临床指标是评定疗效应考虑的一个重要方面，还必须结合影像学表现。

3. 影像学检查 影像学评价是根管治疗疗效重要的客观评价指标，评价手段包括根尖 X 线片、曲面体层片以及口腔锥形束 CT。根尖 X 线片是进行根管治疗疗效判断首选的最常用检查手段，对比治疗前后 X 线片上根尖周组织的影像学变化，结合临床指标来判断疗效。

X 线片呈现的影像应该是客观和有效的指标，但也存在一定的局限性。拍片的技术、条件、位置，评定条件，以及不同的评定者读片，都会影响该标准的客观性、灵敏性和重现性。因此，拍片条件和摄片者的选定、多个评定者的统一培训、评定者自身和评定者之间的一致性检验，以及盲评和评片条件一致，是正确使用 X 线片评定标准的基本要求。在骨组织中发生的修复或破坏变化不能即刻反映在 X 线片上，一般要积累数月的变化才能在 X 线片上显示。另外，根尖片是二维的影像学手段对三维解剖结构的反映，由于重叠和解剖噪声等影响，影像解读受到干扰。早在 1961 年，Bender 就报告当下颌磨牙的根尖周病变局限在骨松质内，皮质骨板没有破坏时，在 X 线片上可以没有任何 X 线透射变化表现。因此，根尖 X 线片的影像表现正常并不意味着无根尖周病变的存在。运用根尖 X 线片诊断根尖周病变会出现病变漏诊，造成对治疗后根尖周炎的低估，从而过高估计疗效。因此，根尖 X 线片检查是一种敏感性和准确性不够理想但是特异性很好的检查手段。

小视野、高分辨率的锥形束 CT（cone beam computed tomography，CBCT）自 20 世纪 90 年代被引入牙科临床以来，在牙髓科已经被广泛地应用于根折、牙根吸收、外伤的诊断，以及再治疗和根尖手术的术前评估。由于 CBCT 可以提供三维信息，准确揭示根尖周病变的位置、大小、与周围组织的关系，近年来被用于根管治疗的疗效研究中。这些研究均证实：相比于根尖 X 线片，CBCT 对疗效判断更为敏感，也具备更高的准确性。基于 CBCT 的数据研究根尖周病变体积的变化，为揭示骨愈合规律和发现根管治疗疗效的风险因素提供量化的指标。但是由于 CBCT 扫描的费用高、辐射剂量大，分辨率低于根尖 X 线片，在临床应用时需要合理使用，不可作为常规疗效判断和检查手段。当所评估的治疗牙存在阳性体征或与根尖 X 线片表现不相符时，考虑拍摄 CBCT，以利于更准确地评价疗效和进行临床决策。

（三）影像学评价指标

1. 定性评价 评定方法是治疗前后的根尖 X 线片对比，包括根尖部的牙本质、牙骨质、牙周膜和牙槽骨影像的变化，例如根尖周 X 线透射区的出现、消失、明显缩小或扩大，骨组织的修复或破坏、骨硬板的修复和根尖周牙周膜的重建等。X 线片显示根尖周原有的透射区消失，根周膜间隙、硬骨板和牙槽骨修复，或无新发的根尖周病变出现，保持治疗前健康的根尖周影像学表现时，表明牙髓和根尖周疾病治疗成功。

2. 半定量及定量评价 除了前文提到为了提高指标的"客观性"和"重现性"在照片和评片中的注意事项以外，对 X 线片上的变化如何进行记录和评定也一直是学者们研究的课题。为了量化 X 线片评定指标，Brynolf（1967）对尸体上 119 个做过根管治疗的上前牙进行 X 线片和组织学对照研究，提出了一套代表根尖周病变不同组织学表现阶段的 X 线片分类。Ørstavik 等（1986）依照 Brynolf 的研究结果，提出了根尖周指数（periradicular index，PAI），PAI 的 5 级标准介绍如下（图 30-1）。

1 级：根尖周间隙均匀一致，无增宽，或牙周膜从根尖向侧方呈逐渐变细的锥形。骨质结构正常，骨硬板边界光滑均匀或呈锯齿状。

2 级：根尖孔以外的根周膜不规则增宽。其上方骨质结构轻度紊乱，部分骨小梁粗细不均，髓腔变大，根面可有吸收。

3 级：根尖孔处或超填物周围的 X 线片透射区中度增宽。骨质结构更加紊乱，骨小梁有环

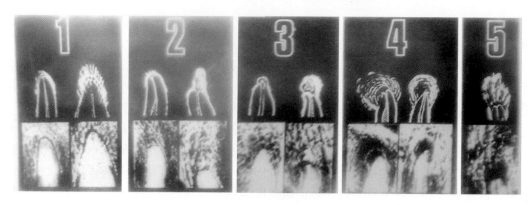

图 30-1　根尖周指数

（引自：Ørstavik D，et al. The periapical index：a scoring system for radiographic assessment of apical periodontitis. Endod Dent Traumatol，1986，2：20-34）

绕透射区呈"围墙"形或"贝壳"形的趋势，根面可有吸收。

4 级：根尖上方的 X 线透射区宽度明显增加。骨小梁变细，骨髓腔变大，部分骨小梁可呈弓形、放射状或网状环绕透射区排列，根面可有吸收。

5 级：根尖周 X 线透射区大而不规则，边界不清。骨质结构紊乱，骨小梁变细，骨髓腔变大，根尖孔处的根面常有吸收。

使用该指数时，病情介于两者之间者，按严重度评定。由于标准的量化，评定结果利于与同类评定资料比较和交流。Estrela 于 2008 年提出了基于 CBCT 的 PAI（CBCT-PAI）评价系统，但并未在临床得到广泛应用。

基于 X 线影像资料，还可以通过测量 X 线片中根尖周病变的直径、面积，以及 CBCT 图像中病变的体积来进行定量对比，判断根管治疗的疗效。

三、根管治疗疗效评定的时间

在对牙髓和根尖周疾病进行疗效评定时，由于根尖周病变愈合需要一定的时间，疗效评价时间也是一个受到关注的问题。根充后可即刻进行影像学质量评价，后期定期回访，了解动态变化。中华口腔医学会牙体牙髓病专业委员会建议根管治疗术后随访时间在 3、6、12 和 24 个月，初步疗效判断时间为术后 1 年。欧洲牙髓病学会（European Society of Endodontology，ESE）建议根管治疗术后 1 年初步评价，病变不愈合者应延长观察至术后 4 年以判断最后的疗效。近来也有研究者建议使用敏感的影像学手段，将疗效评价时间缩短为术后 1 年。

四、影响根管治疗疗效的因素

疗效评定还应考虑到影响疗效的诸多因素。应用一种治疗方法或研究设计新疗法时就应该充分考虑这些方面的问题，使疗效观察科学、有效。评定疗效时，只应对比或观察主要一种或少数几种因素的影响，而对其他各种因素进行限制。下面简述全身影响因素和局部影响因素。

（一）全身因素

全身因素包括年龄、性别、种族、地区和全身健康等情况。全身健康状态包括系统性疾病如糖尿病、高血压、冠心病、自身免疫性疾病以及长期使用激素或抗生素等。患者有骨组织代谢疾病、骨发育不良等骨组织疾病时，影响骨的吸收等代谢功能，会影响根尖周病的愈合。有研究发现糖尿病、癌症、自身免疫性疾病等可能影响机体愈合能力，使根尖周病变的愈合时间延长，但全身健康状态对根管治疗疗效的影响并无定论。

（二）局部因素

可能影响根管治疗疗效的局部因素需要考虑到术前如牙髓和根尖周组织的感染状态、患牙牙位、解剖特点、伴发病等，根管治疗中操作的质量和水平，术后冠部封闭质量，患牙长期的功能负担等因素。多数研究证实影响根管治疗疗效的重要风险因素包括术前是否有根尖周病变、根管充填的长度、根管充填的密度以及治疗后冠部封闭的质量。

1. 术前因素

（1）牙髓和根尖周组织的感染状态：大量研究认为牙髓和根尖周组织的感染状态对疗效有影响。Meta 分析发现活髓牙治疗成功率高于死髓牙。术前有根尖周病变的患牙根管治疗成功率低于无病变患牙。

（2）解剖因素：根管系统解剖形态复杂，如"C"形根管、上颌第一恒磨牙近中颊根 MB2 根管、副根管、侧支根管，以及髓腔解剖的增龄性变化、病理改变，都给根管系统的彻底清创和严密封闭带来了挑战。如未进行妥善处理，将对根管治疗的疗效造成影响。

（3）患牙伴发病：牙周炎、咬合创伤等伴发病对牙髓治疗的疗效具有影响。

（4）口腔全面情况：口腔内其他患牙的患病情况、颌骨病变等问题也会影响根管治疗的疗效，需全面考虑和处理，以提高牙髓治疗的疗效。

2. 术中因素　主要是术者技术水平及治疗质量。实现根管治疗各步骤的规范操作是保证疗效的基本要求，如髓腔预备的开口不足和拔髓出血，根管清创不良，根管预备不足或超预备，根管充填、欠填或超填，以及未及时进行牙冠修复等，均可导致根管治疗失败。此外，治疗中的并发症也对疗效具有影响。治疗过程中发生了并发症，如穿孔并发牙周损害、器械折断影响清创或折断器械出根尖孔等引起医源性急、慢性炎症，会延缓愈合甚至导致失败。

3. 术后因素

（1）冠部封闭质量：在彻底清除感染的基础上，对根管系统以及冠部的严密充填是封闭堵塞空腔，防止内部感染再植，杜绝外部再感染的重要手段。当冠部封闭仅用临时材料时，治疗后病变愈合率明显下降。组织学检查发现，冠部封闭不严密时，根尖周容易出现持续炎症感染状态。当冠部封闭不严密或根管充填存在间隙时，口腔内的细菌或根管内残余细菌可以通过这些间隙到达根尖区，妨碍病变愈合，引发再感染。

（2）患牙功能负担：有研究发现根管治疗后患牙作为修复体基牙时存留率降低，分布不均或过大的𬌗力可能是导致这一结果的原因。及时和合理地修复缺失牙有助于患牙的痊愈。

（梁宇红）

第二节　非手术根管再治疗
Nonsurgical Endodontic Retreatment

牙髓根尖周病的治疗过程中，由于对患牙根管的清创和封闭未能到位，首次根管治疗可能遭遇失败。目前，临床上采用非手术根管再治疗（以下简称再治疗）是最佳的选择。需行根管再治疗的患牙可能有大面积的充填体，会伴有临床症状，医师在再治疗过程中常需用到在初次治疗中并不涉及的技术。因而，正确应用各种再治疗技术，了解再治疗过程中可能并发的各种问题，才能在牙髓根尖周病疑难病的预防、诊断、鉴别诊断和治疗方面取得成功。

需要临床医师客观评判的首要问题是能否成功地完成再治疗，其中包含了再治疗适应证的选择、首诊治疗失败原因的分析、再治疗实施的决策、再治疗中各种复杂情况的鉴别以及处理技术和方法等。

一、根管再治疗的决策与判断

临床医师应知晓再治疗中可能出现的问题，即再治疗存在的风险和成功概率；详细检查患牙，判断首次治疗失败的原因；必要时与其他专科医生共同会诊决定患牙的保留或寻求效果更确定的治疗修复方案；同时要充分了解患者的想法、需求和与其口腔健康相关的期望值，并告知患者治疗的时间和费用；掌握、了解再治疗的技术，预计能使患者受最小损伤而获得最大收益的再治疗结果；在再治疗前还要与患者沟通，使其知情同意。所有这些对于获得再治疗的成功都非常重要。

对因再治疗是成功的基石，最关键的问题是分析、判断以往治疗失败的原因。牙髓源性病损的愈合在治疗技术层面取决于许多因素：正确的髓腔入路，寻找到所有的根管口和根管系统，根管三维的清创、成形和充填。临床治疗成功的标准为患牙无症状，双侧可正常行使咬合功能；牙周附着组织健康；X 线片显示骨组织完全愈合或骨密度逐渐恢复；修复体完好。不符合前述标准即为失败。明确患牙治疗失败的原因并给予再治疗纠正，有可能使患牙再获治愈。

（一）根管治疗失败的常见原因和应对策略

1. 未处理的感染根管和根管封闭不足导致根管渗漏　根管系统的感染成分即残留牙髓组织和细菌未清除以及根尖封闭不足，是导致失败的主要原因。遗漏根管、根管三维充填欠佳、冠方封闭欠严密、仅用封闭剂或药物糊剂的不完善充填、超填以及不愈合囊肿的存在等，都将造成失败。

临床偶尔可见用银尖根充导致根尖封闭不足而失败的患牙，尽管有时银尖超出了根尖孔，但由于银尖与根管壁周围可能不密合，及银尖腐蚀后产生细胞毒性刺激物，激发根尖周组织产生炎症反应，可能是导致患牙出现症状和治疗失败的原因。

根尖孔未完全闭合的死髓牙，常因根尖部根管壁外敞（根尖孔呈喇叭口状）、缺乏根尖挡，根管充填难于有效封闭，从而发生根管渗漏导致失败。对这类患牙也可使用生物活性材料行根尖屏障术。

2. 感染根管不全钙化堵塞　常常在 X 线片上见到根管影像消失，似乎是完全钙化堵塞了，但根尖出现病损或临床表现有长期存在的牙龈窦道，表明根管内仍存有未钙化的空隙和死腔，其中含有感染坏死组织。首选非手术治疗技术疏通、清理根管，可大大改善治疗的预后。尤其是患有手术禁忌的系统病的患者，或解剖入路有限、短根的磨牙，行根尖外科手术有局限性或不可行，非手术方法可能是保存患牙的唯一选择。

3. 器械断离妨碍根管清理和充填　由于不锈钢或镍钛合金材料器械极少引起根尖周的炎症，所以根管内器械断离并非是导致失败的唯一原因。问题在于断离的器械阻塞了根管的通路，进而妨碍了对根管进行彻底的清理、成形和充填。取出断离的器械后对根管进行再治疗一般都能获得临床可接受的治疗效果。但由于根管多呈弯曲状态，导致断离器械难以取出，或根管被断离器械完全堵塞且不能经旁路通过，此时可对断离器械上段通畅部分的根管进行清理和成形，在根管充填时一并将断离器械埋入根管中。必要时再采取根尖手术、牙半切术或截根术。

4. 其他　初次根管治疗发生的操作缺陷（如根管壁台阶、根尖孔拉开、根管偏移等）均可导致清创和封闭不到位，进而造成初始治疗失败。另外，临床上还要考虑和甄别其他因素。Crump（1979）总结可能导致失败的原因包括根管壁穿孔，根管充填超填，牙周病尤其是牙周牙髓联合病变导致患牙临床症状，邻牙的病变而误诊为经治患牙病变，患牙牙裂（包括肉眼难辨认的冠根折和牙根裂），咬合创伤导致病损不愈等。

（二）根管治疗失败的原因分析和临床判断方法

分析首诊或既往治疗失败的原因可依照下列一一排除的方法作出准确的判断。

1. 首先排除明显的治疗技术并发症　如不完善的根管充填（欠填或超填）、明显的髓腔壁穿孔、遗漏根管等。

2. 其他不明或较复杂的原因　如果上述很明显的因素都排除了，再考虑存在较复杂的原因，对此临床上可采取以下步骤协助诊断。检查者应依序分步对患牙进行详细检查、排除，因为每一步骤都可能是失败的原因，如果前一步检查未发现问题，再进行下一步。

（1）对患牙进行全面、彻底的 X 线片检查，从不同水平角度投照拍片，仔细观查 X 线片，寻找根尖 1/3 根管的欠填、遗漏根管。如果不同投照角度 X 线片均显示根充影像位居牙根中间位置，通常提示仅为单一根管；如果根充影像不居中而偏向牙长轴的一边，提示遗漏根管可能，或者存在根管壁穿孔、额外根管或牙根。复杂病例亦可行 CBCT 检查。

（2）检查患牙是否有𬌗创伤。检查正中𬌗和侧方𬌗咬合时的牙齿功能动度，检查非工作侧的𬌗干扰及𬌗面异常磨耗小平面等咬合异常的临床表现。

（3）检查邻牙牙髓活力，确定根尖周病损并非由邻牙牙髓坏死所致。

（4）检查患牙及邻牙的牙周联合病损。

3. 不常见因素　当前述所有步骤的检查均被排除时，才可推测失败是由不常见的因素如牙根裂或 X 线片上未能显示的欠填所致。

4. 最后怀疑有不完善的牙冠充填体或修复体。

（三）决策与治疗时机

对于多数根管治疗失败的牙齿，采用非手术根管再治疗的技术都会取得成功。但临床医师不应只盯住一颗牙齿，而应正确地评价患牙在全口治疗设计中所起的作用，应服从全口治疗计划。任何一颗牙齿的重要性都必须从各个学科的角度去评估，分析该牙的可修复性、牙周条件、正畸排牙和根管再治疗获得成功的可能性。因此，即使已诊断出失败的原因，也应对患者口腔做全面、综合的诊疗评估，之后再最终决定治疗计划并实施再治疗。

对于牙齿检查发现根管治疗不完善但临床无症状和体征者，除非需要立即更换新的修复体或预计做全面系统的牙科治疗，否则可行观察而不予处理。但是如果患牙有症状，有牙周牙髓联合病变或 X 线片显示有牙髓源性的病损，就需要决定行再治疗或拔牙。明确所选择的再治疗计划是对患者最有利或使其最受益的方案。

（四）根管再治疗的适应证

再治疗的适应证除了上述根管治疗失败的患牙，目前依国内既往治疗状况，还包括塑化治疗失败，以及塑化治疗虽成功但因修复需要根管再治疗的情形。

二、再治疗中根管的寻找和疏通

（一）遗漏根管的找寻和定位

1. 遗漏根管的诊断　遗漏根管（missed canal）是导致根管治疗失败常见的原因之一，究其根源，主要是不熟悉根管系统的解剖和变异规律或术中受操作条件所限无法定位根管口。

根管系统内部结构复杂，常见上第一磨牙 MB 扁根含 2 个根管，并有经峡部的交通，使用显微镜可最大程度地提高 MB2 发现率；约 45% 的下切牙颊舌向有两个根管；下前磨牙常有复杂的根管系统，常可见下第一前磨牙含颊舌向双根管；下第一、第二磨牙解剖变异极大，近中根可能有第三根管，位于 MB 和 ML 根管口之间的峡部区；宽大的远中根管普遍含有 DB、DL 根管，DL 可位于单独的远中舌根中或根管预备后成为邻近 DB 的根管；下颌第二磨牙呈"C"形根管是根管治疗中的疑难问题。

X 线检查是判断遗漏根管的主要手段。拍摄根尖片时，如果牙根内只有 1 个根管，则不论何种投照角度，根管影像均位居牙根中间；根管影像不在牙根中间时则提示有可能存在其他根管。进行近中或远中偏移投照有助于发现遗漏根管，判断遗漏根管的位置。CBCT 能准确显示根管的数量、形态与走行，可确诊有无遗漏根管。

2. 遗漏根管的寻找和定位　探查前应将髓腔进入洞形充分预备扩展，使得洞形在髓室底的根管口连线围长最小，最宽处在殆面，即从殆面到根管口方向视觉无阻碍。遗漏根管的根管口通常微小而隐蔽，寻找时常使用显微镜，放大髓底细微结构，用 DG16 探针或 Micro Opener 在可疑根管口部位探查，寻找漏斗口被陷入"嵌住"（catch）的感觉。如果根管口钙化阻塞，可通过 X 线判断大致方位，在显微镜下配合使用超声尖，去除钙化物，找到遗漏根管口。

另外，用髓腔注入染料如亚甲基蓝染色的方法，根管口及不规则的狭窄夹缝处可被染料着色，从而帮助诊断遗漏根管。因次氯酸钠对根管内残髓起反应后，从根管口处冒泡（似香槟酒泛起的泡沫），所以可将次氯酸钠液灌入髓腔内，做"发泡试验"，有助于确定遗漏和隐蔽的根管，需注意次氯酸钠与根管内残存的螯合剂也起反应泡沫。

最后，使用根管长度测量仪或拍摄 X 线片对寻找到的遗漏根管加以确定。

（二）根充材料的取出

根充材料主要是牙胶，可以使用加热、溶解剂、机械法相结合的方式取出。

在较粗的根管中，可采用 Pesso 钻或 G 钻（GG burs）快速取出牙根冠 1/2 到 2/3 的牙胶。也可使用加热法，即用加热的器械如侧压器、垂直加压器或电加热器携热头，器械加热后插到牙胶的冠方，停留 1、2 秒，马上拔出即刚好能带出牙胶；不断地重复加热、取出操作，可使根尖部牙胶变软，便于取出。最后可用锉或扩大器旁路通过并取出根尖部残余的牙胶。用再治疗专用旋转器械直接钻入也可取出被软化的牙胶，其优点为效率高，缺点是当原根管预备不足或进入有阻力时禁用。

如果根尖部的牙胶不能使用锉或扩大器旁路通过取出，则需使用溶解剂辅助取出。将溶解剂如氯仿、桉油精等注入根尖区，或用小号锉导入根尖区，牙胶经 1～2 分钟溶解变软，再使用 15 号或 20 号 K 锉将根尖部的牙胶锉出。注意在使用溶解剂取牙胶的操作中，必须小心地在根尖孔附近用溶解剂，避免该化学物质超出根尖孔而导致严重的术后不适症状；还需注意防止溶解剂接触到橡皮障上，因氯仿能使橡胶变性溶解成洞。

根管系统内的残余牙胶可使用溶解剂溶解后纸尖蘸出。将牙胶溶解剂（如氯仿）滴入髓腔或根管内，用纸尖吸取出根管系统中溶解的残余牙胶，重复操作直至纸捻上不再沾有牙胶。较粗大的根管可用卷制的棉捻蘸取牙胶溶解剂反复进行擦拭。

若根充材料为固化糊剂、水门汀等无法溶解，难以使用锉或扩大器取出，可在显微镜下用超声工作尖粉碎清除。

（三）根管阻塞的处理

当临床上遇到弯曲细小的复杂根管时，如果术者操作未遵循根管预备的技术原则，对根管清理、成形不当，就有可能导致碎屑的堆积和滞留，发生根管阻塞（blockage）。根管阻塞后，工作长度丧失，无法对根管系统进行彻底清创，并且对阻塞的处理常常需要运用特殊技巧，耗费大量时间。

在治疗过程中遇到根管阻塞不通畅时，先评估再治疗难度。同样拍摄多角度的 X 线片或

CBCT，观察牙根的弯曲情况、根尖病损存在与否，并评估患者依从性及开口度等。根据牙髓源性的根尖周病损形态中心区对应根尖孔开口位置的概念，通常锉的弯曲方向应指向根尖周病损区。

具体操作中可尝试应用以下技巧和手法：

（1）首先预备扩大根管冠方通畅部分，并用次氯酸钠溶液冲洗根管冠部。此操作步骤为预弯后的锉尖进入根管提供冠部空间。

（2）选用手用通畅锉 8 号、10 号或 15 号，参照预计的根管弯曲度预弯锉尖端 2 mm，做好止动片朝向标记；尝试将锉轻轻地探入并滑进根尖区，直至达到工作长度。注意选用可达工作长度的最短标准锉，因手指越近锉尖端手感越敏锐；通畅锉多选用 10 号锉。

（3）如果前一步疏通失败，停止继续扩入，可再将锉尖稍稍加大预弯角度，在根管内阻塞、台阶区域周围各方向上反复探找。解剖学上牙根尖孔开口多朝向远中向，可先使锉的预弯方向朝向预计有希望疏通的方向，再分别向周围各方向探找。

（4）在探找、疏通根管末端过程中，术者手法应轻巧，用很小的上下提拉幅度，以轻轻地"啄击"（pecking strokes）方式操作，进入根尖部时有"粘住"的手感。注意提拉幅度短小的"啄击"手法更为安全，也能有效地将冲洗液带到根管更深处，增加疏通的可能性。

（5）若感觉锉已被"粘住"、锉柄可"站住"摆动，即进入深部根管，此时要用最小的顺逆时针捻转的动作继续向根尖区推进。此时动作手法要轻柔，一定不要过度旋转锉，以防因扭力过大使锉折断。

（6）不断反复地施用小幅提拉锉动动作，进一步疏通根管：轻轻地旋转推进，而后向冠方提拉，再推进、再提拉，直至达工作长度。注意疏通开始时每次将锉轻轻地、准确地移动 1～2 mm；当锉提拉顺畅后，加大上下提拉锉动幅度到 2～3 mm；再而提拉锉动幅度增至 3～4 mm，最后直至锉能顺畅地滑动到终点。

疏通过程中，使用比开始时更小号的扩锉（如 8 号或 6 号锉）可能更易于进入根管。可经常拔出扩锉看它的弯曲方向，预测根管形态。当根管严重阻塞时，可配合用糊状 EDTA 螯合剂，采用相同技巧疏通根管。

三、根管壁穿孔的修补

根管壁穿孔（perforation）是指根管腔与牙周膜之间发生病理性或医源性的穿通。造成穿孔的原因有龋坏、内外吸收或在根管治疗中发生的医源性并发症。发生根管壁穿孔后，根管内刺激物会侵犯牙周支持组织，激惹牙周组织发生炎症，造成附着丧失，最终危及患牙存留。

识别和诊断根管壁穿孔，一般通过诊断丝指示 X 线片即可确诊。目前临床常借助显微镜、纸尖、电测根尖孔定位仪等确定穿孔的部位、范围和取得成功治疗的可能性。

（一）修补根管壁穿孔需考虑的因素

根管壁穿孔的位置、形态和穿孔的时间等是医生在修复穿孔时首先要考虑的因素，包括穿孔发生的水平位置和朝向部位。发生穿孔的位置不同，其修复技巧和预后也可能不同。

1. 穿孔的位置

（1）发生在根冠 1/3 水平的穿孔可危及龈沟附着，此水平位置的穿孔修复比发生在根中、尖 1/3 的穿孔修复更复杂，而且预后也较穿孔靠近根尖向的患根差。根分歧处的穿孔同根管冠 1/3 穿孔。

（2）对于发生在根管颊、舌、近中、远中面上的穿孔，修复可选择非手术治疗，该方法对位于根管四壁中任何面的穿孔均可使用；但如果选择手术治疗，若发生穿孔的部位妨碍手术入路，则难以实施。

2. 穿孔的大小　穿孔的孔径越大，需封闭的面积就会成倍增加，严密封闭就越困难。

3. 穿孔修复时机　无论何种原因造成的穿孔都应尽早修复，防止附着丧失加重和龈沟破坏。陈旧性穿孔因牙龈、牙周组织已受破坏，单一非手术修复治疗可能难以取得成功。有时需多学科包括正畸、牙周等医生的会诊，制订综合治疗计划，决定采用非手术或手术修复方案，必要时可能需联合治疗来保留牙齿。

（二）修补穿孔的材料

1. 止血剂　根管壁穿孔常伴有大量出血，有效地止血、干燥根管可加强视觉效果，为其后放置修复材料创造条件。

（1）氢氧化钙液是常用的良效止血剂。将氢氧化钙液体注入根管内，停留在穿孔部位数分钟，重复 2～3 次，即可控制出血。也可将氢氧化钙封于根管内直至下次复诊。

（2）硫酸铁止血剂：主要缺点是会造成软组织暂时着色，其中的铁离子会使软组织呈蓝色或棕黑色，同时由于出血组织创面上会留下凝固层，该层可使细菌生长，不利于严密封闭穿孔和修复材料界面。

（3）氯化铝止血剂：能够使蛋白质凝结，达到止血效果，局部组织无染色。

2. 隔挡材料　作用是有效止血和提供干燥的根管内环境，为穿孔封闭充填提供止点（back stop）。分为可吸收性和不可吸收性两类。

（1）可吸收性胶原（collacote）：具有良好的止血性能和生物相容性，支持新组织生长，10～14 天可被吸收。将适当大小的胶原置入根管，可多次添加进入缺损处，直至穿孔缺损处隔挡坚固，数分钟可止住出血。再配合充填修补材料使用。可吸收性硫酸钙也可用作隔挡和止血材料。

（2）不可吸收的硅钙类生物活性材料：具有良好的组织相容性。当根管内潮湿、通路受限和视野不佳时，可使用该类材料作为隔挡材料，或直接用作修补材料。

3. 修补材料　修补穿孔的理想材料应具备下列特点：易于操作应用、不吸收、生物相容性好、美观和封闭性好。既往使用的修补材料有银汞合金、SuperEBA、树脂粘结修复材料、硫酸钙水门汀等，目前首选生物活性材料。

（三）修补穿孔的技术

1. 针对穿孔部位的修补措施

（1）根冠 1/3 和根分叉处的穿孔：在髓底根分叉处的机械性穿孔多呈圆形，发生在根侧壁上的穿孔多呈椭圆形。如果穿孔刚发生，则处理创面使其清洁，止住出血后可即刻修补；如果是慢性或陈旧性的穿孔，创面已有污染，可先用超声尖清理和预备创面，之后再选用适合的隔挡和修补材料修补。

（2）根中 1/3 的穿孔：由根管锉、G 钻和偏离轴向的桩所造成的医源性并发症穿孔多呈卵圆形，在多根牙根分叉区，穿孔呈条带状。根中 1/3 穿孔的处理技术同根冠 1/3 穿孔：小的穿孔，如果出血可控和根管可干燥，做根管充填封闭穿孔即可；但如果穿孔较大，根管潮湿或不能干燥，需先修复穿孔，之后再做根管充填。一般等待患者复诊时穿孔处的修补材料已硬固，可再进行下一步治疗。因根管中部的穿孔修补入路局限、视野不佳、隔湿困难，适合对穿孔同时进行隔挡、修补甚至根尖段根管的充填。

如果直接入路制备可能需过多磨除牙本质才能取得，可采用间接修补技术。过度根管预备造成的穿孔是无菌的，可直接修补。但如果失败，可能仍需用超声尖器械清理干净穿孔缺损区，之后再修复。

（3）根尖 1/3 的穿孔：根管阻塞和台阶不恰当的预备、冲洗以及未保持根管通畅会造成根尖深部穿孔。该类穿孔的修补可以采用根尖手术技术，但最好还是先选用非手术再治疗，并同时处理可能存在的遗漏根管。

首先用根管台阶和堵塞处理技术、疏通根管的技术疏通生理性根管的末端。当感觉锉在根尖区被"粘住"时，再开始循正确的根管通路进入、疏通末端根管。下一步可选择大号的锉，预弯后插至侧穿孔的根尖段堵住其根尖方，起到保持根管原始路径、防止修补材料被堵塞的作用。修补穿孔方法同前述。然后用钳夹住保持锉，轻轻上下锉动，幅度在 1～2 mm 内，以松动保持锉，拍 X 线片确定修补质量。复诊时大量冲洗并完成下段根管预备和充填。如果侧穿孔极近生理性根尖孔，可先完成预备，再用生物活性材料一并充填根尖 1/3（参照根尖偏移的处理）。

2. 修补穿孔的技巧和注意事项

（1）应在根管充填前先完成修补，否则难以控制根管中的出血，根管冲洗将受限，或无法干燥根管和充填。但修补前根管应充分扩大和预备，形成良好的通路和清晰的视野，尽量减少修补之后的器械预备。

（2）为防止修补穿孔的材料阻塞根管，可先用牙胶尖、小棉球或胶原栓等堵住穿孔缺损的根尖侧，再做修补。修补后如果还需进一步疏通根管、根管预备和充填，须十分小心，尽量不破坏穿孔修补材料。

（3）须在牙科显微镜下操作，可显著地提高视觉，取得非手术治疗的成功，从而减少手术治疗的需要和风险。

（4）前牙区的唇侧穿孔可能因软组织受损和缺陷（如龈裂、龈退缩等），影响高笑线患者的美观。做穿孔修补治疗时，应选择接近牙色的修补材料。

即使是最有经验和拥有最好专业技术的医师，仍然有某些穿孔不能用非手术方法修复，此时可采用手术方法或非手术和手术方法二者联合。若效果仍不理想，则拔除患牙。

四、根管塑化牙的再治疗策略

塑化治疗是 20 世纪后半叶在国内广泛应用的一种牙髓治疗方法。塑化牙的根管未经机械扩大，根管内充满硬化了的酚醛树脂。临床上，需要掏取根管内塑化物、重新做根管治疗的牙齿有两类：一是既往塑化治疗失败，出现了根尖周病变；二是塑化治疗多年，无临床症状，无根尖周病变，但因牙冠缺损需做桩核冠修复。根管再治疗的前提是疏通塑化阻塞根管，这一操作极为困难，是牙髓治疗临床工作中最为棘手的问题之一。为此，陈晓播和岳林对疏通塑化阻塞根管的方法和塑化根管的封闭性进行了研究，结果表明：应用振动器械（如声波仪、超声仪）掏取塑化物比单纯用手锉操作效率高、效果好。可先将溶塑剂置于根管口塑化物表面，在药物浸泡的同时用 K 锉向根尖方向逐渐捻探，当手感探知阻塞物有软化迹象，锉尖可些许扎入时，换用声波仪，在 3000 Hz 声波振动下，液体介质形成环流场，流体的切应力和钉耙样的工作尖作用于塑化物，酚醛树脂可被快速打碎，棕红色的碎渣和细小颗粒随声波锉针的振动和水流冲洗，纷纷漂出髓腔。声波器械的应用使塑化阻塞根管的扩入进展速度加快，操作时间大大缩短，显著提高了工作效率，如有条件配合根管显微镜操作，可提高困难根管操作的精准性。

影响塑化根管疏通的因素有：根管内的塑化程度（塑化物的软硬）、根管的粗细以及弯曲程度。塑化物松软的粗大根管疏通成功率显著高于塑化物坚硬的细窄根管；而根管越弯曲，扩通率就越低，两者呈直线负相关关系。未疏通的塑化根管，器械多止于根管的弯曲拐点。如果器械进入遇到阻力，可能就是锉尖顶在了根管拐弯处的牙本质壁上，若继续强行深入，结果不是器械折断就是根管壁出现台阶，甚至穿孔。由此带来的进一步的问题是如果保留根尖部根管的塑化状态，其封闭性是否可靠。微渗漏试验结果表明：若根管内塑化物坚硬，显示塑化完善，在距根尖 1 mm 和 4 mm 的水平均未见来自根尖向或冠方的渗漏；而塑化不全的根管，塑化物较为稀疏、松软，在根尖部可出现双向的渗漏。

　　基于研究结果，针对塑化根管的再治疗策略如下：如果塑化牙已有根尖周病变，临床探查根管多呈塑化不全状态，塑化物松软，器械易于进入，操作时应注意循根管自然走行疏通根管全长，抵达根尖孔。振动器械虽可提高工作效率，但需警惕人造通道。对于牙冠缺损需行桩核冠修复的患牙，塑化治疗 2 年以上，无任何临床症状，检查未见根尖周病变，探查根管内塑化物较硬，封闭良好，则在掏取根管内塑化物时，深度可仅限于根管的直段，满足桩长即可，不必强行扩到根尖。对于塑化完好的多根管牙，可以只对拟作桩道的粗大根管的弯曲上段进行疏通（例如上颌磨牙的腭侧根管和下颌磨牙的远中根管），避免因强行扩锉坚硬的塑化根管而致发生严重并发症，甚至使患牙不能继续保留。

（曾　艳　岳　林）

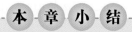

　　1. 疗效评价是根管治疗的重要临床组成部分。临床医师根据临床疗效循证医学证据，制订治疗方案，采用科学的评价指标进行治疗效果评价，确定关键技术，筛选新技术、新器械和新材料。科学的评价指标要求具有有效性、重现性、客观性和灵敏性。

　　2. 根管治疗的疗效评价常用的指标包括临床和影像学指标，应该科学地应用这些标准进行疗效评定。CBCT 作为新的影像学手段，在进行疗效评价和科学研究过程中，应该得到合理、有效的临床应用。

　　3. 评定疗效时应同时考虑到影响疗效的危险因素，使疗效观察科学、有效，并在疗效预估和治疗过程中自觉运用，增强临床疗效研究对临床的指导作用。

　　4. 非手术根管再治疗获得成功的关键是判断以往治疗失败的原因。多种原因导致的感染控制不佳是既往治疗失败的主要原因。找出病因、明确诊断、制订详细的治疗计划是成功的基础。同时，熟练掌握各种操作技能，灵活应用显微镜等各种设备器械是再治疗获得成功的保障。

（梁宇红　曾　艳　岳　林）

第三十一章　根管治疗牙的后续治疗

Post-treatment of Endodontically Treated Tooth

第一节　根管治疗后牙齿的变化
Specific Features of Endodontically Treated Tooth

一、失髓牙的变化

丧失牙髓后，牙本质失去了来自牙髓的持续营养，小管中的液体流动和物质交换趋于停止。失去了牙髓细胞的生物功能，三期牙本质形成终止，牙本质厚度不再增加。牙齿本体感觉（主要是对温度的感觉）会有大幅度下降。

在根管治疗中，由于有 NaClO、EDTA、Ca(OH)$_2$ 等化学药物的作用，牙本质无机成分、有机成分的组成结构有可能改变，影响牙本质的性能。牙本质中水和有机成分含量较高，分别占牙本质体积的 20% 和 30%，使牙本质具有良好的抗压和缓冲能力。有学者认为根管治疗中去除牙髓及干燥根管可能造成牙本质失水，但尚存在争议。常规应用的根管冲洗液 NaClO 可以水解胶原蛋白，还会引起非胶原蛋白溶解和破坏，从而影响胶原和羟基磷灰石的结构。根管润滑剂 EDTA 可螯合二价阳离子，使羟基磷灰石溶解，造成牙本质一定程度的脱矿。尤其上述两种溶液交替使用时，可造成牙本质壁脱矿，进而降低牙齿抗力。根管诊间封药用的 Ca(OH)$_2$ 具有强碱性，也会使牙本质基质中的酸性蛋白和蛋白聚糖变性，导致胶原与羟基磷灰石间的联系破坏，牙本质结构崩塌。牙本质中水、胶原含量的变化，胶原本身结构及其与羟基磷灰石连接结构的破坏，可能会削弱牙本质的机械性能。

也有研究认为，根管治疗中恰当的机械预备和化学冲洗不会对失髓牙结构和成分产生影响，不会导致牙本质组成成分的明显变化。正常的根管治疗过程和按规定使用的药物对牙齿成分和结构的改变很微小，不会对牙齿本身健康产生不良影响。但是失去牙髓后，牙本质组织内部的代谢降低，牙齿硬组织疲劳性变化和应力性疲劳损伤增加，抗弯曲折断能力还是会减弱。

二、牙机械抗力的改变

牙齿抗力取决于牙体组织量及其结构完整性，根管治疗牙机械抗力下降有以下原因。

（一）原发病导致的牙体缺损
由于原发病如龋病、非龋性牙体硬组织疾患（磨损、冠折）等多种因素破坏，根管治疗前的牙齿已经有相当多的硬组织丧失，强度可以有不同程度的降低。在原发病造成的牙体缺损中，边缘嵴破坏对牙体抗力的影响最大，当外力过大时，最容易导致牙的劈裂。

（二）根管治疗操作损失健康牙体组织

根管治疗时，为了获得髓腔入路，需要磨除一些正常的牙体组织，有可能导致牙齿抗力降低，尤其是牙颈部处的抗力。传统保守的开髓洞形和根管口扩大所去除的牙体组织对牙齿总抗力产生的影响不是很大。但是，若同时伴有原发病损造成的边缘嵴硬组织破坏，或牙颈部已经有外部牙组织丧失（如楔状缺损和颈部龋），或在弯曲根管预备和取根管异物时对根管口附近组织有较多的切割，则牙齿的抗力会有明显降低，增加牙齿受外力时发生折断或劈裂的危险。

根管治疗时对牙齿抗力影响最大的是冠方牙本质的减少，特别是牙颈部牙本质组织的大量减少，这也是根管治疗后的牙齿与活髓牙相比更容易出现折裂的原因之一。牙龈边缘之上，在冠向和髓向如果保留有 1.5 mm 以上厚度的剩余牙本质组织，对于牙的抗折力非常关键。

此外，根管治疗中的意外损伤，如对髓室底和髓室侧壁的破坏，进一步加重缺损程度，降低牙齿的抗力，增加髓腔封闭的难度。

（三）根管治疗后，牙颈部成为唯一的应力集中区

对于根管治疗牙来说，牙颈部成为主要的薄弱环节，受力时容易在牙颈部形成应力集中，产生不利的拉应力。另外，根管治疗牙髓室顶缺失，支点下移至髓腔底部（即牙颈部），轴壁相对高度大大增加，受力支点下移。在相同咀嚼力的情况下，因为力臂的增长，力矩明显增加。在边缘嵴破坏、牙尖失去保护的情况下，更容易出现牙颈部的应力集中，发生颈部折裂。若折裂至根部较深处，往往导致牙齿拔除。

综上，由于牙本质在牙齿抗力中占主导地位，在根管治疗与其后的牙体修复过程中，要特别注意保留牙颈部的牙本质组织，对牙尖、嵴等主要咬合应力承受区的组织进行切割也要特别慎重。如果必须切割，要权衡利弊，并有必要的应对措施。修复的时候也要重视这部分缺损的恢复。

三、牙色的变化

失髓或根管治疗过程本身并不会对牙体本身的色彩产生影响。临床上看到的根管治疗后牙齿颜色的变化多数是由于髓腔内原有色素或腐质没有去干净；或者是根管治疗过程中，髓腔内特别是髓室边角的残余牙髓没有去净，之后细胞分解变性，血红蛋白渗透进入牙本质导致牙齿变色。另外，在前牙，特别是牙颈部牙本质较薄的时候，会透出根充材料或垫底材料颜色，造成牙齿整体变色。

第二节　根管治疗后牙体缺损修复前的考虑
Pretreatment Evaluation

一、根管治疗后牙体修复的意义

根管治疗后及时修复患牙具有重要意义。良好的冠方封闭可以预防细菌再次感染髓腔系统，同时也是恢复缺损牙形态和咀嚼功能的必要条件。具体来说体现在以下两个方面。

（一）防止来自口腔液的微渗漏

及时修复缺损对于保证根管治疗的疗效至关重要。在根管治疗失败的病例中，超过一半的病例是由于冠部封闭不良或牙体修复缺陷所致。

现有的根管预备与消毒冲洗技术可以做到最大限度地清洗消毒根管系统，但不能做到完全灭菌。根管清理成形后，严密的根管充填可以将残存的个别微生物或毒素封闭起来，使其虽然存在但无法起作用，达到"无害化"（neutrolizaiton）的目的，防止根尖周病变发生或促进已有病变愈合。最终，通过机体自身骨组织修复功能使根尖周病变得到愈合。在愈合过程中，一方面根尖周围有牙骨质形成使根尖闭合（apex closure），形成天然屏障，阻止残存感染进入根尖周围组织；另一方面，由于来自根管内的持续感染源得到了控制，骨组织的修复功能得以充分发挥，已经存在的根尖周骨病损可以通过牙槽骨良好的血运和愈合机制得以消除。在这个过程中，良好的冠方和根尖封闭是达到根尖闭合和根尖骨病损愈合目标的必要前提条件。冠方封闭意味着来自口腔的感染与封闭的根管系统完全隔离，根尖周病变的愈合过程不会受到来自冠方的干扰。若冠方封闭不佳，来自口腔环境中的细菌、养分和液态物质可以通过微渗漏途径持续进入根管并再度感染根尖周组织，导致根管治疗失败。

（二）维持咬合与功能稳定

即使是单个牙的牙体组织缺损，也可能对牙齿的整体咀嚼功能产生很大影响。这种影响不仅限于缺损牙齿本身，还可能波及患牙同侧或全牙列的功能。从维护功能和维持牙列稳定性、防止对颌牙过长等方面考虑，对于不能立即进行永久修复的患牙，应该使用暂时或过渡修复体，恢复功能和维持牙列稳定。

对于根管治疗后牙齿的牙体修复，首先要保护剩余健康牙体组织，使其免受进一步破坏，避免折断；其次要防止根管系统的再感染，为根尖周病的愈合以及根尖周组织的健康创造条件；最后是恢复牙齿的结构与外形，恢复功能与美观。对于已完成修复的牙齿，还需要进行良好的个人口腔卫生保健和定期检查与维护，才可能使之持久耐用。

二、根管治疗后牙体修复的时机

（一）冠方的可靠封闭

从疗效考虑，必须进行及时而可靠的冠方封闭。具体修复方式要考虑牙体修复过程和不同修复材料的特性，原发疾病的诊断，以及根尖周病变大小、是否与牙周病变相通连等因素。对于不适合立即进行较为复杂或昂贵修复的情况，可先进行暂时或过渡修复，待病情好转、时机合适时再进行最终的修复设计。

1. 暂时修复或过渡修复　短期观察（1周左右）可以用氧化锌类暂封材料进行暂时修复（temporary restoration，provisional restoration）。中长期（2周以上）的观察必须使用可靠性更好的玻璃离子类材料或复合树脂进行过渡修复（transitional restoration）。不管哪种修复，都应该具备基本的外形和咬合面高度，恢复咬合，对牙周组织不会造成刺激。

2. 永久修复　当对根管治疗疗效（如骨病变的恢复）有了较为肯定的判断后，要及时对牙体缺损进行永久修复（definitive restoration）。方法可以是椅旁直接修复，也可以是依托技工室的间接修复；修复材料的选择主要根据牙体缺损情况和对修复体固位抗力的需要决定。

（二）永久修复的时机

原则上，根管治疗后不出现临床症状或原有临床症状完全消失，就可以考虑永久修复。对于没有根尖周病变的非感染根管，或者即使有根尖周病变但是病变较小者，若治疗后没有临床症状，即可进行永久修复。为了保证根管充填材料充分硬固，确保粘接效果，将根管充填与牙体修复分次进行较好。但对于有较大根尖周骨组织病损的病例，最好待根尖周病变有明显愈合倾向或基本愈合后再行永久修复。一般需要观察一定时间（3～12个月）以确定疗效，建议先行过渡修复。过渡修复的材料应该是封闭性能好的玻璃离子水门汀或复合树脂粘接修复材料，不可使用氧化锌类暂封材料。

根管治疗过程中遇有根管弯曲、细小、钙化不通，或者出现器械折断等导致根管充填不理想的患牙，或者根管治疗过程中出现髓腔壁穿孔的患牙，穿孔修补后，即使没有根尖周病变，也应适当观察1～4周，待疗效肯定后再行修复。

另外，需要强调除了彻底控制根管内感染外，患牙愈合过程中不应承受过大的外力。如果根管治疗后的牙齿作为桥体基牙，应该充分分析患牙受力情况。若患牙有较大的根尖周病变且可能承受较大𬌗力，则应适当推迟永久修复时间，或者调整治疗方案，减少患牙受力，以保证根尖周病变愈合完善。

三、牙体修复前的评估

（一）牙齿的可修复性

牙齿可修复性的评估应在根管治疗之前进行，分析剩余牙齿组织是否具备足够抗力和提供充分的固位，以支持功能需要。对于无法良好修复的患牙，建议及早拔除后修复。

1. 根据原发病致牙体缺损的位置和范围进行评估　牙体组织缺损部位和大小范围不同，修复方式有所不同，疗效也会受影响，这是根管治疗后牙齿修复需要考虑的关键因素。

（1）薄壁弱尖：从生物力学的角度考虑，无基釉质或者厚度小于2 mm的薄壁弱尖都应去除。一般根管治疗后都要选择全牙尖覆盖的修复方式，可以获得较好的应力分布，保护剩余牙体组织。根据缺损大小和范围可以选择全冠、髓腔固位冠或桩核冠进行修复。

（2）龈阶：若缺损位于龈下，因涉及生物学宽度，要考虑选择合适的方法将修复体边缘置于龈上。冠延长术是暴露断端的常规方法，但是也要考虑不可避免的牙周硬组织损伤对牙齿抗力和口腔健康的影响。

（3）楔状缺损：因楔状缺损导致牙髓根尖周病而进行根管治疗者以前磨牙多见，根管治疗后如何修复也是个难点。若楔状缺损相对较小，未涉及近远中轴角，则根据缺损程度和咬合情况，可选择复合树脂直接粘接修复或纤维桩加复合树脂直接粘接修复，可以用复合树脂充填至髓腔、颈部楔状缺损的根方，以增强颈部抗力；若楔状缺损已经波及近远中邻面，则根据具体缺损程度和咬合情况，可考虑纤维桩加复合树脂直接粘接修复或者金属桩核冠修复，桩核冠修复时尽量在缺损的龈方获得牙本质肩领。同时考虑降低牙尖斜度，减少侧向应力，减少颈部折断的风险。

（4）髓腔形态：根管治疗后修复方式的选择也要考虑牙齿髓腔和牙根解剖形态。

1）牙根解剖形态对桩核冠修复的影响：桩道预备中要考虑扁根根面凹陷的特点，如上颌第一磨牙近中颊根的远中面、下颌第一磨牙近中根远中面、上颌第一前磨牙近中面，包括下颌第二磨牙"C"形根管的根面都存在明显凹陷，在桩道预备中很容易出现穿孔，所以尽量不在这些牙根根管内设计桩固位，或者只是放置较短的桩作为辅助固位。

2）髓腔解剖形态对桩核冠修复的影响：牛牙症髓腔过深，"C"形根患牙髓腔及根管形态不规则，这些情况下髓腔解剖形态均较复杂、特殊，不适合桩道预备进行桩核冠修复。还有重度弯曲根管，桩进入深度不能满足固位力的要求，也不适合桩核冠修复。

上述情况都可以考虑采用髓腔固位冠进行修复，避免了根管复杂解剖形态有可能引起的治疗意外。有些牙根发育不全或因为炎症吸收造成根尖喇叭口状的患牙，可考虑采用树脂类材料进行过渡修复。

2. 评估修复体所做牙体预备后剩余牙体组织抗力的情况 修复时的牙体预备会进一步削弱牙齿抗力。传统修复以机械固位作为主要的固位方式，需要磨除一定量的正常牙体组织。对于缺损较大的牙，若冠方固位不足，则需要从牙根部寻求固位，进行桩核冠修复。桩核冠修复中形成有效的牙本质肩领（dentin ferrule）也十分重要，是修复后的牙齿行使正常功能所必需的。牙体预备中由于抗力、机械固位形和应力分布设计需要所磨除的牙体组织若位于牙颈部，可从牙体外部削弱颈部抗力。而桩道预备又从牙体内部进一步削弱了根部中上段的抗力，并且桩道预备的技术敏感性高，根部抗力削弱和应力集中也增加了根折、根纵裂风险。

因此，根管治疗前不仅要考量原发病损造成的牙齿缺损情况，还要预见到修复时牙体预备过程中对牙体组织造成的进一步损伤，综合上述因素来预测可能的远期修复效果，从而正确评估根管治疗牙的可修复性。

（二）对既往根管治疗的评估

根管治疗术后6个月以上，仍存在临床症状，或X线片显示根尖周病变无改变或加重，应仔细分析原因，考虑重新进行根管治疗。

有明确的病历记录显示患牙既往根管治疗质量可靠，治疗2年以上无临床症状，X线片显示无病变，且冠方封闭可靠，则可行永久修复。若需要桩核冠修复，应仔细分析根尖1/3区域的封闭情况，根充不完善则应行根管再治疗。

（三）龋易感性的考虑

应根据患者和患牙的龋易感性，选择合适的修复方式和修复材料。同时及时修复患牙相邻牙面龋损或更换不良充填体，防止因食物嵌塞增加龋易感性。对于口内有多个龋齿的高龋易感性患者，防止继发龋是保证修复体远期疗效的关键。一方面需要进行具体的饮食和口腔卫生指导，采用多种防龋措施，降低龋活跃性；另一方面为预防根面龋、邻面龋、修复体周围龋，可选择玻璃离子类粘接剂或含氟粘接剂。

（四）牙周病危险性的考虑

对牙周状况的评估包括确定根管治疗前患牙牙周状况，评估修复计划对牙周组织致病风险的影响，以及治疗前后牙周状况改善程度。如果牙周状况较差，应首先进行牙周治疗，同时加强对患者牙科保健的指导与监督，待牙周状况改善后再修复；必要时，应当考虑做冠延长手术或正畸牵引，改善牙周组织的生物学宽度，以利于修复。任何修复如果建立在不健康的牙周组织之上，疗效都无法保证。

（五）患者需求和美学考虑

要根据患者的美观需求选择合适的修复材料。对于变色牙，可以先使用过氧化氢类药物进行髓腔内脱色。修复时还可以选择适当颜色的复合树脂材料充填髓腔内层，进一步矫正牙齿的颜色。

医生需要综合考虑患牙和患者整体的口腔健康需要，提出建议和说明牙体修复的必要性，告知材料和方法的选择范围。也要考虑和尊重患者个人的需求和可能的承受能力，与患者充分沟通，共同确定治疗方案。

四、修复材料的选择

临床实践中，医生要全面了解各种材料的特性和局限性，均衡各种需求，选择最适合患者的材料。

贵金属材料最早进入牙医的视线是因为其稳定的化学性能和可靠的机械物理性能，可以满足牙齿的基本功能需要。这些材料制作工艺成熟，但与牙齿不会形成直接的结合，必须在剩余牙体组织上制备一定的固位形，靠机械固位力和粘接剂与牙齿粘合。制备固位形时，需要根据不同的修复材料和修复方式全面考虑固位力和脱位力，调整磨除牙体组织的部位和量。同时，根据承受咬合力的大小和材料特性确定修复体厚度。辅以体外制作修复体的技术，在良好的制作条件下，可以保证修复体的外形、表面光洁度更加符合生理要求。但是金属材料的导电、导热以及在口腔中的氧化腐蚀是难以克服的固有问题。随着近代人们的美学要求不断提高，加上更多高质量牙色材料的出现，金属材料逐渐淡出。

陶瓷类材料用于牙体修复，在材料的硬度、晶体性以及美观性等方面，更加接近牙齿组织。但是瓷材料固有的脆性要求牙体预备时磨除较多的牙体组织，以增加修复体的厚度，保证其强度，满足牙齿功能的需求。目前，众多研究集中于能够克服上述缺点的合成瓷材料，以减少牙体预备量。

高分子复合树脂合成材料是得到较多关注的材料，近年来其耐磨性、美观性方面获得了长足的进步。结合可靠的粘接体系，复合树脂粘接修复技术已得到广泛应用。

文献中报道的复合树脂修复体平均寿命可达10年以上，5年修复体完好率可达95%以上。但是，获得良好的粘接效果需要对粘接界面进行良好的处理，尽可能多地加大粘接面积，并严格控制粘接环境以及水和湿气的污染，对临床工作者的技术要求更高。

复合树脂的最大特点是适合于临床椅旁直接粘接修复，可以极大地方便患者。同时由于充填前的可塑特征，无需制作就位道，可以最大限度地保留正常的牙体组织。但是临床椅旁修复也受时间、方法的限制，难以在短时间获得理想外形与光洁度。同时由于材料现场聚合可能产生的体积收缩与聚合应力，使得它的应用还需要更多的临床研究。

五、牙体修复方法的选择

基于对牙齿抗力的考虑，一般根管治疗后的牙齿应尽可能选择全冠修复，以避免牙冠折裂的风险。随着根管治疗技术的提高，治疗过程中减少了对牙体组织的破坏；另外，修复材料也不断改进，粘接性能、机械性能都有所提高，粘接修复可以同时增加牙齿和修复体抗力。因此，修复方式的选择也更加多样化。近代牙体修复材料有了巨大进步，特别是复合树脂粘接修复材料，无论从材料性能方面还是从操作简便性方面，都有明显改进，临床上也已得到广泛应用，获得了满意的效果。理论上，粘接修复技术可以保留更多健康的牙体组织，尤其是对于根管治疗后的牙，更需要根据牙体缺损特点保留更多正常组织，以保障利用剩余牙体组织的固位和抗力。椅旁的修复，除了使用复合树脂粘接形成过渡或永久修复外，也可以为进一步间接制作冠修复体打下基础，形成复合树脂粘接修复核。

（一）对不同修复方法的分析

直接充填的修复材料，如银汞合金，由于与牙齿没有粘接，不适合根管充填后牙齿的修复。玻璃离子水门汀具有与牙齿形成化学结合的能力，可以作为根管治疗后的过渡修复材料和根管口封闭材料。特别需要提出的是，使用粘接性材料时要去尽髓腔暂封材料和污染物，暴露新鲜牙体组织，增加粘接面积，以获得最大程度的粘接效果，起到增加抗力和固位的作用。

复合树脂直接粘接修复的优点是可以保存更多的牙体组织，可以椅旁一次完成。缺点是缺损较大时邻面和接触点的恢复与成形较为困难，恢复不佳时容易出现食物嵌塞；口内抛光也较困难，不容易达到理想效果。但是随着材料与技术的改进，复合树脂直接粘接修复也逐渐可以获得理想的临床效果。

间接修复体包括嵌体、高嵌体、全冠和桩核冠，优点是对邻面和接触点的恢复以及咬合面和轴面等外形的恢复较好，机械性能强。缺点是临床和技工室操作步骤多，技术敏感性高，为获得共同就位道或给修复体预留空间需要去除较多的牙体组织。

（二）前牙修复条件分析

如果仅有髓腔入路的预备洞形，并且没有对舌隆突的破坏，前牙根管治疗后牙劈裂折断的危险性相对最小，可以采用光固化复合树脂直接粘接修复。

对于破坏程度中等的前牙，如果唇面较为完整，牙颈部的健康牙体组织保留较多，美观可以得到良好恢复，也可使用光固化复合树脂直接粘接修复，但要注意尽量减少垫底材料，增加髓腔的粘接面积，加强粘接固位力和抗力。如果牙体有变色，可先行髓腔内脱色，再进行改善颜色的美学修复，或选择光固化复合树脂贴面或瓷贴面。粘接修复时最主要的考量是增加粘接面积，以增加粘接的可靠性。

对于牙体组织丧失较多的前牙，在髓腔入路和根管治疗后，如果颈部保留有足够的牙本质组织，能够制备可靠的牙本质肩领，其高度为 2.0 mm 以上、厚度为 1.0 mm 以上则可以选择全冠修复。如果颈部保留的硬组织量较少，难以应对来自舌侧的剪切力，则需要桩核冠修复。对于前牙深覆𬌗等功能负荷较大的病例，修复设计更要注意加强其抗力和抗脱位的能力。

（三）前磨牙修复条件分析

上颌前磨牙的解剖形态较为特殊，由两个发育中心发育形成颊舌牙尖，牙颈部缩窄。尤其在边缘嵴缺损情况下，承受咬合力时容易发生劈裂。同时，前磨牙的牙颈部病损（楔状缺损、酸蚀症、龋）多见，经过根管治疗后牙颈部往往剩余牙体组织很少，使得抗力进一步降低，特别容易出现冠在牙颈部的折断或近远中向的劈裂。

抗力分析非常重要。从受力方向考虑，前磨牙不宜选择采用嵌体修复或者复合树脂直接充填修复，应该采用覆盖牙尖的修复方法，如全冠或桩核冠的修复方式。也可以选择覆盖牙尖的直接粘接修复，方法是将树脂深入充填至根管口下方，与髓室形成粘接，以形成核的基本结构，修复时适当降低牙尖（复合树脂修复时降低的量应不少于 1.5 mm），用树脂覆盖牙尖恢复咬合面，也可以获得很好的临床效果。

（四）磨牙修复条件分析

磨牙所受的咀嚼负荷最大，抗力是磨牙修复中重点考虑的方面。如果根管治疗后磨牙仅有常规开髓洞形的缺损，剩余牙体组织相对完整，在咬合正常的条件下可以行复合树脂直接粘接修复，应注意材料在髓室底部和根管口附近形成有效的粘接。修复后还应适当修整非工作尖，以减少咀嚼时对牙齿产生的拉应力。必要时需适当降低牙尖高度，采用覆盖牙尖的修复方式。

对于有边缘嵴缺损的根管治疗后磨牙，多数情况下洞形扩展较大，存在劈裂风险，修复设计应注意保护牙齿免于劈裂。修复体的设计要注意对牙尖的保护，应选择覆盖牙尖的修复方式。若用复合树脂直接粘接进行过渡修复，也需要覆盖牙尖，可利用髓腔固位，也能获得良好的临床效果。操作时要注意恢复良好的咬合接触关系和轴面外形，并且材料要有足够的厚度（1.5 mm 以上）以承担咬合力。粘接修复要尽可能多地暴露牙齿内壁，减少垫底材料，增加树脂与牙本质直接粘接的面积。

对于根管治疗后牙体组织破坏严重的磨牙，当髓腔和各种辅助固位形不能够提供足够的核固位力时，修复时应使用桩核，再加全冠修复。

与前牙相比，后牙牙根细弯，根部牙本质薄而量少，使用桩核修复易出现牙根折裂或侧穿等并发症。医生要充分了解各个牙齿的解剖形态和组织上的薄弱点，也要参考根管治疗医生提供的病历资料，避免桩道预备时形成意外侧穿。

后牙牙冠体积较大，如果能够充分利用剩余牙体组织进行复合树脂粘接修复，则可减少或避免使用桩核固位。根管治疗后的后牙缺损特点是牙齿中心部的缺损较大，周围剩余牙体组织较多。传统的冠修复会进一步减少周围剩余的牙体组织，往往使颈部剩余牙体组织难以应对咬合压力，最终不得不采取桩核冠的修复方式。随着粘接技术和粘接材料的进步，后牙采用髓腔固位冠修复的可能性和优势大大增加。通过利用髓腔的固位力，尽可能多地保留了剩余组织，也可以取得良好的修复效果。对于牙根未发育完成、根管钙化细弯等无法进行桩核修复的牙齿，这一优势更加凸显，值得临床工作者更多地关注。更多这方面的内容，参见第三篇有关CAD/CAM修复一章的髓腔固位冠修复。

第三节　修复根管治疗牙的方法及临床技术要点
Clinical Procedures for Restoration of Endodontically Treated Tooth

一、复合树脂直接粘接修复

随着近些年的发展与进步，复合树脂直接粘接修复的应用越来越广泛。实践证明，对病例认真分析，对材料和粘接过程深入理解，在材料使用过程中严格遵循使用要求和规则，复合树脂粘接修复可以获得良好的临床长期效果。

（一）适应证选择

在牙体预备和充填方式上，不应将复合树脂修复等同于银汞合金充填修复。近些年复合树脂材料与粘接剂的发展，已经使复合树脂直接粘接技术可以适用于修复大部分类型的牙体缺损。经过根管治疗后，剩余组织可以提供较多粘接面积、具备较好的抗力，并且局部环境有利于粘接时，可采用复合树脂直接粘接修复，临床效果是可以肯定的。对于缺损较大的患牙，尤其是有边缘嵴缺损时，一般采取覆盖牙尖的间接粘接修复。

（二）用于根管治疗牙牙体修复的注意点

1. 对剩余牙体组织及其抗力进行分析　牙齿在牙列中的位置不同，所承担的咬合力也就不同。同时，不同的牙在发育过程中有其特殊的发育融汇点，这些部位是结构薄弱区，粘接修复时要充分了解这些部位，通过修复予以保护和加强。譬如上颌前磨牙，两个牙尖分别由两个发育中心形成。颊舌根在中央部分融合，当近远中边缘嵴破坏之后，根融合处的薄弱点可以直接暴露于垂直向的咬合力，极易发生牙齿劈裂。因此，临床上应该采用覆盖牙尖的修复方法，避免根向楔力。

2. 提供可粘接的牙体组织界面　复合树脂与根管治疗后牙齿缺损部位的粘接，除了有牙釉质和牙本质的界面，可能还存在根管充填材料和水门汀类垫底材料的表面。为了获得可靠的粘接效果，不宜采用氧化锌类材料作为垫底材料。复合树脂直接粘接界面应尽量放于洁净的牙体组织上，粘接修复前须将髓腔清理干净，去除多余的根充材料，暴露新鲜的髓腔底、壁牙本质和干净的洞缘牙釉质。

3. 粘接环境的保障　粘接修复过程中要避免湿气、水分和唾液的污染。

4. 多种修复材料联合应用　流动树脂适用于覆盖根管口；弹性模量高的树脂适合充填髓腔以代替牙本质；填料多的树脂适合充填外层，以耐受咀嚼力和抵抗摩擦力。

5. 分层充填　分层充填可以减少聚合收缩对剩余牙体组织所产生的应力。

6. 外形修整与抛光　良好的外形和抛光有助于恢复功能、美观，还可以减少菌斑的聚集，降低患继发龋和牙周疾病的风险。

二、全冠

全冠（full crown）修复覆盖全部牙尖，能有效减少牙冠劈裂的风险。利用冠部剩余牙体组织形成牙本质肩领，可以增加修复体的固位力和牙齿抗力，对于修复体的预后非常重要。边缘龈以上的剩余牙体组织越多，根管治疗后全冠修复的成功率越高。但是，全冠的边缘位置较低，接近牙龈缘甚至达龈下，不恰当的修复设计和制作会增加患继发龋和牙周病的风险，一旦发生，由于剩余组织的进一步减少，再修复的困难加大。

由于根管治疗后牙齿组织剩余有限，全冠修复一般是建立在核修复的基础之上。一部分病例是在放置根管桩并制作基底核之后进行修复，一部分病例则利用复合树脂直接完成核的堆积，在此基础上完成冠的修复。

有学者将支持冠的桩与核统称为基底修复体（foundation restoration）。从生物力学角度考虑牙本质肩领（dentin ferrule）在冠修复体中的作用非常重要，牙本质肩领越长，牙的抗折能力越强，修复体的固位也越可靠。牙本质肩领的存在可以抵御牙齿行使功能过程中来自桩和冠的侧方或水平方向的力，增加修复体的整体固位力和抗力。一般认为，成功的冠修复体与冠预备体（或基底修复体）必须符合以下 5 个条件：

（1）牙本质肩领（牙本质轴壁高度）必须大于 1.5 mm。

（2）全冠和冠预备体的轴壁平行。

（3）修复体必须完全包绕冠部牙体组织。

（4）边缘必须位于牢固的牙齿结构上。

（5）全冠和冠的预备体不得损害牙周组织的健康。

为了达到牙本质肩领和生物学宽度的要求，牙槽嵴顶以上要保留至少 4 mm 的牙体组织，包括 2 mm 的生物学宽度、1.5～2 mm 的牙本质肩领和 0.5 mm 的全冠边缘与龈沟底之间的距离。另外，颈部剩余牙本质的厚度一般应大于 1 mm，核材料进入根管口下方的距离应不少于 1.5 mm，咬合面牙尖降低的厚度为 1.5～2.0 mm。

三、桩核冠

（一）桩

桩的目的是固定核，并且最终固定冠，但桩本身并不能起到加强根管治疗后牙齿抗力的作用。牙齿的强度和抗根折的能力取决于剩余牙体组织和周围的支持牙槽骨。尽量保护剩余牙体组织是牙体预备中的指导原则。桩核（post and core）与根部牙体组织粘接，共同组成冠的基底修复体（foundation restoration）。

桩核预备时需要去除部分根充材料，操作过程中要防止冠方渗漏。过粗的桩道预备会削弱牙齿自身抗力，增加根折的危险。再治疗时桩的去除会造成牙体的进一步削弱。此外，非牙色桩核可能会影响冠的美学效果。

桩的长度是根据剩余骨支持、牙根解剖结构、根管充填情况，以及临床需求来决定的。桩的长度应该至少等于冠长，达到骨内根长度的 1/2、根管长度的 2/3，根尖部至少保留 5 mm 的根管充填材料作为封闭区。

桩的直径由根管的解剖形态决定，要注意避免去除过多的牙体组织降低牙根强度。要特别注意后牙扁根的根面凹陷，如下颌第一磨牙近中根、上颌第一磨牙近颊根、远中颊根的根面常常较薄，容易侧穿。

磨牙桩核冠修复要选择合适的根管预备桩道，尽量避免将桩放置在细小弯曲根管内，防止在牙根弯曲拐点出现应力集中而导致牙根折断。

推荐根管桩进入根管的长度和直径如下：

（1）对于较长的牙根，桩的长度应该是牙根长的 3/4，从而有利于冠的稳定和行使功能。

（2）一般情况下，根尖方需要保留 5 mm 的牙胶材料，桩与剩余牙胶之间不能有间隙。这样做可以保证根尖区获得最佳的封闭效果。如果保留的牙胶少于 3 mm，则根尖封闭的效果很难保证。

（3）在可能的情况下，桩的长度位于牙槽嵴顶下方 4 mm 以上，有利于减少对牙本质的应力。

（4）磨牙的桩，从髓室底开始，长度不宜超过 7 mm，可以减少在根管弯曲处侧穿的概率。

（5）桩末端的直径，依据不同的牙位，可以有一定差异。对于下颌前牙较为安全的范围是 0.6 ~ 0.7 mm，而对于上颌中切牙则可以在 1.0 ~ 1.2 mm 之间。这是考虑到多数牙在根 2/3 处的直径。过粗的桩导致过多地切割正常组织，增加根折的机会。

（二）复合树脂核

复合树脂作为核材料可以与预成纤维桩材料联合应用，也可以独立应用。纤维桩材料、树脂核材料与牙本质的物理性能更为接近。同时，现有的粘接剂可以使不同界面的连接更为可靠。复合树脂材料与牙体组织粘接形成基底修复体，具有足够的强度支持全瓷冠修复体。树脂核与牙本质的粘接强度依赖于树脂是否完全固化，因此，粘接剂与树脂之间必须匹配。同时，使用双重固化材料时，要检查光固化灯的波长。部分光固化灯的波长范围可能满足不了双重固化水门汀固化的要求，并且一般会在说明书中注明。与制作银汞合金核的要求相同，剩余牙体组织要有足够的量，以容纳和支持核材料。边缘至少要有 2.0 mm 以上高度的剩余牙体组织，核材料与剩余牙体组织要形成足够的粘接界面。足够高度的牙体组织与树脂的粘接可以防止微渗漏，防止内部界面的材料降解，保证长期的粘接效果。

在充分考虑剩余牙体组织抗力的前提下，要尽可能扩大粘接面积。髓腔内部不规则的形状可以增加粘接的总强度。放置复合树脂材料前可以在根管内粘接预成的纤维桩。要将需要粘接的牙本质表面清理干净，不可以遗留任何暂封材料。树脂核粘接材料应该进入根管口下方 1 ~ 2 mm 以上。

形成复合树脂基底修复体时，对环境的要求是严格的。粘接过程中不得有唾液和水分污染粘接面。一旦出现这种情况，必须重新酸蚀并有效隔离术区。

树脂核材料可以是弹性和强度较高的普通复合树脂，也可以是专用的核树脂。

（三）冠

桩与核为冠提供了固位结构，使得冠可以长期稳固。冠可采用 CAD/CAM 数字化设备在椅旁直接完成，也可通过传统的加工方式制作。修复材料种类繁多，可根据牙体缺损情况、抗力和固位要求进行选择。若采用强度较高的修复材料如氧化锆，则磨除较少牙体组织即可获得充足的抗力，但是因为材料特性，不容易获得有效粘接，需要设计充分的机械固位。玻璃陶瓷材料可利用氢氟酸酸蚀进行界面处理，因此可通过粘接获得部分固位。

间接粘接修复由于可以控制制作条件，一直被认为是优于直接椅旁修复的修复方式。但是，正是由于其机械固位力较强，容易让临床医生忽略了其固有的许多缺陷。譬如修复体与牙齿组织粘接不良时，直接粘接修复后常常会导致修复体近期脱落，从而使错误得到及时纠正；而在间接修复时（如桩核、冠），即使存在个别部位的粘接缺陷，修复体一般也不会短期内脱落，但是这种潜在的修复体与牙齿之间的间隙是继发龋产生的温床，影响修复体的长期疗效。常见的情形是，当临床问题出现时，已经形成了很大的继发龋或牙周问题，致使修复前功尽弃，也使进一步修复更加困难。

四、髓腔固位冠

髓腔固位冠是覆盖牙尖的修复方式之一，是在椅旁CAD/CAM技术发展起来后临床上采用的一种修复方法。近些年，临床上对传统的髓腔固位冠修复进行了改良，首先用树脂类材料粘接修复髓腔深部形成基底修复体来缓冲应力，然后再用可切削瓷通过CAD/CAM制作冠部修复体并粘接。

（一）髓腔固位冠在修复大面积缺损根管治疗牙方面的优势

1. 保留颈部抗力，减少经验依赖性　首先，髓腔固位冠利用粘接固位和磨牙髓腔获得机械固位，不是通过桩道预备制作桩核获取修复体的额外固位，避免了从牙体内部对颈周牙本质的破坏。椅旁CAD/CAM嵌体冠的粘接修复中，牙本质粘接减少了对传统机械固位的要求，保存了更多健康牙体组织。其次，髓腔固位冠的对接边缘不要求预备牙本质肩领和肩台，避免了从牙体外部对牙颈部组织的破坏。这也很好地保存了颈部健康牙体组织，保存颈部抗力，减少应力集中。桩道预备需要具备一定的临床经验，无桩修复可大大降低技术敏感性。最后，髓腔固位冠覆盖全部牙尖，受力时将侧向应力转化为轴向的压应力，减少拉应力产生，保护剩余牙体组织。

2. 保留颈部及牙周完整性　髓腔固位冠为对接边缘，一般均在龈上，维护了颈部完整性和牙周健康。尤其在缺损接近龈缘时，若进行桩核冠修复则需要预备2 mm的牙本质肩领，这样边缘常位于龈下，不利于粘接，传统肩台预备也去除了颈部牙釉质，这些均不利于粘接稳定性。龈下边缘的处理技术要求高，抛光较困难，边缘悬突易引起菌斑堆积，好发龋坏和牙周疾病。龈上边缘还便于检查和远期维护，保证疗效。

3. 修复系统简单稳定　由于可粘接的瓷材料、复合树脂材料和粘接材料本身物理化学性质接近，相互结合可靠。髓腔固位冠与剩余牙体组织之间的粘接依赖新型的粘接剂，已经证明无论是操作性还是远期临床效果，都是可预期的。

（二）髓腔固位冠的临床技术要点

髓腔固位冠修复成功的要点是选择正确的适应证、采用合适的材料和保证有效的粘接。在临床操作上，应注意通过保证有效粘接来提供固位和减少颈部应力，同时预备一定的髓腔固位形，具体要点如下。

1. 形成基底修复体　去除多余牙胶至根管口下1 mm，保证所有粘接面洁净。正确涂布使用粘接剂，先用流动树脂封闭根管口和不规则的髓腔底部，再用复合树脂垫底，厚度不少于1 mm。侧壁倒凹可用复合树脂填充。

2. 制备冠部修复体洞形　髓腔用复合树脂垫底后保证深度不少于2 mm，以获得一定的机械固位。在不破坏原有髓腔形态基础上圆钝各线角，形成良好的摩擦力固位和抗旋转固位。侧壁外敞10°～12°，洞底要平。

3. 处理粘接界面　清理髓腔，暴露新鲜牙本质和复合树脂，正确使用粘接剂，做到有效粘接。

对于一些有特殊情况的大面积缺损牙，例如临床治疗效果肯定的塑化治疗牙，以及根管钙化闭塞、严重弯曲根管和牙根过短等无法进行桩道预备的患牙，采用髓腔固位冠修复，增加了保留天然牙齿的机会。因此，髓腔固位冠修复大面积缺损根管治疗牙在微创、保存颈部抗力、维护牙周健康和减少治疗并发症方面具有许多优势。

（包旭东　高学军　岳林）

第四节　与正畸治疗相关的牙体牙髓问题
Endodontic Issues for Orthodontics

一、正畸过程可能涉及的牙髓问题

（一）牙根的病理性吸收

生理状况下恒牙牙根不会出现自发性吸收，即便在根尖周炎症存在的情况下，被吸收的一般也只是包绕根尖的骨组织，而少有牙根组织。之所以如此，一种学说认为，牙根表面的前期牙骨质和根管壁内侧的前期牙本质具有阻止相关细胞因子与牙本质内层接触的功能，从而阻止了牙根的吸收。

但是，当牙根受到超过生理承受范围的过大外力时，如在外伤或正畸加力过大时，有可能损伤牙骨质的细胞层和前期牙骨质层，吸收因子突破了前期牙骨质的防御体系，局部炎症因子诱导破牙细胞分化增殖，导致牙根吸收。如果外力不大，吸收随时可以停止，如果外力过大或损伤过重，则吸收可以持续。牙根吸收可以呈现骨组织替代的替代性吸收，或炎症细胞浸润为主的炎症性吸收。

正畸力导致的牙根吸收多发生在根尖部，可以有牙根的外吸收，也可以有内吸收。内吸收除了与过大的外力有关外，还可能由于外力作用于根尖孔，导致通往牙髓的血流减少，从而与牙髓组织缺血缺氧有关。

当牙失髓并存在根尖周病变，有炎症细胞浸润时，不适当的外力可能诱导巨噬细胞向破牙细胞转化，诱发或加速牙根的吸收。对于根管治疗后的牙齿，牙根吸收可以使根管充填材料暴露，可能破坏根管系统的密封性，倘若根管内存在感染物质，则可能继发新的根尖周病变。

（二）牙髓炎症、牙髓变性、牙髓坏死

牙刚萌出时，牙根的发育尚未完成，牙根尖孔粗大开放，血运丰富。牙完全萌出达到功能 拾位的时候，牙根长度大体确定，之后，再经过 3～5 年甚至更长的时间完成牙根的成熟。牙根成熟亦即牙发育完成（fully formed tooth），此时，根尖孔附近的结构稳定，在根管系统通向根尖外的区域形成了根尖狭窄区。这个根尖狭窄区距解剖根尖孔 1 mm 左右，其直径随着年龄的增加和局部牙本质、牙骨质的持续沉积而不断缩小，通往牙髓的血运随之减少。牙髓腔内炎症期的水肿、根尖孔区域受外力的挤压，都可以使通往牙髓的血运减少。这种情况若持续，轻则牙髓变性，重则牙髓坏死。一旦牙髓坏死，牙根尖的发育就停止了。临床上可以通过根尖孔的大小判断牙髓发生坏死的时间。从生物学角度考虑，牙根发育完成前，根尖区上皮根鞘的生物学功能仍然部分存在，这对正畸治疗中牙齿受力后的根尖组织重建仍有意义。

正畸加力对根尖孔区血管神经的压迫有可能导致缺血缺氧，改变牙髓内部的血液循环。若这种改变超过了局部的代偿能力，轻则导致牙髓变性，重则导致牙髓坏死。对于牙根没有发育完成的牙，根尖孔一般较大，血流量容易得到补偿，但对于牙根已经发育完成的牙，根尖孔细小，牙髓的缺血状态又不可能通过建立侧支或旁路循环得以补偿，直接的结果常常是牙髓缺氧变性。一种情况是缺氧不很严重，牙髓活性得以保存，但持续缺氧状态下的细胞变性可以导致牙髓的纤维化或钙化。短期内严重缺血缺氧可以直接引发牙髓坏死。如果牙齿尚在发育期或萌出不久，正畸导致的牙髓变化多数是可逆的。但是如果牙髓缺血发生于牙根成熟的牙齿，牙髓的变化是渐进性的，可以从牙髓变性到牙髓坏死，甚至发生根尖周的病变。

成年人牙根尖已经成熟，随年龄增加根尖孔变小。不适当的外力容易导致牙髓缺血缺氧，

引发一系列牙髓和根尖周的问题。因此，在对成年人进行正畸治疗时，无论是处理活髓牙还是根管治疗后的牙，密切关注牙髓、牙根的变化，及时采取措施是很重要的。

二、正畸治疗与根管治疗的相关性

（一）根管治疗后根尖周病的愈合条件

从组织学角度考虑，理想的根尖周病变愈合是指：①根尖孔周围的牙骨质持续形成，使根尖孔闭合；②根尖周骨组织恢复，牙周附着建立。根尖周病变的愈合依赖根管内的感染物质得到有效处理。彻底的根管清理、根管消毒和根管充填，以及可靠的冠方修复，是根尖周病变得以愈合的前提条件。除此之外，患牙稳定的受力状态也十分重要。根管治疗后，根尖周受损的组织需要一个修复和重建期，正畸加力过早或过大可能不利于根尖周病变的愈合。

（二）根管治疗不完善病例的正畸治疗有诱发牙根吸收和根尖周病复发的风险

完善的根管治疗是牙髓治疗学的追求，但是即使是有经验的牙髓病学专家，也难以保证根管治疗的绝对成功。根管治疗不完善指的是根管清理不到位，根管内感染存在；根管充填不到位，根管封闭不良；牙冠修复不良，冠方封闭不可靠。不完善的根管治疗不意味着治疗一定失败，有时患牙可以长期处于平衡状态，不显示病变，但存在根尖周病变不愈合或复发的风险。正畸过程的外力可能打破已有的根尖周的疾病平衡，诱发根尖周的炎症反应，导致牙根吸收或根尖周病变。因此，正畸治疗前对牙髓治疗不完善的患牙应进行再治疗。

（三）正畸治疗过程中的根管治疗

根管治疗的核心是有效清除或控制存在于根管系统内的感染，正畸过程和治疗所用口内装置会给牙髓状态的正确判断和根管治疗过程中的感染控制带来困难。如果根管治疗是在正畸的牙根移动期，推荐的做法是在完成根管系统的清创、成形和消毒之后，根管内可以用氢氧化钙糊剂充盈，冠部以玻璃离子水门汀严密封闭。待正畸牙根移动过程完成后，再行根管充填和牙体修复。

（四）根管治疗后患牙正畸加力的时机

由于病变的根尖周组织学愈合需要时间，建议根管治疗后的 3 周内不要对患牙加力。对于存在较大根尖周病变的患牙，最好待 3 ～ 6 个月后观察到病变有了明显的愈合趋势，再决定后续的治疗方案。对于处于根尖周病变愈合期的病例，正畸治疗期间要密切注意根尖周病变的变化，还要注意牙根表面的变化。对于已经完成根管治疗，并且具备了可靠的冠方封闭的患牙，根据术前和术后情况的不同给出以下建议。

1. 非感染牙髓根管治疗后 避免超填、欠填，若临床无症状，根管充填后 3 周再行正畸加力移动，以给根尖周组织足够的愈合时间。

2. 感染根管根管治疗后 依赖于清创的程度、根充的质量、病变的大小，推荐在临床症状（疼痛、肿胀、窦道）完全消失，X 线影像显示有明显的骨修复时，即一般在根管充填后 2 ～ 3 个月行重新评估，之后再开始正畸加力。加力要适当，并密切观察患牙的临床和 X 线影像变化。

3. 根尖手术后 根尖手术时唇颊侧骨板损失的量、根尖切除后根尖端的倒充填质量、根尖病变的大小都会影响病变区的恢复。应在临床症状完全消失，术后的 2 ～ 3 个月 X 线影像显示病变明显修复，重新评估后再开始加力。加力要适当，并需密切观察患牙的临床及 X 线影像变化。

4. 微裂牙根管治疗后 已经完成了全冠修复，评估根充质量，分析原发微裂的位置和方向。对于累及牙根的折裂，特别是根横裂，应谨慎加力或不做加力。

5.外伤牙根管治疗后   外伤牙除了牙本身的损伤，还伴有牙槽骨、牙周韧带和牙骨质的损伤，最常见的并发症是牙根外吸收，包括表面吸收、炎症吸收和替代性吸收。后者临床常看到的现象是牙固连。外伤牙经过根管治疗之后，即使尚未观察到牙固连的情况，正畸加力时也要小心，力要适当，防止牙根吸收。一旦出现牙固连，一般不建议行正畸移动。

三、正畸治疗需要加强防范牙体牙髓疾病

1.有效控制菌斑   龋病和牙周病都是菌斑介导性疾病，排列不好的牙齿不利于清洁，进行正畸有助于恢复牙的正常排列，有助于牙的健康。但是正畸过程中的各种装置增加菌斑滞留区，增加清洁的难度，治疗中必须采取有效的口腔清洁措施。

2.要在正畸的全过程使用氟化物   氟化物可以在龋进行的过程中抑制脱矿，也可以使轻度的脱矿再矿化。可以采用椅旁涂氟和患者家用两种方式。但是也要知道，氟化物的作用是有限的，还必须坚持饮食限制和口腔清洁。

3.正畸过程中严格限制糖的食用   龋病是饮食相关的疾病，要深刻理解糖在龋病发生中的作用，限制甜食的摄入，尤其是晚间睡眠前的糖摄入。

4.口腔清洁和牙病监测   选择和安装正畸装置时需要考虑牙齿清洁的难度。复诊时要检查牙体和牙周的状况，及时发现早期脱矿和牙龈炎症，及时调整口腔清洁方案，并要定期安排和实行椅旁的牙齿清洁和涂氟。

5.强调患者自身的口腔保健意识与口腔清洁行为   树立口腔正畸为健康的核心意识。通过持续的正畸治疗，让患者建立口腔自我保健意识并形成习惯，这不仅对于维护治疗效果极为必要，也是治疗的宗旨之一。

（高学军）

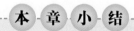

本·章·小·结

　　1.根管治疗后的牙齿因失髓和牙体缺损后物理性能的下降，需要及时进行修复。完善的牙体修复一方面可以防止来自口腔液的微渗漏，保障根管治疗的成功；另一方面可以保持咬合与功能稳定。应在保证冠方可靠封闭的前提下，根据根管治疗质量和根尖周病变愈合状态选择合适的永久修复时机。在实施永久修复前要保证暂时或过渡修复体具有良好的封闭性能。对经过根管治疗的后牙进行修复要充分考虑抗力和固位两个方面的因素，采用覆盖牙尖的修复方式。

　　2.不适当的加力可以导致牙根和牙髓组织的一系列病理变化，进而引发牙根吸收或牙髓变性甚至坏死；过早或过度的加力有可能影响根尖周骨病变的愈合。正畸治疗需要加强对继发牙体牙髓疾病的防范。

（包旭东   高学军   岳   林）

第三十二章　牙髓外科手术

Endodontic Surgery

根管治疗能够治愈多数牙髓病和根尖周病，成功率可达 90% 以上。然而，临床上有些病例或在某些情况下，根管治疗不能达到预期效果，或者根本无法实施根管治疗和根管再治疗。此时，可以通过手术的方法直接到达根尖完成对感染的控制，这是保留患牙的另一个选择。

对牙髓病和根尖周病进行的手术治疗统称为牙髓外科手术（endodontic surgery）。手术医师须具备牙齿和颌面部的解剖学知识以及外科手术的基本概念和技术，熟悉口腔软、硬组织处理的生物学原则，掌握手术创伤愈合过程。还需借鉴牙周病学、口腔外科学和修复学技术，并将这些技术综合应用到牙髓手术中。所以，牙髓外科是一门需要高度手术技巧的学科，手术治疗的目的是去除牙根尖周病变，促进骨病损的愈合，防止复发。

第一节　手术分类与适应证的选择
Classification and Indications for Endodonic Surgery

一、手术分类

广义上的牙髓外科手术包括：外科引流术（surgical drainage）、根尖手术（apical surgery）、牙根缺陷矫正手术（corrective surgery）及植入手术（replacement surgery）。具体分类如下。

（一）外科引流术

（1）切开引流术。

（2）环钻术（trephination），又称造瘘术（fistulative surgery）。

（二）根尖手术

（1）根尖搔刮术（curettage）。

（2）根尖切除术（apicoectomy）。

（3）根尖倒充填术（retrofilling）。

（三）牙根缺陷矫正手术

（1）穿孔修补手术（perforative repair），治疗范围包括机械性（mechanical）穿孔和吸收性（resorptive）穿孔。

（2）牙周修复手术（periodontal repair），包括引导组织再生术（guided tissue regeneration）和切除术（resection）。

（3）畸形舌侧沟的手术治疗。

（四）植入手术

（1）再植手术（replant surgery），包括牙意向性再植术（intentional replantation）和外伤后（post-traumatic）再植术。

（2）骨内植入手术（endosteal implant surgery），包括根管内（endodontic）固位体植入术和骨内结合体植入（osseointegrated or endosseous）。

上述各种手术中，根尖手术是牙髓外科手术治疗中最重要和最常见的手术方法，根尖搔刮术、根尖切除术和根尖倒充填术通常是作为一个完整手术的不同步骤来统一进行的。牙科显微镜的引入和应用，给手术操作提供了更为放大和清晰的视野，使得牙髓外科手术尤其是根尖手术在治疗理念、操作步骤、配备的器械材料方面均与传统的手术方式明显不同，也正因为治疗的精细化，使得疗效大大提高。因此，借助牙科显微镜进行的牙髓外科手术又称为显微牙髓外科手术（endodontic microsurgery）。其中在牙科显微镜下进行的根尖手术被称为显微根尖手术（apical microsurgery），显微根尖手术与传统根尖手术的具体区别见本章第四节表32-1。本章将主要介绍显微根尖手术、穿孔修补手术及牙意向性再植术。

二、适应证

在选择牙髓外科手术前，医师需要正确地判断患牙根管治疗失败的原因，并确定是否可以通过适当的牙髓外科手术来纠正。

根管治疗失败即X线片显示根尖周病变不愈合或扩大，或患者有疼痛、肿胀和窦道不愈合等症状存在。通过影像学检查一般可分为两种情况：根管充填不完善和根管充填看似完善。对于第一种情况，医师应首选重新对根管进行再治疗。只有因各种原因不能顺利取出或无法取出根管内充填物时，例如有难以取出的桩核修复体、断离器械，或取出可能造成新的损害如根管穿孔或过度损伤牙体组织时，才考虑进行牙髓外科手术。对于第二种情况，医师应先通过仔细的临床检查，判断失败的原因，可能的原因具体见本书第三十章。如果失败原因能够通过非手术再治疗矫正，则首选非手术治疗，否则应进行手术治疗。

（一）根尖手术适应证

（1）非手术治疗失败，不能进行再治疗或再治疗仍失败时。

（2）根尖解剖变异，存在复杂结构，如根尖部出现多个侧支根管形成根尖三角结构（apical deltas）。

（3）根管被钙化物阻塞不通又存在根尖周病变时。

（4）根管严重弯曲，根尖明显或急剧弯曲且无法被正常疏通，而根尖周存在病变时。

（5）根管治疗并发症无法通过非手术再治疗纠正的情况：①器械折断于根管内不能取出，根尖周存在病变时；②根管内形成不能疏通的台阶，导致根尖部无法清理；③根尖过度预备造成根尖折裂；④因根管超填出现症状，不能自行消除。

（6）已行桩核冠修复而根管桩不能取出或取出可能造成根折的患牙，根尖周存在病变时。

（7）根尖周囊肿经非手术治疗后不愈合。

（二）穿孔修补手术适应证

髓室壁或根管壁的穿孔可源于龋坏、牙根内吸收和外吸收或其他因素。首先需要正确识别穿孔的发生（详见本书第三十章）并分析原因，判断穿孔的位置、大小。如果无法通过髓腔内的途径进行修补，应选择穿孔修补手术，通过翻瓣暴露穿孔部位，从牙根外表面修复穿孔。

（三）牙意向性再植术适应证

（1）难以获得根尖手术入路的患牙，如下颌第二磨牙。

（2）邻近重要解剖结构，难以实施根尖手术或根尖手术风险较大的患牙。例如下颌前磨牙根尖与颏孔相距近，手术极可能损伤下牙槽神经时。

（3）存在手术无法修补的根管壁穿孔，如穿孔位于牙根舌腭侧，手术通路无法建立时。

（4）存在发育异常的患牙，通过根尖手术无法矫正，如上颌侧切牙存在深达根尖的畸形舌侧沟时。

三、禁忌证

尽管手术治疗能有效地消除根尖周病损，保存患牙，但以下几种情况为手术禁忌：

（1）术前不做诊断及病因分析，轻率地选择手术治疗。

（2）某些局部因素。由于个体差异，某些局部因素不利于选择手术治疗，如：患牙根长过短，根尖切除后导致冠根比例失调；牙周炎患牙的骨支持不足等。

（3）对患有系统性疾病、全身健康状况较差的患者，选择做手术时应慎重，如有凝血缺陷或患有血液病、糖尿病、需要透析的肾病、免疫系统损害等。

（4）其他：对手术极度恐惧和有严重心理障碍的患者，长期或正在服用抗凝药物的患者，怀孕前 3 个月和后 3 个月内的孕妇等。

第二节　术前准备
Preparation for Endodontic Surgery

一、术前检查

1. 术前全身检查　回顾既往病史，预测可能发生的并发症，测量血压，必要时应请内科医师会诊。

2. 血液检查　需要对拟行手术的患者行血液检查，检测项目包括排查感染性疾病（乙肝、丙肝、梅毒、AIDS）、检测凝血功能和血糖等。

3. 口腔检查　牙冠形态、牙周袋深度、牙槽骨解剖外形、膜龈结合区、前庭深度、肌肉附着、根凸隆、所涉及术区牙齿的根分叉情况及牙间乳头的结构和健康状况等。在术前检查中，影像学的检查尤为重要，除了根尖片外，还应该常规拍摄 CBCT。CBCT 可以提供术区立体的影像，便于更为准确地了解病变范围、骨板厚度、手术中可能涉及的重要解剖结构，如颏孔、下颌神经管、上颌窦和鼻底等的位置关系等。最后，医师还需做手术翻瓣设计，预测手术时间和材料消耗，以确保手术顺利完成。

二、知情同意

在常规术前检查的基础上，医师分析病情并制订手术方案，需要注重医患间的沟通与交流。首先，医师需向患者简要和通俗地解释选择根尖手术的理由、手术过程以及其他可行的治疗方法。医患的术前交流可使患者了解医师将要做什么并提出疑问，医师也可了解患者对手术的期望值并评价患者心理健康状态；同时，建立起医患双方共情、理解的桥梁，使患者对医师产生信任，增强手术效果。

医师还要向患者提出术前建议，如术前 3 日内停用阿司匹林类药物，术前 2 日开始用氯己定含漱，术后需妥善安排回家的交通工具，术后 3 日内禁烟、酒，停止可能使血压升高的剧烈运动等，这些将有利于减轻患者术前的紧张、焦虑情绪。

特别需要强调的是，手术当日医师应再次为患者讲解即将进行的手术过程，解答患者提出的任何疑问，并请患者签署手术知情同意书。

三、术前用药

术前可根据患者身体情况给予预防性用药。对于血糖偏高或身体偏弱，术后感染风险大的患者，可以术前预防性服用抗生素。推荐使用单剂量口服阿莫西林；对于阿莫西林过敏的患者，可以使用克林霉素。

由于局麻药物作用时间有限，为缓解患者术后疼痛不适，可在手术前半小时内口服止痛药物，常用的药物包括布洛芬或洛索洛芬钠。

四、器械准备

除了手术所需的通用器械如刀柄、手术刀片、骨膜剥离器、拉钩等外，为适应显微镜下的操作，还需要准备显微手术器械，包括显微口镜、显微镊子、显微持针器等。针对根尖倒预备和倒充填，还应准备超声倒预备工作尖、显微三用枪头（Stropko）、MTA 成形块（MTA block）、MTA 输送器、显微根管倒充填器等。

牙髓外科手术要遵循无菌的原则，避免交叉感染，应准备铺巾、各种管线护套、显微镜保护罩等防护物品。手术所使用的器械物品都应提前打包消毒备用。

第三节　牙科显微镜和局部麻醉在根尖手术中的应用
Application of Dental Microscope and Local Anesthesia

一、牙科显微镜在根尖手术中的应用要点

牙科显微镜的使用显著提高了牙髓外科手术的成功率，医师在手术中必须能够正确应用显微镜。在显微镜使用过程中，医师和助手的坐姿与常规治疗相同（见本书第七章第七节）。由于牙髓外科手术操作的特殊性，医师和助手的操作范围、患者体位及牙科显微镜的位置与常规根管治疗相比存在一定差异。

1. 医师手术操作时的位置　依据手术区域的不同，医师可位于患者头部后方 8 点到 12 点的区间（图 32-1）。12 点位是医师手术时最常采用的位置，可用于上、下颌前牙区及左侧上、下颌后牙区域的手术；右侧上颌区域手术时医师可在 11 点到 12 点范围；右侧下颌后牙区域手术可选择在 8 点到 9 点位置进行操作。

2. 助手的位置　助手须根据医师的位置及手术区域进行调整，多在患者头部后方 1 点到 3 点之间，其中 3 点位为最常用位置（图 32-1）。助手主

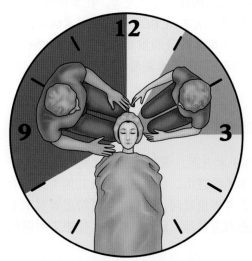

图 32-1　医师和助手的操作范围

要负责术区吸引、辅助术者牵拉术区软组织瓣和观察患者状况。如果手术显微镜配备了影像显示系统，显示器应放置在助手前方易于观看到的位置，使助手在保持良好体位的同时能观察到术区情况，从而更为精准地实施配合。

3. 患者体位　适合的患者体位将有利于医师在手术中获得良好的视野和操作入路。前牙区域手术时，患者取平卧位。上前牙手术时需调整头托使患者头部适当后仰，下前牙手术则需调整头托使患者头部适当前倾，以便于在手术中更容易直接观察到根尖截面。在进行后牙区域根尖手术时，患者应取侧卧位，使手术牙位的颊侧面朝向上方物镜方向，以便于术中的直视观察。此时，应注意在患者背部放置枕垫支撑，有助于患者保持稳定的体位。

4. 牙科显微镜的位置及应用　医师应在坐姿端正的体位下使用牙科显微镜。实施牙髓外科手术尤其是根尖手术时，医师应尽可能在显微镜直视下进行手术操作。当难以直接观察根尖或需要观察牙根舌腭侧面时，可使用小型专用手术显微口镜放入骨腔内进行反射观察。在医师调整好患者体位的基础上，可通过调节物镜角度来获取更好的直视视野。上颌牙手术时显微镜镜体可向医师方向适当倾斜，下颌牙手术时显微镜镜体可向患者身体方向适当倾斜。当显微镜向患者身体方向倾斜时，可以通过使用加长目镜或伸缩折叠目镜来避免医师身体的前倾。

在切开、翻瓣及缝合的过程中，使用较低的手术显微镜放大倍数（3～5倍）；在根尖搔刮、根尖切除、根尖倒预备和倒充填环节，使用中等放大倍数（10倍）；在根尖截面观察时，使用较高放大倍数（15～25倍）。

二、根尖手术局部麻醉的要求和技巧

显微根尖手术通常在局部麻醉下实施即可。局部麻醉要为手术提供足够的麻醉深度和麻醉时间，此外，麻醉剂的止血作用也为手术带来便利。因此，充分的麻醉是手术顺利进行的重要保障。为了在良好麻醉的同时局部有效止血，根尖手术多选择2%的利多卡因加1∶80 000的肾上腺素液，也可用4%阿替卡因替代。全口各区域患牙手术均以局部浸润麻醉为主要麻醉方式，下颌后牙还需同时进行下牙槽神经阻滞麻醉。局部浸润麻醉的范围要比预计切口位置宽大，近远中至少各多1颗牙齿。

局部浸润麻醉在注射时需掌握技巧，先在进针部位涂布表面麻醉软膏（如5%利多卡因凝胶），静置等待1～2分钟。用短细注射针头在膜龈联合处向根尖方向进针，于黏膜下推注少量药液形成一个小丘，停顿1分钟后，继续进针斜刺入黏骨膜下，缓慢推注剩余的药液，使其渗透并聚于根尖周围（图32-2）。根据术区范围，唇、颊侧通常需要注射1.5～2支麻药（以4%阿替卡因每支1.7 ml为例），舌、腭侧注射0.5支。由于牙龈组织的主要血液供给来自黏骨膜中的纵行血管，将药液注射于黏骨膜处可加强止血效果。另外，不要将药液注射在疏松的黏膜下组织中，否则会导致组织肿胀，使切开和翻瓣困难，且因药液快速扩散而使麻醉及止血效果减弱。

麻药注射后需等待10～15分钟，以充分发挥肾上腺素的局部血管收缩作用。消毒用聚维酮碘（碘伏）或乙醇擦拭口周皮肤，口内用2%氯己定擦拭牙面和牙龈。给患者铺巾，准备开始手术。

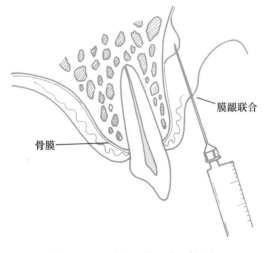

膜龈联合

骨膜

图 32-2　局部麻醉的正确注射方法

第四节   显微根尖手术方法
Apical Microsurgery

　　显微根尖手术是牙髓外科中最重要和最常用的手术。其适应证选择、术前准备与本章前述内容相同。下面将按照手术步骤逐一介绍手术各个环节的要点及显微根尖手术与传统根尖手术的区别。

一、切口设计与翻瓣

　　切口设计（flap design）和翻瓣（reflection）是针对软组织的处理，目的是在减少创伤的同时充分暴露术区。在进行软组织处理时即可开始使用牙科显微镜，从而确保切口位置更加准确，减少对软组织的损伤。一般使用较低的放大倍数（3～5倍）以保证视野充分。当涉及特殊解剖结构（如颏孔）的处理时可调至中等放大倍数（10倍）。

（一）切口设计

1. 切口设计原则

（1）组织瓣要有充分的血运。口腔黏膜血管丰富，只要瓣的基底不过分窄小，就不会发生组织的缺血性坏死。

（2）切口要有足够大小并能够完全翻开组织瓣。如果切口设计过小，即术区通路开口小，会影响视野；另外，软组织可能因过度牵拉而被撑破，反而引起术后疼痛和伤口延迟愈合。

（3）切口要设在健康的骨组织上。如果切口位于骨空腔上方，缝合后下方的血凝块易发生感染和破坏，延迟愈合。

2. 切口设计类型　　根尖手术所需的切口设计有水平和垂直两种。水平切口有龈沟内切口和龈缘下切口两种基本类型。垂直松弛切口的数目决定组织瓣是矩形还是三角形（图 32-3）。

（1）龈沟内的三角形切口瓣（sulcular triangular flap）或矩形切口瓣（sulcular rectangular

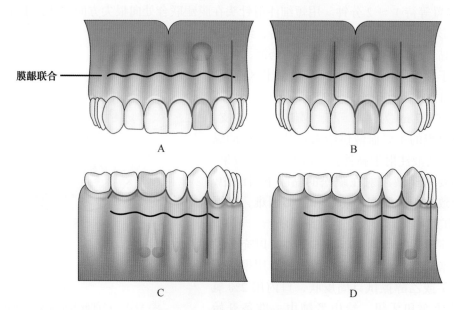

膜龈联合

图 32-3　手术切口设计类型

A.龈沟内的三角形切口瓣；B.龈沟内的矩形切口瓣；C.龈缘下的三角形切口瓣；D.龈缘下的矩形切口瓣。

flap）：是最简洁的切口设计。这种切口设计所要考虑的最主要的问题是牙龈组织的健康。当牙龈组织有病变时不应使用该切口设计。龈沟切口应在健康牙龈上使用，尽量保存龈沟上皮，尤其是牙间隙内牙龈乳头组织的完整性，并将对根方附着龈组织的创伤减至最小，争取达到伤口一期愈合。

水平切口的范围通常包括邻近的 1～2 颗牙齿。垂直松弛切口常做在牙齿的近中或远中轴线角处，与龈沟内切口相交近似成直角。由于牙根凸起处黏膜较薄，不易缝合，所以垂直切口必须位于相邻牙根面突起之间的凹陷处，不要越过根面。翻开游离龈和附着龈时，动作要轻柔，轻轻提拉龈乳头和龈缘，避免组织瓣受挤压和撕裂。

该切口可以适用于大多数的手术。由于翻起全厚瓣，所有骨膜表面的血管都包含在组织瓣中，具有良好的血运，若缝合时对位较准确，水平切口处不会形成瘢痕。缺点是该切口可能使牙龈退缩，修复体冠边缘暴露，影响美观。

（2）龈缘下的三角形切口瓣（submarginal triangular flap）或矩形切口瓣（submarginal rectangular flap）：龈缘下的水平切口不破坏牙龈边缘和附着，可以避免术后牙龈退缩，主要应用于美观要求较高的区域，例如有修复体的上前牙区域。龈缘下的水平切口需要放置在附着龈上，因此要求术区有足够宽的附着龈。在临床检查时，探诊牙周袋底根方至少需要有 2 mm 的附着龈，方可应用此切口。水平切口应与龈缘外形一致，呈波浪形，以利于对位缝合及减少瘢痕。

由于水平切口切断了牙龈缘的主要血运，剩余的牙龈组织的血供只能靠牙槽骨来源的次要血供。如果附着龈较窄、牙根短或根尖周病变较大，则不宜采用此切口设计。此外，水平切口愈合后可能会形成瘢痕，如果患者笑线较高，应提示患者存在形成瘢痕的风险。

（二）翻瓣

1. 翻瓣要完全、彻底　应确保在去骨时瓣无张力，如果仍有张力存在，需要延长松弛切口。如翻瓣不彻底，留在骨面上的小组织碎片易出血，去骨时可能缠绕钻针，使视野不清，解剖标志难以辨认，将增大手术难度。

2. 保护瓣不被挤压　为保证手术视野清晰，可以在局部使用拉钩（retractors）牵拉组织瓣。术者和助手可各用一支，拉钩应与骨面稳定接触，避免滑动挤压组织瓣，这将有助于避免术后出现肿胀和瘀斑。

手术过程中不经意的挤压、撕裂，或在切开、翻瓣、复位及缝合过程中造成局部缺血，均可造成组织瓣损伤。如果切口设计得当，翻瓣充分，可避免这些损伤。当唇颊侧皮质骨已穿孔，病变组织附着于黏骨膜上时，需要锐利分离以使瓣游离。

二、去骨

（一）定位根尖

术前通过 CBCT 检查，可以初步明确唇颊侧骨板的完整性，即是否有缺损。如已有缺损，则术中翻瓣后，可以见到骨病损暴露，用刮匙、骨凿和钻针去除周围的病变骨组织及肉芽组织，即可暴露出牙根尖。如果病损小或无病损，根尖周病变组织尚未造成明显的唇颊侧骨板穿孔，则翻瓣后肉眼不易辨别病变区。可以使用显微镜仔细观察唇颊侧骨板的形态，是否有小的孔隙，结合探针探查，可以发现较为表浅的骨缺损的位置。如果唇颊侧存留骨板较厚，可以依据牙根的解剖外形，结合术前 X 线片或 CBCT 上测量的牙根长度，确定根尖位置。如果仍不能确定根尖，还可在根尖通路入口处制备小洞，放入消毒的金属箔片或牙胶，拍摄平行投照 X 线片来定位根尖。

（二）去除骨质

根尖定位后，在显微镜放大且有充足照明的视野中，选择去骨钻针或高速球钻，用轻轻扫刷式的动作切割骨组织，一圈圈地去除皮质骨，直至最后建立对根尖和病变组织足够的通路。去骨过程中需要始终保持对术区的充分冷却，避免对骨组织产生热损伤。对于显微根尖手术来说，只需去除直径为 4～5 mm 的骨质即可满足后续治疗的需要，创伤的减少可以减轻对骨的机械和热损伤，有利于伤口的愈合与恢复。去骨的操作通常在较低放大倍数（4 倍）下完成。而传统根尖手术去骨的范围较大，直径通常在 10 mm 以上。

当去骨位置邻近重要解剖结构如上颌窦、颏神经或下颌神经管时，为安全起见，可保守地从牙根中部开始去骨；确定解剖标志后，再慢慢移向根尖，取得骨的通路并确定到达根尖后，再进行后续治疗。

（三）识别根尖

根尖位于骨缺损的腔隙内，不易获得充足的照明，且由于根尖周感染组织的存在、出血等因素，有时难以准确辨别。尤其是根尖周病变范围较小时，根尖不易充分暴露，此时识别根尖更为困难。使用显微镜可以帮助医师在去骨后从以下几个方面准确辨别牙根面及根尖。

1.颜色　牙根表面的牙骨质或根尖截面暴露的牙本质呈浅黄色，骨组织颜色偏白。

2.形态　可以使用 DG16 或显微探针探查，可通过探诊触及根尖的锥状外形及弧形的牙根外表面。

3.出血　牙槽骨中血管丰富，骨面会有渗血，而牙本质（或牙骨质）面无血。

4.表面光滑程度　牙槽骨质地呈颗粒样，松质骨表面较粗糙，牙本质（或牙骨质）质地较为光滑。

5.牙周膜的存在　在中等放大倍数下，可看到牙根面周围的牙周膜组织。使用染料（亚甲蓝）对牙根截面染色后，显微镜下可观察到围绕根面线状着色的牙周膜。

三、病变区搔刮

去骨完成后，应通过根尖搔刮尽可能地去除病变软组织。使用显微镜可以确保对病变组织的观察与识别，同时也可以避免对重要组织结构的损伤。根尖搔刮应在显微镜中等放大倍数下进行（10 倍）。

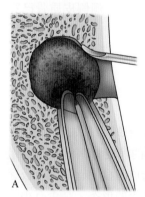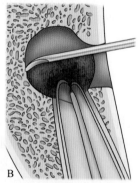

正确刮除软组织病损的方法如图 32-4 所示。在病变组织唇颊侧边缘用锐利勺型挖匙的背面推动，使病变组织能较完整地与骨壁分离。在病损的舌腭侧区域使用挖匙正面进行挖除。但是，即使刮除了病变区内的所有残余组织，也不一定能确保治愈。大量的研究已证明，只有去除了根管系统内的感染物并严密封闭根尖孔后，根尖周组织才会发生愈合。单独的根尖搔刮疗效并不确定，忽略对根管系统内感染的控制将使手术治疗失败。因此，根尖搔刮术只是显微根尖手术的一个步骤。

图 32-4　病变组织刮除方法
A.挖匙背面推动剥离；B.挖匙正面挖除。

彻底刮除或切除病变组织有时会危及血管、神经束或破坏其他解剖结构，如鼻底、上颌窦，此时需特别小心。

无论病变组织看起来是否呈良性表现，均应常规用 10% 甲醛固定病变组织并送病理检查。绝大部分病变是牙源性的囊肿、肉芽肿或脓肿，只有少数为非牙源性肿瘤，还需进一步手术或药物治疗。

四、根尖切除

去除根尖周软组织病变后，下一步需要着手寻找导致根尖病变的原因，对封闭不完全的根管系统进行彻底的清创。在显微镜下仔细、周详地检查根尖部，可能发现导致治疗失败的许多因素，如复杂的根尖孔开口，X 线片中未能发现的额外牙根，超充的材料和异物，根尖部硬组织折裂，或在根侧面开口的侧、副根管口等，随后在显微镜下将根尖切除。为确保根尖切除角度和方向的准确性，显微镜下的视野范围不宜过小，可在中等放大倍数下进行（10 倍）。

（一）根尖切除的长度

根尖部检查后，根据实际的根尖外部形态和其内的根管解剖结构、牙根长度等来确定根尖切除的长度。研究表明，切除 3 mm 的根尖就能够去除 93% 的侧支根管和 98% 的根尖区根管分歧。因此，当牙根长度足够时，应至少切除 3 mm 的根尖。

（二）根尖切除的角度

在显微根尖手术中，应尽可能以垂直牙长轴的方向切除牙根（0° ～ 10° 角）。

传统根尖手术中，为了能够在直视下进行后续操作，通常与牙长轴成 45° 角来切除牙根尖，暴露根尖孔，但斜切时有可能导致舌侧根管或根管舌侧分支未被切除。根尖切除的倾斜角度过大还存在其他缺点：

（1）当倾斜角度增加时，切割牙本质小管的表面积增加，可能暴露并污染更多新的牙本质小管。

（2）使封闭的根管开口在颊舌向延长呈椭圆形，导致难以处理根管的舌侧壁。

（3）根尖过于尖锐，造成咬合时施于牙槽骨的力异常，可能延迟愈合。

（4）当发生慢性根尖周炎时，由于受截根斜面阻挡，在 X 线片上不能显示而影响诊断。

因此，应尽可能沿与牙齿长轴垂直的方向来切除根尖（图 32-5）。

（三）根尖切除的工具

为了减少根尖切除时对骨的损伤，应使用反向排气头部成 45° 角的手术专用机头（impact air handpiece），避免空气对骨面的影响。可使用加长的钻针（如 Lindemann H161 bone bur），确保足以切割全部根尖。

目前随着器械发展，还可以使用超声骨刀或激光进行根尖切除。

（四）止血及骨腔的处理

在完成根尖切除，确认不需要再修整后，可在骨腔中填塞敷料，包裹骨腔并止血。止血的效果对于根尖截面的检查、确保倒预备的准确性和倒充填的有效性都非常重要。

可以在骨腔内分层放入多个小棉球，向骨腔底部轻压 2 ～ 3 分钟，之后将表层的小棉球取

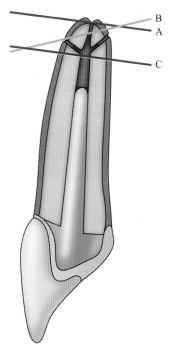

图 32-5　根尖切除的长度和角度
A. 切除长度不足；**B**. 切除角度过倾斜；**C**. 正确的切除长度和角度。

出，保留骨腔底部的棉球。待手术结束时，应取出所有棉球，并使用生理盐水冲洗骨腔。如果止血效果欠佳，可以使用浸有血管收缩剂（通常使用肾上腺素）的棉球以同样的方式来实现骨腔止血。

五、根尖截面检查

使用牙科显微镜来完成对根尖截面的检查评估是显微根尖手术重要的技术改进，也是显微根尖手术的要点。通过患者体位调节及显微镜位置调节，首选在显微镜下直视观察根尖截面。对于直视不易观察到的位置或观察角度受限时，可使用显微口镜进行反射观察。

根尖切除后，整个根管系统处于开放状态，包括暴露出形态不规则的根管。在显微镜下，能发现肉眼无法直接观察到的纰漏，检查得越仔细，越有把握完成下一步的根尖封闭操作。首先使用亚甲蓝染料对根尖截面进行染色，该活体组织染色方法可清晰地显示出牙周膜和牙髓组织。生理盐水冲洗后在显微镜高放大倍率下（15～25倍），直视或利用显微口镜对根尖截面进行仔细检查，观察是否存在峡部、遗漏根管、微裂等。对于发现的峡部、遗漏根管等，可以通过后续的根尖倒预备和充填进行治疗。如果存在微裂，则需要重新判断患牙的预后。

六、根尖倒预备

对牙根截面的检查会发现根管结构差异巨大、极其复杂，有大量的根管交通吻合支，侧、副根管，折断线，盲管和凹陷，融合线，以及两根管间峡部等。如何处理好这些复杂结构，实现充分的倒预备（retropreparation），是确保手术疗效的关键环节。根尖倒预备的目的是对切除根尖后牙根末端的主根管及缺陷区域进行彻底清理和成形。

（一）倒预备窝洞的要求

为使充填材料能从根尖填入并完善地封闭根管系统，需制备满足下列条件的倒预备窝洞：
（1）单面洞，洞深至少3 mm。
（2）洞形与根管解剖形态平行一致。
（3）有足够的固位形。
（4）去除两根管之间的峡部组织。
（5）剩余的牙本质壁具有足够的抗力。

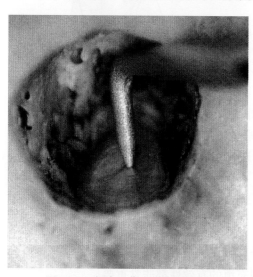

图 32-6　超声工作尖根尖倒预备

（二）显微超声根尖倒预备技术

用传统手机做倒预备，因通路受限，几乎都与牙根长轴成倾斜角，导致要靠预备洞形的轴壁而非洞底来产生封闭作用；而研究表明这会影响充填材料的边缘封闭，导致治疗失败。

显微超声倒预备技术的发展改变了预备方式，弥补了传统倒预备技术的不足，既可提供固位形态，又避免过多去除根尖硬组织，显著改善了根尖封闭的效果（图 32-6）。

1.操作步骤

（1）根尖切除后，用亚甲蓝染色，在高倍显微镜下仔细观察根尖截面，而后设计倒预备的窝洞，需要包括所有发现的缺陷区域（峡部、遗漏根管等）。

（2）用显微探针（micro explorer）探查根尖牙胶，刻记出 0.5～1 mm 深的印记沟槽。

（3）选择合适角度的专用超声工作尖，在中等放大倍数下（10 倍）于牙根末端沿主根管走行方向进入。初始可以在无水情况下操作，以轻力度和小超声功率将印记沟槽加深 0.5 mm。

（4）打开水阀，超声工作尖尖端在沟槽内前后及上下运动，间断点接触切割，直至达到预定长度。注意超声工作尖始终与牙根长轴方向保持一致。

（5）倒预备完成后，用显微三用枪头（Stropko）冲洗，小股空气吹干（图 32-7），在显微镜高倍放大下，认真、仔细、彻底地检查根尖的预备洞形。要求预备洞形清洁、光滑，洞深均匀。

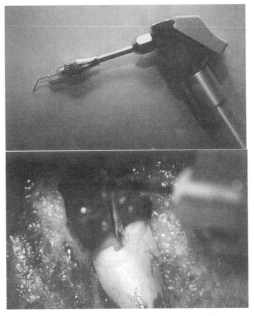

图 32-7　显微三用枪头（Stropko）

2. 显微超声倒预备技术的优点

（1）超声预备尖尺寸小，有各式各样的设计，适用于口内不同区域根尖的倒预备。选择角度适合的工作尖易于放入骨腔并保持与牙根长轴方向一致。

（2）显微超声倒预备技术比传统圆钻预备所需骨通路要小得多，一般骨通路直径 5 mm 左右即可；尤其是较深部位的牙根斜截后，传统的预备常破坏根管的舌侧壁，相比之下，超声倒预备沿主根管方向进行，可保存舌侧牙体组织。

（3）显微超声倒预备技术对于峡部、"C"形根管、融合根的融合根管和不易到达的舌侧根管等都可充分清洁、成形，并沿根管长轴预备出适当洞深。

（4）在水平（垂直于长轴）地截除牙根后，仍可以有效使用显微超声倒预备技术。既可保留根的结构，降低根侧穿的危险，又可减少截面面积和倒充填根管口的周径。

七、根尖倒充填

根尖倒充填是根尖手术不可缺少的步骤，其目的是严密封闭根管的末端，防止病原微生物进入根尖周组织，促进根尖周骨病损的愈合。

（一）理想倒充填材料的标准

（1）具有生物相容性，可促进牙骨质生成。

（2）无菌，或易于在充填前快速消毒；抑菌或限制细菌生长；无致癌性。

（3）物理性能稳定，倒充填后无收缩、膨胀和形态改变；不溶于组织液中，不被腐蚀和氧化；不被吸收；不受潮气影响。

（4）易于符合和适应各种根尖预备的窝洞形态，能够密封根尖预备窝洞，最好是整个截除的根面。

（5）X 线阻射，或可在 X 线片上识别。

（6）对于根尖周组织和液体无微渗漏，不使牙齿结构和周围组织着色。

（7）易于操作，即易于放置，允许有充足的操作时间；必要时易于取出、去除。

以往常用的根尖倒充填材料有银汞合金、牙胶、氧化锌丁香油水门汀等。但这些材料封闭效果欠佳，影响远期疗效。目前生物活性材料（如 MTA 或 iRoot BP 类）是手术中首选的倒充填材料。

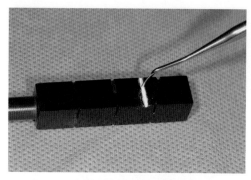

图 32-8　倒充填材料成形块及材料放置

（二）倒充填材料的放置和修整

将生物活性材料填入倒充填材料成形块的凹槽中（图 32-8）。用显微调刀（microspatula）挑取 2～3 mm 柱形材料，在显微镜中等放大倍数下（10 倍），准确地将材料放入已切除根尖的牙根断面倒预备洞中，再用显微根管倒充填器压紧，可多次重复充填直至填密实。注意充填过程中保持术野干燥。最后，用雕刻器修整，去除多余材料。

八、瓣复位与缝合

组织瓣准确复位与缝合有利于促进伤口一期愈合。瓣复位前做最后的检查，去除骨腔内填塞的敷料，检查整个术区，以防遗留异物碎片。用无菌生理盐水冲洗后，轻微搔刮骨腔使血液充盈，瓣复位、缝合。

根尖手术中最常使用的缝合方式为间断缝合及连续悬吊缝合。进针方向应从游离瓣向附着龈黏膜穿透缝合，防止缝合张力导致组织撕裂。以往所用的 4-0 丝线易于操作，但虹吸作用使它容易膨胀，易吸附细菌和食物，可能会阻碍一期愈合。目前多使用 5-0 或 6-0 的单股尼龙缝合线，表面光滑，不易吸附细菌，适于组织愈合，可大大缩短拆线时间。在显微镜低放大倍数下（5 倍）或使用头戴式放大镜能够让缝合更加精细，有利于组织愈合。

在伤口愈合的初期阶段，缝合的作用是使重新对接后的组织保持贴合。软组织倾向于一期或二期愈合，取决于创缘之间血凝块的厚度。因此，缝合后可以使用湿纱布对术区轻加压 10～15 分钟，使创缘贴合紧密，减小血凝块的厚度并有利于术后止血。

九、术后医嘱

应给予患者口头和书面医嘱：间歇用冰袋冷敷，轻压术区 24～48 小时，以利于减少术后水肿及止血。指导患者防止撕裂或损伤黏膜瓣的方法，以及适当的刷牙方法以减少菌斑堆积。手术后，医师应与患者保持联系，保证患者在需要时能得到帮助。术后护理还包括氯己定口内含漱 3～4 天，必要时进流食和充分休息。

十、拆线和复查

病例解析
显微根尖手术

显微根尖手术创伤较小，伤口有一期愈合倾向，术后 48～72 小时即可拆线。但此时患者术区组织肿胀较为明显，需注意牵拉方式以减少患者疼痛。亦可延长至术后 5～7 天，待患者肿胀消退后拆线。

术后定期复查，进行临床检查及影像学检查。复查追踪时间应持续到 2 年以上。有些病例可能开始时出现骨愈合，2 年后或更晚的时间又发生根尖周破坏。

治愈的理想标准包括：无临床症状，根尖周病变消失，根周骨密度恢复正常，牙周膜功能性重建。有时，非功能性的根尖修复如根尖周瘢痕愈合也是可以接受的，后者在 X 线片上常无法与根尖周病损辨别，是否需要重新手术治疗取决于临床症状和病损的大小变化。

十一、显微根尖手术与传统根尖手术的比较

新设备、新材料的发展及应用彻底改变了根尖手术的模式，使显微根尖手术成为微创、精确、具有良好成功预期的手术方式。显微根尖手术也成为牙髓和根尖周病治疗中不能缺少且非常有效的治疗手段。显微根尖手术与传统根尖手术的区别见表32-1。

表32-1 显微根尖手术与传统根尖手术的区别

比较内容	显微根尖手术	传统根尖手术
手术器械	显微口镜等显微手术器械	普通外科器械
照明	与视线同轴，足够明亮	与视线不同轴，亮度不足
放大倍率	4～30倍	裸眼直视，无放大
资料收集	同步采集	无法同步采集
去骨范围	3～4 mm	8～10 mm
牙根切除角度	0°～10°	45°～65°
牙根截面检查	能够仔细检查	不进行
峡部的检查及处理	检查并处理	无法进行
倒预备方向	与根管方向一致	难以保持在根管内
倒预备工具	超声工作尖	钻针
倒充填材料	MTA	银汞合金
缝合	5-0或6-0单股尼龙线	4-0丝线
拆线	术后2～3天	术后1周
成功率	85%～96.8%	40%～90%

第五节 牙根缺陷矫正手术和牙意向性再植术
Corrective Surgery and Intentional Replantation

一、牙根缺陷矫正手术

牙根缺陷矫正手术是对除根尖以外的牙根硬组织各类缺陷的手术修整和修补。按对牙根缺陷的修整和与之相关的手术操作方法，牙髓外科的牙根缺陷矫正手术主要分为两大类：①穿孔修补手术，包括对机械性穿孔和吸收性或龋源性穿孔的修补；②牙周手术，包括引导组织再生术、截根术和畸形舌侧沟的修整手术。本节仅介绍穿孔修补手术。

当牙根出现穿孔时，若无法自髓腔内进行修补，则医师需要采用穿孔修补手术，将牙龈瓣全部翻开，自根外对穿孔进行修补。

（一）机械性意外穿孔

此类穿孔往往见于根管预备或桩道预备过程中，好发部位为前牙唇侧面、磨牙的髓室底、下磨牙近中根的远中面、上磨牙近中颊根。发现穿孔后，首先应做非手术穿孔修补治疗，只有不能进行非手术穿孔修补或非手术方法治疗失败的情况下，才考虑做穿孔修补手术（perforation repair）。

根中部的穿孔如桩道预备时出现的侧穿等，最好能立刻从根管内面封闭修补穿孔，或根管内封氢氧化钙。如果穿孔相当大或存在时间过久，就应做翻瓣手术，找到穿孔的部位，用适当的材料进行修补。如果是根尖部发生穿孔，就要做根尖切除术，根尖截除至穿孔的部位，然后做倒充填。

（二）根内/外吸收和根面龋形成穿孔

修补根面的内吸收或外吸收病损时，要根据吸收病损的位置、是否已形成从髓腔到口腔的穿通通道以及破坏的大小，来选择非手术或手术的治疗方案。术前拍摄 CBCT，评估吸收位置、范围及是否波及髓腔，将有助于确定非手术及手术方案的选择及实施顺序。

如果病损破坏、穿通髓腔，但外表面仅到牙周膜，尚未与口腔相通且穿孔较小，可以使用 MTA 从根管内进行修补。如果病损与口腔相通或非手术治疗无法修补，则需要做穿孔修补手术。外吸收病损与髓腔相通时，在根管预备过程中，髓腔内会大量且持续地渗血。这时，需要在根管治疗前完成穿孔修补，否则会使根管清理、成形和充填极为困难。可在牙髓摘除后，在根管内放置容易取出的暂充材料，如可放入一根粗大的、不蘸封闭剂的牙胶尖，随后按手术要求翻瓣暴露穿孔，进行修补，以防止修补穿孔的材料堵塞根管。待修补材料凝固后，再完成根管预备及根管充填。

根吸收的部位与龈沟相通时，应根据病变的部位和大小，决定手术入路。如果外吸收还未侵犯到髓腔，可从唇或颊侧进入，翻开整个黏骨膜瓣，清除炎症组织，使用适当的材料如 MTA、树脂或玻璃离子水门汀进行修复。如果术前评估发现外吸收已波及髓腔，就应先常规开髓、拔髓，在根管内放入暂充材料，再按照手术流程翻瓣、修补病损，复位缝合。最后，取出暂充材料，完成根管治疗。

如果病变的部位在舌侧或腭侧与龈沟相通，手术的入路和视野相对要局限许多。可从龈沟处做舌或腭侧翻瓣，探查病变范围。注意避免在下颌舌侧做垂直切口，因为该部位的组织十分薄弱；必要时考虑牙齿再植或拔牙。

当病变吸收或龋坏的范围过大，已无法保留整个患牙时，则可拔除患牙，还可采用截根术或牙半切术。

二、牙意向性再植术

牙意向性再植术（intentional replantation）是指在微创下将牙髓根尖周病患牙完整拔除，在体外对牙根进行细致检查，去除病变组织，消除感染来源，完成牙根处理后将患牙植回原位，从而达到控制感染、保存患牙和恢复功能的目的。

对于无法进行根尖手术的患牙或邻近重要解剖结构、手术风险较大的患牙，牙意向性再植术是保留患牙的最终治疗方法。牙意向性再植术的临床要点如下。

1. 术前检查评估　手术前必须完善检查并认真评估可行的治疗方案。对于拟行牙意向性再植术的患牙，牙周状态、牙冠条件及拔牙难度评估至关重要。如果牙周条件不佳，拔牙过程中可能造成牙冠折断、缺损或无法完整拔除患牙，都将导致再植手术失败。

2. 完整微创拔除患牙　安全完整地拔除患牙是牙意向性再植术成功的基础，在拔牙过程中要注意保持牙体组织完整，尽量减少对牙周膜的损伤。可以使用专用牙钳，仅夹持牙冠，避免夹持、碰触根面损伤牙骨质，使用缓慢、可控的小幅摇晃方式让牙齿松动脱位。

3. 牙槽窝的处理　牙槽窝的完整性对于再植后牙周组织的愈合和恢复至关重要。牙齿拔除后应避免搔刮牙槽窝四壁以防止损伤牙周膜细胞。对于根尖区少量的肉芽组织可不做处理，如果存在较大量肉芽组织，可在显微镜下通过牙槽窝对根尖区的肉芽进行刮除，期间需要注意避免损伤牙槽窝侧壁。

4. 患牙的保护　对于拔除后的牙齿，始终要保持根面湿润，避免损伤根面牙周膜细胞并保持其活性。可以使用无菌纱布浸润生理盐水或 Hank 平衡盐液后包裹住牙冠及牙根，用手或器械握持住牙冠。患牙离体操作时间应尽量控制在 15 分钟以内，离体时间越短，再植后牙周膜受损、发生牙根吸收的概率就越低。

5. 患牙的处理　对于拔除后的患牙，应在牙科显微镜下仔细检查牙根可能存在的问题，常规应按照显微根尖手术的要求，切除根尖 3 mm 后染色检查根尖截面，对根尖进行倒预备及倒充填，消除所有检查发现的根尖感染来源，严密封闭根管系统。

畸形舌侧沟属牙根形态发育异常中的一种，由于畸形发育沟内无牙骨质沉积，牙周膜也就不能形成附着，因此，易形成一个窄而深的牙周袋。此类牙周袋常常深达根尖，口腔内的细菌借此通道侵入，严重时形成逆行性牙髓炎。对于这类患牙，在进行牙意向性再植术时，除处理根尖外，还需要用金刚砂钻针磨除畸形沟，并预备窝洞，用 MTA 充填封闭畸形沟。

6. 患牙的复位与固定　患牙牙根处理完毕后应尽快植回牙槽窝内，轻压就位。当患牙有明显松动时，应进行固定。可采用牙周夹板或缝线十字交叉缝合固定的方法。固定时间为 3 ～ 4 周。

7. 追踪复查　牙意向性再植术后应定期复查，进行临床检查及影像学检查。牙根外吸收是最常见的术后并发症。手术成功的标准包括临床检查无不适症状，功能正常；影像学检查显示根尖周病变愈合，牙根无吸收，未见与牙槽骨粘连。

第六节　根尖手术术中及术后问题处理
Problem Solving in Apical Surgery

一、术中问题的处理

（一）手术过程中疼痛的处理

手术中出现麻醉效果不全会极大地影响手术进行，给医师和患者均带来困扰。而且，一旦翻瓣，麻药就无法再滞留局部产生作用，所以在术中纠正麻醉效果不全更为困难。

（1）手术前局部麻醉必须充分，保证局麻用药量，注射后需等待 10 ～ 15 分钟再开始手术，使麻药有足够时间浸润术区。

（2）手术去骨时疼痛：可进行牙周膜韧带内局部浸润注射。对于上颌牙，可增加腭侧和切牙管注射，或采用更高位的阻滞麻醉方法如眶下孔阻滞麻醉。

（3）去根尖周肉芽组织时疼痛：可在刮除肉芽组织前向病变组织中注射少量药液。

（4）去囊肿组织时疼痛：若刮除骨周围的囊壁时疼痛，可在囊壁局部注射少量药液；若效果仍不佳，术者应果断、快速地刮除囊肿组织。

（二）手术中出血的控制

手术中骨腔及术区的持续出血会影响对根尖的观察及后续的预备充填。要控制出血，在局部浸润麻醉时应使用含有肾上腺素的局麻药物。对于骨腔内的肉芽组织，应尽可能充分刮除。可以使用浸有肾上腺素的棉球，在骨腔内填塞后轻压实现骨腔止血。

对于骨面及骨腔内难以控制的出血，也可用硫酸亚铁液体止血剂。硫酸亚铁的 pH 较低（0.21），可使血管内的凝血块快速形成，但其又可引起组织坏死。研究表明硫酸亚铁能浸入组织结构深层，引起异物反应并可持续数周，所以在某些重要的结构如鼻底、上颌窦和颏孔或下颌神经束附近区域使用要非常小心。如需使用这种止血剂，正确方法是：滴一滴止血剂到敷料棉垫上，挤压除去多余液剂，将其贴附于骨壁 5 分钟，注意唇颊侧骨面、瓣边缘以及牙周韧带处勿用。手术后需要对使用止血剂的区域充分冲洗，并轻刮至骨面有渗血。

（三）手术中对颏神经的保护

当下颌磨牙及前磨牙区域病变位置靠近颏孔时，应特别注意对颏神经的保护，以避免损伤颏神经造成下唇麻木。

术前应仔细研读 CBCT，确定病损与颏孔的关系，合理设计手术切口及入路。纵切口通常放置在下颌第一前磨牙的近中侧。翻瓣时对于颏孔区域应尽量避免暴露，当颏孔暴露时，应避免大力牵拉组织瓣。可以使用超声骨刀在颏孔上方牙槽骨上预备水平凹槽，将拉钩安放在槽中，这样既方便助手配合固定牵引，又避免拉钩滑动损伤颏神经。

（四）手术中对上颌窦的保护和对穿孔的处理

当术区邻近上颌窦时，术前必须仔细研读 CBCT，了解牙根、根尖周病变与上颌窦之间的位置关系，尽量避免损伤上颌窦。如果 CBCT 显示病变与上颌窦连通，在搔刮根尖肉芽组织时，上颌窦方向应注意动作轻柔，避免穿孔。如果术中怀疑暴露上颌窦黏膜可能穿孔，可以让患者捏住鼻孔，轻呼气，上颌窦黏膜在压力下会出现颤动。

当术中发现上颌窦黏膜穿孔时，重要的是避免切割后的根尖及碎屑或异物进入上颌窦。可以使用一个较穿孔略大的棉球，用缝线结扎后将棉球放入穿孔区，用缝线在骨腔外拉紧固定。在完成根尖处理、骨腔冲洗清洁后将棉球取出，穿孔处通常无需特别处理，组织瓣常规复位缝合。术后给予患者口服抗生素 1 周，并医嘱避免擤鼻以减少上颌窦压力，利于黏膜愈合。

二、术后问题的处理

（一）术后出血和肿胀

根尖手术后术区会有少量渗血，可嘱咐患者自行间断冷敷和加压。避免反复漱口及吸吮切口。如出血较重，应及时复诊检查缝合是否严密，可用加压技术或牙周塞治剂局部处理。若局部处理仍不能控制出血，应请内科医师会诊。

（二）术后疼痛

手术后疼痛症状通常较轻，可给予非麻醉类止痛剂。新近研究表明，术后适当给予地塞米松镇痛效果更佳。

（三）术后感染

在彻底清创及严密缝合切口后，感染发生率较低。术后感染的发生多因无菌技术不完善。如果发生术后急性感染，可选择 V 钾青霉素盐；如果对青霉素类药物过敏，可用红霉素或克林霉素。但当手术中有上颌窦或鼻底穿孔时，应术后立即服用抗生素，并连续服用 1 周。

本 章 小 结

1. 当牙髓和根尖周病的非手术治疗失败或不能施行时，可选择使用手术治疗方法即牙髓外科手术来保留患牙。

2. 手术前应正确地诊断和选择适应证，做好充分的准备及医患沟通。

3. 显微镜的使用改变了传统手术的方式，使治疗更加精确、有效。手术中需要注意调整医师和助手的体位、操作位置，患者体位，以及牙科显微镜的位置。

4.显微根尖手术是显微牙髓外科中最常见的手术方式，使用的器械、材料、手术方法均与传统根尖手术有显著不同。

5.穿孔修补术和牙意向性再植术增加了患牙保留的可能，手术方式有别于根尖手术。

6.牙髓外科手术中及手术后可能出现各种问题及并发症，需要加强预防并进行针对性的处理。

（王祖华　岳　林）

第三十三章　再生性牙髓治疗的探索与实践

Exploration and Practice of Regenerative Endodontics

第一节　再生性牙髓治疗的生物学基础
Biological Basis Associated with Regenerative Endodontics

再生性牙髓治疗（regenerative endodontics）是一种旨在替代受损的牙本质、牙髓-牙本质复合体及其他牙根结构的生物学治疗手段。年轻恒牙可能由于感染、外伤、解剖异常等原因，发生牙髓坏死，而再生性牙髓治疗的主要目的即是再生因上述原因受损的牙髓-牙本质复合体。这一治疗方式不仅可消除临床症状和体征，还可促进年轻恒牙的牙根发育，因此再生性牙髓治疗被推荐为年轻恒牙牙髓坏死的一种可供选择的治疗方式，以替代传统的根尖诱导成形术。

20 世纪 60 年代，Nygaard-Østby 等学者报道了一种用于牙髓坏死恒牙的牙髓-牙本质复合体的血运重建方法，观察到结缔组织向管腔内生长，在新形成组织内存在矿化组织岛，且发现沿管壁矿化组织的水平各不相同。这项研究为再生性牙髓领域的后续研究奠定了基础。1966 年，一项研究报告指出可以通过采用多种抗生素联合进行诊间根管内封药来建立消毒方法；5 年后另一项研究使用抗生素并刺激根管内出血，获得根尖周炎愈合、症状减轻等良好的临床效果。2001 年首次出现了再生性牙髓治疗的病例报告，此后发表的治疗病例呈指数增长。

一、年轻恒牙感染根管的状态

在牙髓坏死的病例中，年轻患者比老年患者具有更强的免疫防御修复机制，开敞的根尖使供给牙髓的血液循环将先天和适应性免疫防御系统细胞以及其他成分携带到根管内。对年轻恒牙的病例报告和病例系列报告的观察发现，病例中的患牙临床诊断为牙髓坏死、根尖周炎或根尖周脓肿后，在治疗中当器械进入根管时有出血，或是手用锉进入到根尖段时，患者感到疼痛。因此推测，当年轻恒牙受到龋病感染或创伤时，牙髓可能需要更长的时间才能完全坏死并发展为根尖周炎。

但是，患有根尖周炎的年轻恒牙根管中是否存在残留的活髓，只能通过组织学检查来证实。所有的活性组织都由血管和神经支配。无论是否感染，坏死组织都不能在活体中持续存在，通常是被邻近炎症组织生长的肉芽所机化，并在愈合期间被与原始组织相似的再生组织或修复性瘢痕组织替换。牙本质壁很好地阻隔了根管内的坏死牙髓组织，使其免于被根尖周围肉芽组织通过有限的根尖孔而机化。因此，根管内可能仍有活体牙髓组织存留。临床诊断为牙髓坏死或根尖周炎的年轻恒牙，根管内的活性组织还有可能是根尖周围肉芽组织通过开敞的根尖生长而来，而并不是残留的牙髓组织。在有感染的牙髓坏死和存在根尖周病变的年轻恒牙中，有时难以区分根尖周低密度影是发育中的根尖牙乳头还是根尖周炎造成的病变。

二、再生性牙髓治疗的组织工程学要素

与其他组织工程学治疗技术一样，再生性牙髓治疗的成功同样依赖于种子细胞、支架和生长因子三要素。

（一）种子细胞

干细胞（stem cells）是具有自我更新和分化潜能的未分化细胞的独特亚群，在口腔的不同区域已经鉴定出不同的成体干细胞。其中更可能参与再生性牙髓治疗的干细胞位于根尖周围区域，包括根尖牙乳头干细胞（stem cells from apical papilla，SCAP）、牙周膜干细胞（periodontal ligament stem cells，PDLSCs）、骨髓干细胞（bone marrow stem cells，BMSCs）、炎性根尖周前体细胞（inflammatory periapical progenitor cells，iPAPCs）；如果根尖仍存在活髓，还可能有牙髓干细胞（dental pulp stem cells，DPSCs）。

根尖牙乳头是未分化间充质干细胞的储库。SCAP 于 2006 年首次鉴定出来，它具有较强的增殖和牙源性分化能力，其位置与根尖最为接近。iPAPCs 代表了有根尖周炎的牙齿再生性牙髓治疗干细胞的另一个重要潜在来源。PDLSCs、BMSCs 也被视为再生性治疗的干细胞来源，当根尖周组织受到机械刺激导致出血时，也可触发这些根尖周边的干细胞释放。

研究发现，已发生了根尖周炎或脓肿的患牙，在低氧张力、低 pH 以及高浓度内毒素和炎性介质的环境中仍可有大量间充质干细胞进入根管，表明这些细胞具有很强的存活能力。其原因可能是与邻近牙髓相比，根尖牙乳头中的血管密度相对较低，而根尖牙乳头周围的牙囊高度血管化并且可以充当 SCAP 的毛细血管床，为其提供营养。此外，低氧环境可增强干细胞存活、增殖和血管生成的潜能，且当干细胞暴露于细菌内毒素时也可观察到类似的增强作用。

根管内牙髓-牙本质复合体（pulp-dentin complex）的再生需要干细胞进入根管内分化为成牙本质细胞样细胞（odontoblast-like cells）。已有研究显示，根尖牙乳头干细胞、脱落乳牙牙髓干细胞和来自炎症牙髓组织的干细胞均可分化为成牙本质细胞样细胞。牙髓-牙本质复合体中的成牙本质细胞因其特定的部位、圆柱状极化的细胞体及细胞突入牙本质小管的独特形态特征而易于识别。但是，鉴定和表征成牙本质细胞样细胞仍具有挑战性，主要是因为这些细胞缺乏原代成牙本质细胞的典型形态和可用于鉴定的独特标记物。通过对接受再生性牙髓治疗的患牙进行病理学检查，发现在根管内形成的组织多是牙骨质样和骨样组织。这有可能是因为根尖周炎症环境不利于存活的牙髓源性干细胞向成牙本质细胞方向分化，也可能是因为在牙髓坏死或慢性根尖周炎的情况下，牙髓干细胞、根尖牙乳头干细胞均已坏死，仅存在根尖周的牙周膜干细胞、骨髓间充质干细胞或根尖周病变内的干细胞，这些细胞更趋于向成牙骨质细胞或成骨细胞分化。

（二）支架

支架（scaffolds）是组织工程学的重要组成部分。适当的支架可以提供正确的细胞位置，调节种子细胞的分化、增殖，还可通过促进营养和气体交换提供有利于细胞新陈代谢的生物学条件。

1. 自体血凝块 刺激根尖组织出血诱导根管内血凝块形成作为支架是目前临床再生性牙髓治疗中获取支架的主要方法。血凝块不仅可以使细胞表面整合因子与纤维块产生黏附，选择性吸附细胞，还包含丰富的生长因子，因而能促进细胞的功能性分化和硬组织形成。并且操作相对简单，不需要离体操作。然而临床中可能出现引血不成功的状况，并且血凝块也存在一些问题，如不易递送、机械强度不足、生物降解不可控，以及不易与生长因子结合。此外，血凝块包含大量造血细胞，这些细胞最终会死亡并释放其毒性细胞内酶进入微环境，可能对干细胞存活有害。

2. 血小板浓缩物 替代血凝块作为支架的内源性材料有富血小板血浆（platelet-rich plasma，PRP）和富血小板纤维蛋白（platelet-rich fibrin，PRF）。它们是由自体全血离心而得到的血小板浓缩物，具有自体源性、易制取、可降解及形成三维纤维支架等特点，较血凝块含更丰富的生长因子。这些生长因子能促进细胞迁移、增殖、分化，从而形成基质并矿化。PRP 富含生长因子，随着时间的推移会降解，并形成三维纤维蛋白基质。PRF 具有有助于干细胞增殖的三维结构，这些自体支架已成功用于再生性治疗病例中。但 PRF 和 PRP 在临床应用中仍存在不足：PRP 和 PRF 制剂中生长因子的多样性和集中度不可控，缺乏降解控制能力以及机械强度弱，无法直接支撑冠部修复；其制备需要特殊的设备和药物，需抽取患者自身静脉血液，且治疗费用较高。

（三）生长因子

牙本质基质中含有生长因子（growth factors）、非胶原蛋白和糖胺聚糖等大量生物因子，它们可通过基质的脱矿、细菌酸化、EDTA 冲洗液、氢氧化钙、粘接剂中的酸蚀剂等或硅钙类生物材料（如 MTA 和生物陶瓷）的刺激而溶解释放。这些生长因子可引导根管中的干细胞朝牙髓再生的方向分化。在牙本质基质释放的生长因子中，转化生长因子-β1（transforming growth factor-β1，TGF-β1）、成纤维细胞生长因子 2（fibroblast growth factor 2，FGF2）和血小板衍生生长因子（platelet derived growth factor，PDGF）可促进细胞迁移，PDGF 和血管内皮生长因子（vascular endothelial growth factor，VEGF）调节血管的生成，TGF-β1、FGF2、VEGF 和胰岛素样生长因子刺激细胞增殖，骨形态发生蛋白和 FGF2 促进牙本质形成，非胶原蛋白（如牙本质基质蛋白和牙本质磷蛋白）和糖胺聚糖（如硫酸软骨素和硫酸皮肤素）也可促进牙本质的形成。也有临床试验将外源性生长因子放入根管内，以增强内源性牙本质基质生长因子诱导牙髓-牙本质复合体再生的作用。

三、名称演变

再生性牙髓治疗最初起源于外伤牙脱位后的再植。再生性牙髓治疗的名称经历了一系列演变，曾分别采用"revascularization""revitalization"以及"regenerative endodontics"命名这一治疗手段。

2001 年，Iwaya 等在牙髓治疗中引入了一种新的治疗方法，以治疗存在慢性根尖周炎和窦道的年轻恒牙，并将这种治疗方法命名为"pulp revascularization"，这也是这一名词被首次提出。国内对这一术语的翻译有 3 种：钟小奕等于 2009 年翻译为"牙髓血管再生术"，包志凡等于 2010 年翻译为"牙髓血运重建术"，文春媚等于 2011 年翻译为"牙髓再血管化"。

2007 年，美国牙髓病学会（American Association of Endodontics，AAE）的 Murray 等提出术语"regenerative endodontic procedures"，认为这一名词能从组织工程学角度更准确地描述这一治疗方式的实质，即以新生的组织替代损坏的结构（包括牙本质和牙根结构），以及牙髓-牙本质复合体细胞的生物学程序。2013 年陈敏等将此术语翻译为"再生性牙髓治疗"，而 2015 年高力等将其翻译为"牙髓再生"。

2008 年，Huang 和 Lin 等通过病理学研究观察到接受再生性牙髓治疗的患牙根管内形成的不只是血管，还包括其他软硬组织，故又提出"revitalization"。欧洲牙髓病学会（European Society of Endodontology，ESE）2016年发布的指南中也使用了"revitalization"。国内一直未见对此术语的译名，可姑且将其称为"牙髓活力重建"。

2018年，AAE专为这一治疗制定了临床操作指南，所用名称为"regenerative endodontic procedures"。2020年，AAE的牙髓病学术语汇编中则使用了"regenerative endodontics"。

上述名称所代表的临床操作主要是指采用血凝块法的再生性牙髓治疗方法。近年来可见采用干细胞移植法、细胞归巢法进行牙髓再生的临床研究。干细胞移植法不通过根尖引血，而是将自体干细胞和生长因子、支架共同由冠方移植到根管内，以期干细胞成牙本质细胞向分化形成新生牙本质、牙髓-牙本质复合体的方法。而细胞归巢法是在根管内植入生长因子与支架，形成利于组织再生的环境，募集自体干细胞自根尖孔归巢迁移进入根管内以实现牙髓再生。也有学者认为可将采用血凝块法、干细胞移植法和细胞归巢法等旨在实现牙髓再生的治疗方法统称为再生性牙髓治疗。

为了明晰治疗内涵，也为了表达的一致性，本书将这类名称统一称为再生性牙髓治疗。

第二节　再生性牙髓治疗的方法
Protocols of Regenerative Endodontics

2016年ESE指南与2021年AAE指南中均指出再生性牙髓治疗的治疗关键点，包括：①根管内牙本质壁尽量不使用或仅最小限度使用机械预备；②使用冲洗液；③根管消毒；④刺破根尖孔引起出血并形成支架；⑤用硅钙类生物活性材料覆盖；⑥有效的冠部密封。

一、临床病例选择的考虑

虽然年轻恒牙是进行再生性牙髓治疗的首选适应证，但在临床操作时仍存在挑战。年轻恒牙根尖尚未发育完成，常呈扁圆形，对根尖部根管系统的清理和预备根难以实施；加之根尖的牙本质壁薄而易碎，使得操作更加困难；开放的根尖孔也增加了填充材料超出至根尖周组织中的风险。传统上具有开放根尖的年轻恒牙通过根尖诱导成形术处理，但是治疗过程中的氢氧化钙长期封药有降低牙根强度的可能。虽然使用MTA建立人工屏障可以大大减少就诊次数和时间，但是根尖诱导成形术后一般不会形成进一步的牙根发育。基于此，再生性牙髓治疗的主要优势在于一方面提供使患牙恢复活力的可能性，另一方面促进根长和根管壁厚度增加。

有关再生性牙髓治疗的临床研究在病例选择上都有统一的条件。2001—2020年的190篇病例报告共含年轻恒牙701颗。90.7%的患者年龄在17岁及以下；已知病因的425颗患牙中，外伤占62.4%，龋齿占9.8%，畸形中央尖或畸形舌侧窝占26.2%。

关于再生性牙髓治疗的适应证，AAE在2021年的指南中指出：①牙髓坏死伴根尖发育不成熟的患牙；②术后患牙不需要行桩核冠修复；③患者及家属依从性良好；④患者对完成治疗所需的药物和抗生素不过敏。ESE 2016年的指南则规定：牙根未完全形成伴牙髓坏死的牙齿，无论根尖周病变是否存在。

上述指南列出的适应证并未详细描述根尖未发育完全的程度，具体可根据牙根发育分期评判患牙是否适合接受再生性牙髓治疗。Cvek将牙根发育分为5期。Ⅰ期：牙根形成少于1/2，根尖孔开放。Ⅱ期：牙根形成1/2，根尖孔开放。Ⅲ期：牙根形成2/3，根尖孔开放。Ⅳ期：牙根发育接近完成，根尖孔开放。Ⅴ期：牙根发育完成，根尖孔闭合。其中牙根发育为Ⅰ至Ⅲ期的可采用再生性牙髓治疗，牙根发育为Ⅳ期的可选择再生性牙髓治疗或根尖屏障术，而牙根发育为 V 期的患牙则可采取根管治疗。

二、操作步骤

（一）第一次临床操作

（1）局麻，橡皮障隔离患牙，髓腔进入。

（2）冲洗：采用 1.5% ～ 3% 的 NaClO 溶液，每根管冲洗 20 ml，5 min；再采用生理盐水或 EDTA，每根管冲洗 20 ml，5 min。使用侧方开口的冲洗针头，冲洗针头置于距根尖 1 mm 处，以降低对根尖周组织中干细胞的毒性。

（3）封药：用纸尖干燥根管，采用氢氧化钙或三联抗生素糊剂进行根管内封药。三联抗生素糊剂常用 1 : 1 : 1 的环丙沙星、甲硝唑、米诺环素配制，最终浓度为 1 ～ 5 mg/ml。将药物输送入根管内，冠方止于釉牙骨质界水平以下。为减少染色，可使用牙本质粘接剂封闭髓腔牙本质小管，也可使用不含米诺环素的双抗生素糊剂，或用其他抗生素（如克林霉素、阿莫西林、头孢克洛）替代米诺环素。

（4）暂封：可使用玻璃离子水门汀等暂封材料封闭，1 ～ 4 周后复诊。

（二）第二次复诊的评估和治疗操作

（1）复诊时需对患牙进行评估：如有持续感染的症状和体征，可考虑延长抗菌药物的治疗时间，或更换根管内封药。

（2）使用不含血管收缩剂的 3% 盐酸甲哌卡因麻醉，橡皮障隔离。

（3）根管冲洗：终末冲洗使用 20 ml 17% 的 EDTA 溶液充分、缓慢地冲洗。

（4）引血：用纸尖干燥根管系统。将一根预弯的 K 锉超出根尖孔 2 mm，旋转，使整个根管中充满血液至釉牙骨质界后，停止刺激，为修复材料留出 3 ～ 4 mm 空间。如引血不成功，可采用制备自体富血小板血浆（PRP）、血小板富纤维素（PRF）或内源性纤维基质（AFM）等替代。

（5）冠方封闭：如有需要，在血凝块上放置可吸收基质，如胶原材料；用生物活性材料作为覆盖材料；将一层 3 ～ 4 mm 厚的玻璃离子水门汀（例如 Fuji IX）轻柔地置于覆盖材料之上。冠方采用树脂直接粘接修复严密封闭。

（三）随访

治疗完成后，需于 3、6、12、24 个月进行随访。主要观察指标包括：①患牙有无疼痛、软组织肿胀或窦道；②根尖周透射影是否消失，通常在治疗后 6 ～ 12 个月可观察到病变缩小甚至愈合；③根管壁厚度是否变化，管壁增厚常于术后 12 ～ 24 个月显现，早于牙根增长；④牙根长度是否增加；⑤牙髓活力反应是否出现等。两年之后，每年都应随访一次。建议在初诊和随访时拍摄 CBCT。

三、治疗操作注意事项

（一）冲洗液的作用

治疗过程中对根管尽量不做或进行最小限度的机械预备，以避免预备形成的玷污层阻塞牙本质小管。但带来的问题是根管壁牙本质表面滞留细菌生物膜，根尖牙本质中的细菌被认为是再生性牙髓治疗失败的主要原因。而去除生物膜的另一个重要方面是化学预备，这就强调了根管消毒程序的重要性。

次氯酸钠（sodium hypochlorite）是牙髓治疗中最常用的冲洗剂，可破坏并清除感染根管中的微生物膜。年轻恒牙的感染根管中存在大量坏死牙髓组织碎片和炎症渗出物，这些因素可影响次氯酸钠的抗菌活性。研究发现高浓度次氯酸钠冲洗后，会导致牙本质表面移植的干细胞分化成有吸收表层牙本质功能的多核细胞。也有研究表明高浓度的次氯酸钠可阻碍干细胞附着到牙本质表面，并可能对根尖牙乳头干细胞有毒性。与 3% 次氯酸钠相比，1.5% 次氯酸钠有更好的促进根尖牙乳头干细胞存活的作用。

在与次氯酸钠冲洗液配伍时，常用的有乙二胺四乙酸（ethylenediaminetetraacetic acid，EDTA），其作用是使牙本质脱矿，暴露牙本质基质，有利于其中内源性生长因子的释放。研究表明，用 EDTA 作为最终的冲洗剂处理牙本质壁有利于细胞的黏附，可介导干细胞趋化和分化，以及血管和神经生成。

AAE 在关于再生性牙髓治疗的临床操作指南中建议：在初诊时选择低浓度（1.5%～3%）的次氯酸钠溶液冲洗，然后使用生理盐水或 17% 的 EDTA 溶液冲洗；在复诊时，可仅使用 17% 的 EDTA 溶液进行冲洗。

（二）根管内封药的选择

在再生性牙髓治疗中，研究者及临床医师使用过多种药物进行根管内封药消毒。在报告的病例中，约 51% 的病例使用三联抗生素糊剂，37% 的病例使用氢氧化钙作为诊间封药。

三联抗生素糊剂（triple antibiotic paste，TAP）为环丙沙星、甲硝唑、米诺环素按 1∶1∶1 配制而成，具有良好的抗菌性。TAP 可以通过减少或消除细菌来创造有利于根管系统干细胞向内生长和再生的环境。临床前研究证明 TAP 对牙髓坏死的根管系统具有良好的消毒效果。尤其是对于根管壁生物膜中难去除的细菌，具有良好的抗菌效果。建议再生性牙髓治疗中使用 TAP 的浓度为 1～5 mg/ml，过高浓度的 TAP 可能会损伤根尖周的干细胞。同时，在短时间内使用多种抗生素进行灭菌易导致细菌耐药性的出现。在根管内使用抗生素也可能引起全身的过敏反应，因此在术前需确定患者对所使用的抗生素不过敏。

氢氧化钙为第二常用的根管内封药。氢氧化钙 pH 为 12.5～12.8，不利于大多数细菌的生存，并可水解革兰氏阴性菌的脂多糖，达到良好的抗菌效果。尽管氢氧化钙相较于 TAP 而言对某些根管内细菌疗效欠佳，但氢氧化钙对干细胞的毒性较低。长期使用氢氧化钙作为根管内封药可能改变牙本质的机械性能，增加牙根折断的风险。但也有学者认为，在再生过程中相对短期地使用这种药物可能不足以降低牙根抗力。氢氧化钙比 TAP 更易从根管内清除，剩余的药物主要存在于牙本质表面，而 TAP 可能进入牙本质小管内，深度大于 350 μm。牙本质中残留的药物可能会对迁移进入根管的干细胞产生影响。临床医师应仔细评估每种管内封药的优缺点，选择合适的药物及理想浓度。

（三）诊疗次数

根据 AAE（2021）及 ESE（2016）发布的指南，建议再生性牙髓治疗至少需要两次就诊完成治疗，并在两次就诊间进行根管内封药。但也有病例报告，在不使用根管封药的情况下一次就诊也可完成治疗，并实现治疗的成功。

第三节 临床疗效评价及愈合状态
Evaluation of Clinical Efficacy and Healing Response

常规牙髓治疗的目标是通过预防或治愈根尖周炎来维持或恢复根尖周组织的健康。再生性牙髓治疗的目标超出了常规牙髓治疗的目标，它包括促进牙根持续发育和重建牙髓活力。

一、临床疗效评价指标

再生性牙髓治疗的临床疗效评估可通过临床和影像学检查评估疾病和症状的缓解，但获得牙根发育和有关牙髓活力的证据仍具有挑战性。

（一）再生性牙髓治疗的目标

AAE（2021）指南中描述的再生性牙髓治疗目标如下。

- 一级目标：临床症状消除，骨质愈合，影像学检查可见根尖透射影面积减小或消失。
- 二级目标：根管壁厚度和（或）根长增加。
- 三级目标：牙髓活力测试呈现反应。

1. 牙根继续发育　发表的病例报告中牙根持续发育或根尖孔闭合通常是主观的、没有量化的指标，这是因为年轻患者颅骨骨骼快速发育，难以获得标准化 X 线片。也有研究报告了以非标准化根尖片进行数字校正，量化牙根长度和宽度的变化。结果表明根尖诱导成形术不会促进牙根发育，而再生性牙髓治疗可使根管壁厚度平均增加 25.0%，最高达到 35.5%，根长平均增加 11.3%，最高达到 14.9%。因此，再生性牙髓治疗促使牙根继续发育可作为疗效评价的一个必要指标。

病例报告中显示根管壁厚度增加仅限于根中和根尖，没有证据表明根颈部厚度增加。有外伤史和牙髓治疗史的年轻恒牙根颈部容易折断。

2. 牙髓活力　目前约有 50% 的已发表病例报道了牙髓活力测试反应得到恢复。与冷测反应相比，对牙髓电活力测试反应呈阳性更为普遍。患牙对冷测或电活力测试出现反应，无症状和体征，表明患牙根管腔中可能存在功能组织。出现牙髓活力测试反应是理想的结果，但缺乏反应也暂不视为失败。文献中也有报道没有牙髓活力测试反应的患牙，根尖周炎也发生了愈合并有明显的牙根发育。牙髓活力测试会受许多因素影响，如患牙冠方修复体的深度和根管内的矿化程度。

（二）临床评价指标

目前临床研究中常用的评价指标为：①患牙无临床症状；②影像学检查可见根尖病变愈合或面积减小；③患牙牙根继续发育，表现为牙根增长，根管壁增厚，根尖孔闭合。据近 5 年再生性牙髓治疗的临床研究统计，再生性牙髓治疗的成功率可达 76% ～ 100%（表 33-1）。

表 33-1　近 5 年再生性牙髓治疗临床效果评价类文献汇总

年份	期刊	研究类型	样本量	年龄（岁）	随访时间（月）	成功指标	成功率
2017	JOE	前瞻性随机对照试验	69	10.50±1.8	12	无临床症状，无根尖病变，牙根发育	89.8%
2017	JOE	回顾性研究	26	13（中位数）	44	无临床症状，根尖病变消失或减小	76.47%
2017	JOE	前瞻性队列研究	28	9.23±2.36	30	无临床症状根尖病变愈合	96.4%
2017	中华口腔医学杂志	回顾性研究	17	9.5±1.2	25.8±9.9	无临床症状，无根尖病变，牙根发育	76%
2017	JOE	前瞻性研究	20	10.6±0.995	12	患牙得以保留，不需要进一步治疗干预	100%
2019	JOE	前瞻性随机对照试验	26（成熟恒牙）	20.58±2.53	12	无临床症状，根尖病变消失或减小	92.3%
2020	EAPD	前瞻性研究	12	8.3	43.42	无临床症状，根尖病变愈合，牙根继续发育，患牙得以保留	83.3%

二、术后根管内容物的组织学表现

牙髓再生理想的目标是牙髓再生过程模仿继发性牙本质形成的生理性发育过程，最终生成不矿化的牙髓组织。

目前研究观察发现，再生性牙髓治疗后拔除的人牙和犬实验牙中，根管内新生成物结构混乱无序，主要为牙骨质样组织、牙周膜样组织和骨样组织。苏木精-伊红染色组织切片检查显示其中有少量纤维结缔组织、成纤维细胞和血管存在。

对于再生性牙髓治疗术后根管内容物影响因素的研究，主要基于动物实验。2016 年 Verma 等在雪貂的实验中发现有细菌残留的根管内空间大多被坏死组织占据，根管内类牙本质的硬组织含量明显减少。Mahmoud 等于 2018 年发现，在再生性牙髓治疗过程中保留根尖区 1 ~ 4 mm 的健康牙髓，可形成与正常牙髓相似的活性组织，而在完全摘除牙髓的对照组中并未观察到相同情况。2020 年 Samer 等对比格犬的动物实验发现，接受再生性牙髓治疗的患牙根管内容物的形成可能受到根尖区炎症的影响，存在根尖区炎症的牙齿根管内未见细胞长入，且缺乏骨样或牙骨质样的板层样结构。

三、治疗失败病例的处理

再生性牙髓治疗的失败原因主要有根管系统的感染滞留或再感染和牙根外吸收。

根管系统的再感染推测源于严重外伤对根尖周组织造成的损伤。牙外伤可能同时伴随根尖周血管的断裂，进而影响根尖部血运，不利于感染和炎症的清除。根管未做机械预备，单纯的根管冲洗和根管封药不能达到根管的彻底消毒。冠方渗漏也是根管治疗后再感染的最常见原因。

牙根外吸收通常是外伤的结局。牙外伤导致牙髓坏死和随后的细菌感染，细菌代谢产物到达受损伤的根尖周围区域，引起炎性破骨细胞分化，启动骨吸收和炎症性牙根外吸收。

治疗失败后的牙齿可根据牙齿发育水平改行根尖屏障术或根管治疗术。若已无治疗条件，则需拔除。

第四节　科学研究方向和临床转化的初步探索
Future Research Directions and Preliminary Exploration of Research Translation

牙髓再生的研究进展迅速，近年关注的热点由根尖引血法转为干细胞移植法或干细胞归巢法。临床研究也将集中于将基础研究结果转化为临床再生性牙髓治疗的可行性药物和可操作的简易手段。

一、基于干细胞移植的方法

遵循组织工程学原则，可将干细胞、生长因子、支架共同移植到根管内，创建牙髓再生的条件。早在 2000 年，学者们就证明了将有干细胞移植的牙片、牙本质柱甚至整个牙根埋置于免疫缺陷小鼠皮下，可获得组织工程学概念的再生牙髓样组织。基于干细胞移植法的临床研究最早见于 2017 年 Nakashima 等对成人恒牙不可复性牙髓炎病例进行的临床试验，2018 年

Xuan 等将脱落乳牙牙髓干细胞移植到牙髓坏死的年轻恒牙根管内，实现了牙髓再生。在临床实际操作中，干细胞移植法尚需面对诸多科学挑战，如自体干细胞的可用性，干细胞在分离、储存、扩增、培养等处理过程中可能遭遇的污染，生物制品的研发；还可能要克服对高精设施的需求、满足政府监管政策以及临床医师对技术的掌握等困难。

二、基于细胞归巢的方法

所谓细胞归巢是将含有趋化因子等信号分子的支架材料注入根管内，通过对内源性根尖周组织中的干细胞及支持血管向根管内趋化，使其迁移、增殖和分化，最终形成再生的牙髓组织。最早的报道见于 2010 年 Kim 等将碱性成纤维细胞生长因子、血管内皮生长因子结合在胶原支架材料上，再将根管内承载该支架的人离体牙植入大鼠皮下组织，3 周后观察到在根管内形成了牙本质样硬组织和血管化、神经化组织。后续涌现出一些关注于根尖牙乳头干细胞迁移、增殖和定向分化的体外研究，这些探索机制的研究支撑着将细胞归巢技术用于体内试验。对于感染根管诱导根尖周病变的动物实验，有研究在犬牙内用载有基质细胞衍生因子 -1 的丝蛋白支架填充根管，3 个月后组织切片显示根管内形成了含有血管和矿化物的新生牙髓组织，遗憾的是在再生的矿化组织中未发现成牙本质细胞样细胞。时至今日，这种不含成牙本质细胞样细胞的血管化疏松结缔组织是否能称为再生的牙髓组织仍受质疑。

与基于细胞移植的方法相比，细胞归巢法因无需在体外进行干细胞的分离和扩增，临床操作更简易。Zhujiang 和 Kim 对牙髓坏死的下颌磨牙实施细胞归巢再生性牙髓治疗的临床病例报道显示，在患牙根管内注入负载重组血小板衍生生长因子的胶原支架后，患牙的根尖周炎不但愈合，还观察到牙根继续发育。目前尚未见到严格的临床随机对照研究，现有的临床资料也不能清楚地证明根管内干细胞的真正来源。

再生性牙髓治疗经历了 20 年的发展，科学理念和临床实践均取得了长足进步。但对于血运重建、再血管化、细胞移植、细胞归巢等理论内涵和技术操作，各项研究尚存分歧和差异。实际上，从科学的角度看，再生性牙髓治疗所包含的这些方法又可归为两大类，即基于细胞植入法和无细胞植入法。前者仅指干细胞移植，后者包括血运重建和细胞归巢。近年，我国的牙髓病学学者们也高度关注这一话题，从不同角度阐释该领域的进展。时至今日，仍有许多科学问题未认识、未揭示、未解决，临床探索和尝试尚缺乏完善、成熟的科学理论体系支撑和有说服力的实验证据证实，临床和组织学评价指标也未取得共识。目前，还不具备无限制扩大临床适应证和广泛开展再生性牙髓治疗的条件，仍需对其机制进行更多、更深入的研究，以求真正实现牙髓-牙本质复合体再生。毫无疑问，再生性牙髓治疗的出现是一种具有空前意义的创新，使人类在追求保存天然生物器官的道路上看见了曙光，也是未来牙髓治疗发展的终极目标。

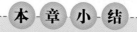

本 章 小 结

1.再生性牙髓治疗是一种旨在替代受损牙本质、牙髓-牙本质复合体及其他牙根结构的生物学治疗手段，其能否成功依赖于种子细胞、支架材料和生长因子三要素。

2.再生性牙髓治疗主要适用于牙髓坏死且牙根未发育完成的年轻恒牙，其感染控制主要通过化学冲洗和诊间封药来实现。感染得到控制以后，再通过根尖引血等方式在根管内创造有利于组织再生的生物学环境，并进行严密的封闭。

3.再生性牙髓治疗的临床疗效评价可通过临床和影像学检查施行。目前临床研究常用的评价指标为：①无临床症状；②影像学检查显示根尖病变愈合或面积减小；③患牙牙根继续发育，表现为牙根增长，根管壁增厚，根尖孔闭合。

4.牙髓再生的科学研究方向主要是基于干细胞移植的方法和基于细胞归巢的方法，但目前仅存在少数成功的案例，如何重建完好的牙髓-牙本质复合体是该领域的重点研究方向。

（邹晓英　岳　林）

第三十四章 牙髓塑化治疗回顾

Review of Resinifying Therapy

牙髓治疗成功的核心是对感染有效的控制，所采取的手段一是清创，二是无害化，两者殊途同归。牙髓塑化治疗（resinifying therapy，RT）是循着无害化思想发展起来的一种用于治疗牙髓病和根尖周病的方法。其产生背景是在 20 世纪 50 年代末，王满恩等学者根据当时国内缺医少药、牙髓病患者众多且口腔材料器械匮乏的情况，本着扩大保留患牙的范围、简化技术操作的指导思想，利用酚醛树脂液渗透性强、抑菌性强的特点，在液体充填的基础上，开始研究用于牙髓塑化治疗的酚醛树脂塑化剂，同时创立了一种在原理和方法上均有别于根管治疗概念的牙髓塑化疗法。在 20 世纪的后 50 年中，这种疗法因操作简便、成本低廉、适应证广泛等优点，于国内也曾得到普及和广泛应用，并获得了良好的疗效。在此期间，学者们对酚醛树脂塑化剂的生物学性能以及塑化疗法的临床疗效也做了许多研究和报道。至今，塑化治疗仍可作为一种在无条件实施根管治疗或无法完成根管治疗操作时的替代治疗方法。

第一节　牙髓塑化治疗的原理

Principle of Resinifying Therapy

牙髓塑化治疗是将未聚合的、处于液态的塑化剂充分注满已拔除大部分牙髓的根管中，使其渗透到根管壁的牙本质小管和根管系统内残存的牙髓组织及感染物质中。塑化剂聚合时将这些物质包埋、塑化为一体，并保持无菌状态，成为对人体无害的物质，以消除病原刺激物，封闭根尖孔及侧副根管，防治根尖周病。牙髓塑化治疗与根管治疗的根本区别是：在不用机械方法对根管进行清理和成形的状态下，利用塑化剂本身的性能使根管内容物无害化，从而达到牙髓治疗的目的。

临床采用较多的塑化剂为酚醛树脂，它是酚类和醛类缩聚产物的通称。最常用的醛类是甲醛，最常用的酚类是甲酚和间苯二酚。使用间位酚类衍生物（例如间苯二酚）代替甲酚作为原料，可以制成在常温时快速硬化的树脂。自 19 世纪末以来，随着合成树脂的问世及发展，这类材料先后被尝试性地应用于根管充填。在 20 世纪初，Albrecht 首先提出将甲醛和间苯二酚合成的酚醛树脂作为根充剂，按照传统根管治疗的操作方法进行液体充填。但是，由于充填前根管经机械预备而扩大，甚至破坏了根尖孔，酚醛树脂液体往往从根尖孔流失并造成大量超填，引起较严重的组织反应。酚醛树脂塑化剂的主要成分为甲醛和间苯二酚。加入氢氧化钠，可以在常温下加快酚醛树脂缩合成低级树脂的速度。北医配制的酚醛树脂塑化剂的剂型为 3 种液剂，使用时按一定比例加以混合，具体如下。

Ⅰ液：　40% 甲醛　　　　62 ml
　　　甲苯酚　　　　　12 ml
　　　95% 乙醇　　　　6 ml
Ⅱ液：　间苯二酚　　　　45 g
　　　蒸馏水　　　　　55 ml
Ⅲ液：　氢氧化钠　　　　1 g
　　　蒸馏水　　　　　1 ～ 2 ml

第二节　适应证的选择
Indications for Resinifying Therapy

虽然牙髓塑化治疗与根管治疗均用于牙髓病和根尖周病的治疗，但由于牙髓塑化疗法的设计原理与传统的根管治疗不同，其采用的塑化剂自身具有的理化生物学性能对治疗对象条件的要求也不尽相同。因而，在临床应用时，所选择的适应证也有自己的范围。

一、塑化治疗的适应证

塑化治疗适应证的选择可从以下几个方面来考虑。

（一）患牙根尖孔的状态

塑化液在新鲜配制后导入根管时尚为液态，具有很好的流动性。从组织解剖学的角度要求所选患牙的根尖孔应为已完全形成、具有明确狭窄区且完整性未遭破坏的状态。如若所选患牙的根管较为粗大，根尖孔尚未形成，或根尖狭窄部已被病变组织吸收、破坏而呈开放状态，则会造成塑化液流失，其后果为一方面对根尖周组织形成化学性刺激或烧伤，另一方面塑化剂塑化根管内残剩物质并封闭根尖孔的作用亦丧失殆尽。

（二）患牙根管的情况

塑化剂在聚合成胶冻状之前具有良好的流动性和渗透性，在聚合过程中又具有塑化作用，因此，对一些极细小、弯曲、存在异物的根管可显示其治疗的优势。

（三）患牙在牙列中的位置

因酚醛树脂塑化剂的颜色与牙齿不相协调，可致塑化后的牙齿颈部甚至冠部出现变色，若用于前牙会影响美观。

（四）患牙下一步的治疗计划

塑化剂在聚合凝固后呈硬胶状塑料样且可与根管牙本质壁连为一体，临床上不易从根管内取出。因此，该患牙若需进一步做桩、核等固定修复，会给下一步的操作带来较大困难。

基于上述考虑，可将牙髓塑化治疗的适应证归纳如下。

1. 成年人根尖孔已完全形成的患病恒后牙

（1）牙髓病：①不可复性牙髓炎，包括急、慢性牙髓炎和残髓炎；②牙髓坏死；③牙髓钙化，但根管尚可由 15 号根管器械扩通至根尖 1/3 区域者。

（2）根尖周病：①急性根尖周炎，经急症处理使急性炎症消除后；②慢性根尖周炎，注意除外根尖囊肿。当根尖周组织病变范围较大时，还应排除根尖部硬组织已有吸收破坏的患牙。

2.根管条件特殊的患牙

（1）患牙根管细窄、弯曲，包括老年人的患病前牙。

（2）在进行根管内操作时，若根管器械意外断离于根管内，未超出根尖孔，又不能取出，可用更细的器械在折断器械侧面做出细窄旁路，采用塑化治疗可取得满意的效果。

二、不宜做塑化治疗的情况

（1）乳牙和年轻恒牙。

（2）前牙。

（3）根尖狭窄区已被破坏的患牙。

（4）完全钙化、不通的患牙根管。

（5）准备进行桩、核修复的患牙，包括多根管患牙将被选作桩道的根管。

（6）准备进行牙齿内漂白的变色患牙。

第三节　操作方法及注意事项
Process and Emphases of Resinifying Therapy

一、根管准备

以无痛技术进行开髓，揭尽髓室顶，使根管器械能够顺利找到根管口，并进入根管内。吹干窝洞，先向髓腔内滴加 2% 氯亚明液，再拔除牙髓。应尽量拔净根髓或清除掉根管内残剩物质。使用氯亚明既可消毒根管，溶解根管内腐败的有机物质，去除臭味，又可润滑根管，便于器械进入。拔髓时应根据根管的粗细状况，选择合适的拔髓针插入根管内，使之尽量接近根尖部，但切忌超出根尖孔。将拔髓针轻轻旋转，取出牙髓。若为活髓，可在麻醉状态下直接摘除牙髓或行牙髓失活后再行拔髓。完整取出的牙髓多以较有韧性的条索状态缠绕于拔髓针上，而当牙髓处于慢性炎症状态时，组织较为糟脆，拔除的根髓则多为组织碎片。若根管过于细窄，拔髓针不能顺利进入或进入深度不够，可另选用能插进根管的小号根管锉，将根髓组织或感染物质捣碎后，用根管清洗剂冲洗出来。

拔髓后，无需扩大根管，对根管的要求仅为能用 15 号根管器械通畅到达根尖 1/4 ～ 1/3 处，操作过程中尤忌扩通根尖孔。

二、配制塑化剂

酚醛树脂塑化剂配制的比例应该是 I 液 0.5 ml、II 液 0.5 ml、III 液 0.12 ml。三液均装在深色的滴管瓶内。临床应用时，为方便起见，以滴数决定比例。例如，以塑料小瓶盖分别取 FR 酚醛树脂塑化剂 I 液 11 滴、II 液 5 滴、III 液 2 滴，混匀至放热，倒入浅碟状容器内即可使用。要求滴管口径的大小为：II 液和 III 液等大，I 液的滴管口径小，约为 II 液的 1/2。如果改换滴管，可按 I 液 0.5 ml、II 液 0.5 ml、III 液 0.12 ml 的比例算出各液具体的配制滴数，不一定是 11∶5∶2。

按此配比配制的塑化剂在体外凝固的时间为 5 ～ 15 分钟，适于临床操作。若酚醛树脂聚合过快，则影响其渗透性，亦会使临床上可操作的时间太短。但若聚合时间过长，塑化剂又易从根管流失，造成治疗失败。

影响酚醛树脂塑化剂凝固时间的因素有：

（1）酚和醛的比例：醛占总体积过多，凝固时间延长。

（2）Ⅲ液（氢氧化钠）加入量：凝固时间随血液增多而缩短。但若Ⅲ液加入过多，造成相应的水体积增加，则会影响酚醛树脂的缩合质量。

（3）环境温度及散热速度：室温高时凝固快。塑化剂配制时若放置于小而深的容器中，不易散热，则凝固速度快；若置于易于散热的浅容器中，则凝固较慢。

（4）配置的总体积：若一次配置的总量多，则凝固速度较快。

三、塑化

隔湿、干燥髓腔。用镊子夹取新鲜配制的塑化剂送入髓室，也可用光滑髓针或15号根管器械蘸塑化剂，使之形成附于器械的液体串珠，在将器械插入根管的同时直接将塑化剂带入根管内，进入深度至根尖1/4或1/3处。将插入的根管器械沿管壁旋转并上下捣动，以利根管内的空气排出及塑化剂进入。然后用棉球吸出髓腔内的塑化剂。重复上述操作三四次，以置换出更多的原根管内残剩物，提高根管内塑化剂导入的比例。最后一次导入塑化剂后不要再吸出。

在塑化操作的过程中须加以注意的是：

（1）患牙若有症状、叩痛或根管内渗出较多，应做根管封药，待症状和体征消退后再行塑化。

（2）根尖部若残留少量活髓，务必将塑化剂导至该处，使残髓得以包埋和固定。

（3）根管器械不必达根尖孔，与根尖孔保持约1 mm的距离，切忌超出根尖孔。

（4）塑化时患牙区要求严格隔湿，随时警惕塑化剂流溢并应注意勿使操作器械手柄或口镜沾布塑化剂。如有流溢或发现口唇、黏膜、牙龈沾有塑化剂，立即涂以甘油以防烧伤。

四、封闭根管口，充填窝洞

取适量硬氧化锌丁香油酚粘固剂置于髓室内根管口处，用蘸有塑化剂的小棉球将其轻轻推压使其紧密覆盖于根管口表面，以隔离根管内尚未聚合的塑化剂。再用干棉球擦净髓室，以磷酸锌粘固剂垫底后做永久充填。如需术后观察或洞形充填有难度，也可于塑化步骤完成后用氧化锌丁香油酚水门汀暂封髓腔。下次就诊无症状后，去除大部分暂封剂，行磷酸锌粘固剂垫底及永久充填。整个操作过程中，根管口上方的暂封剂不宜加压（图34-1）。

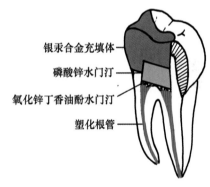

银汞合金充填体
磷酸锌水门汀
氧化锌丁香油酚水门汀
塑化根管

图34-1　牙髓塑化治疗完成后的患牙剖面示意图

第四节　术后并发症及其处理和疗效评定
Complications and Evaluation of Resinifying Therapy

一、术后并发症及其处理

（一）塑化剂烧伤

具体表现为塑化治疗术中或术后，口腔黏膜组织颜色改变，出现皱褶或充血、水肿。患者感觉患区局部不适或麻术涩胀。烧伤严重者，口腔黏膜可表现为大面积的糜烂、溃疡，患者感觉局部灼痛。

处理措施：一旦发现塑化剂流失，应立即用干棉球擦去口腔黏膜上的塑化剂，并于局部立即涂敷甘油。若软组织已有溃烂，则按口腔溃疡治疗原则处理。

预防方法：

（1）用器械向髓腔输送塑化剂时，注意不要碰触口唇、口角或滴漏在口腔软组织上。

（2）对洞口涉及邻面的患牙，塑化时要注意隔唾，随时更换干棉卷。患牙若为远中邻殆面洞且龈壁较低时，塑化前应先用较硬的氧化锌丁香油酚粘固剂做好假壁，以防塑化剂流失。

（3）勿用沾有塑化剂的器械牵拉口角或触碰口腔软组织。

（二）残髓炎

近、远期均可出现，多为活髓牙拔髓不充分或遗漏有残余活髓的根管未做处理或塑化不完善所致。

处理措施：打开髓腔，对多根管者应仔细查找出有探痛的根管，拔髓后重新进行塑化治疗。

（三）化学性根尖周炎

由于操作不规范或适应证选择不当，如加压使塑化剂超出根尖孔，或根尖孔粗大，塑化剂流失至根尖周组织，对根尖周组织造成化学性刺激，可引起化学性根尖周炎。多于近期发生。临床上表现为患牙持续性痛，但不很严重，有轻微咬合痛。检查时可出现轻叩痛，但牙龈不红，无扪痛。

处理措施：可检查咬合情况，适当调殆并进行观察。若患牙疼痛较重，可辅以理疗并全身给予消炎止痛药。

（四）急性根尖周炎

多为治疗时机选择不当，或器械超出根尖孔操作所致；也可为治疗中塑化不全或遗漏根管，感染未被控制而导致治疗失败。可在治疗后近期或远期发生。临床表现为患牙持续性的胀痛较为剧烈，叩痛可达（＋＋＋），牙龈红肿且有扪痛，或已形成了脓肿。

处理措施：在按急性根尖周炎处理原则处置的同时，还应注意检查是否遗漏未做处理的根管或存在塑化不完善的情况。

（五）慢性根尖周炎

术后远期出现。主要原因为塑化不全，若为遗漏根管未做处理或塑化不完善，可重新进行塑化。还有可能是原病变区根尖孔被吸收破坏，根管内的塑化剂流失，导致根尖部未被严密封闭，感染未得到控制。此为塑化治疗的非适应证，应改做根管治疗，必要时行根尖手术。

二、牙髓塑化治疗疗效判断

经牙髓塑化治疗后的患牙一般不出现疼痛、肿胀等急性症状。但有些病例，塑化治疗后近期内可有轻度咬合不适感，叩诊检查为（＋），这可能是由于治疗操作时有少量塑化剂超出了根尖孔，根尖周膜对外来刺激产生的反应所致。此种情况多于数日后自行缓解、消失，可不予处理。

判断牙髓塑化治疗是否成功，应在术后 2 年进行。复查时如果患牙无自觉症状，行使功能良好，临床检查无异常阳性体征，X 线片显示根尖周组织正常，无根尖周病变或原病变愈合消失，或仅有根尖周膜间隙增宽，但硬骨板影像清晰，则可判为治疗成功。

若术后 3～6 个月时 X 线片显示根尖周病变似有扩大，但临床上无明显症状和阳性体征，可不急于重新进行临床治疗，应予以继续观察。因其不一定表明病变已经发展，而可能是根尖周组织对溢出根尖孔的酚醛树脂的组织反应，它往往会使根尖周组织的修复过程延缓，其中部分病例的根尖周病变可能会随时间的延长而逐渐缩小，直至完全消失。

第五节　牙髓塑化治疗的研究
Research of Resinifying Therapy

一、关于酚醛树脂塑化剂的研究

（一）理化生物学性质

实验研究证实酚醛树脂塑化剂具有塑化、抑菌、渗透等理化生物学性质，研究还观察了该树脂聚合后体积变化的条件和特点。

1. 塑化作用　酚醛树脂塑化剂对生活组织、坏死组织及组织液均有塑化作用。当 FR 酚醛树脂塑化剂进入组织后，与组织均匀结合成为整体聚合物，呈棕红色，被塑化的组织和细胞保持原来的形态。但需注意的是，塑化剂的体积必须超过被塑化物质的体积才能聚合。

2. 抑菌作用　酚醛树脂塑化剂在聚合前后均对常见的感染病原菌如金黄色葡萄球菌、乙型溶血性链球菌及大肠埃希菌有强抑制作用。对口腔致病厌氧菌（如脆弱拟杆菌、厌氧消化链球菌、具核梭形杆菌及韦荣球菌）和感染根管的优势菌（产黑色素普雷沃菌、牙髓卟啉单胞菌、黏性放线菌）也有较强的抑菌和杀菌作用。

3. 渗透作用　酚醛树脂未聚合时，渗透性较强。不但可由主根管渗透到侧、副根管及残髓组织中，还可以渗透到牙本质小管内，形成的树脂突呈现出"梳齿"样结构（图 34-2）。对离体牙进行塑化，60 天以后观察根部纵剖面的牙本质，可有全层染色、1/2 根管壁染色及 1/4 ～ 1/3 根管壁染色 3 种情况。FR 酚醛树脂渗透通过根管壁到达根周组织的生物有效度，随时间延长逐渐减小，最大量出现在塑化后的 0 ～ 1 天。

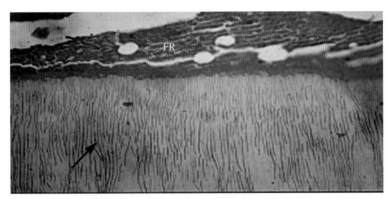

图 34-2　牙髓塑化后酚醛树脂树脂突渗透进入牙本质小管内呈现出"梳齿"样结构
FR 为根管内酚醛树脂塑化物，箭头所指为进入牙本质小管内的树脂突。

4. 体积的变化　酚醛树脂凝固后，在封闭的环境中无体积改变。但当其暴露于空气中，聚合物水分蒸发，体积迅速收缩。这是因为酚醛树脂具有溶胀性质，其在活体根管内聚合过程中，虽因失水体积可有所收缩，但因其处在湿润的环境中，体积又会明显膨胀，仍能将根管充满，以长期维持根管的密封状态。即使树脂暴露于空气中发生体积收缩，也是先从中央出现裂纹，然后逐渐向四周退缩，最后贴附在根管壁上。

（二）生物相容性

1. 溶血活性　溶血试验证明，聚合后的酚醛树脂浸液不具溶血活性。

2. 组织相容性　将注入酚醛树脂塑化剂的聚乙烯小管埋置于大鼠背部皮下，小管一端开口，另一端封闭后刺一直径 150 μm 的小孔，模拟根尖孔，观察皮下结缔组织对 FR 酚醛树脂的反应。除术后早期（3～7 天）组织呈现中度至重度炎症反应外，术后 1 个月时，小孔端已无炎症或仅存在一些轻度炎症表现；而开口端的组织则表现为中度炎症，直到 3 个月后尚有轻度炎症。

用酚醛树脂液处理牙髓后埋藏于大鼠皮下，术后 30 天以上，组织对其有排异反应。这说明临床操作时，应将塑化剂限制在根管内，不要超出根尖孔进入根尖周组织。

3. 免疫原性　致敏试验表明，将酚醛树脂塑化剂处理过的牙髓埋入豚鼠背部，并未引起机体的过敏反应。推测在临床条件下应用酚醛树脂塑化剂并不引起系统免疫反应。

二、牙髓塑化治疗后的组织学研究

（一）牙髓塑化后根管内情况

塑化后的牙齿，根管内壁的牙本质小管里有酚醛树脂颗粒进入。若根管内残余物质较多，则塑化剂不能渗入牙本质小管。当根管内完全充盈塑化剂时，颈 1/2 处根管壁的牙本质小管内有酚醛树脂渗入，而根尖部的硬化牙本质则未见塑化剂渗入。根管内的残髓可出现以下 3 种情况：①塑化剂占绝大部分时，根管内残髓被塑化成棕红色的物质；②若根管内残髓占绝大部分，则变性或炎症牙髓未能被塑化而存留于根管内；③塑化剂与残剩物的量相当时，中段呈固定状，而远端近根尖处有炎症表现。至塑化后半年以上，可见残髓在吸收的根管壁上及塑化物周围沉积大量骨样牙本质，显示出牙髓的化生及不完全再生。

（二）牙髓塑化后根尖周组织的情况

塑化后早期，如无塑化剂溢出根尖孔，则根尖周组织除轻度炎症外，无严重反应；塑化后 3 个月，见根尖周组织炎症减轻，牙骨质沉积，牙槽骨新生。但也有根尖处牙周膜纤维结缔组织水样变性和轻微炎症的情况。若塑化剂溢出根尖孔，则根尖部分组织被塑化，周围组织有炎症反应及吞噬现象，成纤维细胞增生，塑化物被结缔组织被膜包绕。

用牙髓塑化疗法治疗动物（狗）实验性根尖周炎的观察证实，塑化治疗 6～12 个月后，原已造成了慢性炎症的根尖周组织呈现明显的修复现象，局部炎症减轻、消退。85.7% 的实验牙根尖周组织无炎症或只有轻度炎症，半数以上的实验牙根尖周病变完全愈合或接近愈合。

三、牙髓塑化治疗的临床疗效

牙髓塑化治疗经半个多世纪的临床实践，已被证明可有效地解决牙髓病、根尖周病的防治问题。早在 1979 年王满恩等学者的临床研究结果就显示：牙髓塑化治疗后，半年至 1 年的成功率为 86.5%，时间延长到 3～4 年后，成功率上升到 97.6%。20 世纪 80 年代，出现了许多改良操作方法及不同观察期的临床疗效报道，例如：王嘉德等所做的牙髓塑化治疗一次完成法的 2～8 年治愈率为 90.6%；李志宇的 7 年临床疗效观察得到成功率为 96.33%；王忠桂对后牙广泛性根尖周病变进行塑化治疗后观察 1～3 年，成功率为 85.5%。也见有动物慢性根尖周炎模型塑化治疗报道，根管经扩大后进行液体充填，组织学成功率为 70%。

四、牙髓塑化治疗存在的问题

牙髓塑化治疗存在的问题如下：①塑化剂本身的问题。尽管大量实验已证明现用塑化剂在聚合成酚醛树脂后对机体组织无害，但毕竟其组成成分含有甲醛和酚类，加之低级缩合反应稳定性差，在实际操作中又难以保证聚合完全，故在缩合前对组织有刺激性；其棕红的颜色也与牙色不相协调。②治疗方法的问题，临床上因缺乏客观的操作达标评价指征，致使不同术者所做治疗的疗效差异较大。③塑化后的根管再治疗操作困难。

针对上述问题，国内外均有学者做了相关的研究和评价。

（一）毒性作用

因为酚醛树脂塑化剂的主要成分是甲醛和间苯二酚，所以在研究塑化剂本身毒性的同时，人们也很关注其组成成分的毒性。

1. 关于甲醛和间苯二酚的毒性　甲醛除为原生毒物外，近年来，人们进一步认识到甲醛是人类可疑致癌物。因此，甲醛及其制剂在牙科中的应用也受到了质疑。

间苯二酚是工业上广泛应用的原材料，又名雷锁辛。它具有稳定性好、抗氧化、防腐、杀菌等优点，但对皮肤和黏膜均有刺激作用。间苯二酚可通过人的胃肠道、皮肤被人体迅速吸收。目前，关于间苯二酚的遗传毒性试验结果多为阴性。对于间苯二酚的致癌性问题，国际肿瘤研究所（IARC）将其评价为"人类致癌没有可用资料，动物致癌证据不足"，总评为根据现有资料对人类的致癌危险性还不足以做出评价。

2. 关于酚醛树脂塑化剂的毒性作用

（1）细胞毒性：用 L 细胞培养测定法所做的细胞毒性试验表明，FR 酚醛树脂聚合后，细胞毒性明显减小，即使在塑化后第 1 天渗出的最大浓度下，细胞存活率仍为 90%～93%；当 FR 酚醛树脂液的渗透浓度在 0.1 mg/ml 以下时，似乎对鼠肝细胞无毒性。FR 酚醛树脂聚合后，细胞毒性明显低于其组成成分，如低至甲醛的近 1/10。塑化剂配方中甲醛的比例越高，渗出物中所含的甲醛成分也越多，其细胞毒性就越大。用 K_{562} 细胞所做的体外细胞毒性试验（^{125}I-UdR 释放试验）也显示 FR 酚醛树脂无急性的细胞毒反应。

（2）遗传毒性：为了说明酚醛树脂塑化剂是否有致突变性，进而推测其是否具有致癌性，以不同遗传学终点为检测目标的细菌学短期致突变筛检试验的组合应用很好地回答了上述问题。实验设计为用 Ames 试验来检测基因突变，用枯草杆菌重组修复试验来检测 DNA 原发性损伤，用 SOS 显色试验来检测细胞修复功能，并根据上述 3 个试验的结果组合判定受试物的遗传毒性。酚醛树脂塑化剂经筛检后，可被初步预测为非遗传毒性非致癌物。分析原因，可能与以下两点有关：①酚醛树脂塑化剂聚合后，游离甲醛已很少，不能达到致突变所需的最小剂量水平；②酚醛树脂塑化剂成分中的间苯二酚对致突变物有拮抗作用。

（3）刺激性：酚醛树脂塑化剂在其聚合前，对组织有一定的刺激性。直接接触口腔黏膜可造成局部灼伤，严重者可出现溃疡，约 1 周愈合。牙髓塑化的组织学研究表明，聚合后的酚醛树脂对组织的刺激性并不太强，持续时间较短，且能为组织所耐受。

（4）颜色：由于酚醛树脂为深棕红色，牙髓塑化治疗后可使牙体着染红色，影响美观，故不适用于前牙。

（二）塑化剂配方的改进

1. GR 酚醛树脂塑化剂　酚醛树脂塑化剂的主要成分含有甲醛，而甲醛已被 IARC 列为动物致癌物和人类可疑致癌物。国际上对含甲醛材料的致癌致突变问题较为关注和敏感，这一问题也引起牙髓学界的重视，并对含甲醛类药物能否继续用于牙髓治疗提出了质疑。因此，20 世纪 80—90 年代，人们曾试图寻找甲醛的代用品，研究较多的是用戊二醛代替甲醛甲酚做牙髓切断和根管消毒。关于戊二醛的毒性，报告不多。Ranly 认为，戊二醛可能具有抗原性。遗传毒理学研究资料也很少，对于戊二醛的致突变性还没有明确的认识。

20 世纪 90 年代岳林等报道了用戊二醛代替甲醛，配制出 GR 酚醛树脂塑化剂，除理化生物学性能（塑化作用、抑菌作用、渗透作用等）与原 FR 酚醛树脂塑化剂相似外，其生物相容性优于原塑化剂，细胞毒性小，也无致突变性和致癌性。而且用 GR 酚醛树脂塑化剂对 120 颗牙髓病和根尖周病患牙进行治疗后，2 年成功率也高达 91.6%。

2. RF109 无色塑化剂　吴俑于 1991 年报告了一种无色塑化剂（RF109），它是以甲醛和尿素为主要成分，并配以有机化学催化剂而制成的无色脲醛树脂。其理化生物学性能与原酚醛树脂塑化剂相似，远期疗效也达到 91.3%，但其生物相容性和遗传毒性检测结果存在争议。

3. 显影塑化剂　雍飚和王嘉德于 1998 年尝试了在酚醛树脂塑化剂中加入碘化钠作为显影剂，以解决临床客观评价塑化操作质量的问题。初步研究结果显示：显影塑化剂可以保持原塑化剂的主要性能，即刻显影效果良好。但显影时间短，离体牙浸泡在水中 2 小时后根管显影完全消失。未用于临床。

（三）再治疗困难

塑化治疗过的牙一旦治疗失败，或因牙冠修复需进一步做桩、核等根管内的操作时，由于根管中聚合凝固后的酚醛树脂呈硬胶状塑料样，其渗入牙本质小管内的树脂突也已与根管壁连为一体，致使临床上不易将塑化物从根管内取出，给下一步的操作带来较大困难。随着东西方的人员流动，西方的牙科临床接诊来自东方的患者越来越多，也遇到许多因不能取出这种根管内棕红色阻塞物而无法进行再治疗的病例，他们将这类治疗称作"Russian red"，也尚未找到有效的解决方法。目前，我们在临床上辅助应用溶塑剂"酚克除"（RESOSOLV，France）配合根管锉掏取根管内塑化物，声波仪或超声波器械也对去除根管内塑化物有一些效果。关于牙髓塑化治疗后的牙齿根管再治疗策略见第三十章第二节中的"根管塑化牙的再治疗策略"。

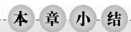
本 章 小 结

1. 牙髓塑化治疗是循着无害化思路发展起来的一种牙髓治疗方法，在原理上和操作上均有别于根管治疗。它利用酚醛树脂塑化剂的理化生物学性质达到控制感染、封闭根管系统从而防治牙髓病和根尖周病的目的。

2. 塑化治疗操作简易，无需成套的器械，治疗成本较低，疗程短，疗次少，疗效较好，是一种易于掌握和接受的治疗方法。临床上成年人后牙牙髓病和根尖周病在无条件做根管治疗的情况下，可选用牙髓塑化来完成治疗。临床医师在考虑治疗方法时可多一种选择，在临床工作中选好各自的适应证可对治疗起到事半功倍的效果。

3. 由于牙髓塑化治疗存在的一些问题，它不作为牙髓病和根尖周病的首选治疗方法。

（岳　林）

参考文献

一、著作

［1］李铁军.口腔组织学与病理学.3版.北京：北京大学医学出版社，2020.

［2］甘业华，陈霄迟，口腔生物学.3版.北京：北京大学医学出版社，2020.

［3］谢秋菲，张磊.牙体解剖与口腔生理学.3版.北京：北京大学医学出版社，2021.

［4］曹雪涛.医学免疫学.7版.北京：人民卫生出版社，2018.

［5］岳林，董艳梅.临床龋病学.3版.北京：北京大学医学出版社，2021.

［6］马绪臣.口腔颌面医学影像学.2版.北京：北京大学医学出版社，2013.

［7］郭传瑸，张益.口腔颌面外科学.3版.北京：北京大学医学出版社，2021.

［8］金岩.口腔颌面部发育生物学与再生医学.2版.北京：人民卫生出版社，2020.

［9］Nussbaum RL，McInnes RR，Willard HF.医学遗传学（第8版）.张咸宁，刘雯，吴白燕，编译.北京：北京大学医学出版社，2016.

［10］高学军，岳林.牙体牙髓病学.2版.北京：北京大学医学出版社，2013.

［11］周永胜.口腔修复学.3版.北京：北京大学医学出版社，2020.

［12］岳林，伊彪.2021口腔执业医师资格考试医学综合指导用书.2版.北京：人民卫生出版社，2021.

［13］岳林.2021口腔执业医师资格考试实践技能指导用书.2版.北京：人民卫生出版社，2021.

［14］王兴.第四次全国口腔健康流行病学调查报告.北京：人民卫生出版社，2018.

［15］岳林.牙髓外科实用教程.北京：人民军医出版社，2008.

［16］Fouad AF. Endodontic microbiology. 2nd ed. New Jersey：John Wiley & Sons Inc. 2017.

［17］Li MY. Contemporary Approach to Dental Caries. Rijeka，Croatia：InTech，2012.

［18］Fejerskov O，Nyvad B，Kidd E. Dental Caries：the Disease and Its Clinical Management. 3th ed. Oxford：Wiley Blackwell，2015.

［19］Chai Y. Craniofacial Development. San Diego：Elsevier Science，2015.

［20］Wright JT. Craniofacial and Dental Developmental Defects：Diagnosis and Management. Cham：Springer，2015.

［21］Thomas JH，Jack LF，James CB. Summitt's Fundamentals of Operative Dentistry. 4th ed.［S. l.］：Quintessence，2013.

［22］Rosenstiel SF，Land MF，Fujimoto J. Contemporary Fixed Prosthodontics. 5th ed. Amsterdam：Elsevier Science，Mosby，2016.

［23］Ingle JI，Bakland LK，Baumgartener JC. Endodontics. 6th ed. Hamilton：BC Decker，2008.

［24］Rotstein I，Ingle JI. Endodontics. 7th ed. Hamilton：BC Decker，2019.

［25］Hargreaves KM，Berman LH. Cohen's Pathways of the Pulp. 11th ed. Missouri：Elsevier Inc.，2016.

［26］Goldberg M. The Dental Pulp. Berlin：Springer，2014.

［27］Patel B. Classification of Pulpal and Periapical Disease//Endodontic Diagnosis，Pathology，and Treatment Planning. Cham：Springer，2015：35-48.

［28］Gutmann JL，Lovdahl PE. Problem Solving in Endodontics. 5th ed. Missouri：Elsevier Inc.，2011.

［29］Kim S. Microsurgery in Endodontic.［S. l.］：Wiley，2018.

二、指南、标准、综述

（一）指南

［1］中华口腔医学会口腔预防医学专业委员会牙本质敏感专家组.牙本质敏感的诊断和防治指南（2019 修订版）.中华口腔医学杂志，2019，54（4）：223-227.

［2］中华口腔医学会牙体牙髓病学专业委员会.根管治疗技术指南.中华口腔医学杂志，2014，49（05）：272-274.

［3］中华口腔医学会牙体牙髓病学专业委员会.复合树脂直接粘接牙体修复技术指南.中华口腔医学杂志，2014，49（05）：275-278.

［4］中华口腔医学会.牙体牙髓病诊疗中口腔放射学的应用指南：T/CHSA 008—2020.中华口腔医学会，2020.

［5］Levin L，Day PD，Hicks L，et al. International Association of Dental Traumatology guidelines for the management of traumatic dental injuries：general introduction. Dental Traumatology，2020，36：309-313.

［6］Bourguignon C，Cohenca N，Lauridsen E，et al. International Association of Dental Traumatology guidelines for the management of traumatic dental injuries：1. fractures and luxations. Dental Traumatology，2020，36：314-330.

［7］Fouad AF，Abbott PV，Tsilingaridis G. International Association of Dental Traumatology guidelines for the management of traumatic dental injuries：2. avulsion of permanent teeth. Dental Traumatology，2020，36：331-342.

［8］AAE，AAOMR. Use of Cone Beam Computed Tomography in Endodontics 2015 Update. Journal of Endodontics，2015，41（4）：1393-1396.

［9］Patel S，Brown J，Semper M，et al. European Society of Endodontology position statement：use of cone beam computed tomography in Endodontics. Int Endod J，2019，52（12）：1675-1678.

［10］Duncan HF，Galler KM，Tomson PL，et al. European Society of Endodontology position statement：management of deep caries and the exposed pulp. Int Endod J，2019，52（7）：923-934.

［11］European Society of Endodontology. Quality guidelines for endodontic treatment：consensus report of the European Society of Endodontology. Int Endod J，2006，39（12）：921-930.

［12］Soar J，Maconochie I，Wyckoff MH，et al. 2019 International consensus on cardiopulmonary resuscitation and emergency cardiovascular care science with treatment recommendations：summary from the basic life support；advanced life support；pediatric life support；neonatal life support；education，implementation，and teams；and first aid task forces. Circulation，2019，140（24）：e826-e880.

［13］Galler KM，Krastl G，Simon S，et al. European Society of Endodontology position statement：revitalization procedures. Int Endod J，2016，49（8）：717-723.

［14］AAE Clinical Considerations for a Regenerative Procedure. American Association of Endodontists，2021. https://f3f142zs0k2w1kg84k5p9i1o-wpengine.netdna-ssl.com/specialty/wp-content/uploads/sites/2/2021/08/ClinicalConsiderationsApprovedByREC062921.pdf.

（二）标准

［1］国家食品药品监督管理总局.聚合物基牙体修复材料临床试验指南：YY/T 0990—2015.国家食品药品监督管理总局，2015.

［2］国家食品药品监督管理局.牙科学　口腔医疗器械生物学评价　第 1 单元：评价与试验：YY/T 0268—2008.国家食品药品监督管理局，2008.

［3］Hickel R，Peschke A，Tyas M，et al. FDI World Dental Federation：clinical criteria for the evaluation of direct and indirect restorations—update and clinical examples. Clin Oral Invest，2010，14：349-366.

［4］Ryge G. Clinical criteria. Int Dent J，1980，30（4）：347-358.

（三）综述

［1］Kishen A. Biomechanics of fractures in endodontically treated teeth. Endodontic Topics，2015，33（1）：3-13.

［2］Forssell H，Jääskeläinen S，List T，et al. An update on pathophysiological mechanisms related to idiopathic orofacial pain conditions with implications for management. J Oral Rehabil，2015，42（4）：300-322.

［3］Seltzer S. Classification of pulpal pathosis. Oral Surg Oral Med Oral Pathol，1972，34（2）：269-287.

［4］Seltzer S，Bender IB，Ziontz M. The dynamics of pulp inflammation：correlations between diagnostic data and actual histologic findings in the pulp. Oral Surg Oral Med Oral Pathol，1963，16：969-977.

［5］Ricucci D，Loghin S，Siqueira Jr J F. Correlation between clinical and histologic pulp diagnoses. Journal of Endodontics，2014，40（12）：1932-1939.

三、北京大学口腔医学院牙体牙髓病学专论

（一）现代根管治疗规范化操作技术讲座（Ⅰ～Ⅳ）

［1］张成飞，王嘉德 . 现代根管治疗概念 . 中华口腔医学杂志，2004，39（1）：77-80.
［2］张成飞，王嘉德 . 根管预备的方法、问题与对策 . 中华口腔医学杂志，2004，39（2）：162-165.
［3］张成飞，王嘉德 . 根管充填的方法、问题和对策 . 中华口腔医学杂志，2004，39（3）：254-257.
［4］张成飞，王嘉德 . 根管治疗的特殊问题与对策 . 中华口腔医学杂志，2004，39（4）：329-332.

（二）复合树脂直接粘接修复术系列讲座（Ⅰ～Ⅴ）

［1］高学军 . 复合树脂直接粘接修复Ⅰ . 基本原理与临床应用 . 中华口腔医学杂志，2008，43（3）：187-189.
［2］王晓燕，高学军 . 复合树脂直接粘接修复Ⅱ . 粘接系统类型及临床选择 . 中华口腔医学杂志，2008，43（5）：314-316.
［3］王晓燕，高学军 . 复合树脂直接粘接修复Ⅲ . 复合树脂材料的选择与应用 . 中华口腔医学杂志，2008，43（7）：439-441.
［4］沈嵩，高学军 . 复合树脂直接粘接修复Ⅳ . 前牙直接粘接修复 . 中华口腔医学杂志，2008，43（9）：568-570.
［5］王祖华，高学军 . 复合树脂直接粘接修复Ⅴ . 后牙直接粘接修复 . 中华口腔医学杂志，2008，43（11）：697-699.

（三）牙体牙髓病临床问题解析（Ⅰ～Ⅻ）

［1］高学军，吕平，庄姮 . 釉质发育缺陷性疾病的临床类型与分子生物学发病机制 . 中华口腔医学杂志，2009，44（5）：314-317.
［2］曾艳，王嘉德 . 牙齿的慢性损伤性疾病 . 中华口腔医学杂志，2009，44（7）：441-443.
［3］岳林 . 牙体牙髓病临床问题解析Ⅲ：牙髓炎临床诊断中的问题 . 中华口腔医学杂志，2009，44（9）：565-569.
［4］王嘉德 . X线片上需与根尖周病鉴别的其他侵犯骨组织的疾病 . 中华口腔医学杂志，2009，44（11）：697-701.
［5］岳林 . 根尖周炎临床诊断和预后与组织病理学表现的相关性（一）. 中华口腔医学杂志，2010，45（3）：177-181.
［6］岳林 . 根尖周炎临床诊断和预后与组织病理学表现的相关性（二）. 中华口腔医学杂志，2010，45（4）：245-248.
［7］高学军 . 牙体牙髓病治疗计划的形成 . 中华口腔医学杂志，2011，46（8）：510-512.
［8］张成飞 . 牙根尖三分之一的生物学特点及临床意义 . 中华口腔医学杂志，2011，46（9）：567-570.
［9］董艳梅 . 牙根纵裂的病因、危险因素及临床诊断 . 中华口腔医学杂志，2011，46（10）：627-630.
［10］冯琳，高学军 . 根管治疗后的牙体修复 . 中华口腔医学杂志，2011，46（11）：696-698.
［11］岳林 . 根管预备的关键（一）——机械预备的作用环节 . 中华口腔医学杂志，2011，46（12）：766-770.
［12］岳林 . 根管预备的关键（二）——根管冲洗和化学消毒 . 中华口腔医学杂志，2012，47（1）：57-60.

（四）现代根管治疗规范化操作技术进展

［1］冯琳，岳林 . 橡皮障隔离技术的临床应用 . 中华口腔医学杂志，2019，54（7）：498-502.
［2］梁宇红，岳林 . 根管治疗技术之髓腔进入和初预备 . 中华口腔医学杂志，2019，58（8）：573-576.
［3］梁宇红，岳林 . 根管治疗技术之根管机械预备（一）——根管锉的操作手法和指标 . 中华口腔医学杂志，2019，54（9）：646-648.
［4］梁宇红，岳林 . 根管治疗技术之根管机械预备（二）——根管预备技术和镍钛锉的发展 . 中华口腔医学杂志，2019，54（10）：717-720.
［5］梁宇红，岳林 . 根管治疗技术之根管的化学预备和消毒 . 中华口腔医学杂志，2019，54（11）：788-792.
［6］梁宇红，岳林 . 根管治疗技术之根管充填和冠方封闭 . 中华口腔医学杂志，2019，54（12）：859-863.

（五）其他

［1］岳林，王满恩，周宗灿，等 . 遗传毒理学研究在牙科材料生物学鉴定的应用 . 中华口腔医学杂志，1995，30（1）：6-9.

［2］岳林，高学军 . 饮茶型氟中毒 . 中华口腔医学杂志，1999，34（1）：60-62.

［3］岳林，王嘉德 . 感染牙髓的治疗思路及方法评价 . 中华口腔医学杂志，2002，37（5）：324-326.

［4］高学军 . 对塑化治疗术临床实践的回顾与思考 . 中华口腔医学杂志，2003，38（3）：163-165.

［5］高学军 . 牙髓病治疗中的问题与思考 . 中华口腔医学杂志，2006，41（9）：513-516.

［6］岳林，高学军 . 根管治疗中的感染控制 . 中华口腔医学杂志，2007；42（10）：577-579.

［7］王嘉德 . 牙齿硬组织慢性损伤性疾病的病因研究与防治原则 . 中华口腔医学杂志，2008，43（10）：616-619.

［8］高学军，曾艳 . 牙本质敏感：一个应该认真对待的口腔症状 . 中华口腔医学杂志，2009，44（5）：257-259.

［9］高学军 . 对牙体缺损修复中固位方式与牙体预备原则的思考 . 中华口腔医学杂志，2011，46（12）：714-716.

［10］董艳梅 . 活髓保存治疗与生物活性盖髓剂的临床现状与研究 . 中华口腔医学杂志，2014，（5）：268-271.

［11］吴民凯，梁宇红 . 根管治疗的疗效及思考 . 中华口腔医学杂志，2014，（5）：257-262.

［12］岳林 . 当根管治疗遇到牙种植：保存还是拔除患牙 . 中华口腔医学杂志，2015，50（6）：321-324.

［13］高学军 . 正畸治疗需要关注的牙体牙髓病学基础知识 . 中华口腔正畸学杂志，2016，23（3）：167-170.

［14］包旭东 . 椅旁计算机辅助设计与辅助制作嵌体冠粘接修复大面积缺损根管治疗牙的利与弊 . 中华口腔医学杂志，2018，53（4）：221-225.

［15］王晓燕，岳林 . 从复合树脂直接粘接修复材料的发展看临床技术指南 . 中华口腔医学杂志，2018，53（6）：374-380.

［16］岳林 . 鲜明的主题使病例报告出彩 . 中华口腔医学杂志，2019，54（2）：142-144.

［17］梁宇红，岳林 . 锥形束 CT 在牙髓根尖周病诊治中的合理应用与思考 . 中华口腔医学杂志，2019，54（9）：591-597.

［18］安娜，岳林，赵彬 . 对口腔诊室中飞沫和气溶胶的认知与感染防控措施 . 中华口腔医学杂志，2020，55（4）：223-228.

［19］王晓燕，岳林 . 椅旁计算机辅助设计和制作修复体边缘适合性的影响因素及控制对策 . 中华口腔医学杂志，2021，56（1）：57-62.

［20］邹晓英，岳林 . 再生性牙髓治疗的生物学基础及临床探索 . 中华口腔医学杂志，2022，57（1）：3-9.

中英文专业词汇索引

Z